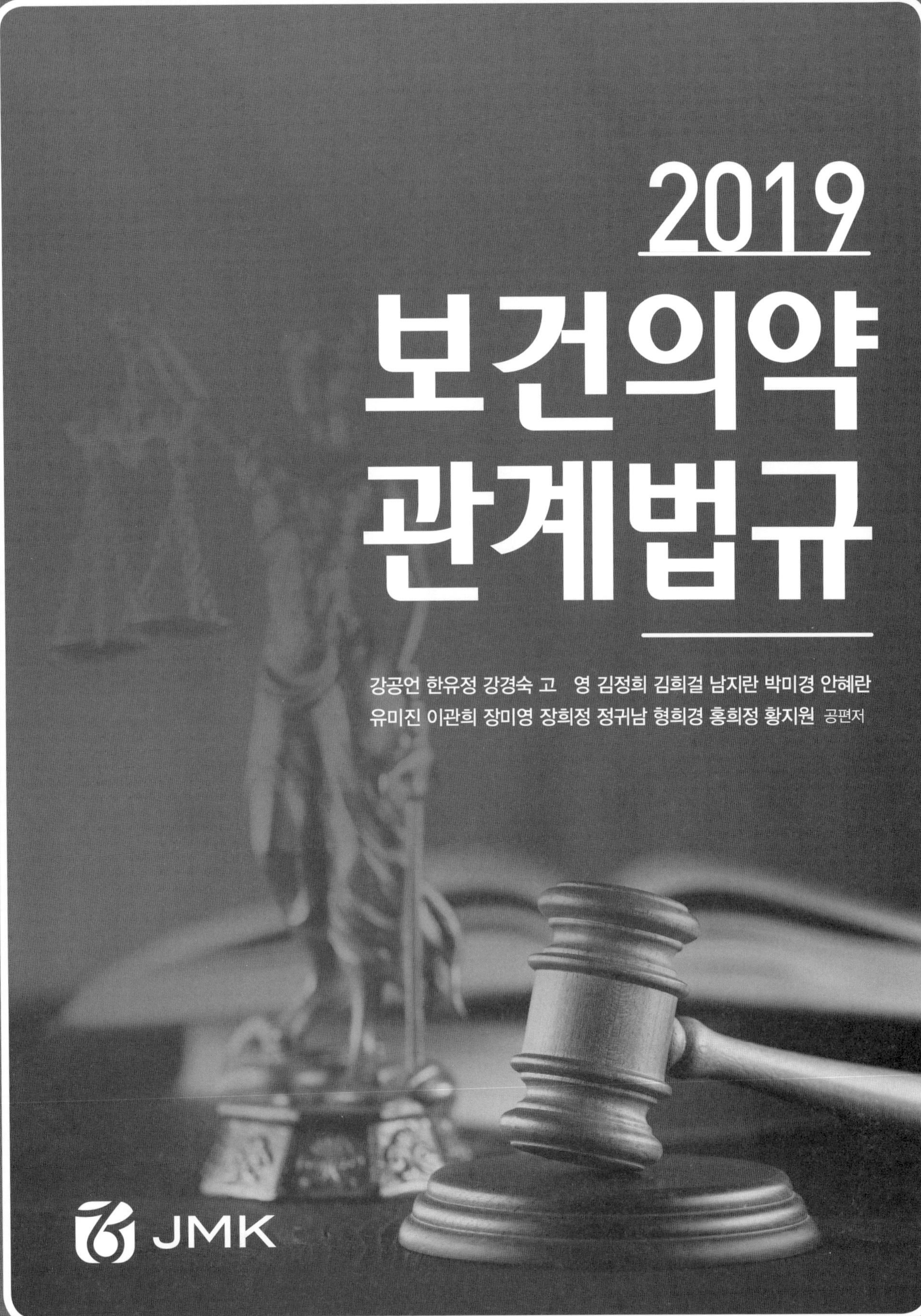

2019
보건의약 관계법규

강공언 한유정 강경숙 고 영 김정희 김희걸 남지란 박미경 안혜란
유미진 이관희 장미영 장희정 정귀남 형희경 홍희정 황지원 공편저

JMK

머리말

이 책은 의료인(의사 · 치과의사 · 한의사 · 조산사 · 간호사)이 되고자 하는 수험생들로 하여금 보건의약관계법규 국가시험을 어렵지 않고 편안하게 준비할 수 있도록 구성하였다.

의료인 국가시험의 출제범위는 2002년 이전에는 의료법 등 9개의 법과 그 시행령 및 시행규칙이었으나, 이후 '보건의료기본법 · 혈액관리법 · 국민건강증진법'이 추가되었다. 또한 '마약법'과 '향정신성의약품관리법' 및 '대마관리법'이 '마약류 관리에 관한 법률'로 통합됨에 따라 총 11개의 법과 그 시행령 및 시행규칙으로 확대되었다. 보건의료기본법의 경우 관련 법률의 통일성을 기하도록 하면서 모든 국민의 평생건강관리체계 구축 및 적정한 보건의료서비스 제공 등을 실현하기 위하여 제정되었다.

이들 법령의 경우 보건의료환경의 변화와 사회적인 요구에 의거 지속적인 개정작업이 이루어지고 있다. 최근에는 감염병의 예방 및 관리를 효율적으로 수행하기 위하여 '전염병예방법'과 '기생충질환 예방법'이 통합되어 '감염병의 예방 및 관리에 관한 법률'로 전면 개정이 이루어져 2010년 12월 30일부터 시행되고 있다. '검역법'에서는 국제공중보건 문제로 대두되고 있는 중증급성호흡기증후군(SARS), 조류인플루엔자 인체감염증(AI) 및 신종인플루엔자감염증을 검역감염병으로 추가 지정하고, 세계보건기구에서 정한 공중보건 조치가 이행될 수 있도록 법적 근거를 마련하는 등 기존 제도의 미비점을 개선 · 보완하기 위해 전부 개정된 후 시행되고 있다. 국민건강보험법의 경우에도 최근 전부 개정이 이루어져 2012년 9월 1일부터 시행되고 있는데, 주요 개정 내용으로는 직장가입자의 경우 보수를 기준으로 산정하는 보수월액보험료 이외에 다른 소득을 기준으로 산정하는 소득월액보험료의 징수근거와 함께 의료자원관리 측면에서 중요한 요양기관 시설 · 장비 · 인력 현황의 신고의무와 보험료체납자의 명단공개 등에 대한 법적 근거를 포함하고 있다. 또한 지역보건법의 경우 보건소를 지역주민의 중추적인 건강관리기관으로 육성하기 위해 기존 보건소법에서 전면 개정되어 1996년 7월 1일부터 시행되어 왔으나, 최근 보건의료환경의 변화와 지역주민의 건강욕구에 효과적으로 대응하기 위하여 보건소의 기능을 건강증진 및 질병예방 · 관리, 지역보건의료업무 등에 적합하도록 전부 개정이 이루어져 2015년 11월 19일부터 시행되고 있다.

금번 저술 작업에서는 차기 국가시험의 출제범위에 해당하는 법률의 개정 내용을 모두 수록할 수 있도록 수정 · 보완하였으며, 해당 법령의 내용과 연계하여 시행령과 시행규칙을 체계적으로 정리함으로써 별도의 수고를 들이지 않고 관련 내용을 쉽게 찾아볼 수 있도록 하여 교수-학습이 용이하도록 하였다. 또한 국가시험의 출제빈도와 함께 법률 내용의 유기적인 연계성을 고려하였으며, 학습내용의 전반적인 이해를 돕고 주요 내용을 숙지할 수 있도록 '핵심정리'와 그에 따른 '예상문제'를 수록하였다.

바라건대, 이 책이 수험생들에게 많은 도움이 되길 바라며 수록된 내용에 대하여 아낌없는 충고와 제언이 있기를 바랍니다. 또한 국가시험에서 좋은 성적으로 이어질 수 있기를 진심으로 기원합니다. 마지막으로 이 책이 출판되기까지 심혈을 기울여 주신 JMK 김재민 대표를 비롯한 편집부 직원 여러분에게 심심한 감사를 드립니다.

2019년 7월

편저자 일동

Contents

Contents

출제예상 빈도표(보건의약관계법규)

분 야	문 항 수
1. 의료법	5
2. 감염병의 예방 및 관리에 관한 법률	2
3. 후천성면역결핍증 예방법	1
4. 검역법	1
5. 응급의료에 관한 법률	1(2)
6. 혈액관리법	2(1)
7. 지역보건법	2
8. 국민건강증진법	1
9. 국민건강보험법	2
10. 마약류관리에 관한 법률	2
11. 보건의료기본법	1
총 11개 법령	총 20문항

1. 의료법
2. 감염병의 예방 및 관리에 관한 법률
3. 후천성면역결핍증 예방법
4. 검역법
5. 응급의료에 관한 법률
6. 혈액관리법
7. 지역보건법
8. 국민건강증진법
9. 국민건강보험법
10. 마약류 관리에 관한 법률
11. 보건의료기본법

1 의료법

•학습목표

중분류	번호	소분류	국시원 출제 범위	직접 관련	간접 관련
총칙	1	의료인의 종별과 임무를 열거한다.	○	○	
	2	의료기관 종류에 따른 정의와 설립 또는 지정 요건을 설명한다.	○		○
의료인의 자격과 면허	3	의료인과 의료기관의 장의 의무를 설명한다.	○	○	
	4	간호간병통합서비스 제공을 설명한다.	○	○	
	5	간호사의 면허 요건을 설명한다.	○	○	
	6	의료인의 결격사유를 설명한다.	○	○	
	7	의료인의 국가시험 시행 및 응시자격 제한을 설명한다.	○	○	
권리와 의무	8	의료인의 권리를 설명한다.	○	○	
	9	진료거부금지를 설명한다.	○	○	
	10	진단서 등 교부를 설명한다.	○	○	
	11	처방전 작성과 교부에 대해 설명한다.	○		○
	12	정보누설 금지를 설명한다.	○	○	
	13	태아 성감별 행위 등 금지를 설명한다.	○	○	
	14	기록열람 등 내용확인을 할 수 있는 자를 열거한다.	○	○	
	15	진료기록부 등의 종류, 기재사항, 보존기간을 설명한다.	○	○	
	16	요양방법지도 및 의료행위 설명의무를 설명한다.	○	○	
	17	의료인의 신고의무를 설명한다.	○	○	
의료행위의 제한	18	무면허의료행위 금지의무를 설명한다.	○	○	
의료인 단체	19	중앙회 설립과 회원가입 및 의무에 대해 설명한다.	○	○	
	20	의료인의 보수교육의무를 설명한다.	○	○	
의료기관 개설	21	의료기관외 의료행위를 할 수 있는 경우를 설명한다.	○		○
	22	의료기관이 실시하는 가정간호를 설명한다.	○	○	
	23	요양병원의 입원대상자를 설명한다.	○		○
	24	의료기관 개설자의 준수사항을 설명한다.	○	○	
	25	병원의 당직의료인에 대해 설명한다.	○		○
	26	병원감염예방을 설명한다.	○		○

감독	27	의료기관 인증을 설명한다.	○		○
	28	면허의 취소사유 및 재교부를 열거한다.	○	○	
	29	자격정지사유를 열거한다.	○	○	
	30	의료인의 품위손상행위의 범위를 열거한다.	○	○	

[1951. 9. 25. 법률 제221호(국민의료법) 제정]

의료법	일부개정 2019. 4. 23. 법률 제16375호 일부개정 2019. 1. 15. 법률 제16254호 일부개정 2018. 8. 14. 법률 제15716호

[1962. 4. 14. 각령 제659호 제정]

의료법 시행령	일부개정 2018. 9. 28. 대통령령 제29195호 타법개정 2018. 3. 6. 대통령령 제28695호 일부개정 2017. 6. 20. 대통령령 제28131호

[1962. 5. 7. 보건사회부령 제77호 제정]

의료법 시행규칙	일부개정 2018. 12. 28. 보건복지부령 제606호 타법개정 2018. 12. 20. 보건복지부령 제604호 일부개정 2018. 9. 27. 보건복지부령 제596호

1 핵심정리 및 예상문제

❑ 제정 목적

1) 모든 국민이 수준 높은 의료 혜택을 받을 수 있도록 국민의료에 필요한 사항을 규정함
2) 국민의 건강을 보호, 증진함

1. 의료인의 종별과 임무

<table>
<tr><td>종별</td><td colspan="3">의사 · 치과의사 · 한의사 · 조산사 · 간호사(5종)</td></tr>
<tr><td>사명</td><td colspan="3">▪국민보건 향상
▪국민의 건강한 생활 확보에 이바지</td></tr>
<tr><td rowspan="9">임무</td><td>의사</td><td colspan="2">의료 + 보건지도</td></tr>
<tr><td>치과의사</td><td colspan="2">치과의료 + 구강보건지도</td></tr>
<tr><td>한의사</td><td colspan="2">한방의료 + 한방보건지도</td></tr>
<tr><td>조산사</td><td colspan="2">조산 + 보건 + 양호지도</td></tr>
<tr><td rowspan="5">간호사</td><td colspan="2">관찰, 자료수집, 간호판단 및 요양을 위한 간호</td></tr>
<tr><td colspan="2">진료의 보조</td></tr>
<tr><td colspan="2">교육 · 상담 및 건강증진을 위한 활동의 기획과 수행, 그 밖의 대통령령으로 정하는 보건활동</td></tr>
<tr><td>대통령령으로 정하는 보건활동</td><td>▪보건진료 전담공무원으로서 하는 보건활동
▪모자보건전문가로서 행하는 모자보건 및 가족계획활동
▪결핵예방법에 따른 보건활동
▪그 밖의 법령에 의한 보건활동(보건교사, 산업장간호사)</td></tr>
<tr><td colspan="2">간호조무사의 업무보조에 대한 지도</td></tr>
</table>

1. 의료인의 임무로 옳지 않은 것은?

1) A 한의사는 침을 시술하였다.
2) B 조산사는 임산부에 대한 상담을 하였다.
3) C 의사는 환자의 부러진 이를 고정하였다.
4) D 간호사는 보건진료소에서 보건활동을 하였다.
5) E 간호사는 의사의 지시에 따라 환자에게 근육주사를 시행하였다.

2. 의료인은?

1) 의사, 치과의사, 간호사, 조산사, 약사
2) 의사, 치과의사, 한의사, 간호사, 약사
3) 의사, 치과의사, 수의사, 간호사, 약사
4) 의사, 치과의사, 한의사, 간호사, 조산사
5) 의사, 치과의사, 한의사, 간호사, 수의사

3. 의료인이 아닌 자는?

1) 인턴
2) 물리치료사
3) 예방의학전문의
4) 정신 전문간호사
5) 한방부인과 한의사

4. 의료인은?

1) 약사
2) 침사
3) 간호사
4) 안마사
5) 치위생사

5. 의료인의 종별 임무로 옳지 않은 것은?

1) 의사: 의료와 보건지도
2) 한의사: 한방 의료와 한방보건지도
3) 치과의사: 치과의료와 구강보건지도
4) 간호사: 간호판단 및 요양을 위한 간호
5) 조산사: 임산부에 대한 의료와 보건지도

6. 의료인의 임무 수행으로 옳은 것은?

1) 의사가 침술을 시행하였다.
2) 간호사가 환자 MRI를 판독하였다.
3) 의사가 환자의 충치를 치료하였다.
4) 한의사가 통증완화를 위해 침술을 적용하였다.
5) 조산사가 임신 7개월 임산부에게 진통제를 정맥주입하였다.

7. 간호사의 임무로 옳은 것은?

1) 치과의료
2) 임산부의 조산
3) 상병자의 진료
4) 상병자 보건지도
5) 결핵예방법이 따른 보건활동

8. 간호사의 임무로 옳지 않은 것은?

1) 진료의 보조
2) 요양을 위한 간호
3) 해산부에 대한 보건지도
4) 보건진료 전담공무원으로서의 보건활동
5) 모자보건전문가로서의 가족계획 활동

ANSWER 1. 3) 2. 4) 3. 2) 4. 3) 5. 5) 6. 4) 7. 5) 8. 3)

2. 의료기관 종류에 따른 정의와 설립 또는 지정 요건

1) 종류

정의	의료인이 공중 또는 특정 다수인을 위해 의료·조산의 업을 행하는 곳		
구분	의원급 의료기관	정의	의사, 치과의사 또는 한의사가 각각 의료행위를 하는 의료기관
		대상	외래환자
		종류	의원, 치과의원, 한의원(3종)
	조산원	정의	조산사가 보건활동과 교육·상담을 하는 의료기관
		대상	임산부·신생아
	병원급 의료기관	정의	의사, 치과의사 또는 한의사가 의료행위를 하는 의료기관
		대상	입원환자
		종류	병원, 치과병원, 한방병원, 요양병원(정신병원/의료재활시설 포함), 종합병원(5종)

2) 병원 등과 종합병원의 설립요건

병원 등	▪ 병원·한방병원: 30개 이상의 (요양)병상 ▪ 치과병원: 병상에 대한 규정이 없음.	
종합병원	요건	▪ 100개 이상 병상 ▪ 전속 전문의 ▪ 7~9개 이상 진료과목
	진료과목	
	100병상 이상 300병상 이하	내과, 외과, 소아청년과, 산부인과 중 3개 진료과목 + 영상의학과, 마취통증의학과, 진단검사의학과 또는 병리과 (7개 이상)
	300병상 초과	내과, 외과, 소아청년과, 산부인과, 영상의학과, 마취통증의학과, 진단검사의학과 또는 병리과, <정신건강의학과, 치과 포함> (9개 이상)

9. 의료법에 명시된 의료기관 종별로 옳은 것은?

1) 약국
2) 한방병원
3) 안마시술소
4) 보건진료소
5) 산후조리원

10. 의료기관에 속하지 않는 것은?

1) 약국
2) 병원
3) 의원
4) 조산원
5) 요양병원

11. 의료기관의 요건에 대한 설명으로 옳지 않은 것은?

1) 병원: 30개 이상의 병상
2) 치과병원: 30개 이상의 병상
3) 종합병원: 100개 이상의 병상
4) 의원: 진료에 지장 없는 시설
5) 요양병원: 30개 이상의 요양병상

12. 300병상 초과 종합병원이 반드시 갖추어야 하는 진료과목은 무엇인가?

1) 치과
2) 정형외과
3) 흉부외과
4) 이비인후과
5) 재활의학과

13. 종합병원의 요건에 대한 설명으로 옳지 않은 것은?

1) 100개 이상의 병상
2) 200병상 종합병원: 9개 진료과목
3) 400병상 종합병원: 9개 진료과목
4) 의사 및 치과의사가 의료를 행하는 곳
5) 400병상 종합병원: 정신건강의학과와 치과 포함

14. 종합병원의 요건은?

1) 각 진료과목마다 전속하는 전문의
2) 입원환자 30인 이상을 수용하는 시설
3) 입원환자 80인 이상을 수용하는 시설
4) 300병상 초과인 경우 정신건강의학과, 외과 포함
5) 산부인과, 안과, 치과를 포함한 9개 이상 진료과목

15. 종합병원이 포함시켜야 하는 진료과목은?

1) 정신건강의학과, 치과, 이비인후과
2) 소아청년과, 산부인과·안과
3) 진단검사의학과, 마취통증의학과
4) 내과, 정형외과, 마취통증의학과
5) 마취통증의학과, 진단검사의학과, 해부병리과

ANSWER 9. 2) 10. 1) 11. 2) 12. 1) 13. 2) 14. 1) 15. 3)

3) 상급종합병원과 전문병원의 지정

상급종합병원	정의	종합병원 중에서 중증질환에 대하여 난이도가 높은 의료행위를 전문적으로 하는 종합병원
	지정권자	보건복지부장관
	요건	▪ 20개 이상의 진료과목과 각 진료과목마다 전속하는 전문의 ▪ 전문의 수련기관 ▪ 보건복지부령으로 정하는 인력·시설·장비를 갖출 것 ▪ 질병군별 환자구성 비율이 보건복지부령으로 정하는 기준에 해당할 것
전문병원	정의	병원급 의료기관 중에서 특정 진료과목이나 특정 질환 등에 대하여 난이도가 높은 의료행위를 하는 전문적으로 하는 병원
	지정권자	보건복지부장관
	요건	▪ 특정 질환별·진료과목별 환자의 구성 비율이 보건복지부령으로 정하는 기준에 해당할 것 ▪ 보건복지부령으로 정하는 수 이상의 진료과목을 갖추고 각 진료과목마다 전속하는 전문의를 둘 것

16. 상급종합병원의 지정요건으로 옳지 않은 것은?

1) 전문의가 되려는 자를 수련시키는 기관일 것
2) 보건복지부령으로 정하는 인력·시설·장비를 갖출 것
3) 20개 이상의 진료과목, 각 진료과목마다 전속하는 전문의
4) 질병군별 환자구성 비율이 보건복지부령으로 정하는 기준에 해당할 것
5) 특정 질환별·진료과목별 환자의 구성 비율이 보건복지부령으로 정하는 기준에 해당할 것

17. 전문병원 지정요건으로 옳지 않은 것은?

1) 종합병원급 의료기관 중에서 지정할 수 있다.
2) 각 진료과목마다 전속하는 전문의를 두어야 한다.
3) 보건복지부장관은 3년마다 평가하여 재지정하거나 지정을 취소할 수 있다.
4) 특정 질환별·진료과목별 환자의 구성 비율이 보건복지부령으로 정하는 기준에 해당해야 한다.
5) 특정 진료과목이나 특정 질환 등에 대하여 난이도가 높은 의료행위를 하는 전문적으로 하는 병원이다.

ANSWER 16. 5) 17. 1)

3. 의료인과 의료기관의 장의 의무

구분	항목	내용
의료기관의 장		▪ 환자의 권리 등을 환자가 쉽게 볼 수 있도록 의료기관 내에 게시하여야 함 ▪ 환자와 보호자가 의료행위를 하는 사람의 신분을 알 수 있도록 의료인, 실습학생, 간호조무사 및 의료기사에게 의료기관 내에서 명찰을 달도록 지시·감독하여야 함
	표시내용	▪ 의료인, 간호조무사, 의료기사: 종류별 명칭 및 성명(전문의의 경우 전문과목별 명칭 및 성명을 표시할 수 있음) ▪ 학생: 학생의 전공분야 명칭 및 성명
	표시방법	▪ 의복에 표시 또는 부착하거나 목에 거는 방식 등
	제작방법	▪ 인쇄, 각인, 부착, 자수 등
	규격 및 색상	▪ 명찰의 표시 내용을 분명하게 알 수 있도록 할 것
		▪ 예외: 응급의료상황, 수술실 내인 경우, 의료행위를 하지 않을 때, 그 밖에 대통령령으로 정하는 경우
의료인		▪ 면허증을 다른 사람에게 빌려주어서는 안 됨 ▪ 다른 의료인의 명의로 의료기관을 개설하거나 운영할 수 없음 ▪ 일회용 주사 의료용품을 한 번 사용한 후 다시 사용하여서는 안 됨
의료인·의료기관의 장		▪ 의료의 질을 높이고 병원감염을 예방하며 의료기술을 발전시키는 등 환자에게 최선의 의료서비스를 제공하기 위하여 노력하여야 함

4. 간호·간병통합서비스 제공 등

구분	내용
정의	▪ 입원환자를 대상으로 보호자 등이 상주하지 아니하고 간호사, 간호조무사 및 그 밖에 간병지원인력에 의하여 포괄적으로 제공되는 입원서비스
제공기관	▪ 병원급 의료기관(병원, 치과병원, 한방병원 및 종합병원) ▪ 공공보건의료기관 병원급 의료기관(의무) 예외) 군보건의료기관, 국립정신의료기관
제공기관의 준수사항	▪ 인력, 시설, 운영 등의 기준을 준수하여야 함 ▪ 보호자 등의 입원실 내 상주를 제한하고 환자 병문안에 관한 기준을 마련하는 등 안전관리를 위하여 노력함 ▪ 간호·간병통합서비스 제공인력의 근무환경 및 처우개선을 위하여 필요한 지원을 함
국가 및 지방자치단체	간호·간병통합서비스의 제공·확대, 간호·간병통합서비스 제공인력의 원활한 수급 및 근무환경 개선을 위하여 필요한 시책을 수립하고 그에 따른 지원을 하여야 함

5~6. 의료인의 면허 요건과 결격사유

▪ 응시자격을 갖추고 국가시험에 합격해야 한다.

구분		내용
의사, 치과의사, 한의사	응시자격	▪ 대학을 졸업하고 학사학위를 받은 자 ▪ 전문대학원을 졸업하고 석사/박사학위를 받은 자 ▪ 외국의 대학/전문대학원을 졸업하고 외국의 면허를 받은 자로서 예비시험에 합격한 자
간호사	응시자격	▪인증을 받은 간호학을 전공하는 대학/전문대학 졸업자 ▪ 외국 대학/전문대학을 졸업하고 간호사 면허를 받은 자
조산사	응시자격	▪ 간호사 면허를 가지고 1년간의 조산수습과정을 마친 자 ▪ 외국의 조산사 면허를 받은 자
	조산수습의료기관	▪ 산부인과, 소아청소년과 수련병원으로서 월평균 분만건수가 100건 이상이 되는 의료기관 ▪ 수습생 정원: 분만건수의 10분의 1 이내
결격사유		▪ 정신질환자 ▪ 마약류중독자 ▪ 피성년후견인 · 피한정후견인 ▪ 의료관련법령을 위반하여 금고 이상의 형을 선고받고 그 집행이 종료되지 않았거나 집행을 받지 않기로 확정되지 않은 자

18. 의료인의 면허권자는?

1) 대통령
2) 시 · 도지사
3) 보건복지부장관
4) 질병관리본부장
5) 시장 · 군수 · 구청장

19. 조산사의 수습기관 지정을 받으려면 월평균 분만건수는?

1) 20건 이상
2) 50건 이상
3) 80건 이상
4) 100건 이상
5) 150건 이상

20. 간호사 면허를 받을 수 있는 자는?

1) 전공하는 대학을 졸업하고 간호학사의 학위를 가지 자
2) 보건복지부장관이 인정하는 외국의 간호사 면허를 가진 자
3) 보건복지부장관이 인정하는 외국의 조산사의 면허를 받은 자
4) 보건복지부장관이 인정하는 외국의 간호대학을 졸업하고 간호학사를 가진 자
5) 간호학을 전공하는 대학 또는 전문대학을 졸업한 후 간호사 국가시험에 합격한 자

21. 의료인이 될 수 없는 경우는?

1) 청각장애자
2) 파산선고자
3) 정신질환자
4) 과태료에 대한 독촉장을 부여받은 자
5) 신경증 치료를 위해 약물복용을 하는 자

ANSWER 18. 3) 19. 4) 20. 5) 21. 3)

7. 의료인의 국가시험 시행 및 응시자격제한

<table>
<tr><td>시행</td><td colspan="2">보건복지부장관이 매년 1회 이상</td></tr>
<tr><td rowspan="2">공고</td><td>시기</td><td>시험실시 90일 전까지(시험장소: 30일전까지)</td></tr>
<tr><td>내용</td><td>시험일시, 장소, 시험과목, 응시원서제출기간 기타 시험의 실시에 필요한 사항</td></tr>
<tr><td rowspan="2">합격자 결정</td><td>필기 시험</td><td>전 과목 60% 이상, 매 과목 40% 이상
*의사: 필기+실기시험 실시</td></tr>
<tr><td>예비 시험</td><td>▪1차 시험(필기시험: 기초, 한국어): 한국어과목 통과자/면제자 중 전 과목 60% 이상
▪1차시험 합격자는 그 다음 회의 시험에서만 1차시험 면제
▪2차 시험(실기시험): 1차 시험에 합격한 자에 한해서 실시</td></tr>
<tr><td rowspan="2">응시 자격 제한</td><td>대상</td><td>▪결격사유에 해당하는 자
▪부정한 방법으로 국가시험에 응시한 자
▪국가시험 등에 관하여 부정행위를 한 자</td></tr>
<tr><td>조치</td><td>▪수험 정지, 합격 무효
▪그 다음에 치러지는 1~3회의 국가시험에 응시할 수 없음
<table>
<tr><th>위반행위</th><th>응시제한횟수</th></tr>
<tr><td>▪시험 중에 대화·손동작 또는 소리 등으로 서로 의사소통
▪시험 중에 허용되지 않는 자료 소지, 해당 자료를 이용
▪응시원서를 허위로 작성하여 제출</td><td>1회</td></tr>
<tr><td>▪시험 중에 다른사람의 답안지/문제지를 엿보고 본인의 답안지 작성
▪시험 중에 다른사람을 위해 시험답안 등을 알려주거나 엿보게 함
▪다른사람의 도움을 받아 답안지작성, 다른사람의 답안지 작성에 도움
▪본인이 작성한 답안지를 다른 사람과 교환하는 행위
▪시험 중에 허용되지 않은 전자장비·통신기기 또는 전자계산기기 등을 사용하여 시험답안을 전송하거나 작성하는 행위
▪시험 중에 시험문제 내용과 관련된 물건(시험 관련 교재 및 요약자료 포함)을 다른 사람과 주고받는 행위
▪결격사유에 해당하는 사람이 시험에 응시하는 행위
▪서류를 허위로 작성하여 제출하는 행위</td><td>2회</td></tr>
<tr><td>▪대리시험을 치르거나 대리시험을 치르게 하는 행위
▪사전에 시험문제 또는 시험답안을 다른 사람에게 알려주는 행위
▪사전에 시험문제 또는 시험답안을 알고 시험을 치르는 행위</td><td>3회</td></tr>
</table></td></tr>
</table>

22. 의료인 국가시험에 관한 사항으로 옳은 것은?

1) 의사 · 치과의사 · 한의사의 예비시험은 격년으로 시행한다.
2) 조산사 · 간호사의 국가시험은 국가시험관리기관이 시행한다.
3) 외국의 해당 학교를 졸업한 간호사는 국가시험에 응시할 수 있다.
4) 외국의 조산사 면허를 가진 자는 조산사 국가시험에 응시할 수 있다.
5) 외국의 해당 학교를 졸업한 의사 · 치과의사 · 한의사는 국가시험에 응시할 수 있다.

23. 의료인국가시험에 관한 설명으로 옳지 않은 것은?

1) 보건복지부장관이 인정하여 지정, 고시하는 관계정문기관에서 관리한다.
2) 국가시험 등 관리기관의 장은 국가시험 실시에 필요한 사항을 공고한다.
3) 국가시험과 예비시험은 보건복지부장관이 매년 1회 이상 시행하여야 한다.
4) 시험과목 등 국가시험에 관련하여 필요한 사항들은 시험실시 30일 전까지 공고한다.
5) 시험 실시 전에 공고해야 할 사항은 시험일시, 장소, 과목, 응시원서 제출기간 등이 있다.

ANSWER 22. 4) 23. 4)

24. 의료인의 국가시험 응시를 제한하는 요건에 해당하지 않는 것은?

1) 피성년후견인
2) 의료인의 결격사유에 해당한 자
3) 국가시험에 관하여 부정행위를 한 자
4) 부정한 방법으로 국가시험에 응시한 자
5) 금고 이상의 형의 선고를 받아 집행 중에 있는 자

8. 의료인의 권리

의료기술 등에 대한 보호	▪ 의료인이 하는 의료행위(의료, 조산, 간호 등 의료기술 시행)에 대해 법령에 따로 규정된 경우 이외에는 누구든지 간섭하지 못함 ▪ 누구든지 의료기관의 의료용 시설, 기재, 약품, 그 밖의 기물을 파괴, 손상 의료기관을 점거하여 진료 방해, 이를 교사, 방조해서는 안 됨 ▪ 의료행위가 이루어지는 장소에서 의료행위를 행하는 의료인, 간호조무사, 의료기사, 의료행위를 받는 사람을 폭행·협박해서는 안 됨
의료기재 압류 금지	▪ 의료인의 의료 업무에 필요한 기구, 약품, 그 밖의 재료를 압류하지 못함
기구 등 우선 공급	▪ 의료행위에 필요한 기구, 약품, 시설, 재료를 우선 공급 ▪ 부수되는 물품, 노력, 교통수단을 우선 공급

9. 진료거부금지

- 의료인, 의료기관 개설자는 진료나 조산 요청을 받으면 정당한 사유 없이 거부하지 못함.
- 응급환자에게 응급의료에 관한 법률에서 정하는 바에 따라 최선의 처치를 해야 함

25. 의료인의 권리에 해당하지 않는 것은?

1) 진단서 발급
2) 의료기술 보호
3) 교통수단 우선공급
4) 의료기재의 압류금지
5) 기구 등의 우선 공급

26. 진료거부 행위에 해당되지 않는 것은?

1) 환자가 치료비를 제대로 지불하지 못하여 진료를 하지 않았다.
2) 교통사고로 의식이 없는 응급환자가 병원에 도착하였으나 자신의 전문분야가 아니라는 이유로 다른 병원으로 이송하였다.
3) 응급환자가 병원에 도착하였으나 진료시간이 지났다는 이유로 진료를 거부했다.
4) 전문분야가 아니라는 이유로 직접 치료하지 않고 다른 의료기관으로 가도록 했다.
5) 동맥이 끊어진 혼자가 종합병원에 찾아왔으나 혈압측정과 지혈상태만을 확인한 후 다른 응급조치 없이 다른 병원으로 이송하였다.

ANSWER 24. 1) 25. 1) 26. 4)

10. 진단서 등 교부

진단서/검안서/증명서	교부권자	▪ 의사, 치과의사, 한의사
	교부 요구권자	▪ 환자(환자가 사망한 경우 배우자, 직계존비속, 배우자의 직계존속) ▪ 지방검찰청검사(검안서에 한한다)
	다시 진료하지 않고도 진단서나 증명서를 내줄 수 있는 경우	▪ 최종 진료 시부터 48시간 이내에 사망한 경우
	부득이한 경우	▪ 같은 의료기관의 의사, 치과의사/한의사가 진료기록부 등에 따라 교부
출생/사망/사산 증명서	교부권자	▪ 의사, 한의사, 조산사
	부득이한 경우	▪ 같은 의료기관의 의사, 한의사, 조산사가 진료기록부 등에 따라 교부

❑ 세탁물 등의 처리

- 의료인, 의료기관, 시군구청장에게 신고한 자만이 처리할 수 있다.
- 세탁물을 처리하는 자는 위생적으로 보관, 운반, 처리해야 한다.

27. 간염으로 치료받고 퇴원 후 진단서를 발급받고자 하지만 담당의사가 부재 중이다. 교부방법은?

1) 담당의사가 돌아올 때까지 기다렸다 발급받는다.
2) 같은 병원의 다른 의사에게 다시 진단을 받아 발급받는다.
3) 같은 의료기관의 다른 의사 2명이 합의하면 발급받을 수 있다.
4) 최종 진료 시부터 1개월 이내에는 누구에게나 발급받을 수 있다.
5) 같은 병원에 종사하는 다른 의사가 진료기록부 등을 근거로 교부할 수 있다.

28. 최종진료 시부터 몇 시간 이내에 사망한 경우 다시 진료하지 아니하더라도 진단서를 교부할 수 있는가?

1) 12시간 2) 24시간
3) 36시간 4) 42시간
5) 48시간

29. 의료기관에서의 진단서 등의 교부에 관하여 의료인 종별 연결이 올바른 것은?

1) 간호사: 검안서 교부
2) 조산사: 진단서 교부
3) 한의사: 검안서 교부
4) 치과의사: 출생증명서 교부
5) 치과의사: 사산증명서 교부

30. 검안서를 교부할 수 있는 자는?

1) 약사 2) 수의사
3) 간호사 4) 조산사
5) 치과의사

31. 출생증명서를 교부할 수 <u>없는</u> 자는?

1) 의사 2) 한의사
3) 조산사 4) 치과의사
5) 산부인과 전문의

32. 의료기관에서 발생하는 세탁물을 처리할 수 있는 자로 옳지 <u>않은</u> 것은?

1) 한의사 2) 조산사
3) 의료기관 4) 보건소장
5) 구청장에게 신고한 자

33. 세탁물 처리에 관한 기술 중 옳지 <u>않은</u> 것은?

1) 약사는 세탁물을 처리할 수 있다.
2) 세탁물은 위생적으로 운반하여야 한다.
3) 의료기관 세탁물은 일반인이 처리할 수 없다.
4) 시장에게 신고한 자는 세탁물을 처리할 수 있다.
5) 세탁물처리 시설기준은 보건복지부령으로 정한다.

ANSWER 27. 5) 28. 5) 29. 3) 30. 5) 31. 4) 32. 4) 33. 1)

11. 처방전 작성과 교부

교부권자	의사/치과의사
교부	▪ 자신이 직접 의약품을 조제할 수 있는 경우가 아닐 때 ▪ 환자에게 처방전을 2부 교부(추가요구가 있을 때에는 환자가 원하는 약국으로 모사전송, 컴퓨터통신 등을 이용하여 송부할 수 있음) ▪ 환자 치료 목적상 필요하다고 인정되는 때는 다음 내원일에 사용할 의약품에 대하여 미리 처방전을 교부할 수 있음.
기재사항	▪ 환자의 성명, 주민번호 ▪ 의료기관의 명칭, 전화번호, 팩스번호 ▪ 한국표준질병사인분류에 따른 질병분류기호(환자의 요구가 있을 때는 기재하지 않음) ▪ 의료인의 성명, 면허종별, 면허번호 ▪ 처방의약품의 명칭, 분량, 용법, 용량 ▪ 처방전의 발급년월인, 사용기간 ▪ 의약품 조제 시 참고사항

*의약품 정보 확인(18조의2)

상황	▪ 처방전을 작성하거나 의약품을 직접 조제하는 경우
확인내용	▪ 환자에게 처방 또는 투여되고 있는 의약품과 동일한 성분의 의약품인지 여부 ▪ 식품의약품안전처장이 병용금기, 특정연령대 금기 또는 임부금기 등으로 고시한 성분이 포함되는지 여부
예외	▪ 급박한 응급의료상황 등 의약품정보를 확인할 수 없는 정당한 사유가 있을 때

34. 처방전 기재사항으로 옳지 않은 것은?

1) 주된 증상
2) 환자의 성명
3) 처방의약품의 용법
4) 처방전 사용기간
5) 의료인 면허번호

35. 처방전을 작성하고 교부해야 할 의무가 있는 의료인은?

1) 약사
2) 한의사
3) 간호사
4) 조산사
5) 치과의사

36. 환자의 요구가 있을 때는 기재하지 않아야 할 처방전에 기재사항은?

1) 질병분류기호
2) 처방의약품의 명칭
3) 처방의약품의 용법
4) 처방전 발급 연월일
5) 약품 수급할 약국지정

37. 의사의 처방전 작성 및 교부에 관한 사항으로 옳지 않은 것은?

1) 의사 D는 투약을 위하여 환자에게 처방전 1부를 교부하였다.
2) 의사 E는 처방전에 의료인의 성명, 면허종별, 면허번호 등도 기재하였다.
3) 의사 B는 자신이 직접 의약품을 조제했을 경우에도 처방전을 환자에게 교부하지 않아도 된다.
4) 치과의사 A는 환자의 요구가 있어서 원하는 약국으로 컴퓨터 통신을 이용하여 처방전을 송부하였다.
5) 의사 C는 치료목적상 필요하다고 인정되어 다음 방문일에 사용할 의약품의 처방전을 미리 교부하였다.

ANSWER 34. 1) 35. 5) 36. 1) 37. 1)

12. 정보누설 금지의무

의료인, 의료기관종사자, 의료기관인증종사자는 의료, 조산/간호업무, 진단서 등 작성교부업무, 처방전 작성교부업무, 진료기록 열람/사본교부업무, 진료기록부등 보존업무, 전자의무기록 작성/보관/관리업무 를 하면서 알게 된 다른 사람의 비밀을 누설/발표, 부당한 목적으로 사용하지 못함

13. 태아 성감별 행위 등 금지의무

- 태아의 성감별을 목적으로 임부를 진찰, 검사해서는 안 되며 같은 목적을 위한 다른 사람을 도와서도 안 됨
- 진찰이나 검사를 통해 알게 된 태아의 성을 임신 32주 이전에 누구도 알게 해서는 안 됨

38. 정보누설금지에 해당하는 경우는?

1) 간호사가 암환자 간호방법에 대해 보호자에게 설명하였다.
2) 임산부의 혼전 출산 경험에 대한 비밀을 남편에게 설명하였다.
3) 고혈압 합병증예방을 위한 간호방법을 환자보호자에게 설명하였다.
4) 인계시간에 동료간호사에게 환자가 감염성 질환을 앓고 있다고 알려주었다
5) 수간호사가 신규 간호사에게 환자에 대한 인적사항과 상태에 대하여 설명하였다.

39. 태아의 성별을 알게 되었을 때 간호사가 취해야 할 행동으로 옳은 것은?

1) 간호기록지에 기록한다.
2) 이행보조자이므로 법적인 처벌은 없다.
3) 누구에게도 태아의 성별을 누설하지 않는다.
4) 태아의 성감별 행위를 보조하였으므로 법적 처분을 기다려야 한다.
5) 임부가 태아의 성별을 알려달라고 요구하면 담당의사에게 직접 문의하라고 한다.

14. 기록열람 등 내용확인을 할 수 있는 자

1) 기록열람 등

- 환자는 의료인, 의료기관의 장 및 의료기관 종사자에게 본인에 관한 기록의 열람 또는 그 사본의 발급 등 내용의 확인을 요청할 수 있음
  → 의료인, 의료기관장, 의료기관 종사자
  정당한 사유가 없으면 이를 거부하여서는 안 됨
  환자가 아닌 자에게 기록열람 등 내용확인을 할 수 있게 하여서는 안 됨

본인 외 기록 열람 등	
	▪ 친족: 환자 동의서와 친족관계 증명 시 * 친족의 범위: 환자의 배우자, 직계 존·비속, 배우자의 직계 존속, 형제자매(모두 없는 경우) ▪ 환자가 사망/의식이 없는 경우 : 친족관계 증명 시 ▪ 대리인: 환자 동의서와 대리권 증명 시 ▪ 관계법령에 의해 요구될 때 ▪ 예외) 의사·치과의사·한의사가 환자의 진료를 위하여 불가피하다고 인정한 경우

진료기록을 보관하고 있는 의료기관이나 진료기록이 이관된 보건소에 근무하는 의사치과의사 또는 한의사가 직접 진료하지 않은 환자의 과거 진료 내용의 확인 요청을 받은 경우	진료기록을 근거로 하여 사실을 확인하여 줄 수 있음

40. 의료인에게 환자에 관한 기록의 사본교부를 요구한 경우 거부할 수 있는 대상자는?

1) 환자의 배우자
2) 환자의 할아버지
3) 환자의 고모
4) 환자의 딸
5) 환자 배우자의 어머니

41. 45세 남성은 D병원 응급실을 경유하여 입원하였다. 이 환자의 기록을 열람할 수 있는 사람은?

1) 환자의 처남
2) 환자의 배우자
3) 환자친구인 의사
4) 환자의 고모부
5) 환자의 배우자가 지정한 대리인

42. 의료인은 환자가 아닌 다른 사람에게 환자에 관한 기록을 열람하게 해서는 안 된다. 열람에 응할 수 없는 경우는?

1) 민사소송법에 의해 문서제출을 명한 경우
2) 급여비용과 관련 국민건강보험공단에 제공하는 경우
3) 의사가 환자진료를 위해 열람이 불가피하다고 인정한 경우
4) 자동차보험회사 직원이 환자상태를 확인하기 위해 요구한 경우
5) 지방병무청장이 징병검사와 관련하여 심신장애 확인을 위해 요구한 경우

ANSWER 38. 2) 39. 3) 40. 3) 41. 2) 42. 4)

2) 진료기록의 송부 등

다른 의료인으로부터 진료기록의 내용 확인이나 환자의 진료경과에 대한 소견 등을 송부할 것을 요청받은 경우	▪ 환자나 보호자의 동의 후 송부 가능 ▪ 환자의 의식이 없거나 응급환자인 경우 또는 보호자가 없어 동의를 받을 수 없는 경우 → 환자나 환자 보호자의 동의 없이 송부할 수 있음
응급환자를 다른 의료기관에 이송하는 경우	지체 없이 내원 당시 작성된 진료기록의 사본 등을 이송하여야 함
보건복지부장관은 진료기록의 사본 및 진료경과에 대한 소견 등의 전송 업무를 지원하기 위하여 진료기록전송지원시스템을 구축·운영할 수 있음	

43. 50세 여성이 A병원에서 B병원으로 옮기고자 한다. B병원이 진료기록을 요구할 경우 A병원이 취해야 할 내용으로 옳은 것은?

1) 검사기록만 송부할 수 있다.
2) 진료기록부 사본을 송부해야 한다.
3) 즉시 진료기록 사본을 송부해야 한다.
4) 검사기록은 환자의 동의 없이도 송부 가능하다.
5) 환자의 동의를 받아 진료경과에 대한 소견을 송부해야 한다.

44. 환자 기록 등의 열람이나 사본의 교부 및 송부에 관한 내용 중 옳은 것은?

1) 환자의 알 권리를 보장하기 위해서 본인에게 각종 기록물을 정기적으로 열람시킨다,
2) 응급환자를 다른 의료기관으로 이송 시 내원 당시 작성된 진료기록의 사본 등을 이송해야 한다.
3) 다른 의료기관으로 이송되는 환자는 언제나 환자이송 시 그 기록, 임상소견서, 치료경위서를 함께 송부해야 한다.
4) 환자가 본인 기록의 열람이나 사본교부를 요구하면 환자의 치료목적상 불가피하다고 판단되는 경우라면 이에 응하여야 한다.
5) 진료기록을 보관하고 있는 의료기관의 의사가 과거 진료내용의 확인요청을 받은 경우 자신이 직접 진료한 경우에만 사실을 확인하여 줄 수 있다.

45. 의료인이 응급환자를 다른 의료기관에 이송할 때 환자 이송과 동시에 송부하여야 할 것은?

1) 진단서
2) 치료경위서
3) 진료기록 사본
4) 간호기록 사본
5) 방사선 검사결과물

15. 진료기록부 등의 종류, 기재사항, 보존기간

1) 종류 및 기재사항

종류	기재사항	기재방법
진료 기록부	▪ 주소·성명·주민번호·연락처 등 인적사항 ▪ 주된 증상(병력·가족력) ▪ 진단결과/진단명 ▪ 진료경과 ▪ 치료내용 ▪ 진료일시	▪ 한글로 기재하도록 노력해야 한다.
조산 기록부	▪ 주소·성명·주민번호·연락처 등 인적사항 ▪ 생·사산별 분만횟수 ▪ 임신 후의 경과와 소견 및 보건지도 요령 ▪ 임신 중 의사의 건강진단 유무 ▪ 분만장소·분만년월일시분 ▪ 분만의 경과 및 그 처치 ▪ 산아수 및 그 성별, 생·사구별 ▪ 산아 및 태아 부속물에 대한 소견 ▪ 산후 의사의 건강진단 유무	
간호 기록부	▪ 성명 ▪ 체온·맥박·호흡·혈압 ▪ 투약 ▪ 섭취 및 배설물 ▪ 처치와 간호 ▪ 간호일시	

46. 진료기록부에 기록하지 않아도 되는 사항인 것은?

1) 진료비
2) 치료내용
3) 환자의 증상
4) 환자의 주민등록번호
5) 환자의 주소·성명·연령

47 간호기록부 기록 내용으로 옳지 않은 것은?

1) 혈압
2) 투약
3) 간호
4) 진료경과
5) 섭취 및 배설물

48. 진료기록부 등에 관한 사항으로 옳지 않은 것은?

1) 검안서의 보존기간은 3년이다.
2) 전자문서로 된 처방전의 보존기간은 3년이다.
3) 조산사는 조산기록부를 전자문서로 작성·보관할 수 있다.
4) 의료기관의 개설자는 진료기록부 등을 전자의무기록으로 보관할 수 있다.
5) 의료기관이 폐업한 때에는 의료기관의 개설자는 진료에 관한 기록을 관할 보건소장에게 이관해야 한다.

ANSWER 43. 5) 44. 2) 45. 3) 46. 1) 47. 4) 48. 2)

2) 보존기간

보존기간	종류
10년	진료기록부, 수술기록
5년	환자명부, 검사내용 및 검사소견기록, 방사선사진(영상물) 및 소견서, 간호기록부, 조산기록부
3년	진단서 등 부본(진단서・사망진단서 및 시체검안서 등을 따로 구분하여 보존할 것)
2년	처방전

* 계속적인 진료를 위해서 필요하다고 인정되는 경우 1회에 한하여 보존기간 범위 내에서 연장할 수 있음

49. 진료에 관한 기록의 보존연한으로 옳은 것은?

1) 처방전: 10년
2) 수술기록: 2년
3) 진료기록부: 5년
4) 간호기록부: 5년
5) 조산기록부: 10년

50. 보존기간이 5년인 것은?

1) 처방전
2) 수술기록
3) 진료기록부
4) 진단서
5) 간호기록부

16. 요양방법의 지도 및 의료행위 설명의무

1) 요양방법의 지도

- 환자, 보호자에게 요양방법이나 그 밖의 건강관리에 필요한 사항을 지도해야 한다.

2) 의료행위 설명의무

의무자	▪ 의사・치과의사 또는 한의사
상황	▪ 사람의 생명 또는 신체에 중대한 위해를 발생하게 할 우려가 있는 수술등(수술, 수혈, 전신마취)를 하는 경우
절차	▪ 환자(환자가 의사결정능력이 없는 경우 환자의 법정대리인)에게 설명하고 서면(전자문서 포함)으로 그 동의를 받아야 함 ・예외) 설명 및 동의 절차로 인하여 수술등이 지체되면 환자의 생명이 위험하여 지거나 심신상의 중대한 장애를 가져오는 경우 ▪ 동의를 받은 사항 중 수술등의 방법 및 내용, 수술등에 참여한 주된 의사, 치과의사 또는 한의사가 변경된 경우에는 변경 사유와 내용을 환자에게 서면으로 알려야 함 ▪ 환자는 의사, 치과의사 또는 한의사에게 동의서 사본의 발급을 요청할 수 있으며, 정당한 사유가 없으면 이를 거부하여서는 안 됨
설명내용	▪ 환자에게 발생하거나 발생 가능한 증상의 진단명 ▪ 수술등의 필요성, 방법 및 내용 ▪ 환자에게 설명을 하는 의사, 치과의사 또는 한의사 및 수술 등에 참여하는 주된 의사, 치과의사 또는 한의사의 성명 ▪ 수술등에 따라 전형적으로 발생이 예상되는 후유증 또는 부작용 ▪ 수술등 전후 환자가 준수하여야 할 사항

ANSWER 49. 4) 50. 5)

17. 신고의무

실태와 취업상황 신고의무	신고 의무자	의료인이 보건복지부장관(중앙회장)에게 신고 → 신고하지 않으면 면허효력 정지
	신고시기	3년이 되는 해의 12월 31일까지
	신고반려	보수교육을 받지 않은 의료인
	보고	신고가 끝난 후 반기별로 보건복지부장관에게 보고
변사체 신고의무	신고 의무자	의사, 치과의사, 한의사, 조산사 → 관할 경찰서장 *사유: 사체를 검안하여 변사한 것으로 의심된 때

51. 의료인의 신고의무에 관한 사항이다. 옳지 않은 것은?

1) 간호사는 중앙회장에게 실태 및 취업상황을 신고한다.
2) 의료인은 그 실태와 취업상황 등을 신고하지 않으면 면허의 효력이 정지된다.
3) 의료인은 최초로 면허를 받은 후부터 3년마다 보건복지부장관에게 신고하여야 한다.
4) 보건복지부장관은 보수교육을 이수하지 않은 의료인에 대하여 신고를 반려할 수 있다.
5) 간호사는 면허증을 발급날부터 매 2년이 되는 해의 12월 31일까지 중앙회장에게 신고하여야 한다.

52. 변사체의 신고는 누구에게 하는가?

1) 시 · 도지사
2) 관할 보건소장
3) 관할 경찰서장
4) 보건복지부장관
5) 시장 · 군수 · 구청장

53. 변사체 신고 의무자가 아닌 사람은?

1) 의사
2) 간호사
3) 조산사
4) 한의사
5) 치과의사

ANSWER 51. 5) 52. 3) 53. 2)

18. 무면허의료행위 등 금지의무

<table>
<tr><td rowspan="5">무면허의료행위</td><td colspan="3">의료인이 아닌 사람이 의료행위를 한 경우</td></tr>
<tr><td rowspan="3">예외</td><td>외국의 의료인 면허를 가진 자로서 일정기간 국내에 체류하는 자</td><td>▪ 교환교수의 업무
▪ 교육연구사업 업무, 국제의료봉사단의 의료봉사업무</td></tr>
<tr><td>의과대학 등의 의료봉사, 연구, 시범사업을 위하여 의료행위를 하는 자</td><td>▪ 국민에 대한 의료봉사활동을 위한 의료행위
▪ 국가비상사태 시 국가의 요청에 의한 의료행위, 일정기간 내의 연구/시범사업을 위한 의료행위</td></tr>
<tr><td>의과, 치과, 한의과, 간호학과 학생</td><td>▪ 전공분야 실습 시 지도교수의 지도, 감독을 받아 하는 의료행위
▪ 의료봉사활동 시 의료인의 지도/감독을 받아 하는 의료행위
▪ 국가비상사태 시 국가의 요청에 따라 의료인의 지도, 감독을 받아 하는 의료행위</td></tr>
<tr><td colspan="3">의료인도 면허된 것 이외의 의료행위를 한 경우</td></tr>
<tr><td>유사명칭사용 금지</td><td colspan="3">의료인이 아니면 의사・치과의사・한의사・조산사 또는 간호사 명칭이나 이와 비슷한 명칭을 사용하지 못함</td></tr>
<tr><td rowspan="2">영리를 목적으로 환자를 의료기관이나 의료인에게 소개・알선・유인하는 행위 및 이를 사주하는 행위 금지</td><td colspan="3">본인부담금을 면제하거나 할인하는 행위, 금품 등을 제공하거나 불특정 다수인에게 교통편의를 제공하는 행위 등 금지</td></tr>
<tr><td>예외</td><td colspan="2">▪ 환자의 경제적 사정 등을 이유로 개별적으로 관할 시장・군수・구청장의 사전승인을 받아 환자를 유치하는 행위
▪ 가입자나 피부양자가 아닌 외국인(국내에 거주하는 외국인은 제외)환자를 유치하기 위한 행위(보험회사, 상호회사, 보험설계사, 보험대리점 또는 보험중개사 예외)</td></tr>
<tr><td colspan="4">의료인, 의료기관 개설자, 종사자는 무자격자에게 의료행위를 하게 하거나 의료인에게 면허사항 외의 의료행위를 하게 해서는 안됨</td></tr>
</table>

54. 의료인 면허가 없어도 의료행위를 할 수 있는 경우로 옳지 않은 것은?

1) 간호학과 학생들이 독자적으로 빈민지역에서 의료봉사활동을 하였다.
2) 외국의 의료인 면허를 가진 자가 국제의료봉사단의 의료봉사 업무를 하였다.
3) 치과대학 학생들이 의료인의 지도・감독을 받아 농촌지역에서 의료봉사활동을 하였다.
4) 간호학을 전공하는 학생들이 지도교수의 지도・감독을 받아 대학병원에서 임상실습을 하였다.
5) 지방자치단체의 요청에 의하여 간호학생이 재난지역에 의료인의 지도・감독을 받아 의료봉사활동을 하였다.

55. 환자를 의료기관 또는 의료인에게 소개・알선・유인하는 행위에 해당하지 않는 것은?

1) 금품의 제공
2) 교통편의 제공
3) 국민건강보험법에 의한 본인 부담금의 면제
4) 국민건강보험법에 의한 본인 부담금의 할인
5) 환자의 경제적 사정 등을 이유로 개별적으로 관할 구청장의 사전승인을 받아 환자를 유치

ANSWER 54. 1) 55. 5)

19. 중앙회 설립과 회원가입 및 의무

<table>
<tr><td rowspan="3">중앙회와 지부</td><td colspan="2">▪ 의료인은 전국적 조직을 가지는 중앙회를 설립해야 함
▪ 법적성격: 사단법인</td></tr>
<tr><td>지부</td><td>▪ 시·도지사에게 신고
▪ 그 외 지부나 외국에 의사회 지부를 설치하려면 보건복지부장관의 승인</td></tr>
<tr><td>분회</td><td>▪ 시·군·구청장에게 신고</td></tr>
<tr><td>설립허가</td><td colspan="2">보건복지부장관</td></tr>
<tr><td>회원가입</td><td colspan="2">의료인은 당연히 해당 중앙회의 회원이 됨</td></tr>
</table>

56. 의료인단체에 관한 사항 중 옳지 않은 것은?

1) 중앙회는 법인으로 한다.
2) 의료인은 당연히 해당 중앙회 회원이 된다.
3) 중앙회는 시·도에 그 지부를 설치하여야 한다.
4) 중앙회는 시·군·구에 분회를 설치하여야 한다.
5) 중앙회는 보건복지부장관의 설립허가를 받아야 한다.

20. 보수교육의 의무

<table>
<tr><td>실시자</td><td colspan="2">중앙회</td></tr>
<tr><td>대상자</td><td colspan="2">의료기관에 종사하는 의료인</td></tr>
<tr><td>시행 목적, 횟수, 시간</td><td colspan="2">회원 자질향상을 위한 보수교육을 매년 1회 이상(8시간 이상) 실시</td></tr>
<tr><td>내용</td><td colspan="2">▪ 직업윤리에 관한 사항
▪ 업무 전문성 향상 및 업무개선에 관한 사항
▪ 의료관계법령의 준수에 관한 사항
▪ 선진의료기술 등의 동향 및 추세 등에 관한 사항
▪ 그 밖에 보건복지부장관이 의료인의 자질 향상을 위하여 필요하다고 인정하는 사항</td></tr>
<tr><td>위탁기관</td><td colspan="2">▪ 지부, 중앙회에 설치된 의학 분야별 전문학회
▪ 의과대학, 치과대학, 한의과대학, 의학전문대학원, 치의학전문대학원, 한의학전문대학원, 간호대학, 그 부속병원
▪ 수련병원
▪ 한국보건복지인력개발원</td></tr>
<tr><td>해당 연도의 면제자</td><td colspan="2">▪ 전공의
▪ 의과대학·치과대학·한의과대학·간호대학의 대학원 재학생
▪ 신규 면허취득자
▪ 보건복지부장관이 보수교육을 받을 필요가 없다고 인정하는 사람</td></tr>
<tr><td>해당 연도의 유예자</td><td colspan="2">▪ 해당 연도에 6개월 이상 환자진료 업무에 종사하지 아니한 사람
▪ 보건복지부장관이 보수교육을 받기가 곤란하다고 인정하는 사람</td></tr>
<tr><td>계획 및 실적보고</td><td colspan="2">▪ 계획서는 12월말, 실적보고서는 4월말까지 중앙회장이 보건복지부장관에게 제출해야 한다.</td></tr>
<tr><td rowspan="2">관계서류 보존</td><td>보존 기간</td><td>▪ 3년간 보존</td></tr>
<tr><td>보존 서류</td><td>▪ 보수교육 대상자명단
▪ 보수교육 면제자명단
▪ 그 밖에 이수자의 교육 이수를 확인할 수 있는 서류</td></tr>
</table>

57. 의료인 보수교육에 대한 설명으로 옳은 것은?

1) 중앙회가 실시한다.
2) 서류는 2년간 보존해야 한다.
3) 대학원 졸업생은 보수교육 면제 대상이다.
4) 보수교육은 매년 10시간 이상 받아야 한다.
5) 100병상 이상 수련병원에서 실시할 수 있다.

58. 의료인 보수교육을 면제 받을 수 없는 경우는?

1) 전공의
2) 대학원재학생
3) 파트타임 간호사
4) 신규 면허 취득자
5) 보건복지부장관이 보수교육을 받을 필요가 없다고 인정한 자

59. 보수교육에 관한 사항으로 옳지 않은 것은?

1) 관계서류는 3년간 보존한다.
2) 교육시간은 10시간 이상으로 한다.
3) 중앙회는 보수교육을 실시하여야 한다.
4) 수련병원에서 실시할 수 있다.
5) 한국보건복지인력개발원에서 실시할 수 있다.

ANSWER 56. 4) 57. 1) 58. 3) 59. 2)

21. 의료기관 외 의료행위를 할 수 있는 경우

- 응급환자를 진료하는 경우
- 환자나 환자보호자의 요청에 따라 진료하는 경우
- 국가나 지방자치단체장이 공익상 필요하다고 인정하여 요청하는 경우
- 의료기관이 실시하는 가정간호를 하는 경우
- 법령으로 정한 경우, 환자가 있는 현장에서 진료를 하여야 하는 부득이한 사유가 있는 경우

22. 의료기관이 실시하는 가정간호

구분	내용
가정간호 범위	▪ 간호 ▪ 검체의 채취(현장검사 포함) 및 운반 ▪ 투약, 주사 ▪ 응급처치 등의 교육 및 훈련 ▪ 상담 ▪ 건강관리에 관한 다른 보건의료기관 등에의 의뢰
실시자	가정전문간호사(2인)
대상자	의사/한의사가 의료기관 외에서 계속적인 치료/관리가 필요하다고 판단하여 가정전문간호사에게 치료/관리를 의뢰한 자
의사처방/진단에 의한 간호범위	▪ 치료적 의료행위인 간호 ▪ 검체의 채취 및 운반 ▪ 투약, 주사
처방 유효기간	처방일로부터 90일까지
기록보존	▪ 기간: 5년 ▪ 의무자: 의료기관의 장

60. 의료기관이 실시하는 의사의 처방에 의한 가정간호의 범위에 해당하지 않는 것은?

1) 주사
2) 투약
3) 검체의 운반
4) 치료적 의료행위인 간호
5) 응급처치 등의 교육 및 훈련

61. 가정간호에 대한 내용으로 옳지 않은 것은?

1) 처방전 유효기간은 90일까지이다.
2) 가정전문간호사를 2인 이상 두어야 한다.
3) 가정간호에 관한 기록은 3년 이상 보관해야 한다.
4) 가정간호 중 주사는 의사의 진단과 처방에 의하여야 한다.
5) 가정간호는 의사 또는 한의사가 가정전문간호사에게 의뢰한 자에 한하여 실시한다.

62. 가정전문간호사가 따를 수 있는 처방의 유효기간은 처방일로부터 며칠인가?

1) 30일 2) 60일 3) 80일
4) 90일 5) 50일

63. 가정간호를 실시하는 경우의 간호사 수와 간호기록의 보존기간은?

1) 2인－2년 2) 2인－4년 3) 4인－4년
4) 2인－5년 5) 5인－10년

ANSWER 60. 5) 61. 3) 62. 4) 63. 4)

❑ 의료기관 개설

구분		내용
개설권자		▪ 의사, 치과의사, 한의사, 조산사 ▪ 국가나 지방자치단체 ▪ 의료법인 ▪ 비영리법인 ▪ 준정부기관, 지방의료원, 한국보훈복지의료공단
범위		▪ 의사: 종합병원, 병원, 요양병원, 의원 ▪ 치과의사: 치과병원, 치과의원 ▪ 한의사: 한방병원, 한의원, 요양병원 ▪ 조산사: 조산원
개설요건		▪ 조산원: 반드시 지도의사를 정해야 한다. ▪ 1개소의 의료기관 만을 개설할 수 있다. ▪ 의료인은 둘 이상의 의료기관을 개설·운영할 수 없다. *예외: 둘 이상의 의료인 면허를 소지한 자가 의원급 의료기관을 개설 → 한 장소에 면허 종별에 따른 의료기관을 함께 개설할 수 있다.
개설/변경 신고 및 허가		▪ 병원급: 시·도지사 허가 ▪ 의원급, 조산원: 시장·군수·구청장 신고
의료기관 개설특례 (부속의료기관 개설)	목적	의료기관을 개설할 수 있는 자 이외의 자가 그 소속 직원, 종업원, 그 밖의 구성원(수용자 포함), 그 가족의 건강관리를 위해
	개설 허가 및 신고	▪ 의원급: 시장·군수·구청장 신고 ▪ 병원급: 시·도지사 허가

64. 의료기관의 개설에 관한 내용으로 옳지 않은 것은?

1) 요양병원 개설 시 시 · 도지사의 허가를 받아야 한다.
2) 의원 개설 시 시장 · 군수 · 구청장에게 신고하여야 한다.
3) 한의원의 개설 장소를 이전하는 경우 시장 · 군수 · 구청장에게 신고하여야 한다.
4) 2개 이상의 의료인 면허를 소지한 자는 별도의 장소에 의료기관을 개설할 수 있다.
5) 시 · 도지사는 개설하려는 의료기관이 시설기준에 맞지 아니하는 경우 개설허가를 할 수 없다.

65. 의료기관을 개설할 수 없는 자는?

1) 의사 2) 조산사
3) 치과의사 4) 영리법인
5) 의료법인

66. 의료기관 개설에 관한 내용으로 옳은 것은?

1) 간호사가 조산원을 개설하였다.
2) 전라남도가 종합병원을 개설하였다.
3) 치과의사가 요양병원을 개설하였다.
4) 영리법인이 종합병원을 개설하였다.
5) 의사가 종합병원과 요양병원을 개설하였다.

67. 의료기관을 개설할 수 있는 자로 옳지 않은 것은?

1) 국가 2) 간호사
3) 한의사 4) 의료법인
5) 준정부기관

68. 의료기관을 개설할 수 없는 주체는?

1) 광역시
2) 제약회사
3) 의료법인
4) 지방의료원
5) 한국보훈복지의료공단

76. 의료기관을 개설할 수 없는 경우가 아닌 것은?

1) 약국구내에 의료기관을 개설하는 경우
2) 약국시설 내 의료기관을 개설하는 경우
3) 의료기관 종별에 따른 기준에 적합한 경우
4) 약국과 구름다리 등 통로가 설치되어 있는 경우
5) 약국부지 일부를 변경하여 의료기관 개설한 경우

70. 의료기관의 개설특례에 해당하는 것은?

1) 의료법인이 개설한 병원
2) 비영리법인이 개설한 병원
3) 지방공사가 개설한 의료기관
4) 지방자치단체가 개설한 종합병원
5) 소속직원·종업원 그 가족의 건강관리를 위하여 개설한 부속의료기관

ANSWER 64. 4) 65. 4) 66) 2) 67. 2) 68. 2) 69. 3) 70. 5)

23. 요양병원의 입원

대상	▪ 노인성 질환자(노인성 치매환자 포함) ▪ 만성질환자 ▪ 외과적 수술/상해 후 회복기에 있는 자
제외	▪ 정신질환자 ▪ 감염성환자등
조치	▪ 의료기관은 환자를 요양병원으로 옮긴 경우에는 환자 이송과 동시에 진료기록 사본 등을 그 요양병원에 송부하여야 함 ▪ 요양환자의 상태가 악화되는 경우에 적절한 조치를 할 수 있도록 환자 후송 등에 관하여 다른 의료기관과 협약을 맺거나 자체 시설・인력 등을 확보하여야 함 ▪ 환자의 안전을 위하여 환자의 움직임을 제한하거나 신체를 묶는 경우에 준수사항을 지켜야 함 ▪ 휴일이나 야간에 입원환자의 안전 및 적절한 진료 등을 위하여 소속 의료인 및 직원에 대한 비상연락체계를 구축・유지하여야 함

71. 요양병원 입원 대상자는?

1) AIDS 환자
2) 콜레라 환자
3) 조울증 환자
4) 정신분열증 환자
5) 만성질환자

72. 요양병원 입원대상자는?

1) 조울증 환자
2) 콜레라 환자
3) 인격장애 환자
4) 말라리아 환자
5) 노인성 치매 환자

ANSWER 71. 5) 72. 5)

24. 의료기관 개설자의 준수사항

1) 의료기관의 종류에 따른 시설기준 및 규격에 관한 사항

2) 의료기관의 안전관리시설 기준에 관한 사항

- 화재나 그 밖의 긴급한 상황에 대처하기 위하여 필요한 시설
- 방충, 방서, 세균오염 방지에 관한 시설
- 채광·환기에 관한 시설
- 전기·가스 등의 위해 방지에 관한 시설
- 방사선 위해 방지에 관한 시설
- 그 밖에 진료과목별로 안전관리를 위하여 필수적으로 갖추어야 할 시설

3) 의료기관 및 요양병원의 운영 기준에 관한 사항

- 입원실의 정원을 초과하여 환자를 입원시키지 말 것
- 입원실은 남·여별로 구별하여 운영할 것
- 입원실이 아닌 장소에 환자를 입원시키지 말 것
- 외래진료실에는 진료 중인 환자 외에 다른 환자를 대기시키지 말 것

4) 고가의료장비의 설치·운영 기준에 관한 사항

5) 의료기관의 종류에 따른 의료인 등의 정원 기준에 관한 사항

의료인	의사	병원		외래환자 : 입원환자 = 3 : 1, 입원환자 : 의사 = 20 : 1
		요양병원		외래환자 : 입원환자 = 3 : 1, 입원환자 : 의사 = 40 : 1
	간호사	병원		외래환자 : 입원환자 = 12 : 1, 입원환자 : 간호사 = 2.5 : 1
		요양병원		외래환자 : 입원환자 = 12 : 1, 입원환자 : 간호사 = 6 : 1
		한방병원		외래환자 : 입원환자 = 12 : 1, 입원환자 : 간호사 = 5 : 1
의료인 외	약사/한약사	상급종합병원		입원환자수/30 + 외래환자 원내제조 처방전/75
		종합병원	500병상 이상	입원환자수/50 + 외래환자 원내제조 처방전/75
			300병상 ~499병상	입원환자수/80 + 외래환자 원내제조 처방전/75
			299병상이하	1인 이상
		병원, 치과병원, 한방병원		1인 이상 100병상 이하 시 시간제 약사(16시간 이상)
		요양병원		1인 이상 200병상 이하 시 시간제 약사(16시간 이상)
	영양사			입원시설을 갖춘 종합병원·병원·치과병원·한방병원 또는 요양병원에 1명 이상
	의료기사			의료기관에 각 진료과목별로 필요한 수
	의무기록사			종합병원에 필요한 수
	간호조무사			• 의료기관에 필요한 수 • 입원환자 5인 이상 의원, 치과의원, 한의원: 정원의 50% • 입원환자 5인 미만/외래환자만 진료하는 의원, 치과의원, 한의원: 정원의 100%
	사회복지사			종합병원 1명 이상
	당직 근무자			요양병원 1명 이상

6) 급식관리 기준에 관한 사항

- 입원시설을 갖춘 종합병원·병원·치과병원·한방병원 또는 요양병원을 개설하는 자는 환자의 식사를 위생적으로 관리·제공하여야 함

7) 의료기관의 위생 관리에 관한 사항

- 환자의 처치에 사용되는 기구 및 물품(1회용 기구 및 물품은 제외한다)은 소독하여 사용할 것
- 감염의 우려가 있는 환자가 입원하였던 입원실 및 그 옷·침구·식기 등은 완전히 소독하여 사용할 것
- 의료기관에서 업무를 수행하는 보건의료인에 대하여 손 위생에 대한 교육을 실시할 것

8) 의료기관의 의약품 및 일회용 주사 의료용품의 사용에 관한 사항

- 변질·오염·손상되었거나 유효기한·사용기한이 지난 의약품을 진열하거나 사용하지 말 것
- 규격품으로 판매하도록 지정·고시된 한약을 조제하는 경우에는 품질관리에 관한 사항을 준수할 것(한의원 또는 한방병원만 해당)
- 포장이 개봉되거나 손상된 일회용 주사 의료용품은 사용하지 말고 폐기할 것
- 일회용 주사기에 주입된 주사제는 지체 없이 환자에게 사용할 것
- 한 번 사용한 일회용 주사 의료용품은 다시 사용하지 말고 폐기할 것

9) 의료기관의 감염병환자등의 진료 기준에 관한 사항

10) 의료기관 내 수술실, 분만실, 중환자실 등 감염관리가 필요한 시설의 출입 기준에 관한 사항

11) 의료인 및 환자 안전을 위한 보안장비 설치 및 보안인력 배치 등에 관한 사항

73. 입원환자 100명, 외래환자 1,200명인 종합병원의 간호사 정원은?

1) 50명 2) 60명
3) 70명 4) 80명
5) 90명

74. 입원환자가 600명인 요양병원의 경우 필요한 간호사 수는?

1) 80명 2) 90명
3) 100명 4) 110명
5) 120명

75. 입원환자 500명, 외래환자 2400명인 종합병원의 간호사 정원은 몇 명인가?

1) 200명 2) 220명 3) 240명
4) 260명 5) 280명

76. 의료기관 중 입원환자에 대한 간호사 정원 규정이 다른 곳은?

1) 병원 2) 의원 3) 치과병원
4) 종합병원 5) 요양병원

77. 사회복지사를 두어야 하는 의료기관은?

1) 병원 2) 의원 3) 종합병원
4) 요양병원 5) 한방병원

❑ 시설 등의 공동 이용

절차	의료인은 다른 의료기관 장의 동의를 얻어 그 의료기관의 시설, 장비, 인력 등을 이용하여 진료할 수 있음
의료사고 발생 시 책임	▪ 의료인의 과실로 인한 의료사고: 그 의료인의 책임 ▪ 의료기관의 시설, 장비 및 인력의 결함: 이를 제공한 의료기관 개설자의 책임
소속되지 않은 의료인의 진료	의료기관의 장은 그 의료기관의 환자진료에 있어서 필요하면 해당 의료기관에 소속되지 않은 의료인에게 진료하도록 할 수 있음

78. 의료기관의 시설, 장비 및 인력의 결함으로 의료사고 발생 시 책임자는?

1) 공동책임
2) 의료장비 관리자
3) 진료를 한 의료인
4) 의료장비제조업자
5) 제공한 의료기관 개설자

79. 의료기관의 시설, 장비 및 인력의 이용에 관한 내용으로 옳은 것은?

1) 의료인이 다른 기관의 인력을 이용하는 것은 불가능하다.
2) 의료기관의 시설은 해당 의료기관과 의료인만 이용 가능하다.
3) 의료기관의 시설, 장비 및 인력은 모든 의료기관이 이용 가능하다.
4) 다른 의료기관의 장의 동의를 얻어 시설, 장비, 인력의 이용이 가능하다.
5) 해당 의료기관에 소속되지 않은 의료인이 환자를 진료하는 것은 불법행위이다.

80. 원격지의사가 컴퓨터와 화상통신을 이용하여 현지 의사에게 의료기술을 지원하여 응급수술을 하였고, 원격지의사의 과실은 없었다. 환자에게 수술 후 심각한 후유증이 발생하였다면 누구의 책임인가?

1) 현지의사
2) 원격지의사
3) 현지의사와 원격지의사 50%씩
4) 원격지의사 30%, 현지의사 70%
5) 현지의사와 원격지의사 각각 100%

ANSWER 73. 4) 74. 3) 75. 5) 76. 5) 77. 3) 78. 5) 79. 4) 80. 1)

25. 당직의료인

<table>
<tr><td rowspan="1">각종 병원
당직 의료인 수</td><td colspan="2">▪ 입원환자 200명까지: 의사, 치과의사, 한의사 1명, 간호사 2명
▪ 입원환자 200명 초과 시: 입원환자 200명을 초과하는 200명마다 의사 등은 1명, 간호사는 2명 추가</td></tr>
<tr><td rowspan="2">요양병원
당직 의료인 수</td><td>의사</td><td>▪ 입원환자 300명까지: 의사, 치과의사, 한의사 1명
▪ 입원환자 300명 초과 시: 입원환자 300명을 초과하는 300명마다 의사 등은 1명 추가</td></tr>
<tr><td>간호사</td><td>▪ 입원환자 80명까지: 간호사 1명
▪ 입원환자 80명 초과 시: 80명을 초과하는 80명마다 간호사 1명 추가</td></tr>
<tr><td>정신병원,
의료재활시설,
국립정신건강센터,
국립정신병원,
국립소록도병원,
국립결핵병원,
국립재활원</td><td colspan="2">입원환자의 진료에 지장이 없도록 당해 병원의 자체기준에 따라 배치할 수 있음</td></tr>
</table>

❑ 환자의 진료의사 선택 등

- 종합병원 · 병원 · 치과병원 · 한방병원 또는 요양병원의 선택진료를 요청할 수 있음
- 선택진료의 변경 또는 해지를 요청할 수 있으며, 의료기관의 장은 지체 없이 이에 응하여야 함
- 의료기관의 장은 선택진료의 내용 · 절차 및 방법 등에 관한 정보를 제공하여야 함
- 의료기관의 장은 선택진료를 하게 한 경우에도 추가비용을 받을 수 없음
- 일정한 요건을 갖추고 선택진료를 하게 하는 경우에는 추가비용을 받을 수 있음

81. 당직의료인을 두어야 하는 의료기관은?

1) 의원, 정신병원, 종합병원
2) 의원, 치과병원, 병원
3) 병원, 치과병원, 조산원
4) 의원, 병원
5) 각종 병원

82. 입원환자 1,500명인 종합병원의 당직의료인수는?

1) 의사–4명, 간호사–8명
2) 의사–5명, 간호사–10명
3) 의사–6명, 간호사–12명
4) 의사–7명, 간호사–14명
5) 의사–8명, 간호사–16명

83. 각종 병원에 두는 당직의료인의 수는?

1) 입원환자 200인까지 의사 1인
2) 입원환자 400인까지 간호사 1인
3) 입원환자 400인까지 한의사 1인
4) 입원환자 200인까지 간호사 1인
5) 입원환자 200인까지 의사 2인

84. 진료의사를 선택하여 진료 받을 수 있는 의료기관으로 옳지 않은 것은?

1) 의원　　2) 병원
3) 종합병원　　4) 치과병원
5) 한방병원

85. 선택진료에 관한 사항으로 옳지 않은 것은?

1) 선택진료의 경우 추가비용을 징수할 수 없다.
2) 보호자는 병원에서 선택진료를 요청할 수 있다.
3) 환자는 치과병원에서 선택진료를 요청할 수 있다.
4) 환자는 한방병원에서 선택진료를 해지할 수 있다.
5) 환자는 병원에서 선택진료의 변경을 요청할 수 있다.

ANSWER 81. 5) 82. 4) 83. 1) 84. 1) 85. 1)

26. 병원감염예방

1) 감염관리위원회와 감염관리실을 설치·운영하고 감염관리 업무를 수행하는 전담 인력을 두는 등 필요한 조치를 함

<table>
<tr><td>대상</td><td colspan="2">보건복지부령으로 정하는 일정 규모 이상의 병원급 의료기관
▪종합병원 및 150개 이상의 병상을 갖춘 병원</td></tr>
<tr><td>목적</td><td colspan="2">병원감염 예방을 위해</td></tr>
<tr><td>감염관리위원회</td><td>심의내용</td><td>▪병원감염에 대한 대책, 연간 감염예방계획의 수립/시행에 관한 사항
▪감염관리요원의 선정 및 배치에 관한 사항
▪전염병 감염환자 등의 처리에 관한 사항
▪병원의 전반적인 위생관리에 관한 사항
▪병원감염관리자체규정의 제정 및 개정에 관한 사항</td></tr>
<tr><td>감염관리실</td><td>업무</td><td>▪병원감염의 발생 감시
▪병원감염관리 실적의 분석 및 평가
▪직원의 감염관리교육 및 감염과 관련된 직원의 건강관리에 관한 사항</td></tr>
</table>

2) 의료기관의 장은 감염병의 예방을 위하여 해당 의료기관에 소속된 의료인 및 의료기관 종사자에게 정기적으로 교육을 실시하여야 함

3) 의료기관의 장은 감염병이 유행하는 경우 환자, 환자의 보호자, 의료인, 의료기관 종사자 및 경비원 등 해당 의료기관 내에서 업무를 수행하는 사람에게 감염병의 확산 방지를 위하여 필요한 정보를 제공하여야 함

4) 의료기관의 장은 천재지변, 감염병 의심 상황, 집단 사망사고의 발생 등 입원환자를 긴급히 전원(轉院)시키지 않으면 입원환자의 생명·건강에 중대한 위험이 발생할 수 있음에도 환자나 보호자의 동의를 받을 수 없는 등 보건복지부령으로 정하는 불가피한 사유가 있는 경우에는 보건복지부령으로 정하는 바에 따라 시장·군수·구청장의 승인을 받아 입원환자를 다른 의료기관으로 전원시킬 수 있음

86. 병원감염예방을 위해 감염 대책위원회를 두어야 하는 경우는?

1) 특별한 규정이 없음
2) 의원
3) 종합병원
4) 병원
5) 100병상이상 병원

87. 감염관리위원회를 설치하여야 하는 병원의 병상기준은?

1) 100병상 이상
2) 150병상 이상
3) 200병상 이상
4) 250병상 이상
5) 300병상 이상

88. 병원의 감염관리 위원회가 심의하는 업무에 속하지 않는 것은?

1) 병원감염의 발생 감시
2) 병원감염에 대한 대책에 관한 사항
3) 병원의 전반적인 위생관리에 관한 사항
4) 감염괌리요원의 선정 및 배치에 관한 사항
5) 병원감염관리자체규정의 제정에 관한 사항

ANSWER 86. 3) 87. 2) 88. 1)

❑ 의료광고 금지기준

<table>
<tr><td>의료광고 할 수 있는 자</td><td colspan="2">의료법인, 의료기관, 의료인</td></tr>
<tr><td>금지되는 의료광고 범위</td><td colspan="2">▪ 평가를 받지 아니한 신의료기술에 관한 광고
▪ 환자에 관한 치료경험담 등 소비자로 하여금 치료 효과를 오인하게 할 우려가 있는 내용의 광고
▪ 거짓된 내용을 표시하는 광고
▪ 다른 의료인등의 기능 또는 진료 방법과 비교하는 내용의 광고
▪ 다른 의료인등을 비방하는 내용의 광고
▪ 수술 장면 등 직접적인 시술행위를 노출하는 내용의 광고
▪ 의료인등의 기능, 진료 방법과 관련하여 심각한 부작용 등 중요한 정보를 누락하는 광고
▪ 객관적인 사실을 과장하는 내용의 광고
▪ 법적 근거가 없는 자격이나 명칭을 표방하는 내용의 광고
▪ 신문, 방송, 잡지 등을 이용하여 기사(記事) 또는 전문가의 의견 형태로 표현되는 광고
▪ 심의를 받지 아니하거나 심의받은 내용과 다른 내용의 광고
▪ 외국인환자를 유치하기 위한 국내광고
▪ 소비자를 속이거나 소비자로 하여금 잘못 알게 할 우려가 있는 방법으로 제45조에 따른 비급여 진료비용을 할인하거나 면제하는 내용의 광고
▪ 각종 상장・감사장 등을 이용하는 광고 또는 인증・보증・추천을 받았다는 내용을 사용하거나 이와 유사한 내용을 표현하는 광고.
▪ 그 밖에 의료광고의 방법 또는 내용이 국민의 보건과 건전한 의료경쟁의 질서를 해치거나 소비자에게 피해를 줄 우려가 있는 것으로서 대통령령으로 정하는 내용의 광고</td></tr>
<tr><td></td><td>예외</td><td>▪ 의료기관 인증을 표시한 광고
▪ 중앙행정기관・특별지방행정기관 및 그 부속기관, 지방자치단체 또는 공공기관으로부터 받은 인증・보증을 표시한 광고
▪ 다른 법령에 따라 받은 인증・보증을 표시한 광고
▪ 세계보건기구와 협력을 맺은 국제평가기구로부터 받은 인증을 표시한 광고</td></tr>
<tr><td>금지되는 의료광고 방법</td><td colspan="2">▪ 방송
▪ 그 밖의 국민의 보건과 건전한 의료경쟁의 질서를 유지하기 위해 제한할 필요가 있는 경우로서 대통령령이 정하는 방법</td></tr>
<tr><td rowspan="2">심의</td><td>대상</td><td>▪ 신문・인터넷신문 또는 정기간행물
▪ 옥외광고물 중 현수막, 벽보, 전단 및 교통시설・교통수단에 표시되는 것
▪ 전광판
▪ 대통령령으로 정하는 인터넷 매체</td></tr>
<tr><td>심의자</td><td>보건복지부장관(중앙회에 각각 위탁)</td></tr>
</table>

89. 의료광고에 대한 설명으로 옳은 것은?

1) 일간지에 월 3회 광고할 수 있다.
2) 라디오 방송에 전문가 의견형태로 광고할 수 있다.
3) TV에 다른 의료인과 비교하여 의료기술을 광고할 수 있다.
4) 의료법인, 의료기관, 의료인이 아닌 자는 의료광고를 할 수 없다.
5) 정기간행물에 특정의료기관의 연락처나 약도의 정보를 광고할 수 있다.

90. 의료광고가 허용되는 내용을 옳은 것은?

1) 치료효과를 보장하는 내용
2) 수술장면을 보여주는 내용
3) 1년 이상의 의사의 임상경력
4) 다른 의료인의 진료방법과 비교하는 내용
5) 신문에 전문가의 의견의 형태로 표현된 내용

91. 의료광고할 수 <u>없는</u> 사항은?

1) 개설광고
2) 환자의 환부를 촬영한 사진
3) 야간 및 휴일 진료일자, 진료시간
4) 의료인의 성명, 성별, 면허의 종류
5) 의료기관의 명칭, 소재지와 홈페이지 주소

92. 의료기관 또는 의료인의 광고 금지사항이 <u>아닌</u> 것은?

1) 치료효과를 보장하는 광고
2) 심각한 부작용을 누락한 광고
3) 최근 3년 이내 의료기관 평가결과
4) 외국인 환자를 유치하기 위한 국내광고
5) 객관적으로 인정되지 않은 내용을 포함하는 광고

93. 의원급 의료기관의 광고가 허용되기 위해서 미리 광고의 내용과 방법에 대하여 심의를 하는 자는?

1) 구청　　2) 보건소
3) 보건복지부　　4) 질병관리본부
5) 신의료기술평가위원회

94. 의료광고에 대한 설명으로 옳은 것은?

1) TV 광고를 할 수 있다.
2) 라디오 방송을 할 수 있다.
3) 현수막의 경우 심의를 받지 않아도 된다.
4) 인터넷 신문의 경우 심의를 받지 않아도 된다.
5) 신문에 광고하고자 하는 경우 보건복지부장관에게 심의를 받아야 한다.

ANSWER 89. 4) 90. 3) 91. 2) 92. 3) 93. 3) 94. 5)

27. 의료기관 인증

인증권자	보건복지부장관	
목적	의료의 질과 환자 안전의 수준을 높이기 위해	
대상	가능	병원급 의료기관
	의무	요양병원(장애인지역사회재활시설에 따른 의료재활시설로서 병원등의 요건을 갖춘 의료기관 제외)
기준	▪ 환자의 권리와 안전 ▪ 의료기관의 의료서비스 질 향상 활동 ▪ 의료서비스의 제공과정 및 성과 ▪ 의료기관의 조직 · 인력관리 및 운영 ▪ 환자 만족도	
등급	인증, 조건부인증, 불인증	
유효기간	▪ 인증: 4년	▪ 조건부인증: 1년
활용	▪ 상급종합병원 지정	▪ 전문병원 지정

❑ 지도와 명령

지도와 명령	지도와 명령권자	보건복지부장관 또는 시 · 도지사
	사유	보건의료정책을 위하여 필요하거나 국민보건에 중대한 위해가 발생하거나 발생할 우려가 있는 경우
	대상	의료기관이나 의료인
업무개시명령	명령권자	보건복지부장관, 시 · 도지사 또는 시장 · 군수 · 구청장
	사유	의료인이 정당한 사유 없이 진료를 중단하거나 의료기관 개설자가 집단으로 휴업하거나 폐업하여 환자 진료에 막대한 지장을 초래하거나 초래할 우려가 있다고 인정할 만한 상당한 이유가 있는 경우
	대상	의료인이나 의료기관 개설자
	의료인과 의료기관 개설자는 정당한 사유 없이 명령을 거부할 수 없음	

95. 의료기관의 질을 향상시키기 위해 의료기관 인증을 실시할 수 있는 자는?

1) 도지사
2) 구청장
3) 보건복지부장관
4) 질병관리본부장
5) 건강보험심사평가원장

96. 의료기관 인증의 기준이 아닌 것은?

1) 환자만족도
2) 의료인 만족도
3) 환자의 권리와 안전
4) 의료서비스 제공 과정 및 성과
5) 의료기관의 의료서비스 질 향상 활동

97. 의료기관인증 신청할 수 있는 대상이 아닌 것은?

1) 의원
2) 요양병원
3) 한방병원
4) 종합병원
5) 상급종합병원

98. 의료기관 인증에 관한 설명으로 옳지 않은 것은?

1) 인증유효기간은 4년이다.
2) 조건부인증은 유효기간이 1년이다.
3) 요양병원은 인증을 받아야 할 의무가 있다.
4) 조건부 인증을 받으면 유효기간 내에 재인증을 받아야 한다.
5) 의료기관 개설자가 집단으로 휴업한 경우 인증을 받아야 한다.

99. 의료인이나 의료기관의 개설자에게 업무개시 명령을 할 수 있는 경우는?

1) 의료법의 광고금지 조항 위반
2) 의사의 학술대회 참석으로 인한 휴업
3) 병원장의 부친상으로 인한 3일간의 휴업
4) 의료기관 평가에서 조건부 인증을 받은 경우
5) 의료기관 개설자의 휴업으로 환자진료에 막대한 지장을 초래한 경우

100. 의료인이나 의료기관의 개설자에게 업무 개시 명령을 할 수 없는 자는?

1) 시장
2) 구청장
3) 보건소장
4) 시 · 도지사
5) 보건복지부장관

ANSWER 95. 3) 96. 2) 97. 1) 98. 5) 99. 5) 100. 3)

28. 면허의 취소사유 및 재교부

면허취소	사유	의무	▪ 결격사유에 해당한 경우
		가능	▪ 자격정지처분 기간 중에 의료행위를 하거나 3회 이상 자격정지처분 받은 경우 ▪ 면허의 조건을 이행하지 않은 경우 ▪ 면허증을 빌려준 경우 ▪ 일회용 주사 의료용품을 한 번 사용한 후 다시 사용하여 사람의 생명 또는 신체에 중대한 위해를 발생하게 한 경우
재교부	사유		▪ 면허 취소된 원인 사유가 없어진 경우 ▪ 개전의 정이 뚜렷하다고 인정될 때
	재교부 금지 기간	1년	▪ 면허의 조건을 이행하지 않은 경우
		2년	▪ 자격정지처분 기간 중에 의료행위를 하거나 3회 이상 자격정지처분 받은 경우 ▪ 면허증을 빌려준 경우 ▪ 사람의 생명 또는 신체에 중대한 위해를 발생하게 한 경우
		3년	▪ 의료관련법령을 위반하여 금고 이상의 형을 선고받고 그 집행이 종료되지 아니하였거나 집행을 받지 않기로 확정되지 아니한 자

❑ 조건부 면허

- 보건의료시책상 필요하다고 인정될 때
- 특정지역(보건의료취약지) / 특정업무(국공립 보건의료기관업무, 국공사립 보건의학연구기관의 기초의학분야업무)에 종사할 것을 면허의 조건으로 붙일 수 있음
- 3년 이내 기간을 정하여

101. 의료인의 면허를 취소할 수 있는 자는?

1) 대통령
2) 국무총리
3) 시・도지사
4) 보건복지부장관
5) 시장・군수・구청장

102. 의료인의 면허취소사유에 해당하는 것은?

1) 비도덕적인 진료행위
2) 허위 또는 과대 광고행위
3) 자격정지기간 중 의료행위
4) 학문적으로 인정되지 아니하는 의료행위
5) 불필요한 검사투약 등 과잉진료행위를 하거나 부당하게 많은 진료비를 요구하는 행위

103. 의료인의 면허취소 사유에 해당하는 것은?

1) 비도덕적 간호행위
2) 간호기록부를 허위로 작성한 경우
3) 3회 이상 자격정지처분 받은 경우
4) 진료기록부등을 고의로 사실과 다르게 추가 기재
5) 면허가 없는 자가 개설한 의료기관에서 의료행위를 한 경우

104. 간호사 면허를 반드시 취소해야만 하는 사유는?

1) 면허증을 대여한 경우
2) 정신질환자로 판명된 경우
3) 3회 이상 자격정지 처분을 받은 경우
4) 면허의 조건을 이행하지 아니한 경우
5) 자격정지 처분기간 중에 의료행위를 한 경우

105. 간호사 면허를 반드시 취소해야만 하는 사유가 아닌 것은?

1) 면허증을 빌려준 경우
2) 금치산자 선고를 받은 경우
3) 정신질환자로 판명된 경우
4) 한정치산자 선고를 받은 경우
5) 향정신성 의약품에 중독된 경우

106. 마약류 중독자인 의료인에 대한 조치는?

1) 벌금형
2) 면허 취소
3) 자격 정지
4) 해고 명령
5) 휴직 명령

ANSWER 101. 4) 102. 3) 103. 3) 104. 2) 105. 1) 106. 2)

107. 의료인의 면허취소 사유는?

1) 대마를 복용한 경우
2) 간호기록부를 허위로 작성한 경우
3) 근무 중 알게 된 태아의 성을 가족에게 알려준 경우
4) 학문적으로 인정되지 아니하는 간호행위를 시행한 경우
5) 면허가 없는 자가 개설한 의료기관에서 의료행위를 한 경우

108. 면허 취소 후 뉘우침으로 다시 시작하고자 하는 자에게 면허를 재교부할 수 있는 시기는 최소한 면허가 취소된 날부터 언제인가?

1) 1년 이후
2) 2년 이후
3) 3년 이후
4) 5년 이후
5) 뉘우침이 인정되면 언제든 가능

109. 면허가 취소된 날부터 1년 이후에 면허를 재교부 받을 수 있는 경우는?

1) 파산선고를 받은 경우
2) 태아 성 감별을 한 경우
3) 면허증을 대여해 준 경우
4) 면허의 조건을 이행하지 않은 경우
5) 3회 이상 자격정지처분을 받을 경우

110. 면허증을 빌려주어 면허가 취소된 경우 보건복지부 장관이 면허를 재교부 할 수 있는 시기는 면허가 취소된 날로부터 얼마가 경과된 후인가?

1) 1년
2) 2년
3) 3년
4) 5년
5) 개전의 정이 뚜렷하다고 인정되면 언제든지

111. 보수교육을 이수하지 않았을 때의 처분은?

1) 면허 취소
2) 면허 정지
3) 의견 진술
4) 300만원 이하 벌금형
5) 100만원 이하 과태료

ANSWER 107. 1) 108. 1) 109. 4) 110. 2) 111. 2)

29. 자격정지사유

사유	▪ 의료인의 품위를 심하게 손상시키는 행위를 한 때 ▪ 의료기관 개설자가 될 수 없는 자에게 고용되어 의료행위를 한 때 ▪ 일회용 주사 의료용품을 한 번 사용한 후 다시 사용한 경우 ▪ 진단서/검안서/증명서를 거짓 작성/교부, 진료기록부등을 거짓 작성, 고의로 사실과 다르게 추가기재·수정한 때 ▪ 태아성감별 금지 등을 위반한 경우 ▪ 의료인이 아닌 자로 하여금 의료행위를 하게 한 때 ▪ 의료기사가 아닌 자에게 의료기사의 업무를 하게 하거나 의료기사에게 그 업무 범위를 벗어나게 한 때 ▪ 관련 서류를 위조·변조하거나 속임수 등 부정한 방법으로 진료비를 거짓 청구한 때 ▪ 업자로부터 부당한 경제적 이익 등을 제공받은 때 ▪ 그 밖에 이 법 또는 이 법에 따른 명령을 위반한 때

30. 의료인의 품위손상행위의 범위

사유	▪ 학문적으로 인정되지 않는 진료, 간호, 조산행위 ▪ 비도덕적 진료, 간호, 조산행위 ▪ 거짓/과대 광고행위 ▪ 불필요한 검사 등 지나친 진료행위/부당하게 많은 진료비를 요구하는 행위 ▪ 전공의 선발 등 직무와 관련하여 부당하게 금품 수수행위 ▪ 다른 의료기관을 이용하려는 환자를 영리를 목적으로 자신이 종사하거나 개설한 의료기관으로 환자를 유인/유인하게 하는 행위 ▪ 자신의 처방전을 교부한 환자를 영리를 목적으로 특정 약국에 유치하기 위해 약국개설자/종사자와 담합하는 행위

112. 의료인의 자격정지사유에 해당하는 것은?

1) 청각장애인인 경우
2) 면허증을 대여한 경우
3) 금치산선고를 받은 경우
4) 32주 이후의 태아 성 감별 행위를 도와준 경우
5) 의료인으로서 품위를 손상시키는 행위를 한 때

113. 의료인 품위손상행위에 해당하지 않는 것은?

1) 허위 또는 과대광고 행위
2) 학문적으로 인정되지 아니한 간호행위
3) 시설기준이 미달한 곳에서 하는 의료행위
4) 학문적으로 인정되지 아니한 조산 업무행위
5) 환자를 특정약국에 유치하기 위하여 담합하는 행위

114. 의료인의 품위손상행위에 해당하는 것은?

1) 진료기록부를 거짓 작성한 경우
2) 태아성감별 금지 등을 위반한 경우
3) 불필요한 검사 등 지나친 진료행위
4) 의료인이 아닌 자로 하여금 의료행위를 하게 한 경우
5) 의료기사가 아닌 자에게 의료기사의 업무를 하게 한 경우

115. 의료인의 품위손상행위에 해당하는 것은?

1) 진료기록부을 수정한 경우
2) 진단서를 거짓으로 작성한 경우
3) 전공의 선발과 관련하여 금품을 받은 경우
4) 자격정지 처분기간 중에 의료행위를 한 경우
5) 업자로부터 부당한 경제적 이익 등을 제공받은 경우

ANSWER 112. 5) 113. 3) 114. 3) 115. 3)

❑ 전문간호사의 자격인정

구분		내용
자격구분		보건・마취・정신・가정・감염관리・산업・응급・노인・중환자・호스피스・종양・임상・아동(13개)
자격인정		보건복지부장관
자격 인정 요건		다음에 해당하는 자로서 자격시험에 합격한 자 ▪ 전문간호사 교육과정을 마친 자 ▪ 보건복지부장관이 인정하는 외국의 해당 분야 전문간호사 자격이 있는 자
자격시험		▪ 1차 필기시험 ▪ 2차 구술 또는 실기시험
전문 간호사 교육 과정	교육기관	보건복지부장관이 지정하는 기관 ▪ 대학원 과정을 두고 있는 간호학과가 있는 대학 ▪ 간호학전공이 있는 특수대학원, 전문대학원
	교육기간	2년 이상
	신청자격	▪ 최근 10년 이내 3년 이상 해당분야의 실무 경력자

❑ 간호조무사의 자격과 업무

구분	내용
자격인정권자	보건복지부장관
응시자격	▪ 특성화고등학교의 간호 관련 학과를 졸업한 자(졸업예정자 포함) ▪ 고등학교 졸업자(졸업예정자 포함) 또는 고등학교 졸업학력 인정자로서 국・공립 간호조무사양성소의 교육 이수자 ▪ 고등학교 졸업학력 인정자로서 평생교육시설에서 고등학교 교과 과정에 상응하는 교육과정 중 간호 관련 학과 졸업한 자(졸업예정자 포함) ▪ 고등학교 졸업학력 인정자로서 학원의 간호조무사 교습과정 이수자 ▪ 고등학교 졸업학력 인정자로서 외국의 간호조무사 교육과정을 이수하고 해당 국가의 간호조무사 자격을 취득한 사람 ▪ 간호대학 졸업자 ▪ 외국의 간호대학을 졸업하고 외국의 간호사 면허를 받은 자
업무한계	▪ 간호사를 보조하여 간호업무 수행 ▪ 의원급 의료기관에 한하여 의사, 치과의사, 한의사의 지도하에 환자의 요양을 위한 간호 및 진료의 보조

116. 전문간호사의 자격 인정권자는?

1) 도지사
2) 국무총리
3) 소속 병원장
4) 대한간호협회장
5) 보건복지부장관

117. 간호조무사에 대한 자격인정권자는?

1) 대통령
2) 도지사
3) 구청장
4) 국립보건원장
5) 보건복지부장관

ANSWER 116. 2) 117. 2)

❑ 간호사외 보건의료인 종별

구분			내용
의료유사업자	종별		종전의 규정에 의하여 시・도지사의 자격인정을 받은 접골사・침사・구사
	업무	접골사	골절되거나 관절이 삐거나 겹질린 환자에 대하여 그 환부를 조정하고 회복시키는 응급처치 등 접골시술행위
		침사	환자의 경혈에 대하여 침시술행위
		구사	환자의 경혈에 대하여 구시술행위
안마사	자격인정		시각장애인 중 • 특수학교 등 고등학교에 준하는 교육을 하는 학교에서 물리적 시술에 관한 교육을 마쳐야 함 • 중학교 과정 이상의 교육을 받고 보건복지부장관이 지정하는 안마수련기관에서 2년 이상 안마수련과정을 마쳐 시・도지사의 자격인정을 받아야 함
	업무한계		• 안마 • 마사지 • 각종 수기요법에 의하거나 전기기구의 사용, 그 밖의 자극요법에 의하여 인체에 대한 물리적 시술행위를 하는 것

118. 의료유사업자에 대한 설명으로 옳지 않은 것은?

1) 시·도지사의 자격인정이다.
2) 의료법이 시행되기 전 면허를 받은 자이다.
3) 종전의 규정에 의하여 자격인정을 받은 자이다.
4) 업무의 한계에 관한 사항은 보건복지부령으로 정한다.
5) 접골사는 골절된 환자에 대하여 환부를 회복시키는 응급처치 등을 한다.

119. 의료유사업자는?

1) 약사
2) 접골사
3) 안마사
4) 간호조무사
5) 방사선기사

❑ 청문의 사유

구분	내용
실시자	• 보건복지부장관 • 시도지사 • 시장・군수・구청장
사유	• 인증의 취소 • 설립 허가 취소 • 의료기관 인증 또는 조건부 인증의 취소 • 개설허가 취소나 의료기관 폐쇄 명령 • 면허의 취소

120. 청문을 실시하여야 하는 경우는?

1) 간호사의 자격 정지
2) 간호사의 면허 취소
3) 전문간호사의 자격 정지
4) 간호사에게 과장금 처분
5) 간호사에게 과태료 처분

121. 청문을 실시해야 하는 사유로 옳지 않은 것은?

1) 과태료 처분
2) 의료인의 면허취소
3) 의료기관 폐쇄 명령
4) 의료기관인증의 취소
5) 의료기관 개설허가 취소

ANSWER 118. 2) 119. 1) 120. 5) 121. 5)

1 의료법

시행령 · 시행규칙

앞으로 시행될 법령
[법률 제15540호, 2018.3.27., 일부개정][시행일 2020.3.28.]
[보건복지부령 제511호, 2017.8.4., 일부개정][시행일 2021.3.1.]

제1장 총 칙

제1조 [목 적] 이 법은 모든 국민[1]이 수준 높은 의료[2] 혜택을 받을 수 있도록 국민의료에 필요한 사항을 규정함으로써 국민의 건강을 보호하고 증진하는 데에 목적이 있다.

제2조 [의료인] ① 이 법에서 "의료인"이란 보건복지부장관의 면허를 받은 의사 · 치과의사 · 한의사 · 조산사 및 간호사를 말한다.

② 의료인은 종별에 따라 다음 각 호의 임무를 수행하여 국민보건 향상을 이루고 국민의 건강한 생활 확보에 이바지할 사명을 가진다.

1. 의사는 의료와 보건지도를 임무로 한다.
2. 치과의사는 치과 의료와 구강 보건지도를 임무로 한다.
3. 한의사는 한방 의료와 한방 보건지도를 임무로 한다.
4. 조산사는 조산(助産)과 임산부 및 신생아에 대한 보건과 양호지도를 임무로 한다. 개정 2019.4.23.
5. 간호사는 다음 각 목의 업무를 임무로 한다.
   가. 환자의 간호요구에 대한 관찰, 자료수집, 간호판단 및 요양을 위한 간호
   나. 의사, 치과의사, 한의사의 지도하에 시행하는 진료의 보조
   다. 간호 요구자에 대한 교육 · 상담 및 건강증진을 위한 활동의 기획과 수행, 그 밖의 대통령령으로 정하는 보건활동
   라. 제80조에 따른 간호조무사가 수행하는 가목부터 다목까지의 업무보조에 대한 지도

시행령

영 제2조 (간호사의 보건활동) 「의료법」(이하 "법"이라 한다) 제2조제2항제5호다목에서 "대통령령으로 정하는 보건활동"이란 다음의 보건활동을 말한다.

1. 「농어촌 등 보건의료를 위한 특별조치법」 제19조에 따라 보건진료 전담공무원으로서 하는 보건활동
2. 「모자보건법」 제10조제1항에 따른 모자보건전문가가 행하는 모자보건 활동 개정 2018.3.6.
3. 「결핵예방법」 제18조에 따른 보건활동
4. 그 밖의 법령에 따라 간호사의 보건활동으로 정한 업무

제3조 [의료기관] ① 이 법에서 "의료기관"이란 의료인이 공중(公衆) 또는 특정 다수인을 위하여 의료 · 조산의 업(이하 "의료업"이라 한다)을 하는 곳을 말한다.

② 의료기관은 다음 각 호와 같이 구분한다.

1. 의원급 의료기관: 의사, 치과의사 또는 한의사가 주로 외래환자를 대상으로 각각 그 의료행위를 하는 의료기관으로서 그 종류는 다음 각 목과 같다.
   가. 의원
   나. 치과의원
   다. 한의원

---

1) 국민(國民): 국민이라 함은 국가의 인적요소 내지 항구적 소속원으로서 국가의 통치권에 복종할 의무를 가진 개개인의 전체 집합을 의미한다. 또한 국가에 소속하는 개개의 자연인을 의미하기도 한다.
2) 의료(醫療): 의술로 병을 고치는 일의 총칭으로 반복적이고 지속적인 의사를 가진 인간의 질병을 진찰 · 치료하고, 예방 · 재활에 힘쓰는 행위를 말한다.

2. 조산원: 조산사가 조산과 임산부 및 신생아를 대상으로 보건활동과 교육 · 상담을 하는 의료기관을 말한다. 개정 2019.4.23.
3. 병원급 의료기관: 의사, 치과의사 또는 한의사가 주로 입원환자를 대상으로 의료행위를 하는 의료기관으로서 그 종류는 다음 각 목과 같다.
   가. 병원
   나. 치과병원
   다. 한방병원
   라. 요양병원(「정신건강증진 및 정신질환자 복지서비스 지원에 관한 법률」 제3조제5호에 따른 정신의료기관 중 정신병원, 「장애인복지법」 제58조제1항제4호에 따른 의료재활시설로서 제3조의2의 요건을 갖춘 의료기관을 포함한다. 이하 같다) 개정 2019.4.23.
   마. 종합병원

③ 보건복지부장관은 보건의료정책에 필요하다고 인정하는 경우에는 제2항제1호부터 제3호까지의 규정에 따른 의료기관의 종류별 표준업무를 정하여 고시할 수 있다.
④ 삭제
⑤ 삭제
⑥ 삭제
⑦ 삭제
⑧ 삭제

제3조의2 [병원등] 병원 · 치과병원 · 한방병원 및 요양병원(이하 "병원등"이라 한다)은 30개 이상의 병상(병원 · 한방병원만 해당한다) 또는 요양병상(요양병원만 해당하며, 장기입원이 필요한 환자를 대상으로 의료행위를 하기 위하여 설치한 병상을 말한다)을 갖추어야 한다.

제3조의3 [종합병원] ① 종합병원은 다음 각 호의 요건을 갖추어야 한다.
1. 100개 이상의 병상을 갖출 것
2. 100병상 이상 300병상 이하인 경우에는 내과 · 외과 · 소아청소년과 · 산부인과 중 3개 진료과목, 영상의학과, 마취통증의학과와 진단검사의학과 또는 병리과를 포함한 7개 이상의 진료과목을 갖추고 각 진료과목마다 전속하는 전문의를 둘 것
3. 300병상을 초과하는 경우에는 내과, 외과, 소아청소년과, 산부인과, 영상의학과, 마취통증의학과, 진단검사의학과 또는 병리과, 정신건강의학과 및 치과를 포함한 9개 이상의 진료과목을 갖추고 각 진료과목마다 전속하는 전문의를 둘 것

② 종합병원은 제1항제2호 또는 제3호에 따른 진료과목(이하 이 항에서 "필수진료과목"이라 한다) 외에 필요하면 추가로 진료과목을 설치 · 운영할 수 있다. 이 경우 필수진료과목 외의 진료과목에 대하여는 해당 의료기관에 전속하지 아니한 전문의를 둘 수 있다.

제3조의4 [상급종합병원 지정] ① 보건복지부장관은 다음 각 호의 요건을 갖춘 종합병원 중에서 중증질환에 대하여 난이도가 높은 의료행위를 전문적으로 하는 종합병원을 상급종합병원으로 지정할 수 있다.
1. 보건복지부령으로 정하는 20개 이상의 진료과목을 갖추고 각 진료과목마다 전속하는 전문의를 둘 것
2. 제77조제1항에 따라 전문의가 되려는 자를 수련시키는 기관일 것
3. 보건복지부령으로 정하는 인력 · 시설 · 장비 등을 갖출 것
4. 질병군별(疾病群別) 환자구성 비율이 보건복지부령으로 정하는 기준에 해당할 것

② 보건복지부장관은 제1항에 따른 지정을 하는 경우 제1항 각 호의 사항 및 전문성 등에 대하여 평가를 실시하여야 한다.
③ 보건복지부장관은 제1항에 따라 상급종합병원으로 지정받은 종합병원에 대하여 3년마다 제2항에 따른 평가를 실시하여 재지정하거나 지정을 취소할 수 있다.
④ 보건복지부장관은 제2항 및 제3항에 따른 평가업무를 관계 전문기관 또는 단체에 위탁할 수 있다.
⑤ 상급종합병원 지정 · 재지정의 기준 · 절차 및 평가업무의 위탁 절차 등에 관하여 필요한 사항은 보건복지부령으로 정한다.

제3조의5 [전문병원 지정] ① 보건복지부장관은 병원급 의료기관 중에서 특정 진료과목이나 특정 질환 등에 대하여 난이도가 높은 의료행위를 하는 병원을 전문병원으로 지정할 수 있다.

② 제1항에 따른 전문병원은 다음 각 호의 요건을 갖추어야 한다.
  1. 특정 질환별 · 진료과목별 환자의 구성비율 등이 보건복지부령으로 정하는 기준에 해당할 것
  2. 보건복지부령으로 정하는 수 이상의 진료과목을 갖추고 각 진료과목마다 전속하는 전문의를 둘 것

③ 보건복지부장관은 제1항에 따라 전문병원으로 지정하는 경우 제2항 각 호의 사항 및 진료의 난이도 등에 대하여 평가를 실시하여야 한다.

④ 보건복지부장관은 제1항에 따라 전문병원으로 지정받은 의료기관에 대하여 3년마다 제3항에 따른 평가를 실시하여 전문병원으로 재지정할 수 있다.

⑤ 보건복지부장관은 제1항 또는 제4항에 따라 지정받거나 재지정받은 전문병원이 다음 각 호의 어느 하나에 해당하는 경우에는 그 지정 또는 재지정을 취소할 수 있다. 다만, 제1호에 해당하는 경우에는 그 지정 또는 재지정을 취소하여야 한다.
  1. 거짓이나 그 밖의 부정한 방법으로 지정 또는 재지정을 받은 경우
  2. 지정 또는 재지정의 취소를 원하는 경우
  3. 제4항에 따른 평가 결과 제2항 각 호의 요건을 갖추지 못한 것으로 확인된 경우

⑥ 보건복지부장관은 제3항 및 제4항에 따른 평가업무를 관계 전문기관 또는 단체에 위탁할 수 있다.

⑦ 전문병원 지정 · 재지정의 기준 · 절차 및 평가업무의 위탁 절차 등에 관하여 필요한 사항은 보건복지부령으로 정한다.

제2장 의료인

제1절 자격과 면허

제4조 [의료인과 의료기관의 장의 의무] ① 의료인과 의료기관의 장은 의료의 질을 높이고 병원감염을 예방하며 의료기술을 발전시키는 등 환자에게 최선의 의료서비스를 제공하기 위하여 노력하여야 한다.

② 의료인은 다른 의료인의 명의로 의료기관을 개설하거나 운영할 수 없다.

③ 의료기관의 장은 「보건의료기본법」 제6조 · 제12조 및 제13조에 따른 환자의 권리 등 보건복지부령으로 정하는 사항을 환자가 쉽게 볼 수 있도록 의료기관 내에 게시하여야 한다. 이 경우 게시 방법, 게시 장소 등 게시에 필요한 사항은 보건복지부령으로 정한다.

④ 의료인은 제5조(의사 · 치과의사 및 한의사를 말한다), 제6조(조산사를 말한다) 및 제7조(간호사를 말한다)에 따라 발급받은 면허증을 다른 사람에게 빌려주어서는 아니 된다.

⑤ 의료기관의 장은 환자와 보호자가 의료행위를 하는 사람의 신분을 알 수 있도록 의료인, 제27조제1항 각 호 외의 부분 단서에 따라 의료행위를 하는 같은 항 제3호에 따른 학생, 제80조에 따른 간호조무사 및 「의료기사 등에 관한 법률」 제2조에 따른 의료기사에게 의료기관 내에서 대통령령으로 정하는 바에 따라 명찰을 달도록 지시 · 감독하여야 한다. 다만, 응급의료상황, 수술실 내인 경우, 의료행위를 하지 아니할 때, 그 밖에 대통령령으로 정하는 경우에는 명찰을 달지 아니하도록 할 수 있다.

⑥ 의료인은 일회용 주사 의료용품(한 번 사용할 목적으로 제작되거나 한 번의 의료행위에서 한 환자에게 사용하여야 하는 의료용품으로서 사람의 신체에 의약품, 혈액, 지방 등을 투여 · 채취하기 위하여 사용하는 주사침, 주사기, 수액용기와 연결줄 등을 포함하는 수액세트 및 그 밖에 이에 준하는 의료용품을 말한다. 이하 같다)을 한 번 사용한 후 다시 사용하여서는 아니 된다.

시행령

영 제2조의2 (명찰의 표시 내용 등) ① 법 제4조제5항 본문에 따라 의료행위를 하는 사람의 신분을 알 수 있도록 명찰을 달도록 하는 경우에는 다음 각 호의 구분에 따른다.
  1. 명찰의 표시 내용: 다음 각 목의 구분에 따른 사항을 포함할 것
    가. 의료인: 의료인의 종류별 명칭 및 성명. 다만, 법 제77조제1항에 따른 전문의의 경우에는 전문과목별 명칭 및 성명을 표시할 수 있다.
    나. 법 제27조제1항제3호에 따른 학생: 학생의 전공분야 명칭 및 성명
    다. 법 제80조에 따른 간호조무사: 간호조무사의 명칭 및 성명

라. 「의료기사 등에 관한 법률」 제2조에 따른 의료기사: 의료기사의 종류별 명칭 및 성명
2. 명찰의 표시 방법: 의복에 표시 또는 부착하거나 목에 거는 방식 그 밖에 이에 준하는 방식으로 표시할 것
3. 명찰의 제작 방법: 인쇄, 각인(刻印), 부착, 자수(刺繡) 또는 이에 준하는 방법으로 만들 것
4. 명찰의 규격 및 색상: 명찰의 표시 내용을 분명하게 알 수 있도록 할 것

② 제1항에 따른 명찰의 표시 내용, 표시 방법, 제작 방법 및 명찰의 규격·색상 등에 필요한 세부 사항은 보건복지부장관이 정하여 고시한다.

③ 법 제4조제5항 단서에서 "대통령령으로 정하는 경우"란 다음 각 호의 어느 하나에 해당하는 시설 내에 있는 경우를 말한다.
1. 격리병실
2. 무균치료실
3. 제1호 또는 제2호와 유사한 시설로서 보건복지부장관이 병원감염 예방에 필요하다고 인정하여 고시하는 시설

본조신설 2017.2.28.

시행규칙

칙 **제1조의2 (입원 환자의 방문 기준)** 의료기관의 장은 법 제4조제1항에 따라 입원 환자를 보호하고 병원감염을 예방하기 위하여 필요하다고 인정하는 경우에는 외부인의 입원 환자에 대한 방문 기준을 별도로 마련하여 운영할 수 있다.

칙 **제1조의3 (환자의 권리 등의 게시)** ① 「의료법」(이하 "법"이라 한다) 제4조제3항 전단에서 "「보건의료기본법」 제6조·제12조 및 제13조에 따른 환자의 권리 등 보건복지부령으로 정하는 사항"이란 별표 1과 같다.

② 의료기관의 장은 법 제4조제3항 후단에 따라 제1항에 따른 사항을 접수창구나 대기실 등 환자 또는 환자의 보호자가 쉽게 볼 수 있는 장소에 게시하여야 한다.

제4조의2 [간호·간병통합서비스 제공 등] ① 간호·간병통합서비스란 보건복지부령으로 정하는 입원 환자를 대상으로 보호자 등이 상주하지 아니하고 간호사, 제80조에 따른 간호조무사 및 그 밖에 간병지원인력(이하 이 조에서 "간호·간병통합서비스 제공인력"이라 한다)에 의하여 포괄적으로 제공되는 입원서비스를 말한다.

② 보건복지부령으로 정하는 병원급 의료기관은 간호·간병통합서비스를 제공할 수 있도록 노력하여야 한다.

③ 제2항에 따라 간호·간병통합서비스를 제공하는 병원급 의료기관(이하 이 조에서 "간호·간병통합서비스 제공기관"이라 한다)은 보건복지부령으로 정하는 인력, 시설, 운영 등의 기준을 준수하여야 한다.

④ 「공공보건의료에 관한 법률」 제2조제3호에 따른 공공보건의료기관 중 보건복지부령으로 정하는 병원급 의료기관은 간호·간병통합서비스를 제공하여야 한다. 이 경우 국가 및 지방자치단체는 필요한 비용의 전부 또는 일부를 지원할 수 있다.

⑤ 간호·간병통합서비스 제공기관은 보호자 등의 입원실 내 상주를 제한하고 환자 병문안에 관한 기준을 마련하는 등 안전관리를 위하여 노력하여야 한다.

⑥ 간호·간병통합서비스 제공기관은 간호·간병통합서비스 제공인력의 근무환경 및 처우 개선을 위하여 필요한 지원을 하여야 한다.

⑦ 국가 및 지방자치단체는 간호·간병통합서비스의 제공·확대, 간호·간병통합서비스 제공인력의 원활한 수급 및 근무환경 개선을 위하여 필요한 시책을 수립하고 그에 따른 지원을 하여야 한다.

시행규칙

칙 **제1조의4 (간호·간병통합서비스의 제공 환자 및 제공 기관)** ① 법 제4조의2제1항에서 "보건복지부령으로 정하는 입원 환자"란 다음 각 호의 어느 하나에 해당하는 입원 환자를 말한다.
1. 환자에 대한 진료 성격이나 질병 특성상 보호자 등의 간병을 제한할 필요가 있는 입원 환자
2. 환자의 생활 여건이나 경제 상황 등에 비추어 보호자 등의 간병이 현저히 곤란하다고 인정되는 입원 환자
3. 그 밖에 환자에 대한 의료관리상 의사·치과의사 또는 한의사가 간호·간병통합서비스가 필요하다고 인정하는 입원 환자

② 법 제4조의2제2항에서 "보건복지부령으로 정하는 병원급 의료기관"이란 병원, 치과병원, 한방병원 및 종합병원을 말한다.

③ 법 제4조의2제3항에서 "보건복지부령으로 정하는 인력, 시설, 운영 등의 기준"이란 별표 1의2에 따른 기준을 말한다.

④ 법 제4조의2제4항 전단에서 "보건복지부령으로 정하는 병원급 의료기관"이란 병원, 치과병원, 한방병원 및 종합병원을 말한다. 다만, 다음 각 호의 어느 하나에 해당하는 의료기관은 제외한다.
1. 「군보건의료에 관한 법률」 제2조제4호에 따른 군보건의료기관
2. 「치료감호법」 제16조의2제1항제2호에 따라 법무부장관이 지정하는 국립정신의료기관

칙 **제1조의5 (간호·간병통합서비스의 제공 절차)** ① 법 제4조의2에 따라 간호·간병통합서비스를 제공받으려는 경우에는 간호·간병통합서비스에 대한 의사·치과의사 또는 한의사의 의견서 및 환자의 동의서(환자가 동의할 수 없는 불가피한 사유가 있는 경우에는 보호자의 동의서를 말한다)를 첨부하여 의료기관의 장에게 신청하여야 한다.

② 제1항에도 불구하고 의료기관의 장은 입원 환자에 대한 진료 및 관리의 특성상 간호·간병통합서비스가 특히 필요하다고 인정

하는 경우에는 입원 환자의 동의(환자가 동의할 수 없는 불가피한 사유가 있는 경우에는 보호자의 동의를 말한다)를 받아 간호・간병통합서비스를 제공할 수 있다.

③ 제1항 및 제2항에 따른 간호・간병통합서비스의 제공 절차 및 방법 등에 필요한 세부 사항은 보건복지부장관이 정하여 고시한다.

제5조 [의사・치과의사 및 한의사 면허] ① 의사・치과의사 또는 한의사가 되려는 자는 다음 각 호의 어느 하나에 해당하는 자격을 가진 자로서 제9조에 따른 의사・치과의사 또는 한의사 국가시험에 합격한 후 보건복지부장관의 면허를 받아야 한다.

1. 「고등교육법」 제11조의2에 따른 인정기관(이하 "평가인증기구"라 한다)의 인증(이하 "평가인증기구의 인증"이라 한다)을 받은 의학・치의학 또는 한의학을 전공하는 대학을 졸업하고 의학사・치의학사 또는 한의학사 학위를 받은 자 개정 2012.2.1.
2. 평가인증기구의 인증을 받은 의학・치의학 또는 한의학을 전공하는 전문대학원을 졸업하고 석사학위 또는 박사학위를 받은 자 개정 2012.2.1.
3. 보건복지부장관이 인정하는 외국의 제1호나 제2호에 해당하는 학교를 졸업하고 외국의 의사・치과의사 또는 한의사 면허를 받은 자로서 제9조에 따른 예비시험에 합격한 자

② 평가인증기구의 인증을 받은 의학・치의학 또는 한의학을 전공하는 대학 또는 전문대학원을 6개월 이내에 졸업하고 해당 학위를 받을 것으로 예정된 자는 제1항제1호 및 제2호의 자격을 가진 자로 본다. 다만, 그 졸업예정시기에 졸업하고 해당 학위를 받아야 면허를 받을 수 있다. 개정 2012.2.1.

③ 제1항에도 불구하고 입학 당시 평가인증기구의 인증을 받은 의학・치의학 또는 한의학을 전공하는 대학 또는 전문대학원에 입학한 사람으로서 그 대학 또는 전문대학원을 졸업하고 해당 학위를 받은 사람은 같은 항 제1호 및 제2호의 자격을 가진 사람으로 본다. 신설 2012.2.1.

☑ 헌법재판소결정 2001. 6. 28. 99헌바34

가. 의료법 제5조제3호 중 "보건복지부장관이 인정하는 외국의 제2호에 해당하는 학교" 부분, 의료법 부칙 제4조 중 "보건복지부장관이 인정하는 외국의 해당 대학" 부분, 구 의료법 제5조제3호 중 "보건사회부장관이 인정하는 외국의 제2호에 해당하는 학교" 부분(이하 '이 사건 법률조항들'이라 한다)이 헌법상 포괄위임입법금지원칙에 위배되는지 여부(소극)
나. 이 사건 법률조항들이 헌법상의 명확성원칙에 위배되는지 여부(소극)

【결정요지】

가. 의료법 제5조제3호 중 "보건복지부장관이 인정하는" 부분은 보건복지부장관이 외국의 학교를 우리 나라의 한방의학을 전공하는 대학에 상당하는 것이라고 구체적으로 인정할 수 있는 권한을 법률로써 직접 부여하고 있으므로, 이 사건 법률조항들은 외국의 학교 중에서 우리나라의 한방의학을 전공하는 대학을 인정하는 것을 보건복지부장관이 보건복지부령 등으로 정하도록 입법위임하고 있다고는 볼 수 없어서, 포괄위임입법금지원칙에 위배되지 아니한다.
나. 의료법 제1조 및 제5조의 입법목적을 의료법 제5조제2호와 함께 고려하면, 이 사건 법률조항들이 보건복지부장관이 외국대학의 인정기준과 범위를 더욱 세부적이고 구체적으로 규정하고 있지 않다고 하더라도, 건전한 상식과 통상적인 법감정을 가진 사람이라면 보건복지부장관이 인정하는 한방의학을 전공하는 외국의 대학이 우리나라의 한방의학을 전공하는 대학과 비교하여 그에 상당한 학교이어야 함을 충분히 예측할 수 있고, 법집행자인 보건복지부장관이 외국대학의 인정에 대하여 아무런 기준없이 자의적으로 법적용을 할 수 있을 정도로 보건복지부장관에 지나치게 광범위한 재량권을 부여하고 있다고 볼 수 없으므로, 이 사건 법률조항들은 헌법상 명확성의 원칙에 위배되지 아니한다.

【심판대상조문】

의료법(1994. 1. 7. 법률 제4732호로 개정되고, 1997. 12. 13. 정부부처명칭등의변경에따른건축법등의정비에관한법률 제5454호로 개정된 것) 제5조

제6조 [조산사 면허] 조산사가 되려는 자는 다음 각 호의 어느 하나에 해당하는 자로서 제9조에 따른 조산사 국가시험에 합격한 후 보건복지부장관의 면허를 받아야 한다.

1. 간호사 면허를 가지고 보건복지부장관이 인정하는 의료기관에서 1년간 조산 수습과정을 마친 자
2. 보건복지부장관이 인정하는 외국의 조산사 면허를 받은 자

시행규칙

칙 제3조 (조산 수습의료기관 및 수습생 정원) ① 법 제6조제1호에 따른 조산(助産) 수습의료기관으로 보건복지부장관의 인정을 받을 수 있는 의료기관은 「전문의의 수련 및 자격인정 등에 관한 규정」에 따른 산부인과 수련병원 및 소아청소년과 수련병원으로서

월평균 분만 건수가 100건 이상 되는 의료기관이어야 한다.

② 제1항에 따라 수습의료기관으로 인정받으려는 자는 별지 제1호서식의 조산 수습의료기관 인정신청서에 다음 각 호의 서류를 첨부하여 보건복지부장관에게 제출하여야 한다.

1. 수습생 모집계획서 및 수습계획서와 수습과정의 개요를 적은 서류
2. 신청일이 속하는 달의 전달부터 소급하여 1년간의 월별 분만 실적을 적은 서류

③ 수습생의 정원은 제2항제2호의 월별 분만 실적에 따라 산출된 월평균 분만 건수의 10분의 1 이내로 한다.

④ 수습의료기관은 매년 1월 15일까지 전년도 분만 실적을 보건복지부장관에게 보고하여야 한다.

⑤ 보건복지부장관은 제4항에 따라 보고된 연간 분만 실적이 제1항에 따른 기준에 미치지 못하는 경우에는 그 수습의료기관의 인정을 철회할 수 있고 제3항에 따른 기준에 미치지 못하는 경우에는 그 수습생의 정원을 조정할 수 있다.

제7조 [간호사 면허] ① 간호사가 되려는 자는 다음 각 호의 어느 하나에 해당하는 자로서 제9조에 따른 간호사 국가시험에 합격한 후 보건복지부장관의 면허를 받아야 한다.

1. 평가인증기구의 인증을 받은 간호학을 전공하는 대학이나 전문대학[구제(舊制) 전문학교와 간호학교를 포함한다]을 졸업한 자 〈개정 2012.2.1.〉
2. 보건복지부장관이 인정하는 외국의 제1호에 해당하는 학교를 졸업하고 외국의 간호사 면허를 받은 자

② 제1항에도 불구하고 입학 당시 평가인증기구의 인증을 받은 간호학을 전공하는 대학 또는 전문대학에 입학한 사람으로서 그 대학 또는 전문대학을 졸업하고 해당 학위를 받은 사람은 같은 항 제1호에 해당하는 사람으로 본다. 〈신설 2012.2.1.〉

제8조 [결격사유 등] 다음 각 호의 어느 하나에 해당하는 자는 의료인이 될 수 없다.

1. 「정신건강증진 및 정신질환자 복지서비스 지원에 관한 법률」 제3조제1호에 따른 정신질환자[3]. 다만, 전문의가 의료인으로서 적합하다고 인정하는 사람은 그러하지 아니하다. 〈개정 2018.3.27.〉
2. 마약 · 대마 · 향정신성의약품 중독자
3. 피성년후견인[4] · 피한정후견인[5] 〈개정 2018.8.14.〉
4. 이 법 또는 「형법」 제233조, 제234조, 제269조, 제270조, 제317조제1항 및 제347조(허위로 진료비를 청구하여 환자나 진료비를 지급하는 기관이나 단체를 속인 경우만을 말한다), 「보건범죄단속에 관한 특별조치법」, 「지역보건법」, 「후천성면역결핍증 예방법」, 「응급의료에 관한 법률」, 「농어촌 등 보건의료를 위한 특별 조치법」, 「시체해부 및 보존에 관한 법률」, 「혈액관리법」, 「마약류관리에 관한 법률」, 「약사법」, 「모자보건법」, 그 밖에 대통령령으로 정하는 의료 관련 법령을 위반하여 금고[6] 이상의 형을 선고받고 그 형의 집행이 종료되지 아니하였거나 집행을 받지 아니하기로 확정되지 아니한 자

제9조 [국가시험 등] ① 의사 · 치과의사 · 한의사 · 조산사 또는 간호사 국가시험과 의사 · 치과의사 · 한의사 예비시험(이하 "국가시험 등"이라 한다)은 매년 보건복지부장관이 시행한다.

② 보건복지부장관은 국가시험등의 관리를 대통령령으로 정하는 바에 따라 「한국보건의료인국가시험원법」에 따른 한국보건의료인국가시험원에 맡길 수 있다.

③ 보건복지부장관은 제2항에 따라 국가시험 등의 관리를 맡긴 때에는 그 관리에 필요한 예산을 보조할 수 있다.

④ 국가시험 등에 필요한 사항은 대통령령으로 정한다.

시행령

영제3조 (국가시험 등의 범위) ① 법 제9조제1항에 따른 의사 · 치과의사 · 한의사 · 조산사(助産師) 또는 간호사 국가시험(이하 "국가시험"이라 한다)은 각각 의학 · 치의학 · 한방의학 · 조산학 · 간호학 및 보건의약 관계 법규에 관하여 의사 · 치과의사 · 한의사 · 조산사 또는 간호사로서 갖추어야 할 지식과 기능에 관하여 행한다.

② 법 제9조제1항에 따른 의사 · 치과의사 · 한의사 예비시험(이하 "예비시험"이라 한다)은 법 제5조제1항제3호에 해당하는 자격을

---

3) 정신질환자(精神疾患者): 정신위생법에 의한 의료나 보호를 필요로 하는 사람, 곧 정신병자 · 정신박약자 · 정신병질자 등을 통틀어 이르는 말.

4) 피성년후견인(被成年後見人): 질병 · 장애 · 노령 · 그 밖의 사유로 인한 정신적 제약으로 사무를 처리할 능력이 지속적으로 결여된 사람으로서 일정한 자의 청구에 의하여 가정법원으로부터 성년후견개시의 심판을 받은 자

5) 피한정후견인(被限定後見人): 질병 · 장애 · 노령 · 그 밖의 사유로 인한 정신적 제약으로 사무를 처리할 능력이 부족한 사람으로서 일정한 자의 청구에 의하여 가정법원으로부터 한정후견개시의 심판을 받은 자.

6) 금고(禁錮): 금고는 자유형의 하나로 정역에 복무하지 않는다는 점에서 징역과 구별되며, 수형자를 교도소(형무소) 내에 구치하여 자유를 박탈하는 것이다. 금고는 주로 사상범이거나 정치범에 선고하며 명예를 존중할 필요가 있는 자에게 과한다.

가진 자가 제1항에 따른 국가시험에 응시하는 데에 필요한 지식과 기능에 관하여 실시하되, 1차 시험과 2차 시험으로 구분하여 실시한다.

③ 예비시험에 합격한 자는 다음 회의 국가시험부터 그 예비시험(1차 시험과 2차 시험을 포함한다)을 면제한다.

영제4조 (국가시험 등의 시행 및 공고 등) ① 보건복지부장관은 매년 1회 이상 국가시험과 예비시험(이하 "국가시험등"이라 한다)을 시행하여야 한다.

② 보건복지부장관은 국가시험등의 관리에 관한 업무를 「한국보건의료인국가시험원법」에 따른 한국보건의료인국가시험원(이하 "국가시험등관리기관"이라 한다)이 시행하도록 한다.

③ 국가시험등관리기관의 장은 국가시험등을 실시하려면 미리 보건복지부장관의 승인을 받아 시험 일시, 시험 장소, 시험과목, 응시원서 제출기간, 그 밖에 시험의 실시에 관하여 필요한 사항을 시험 실시 90일 전까지 공고하여야 한다. 다만, 시험장소는 지역별 응시인원이 확정된 후 시험 실시 30일 전까지 공고할 수 있다.

영제5조 (시험과목 등) 국가시험등의 시험과목, 시험방법, 합격자 결정방법, 그 밖에 시험에 관하여 필요한 사항은 보건복지부령으로 정한다.

영제6조 (시험위원) 국가시험등관리기관의 장은 국가시험 등을 실시할 때마다 시험과목별로 전문지식을 갖춘 자 중에서 시험위원을 위촉한다.

영제7조 (국가시험등의 응시 및 합격자 발표) ① 국가시험등에 응시하려는 자는 국가시험등관리기관의 장이 정하는 응시원서를 국가시험등관리기관의 장에게 제출하여야 한다.

② 국가시험등관리기관의 장은 국가시험등의 합격자를 결정하여 발표한다.

시행규칙

칙제2조 (시험과목 · 시험방법 등) 「의료법 시행령」(이하 "영"이라 한다) 제5조에 따른 의사 · 치과의사 · 한의사 · 조산사(助産師) 또는 간호사 국가시험(이하 "국가시험"이라 한다)의 시험과목, 시험방법 및 합격자 결정방법은 별표 1의3과 같고, 의사 · 치과의사 · 한의사 예비시험(이하 "예비시험"이라 한다)의 시험과목, 시험방법 및 합격자 결정방법은 별표 2와 같다.

제10조 [응시자격 제한 등] ① 제8조 각 호의 어느 하나에 해당하는 자는 국가시험등에 응시할 수 없다.

② 부정한 방법으로 국가시험등에 응시한 자나 국가시험등에 관하여 부정행위를 한 자는 그 수험을 정지시키거나 합격을 무효로 한다.

③ 보건복지부장관은 제2항에 따라 수험이 정지되거나 합격이 무효가 된 사람에 대하여 처분의 사유와 위반 정도 등을 고려하여 대통령령으로 정하는 바에 따라 그 다음에 치러지는 이 법에 따른 국가시험등의 응시를 3회의 범위에서 제한할 수 있다.

시행령

영제9조의2 (국가시험등 응시제한) 법 제10조제3항에 따른 국가시험등의 응시제한 기준은 별표 1과 같다.

본조신설 2017.6.20.

제11조 [면허 조건과 등록] ① 보건복지부장관은 보건의료 시책에 필요하다고 인정하면 제5조에서 제7조까지의 규정에 따른 면허를 내줄 때 3년 이내의 기간을 정하여 특정 지역이나 특정 업무에 종사할 것을 면허의 조건으로 붙일 수 있다.

② 보건복지부장관은 제5조부터 제7조까지의 규정에 따른 면허를 내줄 때에는 그 면허에 관한 사항을 등록대장에 등록하고 면허증을 내주어야 한다.

③ 제2항의 등록대장은 의료인의 종별로 따로 작성 · 비치하여야 한다.

④ 면허등록과 면허증에 필요한 사항은 보건복지부령으로 정한다.

시행령

영제8조 (면허증 발급) ① 국가시험에 합격한 자는 합격자 발표 후 보건복지부령으로 정하는 서류를 첨부하여 보건복지부장관에게 면허증 발급을 신청하여야 한다.

② 제1항에 따라 면허증 발급을 신청한 자에게는 그 종류별로 보건복지부령으로 정하는 바에 따라 면허증을 발급한다.

영제9조 (관계 기관 등에의 협조 요청) 국가시험등관리기관의 장은 국가시험등의 관리 업무를 원활하게 수행하기 위하여 필요한 경우에는 국가 · 지방자치단체 또는 관계 기관 · 단체에 시험장소 및 시험 감독의 지원 등 필요한 협조를 요청할 수 있다.

영제10조 (면허 조건) ① 법 제11조제1항에서 "특정 지역"이란 보건복지부장관이 정하는 보건의료 취약지를 말하고, "특정 업무"란 국 · 공립 보건의료기관의 업무와 국 · 공 · 사립 보건의학연구기관의 기초의학 분야에 속하는 업무를 말한다.

② 법 제11조제1항에 따라 특정 지역이나 특정 업무에 종사하는 의료인에게는 예산의 범위에서 수당을 지급한다.

③ 법 제11조제1항에 따른 면허조건의 이행방법과 종사명령의 절차 등에 관하여 필요한 사항은 보건복지부령으로 정한다.

시행규칙

칙제4조 (면허증 발급) ① 영 제8조제1항에서 "보건복지부령으로 정하는 서류"란 다음 각 호의 서류를 말한다.

1. 다음 각 목의 구분에 따른 서류. 다만, 법률 제8366호 의료법 전부개정법률 부칙 제9조에 해당하는 자는 이를 증명할 수 있는 서류를 추가하여 제출하여야 한다.
   가. 법 제5조제1항제1호 또는 제2호에 해당하는 자: 의학사 · 치과의학사 · 한의학사의 학위증 사본 또는 의학 · 치의학 · 한의학전문대학원의 석사학위증이나 박사학위증 사본
   나. 법 제5조제1항제3호에 해당하는 자: 의학사 · 치과의학사 · 한의학사의 학위증 사본 또는 의학 · 치의학 · 한의학전문대학원의 석사학위증이나 박사학위증 사본과 그 면허증 사본
   다. 법 제6조제1호에 해당하는 자: 조산수습과정 이수증명서
   라. 법 제6조제2호에 해당하는 자: 면허증 사본
   마. 법 제7조제1호에 해당하는 자: 졸업증명서
   바. 법 제7조제2호에 해당하는 자: 졸업증명서와 그 면허증 사본
2. 법 제8조제1호 본문에 해당하는 자가 아님을 증명하는 의사의 진단서 또는 법 제8조제1호 단서에 해당하는 자임을 증명하는 전문의의 진단서
3. 법 제8조제2호에 해당하는 자가 아님을 증명하는 의사의 진단서
4. 응시원서의 사진과 같은 사진(가로 3.5센티미터, 세로 4.5센티미터) 2장

② 보건복지부장관은 영 제8조제2항에 따라 면허증 발급을 신청한 자에게 그 종류에 따라 별지 제2호서식의 면허증을 발급한다.

③ 제2항에 따른 면허증은 영 제8조제1항에 따른 면허증 발급을 신청한 날부터 14일 이내에 발급하여야 한다. 다만, 법 제5조제1항제3호 및 법 제7조제2호에 해당하는 자의 경우에는 외국에서 면허를 받은 사실 등에 대한 조회가 끝난 날부터 14일 이내에 면허증을 발급한다.

④ 영 제4조제2항에 따라 보건복지부장관이 시험관리능력이 있다고 인정하여 지정 · 고시하는 관계 전문기관(이하 "국가시험등관리기관"이라 한다)의 장은 법 제9조에 따른 국가시험등(이하 "국가시험등"이라 한다)을 실시하면 합격자 발표를 한 후 그 합격자에 대한 다음 각 호의 사항을 보건복지부장관에게 보고하여야 한다.
1. 성명, 성별 및 주민등록번호
2. 출신 학교 및 졸업 연월일
3. 합격번호 및 합격 연월일
4. 국적(외국인만 해당한다)

칙제5조 (면허등록대장 등) ① 법 제11조제2항에 따른 등록대장은 별지 제3호서식의 면허등록대장에 따른다.

② 의료인은 제1항의 등록대장의 기재 사항이나 면허증의 기재사항이 변경될 때에는 등록대장의 기재사항 정정이나 면허증 갱신을 신청하여야 한다.

③ 제2항에 따라 등록대장의 기재사항 정정 등을 신청하려는 자는 별지 제4호서식의 면허등록대장 정정(면허증 갱신) 신청서에 다음 각 호의 서류를 첨부하여 보건복지부장관에게 제출하여야 한다.
1. 면허증
2. 사진(신청 전 6개월 이내에 모자 등을 쓰지 않고 촬영한 천연색 상반신 정면사진으로 가로 3.5센티미터, 세로 4.5센티미터의 사진을 말한다) 2장(면허증 갱신을 신청하는 경우에만 첨부한다)
3. 변경 사실을 증명할 수 있는 서류

칙제6조 (면허증 재발급) ① 의료인이 면허증을 잃어버렸거나 면허증이 헐어 못쓰게 되어 재발급받으려는 경우에는 별지 제5호서식의 신청서(전자문서로 된 신청서를 포함한다)에 다음 각 호의 서류를 첨부하여 보건복지부장관에게 제출하여야 한다.
1. 면허증이 헐어 못쓰게 된 경우에는 그 면허증
2. 사진(신청 전 6개월 이내에 모자 등을 쓰지 않고 촬영한 천연색 상반신 정면사진으로 가로 3.5센티미터, 세로 4.5센티미터의 사진을 말한다) 2장

② 법 제65조제2항에 따라 취소된 면허를 재발급받으려는 자는 별지 제5호서식의 신청서에 면허취소의 원인이 된 사유가 소멸하거나 개전의 정이 현저하다고 인정될 수 있는 서류와 사진(신청전 6개월 이내에 모자 등을 쓰지 않고 촬영한 천연색 상반신 정면사진으로 가로 3.5센티미터, 세로 4.5센티미터의 사진을 말한다) 2장을 첨부하여 특별시장 · 광역시장 · 도지사 또는 특별자치도지사(이하 "시 · 도지사"라 한다)를 거쳐 보건복지부장관에게 제출하여야 한다.

칙제7조 (수수료 등) ① 의료인의 면허에 관한 수수료는 다음 각 호와 같다.
1. 면허증 발급 수수료: 2천원
2. 면허증의 갱신 또는 재발급 수수료: 2천원
3. 등록증명 수수료: 500원(정보통신망을 이용하여 발급받는 경우 무료)

② 제4조에 따라 면허증을 발급하는 경우에는 제1항제1호의 수수료를 징수하지 아니한다.

③ 국가시험등에 응시하려는 자는 법 제85조제1항에 따라 국가시험등관리기관의 장이 보건복지부장관의 승인을 받아 결정한 수수료를 현금으로 내야 한다. 이 경우 수수료의 금액 및 납부방법 등은 영 제4조제3항에 따라 국가시험등관리기관의 장이 공고한다.

④ 제1항의 수수료는 면허관청이 보건복지부장관인 경우에는 수입인지로 내고, 시 · 도지사인 경우에는 해당 지방자치단체의 수

입증지로 내야 한다.

⑤ 제3항 및 제4항에 따른 수수료는 정보통신망을 이용하여 전자화폐나 전자결제 등의 방법으로 낼 수 있다.

㉥제78조 (면허증 등의 갱신신청) ① 법률 제2533호 의료법중개정법률 부칙 제2조 단서 및 같은 법률 부칙 제7조에 따른 갱신기간이 지난 후에 의사, 치과의사, 한의사, 조산사, 간호사, 전문의 또는 한지 의료인의 면허증 또는 자격증을 갱신하려는 자는 별지 제28호서식의 신청서(전자문서로 된 신청서를 포함한다)에 다음 각 호의 서류를 첨부하여 소속 중앙회의 확인을 받아 해당 면허증 또는 자격증을 발급한 기관(보건복지부장관 또는 시·도지사)에 제출하여야 한다. 이 경우, 보건복지부장관에게 제출하는 신청서는 관할 시·도지사를 거쳐야 한다.

1. 구 면허증 또는 자격증(분실 시 분실사유서)
2. 건강진단서
3. 사진(신청 전 6개월 이내에 모자 등을 쓰지 않고 촬영한 천연색 상반신 정면사진으로 가로 3.5센티미터, 세로 4.5센티미터의 사진을 말한다) 2장
4. 갱신 지연사유서
5. 시민확인서 및 여권사본(외국인만 첨부한다)

② 제1항의 신청서를 받은 시·도지사는 신청인에게 별지 제28호서식의 접수증을 발급하여야 한다.

제12조 [의료기술 등에 대한 보호] ① 의료인이 하는 의료·조산·간호 등 의료기술의 시행(이하 "의료행위"라 한다)에 대하여는 이 법이나 다른 법령에 따로 규정된 경우 외에는 누구든지 간섭하지 못한다.

② 누구든지 의료기관의 의료용 시설·기재·약품, 그 밖의 기물 등을 파괴·손상하거나 의료기관을 점거하여 진료를 방해하여서는 아니 되며, 이를 교사[7]하거나 방조하여서는 아니 된다.

③ 누구든지 의료행위가 이루어지는 장소에서 의료행위를 행하는 의료인, 제80조에 따른 간호조무사 및 「의료기사 등에 관한 법률」 제2조에 따른 의료기사 또는 의료행위를 받는 사람을 폭행·협박하여서는 아니 된다.

제13조 [의료기재 압류 금지] 의료인의 의료 업무에 필요한 기구·약품, 그 밖의 재료는 압류[8]하지 못한다.

제14조 [기구 등 우선공급] ① 의료인은 의료행위에 필요한 기구·약품, 그 밖의 시설 및 재료를 우선적으로 공급받을 권리가 있다.

② 의료인은 제1항의 권리에 부수되는 물품, 수단에 대하여서도 제1항과 같은 권리가 있다.

제15조 [진료거부 금지 등] ① 의료인 또는 의료기관 개설자는 진료나 조산 요청을 받으면 정당한 사유 없이 거부하지 못한다.

② 의료인은 응급환자에게 「응급의료에 관한 법률」에서 정하는 바에 따라 최선의 처치를 하여야 한다.

제16조 [세탁물 처리] ① 의료기관에서 나오는 세탁물은 의료인·의료기관 또는 특별자치시장·특별자치도지사·시장·군수·구청장(자치구의 구청장을 말한다. 이하 같다)에게 신고한 자가 아니면 처리할 수 없다.

② 제1항에 따라 세탁물을 처리하는 자는 보건복지부령으로 정하는 바에 따라 위생적으로 보관·운반·처리하여야 한다.

③ 의료기관의 개설자와 제1항에 따라 의료기관세탁물처리업 신고를 한 자(이하 이 조에서 "세탁물처리업자"라 한다)는 제1항에 따른 세탁물의 처리업무에 종사하는 사람에게 보건복지부령으로 정하는 바에 따라 감염 예방에 관한 교육을 실시하고 그 결과를 기록하고 유지하여야 한다.

④ 세탁물처리업자가 보건복지부령으로 정하는 신고사항을 변경하거나 그 영업의 휴업(1개월 이상의 휴업을 말한다)·폐업 또는 재개업을 하려는 경우에는 보건복지부령으로 정하는 바에 따라 특별자치시장·특별자치도지사·시장·군수·구청장에게 신고하여야 한다.

⑤ 제1항에 따른 세탁물을 처리하는 자의 시설·장비 기준, 신고 절차 및 지도·감독, 그 밖에 관리에 필요한 사항은 보건복지부령으로 정한다.

제17조 [진단서 등] ① 의료업에 종사하고 직접 진찰하거나 검안(檢案)한 의사[이하 이 항에서는 검안서에 한하여 검시(檢屍)

---

7) 교사(教唆): 타인으로 하여금 범죄를 결의하여 실행하게 하는 행위로 형법에서는 타인을 교사하여 죄를 범하게 한 자는 죄를 실행한 자와 동일한 형으로 처벌한다고 규정하고 있다.

8) 압류(押留): 민사소송법상 집행기관에 의해 채무자의 특정재산에 대해 사실상 또는 법률상의 처분이 제한되는 강제집행을 말한다.

업무를 담당하는 국가기관에 종사하는 의사를 포함한다], 치과의사, 한의사가 아니면 진단서 · 검안서 · 증명서 또는 처방전[의사나 치과의사가 「전자서명법」에 따른 전자서명이 기재된 전자문서 형태로 작성한 처방전(이하 "전자처방전"이라 한다)을 포함한다. 이하 같다]을 작성하여 환자(환자가 사망하거나 의식이 없는 경우에는 직계존속 · 비속, 배우자 또는 배우자의 직계존속을 말하며, 환자가 사망하거나 의식이 없는 경우로서 환자의 직계존속 · 비속, 배우자 및 배우자의 직계존속이 모두 없는 경우에는 형제자매를 말한다) 또는 「형사소송법」 제222조제1항에 따라 검시(檢屍)를 하는 지방검찰청검사(검안서에 한한다)에게 교부하거나 발송(전자처방전에 한한다)하지 못한다. 다만, 진료 중이던 환자가 최종 진료 시부터 48시간 이내에 사망한 경우에는 다시 진료하지 아니하더라도 진단서나 증명서를 내줄 수 있으며, 환자 또는 사망자를 직접 진찰하거나 검안한 의사 · 치과의사 또는 한의사가 부득이한 사유로 진단서 · 검안서 또는 증명서를 내줄 수 없으면 같은 의료기관에 종사하는 다른 의사 · 치과의사 또는 한의사가 환자의 진료기록부 등에 따라 내줄 수 있다.

② 의료업에 종사하고 직접 조산한 의사 · 한의사 또는 조산사가 아니면 출생 · 사망 또는 사산 증명서를 내주지 못한다. 다만, 직접 조산한 의사 · 한의사 또는 조산사가 부득이한 사유로 증명서를 내줄 수 없으면 같은 의료기관에 종사하는 다른 의사 · 한의사 또는 조산사가 진료기록부 등에 따라 증명서를 내줄 수 있다.

③ 의사 · 치과의사 또는 한의사는 자신이 진찰하거나 검안한 자에 대한 진단서 · 검안서 또는 증명서 교부를 요구받은 때에는 정당한 사유 없이 거부하지 못한다.

④ 의사 · 한의사 또는 조산사는 자신이 조산(助産)한 것에 대한 출생 · 사망 또는 사산 증명서 교부를 요구받은 때에는 정당한 사유 없이 거부하지 못한다.

⑤ 제1항부터 제4항까지의 규정에 따른 진단서, 증명서의 서식 · 기재사항, 그 밖에 필요한 사항은 보건복지부령으로 정한다.

시행규칙

칙제9조 (진단서의 기재 사항) ① 법 제17조제1항에 따라 의사 · 치과의사 또는 한의사가 발급하는 진단서에는 별지 제5호의2서식에 따라 다음 각 호의 사항을 적고 서명날인하여야 한다.

1. 환자의 성명, 주민등록번호 및 주소
2. 병명 및 「통계법」 제22조제1항 전단에 따른 한국표준질병 · 사인 분류에 따른 질병분류기호(이하 "질병분류기호"라 한다)
3. 발병 연월일 및 진단 연월일
4. 치료 내용 및 향후 치료에 대한 소견
5. 입원 · 퇴원 연월일
6. 의료기관의 명칭 · 주소, 진찰한 의사 · 치과의사 또는 한의사(부득이한 사유로 다른 의사 등이 발급하는 경우에는 발급한 의사 등을 말한다)의 성명 · 면허자격 · 면허번호

② 질병의 원인이 상해(傷害)로 인한 것인 경우에는 별지 제5호의3 서식에 따라 제1항 각 호의 사항 외에 다음 각 호의 사항을 적어야 한다.

1. 상해의 원인 또는 추정되는 상해의 원인
2. 상해의 부위 및 정도
3. 입원의 필요 여부
4. 외과적 수술 여부
5. 합병증의 발생 가능 여부
6. 통상활동의 가능 여부
7. 식사의 가능 여부
8. 상해에 대한 소견
9. 치료기간

③ 제1항의 병명 기재는 「통계법」 제22조제1항 전단에 따라 고시된 한국표준질병 · 사인 분류에 따른다.

④ 진단서에는 연도별로 그 종류에 따라 일련번호를 붙이고 진단서를 발급한 경우에는 그 부본(副本)을 갖추어 두어야 한다.

칙제10조 (사망진단서 등) 법 제17조제1항에 따라 의사 · 치과의사 또는 한의사가 발급하는 사망진단서 또는 시체검안서는 별지 제6호서식에 따른다.

칙제11조 (출생증명서, 사산 또는 사태증명서) 법 제17조제2항에 따라 의사 · 한의사 또는 조산사가 발급하는 출생증명서는 별지 제7호서식에 따르고, 사산(死産) 또는 사태(死胎) 증명서는 별지 제8호서식에 따른다.

제18조 [처방전 작성과 교부] ① 의사나 치과의사는 환자에게 의약품을 투여할 필요가 있다고 인정하면 「약사법」에 따라 자신이 직접 의약품을 조제할 수 있는 경우가 아니면 보건복지부령으로 정하는 바에 따라 처방전을 작성하여 환자에게 내주거나 발송(전자처방전만 해당된다)하여야 한다.

② 제1항에 따른 처방전의 서식, 기재사항, 보존, 그 밖에 필요한 사항은 보건복지부령으로 정한다.

③ 누구든지 정당한 사유 없이 전자처방전에 저장된 개인정보를 탐지하거나 누출·변조 또는 훼손하여서는 아니 된다.

④ 제1항에 따라 처방전을 발행한 의사 또는 치과의사(처방전을 발행한 한의사를 포함한다)는 처방전에 따라 의약품을 조제하는 약사 또는 한약사가 「약사법」 제26조제2항에 따라 문의한 때 즉시 이에 응하여야 한다. 다만, 다음 각 호의 어느 하나에 해당하는 사유로 약사 또는 한약사의 문의에 응할 수 없는 경우 사유가 종료된 때 즉시 이에 응하여야 한다.

1. 「응급의료에 관한 법률」 제2조제1호에 따른 응급환자를 진료 중인 경우
2. 환자를 수술 또는 처치 중인 경우
3. 그 밖에 약사의 문의에 응할 수 없는 정당한 사유가 있는 경우

⑤ 의사, 치과의사 또는 한의사가 「약사법」에 따라 자신이 직접 의약품을 조제하여 환자에게 그 의약품을 내어주는 경우에는 그 약제의 용기 또는 포장에 환자의 이름, 용법 및 용량, 그 밖에 보건복지부령으로 정하는 사항을 적어야 한다. 다만, 급박한 응급의료상황 등 환자의 진료 상황이나 의약품의 성질상 그 약제의 용기 또는 포장에 적는 것이 어려운 경우로서 보건복지부령으로 정하는 경우에는 그러하지 아니하다.

시행규칙

칙 **제12조 (처방전의 기재 사항 등)** ① 법 제18조에 따라 의사나 치과의사는 환자에게 처방전을 발급하는 경우에는 별지 제9호서식의 처방전에 다음 각 호의 사항을 적은 후 서명(「전자서명법」에 따른 공인전자서명을 포함한다)하거나 도장을 찍어야 한다. 다만, 제3호의 사항은 환자가 요구한 경우에는 적지 아니한다.

1. 환자의 성명 및 주민등록번호
2. 의료기관의 명칭, 전화번호 및 팩스번호
3. 질병분류기호
4. 의료인의 성명·면허종류 및 번호
5. 처방 의약품의 명칭(일반명칭, 제품명이나 「약사법」 제51조에 따른 대한민국약전에서 정한 명칭을 말한다)·분량·용법 및 용량 개정 2017.3.7.
6. 처방전 발급 연월일 및 사용기간
7. 의약품 조제시 참고 사항
8. 「국민건강보험법 시행령」 별표 2에 따라 건강보험 가입자 또는 피부양자가 요양급여 비용의 일부를 부담하는 행위·약제 및 치료재료에 대하여 보건복지부장관이 정하여 고시하는 본인부담 구분기호
9. 「의료급여법 시행령」 별표 1 및 「의료급여법 시행규칙」 별표 1의2에 따라 수급자가 의료급여 비용의 전부 또는 일부를 부담하는 행위·약제 및 치료재료에 대하여 보건복지부장관이 정하여 고시하는 본인부담 구분기호

② 의사나 치과의사는 환자에게 처방전 2부를 발급하여야 한다. 다만, 환자가 그 처방전을 추가로 발급하여 줄 것을 요구하는 경우에는 환자가 원하는 약국으로 팩스·컴퓨터통신 등을 이용하여 송부할 수 있다.

③ 의사나 치과의사는 환자를 치료하기 위하여 필요하다고 인정되면 다음 내원일(內院日)에 사용할 의약품에 대하여 미리 처방전을 발급할 수 있다.

④ 제1항부터 제3항까지의 규정은 「약사법」 제23조제4항에 따라 의사나 치과의사 자신이 직접 조제할 수 있음에도 불구하고 처방전을 발행하여 환자에게 발급하려는 경우에 준용한다.

칙 **제13조 (약제용기 등의 기재 사항)** ① 법 제18조제5항 본문에서 "보건복지부령으로 정하는 사항"이란 다음 각 호의 사항을 말한다.

1. 약제의 내용·외용의 구분에 관한 사항
2. 조제자의 면허 종류 및 성명
3. 조제 연월일
4. 조제자가 근무하는 의료기관의 명칭·소재지

② 법 제18조제5항 단서에서 "보건복지부령으로 정하는 경우"란 다음 각 호의 경우를 말한다.

1. 급박한 응급의료상황으로서 환자에 대한 신속한 약제 사용이 필요한 경우
2. 주사제의 주사 등 해당 약제의 성질상 환자에 대한 즉각적 사용이 이루어지는 경우

전문개정 2017.3.7.

제18조의2 [의약품정보의 확인] ① 의사 및 치과의사는 제18조에 따른 처방전을 작성하거나 「약사법」 제23조제4항에 따라 의약품을 자신이 직접 조제하는 경우에는 다음 각 호의 정보(이하 "의약품정보"라 한다)를 미리 확인하여야 한다.

1. 환자에게 처방 또는 투여되고 있는 의약품과 동일한 성분의 의약품인지 여부
2. 식품의약품안전처장이 병용금기, 특정연령대 금기 또는 임부금기 등으로 고시한 성분이 포함되는지 여부
3. 그 밖에 보건복지부령으로 정하는 정보

② 제1항에도 불구하고 의사 및 치과의사는 급박한 응급의료상황 등 의약품정보를 확인할 수 없는 정당한 사유가 있을 때에는 이를 확인하지 아니할 수 있다.

③ 제1항에 따른 의약품정보의 확인방법 · 절차, 제2항에 따른 의약품정보를 확인할 수 없는 정당한 사유 등은 보건복지부령으로 정한다.

시행규칙

칙 **제13조의2 (의약품정보의 확인)** ① 법 제18조의2제1항제3호에서 "보건복지부령으로 정하는 정보"란 다음 각 호의 어느 하나에 해당하는 정보를 말한다.

1. 「약사법」 제39조 및 제71조에 따른 회수 또는 폐기 등의 대상이 되는 의약품인지 여부
2. 「의약품 등의 안전에 관한 규칙」 별표 제4의3 제14호에 따라 안전성 속보 또는 안전성 서한을 전파한 의약품인지 여부
3. 그 밖에 제1호 및 제2호에 준하는 의약품으로서 보건복지부장관 또는 식품의약품안전처장이 의약품의 안전한 사용을 위하여 그 확인이 필요하다고 공고한 의약품인지 여부

② 의사 및 치과의사는 법 제18조의2제1항에 따라 같은 항 각 호의 정보(이하 이 조에서 "의약품정보"라 한다)를 미리 확인하려는 경우에는 보건복지부장관이 정하는 바에 따라 「약사법」 제23조의3제1항에 따른 의약품안전사용정보시스템(이하 "정보시스템"이라 한다)을 통하여 확인할 수 있다. 다만, 정보시스템의 물리적 결함이나 손상, 그 밖의 불가피한 사유로 해당 정보시스템을 사용할 수 없는 경우에는 보건복지부장관이 정하는 방법으로 확인할 수 있다.

③ 의사 및 치과의사는 법 제18조의2제2항에 따라 다음 각 호의 어느 하나에 해당하는 경우에는 의약품정보를 확인하지 아니할 수 있다.

1. 급박한 응급의료상황인 경우
2. 긴급한 재해구호상황인 경우
3. 그 밖에 제1호 및 제2호에 준하는 경우로서 보건복지부장관이 정하여 고시하는 경우

제19조 [정보 누설 금지] ① 의료인이나 의료기관 종사자는 이 법이나 다른 법령에 특별히 규정된 경우 외에는 의료 · 조산 또는 간호업무나 제17조에 따른 진단서 · 검안서 · 증명서 작성 · 교부 업무, 제18조에 따른 처방전 작성 · 교부 업무, 제21조에 따른 진료기록 열람 · 사본 교부 업무, 제22조제2항에 따른 진료기록부등 보존 업무 및 제23조에 따른 전자의무기록 작성 · 보관 · 관리 업무를 하면서 알게 된 다른 사람의 정보를 누설하거나 발표하지 못한다.

② 제58조제2항에 따라 의료기관 인증에 관한 업무에 종사하는 자 또는 종사하였던 자는 그 업무를 하면서 알게 된 정보를 다른 사람에게 누설하거나 부당한 목적으로 사용하여서는 아니 된다.

제20조 [태아 성 감별 행위 등 금지] ① 의료인은 태아 성 감별을 목적으로 임부를 진찰하거나 검사하여서는 아니 되며, 같은 목적을 위한 다른 사람의 행위를 도와서도 아니 된다.

② 의료인은 임신 32주 이전에 태아나 임부를 진찰하거나 검사하면서 알게 된 태아의 성을 임부, 임부의 가족, 그 밖의 다른 사람이 알게 하여서는 아니 된다.

제21조 [기록 열람 등] ① 환자는 의료인, 의료기관의 장 및 의료기관 종사자에게 본인에 관한 기록(추가기재 · 수정된 경우 추가기재 · 수정된 기록 및 추가기재 · 수정 전의 원본을 모두 포함한다. 이하 같다)의 전부 또는 일부에 대하여 열람 또는 그 사본의 발급 등 내용의 확인을 요청할 수 있다. 이 경우 의료인, 의료기관의 장 및 의료기관 종사자는 정당한 사유가 없으면 이를 거부하여서는 아니 된다. (개정 2018.3.27.)

② 의료인, 의료기관의 장 및 의료기관 종사자는 환자가 아닌 다른 사람에게 환자에 관한 기록을 열람하게 하거나 그 사본을 내주는 등 내용을 확인할 수 있게 하여서는 아니 된다.

③ 제2항에도 불구하고 의료인, 의료기관의 장 및 의료기관 종사자는 다음 각 호의 어느 하나에 해당하면 그 기록을 열람하게 하거나 그 사본을 교부하는 등 그 내용을 확인할 수 있게 하여야 한다. 다만, 의사 · 치과의사 또는 한의사가 환자의 진료를 위하여 불가피하다고 인정한 경우에는 그러하지 아니하다.

1. 환자의 배우자, 직계 존속 · 비속, 형제 · 자매(환자의 배우자 및 직계 존속 · 비속, 배우자의 직계존속이 모두 없는 경우에 한정한다) 또는 배우자의 직계 존속이 환자 본인의 동의서와 친족관계임을 나타내는 증명서 등을 첨부하는 등 보건복지부령으로 정하는 요건을 갖추어 요청한 경우
2. 환자가 지정하는 대리인이 환자 본인의 동의서와 대리권이 있음을 증명하는 서류를 첨부하는 등 보건복지부령으로 정하는 요건을 갖추어 요청한 경우
3. 환자가 사망하거나 의식이 없는 등 환자의 동의를 받을 수 없어 환자의 배우자, 직계 존속 · 비속, 형제 · 자매(환자의

배우자 및 직계 존속·비속, 배우자의 직계존속이 모두 없는 경우에 한정한다) 또는 배우자의 직계 존속이 친족관계임을 나타내는 증명서 등을 첨부하는 등 보건복지부령으로 정하는 요건을 갖추어 요청한 경우

4. 「국민건강보험법」 제14조, 제47조, 제48조 및 제63조에 따라 급여비용 심사·지급·대상여부 확인·사후관리 및 요양급여의 적정성 평가·가감지급 등을 위하여 국민건강보험공단 또는 건강보험심사평가원에 제공하는 경우
5. 「의료급여법」 제5조, 제11조, 제11조의3 및 제33조에 따라 의료급여 수급권자 확인, 급여비용의 심사·지급, 사후관리 등 의료급여 업무를 위하여 보장기관(시·군·구), 국민건강보험공단, 건강보험심사평가원에 제공하는 경우
6. 「형사소송법」 제106조, 제215조 또는 제218조에 따른 경우
7. 「민사소송법」 제347조에 따라 문서제출을 명한 경우
8. 「산업재해보상보험법」 제118조에 따라 근로복지공단이 보험급여를 받는 근로자를 진료한 산재보험 의료기관(의사를 포함한다)에 대하여 그 근로자의 진료에 관한 보고 또는 서류 등 제출을 요구하거나 조사하는 경우
9. 「자동차손해배상 보장법」 제12조제2항 및 제14조에 따라 의료기관으로부터 자동차보험진료수가를 청구받은 보험회사 등이 그 의료기관에 대하여 관계 진료기록의 열람을 청구한 경우
10. 「병역법」 제11조의2에 따라 지방병무청장이 병역판정검사와 관련하여 질병 또는 심신장애의 확인을 위하여 필요하다고 인정하여 의료기관의 장에게 병역판정검사대상자의 진료기록·치료 관련 기록의 제출을 요구한 경우
11. 「학교안전사고 예방 및 보상에 관한 법률」 제42조에 따라 공제회가 공제급여의 지급 여부를 결정하기 위하여 필요하다고 인정하여 「국민건강보험법」 제42조에 따른 요양기관에 대하여 관계 진료기록의 열람 또는 필요한 자료의 제출을 요청하는 경우
12. 「고엽제후유의증 등 환자지원 및 단체설립에 관한 법률」 제7조제3항에 따라 의료기관의 장이 진료기록 및 임상소견서를 보훈병원장에게 보내는 경우
13. 「의료사고 피해구제 및 의료분쟁 조정 등에 관한 법률」 제28조제1항 또는 제3항에 따른 경우
14. 「국민연금법」 제123조에 따라 국민연금공단이 부양가족연금, 장애연금 및 유족연금 급여의 지급심사와 관련하여 가입자 또는 가입자였던 사람을 진료한 의료기관에 해당 진료에 관한 사항의 열람 또는 사본 교부를 요청하는 경우

14의2. 다음 각 목의 어느 하나에 따라 공무원 또는 공무원이었던 사람을 진료한 의료기관에 해당 진료에 관한 사항의 열람 또는 사본 교부를 요청하는 경우 개정 2018.3.20.

가. 「공무원연금법」 제92조에 따라 인사혁신처장이 퇴직유족급여 및 비공무상장해급여와 관련하여 요청하는 경우 신설 2018.3.20.

나. 「공무원연금법」 제93조에 따라 공무원연금공단이 퇴직유족급여 및 비공무상장해급여와 관련하여 요청하는 경우 신설 2018.3.20.

다. 「공무원 재해보상법」 제57조 및 제58조에 따라 인사혁신처장(같은 법 제61조에 따라 업무를 위탁받은 자를 포함한다)이 요양급여, 재활급여, 장해급여, 간병급여 및 재해유족급여와 관련하여 요청하는 경우 신설 2018.3.20.

14의3. 「사립학교교직원 연금법」 제19조제4항제4호의2에 따라 사립학교교직원연금공단이 요양급여, 장해급여 및 재해유족급여의 지급심사와 관련하여 교직원 또는 교직원이었던 자를 진료한 의료기관에 해당 진료에 관한 사항의 열람 또는 사본 교부를 요청하는 경우 신설 2018.8.14.

15. 「장애인복지법」 제32조제7항에 따라 대통령령으로 정하는 공공기관의 장이 장애 정도에 관한 심사와 관련하여 장애인 등록을 신청한 사람 및 장애인으로 등록한 사람을 진료한 의료기관에 해당 진료에 관한 사항의 열람 또는 사본 교부를 요청하는 경우
16. 「감염병의 예방 및 관리에 관한 법률」 제18조의4 및 제29조에 따라 보건복지부장관, 질병관리본부장, 시·도지사 또는 시장·군수·구청장이 감염병의 역학조사 및 예방접종에 관한 역학조사를 위하여 필요하다고 인정하여 의료기관의 장에게 감염병환자등의 진료기록 및 예방접종을 받은 사람의 예방접종 후 이상반응에 관한 진료기록의 제출을 요청하는 경우

④ 진료기록을 보관하고 있는 의료기관이나 진료기록이 이관된 보건소에 근무하는 의사·치과의사 또는 한의사는 자신이 직접 진료하지 아니한 환자의 과거 진료 내용의 확인 요청을 받은 경우에는 진료기록을 근거로 하여 사실을 확인하여 줄 수 있다.

⑤ 삭제

시행령

영 제10조의2 (환자에 관한 기록 열람 등) 법 제21조제3항제15호에서 "대통령령으로 정하는 공공기관"이란 「국민연금법」 제24조에 따른 국민연금공단을 말한다. [개정 2017.6.20.]

시행규칙

칙 제13조의3 (기록 열람 등의 요건) ① 법 제21조제3항제1호에 따라 환자의 배우자, 직계 존속 · 비속, 형제 · 자매(환자의 배우자 및 직계 존속 · 비속, 배우자의 직계존속이 모두 없는 경우에 한정한다. 이하 같다) 또는 배우자의 직계 존속(이하 이 조에서 "친족"이라 한다)이 환자에 관한 기록의 열람이나 그 사본의 발급을 요청할 경우에는 다음 각 호의 서류(전자문서를 포함한다. 이하 이 조에서 같다)를 갖추어 의료인, 의료기관의 장 및 의료기관 종사자에게 제출하여야 한다. [개정 2017.3.7.] [개정 2017.6.21.] [개정 2018.9.27.]

1. 기록 열람이나 사본 발급을 요청하는 자의 신분증(주민등록증, 여권, 운전면허증 그 밖에 공공기관에서 발행한 본인임을 확인할 수 있는 신분증을 말한다. 이하 이 조에서 같다) 사본
2. 가족관계증명서, 주민등록표 등본 등 친족관계임을 확인할 수 있는 서류. 다만, 환자의 형제 · 자매가 요청하는 경우에는 환자의 배우자 및 직계존속 · 비속, 배우자의 직계 존속이 모두 없음을 증명하는 자료를 함께 제출하여야 한다. [개정 2017.3.7.]
3. 환자가 자필서명한 별지 제9호의2서식의 동의서. 다만, 환자가 만 14세 미만의 미성년자인 경우에는 제외한다.
4. 환자의 신분증 사본. 다만, 환자가 만 17세 미만으로 「주민등록법」 제24조제1항에 따른 주민등록증이 발급되지 아니한 경우에는 제외한다.

② 법 제21조제3항제2호에 따라 환자가 지정하는 대리인이 환자에 관한 기록의 열람이나 그 사본의 발급을 요청할 경우에는 다음 각 호의 서류를 갖추어 의료인, 의료기관의 장 및 의료기관 종사자에게 제출하여야 한다. [개정 2017.6.21.] [개정 2018.9.27.]

1. 기록열람이나 사본발급을 요청하는 자의 신분증 사본
2. 환자가 자필 서명한 별지 제9호의2서식의 동의서 및 별지 제9호의3서식의 위임장. 이 경우 환자가 만 14세 미만의 미성년자인 경우에는 환자의 법정대리인이 작성하여야 하며, 가족관계증명서 등 법정대리인임을 확인할 수 있는 서류를 첨부하여야 한다.
3. 환자의 신분증 사본. 다만, 환자가 만 17세 미만으로 「주민등록법」 제24조제1항에 따른 주민등록증이 발급되지 아니한 자는 제외한다.

③ 법 제21조제3항제3호에 따라 환자의 동의를 받을 수 없는 상황에서 환자의 친족이 환자에 관한 기록의 열람이나 그 사본 발급을 요청할 경우에는 별표 2의2에서 정하는 바에 따라 서류를 갖추어 의료인, 의료기관의 장 및 의료기관 종사자에게 제출하여야 한다. [개정 2017.6.21.] [개정 2018.9.27.]

④ 환자가 본인에 관한 진료기록 등을 열람하거나 그 사본의 발급을 원하는 경우에는 본인임을 확인할 수 있는 신분증을 의료인, 의료기관의 장 및 의료기관 종사자에게 제시하거나 신분증 사본을 제출하여야 한다. [개정 2018.9.27.]

⑤ 제1항, 제3항 및 제4항에 따라 친족 또는 환자(법정대리인을 포함한다)가 환자 또는 본인에 관한 기록의 열람이나 그 사본의 발급을 「정보통신망 이용촉진 및 정보보호 등에 관한 법률」에 따른 정보통신망을 이용하여 요청하는 경우에 그 요청자는 신분증의 제시 또는 신분증 사본의 제출을 갈음하여 다음 각 호의 어느 하나에 해당하는 방법으로 본인확인 절차를 거쳐야 한다. [신설 2018.9.27.]

1. 휴대전화를 통한 본인인증 등 「정보통신망 이용촉진 및 정보보호 등에 관한 법률」 제23조의3에 따른 본인확인기관에서 제공하는 본인확인의 방법
2. 「전자서명법」 제2조제3호에 따른 공인전자서명 또는 같은 법 제2조제8호에 따른 공인인증서를 통한 본인확인의 방법

제21조의2 [진료기록의 송부 등] ① 의료인 또는 의료기관의 장은 다른 의료인 또는 의료기관의 장으로부터 제22조 또는 제23조에 따른 진료기록의 내용 확인이나 진료기록의 사본 및 환자의 진료경과에 대한 소견 등을 송부 또는 전송할 것을 요청받은 경우 해당 환자나 환자 보호자의 동의를 받아 그 요청에 응하여야 한다. 다만, 해당 환자의 의식이 없거나 응급환자인 경우 또는 환자의 보호자가 없어 동의를 받을 수 없는 경우에는 환자나 환자 보호자의 동의 없이 송부 또는 전송할 수 있다.

② 의료인 또는 의료기관의 장이 응급환자를 다른 의료기관에 이송하는 경우에는 지체 없이 내원 당시 작성된 진료기록의 사본 등을 이송하여야 한다.

③ 보건복지부장관은 제1항 및 제2항에 따른 진료기록의 사본 및 진료경과에 대한 소견 등의 전송 업무를 지원하기 위하여 전자정보시스템(이하 이 조에서 "진료기록전송지원시스템"이라 한다)을 구축 · 운영할 수 있다.

④ 보건복지부장관은 진료기록전송지원시스템의 구축 · 운영을 대통령령으로 정하는 바에 따라 관계 전문기관에 위탁할 수 있다. 이 경우 보건복지부장관은 그 소요 비용의 전부 또는 일부를 지원할 수 있다.

⑤ 제4항에 따라 업무를 위탁받은 전문기관은 다음 각 호의 사항을 준수하여야 한다.

1. 진료기록전송지원시스템이 보유한 정보의 누출, 변조, 훼손 등을 방지하기 위하여 접근 권한자의 지정, 방화벽의 설치,

암호화 소프트웨어의 활용, 접속기록 보관 등 대통령령으로 정하는 바에 따라 안전성 확보에 필요한 기술적·관리적 조치를 할 것

2. 진료기록전송지원시스템 운영 업무를 다른 기관에 재위탁하지 아니할 것
3. 진료기록전송지원시스템이 보유한 정보를 제3자에게 임의로 제공하거나 유출하지 아니할 것

⑥ 보건복지부장관은 의료인 또는 의료기관의 장에게 보건복지부령으로 정하는 바에 따라 제1항 본문에 따른 환자나 환자 보호자의 동의에 관한 자료 등 진료기록전송지원시스템의 구축·운영에 필요한 자료의 제출을 요구하고 제출받은 목적의 범위에서 보유·이용할 수 있다. 이 경우 자료 제출을 요구받은 자는 정당한 사유가 없으면 이에 따라야 한다.

⑦ 그 밖에 진료기록전송지원시스템의 구축·운영 등에 필요한 사항은 보건복지부령으로 정한다.

⑧ 누구든지 정당한 사유 없이 진료기록전송지원시스템에 저장된 정보를 누출·변조 또는 훼손하여서는 아니 된다.

⑨ 진료기록전송지원시스템의 구축·운영에 관하여 이 법에서 규정된 것을 제외하고는 「개인정보 보호법」에 따른다.

시행령

영제10조의3 (진료기록전송지원시스템 구축·운영 업무의 위탁) ① 보건복지부장관은 법 제21조의2제4항 전단에 따라 같은 조 제3항에 따른 진료기록전송지원시스템(이하 "진료기록전송지원시스템"이라 한다)의 구축·운영에 관한 업무를 다음 각 호의 전문기관에 위탁할 수 있다.

1. 「공공기관의 운영에 관한 법률」 제4조에 따른 공공기관 중 그 설립목적이 보건의료 또는 사회보장과 관련되는 공공기관
2. 위탁 업무 수행에 필요한 조직·인력 및 전문성 등을 고려하여 보건복지부장관이 정하여 고시하는 전문기관

② 보건복지부장관은 법 제21조의2제4항 전단에 따라 진료기록전송지원시스템의 구축·운영업무를 위탁하려는 경우에는 그 위탁 기준·절차 및 방법 등에 관한 사항을 미리 공고하여야 한다.

③ 보건복지부장관은 법 제21조의2제4항 전단에 따라 진료기록전송지원시스템의 구축·운영 업무를 위탁한 경우에는 그 위탁 내용 및 수탁자 등에 관한 사항을 관보에 고시하고, 보건복지부의 인터넷 홈페이지에 게재하여야 한다.

④ 법 제21조의2제4항 전단에 따라 진료기록전송지원시스템의 구축·운영 업무를 위탁받은 전문기관은 사업운영계획, 사업집행현황, 자금운용계획 및 자금집행내역 등에 관한 사항을 보건복지부장관에게 보고하여야 한다.

⑤ 제2항부터 제4항까지의 규정에 따른 위탁 기준 등의 공고, 위탁 내용 등의 고시 또는 위탁 업무의 보고 등에 필요한 세부 사항은 보건복지부장관이 정하여 고시한다.

본조신설 2017.6.20.

영제10조의4 (진료기록전송지원시스템 보유 정보의 안전성 확보 조치) ① 법 제21조의2제4항 전단에 따라 진료기록전송지원시스템의 구축·운영 업무를 위탁받은 전문기관은 법 제21조의2제5항제1호에 따라 진료기록전송지원시스템이 보유한 정보의 안전성 확보를 위하여 다음 각 호의 조치를 하여야 한다.

1. 진료기록전송지원시스템이 보유한 정보의 안전성 확보를 위한 관리계획의 수립·시행
2. 진료기록전송지원시스템이 보유한 정보에 대한 접근 통제 및 접근 권한의 제한
3. 진료기록전송지원시스템에의 불법 접근을 차단하기 위한 방화벽·침입차단시스템 및 침입탐지시스템의 설치·운영
4. 진료기록전송지원시스템이 보유한 정보를 안전하게 저장·전송할 수 있는 암호화 기술 등의 개발·관리
5. 진료기록전송지원시스템이 보유한 정보에 대한 보안프로그램의 설치·갱신
6. 진료기록전송지원시스템에 대한 접속기록의 보관·관리
7. 진료기록전송지원시스템이 보유한 정보에 대한 위·변조 방지 프로그램 등의 설치·갱신
8. 진료기록전송지원시스템과 연결되어 운영되는 다른 정보시스템에 대한 보안체제의 마련·실시
9. 그 밖에 제1호부터 제8호까지의 규정에 준하는 조치로서 진료기록전송지원시스템의 보유 정보에 대한 안전성 확보를 위하여 보건복지부장관이 특히 필요하다고 인정하는 조치

② 제1항에 따른 진료기록전송지원시스템 보유 정보의 안전성 확보 조치에 필요한 세부 사항은 보건복지부장관이 정하여 고시한다.

본조신설 2017.6.20.

시행규칙

칙제13조의4 (진료기록전송지원시스템의 구축·운영) ① 보건복지부장관은 법 제21조의2제3항에 따른 진료기록전송지원시스템(이하 "진료기록전송지원시스템"이라 한다)의 효율적 운영을 위하여 필요하다고 인정하는 경우에는 다음 각 호의 조치를 할 수 있다.

1. 진료기록전송지원시스템과 연결되어 있는 다른 정보시스템과의 호환성 및 보안성에 대한 점검·관리
2. 진료기록전송지원시스템의 평가 및 개선에 관한 기준의 수립·시행
3. 진료기록전송지원시스템에 관한 이용매뉴얼의 작성·배포
4. 그 밖에 제1호부터 제3호까지의 조치에 준하는 것으로서 진료기록전송지원시스템의 효율적 운영에 특히 필요하다고 보건복지부장관이 인정하는 조치

② 보건복지부장관은 법 제21조의2제6항 전단에 따라 의료인 또는 의료기관의 장에게 자료제출을 요구하는 경우에는 제출자료의

범위, 이용목적, 이용범위 및 제출방법 등이 포함된 서면(전자문서를 포함한다)으로 하여야 한다.
본조신설 2017.6.21.

제2절 권리와 의무

제22조 [진료기록부 등] ① 의료인은 각각 진료기록부, 조산기록부, 간호기록부, 그 밖의 진료에 관한 기록(이하 "진료기록부등"이라 한다)을 갖추어 두고 환자의 주된 증상, 진단 및 치료 내용 등 보건복지부령으로 정하는 의료행위에 관한 사항과 의견을 상세히 기록하고 서명하여야 한다.

② 의료인이나 의료기관 개설자는 진료기록부등[제23조제1항에 따른 전자의무기록(電子醫務記錄)을 포함하며, 추가기재 · 수정된 경우 추가기재 · 수정된 진료기록부등 및 추가기재 · 수정 전의 원본을 모두 포함한다. 이하 같다]을 보건복지부령으로 정하는 바에 따라 보존하여야 한다. 개정 2018.3.27.

③ 의료인은 진료기록부등을 거짓으로 작성하거나 고의로 사실과 다르게 추가기재 · 수정하여서는 아니 된다.

시행규칙

칙제14조 (진료기록부 등의 기재 사항) ① 법 제22조제1항에 따라 진료기록부 · 조산기록부와 간호기록부(이하 "진료기록부등"이라 한다)에 기록해야 할 의료행위에 관한 사항과 의견은 다음 각 호와 같다.

1. 진료기록부
   가. 진료를 받은 사람의 주소 · 성명 · 연락처 · 주민등록번호 등 인적사항
   나. 주된 증상. 이 경우 의사가 필요하다고 인정하면 주된 증상과 관련한 병력(病歷) · 가족력(家族歷)을 추가로 기록할 수 있다.
   다. 진단결과 또는 진단명
   라. 진료경과(외래환자는 재진환자로서 증상 · 상태, 치료내용이 변동되어 의사가 그 변동을 기록할 필요가 있다고 인정하는 환자만 해당한다)
   마. 치료 내용(주사 · 투약 · 처치 등)
   바. 진료 일시(日時)
2. 조산기록부
   가. 조산을 받은 자의 주소 · 성명 · 연락처 · 주민등록번호 등 인적사항
   나. 생 · 사산별(生 · 死産別) 분만 횟수
   다. 임신 후의 경과와 그에 대한 소견
   라. 임신 중 의사에 의한 건강진단의 유무(결핵 · 성병에 관한 검사를 포함한다)
   마. 분만 장소 및 분만 연월일시분(年月日時分)
   바. 분만의 경과 및 그 처치
   사. 산아(産兒) 수와 그 성별 및 생 · 사의 구별
   아. 산아와 태아부속물에 대한 소견
   자. 삭제
   차. 산후의 의사의 건강진단 유무
3. 간호기록부
   가. 간호를 받는 사람의 성명
   나. 체온 · 맥박 · 호흡 · 혈압에 관한 사항
   다. 투약에 관한 사항
   라. 섭취 및 배설물에 관한 사항
   마. 처치와 간호에 관한 사항
   바. 간호 일시(日時)

② 의료인은 진료기록부등을 한글로 기록하도록 노력하여야 한다.

③ 보건복지부장관은 법 제22조에 따라 의료인이 진료기록부등에 기록하는 질병명, 검사명, 약제명 등 의학용어와 진료기록부등의 서식 및 세부내용에 관한 표준을 마련하여 고시할 수 있다.

칙제15조 (진료에 관한 기록의 보존) ① 의료인이나 의료기관 개설자는 법 제22조제2항에 따른 진료기록부등을 다음 각 호에 정하는 기간 동안 보존하여야 한다. 다만, 계속적인 진료를 위하여 필요한 경우에는 1회에 한정하여 다음 각 호에 정하는 기간의 범위에서 그 기간을 연장하여 보존할 수 있다.

1. 환자 명부: 5년
2. 진료기록부: 10년

3. 처방전: 2년
4. 수술기록: 10년
5. 검사내용 및 검사소견기록: 5년
6. 방사선 사진(영상물을 포함한다) 및 그 소견서: 5년
7. 간호기록부: 5년
8. 조산기록부: 5년
9. 진단서 등의 부본(진단서·사망진단서 및 시체검안서 등을 따로 구분하여 보존할 것): 3년

② 제1항의 진료에 관한 기록은 마이크로필름이나 광디스크 등(이하 이 조에서 "필름"이라 한다)에 원본대로 수록하여 보존할 수 있다.

③ 제2항에 따른 방법으로 진료에 관한 기록을 보존하는 경우에는 필름촬영책임자가 필름의 표지에 촬영 일시와 본인의 성명을 적고, 서명 또는 날인하여야 한다.

제23조 [전자의무기록] ① 의료인이나 의료기관 개설자는 제22조의 규정에도 불구하고 진료기록부등을 「전자서명법」에 따른 전자서명이 기재된 전자문서(이하 "전자의무기록"이라 한다)로 작성·보관할 수 있다.

② 의료인이나 의료기관 개설자는 보건복지부령으로 정하는 바에 따라 전자의무기록을 안전하게 관리·보존하는 데에 필요한 시설과 장비를 갖추어야 한다.

③ 누구든지 정당한 사유 없이 전자의무기록에 저장된 개인정보를 탐지하거나 누출·변조 또는 훼손하여서는 아니 된다.

④ 의료인이나 의료기관 개설자는 전자의무기록에 추가기재·수정을 한 경우 보건복지부령으로 정하는 바에 따라 접속기록을 별도로 보관하여야 한다. 신설 2018.3.27.

제23조의2 [전자의무기록의 표준화 등] ① 보건복지부장관은 전자의무기록이 효율적이고 통일적으로 관리·활용될 수 있도록 기록의 작성, 관리 및 보존에 필요한 전산정보처리시스템(이하 이 조에서 "전자의무기록시스템"이라 한다), 시설, 장비 및 기록 서식 등에 관한 표준을 정하여 고시하고 전자의무기록시스템을 제조·공급하는 자, 의료인 또는 의료기관 개설자에게 그 준수를 권고할 수 있다.

② 보건복지부장관은 전자의무기록시스템이 제1항에 따른 표준, 전자의무기록시스템 간 호환성, 정보 보안 등 대통령령으로 정하는 인증 기준에 적합한 경우에는 인증을 할 수 있다.

③ 제2항에 따라 인증을 받은 자는 대통령령으로 정하는 바에 따라 인증의 내용을 표시할 수 있다. 이 경우 인증을 받지 아니한 자는 인증의 표시 또는 이와 유사한 표시를 하여서는 아니 된다.

④ 보건복지부장관은 다음 각 호의 어느 하나에 해당하는 경우에는 제2항에 따른 인증을 취소할 수 있다. 다만, 제1호에 해당하는 경우에는 인증을 취소하여야 한다.
1. 거짓이나 그 밖의 부정한 방법으로 인증을 받은 경우
2. 제2항에 따른 인증 기준에 미달하게 된 경우

⑤ 보건복지부장관은 전자의무기록시스템의 기술 개발 및 활용을 촉진하기 위한 사업을 할 수 있다.

⑥ 제1항에 따른 표준의 대상, 제2항에 따른 인증의 방법·절차 등에 필요한 사항은 대통령령으로 정한다.

시행령

영 제10조의5 (전자의무기록의 표준화) 법 제23조의2제1항에 따라 보건복지부장관이 정하여 고시하는 표준의 대상은 다음 각 호와 같다.
1. 법 제23조제1항에 따른 전자의무기록(電子醫務記錄)(이하 "전자의무기록"이라 한다)의 서식·용어 및 내용 등에 관한 사항
2. 법 제23조제2항에 따라 전자의무기록의 안전한 관리·보존에 필요한 시설 및 장비에 관한 사항
3. 법 제23조의2제1항에 따른 전자의무기록시스템(이하 "전자의무기록시스템"이라 한다)의 구조·형태 및 기능 등에 관한 사항
4. 그 밖에 제1호부터 제3호까지의 규정에 준하는 대상으로서 전자의무기록의 효율적·통일적 관리·활용을 위하여 보건복지부장관이 특히 필요하다고 인정하는 대상

본조신설 2017.6.20.

영 제10조의6 (전자의무기록시스템의 인증) ① 전자의무기록시스템의 인증 기준은 다음 각 호와 같다.
1. 법 제23조의2제1항에 따라 보건복지부장관이 정하여 고시하는 표준에 적합할 것
2. 전자의무기록시스템 간 전자적 전송에 필요한 호환성이 확보될 것
3. 전자의무기록시스템에 대한 관리적·기술적·물리적 정보 보안이 확보될 것
4. 그 밖에 제1호부터 제3호까지의 규정에 준하는 기준으로서 전자의무기록시스템의 기능·구조 및 형태 등을 고려하여 보건

복지부장관이 특히 필요하다고 인정하는 기준

② 법 제23조의2제2항에 따라 전자의무기록시스템의 인증을 받으려는 자는 전자의무기록시스템 인증 신청서(전자문서로 된 신청서를 포함한다)에 다음 각 호의 서류(전자문서로 된 서류를 포함한다)를 첨부하여 보건복지부장관에게 제출하여야 한다.

1. 제1항에 따른 인증 기준에 적합함을 증명하는 서류
2. 전자의무기록시스템 설계서
3. 전자의무기록시스템 설명서 및 성능진단 결과서
4. 그 밖에 제1호부터 제3호까지의 규정에 준하는 서류로서 전자의무기록시스템의 인증을 위하여 보건복지부장관이 특히 필요하다고 인정하여 고시하는 서류

③ 보건복지부장관은 제2항에 따른 인증 신청의 전문적 검토를 위하여 필요하다고 인정하는 경우에는 보건의료 또는 정보통신 관련 기관·법인·단체 또는 전문가 등에게 자료 또는 의견의 제출을 요청할 수 있다.

④ 보건복지부장관은 제2항에 따른 인증 신청에 대하여 그 인증 여부를 결정한 경우에는 신청인에게 서면으로 그 결과를 알려야 한다.

⑤ 보건복지부장관은 법 제23조의2제2항에 따라 전자의무기록시스템의 인증을 한 경우에는 신청인에게 인증서를 발급하고, 그 인증 내용을 보건복지부의 인터넷 홈페이지 등에 게재하여야 한다.

⑥ 제1항부터 제5항까지에서 규정한 사항 외에 전자의무기록시스템의 인증 기준, 인증 절차, 인증 방법 및 변경 인증 등에 필요한 세부 사항은 보건복지부장관이 정하여 고시한다.

본조신설 2017.6.20.

영 제10조의7 (전자의무기록시스템의 인증 표시) ① 법 제23조의2제2항에 따라 전자의무기록시스템의 인증을 받은 자는 같은 조 제3항 전단에 따라 인증의 내용을 표시하려는 경우에는 그 표시 내용, 표시 크기, 표시 색상 및 표시 도안 등에 관하여 보건복지부장관이 정하여 고시하는 기준에 따라 표시하여야 한다.

② 보건복지부장관은 법 제23조의2제3항 전단에 따른 인증 내용의 표시 사항에 대하여 그 보완이나 개선이 필요하다고 인정하는 경우에는 전자의무기록시스템의 인증을 받은 자에 대하여 그 보완이나 개선에 필요한 사항을 권고할 수 있다.

본조신설 2017.6.20.

시행규칙

칙 제16조 (전자의무기록의 관리·보존에 필요한 시설과 장비) ① 의료인이나 의료기관의 개설자는 법 제23조제2항에 따라 전자의무기록(電子醫務記錄)을 안전하게 관리·보존하기 위하여 다음 각 호의 시설과 장비를 갖추어야 한다.

1. 전자의무기록의 생성·저장과 전자서명을 검증할 수 있는 장비
2. 전자서명이 있은 후 전자의무기록의 변경 여부 확인 등 전자의무기록의 이력관리를 위하여 필요한 장비
3. 전자의무기록의 백업저장장비
4. 네트워크 보안에 관한 시설과 장비(제1호부터 제3호까지에 따른 장비가 유무선 인터넷과 연결된 경우에 한정한다)
5. 전자의무기록 시스템(전자의무기록의 관리·보존과 관련되는 서버, 소프트웨어 및 데이터베이스 등이 전자적으로 조직화된 체계를 말한다. 이하 이 조에서 같다) 보안에 관한 시설과 장비
6. 전자의무기록 보존장소에 대한 다음 각 목의 어느 하나에 해당하는 물리적 접근 방지 시설과 장비
   가. 출입통제구역 등 통제 시설
   나. 잠금장치
7. 의료기관(법 제49조에 따라 부대사업을 하는 장소를 포함한다) 외의 장소에 제1호에 따른 전자의무기록의 저장장비 또는 제3호에 따른 백업저장장비를 설치하는 경우에는 다음 각 목의 시설과 장비
   가. 전자의무기록 시스템의 동작 여부와 상태를 실시간으로 점검할 수 있는 시설과 장비
   나. 전자의무기록 시스템에 장애가 발생한 경우 제1호 및 제2호에 따른 장비를 대체할 수 있는 예비 장비
   다. 폐쇄회로 텔레비전 등의 감시 장비
   라. 재해예방시설

② 의료인이나 의료기관 개설자는 법 제23조제4항에 따라 전자의무기록에 추가기재·수정을 한 경우 제1항제2호에 따른 장비에 접속 기록을 별도로 보관하여야 한다. 신설 2018.9.27.

③ 제1항 각 호에 따라 갖추어야 하는 시설과 장비 및 제2항에 따른 접속 기록 보관에 관한 구체적인 사항은 보건복지부장관이 정하여 고시한다. 개정 2018.9.27.

제23조의3 [부당한 경제적 이익등의 취득 금지] ① 의료인, 의료기관 개설자(법인의 대표자, 이사, 그 밖에 이에 종사하는 자를 포함한다. 이하 이 조에서 같다) 및 의료기관 종사자는 「약사법」 제47조제2항에 따른 의약품공급자로부터 의약품 채택·처방유도·거래유지 등 판매촉진을 목적으로 제공되는 금전, 물품, 편익, 노무, 향응, 그 밖의 경제적 이익(이하 "경제적 이익등"이라 한다)을 받거나 의료기관으로 하여금 받게 하여서는 아니 된다. 다만, 견본품 제공, 학술대회 지원, 임상시험 지원,

제품설명회, 대금결제조건에 따른 비용할인, 시판 후 조사 등의 행위(이하 "견본품 제공등의 행위"라 한다)로서 보건복지부령으로 정하는 범위 안의 경제적 이익등인 경우에는 그러하지 아니하다.

② 의료인, 의료기관 개설자 및 의료기관 종사자는 「의료기기법」 제6조에 따른 제조업자, 같은 법 제15조에 따른 의료기기 수입업자, 같은 법 제17조에 따른 의료기기 판매업자 또는 임대업자로부터 의료기기 채택·사용유도·거래유지 등 판매촉진을 목적으로 제공되는 경제적 이익등을 받거나 의료기관으로 하여금 받게 하여서는 아니 된다. 다만, 견본품 제공등의 행위로서 보건복지부령으로 정하는 범위 안의 경제적 이익등인 경우에는 그러하지 아니하다.

시행규칙

칙 **제16조의2 (경제적 이익 등의 범위)** 법 제23조의3제1항 단서 및 제2항 단서에서 "보건복지부령으로 정하는 경제적 이익등"이란 별표 2의3과 같다. 개정 2017.6.21.

제24조 [요양방법 지도] 의료인은 환자나 환자의 보호자에게 요양방법이나 그 밖에 건강관리에 필요한 사항을 지도하여야 한다.

제24조의2 [의료행위에 관한 설명] ① 의사·치과의사 또는 한의사는 사람의 생명 또는 신체에 중대한 위해를 발생하게 할 우려가 있는 수술, 수혈, 전신마취(이하 이 조에서 "수술등"이라 한다)를 하는 경우 제2항에 따른 사항을 환자(환자가 의사결정능력이 없는 경우 환자의 법정대리인을 말한다. 이하 이 조에서 같다)에게 설명하고 서면(전자문서를 포함한다. 이하 이 조에서 같다)으로 그 동의를 받아야 한다. 다만, 설명 및 동의 절차로 인하여 수술등이 지체되면 환자의 생명이 위험하여지거나 심신상의 중대한 장애를 가져오는 경우에는 그러하지 아니하다.

② 제1항에 따라 환자에게 설명하고 동의를 받아야 하는 사항은 다음 각 호와 같다.

1. 환자에게 발생하거나 발생 가능한 증상의 진단명
2. 수술등의 필요성, 방법 및 내용
3. 환자에게 설명을 하는 의사, 치과의사 또는 한의사 및 수술등에 참여하는 주된 의사, 치과의사 또는 한의사의 성명
4. 수술등에 따라 전형적으로 발생이 예상되는 후유증 또는 부작용
5. 수술등 전후 환자가 준수하여야 할 사항

③ 환자는 의사, 치과의사 또는 한의사에게 제1항에 따른 동의서 사본의 발급을 요청할 수 있다. 이 경우 요청을 받은 의사, 치과의사 또는 한의사는 정당한 사유가 없으면 이를 거부하여서는 아니 된다.

④ 제1항에 따라 동의를 받은 사항 중 수술등의 방법 및 내용, 수술등에 참여한 주된 의사, 치과의사 또는 한의사가 변경된 경우에는 변경 사유와 내용을 환자에게 서면으로 알려야 한다.

⑤ 제1항 및 제4항에 따른 설명, 동의 및 고지의 방법·절차 등 필요한 사항은 대통령령으로 정한다.

시행령

영 **제10조의8 (의료행위에 관한 설명)** ① 법 제24조의2제1항 본문에 따라 의사·치과의사 또는 한의사가 환자(환자가 의사결정능력이 없는 경우 환자의 법정대리인을 말한다. 이하 이 조에서 같다)로부터 받는 동의서에는 해당 환자의 서명 또는 기명날인이 있어야 한다.

② 법 제24조의2제4항에 따라 의사·치과의사 또는 한의사가 수술·수혈 또는 전신마취의 방법·내용 등의 변경 사유 및 변경 내용을 환자에게 서면으로 알리는 경우 환자의 보호를 위하여 필요하다고 인정하는 때에는 보건복지부장관이 정하는 바에 따라 구두의 방식을 병행하여 설명할 수 있다.

③ 의사·치과의사 또는 한의사는 법 제24조의2제1항 본문에 따른 서면의 경우에는 환자의 동의를 받은 날, 같은 조 제4항에 따른 서면은 환자에게 알린 날을 기준으로 각각 2년간 보존·관리하여야 한다.

본조신설 2017.6.20.

제25조 [신 고] ① 의료인은 대통령령으로 정하는 바에 따라 최초로 면허를 받은 후부터 3년마다 그 실태와 취업상황 등을 보건복지부장관에게 신고하여야 한다.

② 보건복지부장관은 제30조제3항의 보수교육을 이수하지 아니한 의료인에 대하여 제1항에 따른 신고를 반려할 수 있다.

③ 보건복지부장관은 제1항에 따른 신고 수리 업무를 대통령령으로 정하는 바에 따라 관련 단체 등에 위탁할 수 있다.

시행령

영 **제11조 (신 고)** ① 법 제25조제1항에 따라 의료인은 그 실태와 취업상황 등을 제8조 또는 법 제65조에 따라 면허증을 발급 또는 재발급 받은 날부터 매 3년이 되는 해의 12월 31일까지 보건복지부장관에게 신고하여야 한다. 다만, 법률 제10609호 의료법 일부개정법률 부칙 제2조제1항에 따라 신고를 한 의료인의 경우에는 그 신고한 날부터 매 3년이 되는 해의 12월 31일까지 신고하여야

한다.

② 법 제25조제3항에 따라 보건복지부장관은 제1항에 따른 신고 수리 업무를 법 제28조에 따른 의사회 · 치과의사회 · 한의사회 · 조산사회 및 간호사회(이하 "중앙회"라 한다)에 위탁한다.

③ 제1항에 따른 신고의 방법 및 절차 등에 관하여 필요한 사항은 보건복지부령으로 정한다.

시행규칙

칙 **제17조 (의료인의 실태 등의 신고 및 보고)** ① 법 제25조제1항 및 영 제11조제1항에 따라 의료인의 실태와 취업상황 등을 신고하려는 사람은 별지 제10호서식의 의료인의 실태 등 신고서를 작성하여 법 제28조에 따른 중앙회(이하 "중앙회"라 한다)의 장(이하 "각 중앙회장"이라 한다)에게 제출하여야 한다.

② 제1항에 따른 신고를 받은 각 중앙회장은 신고인이 제20조에 따른 보수교육(補修敎育)을 이수하였는지 여부를 확인하여야 한다.

③ 각 중앙회장은 제1항에 따른 신고 내용과 결과를 반기별로 보건복지부장관에게 보고하여야 한다. 다만, 법 제66조제4항에 따라 면허의 효력이 정지된 의료인이 제1항에 따른 신고를 한 경우에는 그 내용과 결과를 지체 없이 보건복지부장관에게 보고하여야 한다.

제26조 [변사체 신고] 의사 · 치과의사 · 한의사 및 조산사는 사체를 검안하여 변사[9]한 것으로 의심되는 때에는 사체의 소재지를 관할하는 경찰서장에게 신고하여야 한다.

제3절 의료행위의 제한

제27조 [무면허 의료행위 등 금지] ① 의료인이 아니면 누구든지 의료행위를 할 수 없으며 의료인도 면허된 것 이외의 의료행위를 할 수 없다. 다만, 다음 각 호의 어느 하나에 해당하는 자는 보건복지부령으로 정하는 범위에서 의료행위를 할 수 있다.

1. 외국의 의료인 면허를 가진 자로서 일정 기간 국내에 체류하는 자
2. 의과대학, 치과대학, 한의과대학, 의학전문대학원, 치의학전문대학원, 한의학전문대학원, 종합병원 또는 외국 의료원조기관의 의료봉사 또는 연구 및 시범사업을 위하여 의료행위를 하는 자
3. 의학 · 치과의학 · 한방의학 또는 간호학을 전공하는 학교의 학생

② 의료인이 아니면 의사 · 치과의사 · 한의사 · 조산사 또는 간호사 명칭이나 이와 비슷한 명칭을 사용하지 못한다.

③ 누구든지 「국민건강보험법」이나 「의료급여법」에 따른 본인부담금을 면제하거나 할인하는 행위, 금품 등을 제공하거나 불특정 다수인에게 교통편의를 제공하는 행위 등 영리를 목적으로 환자를 의료기관이나 의료인에게 소개 · 알선 · 유인하는 행위 및 이를 사주하는 행위를 하여서는 아니 된다. 다만, 다음 각 호의 어느 하나에 해당하는 행위는 할 수 있다.

1. 환자의 경제적 사정 등을 이유로 개별적으로 관할 시장 · 군수 · 구청장의 사전승인을 받아 환자를 유치하는 행위
2. 「국민건강보험법」 제109조에 따른 가입자나 피부양자가 아닌 외국인(보건복지부령으로 정하는 바에 따라 국내에 거주하는 외국인은 제외한다)환자를 유치하기 위한 행위

④ 제3항제2호에도 불구하고 「보험업법」 제2조에 따른 보험회사, 상호회사, 보험설계사, 보험대리점 또는 보험중개사는 외국인환자를 유치하기 위한 행위를 하여서는 아니 된다.

⑤ 의료인, 의료기관 개설자 및 종사자는 무자격자에게 의료행위를 하게 하거나 의료인에게 면허 사항 외의 의료행위를 하게 하여서는 아니 된다. 신설 2019.4.23.

시행규칙

칙 **제18조 (외국면허 소지자의 의료행위)** 법 제27조제1항제1호에 따라 외국의 의료인 면허를 가진 자로서 다음 각 호의 어느 하나에 해당하는 업무를 수행하기 위하여 국내에 체류하는 자는 그 업무를 수행하기 위하여 필요한 범위에서 보건복지부장관의 승인을 받아 의료행위를 할 수 있다.

1. 외국과의 교육 또는 기술협력에 따른 교환교수의 업무
2. 교육연구사업을 위한 업무
3. 국제의료봉사단의 의료봉사 업무

칙 **제19조 (의과대학생 등의 의료행위)** ① 법 제27조제1항제2호에 따른 의료행위의 범위는 다음 각 호와 같다.

1. 국민에 대한 의료봉사활동을 위한 의료행위
2. 전시 · 사변이나 그 밖에 이에 준하는 국가비상사태 시에 국가나 지방자치단체의 요청에 따라 행하는 의료행위

---

9) 변사(變死): 부자연한 사망을 하여 그 사인이 불명한 자 또는 범죄로 인한 것이 명백한 자를 변사자라 하고, 이러한 죽음을 변사라 한다.

3. 일정한 기간의 연구 또는 시범 사업을 위한 의료행위

② 법 제27조제1항제3호에 따라 의학·치과의학·한방의학 또는 간호학을 전공하는 학교의 학생은 다음 각 호의 의료행위를 할 수 있다.

1. 전공 분야와 관련되는 실습을 하기 위하여 지도교수의 지도·감독을 받아 행하는 의료행위
2. 국민에 대한 의료봉사활동으로서 의료인의 지도·감독을 받아 행하는 의료행위
3. 전시·사변이나 그 밖에 이에 준하는 국가비상사태 시에 국가나 지방자치단체의 요청에 따라 의료인의 지도·감독을 받아 행하는 의료행위

칙제19조의2 (유치행위를 할 수 없는 국내 거주 외국인의 범위) 법 제27조제3항제2호에 따라 외국인환자를 유치할 수 있는 대상에서 제외되는 국내에 거주하는 외국인은 「국민건강보험법」 제93조에 따른 가입자나 피부양자가 아닌 국내에 거주하는 외국인으로서 다음 각 호의 어느 하나에 해당하는 외국인을 말한다.

1. 「출입국관리법」 제31조에 따라 외국인등록을 한 사람[「출입국관리법 시행령」 제12조 및 별표 1에 따른 기타(G-1)의 체류자격을 가진 사람은 제외한다]
2. 「재외동포의 출입국과 법적지위에 관한 법률」 제6조에 따라 국내거소신고를 한 외국국적동포

제27조의2 삭제

제4절 의료인 단체

제28조 [중앙회와 지부] ① 의사·치과의사·한의사·조산사 및 간호사는 대통령령으로 정하는 바에 따라 각각 전국적 조직을 두는 의사회·치과의사회·한의사회·조산사회 및 간호사회(이하 "중앙회"라 한다)를 각각 설립하여야 한다.

② 중앙회는 법인으로 한다.

③ 제1항에 따라 중앙회가 설립된 경우에는 의료인은 당연히 해당하는 중앙회의 회원이 되며, 중앙회의 정관을 지켜야 한다.

④ 중앙회에 관하여 이 법에 규정되지 아니한 사항에 대하여는 「민법」 중 사단법인에 관한 규정을 준용한다.

⑤ 중앙회는 대통령령으로 정하는 바에 따라 특별시·광역시·도와 특별자치도(이하 "시·도"라 한다)에 지부를 설치하여야 하며, 시·군·구(자치구만을 말한다. 이하 같다)에 분회를 설치할 수 있다. 다만, 그 외의 지부나 외국에 의사회 지부를 설치하려면 보건복지부장관의 승인을 받아야 한다.

⑥ 중앙회가 지부나 분회를 설치한 때에는 그 지부나 분회의 책임자는 지체 없이 특별시장·광역시장·도지사·특별자치도지사(이하 "시·도지사"라 한다) 또는 시장·군수·구청장에게 신고하여야 한다.

⑦ 각 중앙회는 제66조의2에 따른 자격정지 처분 요구에 관한 사항 등을 심의·의결하기 위하여 윤리위원회를 둔다.

⑧ 윤리위원회의 구성, 운영 등에 관한 사항은 대통령령으로 정한다.

시행령

영제15조 (중앙회의 지부) 법 제28조제5항에 따라 중앙회는 그 설립등기를 끝낸 날부터 3주일 이내에 특별시·광역시·도와 특별자치도에 각각 지부를 설치하여야 한다. 다만, 외국에 두는 의사회 지부는 이에 관한 정관 변경허가를 받은 날부터 10주일 이내에 설치하여야 한다.

제29조 [설립 허가 등] ① 중앙회를 설립하려면 대표자는 대통령령으로 정하는 바에 따라 정관과 그 밖에 필요한 서류를 보건복지부장관에게 제출하여 설립 허가를 받아야 한다.

② 중앙회의 정관에 적을 사항은 대통령령으로 정한다.

③ 중앙회가 정관을 변경하려면 보건복지부장관의 허가를 받아야 한다.

시행령

영제12조 (중앙회의 설립 허가신청) 법 제29조제1항에 따라 중앙회 설립 허가를 받으려면 다음 각 호의 서류를 갖추어 보건복지부장관에게 제출하여야 한다.

1. 정관
2. 사업계획서
3. 자산명세서
4. 설립결의서
5. 설립대표자의 선출 경위에 관한 서류
6. 임원의 취임승낙서와 이력서

영제13조 (정관의 기재 사항 등) 법 제29조제2항에 따라 중앙회의 정관에 적어야 할 사항은 다음과 같다.

1. 목적

2. 명칭
3. 중앙회 · 지부 · 분회의 소재지
4. 재산 또는 회계와 그 밖에 관리 · 운영에 관한 사항
5. 임원의 선임(選任)에 관한 사항
6. 회원의 자격 및 징계에 관한 사항
7. 정관 변경에 관한 사항
8. 공고 방법에 관한 사항
9. 윤리위원회의 운영 등에 관한 사항

영제14조 (정관 변경의 허가신청) 법 제29조제3항에 따라 중앙회가 정관 변경의 허가를 받으려면 다음 각 호의 서류를 갖추어 보건복지부장관에게 제출하여야 한다.

1. 정관 변경의 내용과 그 이유를 적은 서류
2. 정관 변경에 관한 회의록
3. 신구 정관대조표와 그 밖의 참고서류

제30조 [협조 의무] ① 중앙회는 보건복지부장관으로부터 의료와 국민보건 향상에 관한 협조 요청을 받으면 협조하여야 한다.

② 중앙회는 보건복지부령으로 정하는 바에 따라 회원의 자질 향상을 위하여 필요한 보수(補修)교육을 실시하여야 한다.

③ 의료인은 제2항에 따른 보수교육을 받아야 한다.

시행규칙

칙제20조 (보수교육) ① 중앙회는 법 제30조제2항에 따른 보수교육을 매년 실시하여야 한다.

① 중앙회는 법 제30조제2항에 따라 다음 각 호의 사항이 포함된 보수교육을 매년 실시하여야 한다. 〈개정 2017.3.7.〉

1. 직업윤리에 관한 사항
2. 업무 전문성 향상 및 업무 개선에 관한 사항
3. 의료 관계 법령의 준수에 관한 사항
4. 선진 의료기술 등의 동향 및 추세 등에 관한 사항
5. 그 밖에 보건복지부장관이 의료인의 자질 향상을 위하여 필요하다고 인정하는 사항

② 의료인은 제1항에 따른 보수교육을 연간 8시간 이상 이수하여야 한다.

③ 보건복지부장관은 제1항에 따른 보수교육의 내용을 평가할 수 있다.

④ 각 중앙회장은 제1항에 따른 보수교육을 다음 각 호의 기관으로 하여금 실시하게 할 수 있다.

1. 법 제28조제5항에 따라 설치된 지부(이하 "지부"라 한다) 또는 중앙회의 정관에 따라 설치된 의학 · 치의학 · 한의학 · 간호학 분야별 전문학회 및 전문단체
2. 의과대학 · 치과대학 · 한의과대학 · 의학전문대학원 · 치의학전문대학원 · 한의학전문대학원 · 간호대학 및 그 부속병원
3. 수련병원
4. 「한국보건복지인력개발원법」에 따른 한국보건복지인력개발원
5. 다른 법률에 따른 보수교육 실시기관

⑤ 각 중앙회장은 의료인이 제4항제5호의 기관에서 보수교육을 받은 경우 그 교육이수 시간의 전부 또는 일부를 보수교육 이수시간으로 인정할 수 있다.

⑥ 다음 각 호의 어느 하나에 해당하는 사람에 대하여는 해당 연도의 보수교육을 면제한다.

1. 전공의
2. 의과대학 · 치과대학 · 한의과대학 · 간호대학의 대학원 재학생
3. 영 제8조에 따라 면허증을 발급받은 신규 면허취득자
4. 보건복지부장관이 보수교육을 받을 필요가 없다고 인정하는 사람

⑦ 다음 각 호의 어느 하나에 해당하는 사람에 대하여는 해당 연도의 보수교육을 유예할 수 있다.

1. 해당 연도에 6개월 이상 환자진료 업무에 종사하지 아니한 사람
2. 보건복지부장관이 보수교육을 받기가 곤란하다고 인정하는 사람

⑧ 제6항 또는 제7항에 따라 보수교육이 면제 또는 유예되는 사람은 해당 연도의 보수교육 실시 전에 별지 제10호의2서식의 보수교육 면제 · 유예 신청서에 보수교육 면제 또는 유예 대상자임을 증명할 수 있는 서류를 첨부하여 각 중앙회장에게 제출하여야 한다.

⑨ 제8항에 따른 신청을 받은 각 중앙회장은 보수교육 면제 또는 유예 대상자 여부를 확인하고, 보수교육 면제 또는 유예 대상자에게 별지 제10호의3서식의 보수교육 면제 · 유예 확인서를 교부하여야 한다.

칙제21조 (보수교육계획 및 실적보고 등) ① 각 중앙회장은 보건복지부장관에게 매년 12월 말일까지 다음 연도의 별지 제11호서식의

보수교육계획서를 제출하고, 매년 4월 말일까지 전년도의 별지 제12호서식의 보수교육실적보고서를 제출하여야 한다.

② 각 중앙회장은 보수교육을 받은 자에게 별지 제13호서식의 보수교육이수증을 발급하여야 한다.

㈜**제22조 (보수교육 실시 방법 등)** 보수교육의 교과과정, 실시 방법과 그 밖에 보수교육을 실시하는 데에 필요한 사항은 각 중앙회장이 정한다.

㈜**제23조 (보수교육 관계 서류의 보존)** 제20조에 따라 보수교육을 실시하는 중앙회 등은 다음 각 호의 서류를 3년간 보존하여야 한다.

1. 보수교육 대상자명단(대상자의 교육 이수 여부가 명시되어야 한다)
2. 보수교육 면제자명단
3. 그 밖에 이수자의 교육 이수를 확인할 수 있는 서류

제31조 삭제

제32조 [감 독] 보건복지부장관은 중앙회나 그 지부가 정관으로 정한 사업 외의 사업을 하거나 국민보건 향상에 장애가 되는 행위를 한 때 또는 제30조제1항에 따른 요청을 받고 협조하지 아니한 경우에는 정관을 변경하거나 임원을 새로 뽑을 것을 명할 수 있다.

제 3 장 의료기관

제1절 의료기관의 개설

제33조 [개설 등] ① 의료인은 이 법에 따른 의료기관을 개설하지 아니하고는 의료업을 할 수 없으며, 다음 각 호의 어느 하나에 해당하는 경우 외에는 그 의료기관 내에서 의료업을 하여야 한다.

1. 「응급의료에 관한 법률」 제2조제1호에 따른 응급환자를 진료하는 경우
2. 환자나 환자 보호자의 요청에 따라 진료하는 경우
3. 국가나 지방자치단체의 장이 공익상 필요하다고 인정하여 요청하는 경우
4. 보건복지부령으로 정하는 바에 따라 가정간호를 하는 경우
5. 그 밖에 이 법 또는 다른 법령으로 특별히 정한 경우나 환자가 있는 현장에서 진료를 하여야 하는 부득이한 사유가 있는 경우

② 다음 각 호의 어느 하나에 해당하는 자가 아니면 의료기관을 개설할 수 없다. 이 경우 의사는 종합병원·병원·요양병원 또는 의원을, 치과의사는 치과병원 또는 치과의원을, 한의사는 한방병원·요양병원 또는 한의원을, 조산사는 조산원만을 개설할 수 있다.

1. 의사, 치과의사, 한의사 또는 조산사
2. 국가나 지방자치단체
3. 의료업을 목적으로 설립된 법인(이하 "의료법인"이라 한다)
4. 「민법」이나 특별법에 따라 설립된 비영리법인
5. 「공공기관의 운영에 관한 법률」에 따른 준정부기관, 「지방의료원의 설립 및 운영에 관한 법률」에 따른 지방의료원, 「한국보훈복지의료공단법」에 따른 한국보훈복지의료공단

③ 제2항에 따라 의원·치과의원·한의원 또는 조산원을 개설하려는 자는 보건복지부령으로 정하는 바에 따라 시장·군수·구청장에게 신고하여야 한다.

④ 제2항에 따라 종합병원·병원·치과병원·한방병원 또는 요양병원을 개설하려면 보건복지부령으로 정하는 바에 따라 시·도지사의 허가를 받아야 한다. 이 경우 시·도지사는 개설하려는 의료기관이 제36조에 따른 시설기준에 맞지 아니하는 경우에는 개설허가를 할 수 없다.

⑤ 제3항과 제4항에 따라 개설된 의료기관이 개설 장소를 이전하거나 개설에 관한 신고 또는 허가사항 중 보건복지부령으로 정하는 중요사항을 변경하려는 때에도 제3항 또는 제4항과 같다.

⑥ 조산원을 개설하는 자는 반드시 지도의사(指導醫師)를 정하여야 한다.

⑦ 다음 각 호의 어느 하나에 해당하는 경우에는 의료기관을 개설할 수 없다.

1. 약국 시설 안이나 구내인 경우
2. 약국의 시설이나 부지 일부를 분할·변경 또는 개수하여 의료기관을 개설하는 경우

3. 약국과 전용 복도 · 계단 · 승강기 또는 구름다리 등의 통로가 설치되어 있거나 이런 것들을 설치하여 의료기관을 개설하는 경우

⑧ 제2항제1호의 의료인은 어떠한 명목으로도 둘 이상의 의료기관을 개설 · 운영할 수 없다. 다만, 2 이상의 의료인 면허를 소지한 자가 의원급 의료기관을 개설하려는 경우에는 하나의 장소에 한하여 면허 종별에 따른 의료기관을 함께 개설할 수 있다.

⑨ 의료법인 및 제2항제4호에 따른 비영리법인(이하 이 조에서 "의료법인등"이라 한다)이 의료기관을 개설하려면 그 법인의 정관에 개설하고자 하는 의료기관의 소재지를 기재하여 대통령령으로 정하는 바에 따라 정관의 변경허가를 얻어야 한다(의료법인등을 설립할 때에는 설립 허가를 말한다. 이하 이 항에서 같다). 이 경우 그 법인의 주무관청은 정관의 변경허가를 하기 전에 그 법인이 개설하고자 하는 의료기관이 소재하는 시 · 도지사 또는 시장 · 군수 · 구청장과 협의하여야 한다.

⑩ 의료기관을 개설 · 운영하는 의료법인등은 다른 자에게 그 법인의 명의를 빌려주어서는 아니 된다.

시행령

영제16조 (의료법인 등의 의료기관 개설을 위한 정관변경 허가 등) ① 법 제33조제2항제3호에 따른 의료법인(이하 "의료법인"이라 한다) 및 같은 항 제4호에 따른 비영리법인이 같은 조 제9항 전단에 따라 법인 설립허가 또는 정관 변경허가를 받으려는 경우에는 다음 각 호의 구분에 따른 서류를 주무관청에 제출하여야 한다.

1. 법인 설립허가를 받으려는 경우: 다음 각 목의 서류
   가. 의료기관의 개설 · 운영이 목적사업에 해당한다는 사실과 의료기관의 소재지가 반영된 정관안
   나. 의료기관 개설 · 운영을 위한 사업계획서 및 자금조달계획서
   다. 의료기관의 시설 · 장비 및 인력 등의 확보 계획서
   라. 법 제33조제2항제4호에 따른 비영리법인이 법인 설립허가 시 관계 법령에 따라 필요한 서류(비영리법인만 해당한다)
   마. 법 제48조제1항에 따른 의료법인 설립허가에 필요한 서류(의료법인만 해당한다)
   바. 그 밖에 의료기관의 개설 · 운영과 관련하여 보건복지부장관이 필요하다고 인정하여 고시하는 서류
2. 정관 변경허가를 받으려는 경우: 다음 각 목의 서류
   가. 의료기관의 개설 · 운영이 목적사업에 해당한다는 사실과 의료기관의 소재지가 반영된 정관변경안
   나. 제1호나목 및 다목의 서류
   다. 법 제33조제2항제4호에 따른 비영리법인이 정관 변경허가 시 관계 법령에 따라 필요한 서류(비영리법인만 해당한다)
   라. 법 제48조제3항에 따른 정관 변경허가에 필요한 서류(의료법인만 해당한다)
   마. 그 밖에 의료기관의 개설 · 운영과 관련하여 보건복지부장관이 필요하다고 인정하여 고시하는 서류

② 제1항 각 호의 서류(제1호라목 · 마목 및 제2호다목 · 라목은 제외한다)에 대한 작성기준, 작성방법 및 세부내용 등에 관한 사항은 보건복지부장관이 정하여 고시한다.

영제20조 (의료법인 등의 사명) 의료법인과 법 제33조제2항제4호에 따라 의료기관을 개설한 비영리법인은 의료업(법 제49조에 따라 의료법인이 하는 부대사업을 포함한다)을 할 때 공중위생에 이바지하여야 하며, 영리를 추구하여서는 아니 된다.

시행규칙

칙제24조 (가정간호) ① 법 제33조제1항제4호에 따라 의료기관이 실시하는 가정간호의 범위는 다음 각 호와 같다.

1. 간호
2. 검체의 채취(보건복지부장관이 정하는 현장검사를 포함한다. 이하 같다) 및 운반
3. 투약
4. 주사
5. 응급처치 등에 대한 교육 및 훈련
6. 상담
7. 다른 보건의료기관 등에 대한 건강관리에 관한 의뢰

② 가정간호를 실시하는 간호사는 「전문간호사 자격인정 등에 관한 규칙」에 따른 가정전문간호사이어야 한다.

③ 가정간호는 의사나 한의사가 의료기관 외의 장소에서 계속적인 치료와 관리가 필요하다고 판단하여 가정전문간호사에게 치료나 관리를 의뢰한 자에 대하여만 실시하여야 한다.

④ 가정전문간호사는 가정간호 중 검체의 채취 및 운반, 투약, 주사 또는 치료적 의료행위인 간호를 하는 경우에는 의사나 한의사의 진단과 처방에 따라야 한다. 이 경우 의사 및 한의사 처방의 유효기간은 처방일부터 90일까지로 한다.

⑤ 가정간호를 실시하는 의료기관의 장은 가정전문간호사를 2명 이상 두어야 한다.

⑥ 가정간호를 실시하는 의료기관의 장은 가정간호에 관한 기록을 5년간 보존하여야 한다.

⑦ 이 규칙에서 정한 것 외에 가정간호의 질 관리 등 가정간호의 실시에 필요한 사항은 보건복지부장관이 따로 정한다.

칙제25조 (의료기관 개설신고) ① 법 제33조제3항에 따라 의원 · 치과의원 · 한의원 또는 조산원을 개설하려는 자는 별지 제14호서식의 의료기관 개설신고서(전자문서로 된 신고서를 포함한다)에 다음 각 호의 서류(전자문서를 포함한다)를 첨부하여 시장 · 군수 ·

구청장(자치구의 구청장을 말한다. 이하 같다)에게 신고하여야 한다. 이 경우 시장·군수·구청장은 「전자정부법」 제36조제1항에 따른 행정정보의 공동이용을 통하여 법인 등기사항증명서를 확인하여야 한다.

1. 개설하려는 자가 법인인 경우: 법인 설립 허가증 사본(「공공기관의 운영에 관한 법률」에 따른 준정부기관은 제외한다), 정관 사본 및 사업계획서 사본
2. 개설하려는 자가 의료인인 경우: 면허증 사본
3. 건물평면도 사본 및 그 구조설명서 사본
4. 의료인 등 근무인원에 대한 확인이 필요한 경우: 면허(자격)증 사본 1부
5. 법 제36조제1호·제2호·제4호 및 제5호의 준수사항에 적합함을 증명하는 서류 신설 2017.6.21.

② 시장·군수·구청장은 제1항에 따른 의료기관 개설신고를 받은 경우에는 다음 각 호의 사항을 확인하여야 한다. 이 경우 제3호에 대해서는 「화재예방, 소방시설 설치·유지 및 안전관리에 관한 법률」 제7조제6항 전단에 따라 그 확인을 요청하여야 한다. 개정 2017.6.21.

1. 법 제4조제2항, 제33조제2항, 같은 조 제6항부터 제8항까지 및 제64조제2항에 따른 의료기관의 개설기준에 위배되는지 여부
2. 법 제36조제1호·제2호·제4호 및 제5호의 준수사항에 적합한지 여부
3. 「화재예방, 소방시설 설치·유지 및 안전관리에 관한 법률 시행령」 별표 5에 따라 의료기관이 갖추어야 하는 소방시설에 적합한지 여부
4. 그 밖에 다른 법령에 따라 의료기관의 개설이 제한되거나 금지되는지 여부

③ 시장·군수·구청장은 제1항에 따른 의료기관 개설신고가 적법하다고 인정하는 경우에는 해당 신고를 수리하고, 별지 제15호서식의 의료기관 개설신고증명서를 발급하여야 한다. 개정 2017.6.21.

④ 시장·군수·구청장은 분기별 의료기관의 개설신고 수리 상황을 매 분기가 끝난 후 15일까지 시·도지사를 거쳐 보건복지부장관에게 보고하여야 한다.

⑤ 시장·군수·구청장은 제3항에 따라 의료기관 개설신고증명서를 발급한 경우에는 의료기관별로 관리카드를 작성·비치하여 신고 사항의 변경신고 및 행정처분 내용 등을 기록·관리하여야 한다.

칙제26조 (의료기관 개설신고사항의 변경신고) ① 법 제33조제5항에 따라 의원·치과의원·한의원 또는 조산원 개설자가 그 개설 장소를 이전하거나 다음 각 호의 어느 하나에 해당하는 개설신고사항의 변경신고를 하려면 의료기관 개설신고증명서와 변경 사항을 확인할 수 있는 서류의 사본을 첨부하여 별지 제14호서식의 신고사항 변경신고서(전자문서로 된 신고서를 포함한다)를 시장·군수·구청장에게 제출하여야 한다.

1. 의료기관 개설자의 변경 사항
2. 의료기관 개설자가 입원, 해외 출장 등으로 다른 의사·치과의사·한의사 또는 조산사에게 진료하게 할 경우 그 기간 및 해당 의사 등의 인적 사항
3. 의료기관의 진료과목의 변동 사항
4. 진료과목 증감이나 입원실 등 주요 시설의 변경에 따른 시설 변동 내용
5. 의료기관의 명칭 변경 사항
6. 의료기관의 의료인 수

② 제1항에 따른 변경신고와 관련하여 그 변경사항에 대한 확인 방법 및 기준에 관하여는 제25조제2항을 준용한다. 다만, 같은 항 제3호의 경우에는 의료기관 개설장소의 이전이나 제1항제4호에 따른 시설 변동만 해당한다. 개정 2017.6.21.

③ 시장·군수·구청장은 제1항에 따른 변경신고를 수리한 경우에 의료기관개설신고증명서의 기재사항을 고쳐쓸 필요가 있으면 이를 개서(改書)하여 주거나 재발급하여야 한다.

칙제27조 (의료기관 개설허가) ① 법 제33조제4항에 따라 종합병원·병원·치과병원·한방병원 또는 요양병원의 개설허가를 받으려는 자는 별지 제16호서식의 의료기관 개설허가신청서(전자문서로 된 신청서를 포함한다)에 다음 각 호의 서류(전자문서를 포함한다)를 첨부하여 시·도지사에게 제출하여야 한다. 이 경우 시·도지사는 「전자정부법」 제36조제1항에 따른 행정정보의 공동이용을 통하여 법인 등기사항증명서를 확인하여야 한다.

1. 개설하려는 자가 법인인 경우: 법인설립허가증 사본(「공공기관의 운영에 관한 법률」에 따른 준정부기관은 제외한다), 정관 사본 및 사업계획서 사본
2. 개설하려는 자가 의료인인 경우: 면허증 사본과 사업계획서 사본
3. 건물평면도 사본 및 그 구조설명서 사본
4. 의료인 등 근무인원에 대한 확인이 필요한 경우: 면허(자격)증 사본 1부
5. 「전기사업법 시행규칙」 제38조제3항 본문에 따른 전기안전점검확인서(종합병원만 해당한다)
6. 법 제36조제1호·제2호·제4호 및 제5호의 준수사항에 적합함을 증명하는 서류 신설 2017.6.21.

② 제1항에 따른 개설허가 신청과 관련하여 그 신청사항에 대한 확인 방법 및 기준에 관하여는 제25조제2항을 준용한다. 개정 2017.6.21.

③ 시·도지사는 제1항에 따라 의료기관의 개설허가를 한 때에는 지체 없이 별지 제17호서식의 의료기관 개설허가증을 발급하여

야 한다.

④ 시·도지사는 분기별 의료기관의 개설허가 상황을 매 분기가 끝난 후 15일까지 보건복지부장관에게 보고하여야 한다.

⑤ 시·도지사는 제3항에 따라 의료기관의 개설허가증을 발급한 때에는 의료기관별로 관리카드를 작성·비치하여 허가 사항의 변경허가 및 행정처분 내용 등을 기록·관리하여야 한다.

칙 제28조 (의료기관 개설허가 사항의 변경허가) ① 법 제33조제5항에 따라 의료기관의 개설허가를 받은 자가 그 개설 장소를 이전하거나 다음 각 호의 어느 하나에 해당하는 개설허가 사항의 변경허가를 받으려면 의료기관 개설허가증과 변경 사항을 확인할 수 있는 서류의 사본을 첨부하여 별지 제16호서식의 허가사항 변경신청서(전자문서로 된 신청서를 포함한다)를 시·도지사에게 제출하여야 한다. 다만, 종합병원의 개설 장소가 이전되는 경우, 제2호에 따라 종합병원으로 변경되는 경우 또는 제3호에 따라 종합병원의 주요시설 변경이 있는 경우에는 「전기사업법 시행규칙」 제38조제3항 본문에 따른 전기안전점검확인서를 함께 제출하여야 한다.

1. 의료기관 개설자의 변경 사항
2. 법 제3조제2항에 따른 의료기관의 종류 변경 또는 진료과목의 변동 사항
3. 진료과목 증감이나 입원실 등 주요시설 변경에 따른 시설 변동 내용
4. 의료기관의 명칭 변경 사항
5. 의료기관의 의료인 수

② 제1항에 따른 개설허가 변경신청과 관련하여 그 변경사항에 대한 확인 방법 및 기준에 관하여는 제25조제2항을 준용한다. 다만, 같은 항 제3호의 경우에는 의료기관 개설장소의 이전, 제1항제2호 및 제3호에 따른 의료기관의 종류 변경 및 시설 변동만 해당한다. [개정 2017.6.21.]

③ 시·도지사는 제1항에 따라 변경허가를 한 때에 의료기관 개설허가증을 고쳐쓸 필요가 있으면 이를 개서하여 주거나 재발급하여야 한다.

칙 제30조의2 (보건의료자원 통합신고포털을 통한 신고 등) ① 시·도지사 및 시장·군수·구청장은 「국민건강보험법 시행규칙」 제12조의2제1항에 따른 전자민원창구(이하 "보건의료자원 통합신고포털"이라 한다)를 통하여 제25조부터 제28조까지의 규정, 제30조 및 제32조에 따른 의료기관 개설(변경)신고·개설(변경)허가 및 폐업·휴업의 신고 등에 관한 사무를 처리할 수 있다.

② 시·도지사 및 시장·군수·구청장은 제1항에 따라 처리한 사항(서면으로 신고 받거나 허가 신청 받아 처리한 사항을 포함한다)을 「국민건강보험법」 제62조에 따른 건강보험심사평가원(이하 "심사평가원"이라 한다)에 「국민건강보험법 시행규칙」 제12조의2제3항에 따른 방법으로 통보하여야 한다. 이 경우 시·도지사 또는 시장·군수·구청장은 제25조제4항, 제27조제4항, 제30조제2항 및 제32조제2항에 따라 보건복지부장관에게 보고한 것으로 본다. [개정 2017.6.21.]

③ 시·도지사 및 시장·군수·구청장은 심사평가원으로부터 「국민건강보험법 시행규칙」 제12조제4항제1호 또는 제2호에 따른 통보를 받은 경우에는 해당 의료기관의 개설자가 제26조제1항에 따른 의료기관 개설신고사항의 변경신고한 것으로 본다.

④ 시·도지사 및 시장·군수·구청장은 심사평가원으로부터 「국민건강보험법 시행규칙」 제12조제4항제3호에 따른 통보를 받은 경우에는 해당 의료기관의 개설허가를 받은 자가 제28조제1항에 따른 개설허가사항 변경신청서를 제출한 것으로 본다.

⑤ 의료기관의 개설자 또는 개설허가를 받은 자가 보건의료자원 통합신고포털을 통하여 변경신고를 하거나 변경허가를 신청하는 경우에는 제26조제1항 및 제28조제1항에도 불구하고 다음 각 호의 구분에 따라 서류의 제출을 생략할 수 있다.

1. 제26조제1항에 따른 개설신고사항의 변경신고(제32조제2항 전단에 따라 준용하는 경우를 포함한다)를 하는 경우: 의료기관 개설신고증명서
2. 제28조제1항에 따른 허가사항 변경신청(제32조제2항 전단에 따라 준용하는 경우를 포함한다)을 하는 경우: 의료기관 개설허가증

⑥ 시·도지사, 시장·군수·구청장 및 심사평가원은 제1항부터 제5항까지의 규정에 따른 업무를 위하여 불가피한 경우 「개인정보 보호법 시행령」 제19조제1호 또는 제4호에 따른 주민등록번호 또는 외국인등록번호가 포함된 자료를 처리할 수 있다.

칙 제31조 (조산원의 지도의사) 조산원의 개설자는 법 제33조제6항에 따라 지도의사(指導醫師)를 정하거나 변경한 경우에는 지도의사 신고서에 그 지도의사의 승낙서 및 면허증 사본을 첨부하여 관할 시장·군수·구청장에게 제출하여야 한다.

제34조 [원격의료] ① 의료인(의료업에 종사하는 의사·치과의사·한의사만 해당한다)은 제33조제1항에도 불구하고 컴퓨터·화상통신 등 정보통신기술을 활용하여 먼 곳에 있는 의료인에게 의료지식이나 기술을 지원하는 원격의료(이하 "원격의료"라 한다)를 할 수 있다.

② 원격의료를 행하거나 받으려는 자는 보건복지부령으로 정하는 시설과 장비를 갖추어야 한다.

③ 원격의료를 하는 자(이하 "원격지의사"라 한다)는 환자를 직접 대면하여 진료하는 경우와 같은 책임을 진다.

④ 원격지의사의 원격의료에 따라 의료행위를 한 의료인이 의사·치과의사 또는 한의사(이하 "현지의사"라 한다)인 경우에는 그 의료행위에 대하여 원격지의사의 과실을 인정할 만한 명백한 근거가 없으면 환자에 대한 책임은 제3항에도 불구하고 현지의사에게 있는 것으로 본다.

시행규칙

칙제29조 (원격의료의 시설 및 장비) 법 제34조제2항에 따라 원격의료를 행하거나 받으려는 자가 갖추어야 할 시설과 장비는 다음 각 호와 같다.

1. 원격진료실
2. 데이터 및 화상(畵像)을 전송·수신할 수 있는 단말기, 서버, 정보통신망 등의 장비

제35조 [의료기관 개설 특례] ① 제33조제1항·제2항 및 제8항에 따른 자 외의 자가 그 소속 직원, 종업원, 그 밖의 구성원(수용자를 포함한다) 이나 그 가족의 건강관리를 위하여 부속 의료기관을 개설하려면 그 개설 장소를 관할하는 시장·군수·구청장에게 신고하여야 한다. 다만, 부속 의료기관으로 병원급 의료기관을 개설하려면 그 개설 장소를 관할하는 시·도지사의 허가를 받아야 한다.

② 제1항에 따른 개설 신고 및 허가에 관한 절차·조건, 그 밖에 필요한 사항과 그 의료기관의 운영에 필요한 사항은 보건복지부령으로 정한다.

시행규칙

칙제32조 (부속 의료기관의 개설 특례) ① 법 제35조제1항에 따라 의료인·의료법인·국가·지방자치단체·비영리법인 또는 「공공기관의 운영에 관한 법률」에 따른 준정부기관 외의 자가 그 종업원 및 가족의 건강관리를 위하여 부속 의료기관을 개설하려면 별지 제20호서식의 부속 의료기관 개설신고서 또는 개설허가신청서에 다음 각호의 서류를 첨부하여 시·도지사나 시장·군수·구청장에게 제출하여야 한다.

1. 건물평면도 사본 및 그 구조설명서 사본
2. 의료인 등 근무인원에 대한 확인이 필요한 경우: 면허(자격)증 사본 1부
3. 법 제36조제1호·제2호·제4호 및 제5호의 준수사항에 적합함을 증명하는 서류 신설 2017.6.21.

② 부속 의료기관의 개설신고 및 개설허가에 따른 신고 수리 등에 관하여는 제25조제2항부터 제5항까지, 제26조, 제27조제2항부터 제5항까지 및 제28조의 규정을 각각 준용한다. 이 경우 "별지 15호서식"은 "별지 제15호의2서식"으로, "별지 제17호서식"은 "별지 제17호의2서식"으로 본다.

제36조 [준수사항] 제33조제2항 및 제8항에 따라 의료기관을 개설하는 자는 보건복지부령으로 정하는 바에 따라 다음 각 호의 사항을 지켜야 한다.

1. 의료기관의 종류에 따른 시설기준 및 규격에 관한 사항
2. 의료기관의 안전관리시설 기준에 관한 사항
3. 의료기관 및 요양병원의 운영 기준에 관한 사항
4. 고가의료장비의 설치·운영 기준에 관한 사항
5. 의료기관의 종류에 따른 의료인 등의 정원 기준에 관한 사항
6. 급식관리 기준에 관한 사항
7. 의료기관의 위생 관리에 관한 사항
8. 의료기관의 의약품 및 일회용 주사 의료용품의 사용에 관한 사항
9. 의료기관의 「감염병의 예방 및 관리에 관한 법률」 제41조제4항에 따른 감염병환자등의 진료 기준에 관한 사항
10. 의료기관 내 수술실, 분만실, 중환자실 등 감염관리가 필요한 시설의 출입 기준에 관한 사항 신설 2019.4.23.
11. 의료인 및 환자 안전을 위한 보안장비 설치 및 보안인력 배치 등에 관한 사항 신설 2019.4.23.

시행규칙

칙제34조 (의료기관의 시설기준 및 규격) 법 제36조제1호에 따른 의료기관의 종류별 시설기준은 별표 3과 같고, 그 시설규격은 별표 4와 같다.

칙제35조 (의료기관의 안전관리시설) 의료기관을 개설하는 자는 법 제36조제2호에 따라 환자, 의료관계인, 그 밖의 의료기관 종사자의 안전을 위하여 다음 각 호의 시설을 갖추어야 한다. 개정 2017.3.7.

1. 화재나 그 밖의 긴급한 상황에 대처하기 위하여 필요한 시설
2. 방충, 방서(防鼠), 세균오염 방지에 관한 시설
3. 채광·환기에 관한 시설
4. 전기·가스 등의 위해 방지에 관한 시설
5. 방사선 위해 방지에 관한 시설
6. 그 밖에 진료과목별로 안전관리를 위하여 필수적으로 갖추어야 할 시설

칙제35조의2 (의료기관의 운영 기준) 의료기관을 개설하는 자는 법 제36조제3호에 따라 다음 각 호의 운영 기준을 지켜야 한다.

1. 입원실의 정원을 초과하여 환자를 입원시키지 말 것
2. 입원실은 남·여별로 구별하여 운영할 것
3. 입원실이 아닌 장소에 환자를 입원시키지 말 것
4. 외래진료실에는 진료 중인 환자 외에 다른 환자를 대기시키지 말 것

본조신설 2017.3.7.

칙제36조 (요양병원의 운영) ① 법 제36조제3호에 따른 요양병원의 입원 대상은 다음 각 호의 어느 하나에 해당하는 자로서 주로 요양이 필요한 자로 한다.

1. 노인성 질환자
2. 만성질환자
3. 외과적 수술 후 또는 상해 후 회복기간에 있는 자

② 제1항에도 불구하고 「감염병의 예방 및 관리에 관한 법률」 제41조제1항에 따라 보건복지부장관이 고시한 감염병에 걸린 같은 법 제2조제13호부터 제15호까지에 따른 감염병환자, 감염병의사환자 또는 병원체보유자(이하 "감염병환자등"이라 한다) 및 같은 법 제42조제1항 각 호의 어느 하나에 해당하는 감염병환자등은 요양병원의 입원 대상으로 하지 아니한다.

③ 제1항에도 불구하고 「정신건강증진 및 정신질환자 복지서비스 지원에 관한 법률」 제3조제1호에 따른 정신질환자(노인성 치매환자는 제외한다)는 같은 법 제3조제5호에 따른 정신의료기관 외의 요양병원의 입원 대상으로 하지 아니한다.

개정 2017.5.30.

④ 각급 의료기관은 제1항에 따른 환자를 요양병원으로 옮긴 경우에는 환자 이송과 동시에 진료기록 사본 등을 그 요양병원에 송부하여야 한다.

⑤ 요양병원 개설자는 요양환자의 상태가 악화되는 경우에 적절한 조치를 할 수 있도록 환자 후송 등에 관하여 다른 의료기관과 협약을 맺거나 자체 시설 및 인력 등을 확보하여야 한다.

⑥ 요양병원 개설자가 요양병원에 입원한 환자의 안전을 위하여 환자의 움직임을 제한하거나 신체를 묶는 경우에 준수하여야 하는 사항은 별표 4의2와 같다.

⑦ 요양병원 개설자는 휴일이나 야간에 입원환자의 안전 및 적절한 진료 등을 위하여 소속 의료인 및 직원에 대한 비상연락체계를 구축·유지하여야 한다. 신설 2017.6.21.

칙제38조 (의료인 등의 정원) ① 법 제36조제5호에 따른 의료기관의 종류에 따른 의료인의 정원 기준에 관한 사항은 별표 5와 같다.

② 의료기관은 제1항의 의료인 외에 다음의 기준에 따라 필요한 인원을 두어야 한다.

1. 병원급 의료기관에는 별표 5의2에 따른 약사 또는 한약사(법률 제8365호 약사법 전부개정법률 부칙 제9조에 따라 한약을 조제할 수 있는 약사를 포함한다. 이하 같다)를 두어야 한다.
2. 입원시설을 갖춘 종합병원·병원·치과병원·한방병원 또는 요양병원에는 1명 이상의 영양사를 둔다.
3. 의료기관에는 보건복지부장관이 정하는 바에 따라 각 진료과목별로 필요한 수의 의료기사를 둔다.
4. 종합병원에는 보건복지부장관이 정하는 바에 따라 필요한 수의 보건의료정보관리사를 둔다. 개정 2018.12.20.
5. 의료기관에는 보건복지부장관이 정하는 바에 따라 필요한 수의 간호조무사를 둔다.
6. 종합병원에는 「사회복지사업법」에 따른 사회복지사 자격을 가진 자 중에서 환자의 갱생·재활과 사회복귀를 위한 상담 및 지도 업무를 담당하는 요원을 1명 이상 둔다.
7. 요양병원에는 시설 안전관리를 담당하는 당직근무자를 1명 이상 둔다.

③ 보건복지부장관은 간호사나 치과위생사의 인력 수급상 필요하다고 인정할 때에는 제1항에 따른 간호사 또는 치과위생사 정원의 일부를 간호조무사로 충당하게 할 수 있다.

칙제39조 (급식관리) 입원시설을 갖춘 종합병원·병원·치과병원·한방병원 또는 요양병원을 개설하는 자는 법 제36조제6호에 따라 별표 6에서 정하는 바에 따라 환자의 식사를 위생적으로 관리·제공하여야 한다. 개정 2017.3.7.

칙제39조의2 (의료기관의 위생관리 기준) 의료기관을 개설하는 자는 법 제36조제7호에 따라 다음 각 호의 위생관리 기준을 지켜야 한다.

1. 환자의 처치에 사용되는 기구 및 물품(1회용 기구 및 물품은 제외한다)은 보건복지부장관이 정하여 고시하는 방법에 따라 소독하여 사용할 것
2. 감염의 우려가 있는 환자가 입원하였던 입원실 및 그 옷·침구·식기 등은 완전히 소독하여 사용할 것
3. 의료기관에서 업무를 수행하는 보건의료인에 대하여 손 위생에 대한 교육을 실시할 것

본조신설 2017.3.7.

칙제39조의3 (의약품 및 일회용 주사 의료용품의 사용 기준) 의료기관을 개설하는 자는 법 제36조제8호에 따라 의약품 및 일회용 주사 의료용품의 사용에 관한 다음 각 호의 기준을 지켜야 한다.

1. 변질·오염·손상되었거나 유효기한·사용기한이 지난 의약품을 진열하거나 사용하지 말 것
2. 「의약품 등의 안전에 관한 규칙」 제62조제5호에 따라 규격품으로 판매하도록 지정·고시된 한약을 조제하는 경우에는 같은 조 제8호에 따른 품질관리에 관한 사항을 준수할 것(한의원 또는 한방병원만 해당한다)
3. 포장이 개봉되거나 손상된 일회용 주사 의료용품은 사용하지 말고 폐기할 것

4. 일회용 주사기에 주입된 주사제는 지체 없이 환자에게 사용할 것
5. 한 번 사용한 일회용 주사 의료용품은 다시 사용하지 말고 폐기할 것

본조신설 2017.3.7.

㉿제39조의4 (감염병환자등의 진료 기준) 의료기관을 개설하는 자는 법 제36조제9호에 따라 「감염병의 예방 및 관리에 관한 법률 시행령」 별표 2 제3호 및 제4호에 따른 입원 치료의 방법 및 절차를 지켜야 한다.

본조신설 2017.3.7.

제36조의2 [공중보건의사 고용금지] ① 의료기관 개설자는 「농어촌 등 보건의료를 위한 특별조치법」 제5조의2에 따른 배치기관 및 배치시설이나 같은 법 제6조의2에 따른 파견근무기관 및 시설이 아니면 같은 법 제2조제1호의 공중보건의사에게 의료행위를 하게 하거나, 제41조제1항에 따른 당직의료인으로 두어서는 아니 된다.

② 의료기관 개설자는 「병역법」 제34조의2제2항에 따라 군병원 또는 병무청장이 지정하는 병원에서 직무와 관련된 수련을 실시하는 경우가 아니면 같은 법 제2조제14호의 병역판정검사전담의사에게 의료행위를 하게 하거나 제41조제1항에 따른 당직의료인으로 두어서는 아니 된다. 신설 2018.3.27.

제37조 [진단용 방사선 발생장치] ① 진단용 방사선 발생장치를 설치·운영하려는 의료기관은 보건복지부령으로 정하는 바에 따라 시장·군수·구청장에게 신고하여야 하며, 보건복지부령으로 정하는 안전관리기준에 맞도록 설치·운영하여야 한다.

② 의료기관 개설자나 관리자는 진단용 방사선 발생장치를 설치한 경우에는 보건복지부령으로 정하는 바에 따라 안전관리책임자를 선임하고, 정기적으로 검사와 측정을 받아야 하며, 방사선 관계 종사자에 대한 피폭관리(被曝管理)를 하여야 한다.

③ 제1항과 제2항에 따른 진단용 방사선 발생장치의 범위·신고·검사·설치 및 측정기준 등에 필요한 사항은 보건복지부령으로 정한다.

제38조 [특수의료장비의 설치·운영] ① 의료기관은 보건의료 시책상 적정한 설치와 활용이 필요하여 보건복지부장관이 정하여 고시하는 의료장비(이하 "특수의료장비"라 한다)를 설치·운영하려면 보건복지부령으로 정하는 바에 따라 시장·군수·구청장에게 등록하여야 하며, 보건복지부령으로 정하는 설치인정기준에 맞게 설치·운영하여야 한다.

② 의료기관의 개설자나 관리자는 제1항에 따라 특수의료장비를 설치하면 보건복지부령으로 정하는 바에 따라 보건복지부장관에게 정기적인 품질관리검사를 받아야 한다.

③ 의료기관의 개설자나 관리자는 제2항에 따른 품질관리검사에서 부적합하다고 판정받은 특수의료장비를 사용하여서는 아니 된다.

④ 보건복지부장관은 제2항에 따른 품질관리검사업무의 전부 또는 일부를 보건복지부령으로 정하는 바에 따라 관계 전문기관에 위탁할 수 있다.

제39조 [시설 등의 공동이용] ① 의료인은 다른 의료기관의 장의 동의를 받아 그 의료기관의 시설·장비 및 인력 등을 이용하여 진료할 수 있다.

② 의료기관의 장은 그 의료기관의 환자를 진료하는 데에 필요하면 해당 의료기관에 소속되지 아니한 의료인에게 진료하도록 할 수 있다.

③ 의료인이 다른 의료기관의 시설·장비 및 인력 등을 이용하여 진료하는 과정에서 발생한 의료사고에 대하여는 진료를 한 의료인의 과실 때문이면 그 의료인에게, 의료기관의 시설·장비 및 인력 등의 결함 때문이면 그것을 제공한 의료기관 개설자에게 각각 책임이 있는 것으로 본다.

제40조 [폐업·휴업 신고와 진료기록부 등의 이관] ① 의료기관 개설자는 의료업을 폐업하거나 1개월 이상 휴업(입원환자가 있는 경우에는 1개월 미만의 휴업도 포함한다. 이하 이 조에서 이와 같다)하려면 보건복지부령으로 정하는 바에 따라 관할 시장·군수·구청장에게 신고하여야 한다.

② 의료기관 개설자는 제1항에 따라 폐업 또는 휴업 신고를 할 때 제22조나 제23조에 따라 기록·보존하고 있는 진료기록부 등을 관할 보건소장에게 넘겨야 한다. 다만, 의료기관 개설자가 보건복지부령으로 정하는 바에 따라 진료기록부등의 보관계획서를 제출하여 관할 보건소장의 허가를 받은 경우에는 직접 보관할 수 있다.

③ 시장·군수·구청장은 제1항에 따른 신고에도 불구하고 「감염병의 예방 및 관리에 관한 법률」 제18조 및 제29조에 따라 질병관리본부장, 시·도지사 또는 시장·군수·구청장이 감염병의 역학조사 및 예방접종에 관한 역학조사를 실시하거나 같은

법 제18조의2에 따라 의료인 또는 의료기관의 장이 보건복지부장관 또는 시·도지사에게 역학조사 실시를 요청한 경우로서 그 역학조사를 위하여 필요하다고 판단하는 때에는 의료기관 폐업 신고를 수리하지 아니할 수 있다.

④ 의료기관 개설자는 의료업을 폐업 또는 휴업하는 경우 보건복지부령으로 정하는 바에 따라 해당 의료기관에 입원 중인 환자를 다른 의료기관으로 옮길 수 있도록 하는 등 환자의 권익을 보호하기 위한 조치를 하여야 한다.

⑤ 시장·군수·구청장은 제1항에 따른 폐업 또는 휴업 신고를 받은 경우 의료기관 개설자가 제4항에 따른 환자의 권익을 보호하기 위한 조치를 취하였는지 여부를 확인하는 등 대통령령으로 정하는 조치를 하여야 한다.

시행규칙

칙제30조 (폐업·휴업의 신고) ① 법 제40조에 따라 의료기관의 개설자가 의료업을 폐업하거나 휴업하려면 별지 제18호서식의 의료기관 휴업(폐업) 신고서에 다음 각 호의 서류를 첨부하여 관할 시장·군수·구청장에게 제출하여야 한다. 〈개정 2017.6.21.〉

1. 의료업의 폐업 또는 휴업에 대한 결의서(법인만 해당한다) 1부 〈신설 2017.6.21.〉
2. 영 제17조의2 각 호의 조치에 관한 서류 〈신설 2017.6.21.〉

② 시장·군수·구청장은 매월의 의료기관 폐업신고의 수리 상황을 그 다음달 15일까지 보건복지부장관에게 보고하여야 한다.

③ 법 제33조제2항 및 제8항에 따라 의원·치과의원·한의원 또는 조산원을 개설한 의료인이 부득이한 사유로 6개월을 초과하여 그 의료기관을 관리할 수 없는 경우 그 개설자는 폐업 또는 휴업 신고를 하여야 한다.

④ 법 제40조제2항 단서에 따라 폐업 또는 휴업의 신고를 하는 의료기관 개설자가 진료기록부등을 직접 보관하려면 별지 제19호서식의 진료기록 보관계획서에 다음 각 호의 서류를 첨부하여 폐업 또는 휴업 예정일 전까지 관할 보건소장의 허가를 받아야 한다.

1. 진료기록부등의 종류별 수량 및 목록
2. 진료기록부등에 대한 체계적이고 안전한 보관계획에 관한 서류

칙제30조의3 (폐업·휴업 시 조치사항) 법 제40조제4항에 따라 의료기관 개설자는 의료업을 폐업 또는 휴업하려는 때에는 폐업 또는 휴업 신고예정일 14일 전까지 환자 및 환자 보호자가 쉽게 볼 수 있는 장소 및 인터넷 홈페이지(인터넷 홈페이지를 운영하고 있는 자만 해당한다)에 다음 각 호의 사항을 기재한 안내문을 각각 게시하여야 한다. 다만, 입원 환자에 대해서는 폐업 또는 휴업 신고 예정일 30일 전까지 환자 또는 그 보호자에게 직접 안내문의 내용을 알려야 한다.

1. 폐업 또는 휴업 개시 예정일자
2. 법 제22조제1항에 따른 진료기록부등(전자의무기록을 포함한다)의 이관·보관 또는 사본 발급 등에 관한 사항
3. 진료비 등의 정산 및 반환 등에 관한 사항
4. 입원 중인 환자의 다른 의료기관으로의 전원(轉院)에 관한 사항
5. 그 밖에 제1호부터 제4호까지에 준하는 사항으로서 환자의 권익 보호를 위하여 보건복지부장관이 특히 필요하다고 인정하여 고시하는 사항

〈본조신설 2017.6.21.〉

제41조 [당직의료인] ① 각종 병원에는 응급환자와 입원환자의 진료 등에 필요한 당직의료인을 두어야 한다.

② 제1항에 따른 당직의료인의 수와 배치 기준은 병원의 종류, 입원환자의 수 등을 고려하여 보건복지부령으로 정한다.

시행령

영제18조 (당직의료인) ① 법 제41조에 따라 각종 병원에 두어야 하는 당직의료인의 수는 입원환자 200명까지는 의사·치과의사 또는 한의사의 경우에는 1명, 간호사의 경우에는 2명을 두되, 입원환자 200명을 초과하는 200명마다 의사·치과의사 또는 한의사의 경우에는 1명, 간호사의 경우에는 2명을 추가한 인원 수로 한다.

② 제1항에도 불구하고 정신병원, 재활병원, 결핵병원 등은 입원환자를 진료하는 데에 지장이 없도록 해당 병원의 자체 기준에 따라 배치할 수 있다.

시행규칙

칙제39조의5 (당직의료인) ① 법 제41조제2항에 따라 각종 병원에 두어야 하는 당직의료인의 수는 입원환자 200명까지는 의사·치과의사 또는 한의사의 경우에는 1명, 간호사의 경우에는 2명을 두되, 입원환자 200명을 초과하는 200명마다 의사·치과의사 또는 한의사의 경우에는 1명, 간호사의 경우에는 2명을 추가한 인원 수로 한다.

② 제1항에도 불구하고 법 제3조제2항제3호라목에 따른 요양병원에 두어야 하는 당직의료인의 수는 다음 각 호의 기준에 따른다.

1. 의사·치과의사 또는 한의사의 경우에는 입원환자 300명까지는 1명, 입원환자 300명을 초과하는 300명마다 1명을 추가한 인원 수
2. 간호사의 경우에는 입원환자 80명까지는 1명, 입원환자 80명을 초과하는 80명마다 1명을 추가한 인원 수

③ 제1항 및 제2항에도 불구하고 다음 각 호의 어느 하나에 해당하는 의료기관은 입원환자를 진료하는 데에 지장이 없도록 해당 병원의 자체 기준에 따라 당직의료인을 배치할 수 있다.

1. 「정신건강증진 및 정신질환자 복지서비스 지원에 관한 법률」 제3조제5호가목에 따른 정신병원

2. 「장애인복지법」 제58조제1항제4호에 따른 의료재활시설로서 법 제3조의2에 따른 요건을 갖춘 의료기관
3. 국립정신건강센터, 국립정신병원, 국립소록도병원, 국립결핵병원 및 국립재활원
4. 그 밖에 제1호부터 제3호까지에 준하는 의료기관으로서 보건복지부장관이 당직의료인의 배치 기준을 자체적으로 정할 필요가 있다고 인정하여 고시하는 의료기관

본조신설 2017.6.21.

제42조 [의료기관의 명칭] ① 의료기관은 제3조제2항에 따른 의료기관의 종류에 따르는 명칭 외의 명칭을 사용하지 못한다. 다만, 다음 각 호의 어느 하나에 해당하는 경우에는 그러하지 아니하다.

1. 종합병원이 그 명칭을 병원으로 표시하는 경우
2. 제3조의4제1항에 따라 상급종합병원으로 지정받거나 제3조의5제1항에 따라 전문병원으로 지정받은 의료기관이 지정받은 기간 동안 그 명칭을 사용하는 경우
3. 제33조제8항 단서에 따라 개설한 의원급 의료기관이 면허 종별에 따른 종별명칭을 함께 사용하는 경우
4. 국가나 지방자치단체에서 개설하는 의료기관이 보건복지부장관이나 시·도지사와 협의하여 정한 명칭을 사용하는 경우
5. 다른 법령으로 따로 정한 명칭을 사용하는 경우

② 의료기관의 명칭 표시에 관한 사항은 보건복지부령으로 정한다.

③ 의료기관이 아니면 의료기관의 명칭이나 이와 비슷한 명칭을 사용하지 못한다.

시행규칙

㉠**제40조 (의료기관의 명칭 표시)** 법 제42조제2항에 따라 의료기관의 명칭 표시는 다음 각 호에 정하는 바에 따른다.

1. 의료기관이 명칭을 표시하는 경우에는 법 제3조제2항에 따른 의료기관의 종류에 따르는 명칭(종합병원의 경우에는 종합병원 또는 병원) 앞에 고유명칭을 붙인다. 이 경우 그 고유명칭은 의료기관의 종류 명칭과 동일한 크기로 하되, 의료기관의 종류 명칭과 혼동할 우려가 있거나 특정 진료과목 또는 질환명과 비슷한 명칭을 사용하지 못한다.
2. 제1호에도 불구하고 법 제3조의4제1항에 따라 상급종합병원으로 지정받은 종합병원은 의료기관의 종류에 따른 명칭 대신 상급종합병원의 명칭을 표시할 수 있다.
3. 제1호에도 불구하고 법 제3조의5제1항에 따라 전문병원으로 지정받은 병원은 지정받은 특정 진료과목 또는 질환명을 표시할 수 있으며, 의료기관의 종류에 따른 명칭 대신 전문병원의 명칭을 표시할 수 있다.
4. 병원·한방병원·치과병원·의원·한의원 또는 치과의원의 개설자가 전문의인 경우에는 그 의료기관의 고유명칭과 의료기관의 종류 명칭 사이에 인정받은 전문과목을 삽입하여 표시할 수 있다. 이 경우 의료기관의 고유명칭 앞에 전문과목 및 전문의를 함께 표시할 수 있다. 개정 2017.3.7.
5. 제32조에 따른 부속 의료기관이 명칭을 표시하는 경우에는 의료기관의 종류에 따르는 명칭 앞에 그 개설기관의 명칭과 "부속"이라는 문자를 붙여야 한다.
6. 의료기관의 명칭표시판에는 다음 각 목의 사항만을 표시할 수 있다. 다만, 장소가 좁거나 그 밖에 부득이한 사유가 있는 경우에는 제41조제4항에도 불구하고 같은 조 제1항에 따른 진료과목을 명칭표시판에 함께 표시할 수 있다.
   가. 의료기관의 명칭
   나. 전화번호
   다. 진료에 종사하는 의료인의 면허 종류 및 성명
   라. 상급종합병원으로 지정받은 사실(법 제3조의4제1항에 따라 상급종합병원으로 지정받은 종합병원만 해당한다)
   마. 전문병원으로 지정받은 사실(법 제3조의5제1항에 따라 전문병원으로 지정받은 병원만 해당한다)
   바. 병원·한방병원·치과병원·의원·한의원 또는 치과의원의 개설자가 전문의인 경우에는 해당 개설자의 전문의 자격 및 전문과목 신설 2017.6.21.
7. 제6호가목에 따른 의료기관의 명칭은 한글로 표시하되, 보건복지부장관이 정하는 바에 따라 외국어를 함께 표시할 수 있다.

제43조 [진료과목 등] ① 병원·치과병원 또는 종합병원은 한의사를 두어 한의과 진료과목을 추가로 설치·운영할 수 있다.

② 한방병원 또는 치과병원은 의사를 두어 의과 진료과목을 추가로 설치·운영할 수 있다.

③ 병원·한방병원 또는 요양병원은 치과의사를 두어 치과 진료과목을 추가로 설치·운영할 수 있다.

④ 제1항부터 제3항까지의 규정에 따라 추가로 진료과목을 설치·운영하는 경우에는 보건복지부령으로 정하는 바에 따라 진료에 필요한 시설·장비를 갖추어야 한다.

⑤ 제1항부터 제3항까지의 규정에 따라 추가로 설치한 진료과목을 포함한 의료기관의 진료과목은 보건복지부령으로 정하는 바에 따라 표시하여야 한다. 다만, 치과의 진료과목은 종합병원과 제77조제2항에 따라 보건복지부령으로 정하는 치과병원에 한하여 표시할 수 있다.

시행규칙

칙제41조 (진료과목의 표시) ① 법 제43조에 따라 의료기관이 표시할 수 있는 진료과목은 다음 각 호와 같다.

1. 종합병원: 제2호 및 제3호의 진료과목
2. 병원이나 의원: 내과, 신경과, 정신건강의학과, 외과, 정형외과, 신경외과, 흉부외과, 성형외과, 마취통증의학과, 산부인과, 소아청소년과, 안과, 이비인후과, 피부과, 비뇨기과, 영상의학과, 방사선종양학과, 병리과, 진단검사의학과, 재활의학과, 결핵과, 가정의학과, 핵의학과, 직업환경의학과 및 응급의학과
3. 치과병원이나 치과의원: 구강악안면외과, 치과보철과, 치과교정과, 소아치과, 치주과, 치과보존과, 구강내과, 영상치의학과, 구강병리과, 예방치과 및 통합치의학과 개정 2017.6.21.
4. 한방병원이나 한의원: 한방내과, 한방부인과, 한방소아과, 한방안·이비인후·피부과, 한방신경정신과, 한방재활의학과, 사상체질과 및 침구과
5. 요양병원: 제2호 및 제4호의 진료과목

② 법 제43조제1항부터 제3항까지의 규정에 따라 추가로 진료과목을 설치한 의료기관이 표시할 수 있는 진료과목과 법 제43조제4항에 따라 추가로 설치한 진료과목의 진료에 필요한 시설·장비는 별표 8과 같다.

③ 의료기관이 진료과목을 표시하는 경우에는 제1항및 제2항의 진료과목 중 그 의료기관이 확보하고 있는 시설·장비 및 의료관계인에 해당하는 과목만을 표시할 수 있다.

④ 의료기관의 진료과목 표시판에는 "진료과목"이라는 글자와 진료과목의 명칭을 표시하여야 한다.

칙제42조 (의료기관의 명칭과 진료과목의 병행 표시 방법) 제40조제6호 각 목 외의 부분 단서에 따라 의료기관의 명칭 표시판에 진료과목을 함께 표시하는 경우에는 진료과목을 표시하는 글자의 크기를 의료기관의 명칭을 표시하는 글자 크기의 2분의 1 이내로 하여야 한다.

제44조 삭제

제45조 [비급여 진료비용 등의 고지] ① 의료기관 개설자는 「국민건강보험법」 제41조제4항에 따라 요양급여의 대상에서 제외되는 사항 또는 「의료급여법」 제7조제3항에 따라 의료급여의 대상에서 제외되는 사항의 비용(이하 "비급여 진료비용"이라 한다)을 환자 또는 환자의 보호자가 쉽게 알 수 있도록 보건복지부령으로 정하는 바에 따라 고지하여야 한다.

② 의료기관 개설자는 보건복지부령으로 정하는 바에 따라 의료기관이 환자로부터 징수하는 제증명수수료의 비용을 게시하여야 한다.

③ 의료기관 개설자는 제1항 및 제2항에서 고지·게시한 금액을 초과하여 징수할 수 없다.

시행규칙

칙제42조의2 (비급여 진료비용 등의 고지) ① 법 제45조제1항에 따라 의료기관 개설자는 비급여 대상의 항목과 그 가격을 적은 책자 등을 접수창구 등 환자 또는 환자의 보호자가 쉽게 볼 수 있는 장소에 갖추어 두어야 한다. 이 경우 비급여 대상의 항목을 묶어 1회 비용으로 정하여 총액을 표기할 수 있다.

② 법 제45조제2항에 따라 의료기관 개설자는 진료기록부 사본·진단서 등 제증명수수료의 비용을 접수창구 등 환자 및 환자의 보호자가 쉽게 볼 수 있는 장소에 게시하여야 한다.

③ 인터넷 홈페이지를 운영하는 의료기관은 제1항 및 제2항의 사항을 제1항 및 제2항의 방법 외에 이용자가 알아보기 쉽도록 인터넷 홈페이지에 따로 표시하여야 한다.

④ 제1항부터 제3항까지에서 규정한 사항 외에 비급여 진료비용 등의 고지방법의 세부적인 사항은 보건복지부장관이 정하여 고시한다.

제45조의2 [비급여 진료비용 등의 현황조사 등] ① 보건복지부장관은 모든 의료기관에 대하여 비급여 진료비용 및 제45조제2항에 따른 제증명수수료(이하 이 조에서 "비급여진료비용등"이라 한다)의 항목, 기준 및 금액 등에 관한 현황을 조사·분석하여 그 결과를 공개할 수 있다. 다만, 병원급 의료기관에 대하여는 그 결과를 공개하여야 한다.

② 보건복지부장관은 제1항에 따른 비급여진료비용등의 현황에 대한 조사·분석을 위하여 의료기관의 장에게 관련 자료의 제출을 명할 수 있다. 이 경우 해당 의료기관의 장은 특별한 사유가 없으면 그 명령에 따라야 한다.

③ 제1항에 따른 현황조사·분석 및 결과 공개의 범위·방법·절차 등에 필요한 사항은 보건복지부령으로 정한다.

시행령

영제42조 (업무의 위탁) ① 보건복지부장관은 법 제86조제2항에 따라 법 제23조의2제2항에 따른 전자의무기록시스템의 인증 신청 접수, 인증 결과 통보 및 인증서 발급에 관한 업무와 같은 조 제5항에 따른 전자의무기록시스템의 기술 개발 및 활용 촉진에 관한 업무를 다음 각 호의 기관에 위탁할 수 있다. 신설 2017.6.20.

1. 「공공기관의 운영에 관한 법률」 제4조에 따른 공공기관 중 그 설립목적이 보건의료 또는 사회보장과 관련되는 공공기관

2. 위탁 업무 수행에 필요한 조직·인력 및 전문성 등을 고려하여 보건복지부장관이 정하여 고시하는 기관

② 보건복지부장관은 법 제86조제2항에 따라 법 제45조의2제1항에 따른 비급여 진료비용 및 제증명수수료에 대한 조사·분석 및 그 결과 공개에 관한 업무를 다음 각 호의 전문기관에 위탁할 수 있다. 개정 2017.6.20.

1. 법 제28조에 따른 의사회, 치과의사회 또는 한의사회
2. 「공공기관의 운영에 관한 법률」 제4조에 따른 공공기관 중 그 설립 목적이 보건의료와 관련되는 공공기관
3. 그 밖에 위탁 업무 수행에 필요한 조직·인력 및 전문성 등을 고려하여 보건복지부장관이 고시하는 기관

③ 보건복지부장관은 법 제86조제2항에 따라 법 제80조제2항에 따른 간호조무사 교육훈련기관의 지정 신청 접수 및 지정서 발급에 관한 업무를 다음 각 호의 기관에 위탁할 수 있다. 개정 2017.6.20.

1. 「공공기관의 운영에 관한 법률」 제4조에 따른 공공기관 중 그 설립 목적이 보건의료 또는 인력개발과 관련되는 공공기관
2. 위탁업무 수행에 필요한 조직·인력 및 전문성 등을 갖춘 전문기관으로서 보건복지부장관이 정하여 고시하는 기관

④ 보건복지부장관은 법 제86조제2항에 따라 법 제80조제4항에 따른 간호조무사 실태·취업상황 등에 관한 신고 및 법 제80조제5항에 따른 간호조무사 보수교육에 관한 업무를 다음 각 호의 기관에 위탁할 수 있다. 개정 2017.6.20.

1. 「공공기관의 운영에 관한 법률」 제4조에 따른 공공기관 중 그 설립 목적이 보건의료 또는 인력개발과 관련되는 공공기관
2. 간호조무사를 구성원으로 하여 설립된 기관으로서 전국적 조직을 갖추고 있는 기관
3. 위탁 업무 수행에 필요한 조직·인력 및 전문성 등을 갖춘 전문기관으로서 보건복지부장관이 정하여 고시하는 기관(법 제80조제5항에 따른 간호조무사 보수교육만 해당한다)

⑤ 보건복지부장관이 법 제86조제2항에 따라 제1항부터 제4항까지의 규정에 따른 업무를 위탁하는 경우에 그 위탁 기준 등의 공고, 위탁 내용 등의 고시 또는 위탁 업무의 보고 등에 대해서는 제31조의6제2항부터 제5항까지의 규정을 준용한다. 개정 2017.6.20.

시행규칙

칙 제42조의3 (비급여 진료비용 등의 현황 조사 등) ① 법 제45조의2제1항에 따라 보건복지부장관이 법 제45조제1항 및 제2항의 비급여 진료비용 및 제증명수수료(이하 이 조에서 "비급여 진료비용등"이라 한다)에 대한 현황 조사·분석을 하는 의료기관은 병원급 의료기관 중 병상규모 및 입원 환자의 수 등을 고려하여 보건복지부장관이 정하여 고시하는 의료기관으로 한다.

② 비급여 진료비용등의 현황에 대한 조사·분석 항목은 다음 각 호의 구분에 따른다.

1. 법 제45조제1항에 따른 비급여 진료비용: 「국민건강보험 요양급여의 기준에 관한 규칙」 별표 2에 따라 비급여 대상이 되는 행위·약제 및 치료재료 중 의료기관에서 실시·사용·조제하는 빈도 및 의료기관의 징수비용 등을 고려하여 보건복지부장관이 고시하는 항목
2. 법 제45조제2항에 따른 제증명수수료: 의료기관에서 발급하는 진단서·증명서 또는 검안서 등의 제증명서류 중 발급 빈도 및 발급 비용 등을 고려하여 보건복지부장관이 고시하는 서류

③ 보건복지부장관은 비급여 진료비용등의 현황에 대한 조사·분석을 위하여 의료기관의 장에게 관련 서류 또는 의견의 제출을 명할 수 있다. 이 경우 해당 의료기관의 장은 특별한 사유가 없으면 그 명령에 따라야 한다.

④ 보건복지부장관은 비급여 진료비용 등에 대한 심층적 조사·분석을 위하여 필요하다고 인정하는 경우에는 관계 전문기관이나 전문가 등에게 필요한 자료 또는 의견의 제출을 요청할 수 있다.

⑤ 보건복지부장관은 법 제45조의2제1항에 따라 비급여 진료비용등의 현황에 대한 조사·분석 결과를 모두 공개한다. 이 경우 공개방법은 보건복지부장관이 지정하는 정보시스템에 게시하는 방법으로 한다.

⑥ 제1항부터 제5항까지의 규정에 따른 비급여 진료비용등의 현황에 대한 조사·분석 및 공개 등의 방법 및 절차 등에 관하여 필요한 세부 사항은 보건복지부장관이 정하여 고시한다.

제45조의3 [제증명수수료의 기준 고시] 보건복지부장관은 제45조의2제1항에 따른 현황조사·분석의 결과를 고려하여 제증명수수료의 항목 및 금액에 관한 기준을 정하여 고시하여야 한다.

제46조 [환자의 진료의사 선택 등] ① 환자나 환자의 보호자는 종합병원·병원·치과병원·한방병원 또는 요양병원의 특정한 의사·치과의사 또는 한의사를 선택하여 진료를 요청할 수 있다. 이 경우 의료기관의 장은 특별한 사유가 없으면 환자나 환자의 보호자가 요청한 의사·치과의사 또는 한의사가 진료하도록 하여야 한다. 개정 2018.3.27.

② 제1항에 따라 진료의사를 선택하여 진료를 받는 환자나 환자의 보호자는 진료의사의 변경을 요청할 수 있다. 이 경우 의료기관의 장은 정당한 사유가 없으면 이에 응하여야 한다. 개정 2018.3.27.

③ 의료기관의 장은 환자 또는 환자의 보호자에게 진료의사 선택을 위한 정보를 제공하여야 한다. 개정 2018.3.27.

④ 의료기관의 장은 제1항에 따라 진료하게 한 경우에도 환자나 환자의 보호자로부터 추가비용을 받을 수 없다. 개정 2018.3.27.

⑤ 삭제 〈2018.3.27.〉

⑥ 삭제 〈2018.3.27.〉

제47조 [병원감염 예방] ① 보건복지부령으로 정하는 일정 규모 이상의 병원급 의료기관의 장은 병원감염 예방을 위하여 감염관리위원회와 감염관리실을 설치·운영하고 보건복지부령으로 정하는 바에 따라 감염관리업무를 수행하는 전담 인력을 두는 등 필요한 조치를 하여야 한다.

② 의료기관의 장은 「감염병의 예방 및 관리에 관한 법률」 제2조제1호에 따른 감염병의 예방을 위하여 해당 의료기관에 소속된 의료인 및 의료기관 종사자에게 정기적으로 교육을 실시하여야 한다. [신설 2019.4.23.]

③ 의료기관의 장은 「감염병의 예방 및 관리에 관한 법률」 제2조제1호에 따른 감염병이 유행하는 경우 환자, 환자의 보호자, 의료인, 의료기관 종사자 및 「경비업법」 제2조제3호에 따른 경비원 등 해당 의료기관 내에서 업무를 수행하는 사람에게 감염병의 확산 방지를 위하여 필요한 정보를 제공하여야 한다. [개정 2019.4.23.]

④ 제1항에 따른 감염관리위원회의 구성과 운영, 감염관리실 운영, 제2항에 따른 교육 및 제3항에 따른 정보 제공 등에 필요한 사항은 보건복지부령으로 정한다. [개정 2019.4.23.]

시행규칙

칙제43조 (감염관리위원회 및 감염관리실의 설치 등) ① 법 제47조제1항에서 "보건복지부령으로 정하는 일정 규모 이상의 병원급 의료기관"이란 다음 각 호의 구분에 따른 의료기관을 말한다.

1. 2017년 3월 31일까지의 기간: 종합병원 및 200개 이상의 병상을 갖춘 병원으로서 중환자실을 운영하는 의료기관
2. 2017년 4월 1일부터 2018년 9월 30일까지의 기간: 종합병원 및 200개 이상의 병상을 갖춘 병원
3. 2018년 10월 1일부터의 기간: 종합병원 및 150개 이상의 병상을 갖춘 병원

② 법 제47조제1항에 따른 감염관리위원회(이하 "위원회"라 한다)는 다음 각 호의 업무를 심의한다.

1. 병원감염에 대한 대책, 연간 감염예방계획의 수립 및 시행에 관한 사항
2. 감염관리요원의 선정 및 배치에 관한 사항
3. 감염병환자등의 처리에 관한 사항
4. 병원의 전반적인 위생관리에 관한 사항
5. 병원감염관리에 관한 자체 규정의 제정 및 개정에 관한 사항
6. 삭제
7. 삭제
8. 삭제
9. 그 밖에 병원감염관리에 관한 중요한 사항

③ 법 제47조제1항에 따른 감염관리실(이하 "감염관리실"이라 한다)은 다음 각 호의 업무를 수행한다.

1. 병원감염의 발생 감시
2. 병원감염관리 실적의 분석 및 평가
3. 직원의 감염관리교육 및 감염과 관련된 직원의 건강관리에 관한 사항
4. 그 밖에 감염 관리에 필요한 사항

칙제44조 (위원회의 구성) ① 위원회는 위원장 1명을 포함한 7명 이상 15명 이하의 위원으로 구성한다.

② 위원장은 해당 의료기관의 장으로 하고, 부위원장은 위원 중에서 위원장이 지명한다.

③ 위원은 다음 각 호의 어느 하나에 해당하는 사람과 해당 의료기관의 장이 위촉하는 외부 전문가로 한다.

1. 감염관리실장
2. 진료부서의 장
3. 간호부서의 장
4. 진단검사부서의 장
5. 감염 관련 의사 및 해당 의료기관의 장이 필요하다고 인정하는 사람

④ 제3항 각 호에 해당하는 자는 당연직 위원으로 하되 그 임기는 해당 부서의 재직기간으로 하고, 위촉하는 위원의 임기는 2년으로 한다.

칙제45조 (위원회의 운영) ① 위원회는 정기회의와 임시회의로 운영한다.

② 정기회의는 연 2회 개최하고, 임시회의는 위원장이 필요하다고 인정하는 때 또는 위원 과반수가 소집을 요구할 때에 개최할 수 있다.

③ 회의는 재적위원 과반수의 출석과 출석위원 과반수의 찬성으로 의결한다.

④ 위원장은 위원회를 대표하며 업무를 총괄한다.

⑤ 위원회는 회의록을 작성하여 참석자의 확인을 받은 후 비치하여야 한다.

⑥ 그 밖에 위원회의 운영에 필요한 사항은 위원장이 정한다.

칙 **제46조 (감염관리실의 운영 등)** ① 법 제47조제1항에 따라 감염관리실에서 감염관리 업무를 수행하는 사람의 인력기준 및 배치기준은 별표 8의2와 같다.

② 제1항에 따라 감염관리실에 두는 인력 중 1명 이상은 감염관리실에서 전담 근무하여야 한다.

③ 제1항에 따라 감염관리실에서 근무하는 사람은 별표 8의3에서 정한 교육기준에 따라 교육을 받아야 한다.

칙 **제46조의2 (감염병 예방을 위한 정보 제공 등)** ① 의료기관의 장은 법 제47조제2항에 따라 「감염병의 예방 및 관리에 관한 법률」 제2조제1호에 따른 감염병(이하 이 조에서 "감염병"이라 한다) 예방을 위하여 정보를 제공하거나 교육을 실시하는 경우에는 다음 각 호의 사항이 포함되어야 한다.

1. 감염병의 감염 원인, 감염 경로 및 감염 증상 등 감염병의 내용 및 성격에 관한 사항
2. 감염병에 대한 대응조치, 진료방법 및 예방방법 등 감염병의 예방 및 진료에 관한 사항
3. 감염병 환자의 관리, 감염 물건의 처리, 감염 장소의 소독 및 감염병 보호장비 사용 등 감염병의 관리에 관한 사항
4. 「감염병의 예방 및 관리에 관한 법률」에 따른 의료기관, 보건의료인 또는 의료기관 종사자의 보고·신고 및 협조 등에 관한 사항
5. 그 밖에 감염병 예방 및 관리 등을 위하여 보건복지부장관이 특히 필요하다고 인정하는 사항

② 법 제47조제2항에 따라 의료기관의 장이 감염병 예방을 위한 정보를 제공하는 경우에는 다음 각 호의 방법에 따른다.

1. 의료기관의 인터넷 홈페이지 게시
2. 매뉴얼·게시물 또는 안내문 등의 작성·비치
3. 그 밖에 보건복지부장관이 신속하고 정확한 정보 제공을 위하여 적합하다고 인정하여 고시하는 방법

③ 의료기관의 장은 「재난 및 안전관리 기본법」 제38조제2항에 따라 감염병에 관한 주의·경계 또는 심각의 경보가 발령되는 경우에는 법 제47조제2항에 따라 해당 의료기관에서 상시적으로 업무를 수행하는 사람을 대상으로 2회 이상 감염병 예방 교육을 실시하여야 한다.

④ 의료기관의 장은 법 제47조제2항에 따라 정보 제공과 교육 실시를 위하여 필요하다고 인정하는 경우에는 질병관리본부 또는 관할 보건소에 필요한 협조를 요청할 수 있다.

⑤ 제1항부터 제4항까지의 규정에 따른 감염병 예방 정보 제공 및 교육 실시의 내용·방법 및 절차 등에 필요한 세부 사항은 보건복지부장관이 정하여 고시한다.

제47조의2 [입원환자의 전원] 의료기관의 장은 천재지변, 감염병 의심 상황, 집단 사망사고의 발생 등 입원환자를 긴급히 전원(轉院)시키지 않으면 입원환자의 생명·건강에 중대한 위험이 발생할 수 있음에도 환자나 보호자의 동의를 받을 수 없는 등 보건복지부령으로 정하는 불가피한 사유가 있는 경우에는 보건복지부령으로 정하는 바에 따라 시장·군수·구청장의 승인을 받아 입원환자를 다른 의료기관으로 전원시킬 수 있다.

본조신설 2019.1.15.

제2절 의료법인

제48조 [설립 허가 등] ① 제33조제2항에 따른 의료법인을 설립하려는 자는 대통령령으로 정하는 바에 따라 정관과 그 밖의 서류를 갖추어 그 법인의 주된 사무소의 소재지를 관할하는 시·도지사의 허가를 받아야 한다.

② 의료법인은 그 법인이 개설하는 의료기관에 필요한 시설이나 시설을 갖추는 데에 필요한 자금을 보유하여야 한다.

③ 의료법인이 재산을 처분하거나 정관을 변경하려면 시·도지사의 허가를 받아야 한다.

④ 이 법에 따른 의료법인이 아니면 의료법인이나 이와 비슷한 명칭을 사용할 수 없다.

제49조 [부대사업] ① 의료법인은 그 법인이 개설하는 의료기관에서 의료업무 외에 다음의 부대사업을 할 수 있다. 이 경우 부대사업으로 얻은 수익에 관한 회계는 의료법인의 다른 회계와 구분하여 계산하여야 한다.

1. 의료인과 의료관계자 양성이나 보수교육
2. 의료나 의학에 관한 조사 연구
3. 「노인복지법」 제31조제2호에 따른 노인의료복지시설의 설치·운영
4. 「장사 등에 관한 법률」 제29조제1항에 따른 장례식장의 설치·운영
5. 「주차장법」 제19조제1항에 따른 부설주차장의 설치·운영
6. 의료업 수행에 수반되는 의료정보시스템 개발·운영사업 중 대통령령으로 정하는 사업
7. 그 밖에 휴게음식점영업, 일반음식점영업, 이용업, 미용업 등 환자 또는 의료법인이 개설한 의료기관 종사자 등의 편의

를 위하여 보건복지부령으로 정하는 사업

② 제1항제4호 · 제5호 및 제7호의 부대사업을 하려는 의료법인은 타인에게 임대 또는 위탁하여 운영할 수 있다.

③ 제1항 및 제2항에 따라 부대사업을 하려는 의료법인은 보건복지부령으로 정하는 바에 따라 미리 의료기관의 소재지를 관할하는 시 · 도지사에게 신고하여야 한다. 신고사항을 변경하려는 경우에도 또한 같다.

시행령

영제22조 (의료정보시스템 사업) 법 제49조제1항제6호에서 "대통령령으로 정하는 사업"이란 다음 각 호의 사업을 말한다.

1. 전자의무기록을 작성 · 관리하기 위한 시스템의 개발 · 운영사업 개정 2017.6.20.
2. 전자처방전을 작성 · 관리하기 위한 시스템의 개발 · 운영사업
3. 영상기록을 저장 · 전송하기 위한 시스템의 개발 · 운영사업

시행규칙

칙제60조 (부대사업) 법 제49조제1항제7호에서 "휴게음식점영업, 일반음식점영업, 이용업, 미용업 등 환자 또는 의료법인이 개설한 의료기관 종사자 등의 편의를 위하여 보건복지부령으로 정하는 사업"이란 다음 각 호의 사업을 말한다.

1. 휴게음식점영업, 일반음식점영업, 제과점영업, 위탁급식영업
2. 소매업 중 편의점, 슈퍼마켓, 자동판매기영업 및 서점

2의2. 의류 등 생활용품 판매업 및 식품판매업(건강기능식품 판매업은 제외한다). 다만, 의료법인이 직접 영위하는 경우는 제외한다.

3. 산후조리업
4. 목욕장업
5. 의료기기 임대 · 판매업. 다만, 의료법인이 직접 영위하는 경우는 제외한다.
6. 숙박업, 여행업 및 외국인환자 유치업
7. 수영장업, 체력단련장업 및 종합체육시설업
8. 장애인보조기구의 제조 · 개조 · 수리업
9. 다음 각 목의 어느 하나에 해당하는 업무를 하려는 자에게 의료법인이 개설하는 의료기관의 건물을 임대하는 사업
   가. 이용업 및 미용업
   나. 안경 조제 · 판매업
   다. 은행업
   라. 의원급 의료기관 개설 · 운영(의료관광호텔에 부대시설로 설치하는 경우로서 진료과목이 의료법인이 개설하는 의료기관과 동일하지 아니한 경우로 한정한다)

칙제61조 (부대사업의 신고 등) ① 법 제49조제3항 전단에 따라 부대사업을 신고하려는 의료법인은 별지 제22호서식의 신고서에 다음 각 호의 서류를 첨부하여 관할 시 · 도지사에게 제출하여야 한다.

1. 의료기관 개설허가증 사본
2. 부대사업의 내용을 적은 서류
3. 부대사업을 하려는 건물의 평면도 및 구조설명서

② 제1항에 따른 신고를 받은 시 · 도지사는 별지 제23호서식의 신고증명서를 발급하여야 한다.

③ 제1항에 따라 신고한 내용을 변경하려는 자는 별지 제22호서식의 변경신고서에 다음 각 호의 서류를 첨부하여 관할 시 · 도지사에게 제출하여야 한다.

1. 제2항에 따라 발급받은 신고증명서
2. 변경 사항을 증명하는 서류

④ 제3항에 따라 변경신고를 받은 시 · 도지사는 부대사업 신고증명서에 제3항에 따라 변경한 사항을 적은 후 해당 의료법인에 발급하여야 한다.

제50조 [「민법」의 준용] 의료법인에 대하여 이 법에 규정된 것 외에는 「민법」 중 재단법인에 관한 규정을 준용한다.

제51조 [설립 허가 취소] 보건복지부장관 또는 시 · 도지사는 의료법인이 다음 각 호의 어느 하나에 해당하면 그 설립 허가를 취소할 수 있다.

1. 정관으로 정하지 아니한 사업을 한 때
2. 설립된 날부터 2년 안에 의료기관을 개설하지 아니한 때
3. 의료법인이 개설한 의료기관이 제64조에 따라 개설허가를 취소당한 때
4. 보건복지부장관 또는 시 · 도지사가 감독을 위하여 내린 명령을 위반한 때
5. 제49조제1항에 따른 부대사업 외의 사업을 한 때

제3절 의료기관단체

제52조 [의료기관단체 설립] ① 병원급 의료기관의 장은 의료기관의 건전한 발전과 국민보건 향상에 기여하기 위하여 전국 조직을 두는 단체를 설립할 수 있다.
② 제1항에 따른 단체는 법인으로 한다.

제52조의2 [대한민국의학한림원] ① 의료인에 관련되는 의학 및 관계 전문분야(이하 이 조에서 "의학등"이라 한다)의 연구·진흥기반을 조성하고 우수한 보건의료인을 발굴·활용하기 위하여 대한민국의학한림원(이하 이 조에서 "한림원"이라 한다)을 둔다.
② 한림원은 법인으로 한다.
③ 한림원은 다음 각 호의 사업을 한다.
1. 의학등의 연구진흥에 필요한 조사·연구 및 정책자문
2. 의학등의 분야별 중장기 연구 기획 및 건의
3. 의학등의 국내외 교류협력사업
4. 의학등 및 국민건강과 관련된 사회문제에 관한 정책자문 및 홍보
5. 보건의료인의 명예를 기리고 보전(保全)하는 사업
6. 보건복지부장관이 의학등의 발전을 위하여 지정 또는 위탁하는 사업

④ 보건복지부장관은 한림원의 사업수행에 필요한 경비의 전부 또는 일부를 예산의 범위에서 지원할 수 있다.
⑤ 한림원에 대하여 이 법에서 정하지 아니한 사항에 관하여는 「민법」 중 사단법인에 관한 규정을 준용한다.
⑥ 한림원이 아닌 자는 대한민국의학한림원 또는 이와 유사한 명칭을 사용하지 못한다.
⑦ 한림원의 운영 및 업무수행에 필요한 사항은 대통령령으로 정한다.

시행령

영 제22조의2 (대한민국의학한림원 운영 등) ① 법 제52조의2제1항에 따른 대한민국의학한림원(이하 "한림원"이라 한다)의 사업연도는 정부의 회계연도에 따른다.
② 한림원은 보건복지부장관이 정하는 바에 따라 사업추진계획, 사업추진현황, 자금운용계획 및 자금집행내역 등에 관한 사항을 보건복지부장관에게 보고하여야 한다.
③ 한림원은 다양한 분야의 의료인과 관계 전문가 등이 그 조직 운영 및 업무수행 등에 균형있게 참여할 수 있도록 필요한 조치를 강구·시행하여야 한다.

제 4 장 신의료기술평가

제53조 [신의료기술의 평가] ① 보건복지부장관은 국민건강을 보호하고 의료기술의 발전을 촉진하기 위하여 대통령령으로 정하는 바에 따라 제54조에 따른 신의료기술평가위원회의 심의를 거쳐 신의료기술의 안전성·유효성 등에 관한 평가(이하 "신의료기술평가"라 한다)를 하여야 한다.
② 제1항에 따른 신의료기술은 새로 개발된 의료기술로서 보건복지부장관이 안전성·유효성을 평가할 필요성이 있다고 인정하는 것을 말한다.
③ 보건복지부장관은 신의료기술평가의 결과를 「국민건강보험법」 제64조에 따른 건강보험심사평가원의 장에게 알려야 한다. 이 경우 신의료기술평가의 결과를 보건복지부령으로 정하는 바에 따라 공표할 수 있다.
④ 그 밖에 신의료기술평가의 대상 및 절차 등에 필요한 사항은 보건복지부령으로 정한다.

제54조 [신의료기술평가위원회의 설치 등] ① 보건복지부장관은 신의료기술평가에 관한 사항을 심의하기 위하여 보건복지부에 신의료기술평가위원회(이하 "위원회"라 한다)를 둔다.
② 위원회는 위원장 1명을 포함하여 20명 이내의 위원으로 구성한다.
③ 위원은 다음 각 호의 자 중에서 보건복지부장관이 위촉하거나 임명한다. 다만, 위원장은 제1호 또는 제2호의 자 중에서 임명한다.
1. 제28조제1항에 따른 의사회·치과의사회·한의사회에서 각각 추천하는 자
2. 보건의료에 관한 학식이 풍부한 자

3. 소비자단체에서 추천하는 자
4. 변호사의 자격을 가진 자로서 보건의료와 관련된 업무에 5년 이상 종사한 경력이 있는 자
5. 보건의료정책 관련 업무를 담당하고 있는 보건복지부 소속 5급 이상의 공무원

④ 위원장과 위원의 임기는 3년으로 하되, 연임할 수 있다. 다만, 제3항제5호에 따른 공무원의 경우에는 재임기간으로 한다.
⑤ 위원의 자리가 빈 때에는 새로 위원을 임명하고, 새로 임명된 위원의 임기는 임명된 날부터 기산한다.
⑥ 위원회의 심의사항을 전문적으로 검토하기 위하여 위원회에 분야별 전문평가위원회를 둔다.
⑦ 그 밖에 위원회·전문평가위원회의 구성 및 운영 등에 필요한 사항은 보건복지부령으로 정한다.

제55조 [자료의 수집 업무 등의 위탁] 보건복지부장관은 신의료기술평가에 관한 업무를 수행하기 위하여 필요한 경우 보건복지부령으로 정하는 바에 따라 자료 수집·조사 등 평가에 수반되는 업무를 관계 전문기관 또는 단체에 위탁할 수 있다.

제 5 장 의료광고

제56조 [의료광고의 금지 등] ① 의료기관 개설자, 의료기관의 장 또는 의료인(이하 "의료인등"이라 한다)이 아닌 자는 의료에 관한 광고(의료인등이 신문·잡지·음성·음향·영상·인터넷·인쇄물·간판, 그 밖의 방법에 의하여 의료행위, 의료기관 및 의료인등에 대한 정보를 소비자에게 나타내거나 알리는 행위를 말한다. 이하 "의료광고"라 한다)를 하지 못한다. 〈개정 2018.3.27.〉

② 의료인등은 다음 각 호의 어느 하나에 해당하는 의료광고를 하지 못한다. 〈개정 2018.3.27.〉
1. 제53조에 따른 평가를 받지 아니한 신의료기술에 관한 광고
2. 환자에 관한 치료경험담 등 소비자로 하여금 치료 효과를 오인하게 할 우려가 있는 내용의 광고 〈신설 2018.3.27.〉
3. 거짓된 내용을 표시하는 광고 〈신설 2018.3.27.〉
4. 다른 의료인등의 기능 또는 진료 방법과 비교하는 내용의 광고 〈개정 2018.3.27.〉
5. 다른 의료인등을 비방하는 내용의 광고 〈개정 2018.3.27.〉
6. 수술 장면 등 직접적인 시술행위를 노출하는 내용의 광고
7. 의료인등의 기능, 진료 방법과 관련하여 심각한 부작용 등 중요한 정보를 누락하는 광고 〈개정 2018.3.27.〉
8. 객관적인 사실을 과장하는 내용의 광고 〈개정 2018.3.27.〉
9. 법적 근거가 없는 자격이나 명칭을 표방하는 내용의 광고
10. 신문, 방송, 잡지 등을 이용하여 기사(記事) 또는 전문가의 의견 형태로 표현되는 광고 〈개정 2018.3.27.〉
11. 제57조에 따른 심의를 받지 아니하거나 심의받은 내용과 다른 내용의 광고
12. 제27조제3항에 따라 외국인환자를 유치하기 위한 국내광고
13. 소비자를 속이거나 소비자로 하여금 잘못 알게 할 우려가 있는 방법으로 제45조에 따른 비급여 진료비용을 할인하거나 면제하는 내용의 광고
14. 각종 상장·감사장 등을 이용하는 광고 또는 인증·보증·추천을 받았다는 내용을 사용하거나 이와 유사한 내용을 표현하는 광고. 다만, 다음 각 목의 어느 하나에 해당하는 경우는 제외한다. 〈신설 2018.3.27.〉
    가. 제58조에 따른 의료기관 인증을 표시한 광고
    나. 「정부조직법」 제2조부터 제4조까지의 규정에 따른 중앙행정기관·특별지방행정기관 및 그 부속기관, 「지방자치법」 제2조에 따른 지방자치단체 또는 「공공기관의 운영에 관한 법률」 제4조에 따른 공공기관으로부터 받은 인증·보증을 표시한 광고
    다. 다른 법령에 따라 받은 인증·보증을 표시한 광고
    라. 세계보건기구와 협력을 맺은 국제평가기구로부터 받은 인증을 표시한 광고 등 대통령령으로 정하는 광고
15. 그 밖에 의료광고의 방법 또는 내용이 국민의 보건과 건전한 의료경쟁의 질서를 해치거나 소비자에게 피해를 줄 우려가 있는 것으로서 대통령령으로 정하는 내용의 광고 〈개정 2018.3.27.〉

③ 의료광고는 다음 각 호의 방법으로는 하지 못한다.
1. 「방송법」 제2조제1호의 방송
2. 그 밖에 국민의 보건과 건전한 의료경쟁의 질서를 유지하기 위하여 제한할 필요가 있는 경우로서 대통령령으로 정하

는 방법

④ 제2항에 따라 금지되는 의료광고의 구체적인 내용 등 의료광고에 관하여 필요한 사항은 대통령령으로 정한다. 개정 2018.3.27.

⑤ 보건복지부장관, 시장 · 군수 · 구청장은 제2항제2호부터 제5호까지 및 제7호부터 제9호까지를 위반한 의료인등에 대하여 제63조, 제64조 및 제67조에 따른 처분을 하려는 경우에는 지체 없이 그 내용을 공정거래위원회에 통보하여야 한다. 개정 2018.3.27.

[2018. 3. 27. 법률 제15540호에 의하여 2015. 12. 23. 헌법재판소에서 위헌 결정된 이 조를 개정함.]

시행령

영제23조 (의료광고의 금지 기준) ① 법 제56조제2항에 따라 금지되는 의료광고의 구체적인 기준은 다음 각 호와 같다. 개정 2017.2.28. 개정 2018.9.28.

1. 법 제53조에 따른 신의료기술평가를 받지 아니한 신의료기술에 관하여 광고하는 것
2. 특정 의료기관 · 의료인의 기능 또는 진료 방법이 질병 치료에 반드시 효과가 있다고 표현하거나 환자의 치료경험담이나 6개월 이하의 임상경력을 광고하는 것
3. 의료인, 의료기관, 의료서비스 및 의료 관련 각종 사항에 대하여 객관적인 사실과 다른 내용 등 거짓된 내용을 광고하는 것 신설 2018.9.28.
4. 특정 의료기관 개설자, 의료기관의 장 또는 의료인(이하 "의료인등"이라 한다)이 수행하거나 광고하는 기능 또는 진료 방법이 다른 의료인등의 것과 비교하여 우수하거나 효과가 있다는 내용으로 광고하는 것 개정 2018.9.28.
5. 다른 의료인등을 비방할 목적으로 해당 의료인등이 수행하거나 광고하는 기능 또는 진료 방법에 관하여 불리한 사실을 광고하는 것 개정 2018.9.28.
6. 의료인이 환자를 수술하는 장면이나 환자의 환부(患部) 등을 촬영한 동영상 · 사진으로서 일반인에게 혐오감을 일으키는 것을 게재하여 광고하는 것
7. 의료인등의 의료행위나 진료 방법 등을 광고하면서 예견할 수 있는 환자의 안전에 심각한 위해(危害)를 끼칠 우려가 있는 부작용 등 중요 정보를 빠뜨리거나 글씨 크기를 작게 하는 등의 방법으로 눈에 잘 띄지 않게 광고하는 것 개정 2018.9.28.
8. 의료인, 의료기관, 의료서비스 및 의료 관련 각종 사항에 대하여 객관적인 사실을 과장하는 내용으로 광고하는 것 개정 2018.9.28.
9. 법적 근거가 없는 자격이나 명칭을 표방하는 내용을 광고하는 것 신설 2018.9.28.
10. 특정 의료기관 · 의료인의 기능 또는 진료 방법에 관한 기사나 전문가의 의견을 「신문 등의 진흥에 관한 법률」 제2조에 따른 신문 · 인터넷신문 또는 「잡지 등 정기간행물의 진흥에 관한 법률」에 따른 정기간행물이나 「방송법」 제2조제1호에 따른 방송에 싣거나 방송하면서 특정 의료기관 · 의료인의 연락처나 약도 등의 정보도 함께 싣거나 방송하여 광고하는 것
11. 법 제57조제1항에 따라 심의 대상이 되는 의료광고를 심의를 받지 아니하고 광고하거나 심의 받은 내용과 다르게 광고하는 것
12. 외국인환자를 유치할 목적으로 법 제27조제3항에 따른 행위를 하기 위하여 국내광고 하는 것 신설 2018.9.28.
13. 법 제45조에 따른 비급여 진료비용의 할인 · 면제 금액, 대상, 기간이나 범위 또는 할인 · 면제 이전의 비급여 진료비용에 대하여 허위 또는 불명확한 내용이나 정보 등을 게재하여 광고하는 것 개정 2017.2.28.
14. 각종 상장 · 감사장 등을 이용하여 광고하는 것 또는 인증 · 보증 · 추천을 받았다는 내용을 사용하거나 이와 유사한 내용을 표현하여 광고하는 것. 다만, 법 제56조제2항제14호 각 목의 어느 하나에 해당하는 경우는 제외한다. 신설 2018.9.28.

② 법 제56조제2항제14호라목에서 "세계보건기구와 협력을 맺은 국제평가기구로부터 받은 인증을 표시한 광고 등 대통령령으로 정하는 광고"란 다음 각 호의 어느 하나에 해당하는 광고를 말한다. 신설 2018.9.28.

1. 세계보건기구와 협력을 맺은 국제평가기구로부터 받은 인증을 표시한 광고 신설 2018.9.28.
2. 국제의료질관리학회(The International Society for Quality in Health Care)로부터 인증을 받은 각국의 인증기구의 인증을 표시한 광고 신설 2018.9.28.

③ 보건복지부장관은 의료인등 자신이 운영하는 인터넷 홈페이지에 의료광고를 하는 경우에 제1항에 따라 금지되는 의료광고의 세부적인 기준을 정하여 고시할 수 있다. 개정 2018.9.28.

제57조 [의료광고의 심의] ① 의료인등이 다음 각 호의 어느 하나에 해당하는 매체를 이용하여 의료광고를 하려는 경우 미리 의료광고가 제56조제1항부터 제3항까지의 규정에 위반되는지 여부에 관하여 제2항에 따른 기관 또는 단체의 심의를 받아야 한다. 개정 2018.3.27.

1. 「신문 등의 진흥에 관한 법률」 제2조에 따른 신문 · 인터넷신문 또는 「잡지 등 정기간행물의 진흥에 관한 법률」 제2조에 따른 정기간행물

2. 「옥외광고물 등의 관리와 옥외광고산업 진흥에 관한 법률」 제2조제1호에 따른 옥외광고물 중 현수막(懸垂幕), 벽보, 전단(傳單) 및 교통시설 · 교통수단에 표시(교통수단 내부에 표시되거나 영상 · 음성 · 음향 및 이들의 조합으로 이루어지는 광고를 포함한다)되는 것 개정 2018.3.27.
3. 전광판
4. 대통령령으로 정하는 인터넷 매체[이동통신단말장치에서 사용되는 애플리케이션(Application)을 포함한다] 개정 2018.3.27.
5. 그 밖에 매체의 성질, 영향력 등을 고려하여 대통령령으로 정하는 광고매체 신설 2018.3.27.

② 다음 각 호의 기관 또는 단체는 대통령령으로 정하는 바에 따라 자율심의를 위한 조직 등을 갖추어 보건복지부장관에게 신고한 후 의료광고 심의 업무를 수행할 수 있다. 개정 2018.3.27.
1. 제28조제1항에 따른 의사회 · 치과의사회 · 한의사회
2. 「소비자기본법」 제29조에 따라 등록한 소비자단체로서 대통령령으로 정하는 기준을 충족하는 단체

③ 의료인등은 제1항에도 불구하고 다음 각 호의 사항으로만 구성된 의료광고에 대해서는 제2항에 따라 보건복지부장관에게 신고한 기관 또는 단체(이하 "자율심의기구"라 한다)의 심의를 받지 아니할 수 있다. 개정 2018.3.27.
1. 의료기관의 명칭 · 소재지 · 전화번호
2. 의료기관이 설치 · 운영하는 진료과목(제43조제5항에 따른 진료과목을 말한다)
3. 의료기관에 소속된 의료인의 성명 · 성별 및 면허의 종류
4. 그 밖에 대통령령으로 정하는 사항

④ 자율심의기구는 제1항에 따른 심의를 할 때 적용하는 심의 기준을 상호 협의하여 마련하여야 한다. 개정 2018.3.27.

⑤ 의료광고 심의를 받으려는 자는 자율심의기구가 정하는 수수료를 내야 한다. 신설 2018.3.27.

⑥ 제2항제1호에 따른 자율심의기구가 수행하는 의료광고 심의 업무 및 이와 관련된 업무의 수행에 관하여는 제29조제3항, 제30조제1항, 제32조, 제83조제1항 및 「민법」 제37조를 적용하지 아니하며, 제2항제2호에 따른 자율심의기구가 수행하는 의료광고 심의 업무 및 이와 관련된 업무의 수행에 관하여는 「민법」 제37조를 적용하지 아니한다. 신설 2018.3.27.

⑦ 자율심의기구는 의료광고 제도 및 법령의 개선에 관하여 보건복지부장관에게 의견을 제시할 수 있다. 신설 2018.3.27.

⑧ 제1항에 따른 심의의 유효기간은 심의를 신청하여 승인을 받은 날부터 3년으로 한다. 신설 2018.3.27.

⑨ 의료인등이 제8항에 따른 유효기간의 만료 후 계속하여 의료광고를 하려는 경우에는 유효기간 만료 6개월 전에 자율심의기구에 의료광고 심의를 신청하여야 한다. 신설 2018.3.27.

⑩ 제1항부터 제9항까지의 규정에서 정한 것 외에 자율심의기구의 구성 · 운영 및 심의에 필요한 사항은 자율심의기구가 정한다. 신설 2018.3.27.

⑪ 자율심의기구는 제1항 및 제4항에 따른 심의 관련 업무를 수행할 때에는 제56조제1항부터 제3항까지의 규정에 따라 공정하고 투명하게 하여야 한다. 신설 2018.3.27.

제목개정 2018.3.27.

[2018. 3. 27. 법률 제15540호에 의하여 2015. 12. 23. 헌법재판소에서 위헌 결정된 이 조를 개정함.]

시행령

영제24조 (의료광고의 심의) ① 법 제57조제1항제4호에서 "대통령령으로 정하는 인터넷 매체"란 다음 각 호의 매체를 말한다.
1. 「신문 등의 진흥에 관한 법률」 제2조제5호에 따른 인터넷뉴스서비스
2. 「방송법」 제2조제3호에 따른 방송사업자가 운영하는 인터넷 홈페이지
3. 「방송법」 제2조제3호에 따른 방송사업자의 방송프로그램을 주된 서비스로 하여 '방송', 'TV' 또는 '라디오' 등의 명칭을 사용하면서 인터넷을 통하여 제공하는 인터넷 매체
4. 「정보통신망 이용촉진 및 정보보호 등에 관한 법률」 제2조제1항제3호에 따른 정보통신서비스 제공자 중 전년도 말 기준 직전 3개월 간 일일 평균 이용자 수가 10만명 이상인 자가 운영하는 인터넷 매체

② 법 제57조제1항제5호에서 "대통령령으로 정하는 광고매체"란 전년도 말 기준 직전 3개월 간 일일 평균 이용자 수가 10만명 이상인 사회 관계망 서비스(Social Network Service)를 제공하는 광고매체를 말한다. 개정 2018.9.28.

③ 법 제57조제2항 각 호에 따른 기관 또는 단체는 자율심의를 위하여 다음 각 호의 조직 등을 모두 갖추어야 한다. 개정 2018.9.28.
1. 법 제57조 및 제57조의3에 따른 의료광고의 심의 및 모니터링에 관한 업무를 처리할 수 있는 1개 이상의 전담부서와 3명 이상의 상근인력(의료 또는 광고 관련 학식과 경험이 풍부한 사람이 포함되어야 한다)
2. 법 제57조 및 제57조의3에 따른 의료광고의 심의 및 모니터링에 관한 업무를 처리할 수 있는 전산장비와 사무실

④ 법 제57조제2항제2호에서 "대통령령으로 정하는 기준을 충족하는 단체"란 다음 각 호의 기준을 모두 갖춘 소비자단체를 말한다. 신설 2018.9.28.

1. 「소비자기본법」 제29조에 따라 공정거래위원회에 등록할 것
2. 단체의 설립 목적 및 업무범위에 의료 또는 광고 관련 내용을 포함할 것

⑤ 법 제57조제2항에 따라 신고하려는 기관 또는 단체는 보건복지부령으로 정하는 신고서 및 관계 서류를 보건복지부장관에게 제출하여야 한다. 신설 2018.9.28.

⑥ 보건복지부장관은 제5항에 따라 제출받은 신고 현황을 보건복지부 인터넷 홈페이지에 공개하여야 한다. 신설 2018.9.28.

⑦ 법 제57조제3항제4호에서 "대통령령으로 정하는 사항"이란 다음 각 호의 사항을 말한다. 신설 2018.9.28.

1. 의료기관 개설자 및 개설연도
2. 의료기관의 인터넷 홈페이지 주소
3. 의료기관의 진료일 및 진료시간
4. 의료기관이 법 제3조의5제1항에 따라 전문병원으로 지정받은 사실

제목개정 2018.9.28.

시행규칙

칙 **제61조의2 (자율심의기구 신고)** ① 법 제57조제2항제1호에 따른 의사회·치과의사회·한의사회가 법 제57조제2항 및 영 제24조제5항에 따라 신고하려는 경우에는 별지 제23호의2서식의 의료광고 자율심의기구 신고서에 다음 각 호의 서류를 첨부하여 보건복지부장관에게 제출하여야 한다.

1. 영 제24조제3항제1호에 따른 전담부서와 상근인력 현황
2. 영 제24조제3항제2호에 따른 전산장비와 사무실 현황

② 법 제57조제2항제2호의 단체가 법 제57조제2항 및 영 제24조제5항에 따라 신고하려는 경우에는 별지 제23호의2서식의 의료광고 자율심의기구 신고서에 다음 각 호의 서류를 첨부하여 보건복지부장관에게 제출하여야 한다.

1. 제1항 각 호의 서류
2. 「소비자기본법」 제29조에 따라 공정거래위원회에 등록한 소비자단체의 등록증 사본
3. 소비자단체의 정관 사본

본조신설 2018.9.27.

칙 **제61조의3 (의료광고 모니터링)** 자율심의기구(법 제57조제2항에 따라 보건복지부장관에게 신고한 기관 또는 단체를 말한다)는 법 제57조의3에 따라 의료광고가 법 제56조제1항부터 제3항까지의 규정을 준수하는지 여부에 관한 모니터링 결과를 매 분기별로 분기가 끝난 후 30일 이내에 보건복지부장관에게 제출하여야 한다.

본조신설 2018.9.27.

제57조의2 [의료광고에 관한 심의위원회] ① 자율심의기구는 의료광고를 심의하기 위하여 제2항 각 호의 구분에 따른 심의위원회(이하 이 조에서 "심의위원회"라 한다)를 설치·운영하여야 한다.

② 심의위원회의 종류와 심의 대상은 다음 각 호와 같다.

1. 의료광고심의위원회: 의사, 의원, 의원의 개설자, 병원, 병원의 개설자, 요양병원(한의사가 개설한 경우는 제외한다), 요양병원의 개설자, 종합병원(치과는 제외한다. 이하 이 호에서 같다), 종합병원의 개설자, 조산사, 조산원, 조산원의 개설자가 하는 의료광고의 심의
2. 치과의료광고심의위원회: 치과의사, 치과의원, 치과의원의 개설자, 치과병원, 치과병원의 개설자, 종합병원(치과만 해당한다. 이하 이 호에서 같다), 종합병원의 개설자가 하는 의료광고의 심의
3. 한방의료광고심의위원회: 한의사, 한의원, 한의원의 개설자, 한방병원, 한방병원의 개설자, 요양병원(한의사가 개설한 경우만 해당한다. 이하 이 호에서 같다), 요양병원의 개설자가 하는 의료광고의 심의

③ 제57조제2항제1호에 따른 자율심의기구 중 의사회는 제2항제1호에 따른 심의위원회만, 치과의사회는 같은 항 제2호에 따른 심의위원회만, 한의사회는 같은 항 제3호에 따른 심의위원회만 설치·운영하고, 제57조제2항제2호에 따른 자율심의기구는 제2항 각 호의 어느 하나에 해당하는 심의위원회만 설치·운영할 수 있다.

④ 심의위원회는 위원장 1명과 부위원장 1명을 포함하여 15명 이상 25명 이하의 위원으로 구성한다. 이 경우 제2항 각 호의 심의위원회 종류별로 다음 각 호의 구분에 따라 구성하여야 한다.

1. 의료광고심의위원회: 제5항제2호부터 제9호까지의 사람을 각각 1명 이상 포함하되, 같은 항 제4호부터 제9호까지의 사람이 전체 위원의 3분의 1 이상이 되도록 구성하여야 한다.
2. 치과의료광고심의위원회: 제5항제1호 및 제3호부터 제9호까지의 사람을 각각 1명 이상 포함하되, 같은 항 제4호부터 제9호까지의 사람이 전체 위원의 3분의 1 이상이 되도록 구성하여야 한다.

3. 한방의료광고심의위원회: 제5항제1호 · 제2호 및 제4호부터 제9호까지의 사람을 각각 1명 이상 포함하되, 같은 항 제4호부터 제9호까지의 사람이 전체 위원의 3분의 1 이상이 되도록 구성하여야 한다.

⑤ 심의위원회 위원은 다음 각 호의 어느 하나에 해당하는 사람 중에서 자율심의기구의 장이 위촉한다.

1. 의사
2. 치과의사
3. 한의사
4. 「약사법」 제2조제2호에 따른 약사
5. 「소비자기본법」 제2조제3호에 따른 소비자단체의 장이 추천하는 사람
6. 「변호사법」 제7조제1항에 따라 같은 법 제78조에 따른 대한변호사협회에 등록한 변호사로서 대한변호사협회의 장이 추천하는 사람
7. 「민법」 제32조에 따라 설립된 법인 중 여성의 사회참여 확대 및 복지 증진을 주된 목적으로 설립된 법인의 장이 추천하는 사람
8. 「비영리민간단체 지원법」 제4조에 따라 등록된 단체로서 환자의 권익 보호를 주된 목적으로 하는 단체의 장이 추천하는 사람
9. 그 밖에 보건의료 또는 의료광고에 관한 학식과 경험이 풍부한 사람

⑥ 제1항부터 제5항까지의 규정에서 정한 것 외에 심의위원회의 구성 및 운영에 필요한 사항은 자율심의기구가 정한다.

본조신설 2018.3.27.

제57조의3 [의료광고 모니터링] 자율심의기구는 의료광고가 제56조제1항부터 제3항까지의 규정을 준수하는지 여부에 관하여 모니터링하고, 보건복지부령으로 정하는 바에 따라 모니터링 결과를 보건복지부장관에게 제출하여야 한다.

본조신설 2018.3.27.

제6장 감 독

제58조 [의료기관 인증] ① 보건복지부장관은 의료의 질과 환자 안전의 수준을 높이기 위하여 병원급 의료기관에 대한 인증(이하 "의료기관 인증"이라 한다)을 할 수 있다.

② 보건복지부장관은 대통령령으로 정하는 바에 따라 의료기관 인증에 관한 업무를 관계 전문기관(이하 "인증전담기관"이라 한다)에 위탁할 수 있다. 이 경우 인증전담기관에 대하여 필요한 예산을 지원할 수 있다.

③ 보건복지부장관은 다른 법률에 따라 의료기관을 대상으로 실시하는 평가를 통합하여 인증전담기관으로 하여금 시행하도록 할 수 있다.

시행령

영제29조 (의료기관 인증업무의 위탁) ① 법 제58조제2항에 따라 보건복지부장관은 의료기관 인증을 목적으로 보건복지부장관의 허가를 받아 설립된 비영리법인(이하 이 조에서 "인증전담기관"이라 한다)에 다음 각 호의 업무를 위탁한다.

1. 법 제58조의3제1항에 따른 인증기준 개발 신설 2018.9.28.
2. 법 제58조의3제2항에 따른 인증기준의 충족 여부 평가
3. 법 제58조의3제3항에 따른 평가결과와 인증등급의 통보
4. 법 제58조의3제6항에 따른 조건부인증을 받은 의료기관에 대한 재인증
5. 법 제58조의4제1항 및 제2항에 따른 인증신청의 접수
6. 법 제58조의5에 따른 이의신청의 접수 및 처리 결과의 통보
7. 법 제58조의6제1항에 따른 인증서 교부
8. 법 제58조의7제1항에 따른 인증을 받은 의료기관의 인증기준, 인증 유효기간 및 법 제58조의3제2항에 따라 평가한 결과 등의 인터넷 홈페이지 등에의 공표

② 인증전담기관의 장은 위탁받은 업무의 처리 내용을 보건복지부령으로 정하는 바에 따라 보건복지부장관에게 보고하여야 한다.

시행규칙

칙제62조 (수탁사업 실적 보고) ① 법 제58조제2항 및 영 제29조제1항에 따라 업무를 위탁받은 인증전담기관(이하 "인증전담기관"이라 한다)의 장은 영 제29조제2항에 따라 인증신청 접수 · 평가결과 등 인증업무의 처리 내용을 별지 제23호의3서식에 따라, 이의신청 처리결과에 관한 내용을 별지 제23호의4서식에 따라 매 분기마다 보건복지부장관에게 보고하여야 한다. 개정 2018.9.27.

② 영 제29조제2항에 따라 인증전담기관의 장은 법 제58조의3제2항 및 제4항에 따른 의료기관별 인증기준의 충족 여부에 대한 평가결과와 인증등급을 지체없이 보건복지부장관에게 보고하여야 한다.

제58조의2 [의료기관인증위원회] ① 보건복지부장관은 의료기관 인증에 관한 주요 정책을 심의하기 위하여 보건복지부장관 소속으로 의료기관인증위원회(이하 이 조에서 "위원회"라 한다)를 둔다.

② 위원회는 위원장 1명을 포함한 15인 이내의 위원으로 구성한다.

③ 위원회의 위원장은 보건복지부차관으로 하고, 위원회의 위원은 다음 각 호의 사람 중에서 보건복지부장관이 임명 또는 위촉한다.

1. 제28조에 따른 의료인 단체 및 제52조에 따른 의료기관단체에서 추천하는 자
2. 노동계, 시민단체(「비영리민간단체지원법」 제2조에 따른 비영리민간단체를 말한다), 소비자단체(「소비자기본법」 제29조에 따른 소비자단체를 말한다)에서 추천하는 자
3. 보건의료에 관한 학식과 경험이 풍부한 자
4. 시설물 안전진단에 관한 학식과 경험이 풍부한 자
5. 보건복지부 소속 3급 이상 공무원 또는 고위공무원단에 속하는 공무원

④ 위원회는 다음 각 호의 사항을 심의한다.

1. 인증기준 및 인증의 공표를 포함한 의료기관 인증과 관련된 주요 정책에 관한 사항
2. 제58조제3항에 따른 의료기관 대상 평가제도 통합에 관한 사항
3. 제58조의7제2항에 따른 의료기관 인증 활용에 관한 사항
4. 그 밖에 위원장이 심의에 부치는 사항

⑤ 위원회의 구성 및 운영, 그 밖에 필요한 사항은 대통령령으로 정한다.

시행령

영제30조 (의료기관인증위원회의 구성) 법 제58조의2제1항에 따른 의료기관인증위원회(이하 "인증위원회"라 한다)의 위원은 다음 각 호의 구분에 따라 보건복지부장관이 임명하거나 위촉한다.

1. 법 제28조에 따른 의료인 단체 및 법 제52조에 따른 의료기관단체에서 추천하는 사람 5명
2. 노동계, 시민단체(「비영리민간단체지원법」 제2조에 따른 비영리민간단체를 말한다), 소비자단체(「소비자기본법」 제29조에 따른 소비자단체를 말한다)에서 추천하는 사람 5명
3. 보건의료 또는 의료기관 시설물 안전진단에 관한 학식과 경험이 풍부한 사람 3명 [개정 2018.9.28.]
4. 보건복지부 소속 3급 이상 공무원 또는 고위공무원단에 속하는 공무원 1명

영제31조 (위원의 임기) ① 제30조제1호부터 제3호까지의 위원의 임기는 2년으로 한다.

② 위원의 사임 등으로 새로 위촉된 위원의 임기는 전임 위원 임기의 남은 기간으로 한다.

영제31조의2 (인증위원회 위원의 해임 및 해촉) 보건복지부장관은 인증위원회 위원이 다음 각 호의 어느 하나에 해당하는 경우에는 해당 위원을 해임하거나 해촉할 수 있다.

1. 심신장애로 인하여 직무를 수행할 수 없게 된 경우
2. 직무와 관련된 비위사실이 있는 경우
3. 직무태만, 품위손상, 그 밖의 사유로 인하여 위원으로 적합하지 아니하다고 인정되는 경우
4. 위원 스스로 직무를 수행하는 것이 곤란하다고 의사를 밝히는 경우

영제31조의3 (인증위원회의 운영) ① 위원장은 인증위원회를 대표하고 인증위원회의 업무를 총괄한다.

② 인증위원회의 회의는 재적위원 3분의 1 이상의 요구가 있는 때 또는 위원장이 필요하다고 인정하는 때에 소집하고, 위원장이 그 의장이 된다.

③ 인증위원회의 회의는 재적위원 과반수의 출석으로 개의(開議)하고 출석위원 과반수의 찬성으로 의결한다.

④ 위원장이 부득이한 사유로 직무를 수행할 수 없을 때에는 위원장이 미리 지명한 위원이 그 직무를 대행한다.

⑤ 제1항부터 제4항까지에서 규정한 사항 외에 인증위원회의 운영 등에 필요한 사항은 인증위원회의 의결을 거쳐 위원장이 정한다.

영제31조의4 (간사) ① 인증위원회에 인증위원회의 사무를 처리하기 위하여 간사 1명을 둔다.

② 간사는 보건복지부 소속 공무원 중에서 보건복지부장관이 지명한다.

영제31조의5 (수당 등) 인증위원회의 회의에 출석한 공무원이 아닌 위원에게는 예산의 범위에서 수당 및 여비를 지급할 수 있다.

제58조의3 [의료기관 인증기준 및 방법 등] ① 의료기관 인증기준은 다음 각 호의 사항을 포함하여야 한다.

1. 환자의 권리와 안전
2. 의료기관의 의료서비스 질 향상 활동

3. 의료서비스의 제공과정 및 성과
4. 의료기관의 조직 · 인력관리 및 운영
5. 환자 만족도

② 보건복지부장관은 인증을 신청한 의료기관에 대하여 제1항에 따른 인증기준의 충족 여부를 평가하여야 한다.
③ 보건복지부장관은 제2항에 따라 평가한 결과와 인증등급을 지체 없이 해당 의료기관의 장에게 통보하여야 한다.
④ 인증등급은 인증, 조건부인증 및 불인증으로 구분한다.
⑤ 인증의 유효기간은 4년으로 한다. 다만, 조건부인증의 경우에는 유효기간을 1년으로 한다.
⑥ 조건부인증을 받은 의료기관의 장은 유효기간 내에 보건복지부령으로 정하는 바에 따라 재인증을 받아야 한다.
⑦ 제1항에 따른 인증기준의 세부 내용은 보건복지부장관이 정한다.

시행규칙

칙 **제63조 (의료기관의 재인증)** ① 법 제58조의3제6항에 따라 재인증을 받으려는 의료기관의 장은 별지 제23호의5서식의 인증신청서와 별지 제23호의6서식의 의료기관 운영현황을 인증전담기관의 장에게 제출하여야 한다. [개정 2018.9.27.]
② 의료기관의 재인증 절차는 다음 각 호와 같으며, 재인증 절차의 세부적인 사항은 보건복지부장관의 승인을 받아 인증전담기관의 장이 정한다.
1. 인증신청
2. 조사계획 수립
3. 서면 및 현지조사 실시
4. 평가결과 분석 및 인증등급 결정
5. 이의신청 심의 및 처리결과 통보
6. 평가결과 및 인증등급 확정 및 공표

제58조의4 [의료기관 인증의 신청] ① 의료기관 인증을 받고자 하는 의료기관의 장은 보건복지부령으로 정하는 바에 따라 보건복지부장관에게 신청할 수 있다.
② 제1항에도 불구하고 제3조제2항제3호에 따른 요양병원(「장애인복지법」 제58조제1항제2호에 따른 의료재활시설로서 제3조의2에 따른 요건을 갖춘 의료기관은 제외한다)의 장은 보건복지부령으로 정하는 바에 따라 보건복지부장관에게 인증을 신청하여야 한다.
③ 인증전담기관은 보건복지부장관의 승인을 받아 의료기관 인증을 신청한 의료기관의 장으로부터 인증에 소요되는 비용을 징수할 수 있다.

시행규칙

칙 **제64조 (의료기관 인증의 신청 등)** ① 법 제58조의4제1항에 따라 인증을 받으려는 의료기관의 장은 별지 제23호의5서식의 인증신청서와 별지 제23호의6서식의 의료기관 운영현황을 인증전담기관의 장에게 제출하여야 한다. [개정 2018.9.27.]
② 제1항에 따른 인증 절차는 제63조제2항을 준용한다.
③ 보건복지부장관은 법 제58조의4제2항에 따른 요양병원의 장에게 인증신청기간 1개월 전에 인증신청 대상 및 기간 등 조사계획을 수립 · 통보하여야 한다.
④ 제3항에 따라 조사계획을 통보받은 요양병원의 장은 신청기간 내에 인증전담기관의 장에게 별지 제23호의5서식의 인증신청서와 별지 제23호의6서식의 의료기관 운영현황을 인증전담기관의 장에게 제출하여야 한다. [개정 2018.9.27.]
⑤ 인증전담기관의 장은 별지 제23호의7서식의 인증신청 접수대장과 별지 제23호의8서식의 인증서 교부대장을 작성하여 최종 기재일로부터 5년간 보관하여야 한다. 이 경우 해당 기록은 전자문서로 작성 · 보관할 수 있다. [개정 2018.9.27.]

칙 **제64조의2 (조사일정 통보)** 인증전담기관의 장은 제64조제1항에 따른 의료기관 인증 신청을 접수한 날부터 30일 내에 해당 의료기관의 장과 협의하여 조사일정을 정하고 이를 통보하여야 한다.

칙 **제64조의3 (인증비용의 승인)** 법 제58조의4제3항에 따라 인증전담기관의 장은 의료기관의 종류 및 규모별로 인증에 소요되는 비용을 다음 각 호에 따라 산정하여 보건복지부장관의 승인을 받아야 한다.
1. 조사수당, 여비 등 현지조사에 드는 직접비용
2. 인건비, 기관운영비 등 인증전담기관 운영에 드는 간접비용
3. 그 밖에 의료기관 인증기준을 충족하도록 지원하는 전문가의 진단 및 기술 지원 등에 드는 컨설팅 비용

제58조의5 [이의신청] ① 의료기관 인증을 신청한 의료기관의 장은 평가결과 또는 인증등급에 관하여 보건복지부장관에게 이의신청을 할 수 있다.
② 제1항에 따른 이의신청은 평가결과 또는 인증등급을 통보받은 날부터 30일 이내에 하여야 한다. 다만, 책임질 수 없는 사

유로 그 기간을 지킬 수 없었던 경우에는 그 사유가 없어진 날부터 기산한다.
③ 제1항에 따른 이의신청의 방법 및 처리 결과의 통보 등에 필요한 사항은 보건복지부령으로 정한다.

시행규칙

칙제64조의4 (이의신청의 방법 및 처리 결과 통보) ① 의료기관의 장은 법 제58조의3제3항에 따라 통보받은 평가결과 및 인증등급에 대하여 이의가 있는 경우에는 그 통보받은 날부터 30일 내에 이의신청의 내용 및 사유가 포함된 별지 제23호의9서식의 이의신청서에 주장하는 사실을 증명할 수 있는 서류를 첨부하여 인증전담기관의 장에게 제출하여야 한다. 개정 2018.9.27.
② 인증전담기관의 장은 제1항에 따른 이의신청을 받은 경우 그 이의신청 내용을 조사한 후 처리 결과를 이의신청을 받은 날부터 30일 내에 해당 의료기관의 장에게 통보하여야 한다.

제58조의6 [인증서와 인증마크] ① 보건복지부장관은 인증을 받은 의료기관에 인증서를 교부하고 인증을 나타내는 표시(이하 "인증마크"라 한다)를 제작하여 인증을 받은 의료기관이 사용하도록 할 수 있다.
② 누구든지 제58조제1항에 따른 인증을 받지 아니하고 인증서나 인증마크를 제작·사용하거나 그 밖의 방법으로 인증을 사칭하여서는 아니 된다.
③ 인증마크의 도안 및 표시방법 등에 필요한 사항은 보건복지부령으로 정한다.

시행규칙

칙제64조의5 (인증서 교부 및 재교부) ① 인증전담기관의 장은 법 제58조의6제1항에 따라 의료기관 인증을 받은 의료기관에 별지 제23호의10서식의 의료기관 인증서를 교부하여야 한다. 개정 2018.9.27.
② 제1항에 따라 의료기관 인증서를 교부받은 자가 다음 각 호의 어느 하나의 사유로 의료기관 인증서의 재교부를 받으려는 경우에는 별지 제23호의11서식의 의료기관 인증서 재발급 신청서에 의료기관 인증서(의료기관 인증서를 잃어버린 경우는 제외한다)와 증명서류(제2호의 경우만 해당한다)를 첨부하여 인증전담기관의 장에게 제출하여야 한다. 개정 2018.9.27.
  1. 인증서를 잃어버리거나 헐어 사용하지 못하게 된 경우
  2. 개설자 변경
③ 제2항에 따른 의료기관 인증서 재교부 신청을 받은 인증전담기관의 장이 의료기관 인증서를 재교부한 때에는 별지 제23호의8서식의 인증서 교부대장에 그 내용을 적어야 한다. 개정 2018.9.27.

칙제64조의6 (인증마크의 도안 및 표시방법) ① 제58조의6제3항에 따른 인증을 나타내는 표시(이하 "인증마크"라 한다)의 도안 및 표시방법은 별표 9와 같다.
② 인증마크의 사용기간은 법 제58조의3제5항에 따른 의료기관 인증의 유효기간으로 한다.

제58조의7 [인증의 공표 및 활용] ① 보건복지부장관은 인증을 받은 의료기관에 관하여 인증기준, 인증 유효기간 및 제58조의3제2항에 따라 평가한 결과 등 보건복지부령으로 정하는 사항을 인터넷 홈페이지 등에 공표하여야 한다.
② 보건복지부장관은 제58조의3제3항에 따른 평가 결과와 인증등급을 활용하여 의료기관에 대하여 다음 각 호에 해당하는 행정적·재정적 지원 등 필요한 조치를 할 수 있다.
  1. 제3조의4에 따른 상급종합병원 지정
  2. 제3조의5에 따른 전문병원 지정
  3. 그 밖에 다른 법률에서 정하거나 보건복지부장관이 필요하다고 인정한 사항
③ 제1항에 따른 공표 등에 필요한 사항은 보건복지부령으로 정한다.

시행규칙

칙제64조의7 (의료기관 인증의 공표) 인증전담기관의 장은 법 제58조의7제1항에 따라 다음 각 호의 사항을 인터넷 홈페이지 등에 공표하여야 한다.
  1. 해당 의료기관의 명칭, 종별, 진료과목 등 일반현황
  2. 인증등급 및 인증의 유효기간
  3. 인증기준에 따른 평가결과
  4. 그 밖에 의료의 질과 환자 안전의 수준을 높이기 위하여 보건복지부장관이 정하는 사항

제58조의8 [자료의 제공요청] ① 보건복지부장관은 인증과 관련하여 필요한 경우에는 관계 행정기관, 의료기관, 그 밖의 공공단체 등에 대하여 자료의 제공 및 협조를 요청할 수 있다.
② 제1항에 따른 자료의 제공과 협조를 요청받은 자는 정당한 사유가 없는 한 요청에 따라야 한다.

제58조의9 [의료기관 인증의 취소] ① 보건복지부장관은 다음 각 호의 어느 하나에 해당하는 경우에는 의료기관 인증 또는

조건부인증을 취소할 수 있다. 다만, 제1호 및 제2호에 해당하는 경우에는 인증 또는 조건부인증을 취소하여야 한다.

1. 거짓이나 그 밖의 부정한 방법으로 인증 또는 조건부인증을 받은 경우
2. 제64조제1항에 따라 의료기관 개설 허가가 취소되거나 폐쇄명령을 받은 경우
3. 의료기관의 종별 변경 등 인증 또는 조건부인증의 전제나 근거가 되는 중대한 사실이 변경된 경우

② 제1항제1호에 따라 인증이 취소된 의료기관은 인증 또는 조건부인증이 취소된 날부터 1년 이내에 인증 신청을 할 수 없다.

시행규칙

칙 **제64조의8 (의료기관 인증서의 반납)** 법 제58조의9에 따라 의료기관 인증 또는 조건부인증이 취소된 의료기관의 장은 지체없이 인증서를 인증전담기관의 장에게 반납하여야 한다.

제59조 [지도와 명령] ① 보건복지부장관 또는 시·도지사는 보건의료정책을 위하여 필요하거나 국민보건에 중대한 위해(危害)가 발생하거나 발생할 우려가 있으면 의료기관이나 의료인에게 필요한 지도와 명령을 할 수 있다.

② 보건복지부장관, 시·도지사 또는 시장·군수·구청장은 의료인이 정당한 사유 없이 진료를 중단하거나 의료기관 개설자가 집단으로 휴업하거나 폐업하여 환자 진료에 막대한 지장을 초래하거나 초래할 우려가 있다고 인정할 만한 상당한 이유가 있으면 그 의료인이나 의료기관 개설자에게 업무개시 명령을 할 수 있다.

③ 의료인과 의료기관 개설자는 정당한 사유 없이 제2항의 명령을 거부할 수 없다.

제60조 [병상 수급계획의 수립 등] ① 보건복지부장관은 병상의 합리적인 공급과 배치에 관한 기본시책을 수립하여야 한다.

② 시·도지사는 제1항에 따른 기본시책에 따라 지역 실정을 고려하여 특별시·광역시 또는 도 단위의 병상 수급계획을 수립한 후 보건복지부장관에게 제출하여야 한다.

③ 보건복지부장관은 제2항에 따라 제출된 병상 수급계획이 제1항에 따른 기본시책에 맞지 아니하는 등 보건복지부령으로 정하는 사유가 있으면 시·도지사에게 보건복지부령으로 정하는 바에 따라 그 조정을 권고할 수 있다.

제60조의2 [의료인 수급계획 등] ① 보건복지부장관은 우수한 의료인의 확보와 적절한 공급을 위한 기본시책을 수립하여야 한다.

② 제1항에 따른 기본시책은 「보건의료기본법」 제15조에 따른 보건의료발전계획과 연계하여 수립한다.

제60조의3 [간호인력 취업교육센터 설치 및 운영] ① 보건복지부장관은 간호·간병통합서비스 제공·확대 및 간호인력의 원활한 수급을 위하여 다음 각 호의 업무를 수행하는 간호인력 취업교육센터를 지역별로 설치·운영할 수 있다.

1. 지역별, 의료기관별 간호인력 확보에 관한 현황 조사
2. 제7조제1항제1호에 따른 간호학을 전공하는 대학이나 전문대학[구제(舊制) 전문학교와 간호학교를 포함한다] 졸업예정자와 신규 간호인력에 대한 취업교육 지원
3. 간호인력의 지속적인 근무를 위한 경력개발 지원
4. 유휴 및 이직 간호인력의 취업교육 지원
5. 그 밖에 간호인력의 취업교육 지원을 위하여 보건복지부령으로 정하는 사항

② 보건복지부장관은 간호인력 취업교육센터를 효율적으로 운영하기 위하여 그 운영에 관한 업무를 대통령령으로 정하는 절차·방식에 따라 관계 전문기관 또는 단체에 위탁할 수 있다.

③ 국가 및 지방자치단체는 제2항에 따라 간호인력 취업교육센터의 운영에 관한 업무를 위탁한 경우에는 그 운영에 드는 비용을 지원할 수 있다.

④ 그 밖에 간호인력 취업교육센터의 운영 등에 필요한 사항은 보건복지부령으로 정한다.

시행규칙

칙 **제31조의6 (간호인력 취업교육센터 운영의 위탁)** ① 보건복지부장관은 법 제60조의3제2항에 따라 같은 조 제1항에 따른 간호인력 취업교육센터(이하 "간호인력 취업교육센터"라 한다)의 운영을 다음 각 호의 전문기관 또는 단체에 위탁할 수 있다.

1. 법 제28조제1항 또는 제5항에 따른 간호사회 또는 간호사회의 지부
2. 「공공기관의 운영에 관한 법률」 제4조에 따른 공공기관 중 그 설립 목적이 보건의료와 관련되는 공공기관
3. 그 밖에 위탁 업무 수행에 필요한 조직·인력 및 전문성 등을 고려하여 보건복지부장관이 고시하는 전문기관 또는 단체

② 보건복지부장관은 법 제60조의3제2항에 따라 간호인력 취업교육센터의 운영을 위탁하려는 경우에는 그 위탁 기준·절차 및 방법 등에 관한 사항을 미리 공고하여야 한다.

③ 보건복지부장관은 법 제60조의3제2항에 따라 간호인력 취업교육센터의 운영을 위탁한 경우에는 그 위탁 내용 및 수탁자 등에 관한 사항을 관보에 고시하고, 보건복지부 인터넷 홈페이지에 게시하여야 한다.
④ 법 제60조의3제2항에 따라 간호인력 취업교육센터의 운영을 위탁받은 전문기관 또는 단체는 보건복지부장관이 정하는 바에 따라 사업운영계획, 사업집행현황, 자금운용계획 및 자금집행내역 등에 관한 사항을 보건복지부장관에게 보고하여야 한다.
⑤ 제2항부터 제4항까지의 규정에 따른 위탁 기준 등의 공고, 위탁 내용 등의 고시 또는 위탁 업무의 보고 등에 필요한 세부사항은 보건복지부장관이 정하여 고시한다.

칙제64조의9 (간호인력 취업교육센터 운영 등) ① 법 제60조의3제1항제5호에서 "보건복지부령으로 정하는 사항"이란 다음 각 호의 사항을 말한다.

1. 간호인력에 대한 취업 상담 및 관련 정보 제공
2. 간호인력의 고용 및 처우에 관한 조사·분석 및 연구
3. 간호인력 취업교육 프로그램의 개발·운영 및 홍보
4. 의료기관 및 간호대학 등 관련 기관 간 협력체계 구축·운영
5. 그 밖에 간호인력의 취업교육 지원을 위하여 보건복지부장관이 특히 필요하다고 인정하는 사항

② 법 제60조의3제4항에 따른 간호인력 취업교육센터의 사업연도는 정부의 회계연도에 따른다.

제61조 [보고와 업무 검사 등] ① 보건복지부장관, 시·도지사 또는 시장·군수·구청장은 의료법인, 의료기관 또는 의료인에게 필요한 사항을 보고하도록 명할 수 있고, 관계 공무원을 시켜 그 업무 상황, 시설 또는 진료기록부·조산기록부·간호기록부 등 관계 서류를 검사하게 하거나 관계인에게서 진술을 들어 사실을 확인받게 할 수 있다. 이 경우 의료법인, 의료기관 또는 의료인은 정당한 사유 없이 이를 거부하지 못한다. 〈개정 2018.3.27.〉
② 제1항의 경우에 관계 공무원은 권한을 증명하는 증표 및 조사기간, 조사범위, 조사담당자, 관계 법령 등이 기재된 조사명령서를 지니고 이를 관계인에게 내보여야 한다.
③ 제1항의 보고 및 제2항의 조사명령서에 관한 사항은 보건복지부령으로 정한다.

시행규칙

칙제68조 (의료지도에 관한 보고) ① 의료지도원이 의료지도를 한 결과 법령에 위반된 사실을 발견한 경우에는 지체없이 이를 그 소속기관의 장에게 보고하여야 한다.
칙제69조 (의료지도원의 증표) 의료지도원임을 증명하는 증표는 별지 제22호서식에 따른다.

제62조 [의료기관 회계기준] ① 의료기관 개설자는 의료기관 회계를 투명하게 하도록 노력하여야 한다.
② 보건복지부령으로 정하는 일정 규모 이상의 종합병원 개설자는 회계를 투명하게 하기 위하여 의료기관 회계기준을 지켜야 한다.
③ 제2항에 따른 의료기관 회계기준은 보건복지부령으로 정한다.

제63조 [시정 명령 등] ① 보건복지부장관 또는 시장·군수·구청장은 의료기관이 제15조제1항, 제16조제2항, 제21조제1항 후단 및 같은 조 제2항·제3항, 제23조제2항, 제34조제2항, 제35조제2항, 제36조, 제36조의2, 제37조제1항·제2항, 제38조제1항·제2항, 제41조부터 제43조까지, 제45조, 제46조, 제47조제1항, 제58조의4제2항, 제62조제2항을 위반한 때, 종합병원·상급종합병원·전문병원이 각각 제3조의3제1항·제3조의4제1항·제3조의5제2항에 따른 요건에 해당하지 아니하게 된 때, 의료기관의 장이 제4조제5항을 위반한 때 또는 자율심의기구가 제57조제11항을 위반한 때에는 일정한 기간을 정하여 그 시설·장비 등의 전부 또는 일부의 사용을 제한 또는 금지하거나 위반한 사항을 시정하도록 명할 수 있다. 〈개정 2018.3.27.〉
② 보건복지부장관 또는 시장·군수·구청장은 의료인등이 제56조제2항·제3항을 위반한 때에는 다음 각 호의 조치를 명할 수 있다. 〈신설 2018.3.27.〉

1. 위반행위의 중지
2. 위반사실의 공표
3. 정정광고

③ 제2항제2호·제3호에 따른 조치에 필요한 사항은 대통령령으로 정한다. 〈신설 2018.3.27.〉

시행령

영제31조의7 (위반사실의 공표 및 정정광고) ① 보건복지부장관 또는 시장·군수·구청장은 법 제63조제2항제2호 또는 제3호에 따라 의료인등에 대하여 위반사실의 공표 또는 정정광고를 명할 때에는 다음 각 호의 사항을 고려하여 공표 또는 정정광고의 내용과 횟수·크기·매체 등을 정하여 명하여야 한다.

1. 위반행위의 내용 및 정도
2. 위반행위의 기간 및 횟수

② 보건복지부장관 또는 시장 · 군수 · 구청장은 제1항에 따라 위반사실의 공표 또는 정정광고를 명할 때에는 법 제57조의2제2항 각 호에 따른 심의위원회와 협의하여 공표 또는 정정광고의 내용과 횟수 · 크기 · 매체 등을 정할 수 있다.

본조신설 2018.9.28.

제64조 [개설 허가 취소 등] ① 보건복지부장관 또는 시장 · 군수 · 구청장은 의료기관이 다음 각 호의 어느 하나에 해당하면 그 의료업을 1년의 범위에서 정지시키거나 개설 허가의 취소 또는 의료기관 폐쇄를 명할 수 있다. 다만, 제8호에 해당하는 경우에는 의료기관 개설 허가의 취소 또는 의료기관 폐쇄를 명하여야 하며, 의료기관 폐쇄는 제33조제3항과 제35조제1항 본문에 따라 신고한 의료기관에만 명할 수 있다.

1. 개설 신고나 개설 허가를 한 날부터 3개월 이내에 정당한 사유 없이 업무를 시작하지 아니한 때
2. 제27조제5항을 위반하여 무자격자에게 의료행위를 하게 하거나 의료인에게 면허 사항 외의 의료행위를 하게 한 때 개정 2019.4.23.
3. 제61조에 따른 관계 공무원의 직무 수행을 기피 또는 방해하거나 제59조 또는 제63조에 따른 명령을 위반한 때
4. 제33조제2항제3호부터 제5호까지의 규정에 따른 의료법인 · 비영리법인, 준정부기관 · 지방의료원 또는 한국보훈복지의료공단의 설립허가가 취소되거나 해산된 때

4의2. 제33조제2항을 위반하여 의료기관을 개설한 때

5. 제33조제5항 · 제9항 · 제10항, 제40조 또는 제56조를 위반한 때
6. 제63조에 따른 시정명령((제4조제5항 위반에 따른 시정명령을 제외한다)을 이행하지 아니한 때
7. 「약사법」 제24조제2항을 위반하여 담합행위를 한 때
8. 의료기관 개설자가 거짓으로 진료비를 청구하여 금고 이상의 형을 선고받고 그 형이 확정된 때
9. 제36조에 따른 준수사항을 위반하여 사람의 생명 또는 신체에 중대한 위해를 발생하게 한 때 신설 2018.8.14.

② 제1항에 따라 개설 허가를 취소당하거나 폐쇄 명령을 받은 자는 그 취소된 날이나 폐쇄 명령을 받은 날부터 6개월 이내에, 의료업 정지처분을 받은 자는 그 업무 정지기간 중에 각각 의료기관을 개설 · 운영하지 못한다. 다만, 제1항제8호에 따라 의료기관 개설 허가를 취소당하거나 폐쇄 명령을 받은 자는 취소당한 날이나 폐쇄 명령을 받은 날부터 3년 안에는 의료기관을 개설 · 운영하지 못한다.

③ 보건복지부장관 또는 시장 · 군수 · 구청장은 의료기관이 제1항에 따라 그 의료업이 정지되거나 개설 허가의 취소 또는 폐쇄 명령을 받은 경우 해당 의료기관에 입원 중인 환자를 다른 의료기관으로 옮기도록 하는 등 환자의 권익을 보호하기 위하여 필요한 조치를 하여야 한다.

제65조 [면허 취소와 재교부] ① 보건복지부장관은 의료인이 다음 각 호의 어느 하나에 해당할 경우에는 그 면허를 취소할 수 있다. 다만, 제1호의 경우에는 면허를 취소하여야 한다.

1. 제8조 각 호의 어느 하나에 해당하게 된 경우
2. 제66조에 따른 자격 정지 처분 기간 중에 의료행위를 하거나 3회 이상 자격 정지 처분을 받은 경우
3. 제11조제1항에 따른 면허 조건을 이행하지 아니한 경우
4. 제4조제4항을 위반하여 면허증을 빌려준 경우
5. 삭제
6. 제4조제6항을 위반하여 사람의 생명 또는 신체에 중대한 위해를 발생하게 한 경우

② 보건복지부장관은 제1항에 따라 면허가 취소된 자라도 취소의 원인이 된 사유가 없어지거나 개전(改悛)의 정이 뚜렷하다고 인정되면 면허를 재교부할 수 있다. 다만, 제1항제3호에 따라 면허가 취소된 경우에는 취소된 날부터 1년 이내, 제1항제2호 또는 제4호에 따라 면허가 취소된 경우에는 취소된 날부터 2년 이내, 제1항제6호 또는 제8조제4호에 따른 사유로 면허가 취소된 경우에는 취소된 날부터 3년 이내에는 재교부하지 못한다.

제66조 [자격정지 등] ① 보건복지부장관은 의료인이 다음 각 호의 어느 하나에 해당하면 1년의 범위에서 면허자격을 정지시킬 수 있다. 이 경우 의료기술과 관련한 판단이 필요한 사항에 관하여는 관계 전문가의 의견을 들어 결정할 수 있다.

1. 의료인의 품위를 심하게 손상시키는 행위를 한 때
2. 의료기관 개설자가 될 수 없는 자에게 고용되어 의료행위를 한 때

2의2. 제4조제6항을 위반한 때
3. 제17조제1항 및 제2항에 따른 진단서·검안서 또는 증명서를 거짓으로 작성하여 내주거나 제22조제1항에 따른 진료기록부등을 거짓으로 작성하거나 고의로 사실과 다르게 추가기재·수정한 때
4. 제20조를 위반한 경우
5. 제27조제5항을 위반하여 의료인이 아닌 자로 하여금 의료행위를 하게 한 때 개정 2019.4.23.
6. 의료기사가 아닌 자에게 의료기사의 업무를 하게 하거나 의료기사에게 그 업무 범위를 벗어나게 한 때
7. 관련 서류를 위조·변조하거나 속임수 등 부정한 방법으로 진료비를 거짓 청구한 때
8. 제56조제2항부터 제4항까지 또는 제57조제1항을 위반하여 의료광고를 한 때
9. 제23조의3을 위반하여 경제적 이익등을 제공받은 때
10. 그 밖에 이 법 또는 이 법에 따른 명령을 위반한 때

② 제1항제1호에 따른 행위의 범위는 대통령령으로 정한다.
③ 의료기관은 그 의료기관 개설자가 제1항제7호에 따라 자격정지 처분을 받은 경우에는 그 자격정지 기간 중 의료업을 할 수 없다.
④ 보건복지부장관은 의료인이 제25조에 따른 신고를 하지 아니한 때에는 신고할 때까지 면허의 효력을 정지할 수 있다.
⑤ 제1항제2호를 위반한 의료인이 자진하여 그 사실을 신고한 경우에는 제1항에도 불구하고 보건복지부령으로 정하는 바에 따라 그 처분을 감경하거나 면제할 수 있다.
⑥ 제1항에 따른 자격정지처분은 그 사유가 발생한 날부터 5년(제1항제5호·제7호에 따른 자격정지처분의 경우에는 7년으로 한다)이 지나면 하지 못한다. 다만, 그 사유에 대하여 「형사소송법」 제246조에 따른 공소가 제기된 경우에는 공소가 제기된 날부터 해당 사건의 재판이 확정된 날까지의 기간은 시효 기간에 산입하지 아니 한다.

시행령

영 제32조 (의료인의 품위 손상 행위의 범위) ① 법 제66조제2항에 따른 의료인의 품위 손상 행위의 범위는 다음 각 호와 같다.

1. 학문적으로 인정되지 아니하는 진료행위(조산 업무와 간호 업무를 포함한다. 이하 같다)
2. 비도덕적 진료행위
3. 거짓 또는 과대 광고행위

3의2. 「방송법」 제2조제1호에 따른 방송, 「신문 등의 진흥에 관한 법률」 제2조제1호·제2호에 따른 신문·인터넷신문 또는 「잡지 등 정기간행물의 진흥에 관한 법률」 제2조제1호에 따른 정기간행물의 매체에서 다음 각 목의 건강·의학정보(의학, 치의학, 한의학, 조산학 및 간호학의 정보를 말한다. 이하 같다)에 대하여 거짓 또는 과장하여 제공하는 행위
가. 「식품위생법」 제2조제1호에 따른 식품에 대한 건강·의학정보
나. 「건강기능식품에 관한 법률」 제3조제1호에 따른 건강기능식품에 대한 건강·의학정보
다. 「약사법」 제2조제4호부터 제7호까지의 규정에 따른 의약품, 한약, 한약제제 또는 의약외품에 대한 건강·의학정보
라. 「의료기기법」 제2조제1항에 따른 의료기기에 대한 건강·의학정보
마. 「화장품법」 제2조제1호부터 제3호까지의 규정에 따른 화장품, 기능성화장품 또는 유기농화장품에 대한 건강·의학정보

4. 불필요한 검사·투약(投藥)·수술 등 지나친 진료행위를 하거나 부당하게 많은 진료비를 요구하는 행위
5. 전공의(專攻醫)의 선발 등 직무와 관련하여 부당하게 금품을 수수하는 행위
6. 다른 의료기관을 이용하려는 환자를 영리를 목적으로 자신이 종사하거나 개설한 의료기관으로 유인하거나 유인하게 하는 행위
7. 자신이 처방전을 발급하여 준 환자를 영리를 목적으로 특정 약국에 유치하기 위하여 약국개설자나 약국에 종사하는 자와 담합하는 행위

② 삭제

제66조의2 [중앙회의 자격정지 처분 요구 등] 각 중앙회의 장은 의료인이 제66조제1항제1호에 해당하는 경우에는 각 중앙회의 윤리위원회의 심의·의결을 거쳐 보건복지부장관에게 자격정지 처분을 요구할 수 있다.

제67조 [과징금 처분] ① 보건복지부장관이나 시장·군수·구청장은 의료기관이 제64조제1항 각 호의 어느 하나에 해당할 때에는 대통령령으로 정하는 바에 따라 의료업 정지 처분을 갈음하여 5천만원 이하의 과징금을 부과할 수 있으며, 이 경우 과징금은 3회까지만 부과할 수 있다. 다만, 동일한 위반행위에 대하여 「표시·광고의 공정화에 관한 법률」 제9조에 따른 과징금 부과처분이 이루어진 경우에는 과징금(의료업 정지 처분을 포함한다)을 감경하여 부과하거나 부과하지 아니할 수 있다.
② 제1항에 따른 과징금을 부과하는 위반 행위의 종류와 정도 등에 따른 과징금의 액수와 그 밖에 필요한 사항은 대통령령으

로 정한다.

③ 보건복지부장관이나 시장 · 군수 · 구청장은 제1항에 따른 과징금을 기한 안에 내지 아니한 때에는 지방세 체납처분의 예에 따라 징수한다.

시행령

영제43조 (과징금의 산정 기준) 법 제67조에 따른 과징금의 금액은 위반행위의 종류와 위반 정도 등을 고려하여 보건복지부령으로 정하는 의료업 정지처분 기준에 따라 별표 1의2의 과징금 산정 기준을 적용하여 산정한다. 개정 2017.6.20.

영제44조 (과징금의 부과 · 징수 절차) ① 보건복지부장관, 시 · 도지사 또는 시장 · 군수 · 구청장은 법 제67조에 따라 과징금을 부과하려면 그 위반행위의 종류와 과징금의 금액을 서면으로 명시하여 이를 낼 것을 통지하여야 한다.

② 과징금의 징수 절차는 보건복지부령으로 정한다.

시행규칙

칙제79조 (과징금의 징수 절차) 영 제44조제2항에 따른 과징금의 징수 절차에 관하여는 「국고금관리법 시행규칙」을 준용한다. 이 경우 납입고지서에는 이의 제기 방법 및 이의 제기 기간을 함께 적어 넣어야 한다.

제68조 [행정처분의 기준] 제63조, 제64조제1항, 제65조제1항, 제66조제1항에 따른 행정처분의 세부적인 기준은 보건복지부령으로 정한다.

제69조 [의료지도원] ① 제61조에 따른 관계 공무원의 직무를 행하게 하기 위하여 보건복지부, 시 · 도 및 시 · 군 · 구에 의료지도원을 둔다.

② 의료지도원은 보건복지부장관, 시 · 도지사 또는 시장 · 군수 · 구청장이 그 소속 공무원 중에서 임명하되, 자격과 임명 등에 필요한 사항은 보건복지부령으로 정한다.

③ 의료지도원 및 그 밖의 공무원은 직무를 통하여 알게 된 의료기관, 의료인, 환자의 비밀을 누설하지 못한다.

시행규칙

칙제65조 (의료지도원의 자격) 법 제69조제2항에 따라 보건복지부장관, 시 · 도지사 또는 시장 · 군수 · 구청장이 의료지도원을 임명하려는 경우에는 다음 각 호의 어느 하나에 해당하는 자 중에서 하여야 한다.

1. 의료인 면허를 가진 자
2. 의료 관계 업무에 관한 지식과 경험이 풍부한 자

칙제66조 (의료지도원의 담당 구역) ① 보건복지부 소속 의료지도원의 담당 구역은 전국으로 한다.

② 특별시 · 광역시 · 도 · 특별자치도(이하 "시 · 도"라 한다) 또는 시 · 군 · 구(자치구를 말한다) 소속 의료지도원의 담당 구역은 해당 행정구역으로 한다.

칙제67조 (의료지도기록부 비치) 의료지도원은 의료지도기록부를 갖추어 두고 그 직무집행 상황을 기록하여야 한다.

칙제68조 (의료지도에 관한 보고) 의료지도원이 의료지도를 한 결과 법령에 위반된 사실을 발견한 경우에는 지체 없이 이를 그 소속 기관의 장에게 보고하여야 한다.

칙제69조 (의료지도원의 증표) 의료지도원임을 증명하는 증표는 별지 제24호서식에 따른다.

제7장 삭 제

제70조 삭제

제71조 삭제

제72조 삭제

제73조 삭제

제74조 삭제

제75조 삭제

제76조 삭제

제8장 보 칙

제77조 [전문의] ① 의사·치과의사 또는 한의사로서 전문의가 되려는 자는 대통령령으로 정하는 수련을 거쳐 보건복지부장관에게 자격 인정을 받아야 한다.

② 제1항에 따라 전문의 자격을 인정받은 자가 아니면 전문과목을 표시하지 못한다. 다만, 보건복지부장관은 의료체계를 효율적으로 운영하기 위하여 전문의 자격을 인정받은 치과의사와 한의사에 대하여 종합병원·치과병원·한방병원 중 보건복지부령으로 정하는 의료기관에 한하여 전문과목을 표시하도록 할 수 있다.

③ 삭제

④ 전문의 자격 인정과 전문과목에 관한 사항은 대통령령으로 정한다.

시행규칙

칙**제74조 (치과의사 및 한의사 전문과목 표시)** 법 제77조제2항 단서에 따라 치과의사전문의 또는 한의사전문의 자격을 인정받은 자에 대하여 전문과목을 표시할 수 있는 의료기관은 다음 각 호와 같다.

1. 병상이 300개 이상인 종합병원
2. 「치과의사전문의의 수련 및 자격인정 등에 관한 규정」에 따른 수련치과병원
3. 「한의사전문의의 수련 및 자격인정 등에 관한 규정」에 따른 수련한방병원

제78조 [전문간호사] ① 보건복지부장관은 간호사에게 간호사 면허 외에 전문간호사 자격을 인정할 수 있다.

② 제1항에 따른 전문간호사의 자격 구분, 자격 기준, 자격증, 그 밖에 필요한 사항은 보건복지부령으로 정한다.

제78조 [전문간호사] ① 보건복지부장관은 간호사에게 간호사 면허 외에 전문간호사 자격을 인정할 수 있다.

② 전문간호사가 되려는 사람은 다음 각 호의 어느 하나에 해당하는 사람으로서 보건복지부장관이 실시하는 전문간호사 자격시험에 합격한 후 보건복지부장관의 자격인정을 받아야 한다. 신설 2018.3.27.

1. 보건복지부령으로 정하는 전문간호사 교육과정을 이수한 자
2. 보건복지부장관이 인정하는 외국의 해당 분야 전문간호사 자격이 있는 자

③ 전문간호사는 제2항에 따라 자격을 인정받은 해당 분야에서 간호 업무를 수행하여야 한다. 신설 2018.3.27.

④ 전문간호사의 자격 구분, 자격 기준, 자격 시험, 자격증, 업무 범위, 그 밖에 필요한 사항은 보건복지부령으로 정한다. 신설 2018.3.27.

시행일 2020.3.28.

제79조 [한지 의료인] ① 이 법이 시행되기 전의 규정에 따라 면허를 받은 한지 의사(限地 醫師), 한지 치과의사 및 한지 한의사는 허가받은 지역에서 의료업무에 종사하는 경우 의료인으로 본다.

② 보건복지부장관은 제1항에 따른 의료인이 허가받은 지역 밖에서 의료행위를 하는 경우에는 그 면허를 취소할 수 있다.

③ 제1항에 따른 의료인의 허가지역 변경, 그 밖에 필요한 사항은 보건복지부령으로 정한다.

④ 한지 의사, 한지 치과의사, 한지 한의사로서 허가받은 지역에서 10년 이상 의료업무에 종사한 경력이 있는 자 또는 이 법 시행 당시 의료업무에 종사하고 있는 자 중 경력이 5년 이상인 자에게는 제5조에도 불구하고 보건복지부령으로 정하는 바에 따라 의사, 치과의사 또는 한의사의 면허를 줄 수 있다.

시행규칙

칙**제75조 (한지 의료인의 허가지역 변경)** ① 법 제79조제3항에 따라 한지(限地) 의료인이 그 허가지역을 변경하려는 경우에는 그 소재지를 관할하는 시·도지사의 허가를 받아야 한다. 다만, 다른 시·도로 변경하거나 2개 시·도 이상에 걸쳐있는 지역으로 변경하려는 경우에는 보건복지부장관의 허가를 받아야 한다.

② 제1항에 따른 한지 의료인의 허가지역 변경에 관한 허가를 할 때에는 다음 각 호에서 정하는 바에 따라야 한다.

1. 의료취약지인 읍·면으로 한정하여 허가하되, 인구·교통, 그 밖의 지리적 여건에 따라 그 진료구역을 제한할 수 있다.
2. 허가 대상은 변경 전의 허가지역에서 3년 이상 계속하여 의료기관을 개설하고 의료행위를 한 자로 한정한다. 다만, 허가지역에 같은 업종에 해당하는 다른 의료인이 있거나 벽지(僻地), 오지(奧地) 또는 도서(島嶼) 등 보건복지부장관이 정하는 지역으로 변경하려는 경우에는 그 기간의 제한을 받지 아니한다.

③ 제1항에 따라 허가지역 변경허가를 받으려는 자는 변경 희망지와 그 사유를 적은 신청서에 면허증을 첨부하여 허가관청에 제출하여야 한다.

칙**제76조 (한지 의료인의 허가지역 변경 보고 등)** ① 시·도지사가 한지의료인에 대하여 그 허가지역의 변경허가를 한 경우에는 그 사

실을 해당 면허증에 적어 신청인에게 발급하고, 허가한 날부터 5일 이내에 변경허가사항을 보건복지부장관에게 보고하여야 한다.

② 시・도지사는 한지 의료인별 허가지역 일람표를 작성하여 갖추어 두어야 한다.

칙제77조 (한지 의료인의 의사면허 등의 신청) ① 법 제79조제4항에 따라 한지 의료인이 의사, 치과의사 또는 한의사 면허를 받으려는 경우에는 별지 제28호서식의 신청서(전자문서로 된 신청서를 포함한다)에 다음 각 호의 서류(전자문서를 포함한다)를 첨부하여 현재의 근무지 또는 최종 근무지의 관할 시・도지사를 거쳐 보건복지부장관에게 제출하여야 한다.

1. 한지 의료인 면허증
2. 법 제79조제4항에 따른 경력을 증명하는 서류 각 1부
3. 법 제8조제1호 본문에 해당하는 자가 아님을 증명하는 의사의 진단서 또는 법 제8조제1호 단서에 해당하는 자임을 증명하는 전문의의 진단서
4. 법 제8조제2호에 해당하는 자가 아님을 증명하는 의사의 진단서
5. 사진(신청 전 6개월 이내에 모자 등을 쓰지 않고 촬영한 천연색 상반신 정면사진으로 가로 3.5센티미터, 세로 4.5센티미터의 사진을 말한다) 5장

② 삭제

③ 제1항의 신청서를 받은 시・도지사는 신청인에게 별지 제28호서식의 접수증을 발급하여야 한다.

④ 제1항에 따라 면허증 발급신청을 한 자는 그 신청일부터 면허증을 받는 날까지 제3항의 접수증을 한지 의료인 면허증을 갈음하여 사용할 수 있다.

제80조 [간호조무사 자격] ① 간호조무사가 되려는 사람은 다음 각 호의 어느 하나에 해당하는 사람으로서 보건복지부령으로 정하는 교육과정을 이수하고 간호조무사 국가시험에 합격한 후 보건복지부장관의 자격인정을 받아야 한다. 이 경우 자격시험의 제한에 관하여는 제10조를 준용한다.

1. 초・중등교육법령에 따른 특성화고등학교의 간호 관련 학과를 졸업한 사람(간호조무사 국가시험 응시일로부터 6개월 이내에 졸업이 예정된 사람을 포함한다)
2. 「초・중등교육법」 제2조에 따른 고등학교 졸업자(간호조무사 국가시험 응시일로부터 6개월 이내에 졸업이 예정된 사람을 포함한다) 또는 초・중등교육법령에 따라 같은 수준의 학력이 있다고 인정되는 사람(이하 이 조에서 "고등학교 졸업학력 인정자"라 한다)으로서 보건복지부령으로 정하는 국・공립 간호조무사양성소의 교육을 이수한 사람
3. 고등학교 졸업학력 인정자로서 평생교육법령에 따른 평생교육시설에서 고등학교 교과 과정에 상응하는 교육과정 중 간호 관련 학과를 졸업한 사람(간호조무사 국가시험 응시일로부터 6개월 이내에 졸업이 예정된 사람을 포함한다)
4. 고등학교 졸업학력 인정자로서 「학원의 설립・운영 및 과외교습에 관한 법률」 제2조의2제2항에 따른 학원의 간호조무사 교습과정을 이수한 사람
5. 고등학교 졸업학력 인정자로서 보건복지부장관이 인정하는 외국의 간호조무사 교육과정을 이수하고 해당 국가의 간호조무사 자격을 취득한 사람
6. 제7조제1항제1호 또는 제2호에 해당하는 사람

② 제1항제1호부터 제4호까지에 따른 간호조무사 교육훈련기관은 보건복지부장관의 지정・평가를 받아야 한다. 이 경우 보건복지부장관은 간호조무사 교육훈련기관의 지정을 위한 평가업무를 대통령령으로 정하는 절차・방식에 따라 관계 전문기관에 위탁할 수 있다.

③ 보건복지부장관은 제2항에 따른 간호조무사 교육훈련기관이 거짓이나 그 밖의 부정한 방법으로 지정받는 등 대통령령으로 정하는 사유에 해당하는 경우에는 그 지정을 취소할 수 있다.

④ 간호조무사는 최초로 자격을 받은 후부터 3년마다 그 실태와 취업상황 등을 보건복지부장관에게 신고하여야 한다.

⑤ 제1항에 따른 간호조무사의 국가시험・자격인정, 제2항에 따른 간호조무사 교육훈련기관의 지정・평가, 제4항에 따른 자격신고 및 간호조무사의 보수교육 등에 관하여 필요한 사항은 보건복지부령으로 정한다.

시행령

영제40조 (간호조무사 교육훈련기관 지정을 위한 평가업무 위탁) ① 보건복지부장관은 법 제80조제2항 후단에 따라 간호조무사 교육훈련기관의 지정을 위한 평가업무를 다음 각 호의 기관에 위탁할 수 있다.

1. 「공공기관의 운영에 관한 법률」 제4조에 따른 공공기관 중 그 설립 목적이 보건의료 또는 인력개발과 관련되는 공공기관
2. 위탁업무 수행에 필요한 조직・인력 및 전문성 등을 갖춘 전문기관으로서 보건복지부장관이 정하여 고시하는 기관

② 보건복지부장관은 법 제80조제2항 후단에 따라 간호조무사 교육훈련기관 지정을 위한 평가업무를 위탁하는 경우 위탁 기준 등의 공고, 위탁 내용 등의 고시 또는 위탁 업무의 보고 등에 관하여는 제31조의6제2항부터 제5항까지의 규정을 준용한다.

영제41조 (간호조무사 교육훈련기관 지정 취소사유) 법 제80조제3항에서 "거짓이나 그 밖의 부정한 방법으로 지정받는 등 대통령령으

로 정하는 사유"란 다음 각 호의 사유를 말한다.

1. 거짓이나 그 밖의 부정한 방법으로 지정받는 경우
2. 간호조무사 교육훈련기관의 지정 기준에 미달하는 경우
3. 정당한 사유 없이 교육훈련 업무를 거부하거나 3개월 이상 교육훈련을 실시하지 아니한 경우
4. 거짓이나 그 밖의 부정한 방법으로 교육훈련 졸업증명서 또는 이수증명서를 발급한 경우
5. 교육과정 및 교육내용이 법령에 위반되거나 교육훈련기관의 지정 목적을 달성하기 어렵다고 인정되는 경우

제80조의2 [간호조무사 업무] ① 간호조무사는 제27조에도 불구하고 간호사를 보조하여 제2조제2항제5호가목부터 다목까지의 업무를 수행할 수 있다.

② 제1항에도 불구하고 간호조무사는 제3조제2항에 따른 의원급 의료기관에 한하여 의사, 치과의사, 한의사의 지도하에 환자의 요양을 위한 간호 및 진료의 보조를 수행할 수 있다.

③ 제1항 및 제2항에 따른 구체적인 업무의 범위와 한계에 대하여 필요한 사항은 보건복지부령으로 정한다.

제80조의3 [준용규정] 간호조무사에 대하여는 제8조, 제9조, 제12조, 제16조, 제19조, 제20조, 제22조, 제23조, 제59조제1항, 제61조, 제65조, 제66조, 제68조, 제83조제1항, 제84조, 제85조, 제87조, 제88조, 제88조의2 및 제91조를 준용하며, 이 경우 "면허"는 "자격"으로, "면허증"은 "자격증"으로 본다.

제81조 [의료유사업자] ① 이 법이 시행되기 전의 규정에 따라 자격을 받은 접골사(接骨士), 침사(鍼士), 구사(灸士)(이하 "의료유사업자"라 한다)는 제27조에도 불구하고 각 해당 시술소에서 시술(施術)을 업(業)으로 할 수 있다.

② 의료유사업자에 대하여는 이 법 중 의료인과 의료기관에 관한 규정을 준용한다. 이 경우 "의료인"은 "의료유사업자"로, "면허"는 "자격"으로, "면허증"은 "자격증"으로, "의료기관"은 "시술소"로 한다.

③ 의료유사업자의 시술행위, 시술업무의 한계 및 시술소의 기준 등에 관한 사항은 보건복지부령으로 정한다.

제82조 [안마사] ① 안마사는 「장애인복지법」에 따른 시각장애인 중 다음 각 호의 어느 하나에 해당하는 자로서 시·도지사에게 자격인정을 받아야 한다.

1. 「초·중등교육법」 제2조제5호에 따른 특수학교 중 고등학교에 준한 교육을 하는 학교에서 제4항에 따른 안마사의 업무한계에 따라 물리적 시술에 관한 교육과정을 마친 자
2. 중학교 과정 이상의 교육을 받고 보건복지부장관이 지정하는 안마수련기관에서 2년 이상의 안마수련과정을 마친 자

② 제1항의 안마사는 제27조에도 불구하고 안마업무를 할 수 있다.

③ 안마사에 대하여는 이 법 중 제8조, 제25조, 제28조부터 제32조까지, 제33조제2항제1호·제3항·제5항·제8항 본문, 제36조, 제40조, 제59조제1항, 제61조, 제63조(제36조를 위반한 경우만을 말한다), 제64조부터 제66조까지, 제68조, 제83조, 제84조를 준용한다. 이 경우 "의료인"은 "안마사"로, "면허"는 "자격"으로, "면허증"은 "자격증"으로, "의료기관"은 "안마시술소 또는 안마원"으로, "해당 의료관계단체의 장"은 "안마사회장"으로 한다.

④ 안마사의 업무한계, 안마시술소나 안마원의 시설 기준 등에 관한 사항은 보건복지부령으로 정한다.

제83조 [경비 보조 등] ① 보건복지부장관 또는 시·도지사는 국민보건 향상을 위하여 필요하다고 인정될 때에는 의료인·의료기관·중앙회 또는 의료 관련 단체에 대하여 시설, 운영 경비, 조사·연구 비용의 전부 또는 일부를 보조할 수 있다.

② 보건복지부장관은 다음 각 호의 의료기관이 인증을 신청할 때 예산의 범위에서 인증에 소요되는 비용의 전부 또는 일부를 보조할 수 있다.

1. 제58조의4제2항에 따라 인증을 신청하여야 하는 의료기관
2. 300병상 미만인 의료기관(종합병원은 제외한다) 중 보건복지부장관이 정하는 기준에 해당하는 의료기관

제84조 [청 문] 보건복지부장관, 시·도지사 또는 시장·군수·구청장은 다음 각 호의 어느 하나에 해당하는 처분을 하려면 청문을 실시하여야 한다.

1. 제23조의2제4항에 따른 인증의 취소
2. 제51조에 따른 설립 허가의 취소
3. 제58조의9에 따른 의료기관 인증 또는 조건부인증의 취소

4. 제63조에 따른 시설 · 장비 등의 사용금지 명령
5. 제64조제1항에 따른 개설허가 취소나 의료기관 폐쇄 명령
6. 제65조제1항에 따른 면허의 취소

제85조 [수수료] ① 이 법에 따른 의료인의 면허나 면허증을 재교부 받으려는 자, 국가시험등에 응시하려는 자, 진단용 방사선 발생 장치의 검사를 받으려는 자는 보건복지부령으로 정하는 바에 따라 수수료를 내야 한다.

② 제9조제2항에 따른 한국보건의료인국가시험원은 제1항에 따라 납부받은 국가시험등의 응시수수료를 보건복지부장관의 승인을 받아 시험 관리에 필요한 경비에 직접 충당할 수 있다.

시행규칙

칙제7조 (수수료 등) ① 의료인의 면허에 관한 수수료는 다음 각 호와 같다.

1. 면허증 발급 수수료: 2천원
2. 면허증의 갱신 또는 재발급 수수료: 2천원
3. 등록증명 수수료: 500원(정보통신망을 이용하여 발급받는 경우 무료)

② 제4조에 따라 면허증을 발급하는 경우에는 제1항제1호의 수수료를 징수하지 아니한다.

③ 국가시험등에 응시하려는 자는 법 제85조제1항에 따라 국가시험등관리기관의 장이 보건복지부장관의 승인을 받아 결정한 수수료를 현금으로 내야 한다. 이 경우 수수료의 금액 및 납부방법 등은 영 제4조제3항에 따라 국가시험등관리기관의 장이 공고한다.

④ 제1항의 수수료는 면허관청이 보건복지부장관인 경우에는 수입인지로 내고, 시 · 도지사인 경우에는 해당 지방자치단체의 수입증지로 내야 한다.

⑤ 제3항 및 제4항에 따른 수수료는 정보통신망을 이용하여 전자화폐나 전자결제 등의 방법으로 낼 수 있다.

제86조 [권한의 위임 및 위탁] ① 이 법에 따른 보건복지부장관 또는 시 · 도지사의 권한은 그 일부를 대통령령으로 정하는 바에 따라 시 · 도지사, 질병관리본부장 또는 시장 · 군수 · 구청장이나 보건소장에게 위임할 수 있다.

② 보건복지부장관은 이 법에 따른 업무의 일부를 대통령령으로 정하는 바에 따라 관계 전문기관에 위탁할 수 있다.

시행령

영제42조 (업무의 위탁) ① 보건복지부장관은 법 제86조제2항에 따라 법 제23조의2제2항에 따른 전자의무기록시스템의 인증 신청 접수, 인증 결과 통보 및 인증서 발급에 관한 업무와 같은 조 제5항에 따른 전자의무기록시스템의 기술 개발 및 활용 촉진에 관한 업무를 다음 각 호의 기관에 위탁할 수 있다. 신설 2017.6.20.

1. 「공공기관의 운영에 관한 법률」 제4조에 따른 공공기관 중 그 설립목적이 보건의료 또는 사회보장과 관련되는 공공기관
2. 위탁 업무 수행에 필요한 조직 · 인력 및 전문성 등을 고려하여 보건복지부장관이 정하여 고시하는 기관

② 보건복지부장관은 법 제86조제2항에 따라 법 제45조의2제1항에 따른 비급여 진료비용 및 제증명수수료에 대한 조사 · 분석 및 그 결과 공개에 관한 업무를 다음 각 호의 전문기관에 위탁할 수 있다. 개정 2017.6.20.

1. 법 제28조에 따른 의사회, 치과의사회 또는 한의사회
2. 「공공기관의 운영에 관한 법률」 제4조에 따른 공공기관 중 그 설립 목적이 보건의료와 관련되는 공공기관
3. 그 밖에 위탁 업무 수행에 필요한 조직 · 인력 및 전문성 등을 고려하여 보건복지부장관이 고시하는 기관

③ 보건복지부장관은 법 제86조제2항에 따라 법 제62조제2항에 따른 의료기관 회계기준의 운영에 관한 업무를 다음 각 호의 기관에 위탁할 수 있다. 신설 2018.9.28.

1. 「공공기관의 운영에 관한 법률」 제4조에 따른 공공기관 중 그 설립 목적이 보건의료 또는 보건산업과 관련되는 공공기관
2. 위탁업무 수행에 필요한 조직 · 인력 및 전문성 등을 갖춘 전문기관으로서 보건복지부장관이 정하여 고시하는 기관

④ 보건복지부장관은 법 제86조제2항에 따라 법 제80조제2항에 따른 간호조무사 교육훈련기관의 지정 신청 접수 및 지정서 발급에 관한 업무를 다음 각 호의 기관에 위탁할 수 있다. 개정 2017.6.20.

1. 「공공기관의 운영에 관한 법률」 제4조에 따른 공공기관 중 그 설립 목적이 보건의료 또는 인력개발과 관련되는 공공기관
2. 위탁업무 수행에 필요한 조직 · 인력 및 전문성 등을 갖춘 전문기관으로서 보건복지부장관이 정하여 고시하는 기관

⑤ 보건복지부장관은 법 제86조제2항에 따라 법 제80조제4항에 따른 간호조무사 실태 · 취업상황 등에 관한 신고 및 법 제80조제5항에 따른 간호조무사 보수교육에 관한 업무를 다음 각 호의 기관에 위탁할 수 있다. 개정 2017.6.20.

1. 「공공기관의 운영에 관한 법률」 제4조에 따른 공공기관 중 그 설립 목적이 보건의료 또는 인력개발과 관련되는 공공기관
2. 간호조무사를 구성원으로 하여 설립된 기관으로서 전국적 조직을 갖추고 있는 기관
3. 위탁 업무 수행에 필요한 조직 · 인력 및 전문성 등을 갖춘 전문기관으로서 보건복지부장관이 정하여 고시하는 기관(법 제80조제5항에 따른 간호조무사 보수교육만 해당한다)

⑥ 보건복지부장관이 법 제86조제2항에 따라 제1항부터 제5항까지의 규정에 따른 업무를 위탁하는 경우에 그 위탁 기준 등의 공

고, 위탁 내용 등의 고시 또는 위탁 업무의 보고 등에 대해서는 제31조의6제2항부터 제5항까지의 규정을 준용한다.
개정 2017.6.20. 개정 2018.9.28.

제86조의2 [벌칙 적용에서 공무원 의제] 제57조의2제4항에 따른 심의위원회 위원은 「형법」 제129조부터 제132조까지의 규정을 적용할 때에는 공무원으로 본다.
본조신설 2018.3.27.

제86조의3 [기록의 보존 · 보관 의무에 대한 면책] 제22조제2항, 제23조제1항 또는 제40조제2항에 따라 보존 · 보관하여야 하는 기록이 천재지변이나 그 밖의 불가항력으로 멸실된 경우에는 해당 기록의 보존 · 보관의무자는 제64조, 제66조 또는 제90조에 따른 책임을 면한다.
본조신설 2019.4.23.

제9장 벌 칙

제87조 [벌 칙] ① 제12조제3항을 위반한 죄를 범하여 사람을 상해에 이르게 한 경우에는 7년 이하의 징역 또는 1천만원 이상 7천만원 이하의 벌금에 처하고, 중상해에 이르게 한 경우에는 3년 이상 10년 이하의 징역에 처하며, 사망에 이르게 한 경우에는 무기 또는 5년 이상의 징역에 처한다. 신설 2019.4.23.

② 다음 각 호의 어느 하나에 해당하는 자는 5년 이하의 징역이나 5천만원 이하의 벌금에 처한다.

1. 제4조제4항을 위반하여 면허증을 빌려준 사람
2. 제12조제2항 및 제3항, 제18조제3항, 제21조의2제5항 · 제8항, 제23조제3항, 제27조제1항, 제33조제2항 · 제8항(제82조제3항에서 준용하는 경우를 포함한다) · 제10항을 위반한 자. 다만, 제12조제3항의 죄는 피해자의 명시한 의사에 반하여 공소를 제기할 수 없다.

제88조 [벌 칙] 다음 각 호의 어느 하나에 해당하는 자는 3년 이하의 징역이나 3천만원 이하의 벌금에 처한다.

1. 제19조, 제21조제2항, 제22조제3항, 제27조제3항 · 제4항, 제33조제4항, 제35조제1항 단서, 제38조제3항, 제59조제3항, 제64조제2항(제82조제3항에서 준용하는 경우를 포함한다), 제69조제3항을 위반한 자. 다만, 제19조, 제21조제2항 또는 제69조제3항을 위반한 자에 대한 공소는 고소가 있어야 한다.
2. 제23조의3을 위반한 자. 이 경우 취득한 경제적 이익등은 몰수하고, 몰수할 수 없을 때에는 그 가액을 추징한다.
3. 제82조제1항에 따른 안마사의 자격인정을 받지 아니하고 영리를 목적으로 안마를 한 자

제88조의2 [벌 칙] 제20조를 위반한 자는 2년 이하의 징역이나 2천만원 이하의 벌금에 처한다.

제89조 [벌 칙] 다음 각 호의 어느 하나에 해당하는 자는 1년 이하의 징역이나 1천만원 이하의 벌금에 처한다.

1. 제15조제1항, 제17조제1항 · 제2항(제1항 단서 후단과 제2항 단서는 제외한다), 제23조의2제3항 후단, 제33조제9항, 제56조제1항부터 제3항까지 또는 제58조의6제2항을 위반한 자 개정 2018.3.27.
2. 정당한 사유 없이 제40조제4항에 따른 권익보호조치를 하지 아니한 자

제90조 [벌 칙] 제16조제1항 · 제2항, 제17조제3항 · 제4항, 제18조제4항, 제21조제1항 후단, 제21조의2제1항 · 제2항, 제22조제1항 · 제2항, 제23조제4항, 제26조, 제27조제2항, 제33조제1항 · 제3항(제82조제3항에서 준용하는 경우를 포함한다) · 제5항(허가의 경우만을 말한다), 제35조제1항 본문, 제41조, 제42조제1항, 제48조제3항 · 제4항, 제77조제2항을 위반한 자나 제63조에 따른 시정명령을 위반한 자와 의료기관 개설자가 될 수 없는 자에게 고용되어 의료행위를 한 자는 500만원 이하의 벌금에 처한다. 개정 2018.3.27.

제90조의2 [「형법」상 감경규정에 관한 특례] 음주로 인한 심신장애 상태에서 제12조제3항을 위반하는 죄를 범한 때에는 「형법」 제10조제1항을 적용하지 아니할 수 있다.
본조신설 2019.4.23.

제91조 [양벌규정] 법인의 대표자나 법인 또는 개인의 대리인, 사용인, 그 밖의 종업원이 그 법인 또는 개인의 업무에 관하여

제87조, 제88조, 제88조의3, 제89조 또는 제90조의 위반행위를 하면 그 행위자를 벌하는 외에 그 법인 또는 개인에게도 해당 조문의 벌금형을 과(科)한다. 다만, 법인 또는 개인이 그 위반행위를 방지하기 위하여 해당 업무에 관하여 상당한 주의와 감독을 게을리하지 아니한 경우에는 그러하지 아니하다.

제92조 [과태료] ① 다음 각 호의 어느 하나에 해당하는 자에게는 300만원 이하의 과태료를 부과한다.

1. 제16조제3항에 따른 교육을 실시하지 아니한 자

1의2. 제24조의2제1항을 위반하여 환자에게 설명을 하지 아니하거나 서면 동의를 받지 아니한 자

1의3. 제24조의2제4항을 위반하여 환자에게 변경 사유와 내용을 서면으로 알리지 아니한 자

2. 제37조제1항에 따른 신고를 하지 아니하고 진단용 방사선 발생장치를 설치·운영한 자
3. 제37조제2항에 따른 안전관리책임자를 선임하지 아니하거나 정기검사와 측정 또는 방사선 관계 종사자에 대한 피폭관리를 실시하지 아니한 자
4. 삭제 〈2018.3.27.〉
5. 제49조제3항을 위반하여 신고하지 아니한 자

② 다음 각 호의 어느 하나에 해당하는 자에게는 200만원 이하의 과태료를 부과한다.

1. 제21조의2제6항 후단을 위반하여 자료를 제출하지 아니하거나 거짓 자료를 제출한 자
2. 제45조의2제2항을 위반하여 자료를 제출하지 아니하거나 거짓으로 제출한 자
3. 제61조제1항에 따른 보고를 하지 아니하거나 검사를 거부·방해 또는 기피한 자

③ 다음 각 호의 어느 하나에 해당하는 자에게는 100만원 이하의 과태료를 부과한다.

1. 제16조제3항에 따른 기록 및 유지를 하지 아니한 자

1의2. 제16조제4항에 따른 변경이나 휴업·폐업 또는 재개업을 신고하지 아니한 자

2. 제33조제5항(제82조제3항에서 준용하는 경우를 포함한다)에 따른 변경신고를 하지 아니한 자
3. 제40조제1항(제82조제3항에서 준용하는 경우를 포함한다)에 따른 휴업 또는 폐업 신고를 하지 아니하거나 제40조제2항을 위반하여 진료기록부등을 이관(移管)하지 아니한 자
4. 제42조제3항을 위반하여 의료기관의 명칭 또는 이와 비슷한 명칭을 사용한 자
5. 제43조제5항에 따른 진료과목 표시를 위반한 자
6. 제4조제3항에 따라 환자의 권리 등을 게시하지 아니한 자
7. 제52조의2제6항을 위반하여 대한민국의학한림원 또는 이와 유사한 명칭을 사용한 자
8. 제4조제5항을 위반하여 그 위반행위에 대하여 내려진 제63조에 따른 시정명령을 따르지 아니한 사람

④ 제1항부터 제3항까지의 과태료는 대통령령으로 정하는 바에 따라 보건복지부장관 또는 시장·군수·구청장이 부과·징수한다.

시행령

영제45조 (과태료의 부과기준) ① 법 제92조에 따른 과태료의 부과기준은 별표 2와 같다.

시행규칙

칙제79조 (과징금의 징수 절차) 영 제44조제2항에 따른 과징금의 징수 절차에 관하여는 「국고금관리법 시행규칙」을 준용한다. 이 경우 납입고지서에는 이의 제기 방법 및 이의 제기 기간을 함께 적어 넣어야 한다.

칙제80조 (과태료의 부과기준) 영 별표 2 제2호가목에서 "보건복지부령으로 정하는 사항"이란 제26조제1항제1호·제2호 또는 제4호에 해당하는 변경사항을 말한다.

제93조 삭제

시행령 [별표 1] 신설 2017.6.20.

국가시험등 응시제한 기준(제9조의2 관련)

위반행위	응시제한 횟수
1. 시험 중에 대화·손동작 또는 소리 등으로 서로 의사소통을 하는 행위 2. 시험 중에 허용되지 않는 자료를 가지고 있거나 해당 자료를 이용하는 행위 3. 제7조제1항에 따른 응시원서를 허위로 작성하여 제출하는 행위	1회
4. 시험 중에 다른 사람의 답안지 또는 문제지를 엿보고 본인의 답안지를 작성하는 행위 5. 시험 중에 다른 사람을 위해 시험 답안 등을 알려주거나 엿보게 하는 행위 6. 다른 사람의 도움을 받아 답안지를 작성하거나 다른 사람의 답안지 작성에 도움을 주는 행위 7. 본인이 작성한 답안지를 다른 사람과 교환하는 행위 8. 시험 중에 허용되지 아니한 전자장비·통신기기 또는 전자계산기기 등을 사용하여 시험답안을 전송하거나 작성하는 행위 9. 시험 중에 시험문제 내용과 관련된 물건(시험 관련 교재 및 요약자료를 포함한다)을 다른 사람과 주고받는 행위 10. 법 제8조 각 호의 어느 하나에 해당하는 사람이 시험에 응시하는 행위 11. 제8조제1항에 따른 서류를 허위로 작성하여 제출하는 행위	2회
12. 본인이 직접 대리시험을 치르거나 다른 사람으로 하여금 시험을 치르게 하는 행위 13. 사전에 시험문제 또는 시험답안을 다른 사람에게 알려주는 행위 14. 사전에 시험문제 또는 시험답안을 알고 시험을 치르는 행위	3회

비고: 위 표의 위반행위에 대한 세부 기준 및 유형 등에 대해서는 보건복지부장관이 정하여 고시할 수 있다.

시행령 [별표 1의2] 개정 2017.6.20.

과징금 산정 기준(제43조 관련)

1. 일반기준

가. 의료업 정지 1개월은 30일을 기준으로 한다.

나. 위반행위 종별에 따른 과징금의 금액은 의료업 정지기간에 라목에 따라 산정한 1일당 과징금 금액을 곱한 금액으로 한다.

다. 나목의 의료업 정지기간은 법 제68조에 따라 산정된 기간(가중 또는 감경을 한 경우에는 그에 따라 가중 또는 감경된 기간을 말한다)을 말한다.

라. 1일당 과징금의 금액은 위반행위를 한 의료기관의 연간 총수입액을 기준으로 제2호의 표에 따라 산정한다.

마. 과징금 부과의 기준이 되는 총수입액은 의료기관 개설자에 따라 다음과 같이 구분하여 산정한 금액을 기준으로 한다. 다만, 신규 개설, 휴업 또는 재개업 등으로 1년간의 총수입액을 산출할 수 없거나 1년간의 총수입액을 기준으로 하는 것이 불합리하다고 인정되는 경우에는 분기별, 월별 또는 일별 수입금액을 기준으로 산출 또는 조정한다.

1) 의료인인 경우에는 「소득세법」 제24조에 따른 처분일이 속하는 연도의 전년도의 의료업에서 생기는 총수입금액

2) 의료법인, 「민법」이나 다른 법률에 따라 설립된 비영리법인인 경우에는 「법인세법 시행령」 제11조제1호에 따른 처분일이 속하는 연도의 전년도의 의료업에서 생기는 총수입금액

3) 법 제35조에 따른 부속 의료기관인 경우에는 처분일이 속하는 연도의 전년도의 의료기관 개설자의 의료업에서 생기는 총수입금액

바. 나목에도 불구하고 과징금 산정금액이 5천만원을 넘는 경우에는 5천만원으로 한다.

2. 과징금 부과 기준

등 급	연간 총수입액 (단위: 100만원)	1일당 과징금 금액 (단위: 원)
1	50 이하	75,000
2	50 초과 ~ 100 이하	112,500
3	100 초과 ~ 200 이하	150,000
4	200 초과 ~ 300 이하	187,500
5	300 초과 ~ 400 이하	225,000
6	400 초과 ~ 500 이하	287,500
7	500 초과 ~ 600 이하	325,000
8	600 초과 ~ 700 이하	350,000
9	700 초과 ~ 800 이하	375,000
10	800 초과 ~ 900 이하	400,000
11	900 초과 ~ 1,000 이하	425,000
12	1,000 초과 ~ 2,000 이하	437,500
13	2,000 초과 ~ 3,000 이하	450,000
14	3,000 초과 ~ 4,000 이하	462,500
15	4,000 초과 ~ 5,000 이하	475,000
16	5,000 초과 ~ 6,000 이하	487,500
17	6,000 초과 ~ 7,000 이하	500,000
18	7,000 초과 ~ 8,000 이하	512,500
19	8,000 초과 ~ 9,000 이하	525,000
20	9,000 초과	537,500

시행령 [별표 2] 개정 2017.2.28. 개정 2017.6.20. 개정 2018.9.28.

과태료의 부과기준(제45조 관련)

1. 일반기준

가. 위반행위의 횟수에 따른 과태료의 부과기준은 최근 1년간 같은 위반행위로 과태료 부과처분을 받은 경우에 적용한다. 이 경우 위반횟수는 위반행위에 대하여 과태료 부과처분을 한 날과 다시 같은 위반행위(과태료 부과처분 후의 위반행위만 해당한다)를 적발한 날을 기준으로 하여 계산한다.

나. 보건복지부장관 또는 시장·군수·구청장(이하 "부과권자"라 한다)은 다음의 어느 하나에 해당하는 경우에는 제2호의 개별기준에 따른 과태료 금액의 2분의 1 범위에서 그 금액을 줄일 수 있다. 다만, 과태료를 체납하고 있는 위반행위자에 대해서는 그러하지 아니하다.

1) 위반행위자가 「질서위반행위규제법 시행령」 제2조의2제1항 각 호의 어느 하나에 해당하는 경우
2) 위반행위가 사소한 부주의나 오류로 인한 것으로 인정되는 경우
3) 위반의 내용·정도가 경미하다고 인정되는 경우
4) 위반행위자가 법 위반상태를 시정하거나 해소하기 위하여 노력한 것이 인정되는 경우
5) 그 밖에 위반행위의 정도, 위반행위의 동기와 그 결과 등을 고려하여 감경할 필요가 있다고 인정되는 경우

다. 부과권자는 위반행위의 정도, 위반행위의 동기와 그 결과 등을 고려하여 제2호의 개별기준에 따른 과태료 금액의 2분의 1 범위에서 그 금액을 늘려 부과할 수 있다. 다만, 늘려 부과하는 경우에도 법 제92조제1항부터 제3항까지에 따른 과태료 금액의 상한을 넘을 수 없다.

2. 개별기준

위 반 행 위	근거 법조문	과태료 금액		
		1차 위반	2차 위반	3차 위반
가. 법 제16조제3항에 따른 교육을 실시하지 않은 경우	법 제92조제1항제1호	50	75	100
나. 법 제16조제3항에 따른 기록 및 유지를 하지 않은 경우	법 제92조제3항제1호	15	30	60
다. 법 제16조제4항에 따른 변경이나 휴업・폐업 또는 재개업을 신고하지 않은 경우	법 제92조제3항제1호의2			
1) 변경・휴업 또는 재개업 신고를 하지 않은 경우		30	40	50
2) 폐업 신고를 하지 않은 경우		50	75	100
라. 법 제21조의2제6항 후단을 위반하여 자료를 제출하지 않거나 거짓 자료를 제출한 경우	법 제92조제2항제1호			
1) 자료를 제출하지 않은 경우		100	150	200
2) 거짓 자료를 제출한 경우		200	200	200
마. 법 제24조의2제1항을 위반하여 환자에게 설명을 하지 않거나 서면 동의를 받지 않은 경우	법 제92조제1항제1호의2	300	300	300
바. 법 제24조의2제4항을 위반하여 환자에게 변경 사유와 내용을 서면으로 알리지 않은 경우	법 제92조제1항제1호의3	300	300	300
사. 법 제33조제5항(법 제82조제3항에서 준용하는 경우를 포함한다)에 따른 변경신고를 하지 않은 경우	법 제92조제3항제2호	50	75	100
아. 법 제37조제1항에 따른 신고를 하지 않고 진단용 방사선 발생장치를 설치・운영한 경우	법 제92조제1항제2호			
1) 진단용 방사선 발생장치의 안전관리기준에 적합하지 않게 설치・운영한 경우		300	300	300
2) 진단용 방사선 발생장치의 안전관리기준에 적합하게 설치・운영한 경우		50	75	100
자. 법 제37조제2항에 따른 안전관리책임자를 선임하지 않거나 정기검사와 측정 또는 방사선 관계 종사자에 대한 피폭관리를 실시하지 않은 경우	법 제92조제1항제3호			
1) 안전관리책임자를 선임하지 않은 경우		50	75	100
2) 진단용 방사선 발생장치에 대한 검사를 검사기간 이내에 실시하지 않은 경우		100	150	200
3) 방사선 방어시설에 대한 검사를 하지 않은 경우		100	150	200
4) 방사선 관계 종사자에 대한 피폭선량을 측정하지 않은 경우		30	45	60
5) 방사선 관계 종사자에 대한 피폭선량 측정에 있어 선량한도를 넘은 사람에 대한 안전조치를 하지 않은 경우		100	150	200
6) 방사선 관계 종사자의 피폭선량 측정에 영향을 미치는 피폭선량계의 파손・분실 등 피폭선량계를 2회 이상 적정하게 관리하지 않은 경우		50	75	100

<table>
<tr><th rowspan="2">위 반 행 위</th><th rowspan="2">근거 법조문</th><th colspan="3">과태료 금액</th></tr>
<tr><th>1차 위반</th><th>2차 위반</th><th>3차 위반</th></tr>
<tr><td>차. 법 제40조제1항(법 제82조제3항에서 준용하는 경우를 포함한다)에 따른 휴업 또는 폐업 신고를 하지 않거나, 법 제40조제2항을 위반하여 진료기록부등을 이관하지 않은 경우</td><td>법 제92조제3항제3호</td><td></td><td></td><td></td></tr>
<tr><td>1) 휴업 신고를 하지 않은 경우</td><td></td><td>50</td><td>75</td><td>100</td></tr>
<tr><td>2) 폐업 신고를 하지 않은 경우</td><td></td><td>80</td><td>90</td><td>100</td></tr>
<tr><td>3) 진료기록부등을 이관하지 않은 경우</td><td></td><td>80</td><td>90</td><td>100</td></tr>
<tr><td>카. 법 제42조제3항을 위반하여 의료기관의 명칭 또는 이와 비슷한 명칭을 사용한 경우</td><td>법 제92조제3항제4호</td><td>80</td><td>90</td><td>100</td></tr>
<tr><td>타. 법 제43조제5항에 따른 진료과목 표시를 위반한 경우</td><td>법 제92조제3항제5호</td><td>80</td><td>90</td><td>100</td></tr>
<tr><td>파. 법 제45조의2제2항을 위반하여 자료를 제출하지 않거나 거짓으로 제출한 경우</td><td>법 제92조제2항제2호</td><td>200</td><td>200</td><td>200</td></tr>
<tr><td>하. 삭제 <2018.9.28.></td><td></td><td></td><td></td><td></td></tr>
<tr><td>거. 법 제49조제3항을 위반하여 신고하지 않은 경우</td><td>법 제92조제1항제5호</td><td>50</td><td>75</td><td>100</td></tr>
<tr><td>너. 법 제52조의2제6항을 위반하여 대한민국의학한림원 또는 이와 유사한 명칭을 사용한 경우</td><td>법 제92조제3항제7호</td><td>80</td><td>90</td><td>100</td></tr>
<tr><td>더. 법 제61조제1항에 따른 보고를 하지 않거나 검사를 거부·방해 또는 기피한 경우</td><td>법 제92조제2항</td><td></td><td></td><td></td></tr>
<tr><td>1) 보고를 하지 않은 경우</td><td></td><td>100</td><td>150</td><td>200</td></tr>
<tr><td>2) 검사를 거부·방해 또는 기피한 경우</td><td></td><td>200</td><td>200</td><td>200</td></tr>
<tr><td>러. 법 제63조에 따른 시정명령(법 제4조제5항의 위반 행위에 대한 시정명령만 해당한다)을 따르지 않은 경우</td><td>법 제92조제3항제8호</td><td>30</td><td>45</td><td>70</td></tr>
</table>

시행규칙 [별표 1]

환자의 권리와 의무(제1조의3제1항 관련)

1. 환자의 권리

가. 진료받을 권리

환자는 자신의 건강보호와 증진을 위하여 적절한 보건의료서비스를 받을 권리를 갖고, 성별·나이·종교·신분 및 경제적 사정 등을 이유로 건강에 관한 권리를 침해받지 아니하며, 의료인은 정당한 사유 없이 진료를 거부하지 못한다.

나. 알권리 및 자기결정권

환자는 담당 의사·간호사 등으로부터 질병 상태, 치료 방법, 의학적 연구 대상 여부, 장기이식 여부, 부작용 등 예상 결과 및 진료 비용에 관하여 충분한 설명을 듣고 자세히 물어볼 수 있으며, 이에 관한 동의 여부를 결정할 권리를 가진다.

다. 비밀을 보호받을 권리

환자는 진료와 관련된 신체상·건강상의 비밀과 사생활의 비밀을 침해받지 아니하며, 의료인과 의료기관은 환자의 동의를 받거나 범죄 수사 등 법률에서 정한 경우 외에는 비밀을 누설·발표하지 못한다.

라. 상담・조정을 신청할 권리
환자는 의료서비스 관련 분쟁이 발생한 경우, 한국의료분쟁조정중재원 등에 상담 및 조정 신청을 할 수 있다.

2. 환자의 의무

가. 의료인에 대한 신뢰・존중 의무
환자는 자신의 건강 관련 정보를 의료인에게 정확히 알리고, 의료인의 치료계획을 신뢰하고 존중하여야 한다.

나. 부정한 방법으로 진료를 받지 않을 의무
환자는 진료 전에 본인의 신분을 밝혀야 하고, 다른 사람의 명의로 진료를 받는 등 거짓이나 부정한 방법으로 진료를 받지 아니한다.

시행규칙 [별표 1의2] 개정 2018.9.27.

간호・간병통합서비스 제공기관의 인력, 시설, 운영 등 기준(제1조의4제3항 관련)

1. 인력기준: 간호・간병통합서비스 제공 병동에 다음 각 목의 구분에 따른 인력을 배치한다.

가. 간호사: 다음의 구분에 따라 배치할 것
1) 상급종합병원: 간호・간병통합서비스 제공 병동의 병상 7개당 간호사 1명 이상. 다만, 7개당의 병상 수를 계산한 후 남은 병상이 7개 미만인 경우에는 1명을 배치한다.
2) 종합병원: 간호・간병통합서비스 제공 병동의 병상 12개당 간호사 1명 이상. 다만 12개당의 병상 수를 계산한 후 남은 병상이 12개 미만인 경우에는 1명을 배치한다.
3) 병원: 간호・간병통합서비스 제공 병동의 병상 14개당 간호사 1명 이상. 다만 14개당의 병상 수를 계산한 후 남은 병상이 14개 미만인 경우에는 1명을 배치한다.

나. 간호조무사: 간호・간병통합서비스 제공 병동의 병상 40개당 1명 이상. 다만 40개당의 병상 수를 계산한 후 남은 병상이 40개 미만인 경우에는 1명을 배치한다.

다. 간병지원인력: 1명 이상. 다만, 2명 이상인 경우에는 진료과목 또는 업무 성격 등에 따라 병동지원인력, 재활지원인력으로 구분하여 배치할 수 있다.

2. 시설기준: 다음 각 목의 기준에 따라 설치한다.

가. 간호・간병통합서비스를 제공하는 병동은 다른 병동과 구별되도록 설치할 것
나. 간호・간병통합서비스 병동 내 시설 및 장비는 다음의 기준에 따를 것

구 분	설 치 기 준
간호사실	○ 병동의 각 층마다 1개 이상 설치할 것
입원실 및 복도	○ 입원실 및 복도에는 문턱이 없을 것. 다만, 불가피한 사유로 문턱을 두는 경우에는 환자가 쉽게 이동할 수 있도록 경사로를 설치한다.
목욕실	○ 목욕실에는 문턱이 없을 것. 다만, 불가피한 사유로 문턱을 두는 경우에는 환자가 쉽게 이동할 수 있도록 경사로를 설치한다. ○ 목욕실 바닥은 미끄럼 방지 처리를 할 것.
화장실	○ 입원실 내에 설치할 것. 다만, 부득이한 사유로 입원실 내 설치가 곤란한 경우에는 해당 병동의 각 층에 별도로 설치한다. ○ 화장실 바닥은 미끄럼 방지 처리를 할 것. ○ 화장실에는 문턱이 없을 것. 다만, 불가피한 사유로 문턱을 두는 경우에는 환자가 쉽게 이동할 수 있도록 경사로를 설치한다.
비상연락장치	○ 병상, 목욕실, 화장실 및 휴게실 등에 각각 설치할 것
안전손잡이	○ 복도, 계단, 화장실, 목욕실 및 휴게실 등에 각각 설치할 것
욕창방지용품	○ 운영 병상의 100분의5 이상(소수점 이하의 수는 올려 계산한다) 구비할 것

3. 운영기준: 다음 각 목의 기준에 따라 운영한다.

가. 간호・간병통합서비스 병동에 배치된 인력은 해당 서비스를 제공하는 업무에만 종사할 것
나. 간호・간병통합서비스 제공 병동의 운영기준을 작성・비치할 것

다. 안전사고 관리지침을 작성·비치할 것
라. 제2호나목에 따른 비상연락장치는 매일 정상 가동 여부를 점검할 것

비고

위 표 제1호부터 제3호까지의 규정에 따른 인력기준, 시설기준 또는 운영기준에 필요한 세부 사항은 보건복지부장관이 정하여 고시한다.

시행규칙 [별표 1의3]

국가시험의 시험과목, 시험방법 및 합격자 결정방법(제2조 관련)

1. 시험과목

구 분	시 험 과 목	
	필기시험	실기시험
의 사 국가시험	가. 의학총론(몸의 정상구조와 기능, 정상발생·성장 및 노화, 질병의 발생과 죽음, 주요 증상과 병태생리, 진찰 및 진단, 검사, 치료와 합병증, 건강증진·질병예방 및 보건의료관리를 말한다) 나. 의학각론(영양, 소화기 질환, 손상·중독, 신생물, 혈액·조혈기관 질환, 심혈관 질환, 근골격계·결합조직 질환, 신경계 질환, 알레르기 및 면역질환, 호흡기 질환, 감염 및 기생충 질환, 내분비·대사성 질환, 신장·요로 및 남성생식기 질환, 유전 질환과 선천성기형, 주산기 및 신생아 질환, 눈 및 눈부속기 질환, 귀 및 유양돌기 질환, 피부질환, 여성생식기 질환, 임신·출산 및 산욕기 질환, 정신 질환을 말한다) 다. 보건의약관계 법규(「보건의료기본법」·「지역보건법」·「국민건강증진법」·「감염병의 예방 및 관리에 관한 법률」·「후천성면역결핍증 예방법」·「검역법」·「의료법」·「응급의료에 관한 법률」·「혈액관리법」·「마약류 관리에 관한 법률」·「국민건강보험법」과 그 시행령 및 시행규칙을 말한다. 이하 같다)	병력청취, 신체진찰, 환자와의 의사소통, 진료태도, 기본 기술적 수기
치과의사 국가시험	구강악안면외과학, 치과보존학, 치과보철학, 소아치과학, 영상치의학, 치주과학, 구강내과학, 치과재료학, 치과교정학, 구강병리학, 구강보건학, 구강생물학(구강해부학, 구강생리학, 구강생화학, 치과약리학, 구강미생물학, 구강조직학을 포함한다) 및 보건의약관계 법규	
한 의 사 국가시험	내과학, 침구학, 부인과학, 소아과학, 외과학, 신경정신과학, 안이비인후과학, 본초학, 한방생리학, 예방의학 및 보건의약관계 법규	
조 산 사 국가시험	조산학(마취학을 포함한다), 신생아간호학, 모자보건학(가족계획을 포함한다) 및 「모자보건법」	
간 호 사 국가시험	기본간호학, 성인간호학, 모성간호학, 아동간호학, 지역사회간호학, 정신간호학, 간호관리학 및 보건의약관계 법규	

2. 시험방법

가. 의사 국가시험의 시험방법은 필기시험과 실기시험으로 구분하여 실시하고, 필기시험 또는 실기시험 중 어느 한 시험에 합격한 자에 대하여는 다음 회의 시험에 한하여 그 시험을 면제한다.
나. 치과의사·한의사·조산사·간호사 국가시험의 시험방법은 필기시험으로 한다.

3. 합격자 결정방법

가. 의사 국가시험의 필기시험 합격자 결정은 전과목 총점의 60퍼센트 이상, 매 과목 40퍼센트 이상을 득점한 자로 하고, 실기시험의 합격자 결정은 의과대학 교수로 구성된 합격선 심의 위원회에서 결정된 합격점수 이상을 득점한 자로 하되, 합격점수의 산출방법에 관한 세부 사항은 보건복지부장관이 정하여 고시하며, 필기시험과 실기시험에 모두 합격한 자를 최종 합격자로 한다.
나. 치과의사·한의사·조산사·간호사 국가시험의 합격자 결정은 전과목 총점의 60퍼센트 이상, 매 과목 40퍼센트 이상을 득점한 자를 합격자로 한다. 이 경우 치과의사 국가시험에서 매 과목 40퍼센트 이상 득점여부는 소아치과학 및 치과교정학을 1개 과목으로, 영상치의학·구강내과학 및 구강병리학을 1개 과목으로, 치주과학 및 구강보건학을 1개 과목으로, 치과재료학 및 구강생물학을 1개 과목으로 하여 결정하고, 한의사국가시험에서 매 과목 40퍼센트 이상 득점여부는 부인과학 및 소아과학을 1개 과목으로, 외과학·안이비인후과학 및 신경정신과학을 1개 과목으로, 본초학·한방생리학 및 예방의학을 1개 과목으로 하여 결정한다.

시행규칙 [별표 1의3] 〈개정 2017.8.4.〉 〈시행일 2021.3.1.〉

국가시험의 시험과목, 시험방법 및 합격자 결정방법(제2조 관련)

1. 시험과목

구 분	시 험 과 목	
	필기시험	실기시험
의 사 국가시험	가. 의학총론(몸의 정상구조와 기능, 정상발생·성장 및 노화, 질병의 발생과 죽음, 주요 증상과 병태생리, 진찰 및 진단, 검사, 치료와 합병증, 건강증진·질병예방 및 보건의료관리를 말한다) 나. 의학각론(영양, 소화기 질환, 손상·중독, 신생물, 혈액·조혈기관 질환, 심혈관 질환, 근골격계·결합조직 질환, 신경계 질환, 알레르기 및 면역질환, 호흡기 질환, 감염 및 기생충 질환, 내분비·대사성 질환, 신장·요로 및 남성생식기 질환, 유전 질환과 선천성기형, 주산기 및 신생아 질환, 눈 및 눈부속기 질환, 귀 및 유양돌기 질환, 피부질환, 여성생식기 질환, 임신·출산 및 산욕기 질환, 정신 질환을 말한다) 다. 보건의약관계 법규(「보건의료기본법」·「지역보건법」·「국민건강증진법」·「감염병의 예방 및 관리에 관한 법률」·「후천성면역결핍증 예방법」·「검역법」·「의료법」·「응급의료에 관한 법률」·「혈액관리법」·「마약류 관리에 관한 법률」·「국민건강보험법」과 그 시행령 및 시행규칙을 말한다. 이하 같다)	병력청취, 신체진찰, 환자와의 의사소통, 진료태도, 기본 기술적 수기(手技)
치과의사 국가시험	구강악안면외과학, 치과보존학, 치과보철학, 소아치과학, 영상치의학, 치주과학, 구강내과학, 치과재료학, 치과교정학, 구강병리학, 구강보건학, 구강생물학(구강해부학, 구강생리학, 구강생화학, 치과약리학, 구강미생물학, 구강조직학을 포함한다) 및 보건의약관계 법규	병력청취, 구강 내·외부 진찰, 환자와의 의사소통, 진료태도, 기본 기술적 수기
한 의 사 국가시험	내과학, 침구학, 부인과학, 소아과학, 외과학, 신경정신과학, 안이비인후과학, 본초학, 한방생리학, 예방의학 및 보건의약관계 법규	
조 산 사 국가시험	조산학(마취학을 포함한다), 신생아간호학, 모자보건학(가족계획을 포함한다) 및 「모자보건법」	
간 호 사 국가시험	기본간호학, 성인간호학, 모성간호학, 아동간호학, 지역사회간호학, 정신간호학, 간호관리학 및 보건의약관계 법규	

2. 시험방법

가. 의사 또는 치과의사 국가시험의 시험방법은 필기시험과 실기시험으로 구분하여 실시하고, 필기시험 또는 실기시험 중 어느 한 시험에 합격한 자에 대하여는 다음 회의 시험에 한하여 그 시험을 면제한다.

나. 한의사·조산사·간호사 국가시험의 시험방법은 필기시험으로 한다.

3. 합격자 결정방법

가. 의사 또는 치과의사 국가시험의 필기시험 합격자 결정은 전과목 총점의 60퍼센트 이상, 매 과목 40퍼센트 이상을 득점한 자로 하고, 실기시험의 합격자 결정은 의과대학(의사 국가시험만 해당한다) 또는 치과대학(치과의사 국가시험만 해당한다) 교수로 구성된 합격선 심의 위원회에서 결정된 합격점수 이상을 득점한 자로 하되, 합격점수의 산출방법에 관한 세부 사항은 보건복지부장관이 정하여 고시하며, 필기시험과 실기시험에 모두 합격한 자를 최종 합격자로 한다. 이 경우 치과의사 국가시험의 필기시험에서 매 과목 40퍼센트 이상 득점 여부는 소아치과학 및 치과교정학을 1개 과목으로, 영상치의학·구강내과학 및 구강병리학을 1개 과목으로, 치주과학 및 구강보건학을 1개 과목으로, 치과재료학 및 구강생물학을 1개 과목으로, 나머지 시험과목을 각각 1개 과목으로 하여 결정한다.

나. 한의사·조산사·간호사 국가시험의 합격자 결정은 전과목 총점의 60퍼센트 이상, 매 과목 40퍼센트 이상을 득점한 자를 합격자로 한다. 이 경우 한의사 국가시험에서 매 과목 40퍼센트 이상 득점 여부는 부인과학 및 소아과학을 1개 과목으로, 외과학·안이비인후과학 및 신경정신과학을 1개 과목으로, 본초학·한방생리학 및 예방의학을 1개 과목으로, 나머지 시험과목을 각각 1개 과목으로 하여 결정한다.

시행규칙 [별표 2]

예비시험의 시험과목, 시험방법 및 합격자 결정방법(제2조 관련)

1. 예비시험 과목

시험절차 및 형태 / 직종 \ 내용	1차 시험(필기시험) 시험과목	2차 시험(실기시험) 평가내용
의 사	가. 의학의 기초(몸의 정상구조와 기능, 정상발생·성장 및 노화, 병리, 주요 증상 및 소견, 진찰과 검사, 건강증진·질병예방, 보건의료관리) 나. 한국어	병력 청취, 신체질환, 환자와의 의사소통, 진료태도, 기본 기술적 수기(basic technical skill)
치과의사	가. 치의학의 기초(구강 악안면의 구조와 발생, 성장, 기능 및 대사, 병력청취 및 진찰, 구강악안면 부위의 영상, 기능, 병리검사, 구강악안면질환, 형태이상의 진단과 치료, 치과생체재료의 이해, 공중구강보건과 구강질환의 예방과 교육, 한국치과의료의 이해) 나. 한국어	병력 청취, 신체질환, 환자와의 의사소통, 진료태도, 기본 기술적 수기(basic technical skill)
한 의 사	가. 한의학의 기초(인체의 구조, 기능 및 대사, 질병의 발생과 변화, 진찰, 검사 및 변증, 치료기법 및 재료, 한국한의학의 이해) 나. 한국어	병력 청취, 신체질환, 환자와의 의사소통, 진료태도, 기본 기술적 수기(basic technical skill)

2. 시험방법 등

가. 예비시험의 시험방법은 1차 시험은 필기시험, 2차 시험은 실기시험으로 하되, 2차 시험은 1차 시험 합격자에 대하여만 실시한다. 이 경우 1차 시험에 합격한 자에 대하여는 다음 회의 시험에서만 1차 시험을 면제한다.

나. 1차 시험 중 한국어 과목의 시험은 국가시험등관리기관의 장이 지정하는 한국어능력평가 전문기관(이하 "한국어시험기관"이라 한다)이 시행한다. 다만, 국내에서 한국어로 수업하는 「초·중등교육법」에 따른 중학교와 고등학교 과정을 모두 마친 자는 한국어 과목의 시험을 면제한다.

다. 예비시험에 응시하는 자는 한국어시험기관이 발행한 한국어 과목 인증서를 제출하여야 하고, 한국어 과목의 면제 대상이 되는 자는 출신 학교의 장이 발행한 졸업증명서를 제출하여야 한다.

3. 합격자 결정방법

가. 예비시험의 1차 시험 합격자는 한국어 과목에서 국가시험등관리기관의 장이 정하는 기준 이상의 성적을 취득하거나 한국어 과목 시험을 면제받은 자로서 한국어 과목을 제외한 과목 총점의 60퍼센트 이상을 득점한 자로 한다.

나. 예비시험의 2차 시험 합격자는 국가시험등관리기관의 장이 정하는 실기시험 합격 기준에 따라 적격 판정을 받은 자로 한다.

시행규칙 [별표 2의2] 〈개정 2017.3.7.〉

환자의 동의를 받을 수 없는 경우 기록 열람·사본 발급 요청 시 구비서류(제13조의3제3항 관련)

구 분	구비서류
환자가 사망한 경우	1. 기록 열람이나 사본 발급을 요청하는 자의 신분증 사본 2. 가족관계증명서, 주민등록표 등본 등 친족관계를 확인할 수 있는 서류 3. 가족관계증명서, 제적등본, 사망진단서 등 사망사실을 확인할 수 있는 서류
환자가 의식불명 또는 의식불명은 아니지만 중증의 질환·부상으로 자필서명을 할 수 없는 경우	1. 기록 열람이나 사본 발급을 요청하는 자의 신분증 사본 2. 가족관계증명서, 주민등록표 등본 등 친족관계를 확인할 수 있는 서류 3. 환자가 의식불명 또는 중증의 질환·부상으로 자필서명을 할 수 없음을 확인할 수 있는 진단서
환자가 행방불명인 경우	1. 기록 열람이나 사본 발급을 요청하는 자의 신분증 사본 2. 가족관계증명서, 주민등록표 등본 등 친족관계를 확인할 수 있는 서류 3. 주민등록표 등본, 법원의 실종선고 결정문 사본 등 행방불명 사실을 확인할 수 있는 서류
환자가 의사무능력자인 경우	1. 기록 열람이나 사본 발급을 요청하는 자의 신분증 사본 2. 가족관계증명서, 주민등록표 등본 등 친족관계를 확인할 수 있는 서류 3. 법원의 금치산 선고 결정문 사본 또는 의사무능력자임을 증명하는 정신과 전문의의 진단서

비고: 위 표의 규정에 불구하고 환자의 형제·자매가 요청하는 경우에는 환자의 배우자 및 직계 존속·비속, 배우자의 직계 존속이 모두 없음을 증명하는 자료를 함께 제출하여야 한다.

시행규칙 [별표 2의3]

허용되는 경제적 이익등의 범위(제16조의2 관련)

허용행위	허용범위
1. 견본품 제공	○ 최소 포장단위로 "견본품" 또는 "sample"이라는 문자를 표기하여 의료기관에 해당 의약품 및 의료기기의 제형·형태 등을 확인하는데 필요한 최소 수량의 견본품을 제공하는 경우. 이 경우 제공받은 견본품은 환자에게 판매할 수 없다.
2. 학술대회 지원	○ 다음 각 호의 어느 하나에 해당하는 자가 주최하는 의학·약학, 의료기기 관련 학술연구 목적의 학술대회(학술대회 중에 개최되는 제품설명회를 포함한다)에 참가하는 발표자·좌장·토론자가 학술대회 주최자로부터 교통비·식비·숙박비·등록비 용도의 실비로 지원받는 비용 1. 의학·약학, 의료기기 관련 학술연구를 목적으로 설립된 비영리법인 2. 「의료법」 제28조제1항에 따른 의사회·치과의사회·한의사회, 같은 법 제52조제1항에 따른 의료기관단체 또는 「약사법」 제11조 및 제12조에 따른 대한약사회·대한한약사회(이하 "보건의료단체"라 한다) 3. 「고등교육법」 제2조제1호에 따른 대학 또는 「산업교육진흥 및 산학협력촉진에 관한 법률」 제25조제1항에 따른 산학협력단 4. 보건의료단체 또는 사업자(의약품의 품목허가를 받은 자, 의약품의 품목신고를 한 자, 의약품 수입자, 의료기기 제조업자 및 수입업자를 말한다. 이하 이 표에서 같다)들로 구성된 단체가 승인 또는 인정한 학회(해외 학회를 포함한다), 학술기관·학술단체 또는 연구기관·연구단체
3. 임상시험 지원	○ 「약사법」 제34조제1항, 같은 조 제7항, 「의료기기법」 제10조제1항 및 같은 조 제7항에 따라 식품의약품안전청장의 임상시험계획 승인을 받은 임상시험(「약사법 시행규칙」 제31조제3항 및 「의료기기법 시행규칙」 제12조제3항에 해당하는 경우에는 임상시험심사위원회의 임상시험계획 승인을 받은 임상시험을 말한다)을 실시하는데 필요한 수량의 임상시험용 의약품 및 의료기기와 적절한 연구비. 이 경우 해당 요양기관에 설치된 관련 위원회의 사전 승인을 받은 비임상시험(非臨床試驗: 동물실험 또는 실험실 실험 등을 말한다)을 포함한다.

허용행위	허용범위
4. 제품 설명회	1. 다음 각 목의 어느 하나의 방식으로 주최하는 제품설명회에서 참석자에게 제공하는 실제 비용의 교통비, 5만원 이하의 기념품, 숙박, 식음료(세금 및 봉사료를 제외한 금액으로 1회당 10만원 이하인 경우로 한정한다) 가. 사업자가 국내에서 복수의 의료기관을 대상으로 해당 의료기관에 소속한 의사·치과의사·한의사에게 사업자의 의약품에 대한 정보제공을 목적으로 주최하는 제품설명회 나. 사업자가 국내에서 복수의 의료기관을 대상으로 주최하는 다음 어느 하나의 행사 1) 해당 의료기관에 소속한 「보건의료기본법」 제3조제3호에 따른 보건의료인(이하 이 표에서 "보건의료인"이라 한다)에게 사업자의 의료기기에 대한 정보제공을 목적으로 주최하는 제품설명회 2) 해당 의료기관에 소속한 보건의료인 및 시술·진단관련 종사자에게 사업자의 의료기기와 관련한 시술 및 진단기술의 습득·향상을 위하여 실시하는 교육·훈련 다. 의료기기 수입업자가 의료기관에 소속한 보건의료인을 대상으로 국내에 수입되지 않은 수입업자의 의료기기와 관련한 기술 습득 및 기술 향상을 위하여 실시하는 국외 교육과 국외 훈련(해당 의료기기에 대한 식품의약품안전청장의 변경허가 또는 사용방법의 변경 등의 경우가 아니면 반복된 교육·훈련은 제외한다) 라. 의료기기 제조업자가 외국에서 복수의 외국 의료기관에 소속된 보건의료인을 대상으로 자사 의료기기에 대한 정보제공을 목적으로 주최하는 제품설명회와 시술 및 진단기술의 습득·향상을 위하여 실시하는 교육·훈련. 다만, 강연자로 참석하는 경우만 해당한다. 2. 다음 각 목의 어느 하나의 방식으로 주최하는 제품설명회로서, 참석자에게 제공하는 식음료(세금 및 봉사료를 제외한 금액으로 1일 10만원 이하로 한정하며, 월 4회 이내만 허용한다) 및 사업자의 회사명 또는 제품명을 기입한 1만원 이하의 판촉물 가. 사업자가 개별 의료기관을 방문하여 해당 의료기관에 소속한 의사·치과의사·한의사에게 사업자의 의약품에 대한 정보를 제공할 목적으로 주최하는 제품설명회 나. 사업자가 개별 의료기관을 방문하여 해당 의료기관에 소속한 보건의료인 및 시술·진단관련 종사자에게 사업자의 의료기기와 관련한 시술 및 진단기술의 습득·향상을 위하여 실시하는 교육·훈련 ※ 제품설명회는 의약품 및 의료기기에 대한 정보제공을 목적으로 개최하는 것만을 말하며, 보건의료인의 모임 등에 필요한 식음료를 지원하기 위하여 개최하는 것은 포함하지 않는다.
5. 대금결제 조건에 따른 비용할인	○ 의약품 및 의료기기 거래금액을 결제하는 경우로서 다음 각 호의 어느 하나에 해당하는 경우 1. 거래가 있은 날로부터 3개월 이내에 결제하는 경우: 거래금액의 0.6퍼센트 이하의 비용할인 2. 거래가 있은 날로부터 2개월 이내에 결제하는 경우: 거래금액의 1.2퍼센트 이하의 비용할인 3. 거래가 있은 날로부터 1개월 이내에 결제하는 경우(계속적 거래에서 1개월을 단위로 의약품 거래금액을 결제하는 경우에는 그 기간의 중간인 날로부터 1개월 이내에 결제하는 것을 포함한다): 거래금액의 1.8퍼센트 이하의 비용할인 ※ "거래가 있은 날"이란 의약품이 요양기관에 도착한 날을 말한다. ※ 거래금액의 일부를 결제하는 경우에는 전체 거래금액에 대한 그 일부의 비율에 따라 비용할인을 한다.
6. 시판 후 조사	○ 「약사법」 제32조, 같은 법 제42조제4항 및 「의료기기법」 제8조에 따른 재심사 대상 의약품이나 의료기기의 시판 후 조사에 참여하는 의사, 치과의사, 한의사에게 제공하는 증례보고서에 대한 건당 5만원 이하(희귀질환, 장기적인 추적조사 등 추가 작업량이 필요한 경우에는 30만원 이하를 말한다)의 사례비. 이 경우 사례비를 줄 수 있는 증례보고서의 개수는 「의약품 등의 안전에 관한 규칙」 제22조·제23조 또는 「의료기기법 시행규칙」 제10조에 따라 제출하여야 하는 증례보고서의 최소 개수로 하되, 연구목적, 해외허가 또는 해외등록 등을 위하여 특정품목에 대한 사례보고서가 필요한 경우에는 식품의약품안전처장이 정하여 고시하는 바에 따라 그 수를 추가할 수 있다.
7. 기타	1. 금융회사가 신용카드 또는 직불카드(이하 "신용카드"라 한다) 사용을 유도하기 위하여 지급하는 의약품 및 의료기기 결제금액의 1퍼센트 이하의 적립점수(항공마일리지 및 이용적립금을 포함하되, 의약품 및 의료기기 대금결제 전용이 아닌 신용카드 또는 의약품 및 의료기기 대금결제를 주목적으로 하지 아니하는 신용카드를 사용하여 그 신용카드의 기본 적립률에 따라 적립한 적립점수는 제외한다). 2. 구매 전 의료기기의 성능을 확인하는 데 필요한 최소기한의 사용. 다만, 그 기한은 1개월을 넘을 수 없다.

시행규칙 [별표 3]

의료기관의 종류별 시설기준(제34조 관련)

시 설	종합병원 병원 요양병원	치과병원	한방병원	의원	치과의원	한의원	조산원
1. 입원실	입원환자 100명 이상(병원·요양병원의 경우는 30명 이상)을 수용할 수 있는 입원실		입원환자 30명 이상을 수용할 수 있는 입원실	입원실을 두는 경우 입원환자 29명 이하를 수용할 수 있는 입원실	의원과 같음	의원과 같음	1 (분만실 겸용)
2. 중환자실	1 (병상이 300개 이상인 종합병원만 해당한다)						
3. 수술실	1 (외과계 진료과목이 있는 종합병원이나 병원인 경우에만 갖춘다)	1 (외과계 진료과목이 있는 경우에만 갖춘다)	1 (외과계 진료과목이 있는 경우에만 갖춘다)	1 (외과계 진료과목이 있고, 전신마취 하에 수술을 하는 경우에만 갖춘다)	1 (외과계 진료과목이 있고, 전신마취 하에 수술을 하는 경우에만 갖춘다)		
4. 응급실	1 (병원·요양병원의 경우는 「응급의료에 관한 법률」에 따라 지정받은 경우에만 갖춘다)						
5. 임상 검사실	1 (요양병원의 경우 관련 치과 진료과목이 있는 경우에만 갖춘다)	1	1 (관련 의과 또는 치과 진료 과목이 있는 경우에만 갖춘다)				
6. 방사선 장치	1 (요양병원의 경우 관련 치과 진료과목이 있는 경우에만 갖춘다)	1	1 (관련 의과 또는 치과 진료 과목이 있는 경우에만 갖춘다)				
7. 회복실	1 (수술실이 설치되어 있는 경우에만 갖춘다)	1 (수술실이 설치되어 있는 경우에만 갖춘다)	1 (수술실이 설치되어 있는 경우에만 갖춘다)	1 (수술실이 설치되어 있는 경우에만 갖춘다)	1 (수술실이 설치되어 있는 경우에만 갖춘다)		
8. 물리 치료실	1 (종합병원에만 갖춘다)						

시 설	종합병원 병원 요양병원	치과 병원	한방 병원	의 원	치과 의원	한의원	조산원
9. 한방 요법실	1 (관련 한의과 진료과목이 있는 경우에만 갖춘다)	1 (관련 한의과 진료과목이 있는 경우에만 갖춘다)	1				
10. 병리 해부실	1 (종합병원에만 갖춘다)						
11. 조제실	1 (조제실을 두는 경우에만 갖춘다)	1 (조제실을 두는 경우에만 갖춘다)	1 (조제실을 두는 경우에만 갖춘다)	1 (조제실을 두는 경우에만 갖춘다)	1 (조제실을 두는 경우에만 갖춘다)	1 (조제실을 두는 경우에만 갖춘다)	1 (조제실을 두는 경우에만 갖춘다)
11의2. 탕전실	1 (관련 한의과 진료과목을 두고 탕전을 하는 경우에만 갖춘다)	1 (관련 한의과 진료과목을 두고 탕전을 하는 경우에만 갖춘다)	1 (탕전을 하는 경우에만 갖춘다)			1 (탕전을 하는 경우에만 갖춘다)	
12. 의무 기록실	1	1	1				
13. 소독시설	1	1	1	1 (외래환자를 진료하지 아니하는 의원은 제외한다)	1	1	1
14. 급식시설	1 (외부 용역업체에 급식을 맡기는 경우에는 적용되지 아니한다)	1 (외부 용역업체에 급식을 맡기는 경우에는 적용되지 아니한다)	1 (외부 용역업체에 급식을 맡기는 경우에는 적용되지 아니한다)				
15. 세탁물 처리시설	1 (세탁물 전량을 위탁처리하는 경우에는 갖추지 아니하여도 된다)	1 (세탁물 전량을 위탁처리하는 경우에는 갖추지 아니하여도 된다)	1 (세탁물 전량을 위탁처리하는 경우에는 갖추지 아니하여도 된다)				
16. 시체실	1 (종합병원만 갖춘다)						
17. 적출물 처리시설	1 (적출물 전량을 위탁처리하는 경우에는 해당하지 아니한다)	1 (적출물전량을 위탁처리하는 경우에는 해당하지 아니한다)	1 (적출물전량을 위탁처리하는 경우에는 해당하지 아니한다)				
18. 자가발전 시설	1	1	1				

시 설	종합병원 병원 요양병원	치과 병원	한방 병원	의원	치과 의원	한의원	조산원
19. 구급 자동차	1 (요양병원은 제외한다)						
20. 그 밖의 시설	가. 탕전실, 의무기록실, 급식시설, 세탁처리시설 및 적출물소각시설은 의료기관이 공동으로 사용할 수 있다. 나. 요양병원은 거동이 불편한 환자가 장기간 입원하는 데에 불편함이 없도록 식당, 휴게실, 욕실, 화장실, 복도 및 계단과 엘리베이터(계단과 엘리베이터는 2층 이상인 건물만 해당하고, 층간 경사로를 갖춘 경우에는 엘리베이터를 갖추지 아니할 수 있다)를 갖추어야 한다. 다. 탕전실은 의료기관에서 분리하여 따로 설치할 수 있다. 라. 종합병원, 병원, 한방병원, 요양병원은 해당 병원에서 사망하는 사람 등의 장사 관련 편의를 위하여 「장사 등에 관한 법률」 제29조에 따른 장례식장을 설치할 수 있다.						

시행규칙 [별표 4] 개정 2017.2.3.

의료기관의 시설규격(제34조 관련)

1. 입원실

가. 입원실은 3층 이상 또는 「건축법」 제2조제1항제5호에 따른 지하층에는 설치할 수 없다. 다만, 「건축법 시행령」 제56조에 따른 내화구조(耐火構造)인 경우에는 3층 이상에 설치할 수 있다.

나. 입원실의 면적(벽·기둥 및 화장실의 면적을 제외한다)은 환자 1명을 수용하는 곳인 경우에는 10제곱미터 이상이어야 하고(면적의 측정 방법은 「건축법 시행령」 제119조의 산정 방법에 따른다. 이하 같다) 환자 2명 이상을 수용하는 곳인 경우에는 환자 1명에 대하여 6.3제곱미터 이상으로 하여야 한다.

다. 삭제 <2017.2.3.>

라. 입원실에 설치하는 병상 수는 최대 4병상(요양병원의 경우에는 6병상)으로 한다. 이 경우 각 병상 간 이격거리는 최소 1.5미터 이상으로 한다.

마. 입원실에는 손씻기 시설 및 환기시설을 설치하여야 한다.

바. 병상이 300개 이상인 종합병원에는 보건복지부장관이 정하는 기준에 따라 전실(前室) 및 음압시설(陰壓施設) 등을 갖춘 1인 병실(이하 "음압격리병실"이라 한다)을 1개 이상 설치하되, 300병상을 기준으로 100병상 초과할 때 마다 1개의 음압격리병실을 추가로 설치하여야 한다. 다만, 제2호카목에 따라 중환자실에 음압격리병실을 설치한 경우에는 입원실에 설치한 것으로 본다.

사. 병상이 300개 이상인 요양병원에는 보건복지부장관이 정하는 기준에 따라 화장실 및 세면시설을 갖춘 격리병실을 1개 이상 설치하여야 한다.

아. 산모가 있는 입원실에는 입원 중인 산모가 신생아에게 모유를 먹일 수 있도록 산모와 신생아가 함께 있을 수 있는 시설을 설치하도록 노력하여야 한다.

자. 감염병환자등의 입원실은 다른 사람이나 외부에 대하여 감염예방을 위한 차단 등 필요한 조치를 하여야 한다.

2. 중환자실

가. 병상이 300개 이상인 종합병원은 입원실 병상 수의 100분의 5 이상을 중환자실 병상으로 만들어야 한다.

나. 중환자실은 출입을 통제할 수 있는 별도의 단위로 독립되어야 하며, 무정전(無停電) 시스템을 갖추어야 한다.

다. 중환자실의 의사당직실은 중환자실 내 또는 중환자실과 가까운 곳에 있어야 한다.

라. 병상 1개당 면적은 15제곱미터 이상으로 하되, 신생아만을 전담하는 중환자실(이하 "신생아중환자실"이라 한다)의 병상 1개당 면적은 5제곱미터 이상으로 한다. 이 경우 "병상 1개당 면적"은 중환자실 내 간호사실, 당직실, 청소실, 기기창고, 청결실, 오물실, 린넨보관실을 제외한 환자 점유 공간[중환자실 내에 있는 간호사 스테이션(station)과 복도는 병상 면적에 포함한다]을 병상 수로 나눈 면적을 말한다.

마. 병상마다 중앙공급식 의료가스시설, 심전도모니터, 맥박산소계측기, 지속적수액주입기를 갖추고, 병상 수의 10퍼센트 이상 개수의 침습적 동맥혈압모니터, 병상 수의 30퍼센트 이상 개수의 인공호흡기, 병상 수의 70퍼센트 이상 개수의 보육기(신생아중환자실에만 해당한다)를 갖추어야 한다.

바. 중환자실 1개 단위(Unit)당 후두경, 앰부백(마스크 포함), 심전도기록기, 제세동기를 갖추어야 한다. 다만, 신생아중환자실의 경우에는 제세동기 대신 광선기와 집중치료기를 갖추어야 한다.

사. 중환자실에는 전담의사를 둘 수 있다. 다만, 신생아중환자실에는 전담전문의를 두어야 한다.
아. 전담간호사를 두되, 간호사 1명당 연평균 1일 입원환자수는 1.2명(신생아 중환자실의 경우에는 1.5명)을 초과하여서는 아니 된다.
자. 중환자실에 설치하는 병상은 벽으로부터 최소 1.2미터 이상, 다른 병상으로부터 최소 2미터 이상 이격하여 설치하여야 한다.
차. 중환자실에는 병상 3개당 1개 이상의 손씻기 시설을 설치하여야 한다.
카. 중환자실에는 보건복지부장관이 정하는 기준에 따라 병상 10개당 1개 이상의 격리병실 또는 음압격리병실을 설치하여야 한다. 이 경우 음압격리병실은 최소 1개 이상 설치하여야 한다.

3. 수술실

가. 수술실은 수술실 상호 간에 격벽으로 구획되어야 하고, 각 수술실에는 하나의 수술대만 두어야 하며, 환자의 감염을 방지하기 위하여 먼지와 세균 등이 제거된 청정한 공기를 공급할 수 있는 공기정화설비를 갖추고, 내부 벽면은 불침투질로 하여야 하며, 적당한 난방, 조명, 멸균수세(滅菌水洗), 수술용 피복, 봉대재료, 기계기구, 의료가스, 소독 및 배수 등 필요한 시설을 갖추어야 하고, 바닥은 접지가 되도록 하여야 하며, 콘센트의 높이는 1미터 이상을 유지하게 하고, 호흡장치의 안전관리시설을 갖추어야 한다.
나. 수술실에는 기도 내 삽관유지장치, 인공호흡기, 마취환자의 호흡감시장치, 심전도 모니터 장치를 갖추어야 한다.
다. 수술실 내 또는 수술실에 인접한 장소에 상용전원이 정전된 경우 나목에 따른 장치를 작동할 수 있는 축전지 또는 발전기 등의 예비전원설비를 갖추어야 한다. 다만, 나목에 따른 장치에 축전지가 내장되어 있는 경우에는 예비전원설비를 갖춘 것으로 본다.

4. 응급실

외부로부터 교통이 편리한 곳에 위치하고 산실(産室)이나 수술실로부터 격리되어야 하며, 구급용 시설을 갖추어야 한다.

5. 임상검사실

임상검사실은 자체적으로 검사에 필요한 시설 · 장비를 갖추어야 한다.

6. 방사선 장치

가. 방사선 촬영투시 및 치료를 하는 데에 지장이 없는 면적이어야 하며, 방사선 위해(危害) 방호시설(防護施設)을 갖추어야 한다.
나. 방사선 사진필름을 현상 · 건조하는 데에 지장이 없는 면적과 이에 필요한 시설을 갖춘 건조실을 갖추어야 한다.
다. 방사선 사진필름을 판독하는 데에 지장이 없는 면적과 이에 필요한 설비가 있는 판독실을 갖추어야 한다.

7. 회복실

수술 후 환자의 회복과 사후 처리를 하는 데에 지장이 없는 면적이어야 하며, 이에 필요한 시설을 갖추어야 한다.

8. 물리치료실

물리요법을 시술하는 데에 지장이 없는 면적과 기능회복, 재활훈련, 환자의 안전관리 등에 필요한 시설을 갖추어야 한다.

9. 한방요법실

경락자극요법시설 등 한방요법시설과 특수생약을 증기, 탕요법에 의하여 치료 하는 시설을 갖추어야 한다.

10. 병리해부실

병리 · 병원에 관한 세포학검사 · 생검 및 해부를 할 수 있는 시설과 기구를 갖추어 두어야 한다.

11. 조제실

약품의 소분(小分) · 혼합조제 및 생약의 보관, 혼합약제에 필요한 조제대 등 필요한 시설을 갖추어야 한다.

11의2. 탕전실

가. 탕전실에는 조제실, 한약재 보관시설, 작업실, 그 밖에 탕전에 필요한 시설을 갖추어야 한다. 다만, 의료기관 내에 조제실 및 한약재 보관시설을 구비하고 있는 경우에는 이를 충족한 것으로 본다.
나. 조제실에는 개봉된 한약재를 보관할 수 있는 한약장 또는 기계 · 장치와 한약을 조제할 수 있는 시설을 두어야 한다.
다. 한약재 보관시설에는 쥐 · 해충 · 먼지 등을 막을 수 있는 시설과 한약재의 변질을 예방할 수 있는 시설을 갖추어야 한다.

라. 작업실에는 수돗물이나 「먹는물관리법」 제5조에 따른 먹는 물의 수질기준에 적합한 지하수 등을 공급할 수 있는 시설, 한약의 탕전 등에 필요한 안전하고 위생적인 장비 및 기구, 환기 및 배수에 필요한 시설, 탈의실 및 세척시설 등을 갖추어야 한다.
마. 작업실의 시설 및 기구는 항상 청결을 유지하여야 하며 종사자는 위생복을 착용하여야 한다.
바. 의료기관에서 분리하여 따로 설치한 탕전실에는 한의사 또는 한약사를 배치하여야 한다.
사. 의료기관에서 분리하여 따로 설치한 탕전실에서 한약을 조제하는 경우 조제를 의뢰한 한의사의 처방전, 조제 작업일지, 한약재의 입출고 내역, 조제한 한약의 배송일지 등 관련 서류를 작성·보관하여야 한다.

12. 의무기록실

의무기록(외래·입원·응급 환자 등의 기록)을 보존기간에 따라 비치하여 기록·관리 및 보관할 수 있는 서가 등 필요한 시설을 설치하여야 한다.

13. 소독시설

증기·가스장치 및 소독약품 등의 자재와 소독용 기계기구를 갖추어 두고, 위생재료·붕대 등을 집중 공급하는 데에 적합한 시설을 갖추어야 한다.

14. 급식시설

가. 조리실은 식품의 운반과 배식이 편리한 곳에 위치하고, 조리, 보관, 식기 세정, 소독 등 식품을 위생적으로 처리할 수 있는 설비와 공간을 갖추어야 한다.
나. 식품저장실은 환기와 통풍이 잘 되는 곳에 두되, 식품과 식품재료를 위생적으로 보관할 수 있는 시설을 갖추어야 한다.
다. 급식 관련 종사자가 이용하기 편리한 준비실·탈의실 및 옷장을 갖추어야 한다.

15. 세탁물 처리시설

「의료기관세탁물관리규칙」에서 정하는 적합한 시설과 규모를 갖추어야 한다.

16. 시체실

시체의 부패 방지를 위한 냉장시설과 소독시설을 갖추어야 한다.

17. 적출물 처리시설

「폐기물관리법 시행규칙」 제14조에 따른 시설과 규모를 갖추어야 한다.

18. 자가발전시설

공공전기시설을 사용하지 아니하더라도 해당 의료기관의 필요한 곳에 전기를 공급할 수 있는 자가발전시설을 갖추어야 한다.

19. 구급자동차

보건복지부장관이 정하는 산소통·산소호흡기와 그 밖에 필요한 장비를 갖추고 환자를 실어 나를 수 있어야 한다.

20. 그 밖의 시설

가. 장례식장의 바닥면적은 해당 의료기관의 연면적의 5분의 1을 초과하지 못한다.
나. 요양병원의 식당 등 모든 시설에는 휠체어가 이동할 수 있는 공간이 확보되어야 하며, 복도에는 병상이 이동할 수 있는 공간이 확보되어야 한다.
다. 별표 3 제20호나목에 따라 엘리베이터를 설치하여야 하는 경우에는 「승강기시설 안전관리법 시행규칙」 별표 1에 따른 침대용 엘리베이터를 설치하여야 하며, 층간 경사로를 설치하는 경우에는 「장애인·노인·임산부 등의 편의증진에 관한 법률 시행규칙」 별표 1에 따른 경사로 규격에 맞아야 한다.
라. 요양병원의 복도 등 모든 시설의 바닥은 문턱이나 높이차이가 없어야 하고, 불가피하게 문턱이나 높이차이가 있는 경우 환자가 이동하기 쉽도록 경사로를 설치하여야 하며, 복도, 계단, 화장실 대·소변기, 욕실에는 안전을 위한 손잡이를 설치하여야 한다. 다만, 「장애인·노인·임산부 등의 편의증진에 관한 법률」 제9조에 따라 요양병원에 출입구·문, 복도, 계단을 설치하는 경우에 그 시설은 같은 법에 따른 기준에도 맞아야 한다.
마. 요양병원의 입원실, 화장실, 욕실에는 환자가 의료인을 신속하게 호출할 수 있도록 병상, 변기, 욕조 주변에 비상연락장치를 설치하여야 한다.
바. 요양병원의 욕실

1) 병상이 이동할 수 있는 공간 및 보조인력이 들어가 목욕을 시킬 수 있는 공간을 확보하여야 한다.
2) 적정한 온도의 온수가 지속적으로 공급되어야 하고, 욕조를 설치할 경우 욕조에 환자의 전신이 잠기지 않는 깊이로 하여야 한다.

사. 요양병원의 외부로 통하는 출입구에 잠금장치를 갖추되, 화재 등 비상시에 자동으로 열릴 수 있도록 하여야 한다.

시행규칙 [별표 4의2]

요양병원 개설자가 환자의 움직임을 제한하거나 신체를 묶는 경우에 준수해야 할 사항(제36조제5항 관련)

1. "신체보호대"란 전신 혹은 신체 일부분의 움직임을 제한할 때 사용되는 물리적 장치 및 기구를 말한다.
2. 신체보호대는 입원 환자가 생명유지 장치를 스스로 제거하는 등 환자 안전에 위해가 발생할 수 있어 그 환자의 움직임을 제한하거나 신체를 묶을 필요가 있는 경우에 제3호에서 정하는 바에 따라 최소한의 시간만 사용한다.
3. 신체보호대 사용 사유 및 절차는 다음 각 목과 같다.
  가. 주된 증상, 과거력(過去歷), 투약력(投藥歷), 신체 및 인지 기능, 심리 상태, 환경적 요인 등 환자의 상태를 충분히 파악한 후 신체보호대를 대신할 다른 방법이 없는 경우에 한하여 신체보호대를 사용한다.
  나. 의사는 신체보호대 사용 사유·방법·신체 부위, 종류 등을 적어 환자에 대한 신체보호대 사용을 처방하여야 한다.
  다. 의료인은 의사의 처방에 따라 환자에게 신체보호대 사용에 대하여 충분히 설명하고 그 동의를 얻어야 한다. 다만, 환자가 의식이 없는 등 환자의 동의를 얻을 수 없는 경우에는 환자 보호자의 동의를 얻을 수 있다.
  라. 다목에 따른 동의는 신체보호대 사용 사유·방법·신체 부위 및 종류, 처방한 의사와 설명한 의료인의 이름 및 처방·설명 날짜를 적은 문서로 얻어야 한다. 이 경우 다목 단서에 따라 환자의 보호자가 대신 동의한 경우에는 그 사유를 함께 적어야 한다.
4. 신체보호대를 사용하는 경우에는 다음 각 목을 준수하여야 한다.
  가. 신체보호대는 응급상황에서 쉽게 풀 수 있거나 즉시 자를 수 있는 방법으로 사용한다.
  나. 신체보호대를 사용하고 있는 환자의 상태를 주기적으로 관찰·기록하여 부작용 발생을 예방하며 환자의 기본 욕구를 확인하고 충족시켜야 한다.
  다. 의료인은 신체보호대의 제거 또는 사용 신체 부위를 줄이기 위하여 환자의 상태를 주기적으로 평가하여야 한다.
5. 의사는 다음 각 목의 어느 하나에 해당하는 사유가 발생한 경우에는 신체보호대 사용을 중단한다.
  가. 신체보호대의 사용 사유가 해소된 경우
  나. 신체보호대를 대신하여 사용할 수 있는 다른 효과적인 방법이 있는 경우
  다. 신체보호대의 사용으로 인하여 환자에게 부작용이 발생한 경우
6. 요양병원 개설자는 신체보호대 사용을 줄이기 위하여 연 1회 이상 의료인을 포함한 요양병원 종사자에게 신체보호대 사용에 관한 교육을 하여야 한다. 이 경우 신체보호대의 정의·사용 방법·준수 사항, 신체보호대를 사용할 경우 발생할 수 있는 부작용, 신체보호대 외의 대체수단 및 환자의 권리 등을 포함하여 교육하여야 한다.

시행규칙 [별표 5]

의료기관에 두는 의료인의 정원(제38조 관련)

구 분	종합병원	병 원	치과병원	한방병원	요양병원	의 원	치과의원	한의원
의사	연평균 1일 입원환자를 20명으로 나눈 수(이 경우 소수점은 올림). 외래환자 3명은 입원환자 1명으로 환산함	종합병원과 같음	추가하는 진료과목당 1명(법 제43조 제2항에 따라 의과 진료과목을 설치하는 경우)	추가하는 진료과목당 1명(법 제43조 제2항에 따라 의과 진료과목을 설치하는 경우)	연평균 1일 입원환자 40명마다 1명을 기준으로 함 (한의사를 포함하여 환산함). 외래환자 3명은 입원환자 1명으로 환산함	종합병원과 같음		

구 분	종합병원	병 원	치과병원	한방병원	요양병원	의 원	치과의원	한의원
치과의사	의사의 경우와 같음	추가하는 진료과목당 1명(법 제43조제3항에 따라 치과 진료과목을 설치하는 경우)	종합병원과 같음	추가하는 진료과목당 1명(법 제43조제3항에 따라 치과 진료과목을 설치하는 경우)	추가하는 진료과목당 1명(법 제43조제3항에 따라 치과 진료과목을 설치하는 경우)		종합병원과 같음	
한의사	추가하는 진료과목당 1명(법 제43조제1항에 따라 한의과 진료과목을 설치하는 경우)	추가하는 진료과목당 1명(법 제43조제1항에 따라 한의과 진료과목을 설치하는 경우)	추가하는 진료과목당 1명(법 제43조제1항에 따라 한의과 진료과목을 설치하는 경우)	연평균 1일 입원환자를 20명으로 나눈 수(이 경우 소수점은 올림). 외래환자 3명은 입원환자 1명으로 환산함	연평균 1일 입원환자 40명마다 1명을 기준으로 함(의사를 포함하여 환산함). 외래환자 3명은 입원환자 1명으로 환산함			한방병원과 같음
조산사	산부인과에 배정된 간호사 정원의 3분의 1 이상	종합병원과 같음(산부인과가 있는 경우에만 둠)		종합병원과 같음(법 제43조제2항에 따라 산부인과를 설치하는 경우)		병원과 같음		
간호사(치과의료기관의 경우에는 치과위생사 또는 간호사)	연평균 1일 입원환자를 2.5명으로 나눈 수(이 경우 소수점은 올림). 외래환자 12명은 입원환자 1명으로 환산함	종합병원과 같음	종합병원과 같음	연평균 1일 입원환자를 5명으로 나눈 수(이 경우 소수점은 올림). 외래환자 12명은 입원환자 1명으로 환산함	연평균 1일 입원환자 6명마다 1명을 기준으로 함(다만, 간호조무사는 간호사 정원의 3분의 2 범위 내에서 둘 수 있음). 외래환자 12명은 입원환자 1명으로 환산함	종합병원과 같음	종합병원과 같음	한방병원과 같음

시행규칙 [별표 5의2]

의료기관에 두는 약사 및 한약사의 정원(제38조 관련)

의료기관 종류		약사 정원
상급종합병원		연평균 1일 입원환자를 30명으로 나눈 수와 외래환자 원내조제 처방전을 75매로 나눈 수를 합한 수 이상의 약사
종합병원	500병상 이상	연평균 1일 입원환자를 50명으로 나눈 수와 외래환자 원내조제 처방전을 75매로 나눈 수를 합한 수 이상의 약사
	300병상 이상 500병상 미만	연평균 1일 입원환자를 80명으로 나눈 수와 외래환자 원내조제 처방전을 75매로 나눈 수를 합한 수 이상의 약사
	300병상 미만	1인 이상의 약사
병 원		1인 이상의 약사. 다만, 100병상 이하의 경우에는 주당 16시간 이상의 시간제 근무 약사를 둘 수 있다.

의료기관 종류	약사 정원
치과병원(30병상 이상에 한정한다)	1인 이상의 약사. 다만, 100병상 이하의 경우에는 주당 16시간 이상의 시간제 근 무 약사를 둘 수 있다.
한방병원	1인 이상의 한약사. 다만, 100병상 이하의 경우에는 주당 16시간 이상의 시간제 근무 한약사를 둘 수 있다.
요양병원	1인 이상의 약사 또는 한약사. 다만, 200병상 이하의 경우에는 주당 16시간 이상의 시간제 근무 약사 또는 한약사를 둘 수 있다.

비고: 약사 수의 산정 시 그 수가 1 미만인 경우에는 1로 하고, 1 이상인 경우 소수점은 반올림한다.

시행규칙 [별표 6]

<u>의료기관의 급식관리 기준</u>(제39조 관련)

1. 환자의 영양관리에 관한 사항을 심의하기 위하여 병원장이나 부원장을 위원장으로 하는 영양관리위원회를 둔다.
2. 환자의 식사는 일반식과 치료식으로 구분하여 제공한다.
3. 환자급식을 위한 식단은 영양사가 작성하고 환자의 필요 영양량을 충족시킬 수 있어야 한다.
4. 환자음식은 뚜껑이 있는 식기나 밀폐된 배식차에 넣어 적당한 온도를 유지한 상태에서 공급하여야 한다.
5. 영양사는 완성된 식사를 평가하기 위하여 매 끼 검식(檢食)을 실시하며, 이에 대한 평가 결과를 검식부(檢食簿)에 기록하여야 한다.
6. 영양사는 의사가 영양지도를 의뢰한 환자에 대하여 영양 상태를 평가하고, 영양 상담 및 지도를 하며, 그 내용을 기록하여야 한다.
7. 식기와 급식용구는 매 식사 후 깨끗이 세척·소독하여야 하며, 전염성 환자의 식기는 일반 환자의 식기와 구분하여 취급하고, 매 식사 후 완전 멸균소독하여야 한다.
8. 수인성 전염병환자가 남긴 음식은 소독 후 폐기하여야 한다.
9. 병원장은 급식 관련 종사자에 대하여 연 1회 이상 정기건강진단을 실시하여야 하며, 종사자가 전염성 질병에 감염되었을 경우에는 필요한 조치를 취하여야 한다.
10. 병원장은 급식 관련 종사자에게 위생교육을 실시하여야 한다.

시행규칙 [별표 8]

<u>추가로 진료과목을 설치한 의료기관이 표시할 수 있는 진료과목 및 진료에 필요한 시설·장비 기준</u>(제41조제2항 관련)

1. 표시할 수 있는 진료과목

의료기관 종류	표시할 수 있는 진료과목
종합병원	한의과 진료과목을 추가로 설치하는 경우: 한방내과, 한방부인과, 한방소아과, 한방안·이비인후·피부과, 한방신경정신과, 한방재활의학과, 사상체질과 및 침구과
병원	가. 한의과 진료과목을 추가로 설치하는 경우 1) 모든 병원: 한방내과, 사상체질과 및 침구과 2) 신경과, 정신과, 신경외과 또는 재활의학과를 설치·운영하고 있는 병원: 한방신경정신과 및 한방재활의학과 3) 내과, 산부인과, 성형외과, 소아청소년과, 안과, 이비인후과 또는 피부과를 설치·운영하고 있는 병원: 한방부인과, 한방소아과 및 한방안·이비인후·피부과 나. 치과 진료과목을 추가로 설치하는 경우 1) 모든 병원: 구강내과 2) 외과, 성형외과 또는 응급의학과를 설치·운영하고 있는 병원: 구강악안면외과, 치과보철과, 치과교정과, 치주과 및 치과보존과 3) 소아청소년과를 설치·운영하고 있는 병원: 소아치과

의료기관 종류	표시할 수 있는 진료과목
한방병원	가. 의과 진료과목을 추가로 설치하는 경우 1) 모든 한방병원: 내과, 가정의학과, 마취통증의학과 2) 한방내과, 한방신경정신과, 한방재활의학과 또는 침구과를 설치·운영하고 있는 한방병원: 신경과, 정신과, 신경외과, 정형외과, 비뇨기과 및 재활의학과 3) 한방부인과, 한방소아과 또는 한방안·이비인후·피부과를 설치·운영하고 있는 한방병원: 산부인과, 소아청소년과, 안과, 이비인후과 및 피부과 4) 1)에서 3)까지의 의과과목을 1개 이상 설치·운영하고 있는 한방병원: 영상의학과 및 진단검사의학과 나. 치과 진료과목을 추가로 설치하는 경우 1) 모든 한방병원: 구강내과 2) 한방소아과를 설치·운영하고 있는 한방병원: 소아치과
치과병원	가. 의과 진료과목을 추가로 설치하는 경우 1) 모든 치과병원: 내과, 가정의학과, 마취통증의학과 2) 구강악안면외과, 치과보철과, 치과교정과, 치주과 또는 치과보존과를 설치·운영하고 있는 치과병원: 성형외과 및 정신과 3) 구강내과 또는 소아치과를 설치·운영하고 있는 치과병원: 이비인후과, 정신과, 신경과 및 소아청소년과 나. 한의과 진료과목을 추가로 설치하는 경우 1) 모든 치과병원: 한방내과, 침구과 2) 소아치과를 설치·운영하고 있는 치과병원: 한방소아과
요양병원	치과 진료과목을 추가로 설치하는 경우: 구강악안면외과, 치과보철과, 치주과, 치과보존과 및 구강내과

비고: 치과 진료과목을 추가로 설치하는 의료기관은 2013년 12월 31일까지 진료과목을 "치과"로 표시한다.

2. 진료에 필요한 시설·장비 등

가. 종합병원·병원·치과병원에 추가로 한의과 진료과목을 설치하는 경우
  1) 관련된 시설·장비 및 의료관계인을 확보하고 있는 경우에는 한방요법실을 갖출 수 있다.
  2) 탕전을 하는 경우에는 관련된 시설·장비 및 의료관계인을 확보하고 탕전실을 갖추어야 한다.

나. 한방병원·치과병원에 추가로 의과 진료과목을 설치하는 경우
  1) 외과계 진료과목을 설치하는 경우에는 관련된 시설·장비 및 의료관계인을 확보하고 수술실을 갖추어야 한다.
  2) 관련된 시설·장비 및 의료관계인을 확보하고 있는 경우에는 임상검사실을 갖출 수 있다.
  3) 관련된 시설·장비 및 의료관계인을 확보하고 있는 경우에는 방사선장치를 갖출 수 있다.
  4) 수술실이 설치되어 있는 경우에는 회복실을 갖추어야 한다.

다. 요양병원에 추가로 치과 진료과목을 설치하는 경우
  1) 관련된 시설·장비 및 의료관계인을 확보하고 있는 경우에는 임상검사실을 갖출 수 있다.
  2) 관련된 시설·장비 및 의료관계인을 확보하고 있는 경우에는 방사선장치를 갖출 수 있다.

라. 가목부터 다목까지의 규정에 따라 추가로 진료과목을 설치한 의료기관은 진료절차, 의료인 간 업무분장, 응급환자 대응방법, 관련 시설·장비의 활용방안, 환자의 선택권 등이 포함된 진료지침을 비치하여야 한다.

시행규칙 [별표 8의2]

감염관리 업무를 수행하는 사람의 인력기준 및 배치기준(제46조제1항 관련)

1. **인력기준:** 감염관리실에서 감염관리 업무를 수행하는 사람은 감염관리에 관한 경험 및 지식이 있는 사람으로서 의사, 간호사 또는 해당 의료기관의 장이 인정하는 사람으로 한다.

2. **배치기준:** 다음 각 목의 구분에 따라 배치한다.

가. 상급종합병원

1) 의사

구분	100~300 병상	301~600 병상	601~900 병상	901~1,200 병상	1,201~1,500 병상	1,501~1,800 병상	1,801~2,100 병상	2,101~2,400 병상	2,401 병상 이상
의사	1명 이상	2명 이상	3명 이상	4명 이상	5명 이상	6명 이상	7명 이상	8명 이상	9명 이상

2) 간호사 및 해당 의료기관의 장이 인정하는 사람

구분	100~200 병상	201~400 병상	401~600 병상	601~800 병상	801~1,000 병상	1,000~1,200 병상	1,201~1,400 병상	1,401~1,600 병상	1,601~1,800 병상	1,801~2,000 병상	2,001~2,200 병상	2,201~2,400 병상	2,401 병상 이상
간호사	1명 이상	2명 이상	2명 이상	3명 이상	3명 이상	4명 이상	4명 이상	5명 이상	5명 이상	6명 이상	6명 이상	7명 이상	7명 이상
의료기관의 장이 인정하는 사람	1명 이상	1명 이상	2명 이상	2명 이상	3명 이상	3명 이상	4명 이상	4명 이상	5명 이상	5명 이상	6명 이상	6명 이상	7명 이상

나. 종합병원

구분	100~300 병상	301~600 병상	601~900 병상	901~1,200 병상	1,201~1,500 병상	1,501~1,800 병상	1,801~2,100 병상	2,101 병상 이상
의사	1명 이상	2명 이상	3명 이상	4명 이상	5명 이상	6명 이상	7명 이상	8명 이상
간호사	1명 이상	2명 이상	2명 이상	3명 이상	3명 이상	4명 이상	4명 이상	5명 이상
의료기관의 장이 인정하는 사람	1명 이상	1명 이상	2명 이상	2명 이상	3명 이상	3명 이상	4명 이상	4명 이상

다. 병원

인력	150~300 병상	301~600 병상	601~900 병상	901~1,200 병상	1,201 병상 이상
의사	1명 이상	2명 이상	3명 이상	4명 이상	5명 이상
간호사	1명 이상	1명 이상	1명 이상	1명 이상	1명 이상
의료기관의 장이 인정하는 사람	1명 이상	1명 이상	1명 이상	1명 이상	1명 이상

비고 1. 위 표 제2호가목2)의 기준에도 불구하고 401병상 이상인 경우에는 해당 배치기준상의 최소인력을 기준으로 간호사를 1명씩 늘려 배치하면서 의료기관의 장이 인정하는 사람은 1명씩 줄여 배치할 수 있다. 다만, 의료기관의 장이 인정하는 사람이 최소 1명 이상 배치되어야 한다.

2. 위 표 제2호나목의 기준에도 불구하고 601병상 이상인 경우에는 해당 배치기준상의 최소인력을 기준으로 간호사를 1명씩 늘려 배치하면서 의료기관의 장이 인정하는 사람을 1명씩 줄여 배치할 수 있다. 다만, 의료기관의 장이 인정하는 사람은 최소 1명 이상 배치되어야 한다.

시행규칙 [별표 8의3]

감염관리실 근무 인력의 교육기준(제46조제3항 관련)

1. **교육 내용**: 감염관리업무 개요 및 담당 인력의 역할, 감염관리 지침, 감시자료 수집 및 분석, 의료관련감염진단, 미생물학, 소독 및 멸균, 환경관리, 병원체별 감염관리, 분야별 감염관리, 역학통계, 임상미생물학, 유행조사, 감염감소 중재전략, 격리, 감염관리사업 기획·평가 등 감염관리와 관련된 내용

2. **교육 이수 시간**: 매년 16시간 이상

3. **교육 기관: 다음 각 목의 어느 하나에 해당하는 기관**
   가. 국가나 지방자치단체
   나. 「의료법」 제28조에 따른 의사회 또는 간호사회
   다. 「한국보건복지인력개발원법」에 따른 한국보건복지인력개발원
   라. 그 밖에 감염관리 관련 전문 학회 또는 단체
   ※ 비고: 감염관리실 근무 인력(감염관리 경력 3년 이상인 사람으로 한정한다)이 감염관리 관련 전문 학회에서 주관하는 학술대회 또는 워크숍에 매년 16시간 이상 참석한 경우에는 제1호부터 제3호까지의 규정에 따라 교육을 받은 것으로 본다.

시행규칙 [별표 9]

의료기관 인증마크의 도안 및 표시방법(제63조의2제2항 관련)

1. **의료기관 인증마크의 도안**
   가. 인증마크의 도안

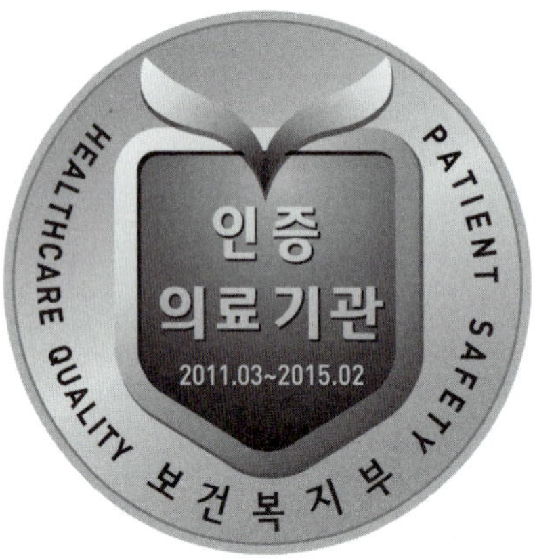

   나. 도안 요령

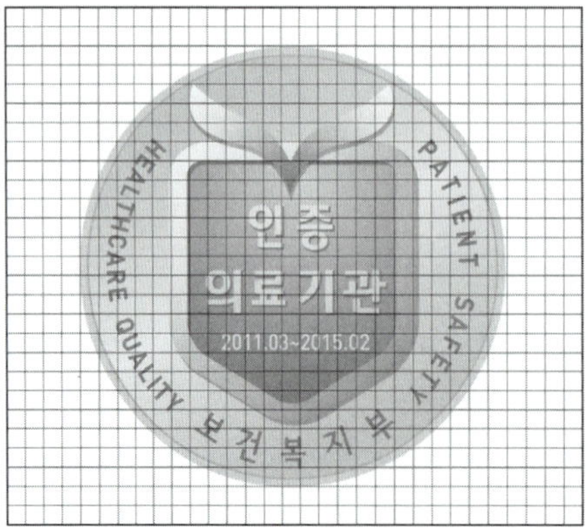

1) 표시는 상하 또는 좌우로 형태를 왜곡하여 사용할 수 없다.
2) 인증마크는 원칙적으로 매뉴얼에 따른 사진제판 방식 또는 슬라이드필름에 의한 투사방식으로 복제되어야 하며, 특별히 크게 확대할 경우에는 그리드 스케일의 비례규정에 맞게 재생되어야 한다.
3) 인증마크는 황금색을 기본 색상으로 하고 무광 금박으로 처리하며, 신문·잡지 등 적용매체의 특성에 따라 다른 색상으로 표현할 수 있다.

2. 의료기관 인증마크의 사용방법

가. 인증마크의 사용방법

1) 인증마크는 사용될 곳의 특성에 따라 기본형 및 단색도 적용형 등이 있으며, 필요에 따라 적절한 크기의 마크 형태를 선택하여 사용한다.
2) 인증마크는 Vector Type(*.ai)의 컴퓨터 그래픽파일을 사용하여 재생하도록 한다.

나. 인증마크의 표시 예

의료기관 인증표시는 다음 중 어느 하나의 표시 예에 따라 사용한다.

<표시 예 1> <표시 예 2> <표시 예 3>

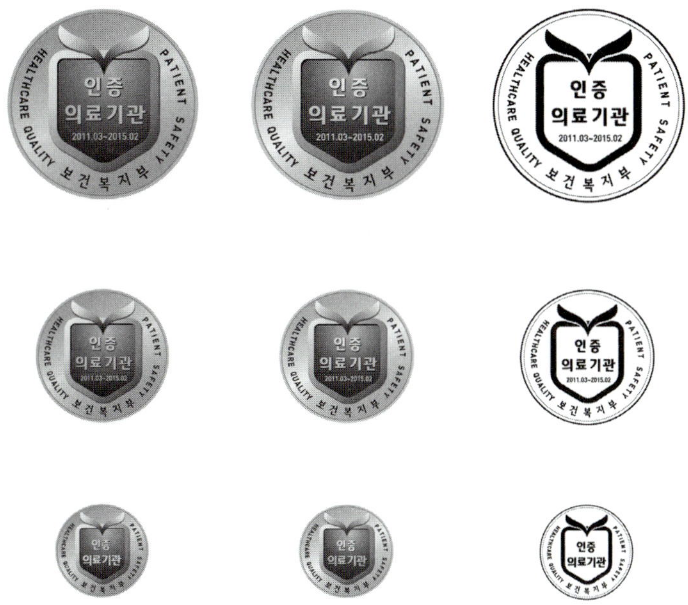

2 감염병의 예방 및 관리에 관한 법률

•학습목표

중분류	번호	소분류	국시원 출제 범위	직접 관련	간접 관련
총칙	1	감염병의 예방 및 관리에 관한 법률의 관련 용어를 정의한다.	○	○	
신고 및 보고	2	감염병환자 등에 대한 의사 및 그 밖의 신고의무자의 신고를 설명한다.	○		○
	3	인수공통감염병의 통보를 설명한다.	○		○
감염병 감시와 역학조사	4	감염병의 표본감시를 설명한다.	○		○
	5	감염병의 역학조사를 설명한다.	○		○
	6	성매개감염병에 관한 건강진단을 설명한다.	○		○
예방접종	7	필수예방접종 대상 감염병을 설명한다.	○	○	
	8	예방접종증명서의 발급을 설명한다.	○		○
	9	예방접종기록의 보존 및 보고의무를 설명한다.	○		○
	10	예방접종 완료여부의 확인에 대해 설명한다.	○		○
감염전파의 차단조치	11	감염병관리기관의 지정 및 설치등을 설명한다.	○		○
	12	감염병환자등의 입소거부 금지를 설명한다.	○		○
	13	감염병환자등의 관리를 설명한다.	○	○	
	14	감염병에 관한 강제처분을 설명한다.	○	○	
	15	감염병환자등의 업무종사의 일시적 제한을 설명한다.	○		○
	16	건강진단 및 예방접종 조치에 대해 설명한다.	○	○	
	17	감염병유행에 대한 방역조치를 설명한다.	○		○

[1954. 2. 2. 법률 제308호 제정]

감염병의 예방 및 관리에 관한 법률	타법개정 2018. 12. 31. 법률 제16101호 타법개정 2018. 4. 17. 법률 제15608호 일부개정 2018. 3. 27. 법률 제15534호

[1957. 2. 28. 대통령령 제1257호 제정]

감염병의 예방 및 관리에 관한 법률 시행령	타법개정 2018. 9. 18. 대통령령 제29180호 일부개정 2018. 6. 12. 대통령령 제28962호 일부개정 2017. 5. 29. 대통령령 제28070호

[1977. 8. 19. 보건사회부령 제570호 제정]

감염병의 예방 및 관리에 관한 법률 시행규칙	타법개정 2018. 12. 28. 보건복지부령 제606호 일부개정 2018. 9. 27. 보건복지부령 제593호 타법개정 2018. 6. 12. 보건복지부령 제576호

2 핵심정리 및 예상문제

❏ 제정 목적

1) 감염병 발생과 유행 방지
2) 예방 및 관리를 위하여 필요한 사항 규정
3) 국민 건강의 증진 및 유지에 이바지

1. 용어 정의

1) 감염병(11종): 제1급~4급, 기생충, WHO 감시대상, 생물테러, 성매개, 인수공통, 의료관련 감염병

유 형	정 의	종 류
제1급 감염병	▪ 생물테러감염병 또는 치명률이 높거나 집단 발생 우려 커서 발생 또는 유행 즉시 신고 ▪ 음압격리와 같은 높은 수준의 격리 필요	에볼라바이러스병, 마버그열, 라싸열, 크리미안콩고출혈열, 남아메리카출혈열, 리프트밸리열, 두창, 페스트, 탄저, 보툴리눔독소증, 야토병, 신종감염병증후군, 중증급성호흡기증후군(SARS), 중동호흡기증후군(MERS), 동물인플루엔자 인체감염증, 신종인플루엔자, 디프테리아
제2급 감염병	▪ 발생 또는 유행 시 24시간 이내 신고 ▪ 격리 필요	결핵, 수두, 콜레라, 장티푸스, 파라티푸스, 세균성이질, 장출혈성대장균감염증, A형간염, 백일해, MMR, 폴리오, 수막구균감염증, b형헤모필루스인플루엔자, 폐렴구균 감염증, 한센병, 성홍열, VRSA 감염증, CRE 감염증
제3급 감염병	▪ 계속 감시 필요 ▪ 발생 또는 유행 시 24시간 이내 신고	파상풍, B형간염, 일본뇌염, C형간염, 말라리아, 레지오넬라증, 비브리오패혈증, 발진티푸스, 발진열, 쯔쯔가무시증, 렙토스피라증, 브루셀라증, 공수병, 신증후군출혈열, 후천성면역결핍증, 크로이츠펠트-야콥병 및 변종크로이츠펠트-야콥병, 황열, 뎅기열, 큐열, 웨스트나일열, 라임병, 진드기매개뇌염, 유비저, 치쿤쿠니야열, 중증열성혈소판감소증후군(SFTS), 지카바이러스 감염증
제4급 감염병	▪ 제1급~제3급 감염병 외에 유행 여부를 조사하기 위해 표본감시 활동 필요	인플루엔자, 매독, 회충증, 편충증, 요충증, 간흡충증, 폐흡충증, 장흡충증, 수족구병, 임질, 클라미디아감염증, 연성하감, 성기단순포진, 첨규콘딜롬, VRE 감염증, MRSA 감염증, MRPA 감염증, 다제내성아시네토박터바우마니균(MRAB) 감염증, 장관감염증, 급성호흡기감염증, 해외유입기생충감염증, 엔테로바이러스감염증, 사람유두종바이러스 감염증

유 형	정 의
기생충 감염병	▪ 기생충에 감염되어 발생하는 감염병 ▪ 보건복지부장관 고시 감염병
세계보건기구 감염병	▪ 세계보건기구가 국제공중보건의 비상사태에 대비하기 위하여 감시 대상으로 정한 질환 ▪ 보건복지부장관이 고시하는 감염병
생물테러 감염병	▪ 고의로 또는 테러 등을 목적으로 이용된 병원체에 의하여 발생된 감염병
성매개 감염병	▪ 성접촉을 통하여 매개되는 감염병 ▪ 보건복지부장관이 고시하는 감염병
인수공통 감염병	▪ 동물과 사람 간에 상호 전파되는 병원체에 의하여 발생되는 감염병 ▪ 보건복지부장관이 고시하는 감염병
의료관련 감염병	▪ 환자나 임산부 등이 의료행위를 적용받는 과정에서 발생한 감염병 ▪ 보건복지부장관이 고시하는 감염병

*관리대상: 해외 신종감염병

1. 감염병의 종류에 해당되지 않는 것은?

1) 기생충감염병 2) 제1급 감염병
3) 성매개감염병 4) 화학테러감염병
5) 의료관련감염병

2. 제1급 감염병은?

1) 페스트 2) 콜레라
3) 백일해 4) 한센병
5) 말라리아

3. 그 발생을 계속 감시할 필요가 있어 발생 또는 유행 시 24시간 이내에 신고하여야 하는 감염병은?

1) 결핵 2) 콜레라
3) A형간염 4) B형간염
5) 세균성이질

4. 제1급~제3급 감염병 외에 유행여부를 조사하기 위해 표본감시활동이 필요한 감염병은?

1) 결핵 2) 뎅기열
3) 콜레라 4) C형간염
5) 인플루엔자

5. 발생 또는 유행 시 24시간 이내에 신고하여야 하고 격리가 필요한 감염병은?

1) 두창 2) 페스트
3) 백일해 4) 일본뇌염
5) 신종인플루엔자

6. 제3급 감염병의 정의는?

1) 성 접촉을 통하여 전파되는 감염병
2) 발생 또는 유행 즉시 방역대책을 수립하여야 하는 감염병
3) 유행 여부를 조사하기 위하여 표본감시 활동이 필요한 감염병
4) 발생 또는 유행 시 24시간 이내에 신고해야 하고 격리가 필요한 감염병
5) 계속 그 발생을 감시할 필요가 있어 발생 또는 유행 시 24시간 이내에 신고하여야 하는 감염병

7. 제3급 감염병은?

1) 결핵 2) 수두
3) 홍역 4) 폴리오
5) 후천성면역결핍증

8. 제4급 감염병은?

1) 매독 2) 라임병
3) 콜레라 4) 페스트
5) 쯔쯔가무시증

ANSWER 1. 4) 2. 1) 3. 4) 4. 5) 5. 3) 6. 5) 7. 5) 8. 1)

2) 감염병 환자 등

유 형		정 의
감염병 환자		감염병병원체가 인체 내에 침입하여 증상을 나타내는 자로 의사, 치과의사 또는 한의사의 진단 또는 보건복지부령이 정하는 기관의 실험실 검사를 통해 확인된 자
	기관	▪ 질병관리본부 ▪ 국립검역소 ▪ 보건환경연구원 ▪ 보건소 ▪ 의료기관 중 진단검사의학과 전문의가 상근하는 기관 ▪ 의과대학 ▪ 대한결핵협회(결핵환자) ▪ 한센병환자 등의 치료·재활을 지원할 목적으로 설립된 기관(한센병환자)
감염병 의사 환자		감염병병원체가 인체 내에 침입한 것이 의심되나 의사의 진단 또는 보건복지부령이 정하는 기관의 실험실 검사를 통해 확인되기 전 단계의 자
병원체 보유자		임상적인 증상은 없으나 감염병병원체를 보유하고 있는 자

3) 기 타

유 형	정 의
감 시	감염병 발생과 관련된 자료 및 매개체에 대한 자료를 체계적이고 지속적으로 수집/분석/해석, 그 결과를 제때에 필요한 사람에게 배포하여 감염병 예방 및 관리에 사용하도록 하는 일체의 과정
역학 조사	▪ 감염병환자 등이 발생한 경우 전염병의 차단과 확산방지 등을 위한 활동, 발생규모 파악, 감염원 추적 등의 활동 ▪ 감염병 예방접종 후 이상반응 사례발생 시 원인규명 활동
예방 접종 후 이상반응	▪ 예방접종 후 그 접종으로 인하여 발생 가능한 모든 증상 또는 질병 ▪ 당해 예방접종과 시간적 관련성이 있는 것
고위험 병원체	생물테러의 목적으로 이용되거나 사고 등에 의하여 외부에 유출될 경우 국민 건강에 심각한 위험을 초래할 수 있는 감염병병원체로서 보건복지부령으로 정하는 것
관리대상 해외 신종감염병	기존 감염병의 변이 및 변종 또는 기존에 알려지지 아니한 새로운 병원체에 의해 발생하여 국제적으로 보건문제를 야기하고 국내 유입에 대비하여야 하는 감염병으로서 보건복지부장관이 지정하는 것

9. 감염병 환자에 관한 설명으로 옳은 것은?

1) 감염병병원체를 보유하고 있는 자
2) 환자로 의심되어 의료기관에 입원한 자
3) 감염병의 병원체가 인체 내에 침입한 자
4) 감염병의 증상을 나타내고 실험실 검사에서 확인된 자
5) 병원체가 인체에 침입한 후 감염병의 증상을 호소한 자

10. 병원체보유자에 관한 설명으로 옳은 것은?

1) 임상증상은 없으나 감염병병원체를 보유하고 있는 자
2) 감염병병원체가 인체 내에 침입하여 증상을 나타낸 자
3) 감염병의 증상을 나타내고 실험실 검사를 통해 확인된 자
4) 감염병의 인체 내 침입이 의심되어 실험실 검사를 의뢰한 자
5) 감염병병원체가 인체 내에 침입하여 증상을 나타내는 자로서 진단기준에 의하여 의사가 진단을 내리는 자

ANSWER 9. 4) 10. 1)

❑ 국가 및 지자체 등의 책무

구분		내용
국가 및 지자체	이념	▪ 인간으로서의 존엄과 가치 존중 ▪ 기본권리 보호 ▪ 법률에 의하지 아니한 불이익(취업제한 등) 금지
	사업	▪ 감염병 예방 및 방역대책 ▪ 감염병환자 등의 진료 및 보호 ▪ 감염병에 관한 교육 및 홍보 ▪ 감염병 예방을 위한 예방접종계획의 수립 및 시행 ▪ 감염병에 관한 정보수집분석 및 제공 ▪ 감염병 조사연구 ▪ 감염병병원체 검사보존관리 및 약제내성 감시 ▪ 감염병 예방을 위한 전문인력 양성 ▪ 감염병 관리정보 교류 등을 위한 국제협력 ▪ 감염병의 치료 및 예방을 위한 약품 등의 비축 ▪ 감염병 관리사업의 평가 ▪ 기후 변화, 저출산, 고령화 등 인구변동 요인에 따른 감염병 발생조사, 연구 및 예방대책 수립 ▪ 한센병의 예방 및 진료업무를 수행하는 법인 또는 단체에 대한 지원 ▪ 감염병 예방 및 관리를 위한 정보시스템의 구축 및 운영 ▪ 해외 신종감염병의 국내 유입에 대비한 계획 준비, 교육 및 훈련 ▪ 해외 신종감염병 발생 동향의 지속적 파악, 위험성 평가 및 관리대상 해외 신종감염병의 지정 ▪ 관리대상해외신종감염병에 대한 병원체 등 정보 수집, 특성 분석, 연구를 통한 예방과 대응체계 마련, 보고서발간/지침(매뉴얼포함)고시
의료인, 의료기관 및 의료인단체		▪ 감염병 환자의 진료에 관한 정보를 제공받을 권리, 감염병환자의 진단 및 치료 등으로 인하여 발생한 피해에 대하여 보상 ▪ 의료인 및 의료기관의 장 등은 감염병 환자의 진단·관리·치료 등에 최선, 보건복지부장관 또는 지방자치단체의 장의 행정명령에 적극 협조 ▪ 국가와 지방자치단체가 수행하는 감염병의 발생 감시 및 예방·관리 및 역학조사 업무에 적극 협조
국민의 권리/의무		▪ 감염병으로 격리 및 치료를 받은 경우 피해 보상받을 수 있다. ▪ 감염병발생상황, 감염병예방 및 관리 등에 관한 정보와 대응방법을 알 권리, 국가와 지방자치단체는 신속하게 정보를 공개 ▪ 의료기관에서 감염병에 대한 진단 및 치료를 받을 권리, 국가와 지방자치단체는 이에 소요되는 비용 부담 ▪ 치료 및 격리조치 등 국가와 지방자치단체의 감염병 예방 및 관리활동에 적극 협조

11. 국가 및 지방자치단체가 감염병의 예방을 위하여 수행하는 책무에 해당되지 않는 것은?

1) 감염병 교육 및 홍보
2) 감염병환자 보호 및 진료
3) 감염병이 의심되는 자의 격리
4) 감염병에 관한 정보수집, 분석 및 제공
5) 해외 신종감염병 발생 동향의 지속적 파악

ANSWER 11. 3)

2. 감염병환자등의 신고

1) 의사 등의 신고

<table>
<tr><td rowspan="3">보고 및 신고 절차</td><td colspan="2"><보고>
▪ 의사/치과의사/한의사 → 소속의료기관의 장
<신고>
→ 관할 보건소장/보건복지부장관
▪ 감염병병원체 확인기관 소속직원
<보고> <신고>
→ 감염병병원체 확인기관장 → 관할 보건소장/보건복지부장관
▪ 육·해·공군, 국방부 직할 부대 소속 군의관
<보고> <신고>
→ 부대장 → 관할 보건소장</td></tr>
<tr><td colspan="2">* 의료기관에 소속되지 않은 의사/치과의사/한의사
<신고>
→ 관할 보건소장</td></tr>
<tr><td>사유</td><td>▪ 감염병환자등을 진단하거나 사체를 검안한 경우
▪ 예방접종 후 이상반응자를 진단하거나 사체를 검안한 경우
▪ 감염병환자등이 제1급~제3급감염병으로 사망한 경우</td></tr>
<tr><td rowspan="2">신고 시기</td><td>의료기관장 / 확인기관장</td><td>▪ 제1급감염병: 즉시
▪ 제2급, 제3급: 24시간 이내
▪ 제4급: 7일 이내</td></tr>
<tr><td>부대장</td><td>▪ 제1급감염병: 즉시
▪ 제2급, 제3급: 24시간 이내</td></tr>
</table>

12. 의사, 치과의사 또는 한의사가 소속 의료기관장에게 보고하거나 관할 보건소장에게 신고하여야 하는 경우로 옳지 않은 것은?

1) 제1급 감염병환자진단
2) 제1급 감염병의사환자진단
3) 제2급 감염병환자사체검안
4) 예방접종 후 이상반응자진단
5) 예방접종 후 이상반응자사체검안

13. 감염병환자 발생 시 7일 이내 관할 보건소장에게 신고해야 할 감염병은?

1) 결핵
2) 일본뇌염
3) 인플루엔자
4) 세균성이질
5) 유행성이하선염

14. 중동호흡기증후군(MERS)으로 진단되어 의료기관장이 보건소장에게 신고하고자 한다. 신고 시기로 옳은 것은?

1) 즉시
2) 24시간 이내
3) 7일 이내
4) 10일 이내
5) 14일 이내

ANSWER 12. 2) 13. 3) 14. 1)

2) 그 밖의 신고 의무자

사 유	▪ 홍역, 결핵
절 차	▪ 의사/치과의사/한의사의 진단이나 검안을 요구 ▪ 관할 보건소장에게 신고
의무자	▪ 가정: 세대주(부재 중인 경우 세대원) ▪ 학교, 병원, 관공서, 회사, 공연장, 예배장소, 선박・항공기・열차 등 운송수단, 사무소・사업소, 음식점, 숙박업소, 약국, 사회복지시설, 산후조리원, 목욕장업소, 이용업소, 미용업소 등: 관리인, 경영자/대표자
신고방법	서면, 구두, 전보, 전화 또는 컴퓨터통신
신고사항	▪ 신고인의 성명, 주소와 감염병환자등 또는 사망자와의 관계 ▪ 감염병환자등 또는 사망자의 성명, 주소 및 직업 ▪ 감염병환자등 또는 사망자의 주요 증상 및 발병일

15. 의료기관에 소속된 의사/치과의사/한의사가 진단 또는 검안을 하였을 때 누구에게 보고하여야 하는가?

1) 관할 보건소장
2) 질병관리본부장
3) 보건복지부장관
4) 소속 의료기관장
5) 시장・군수・구청장

16. 결핵으로 의심되는 증상을 가진 자가 일반가정에서 사망하였다. 이때 의사의 진단이나 검안을 요구하거나 관할보건소장에게 신고해야 할 법적인 의무자는?

1) 세대주
2) 이웃 주민
3) 거주지의 통장
4) 거주지의 동장
5) 거주지의 시장

17. 초등학교에서 홍역으로 의심되는 학생이 다수 발생하였다. 신고할 의무에 관한 설명으로 옳은 것은?

1) 보건교사가 학교장에게 신고한다.
2) 학교장이 보건소장에게 신고한다.
3) 학교장이 해당 교육청에 신고한다.
4) 보건교사가 해당 교육청에 신고한다.
5) 학생의 가족 중 세대주가 학교장에게 신고한다.

18. 예방접종 후 이상반응자를 발견한 동네의원의 의사가 신고해야 할 대상은?

1) 보건소장
2) 검역소장
3) 질병관리본부장
4) 인근병원의 병원장
5) 시장・군수・구청장

19. 법정감염병이 발생되었을 때 신고의무자가 신고할 수 있는 방법으로 옳은 것은?

1) 서면 또는 구두로만 하여야 한다.
2) 컴퓨터통신을 이용한 신고는 무효다.
3) 관계기관을 방문하여 서면으로 신고한다.
4) 소재지의 보건소장에게 직접 구두로만 신고하여야 한다.
5) 서면, 구두, 전보, 전화 또는 컴퓨터 통신을 이용하여 신고한다.

ANSWER 15. 4) 16. 1) 17. 2) 18. 1) 19. 5)

3) 감염병환자 등의 파악 및 관리

- 보건소장이 기록
- 관리: - 감염병환자등의 명부 작성/3년간 보관
  - 예방접종 후 이상반응자의 명부 작성/10년간 보관

4) 보 고

절 차	▪보건소장 → 특별자치도지사 → 보건복지부장관 ▪보건소장 → 시장·군수·구청장 → 시·도지사

3. 인수공통감염병의 통보

통보절차	▪특별자치도지사, 시장/구청장/읍장/면장 → 질병관리본부장
시 기	▪즉시
신고대상 감염병	▪탄저 ▪고병원성조류인플루엔자 ▪광견병 ▪인수공통감염병(동물인플루엔자)

20. 예방접종 후 이상반응자 명부는 몇 년 간 보관해야 하는가?

1) 2년
2) 3년
3) 5년
4) 10년
5) 규제없음

21. 보건소장으로부터 제1급감염병 환자의 발생보고를 받은 A시 구청장이 보고해야 할 대상자는?

1) A시 시장
2) 경찰서장
3) 질병관리본부장
4) 보건복지부장관
5) 식품의약품안정처장

22. 관할구역 내에 거주하는 감염병환자 등에 관하여 보건소장이 신고를 받았을 때 보건소장은 누구에게 보고하여야 하는가?

1) 시·도지사
2) 국립검역소장
3) 보건복지부장관
4) 질병관리본부장
5) 시장·군수·구청장

23. 인수공통감염병의 통보시기와 대상은?

1) 즉시 – 대통령
2) 즉시 – 보건소장
3) 7일 이내 – 보건소장
4) 즉시 – 질병관리본부장
5) 7일 이내 – 질병관리본부장

24. 인수공통감염병으로 통보해야 하는 감염병은?

1) 두창
2) 페스트
3) 광견병
4) 한센병
5) 인플루엔자

25. 탄저나 광견병이 발생하였을 때 읍·면장이 즉시 신고해야 할 대상자는?

1) 시장
2) 군수
3) 보건소장
4) 시·도지사
5) 질병관리본부장

ANSWER 20. 4) 21. 1) 22. 5) 23. 4) 24. 3) 25. 5)

4. 감염병 표본 감시

지정/취소권자	보건복지부장관
지정 목적	감염병 발생의 의과학적인 감시
대상	제4급감염병

5. 역학조사

실시자	질병관리본부장, 시・도지사, 시・군・구청장	
내용	감염병	▪ 인적 사항 ▪ 발병일 및 발병 장소 ▪ 감염원인 및 감염경로 ▪ 진료기록 ▪ 그 밖에 감염병의 원인 규명과 관련된 사항
	예방접종 후 이상반응	▪ 인적 사항 ▪ 예방접종기관, 접종일시 및 접종내용 ▪ 진료기록 ▪ 예방접종약에 관한 사항

26. 감염병 발생의 의과학적 감시를 위하여 감염병 표본 감시기관을 지정할 수 있는 자는?

1) 시장 2) 군수
3) 도지사 4) 보건복지부장관
5) 보건환경연구원장

27. 역학조사를 실시하는 경우로 옳지 않은 것은?

1) 감염병 환자가 발생한 경우
2) 감염병 의사환자가 발생한 경우
3) 감염병병원체 보유자가 발생한 경우
4) 감염병 발생과 관련된 자료를 배포한 경우
5) 감염병 예방접종 후 이상 반응 사례가 발생한 경우

28. 예방접종 후 이상반응에 관한 조사가 긴급히 필요한 경우 역학조사 실시의무자에 해당하지 않는 사람은?

1) 시장 2) 구청장
3) 도지사 4) 질병관리본부장
5) 보건복지부장관

29. 감염병이 발생하여 유행할 우려가 있다고 인정하면 지체없이 역학조사를 실시하여야 하는 자는?

1) 시장 2) 대통령
3) 검역소장 4) 보건소장
5) 보건복지부장관

ANSWER 26. 4) 27. 4) 28. 5) 29. 1)

6. 성매개감염병 건강진단

대상	▪ 종사자의 건강진단이 필요한 직업에 종사하는 자 ▪ 성매개감염병에 감염되어 그 전염을 매개할 상당한 우려가 있다고 시군구청장이 인정하는 자
목적	▪ 성매개감염병의 예방

*** 건강진단을 받지 않은 성매개건강진단대상자**
- 같은 조에 따른 직업에 종사할 수 없다.
- 해당 업주는 건강진단을 받지 아니한 자를 그 영업에 종사하게 하여서는 안 된다.

7~10. 예방접종

필수예방접종	대상 감염병	디프테리아, 폴리오, 백일해, 홍역, 파상풍, 결핵, B형간염, 유행성이하선염, 풍진, 수두, 일본뇌염, b형헤모필루스인플루엔자, 폐렴구균, 인플루엔자, A형간염, 사람유두종바이러스 감염증
	실시 의무자	특별자치도지사, 시장・군수・구청장
	접종기관	보건소, 관할 구역 안에 있는 의료법에 따른 의료기관(위탁기관)
예방접종 업무의 위탁	사유	보건소에서 시행하기 어렵거나 보건소를 이용하기 불편한 주민 등에 대한 예방접종업무
	지정 가능한 위탁 의료기관	종합병원, 병원, 요양병원(의사가 의료행위를 하는 곳만 해당) 또는 의원
임시예방접종	사유	▪ 보건복지부장관이 특별자치도지사 또는 시장・군수・구청장에게 예방접종을 실시할 것을 요청한 경우 ▪ 특별자치도지사 또는 시장・군수・구청장이 감염병 예방을 위하여 예방접종이 필요하다고 인정하는 경우
공고 내용	일시, 장소, 예방접종 종류, 예방접종을 받을 사람의 범위	
예방접종 증명서 교부권자	보건복지부장관, 특별자치도지사, 시장・군수・구청장, 예방접종을 한 자	

기록의 보존	특별자치도지사 또는 시장・군수・구청장		
보고	특별자치도지사 → 보건복지부장관 시장・군수・구청장 → 시・도지사		
예방접종 완료여부 확인	확인요청자		특별자치도지사 또는 시장・군수・구청장
	요청사항	초/중학교장	예방접종 완료여부 검사기록 제출 요청
		유치원/어린이집 원장	예방접종증명서 확인 요청
	확인 후 조치사항		예방접종을 끝내지 못한 영유아, 학생 등이 있으면 예방접종 실시

30. 필수예방접종을 실시해야 할 감염병으로 옳은 것은?

1) 콜레라 2) 백일해
3) 말라리아 4) 장티푸스
5) 파라티푸스

31. 임시 예방접종에 관한 공고사항으로 옳지 않은 것은?

1) 예방접종의 일시
2) 예방접종의 장소
3) 예방접종의 종류
4) 예방접종의 실시자
5) 예방접종을 받을 자의 범위

32. 정기 또는 임시예방접종을 받은 자에게 예방접종증명서를 발급할 수 있는 자로 옳지 않은 것은?

1) 시장 2) 군수
3) 구청장 4) 보건소장
5) 특별자치도지사

ANSWER 30. 2) 31. 4) 32. 4)

❑ 감염병 위기관리대책의 수립·시행

구분		내용
목적		감염병의 확산 또는 해외신종감염병의 국내 유입으로 인한 재난상황대처
수립 시행자	보건복지부장관	▪ 위원회의 심의를 거쳐 감염병 위기관리대책을 수립·시행 ▪ 감염병 위기관리대책에 따른 정기적인 훈련실시
	시·도지사	통보된 감염병 위기관리대책에 따라 시·도별 감염병 위기관리대책을 수립·시행
포함 사항		▪ 재난상황 발생/해외신종감염병 유입에 대한 대응체계 및 기관별 역할 ▪ 재난/위기상황의 판단, 위기경보 결정/관리체계 ▪ 감염병위기 시 동원하여야 할 의료인 등 전문인력/시설/의료기관명부작성 ▪ 의료용품의 비축방안 및 조달방안 ▪ 재난 및 위기상황별 국민행동요령, 동원 대상 인력, 시설, 기관에 대한 교육 및 도상연습 등 실제 상황대비 훈련

11. 감염병관리기관의 지정 및 설치, 감염병환자등의 입소거부금지

구분		내용
감염병 관리기관	지정권자	시·도지사 또는 시장·군수·구청장
	지정기관	의료기관
	감염병관리시설을 갖춤	감염병 환자 등을 위한 1인 병실(전실 및 음압시설을 갖춘 병실) ▪ 300병상 이상: 음압병실 1개 이상 ▪ 300병상 미만: 외부와 격리된 진료실, 격리된 병실 1개 이상
감염병환자가 대량으로 발생 / 감염병관리기관 만으로 감염병환자등을 모두 수용하기 어려운 경우 조치사항		지정된 감염병관리기관이 아닌 의료기관을 일정 기간 동안 감염병관리기관으로 지정
	격리소 / 요양소 설치·운영	의원에 해당하는 시설을 갖추거나 임시숙박시설 및 간이진료시설을 갖출 것
	진료소 설치·운영	의원에 해당하는 시설을 갖추거나 보건지소일 것

12. 감염병환자등의 입소거부금지

정당한 사유 없이 감염병환자등의 입소를 거부할 수 없음

33. 예방접종에 관한 기록을 작성하고 보관해야 하는 자는?

1) 대통령
2) 보건소장
3) 시·도지사
4) 보건복지부장관
5) 특별자치도지사 또는 시장·군수·구청장

34. 격리소, 요양소, 진료소에 관한 설명으로 옳은 것은?

1) 격리소는 보건소이다.
2) 진료소는 보건소이다.
3) 요양소는 의원급으로 설치한다.
4) 격리소는 병원급으로 설치한다.
5) 진료소는 임시숙박시설을 갖추어야 한다.

ANSWER 33. 5) 34. 3)

13. 감염병환자등의 관리

구분	내용
감염병환자등의 관리	▪ 감염병관리기관 입원치료 → 감염병 중 전파위험이 높은 감염병으로 제1급 감염병 및 보건복지부장관이 고시한 감염병환자 등 ▪ 감염병관리기관이 아닌 다른 의료기관에서 입원치료 → 감염병관리기관이 포화상태여서 수용하기 어려운 경우 ▪ 자가, 감염병관리시설에서 치료 → 감염병 환자등과 접촉하여 감염 우려가 있는 사람

14. 강제처분

구분	항목	내용
강제처분	대상	▪ 제1급감염병 ▪ 제2급감염병 중 결핵, 홍역, 콜레라, 장티푸스, 파라티푸스, 세균성이질, 장출혈성대장균감염증, A형간염, 수막구균감염증, 폴리오, 성홍열 또는 보건복지부장관이 정하는 감염병 ▪ 제3급감염병 중 보건복지부장관이 정하는 감염병 ▪ 세계보건기구 감시대상 감염병
	조치권자	보건복지부장관, 시·도지사 또는 시장·군수·구청장

15. 일시제한

구분	항목	내용
일시제한	대상	1군 감염병환자 등
	직업	일반인과 접촉하는 일이 많은 직업(집단급식소, 식품접객업)
	기간	증상 및 감염력이 소멸되는 날까지

16. 건강진단 및 예방접종 등의 조치

구분	항목	내용
건강진단/예방접종조치	조치권자	보건복지부장관, 시·도지사, 시장·군수·구청장
	조치사항	건강진단을 받거나 감염병 예방에 필요한 예방접종을 받게 하는 등의 조치를 할 수 있음
	대상	▪ 가족 또는 그 동거인 ▪ 발생지역에 거주하는 사람/출입하는 의심자 ▪ 감염병환자등과 접촉한 감염병 의심자

35. 감염에 대한 강제처분이 가능한 감염병은?

1) 결핵
2) 풍진
3) 백일해
4) 말라리아
5) 발진티푸스

36. 감염병 예방에 필요한 예방접종을 받게 하거나 감염병에 감염되었을 것으로 의심되는 사람에게 건강진단을 받게 할 수 있는 자에 해당되지 않는 자는?

1) 구청장
2) 시장·군수
3) 시·도지사
4) 보건복지부장관
5) 질병관리본부장

ANSWER 35. 1) 36. 5)

17. 감염병 유행에 대한 방역 조치

조치 의무자	보건복지부장관, 시·도지사, 시장·군수·구청장
조치 사항	▪ 감염병환자등이 있는 장소 또는 감염병병원체 오염장소 (일시적 폐쇄, 일반 공중의 출입금지, 해당 장소 내 이동제한. 그 밖에 통행차단을 위하여 필요한 조치) ▪ 의료기관에 대한 업무 정지 ▪ 오염 물건 사용·접수·이동·버리는 행위·세척 금지, 소각, 폐기처분 ▪ 오염장소 소독, 그 밖에 필요한 조치 명령 ▪ 일정한 장소에서 세탁금지, 오물을 일정한 장소에서 처리하도록 명령

❑ 감염병의 예방조치

조치 권자	보건복지부장관, 시·도지사
조치 사항	▪ 관할 지역 교통 전부·일부 차단 ▪ 흥행, 집회, 제례/여러 사람의 집합 제한·금지 ▪ 건강진단/시체 검안/해부실시 ▪ 전파 위험성이 있는 음식물의 판매·수령 금지/폐기/그 밖의 처분명령 ▪ 인수공통감염병예방 살처분에 참여한 사람·노출된 사람 예방조치 명령
조치 사항	▪ 전파매개 물건 소지·이동 제한·금지·폐기·소각·기타 처분 명령 ▪ 운송 수단, 사업장에 의사 배치/감염병 예방 필요 시설 설치 명령 ▪ 공중위생 관계 시설·장소 소독·기타조치 명령/상수도·하수도·우물·쓰레기장·화장실의 신설·개조·변경·폐지·사용 금지 ▪ 쥐·위생해충 등 매개동물 구제·구제시설 설치 명령 ▪ 일정한 장소에서의 어로·수영· 일정한 우물 사용 제한·금지 ▪ 감염병 매개 중간 숙주 동물류의 포획/생식 금지 ▪ 감염병 유행기간 중 의료업자·의료관계요원을 동원 ▪ 감염병병원체에 오염된 건물에 대한 소독·그 밖에 필요한 조치 명령 ▪ 의심자를 적당한 장소에 일정한 기간 입원·격리

37. 감염병 유행대책에 대한 방역조치로 옳은 것은?

1) 건강진단, 시체 검안 또는 해부를 실시하는 것
2) 감염병 매개의 중간숙주가 되는 동물류의 포획 또는 생식을 금지하는 것
3) 흥행, 집회, 제례 또는 그 밖의 여러 사람의 집합을 제한하거나 금지하는 것
4) 감염병환자 등이 있는 장소의 일시적 폐쇄나 일반 공중의 출입을 금지하는 것
5) 운송수단 또는 사업장 등에 의사를 배치하거나 감염예방에 필요한 시설을 설치하는 것

38. A도 도지사가 실시한 감염병을 예방하기 위한 조치로 옳지 않은 것은?

1) A군 지역의 교통을 차단하였다.
2) A군에 소재한 의료기관에 대한 업무 정지의 조치를 하였다.
3) 감염병 유행기간 중에 필요한 의료관계 요원을 동원하였다.
4) 일정한 장소에서의 수영 또는 일정한 우물의 사용을 제한하였다.
5) 인수공통 감염병 예방을 위하여 살처분에 참여한 사람에 대한 예방조치를 명하였다.

39. 감염병 유행에 대한 방역조치권자에 해당되지 않는 사람은?

1) 시장
2) 도지사
3) 구청장
4) 보건소장
5) 보건복지부장관

ANSWER 37. 4) 38. 5) 39. 4)

2 감염병의 예방 및 관리에 관한 법률

시행령 · 시행규칙

앞으로 시행될 법령
[법률 제15534호, 2018.3.27., 일부개정][시행일 2020.1.1.]

제1장 총 칙

제1조[목 적] 이 법은 국민 건강에 위해(危害)가 되는 감염병의 발생과 유행을 방지하고, 그 예방 및 관리를 위하여 필요한 사항을 규정함으로써 국민 건강의 증진 및 유지에 이바지함을 목적으로 한다.

제2조[정 의] 이 법에서 사용하는 용어의 뜻은 다음과 같다.

1. "감염병"이란 제1군감염병, 제2군감염병, 제3군감염병, 제4군감염병, 제5군감염병, 지정감염병, 세계보건기구 감시대상 감염병, 생물테러감염병, 성매개감염병, 인수(人獸)공통감염병 및 의료관련감염병을 말한다.

1. "감염병"이란 제1급감염병, 제2급감염병, 제3급감염병, 제4급감염병, 기생충감염병, 세계보건기구 감시대상 감염병, 생물테러감염병, 성매개감염병, 인수(人獸)공통감염병 및 의료관련감염병을 말한다. 개정 2018.3.27.

시행일 2020.1.1.

2. "제1군감염병"이란 마시는 물 또는 식품을 매개로 발생하고 집단 발생의 우려가 커서 발생 또는 유행 즉시 방역대책을 수립하여야 하는 다음 각 목의 감염병을 말한다.
   가. 콜레라
   나. 장티푸스
   다. 파라티푸스
   라. 세균성이질
   마. 장출혈성대장균감염증
   바. A형간염

2. "제1급감염병"이란 생물테러감염병 또는 치명률이 높거나 집단 발생의 우려가 커서 발생 또는 유행 즉시 신고하여야 하고, 음압격리와 같은 높은 수준의 격리가 필요한 감염병으로서 다음 각 목의 감염병을 말한다. 다만, 갑작스러운 국내 유입 또는 유행이 예견되어 긴급한 예방·관리가 필요하여 보건복지부장관이 지정하는 감염병을 포함한다.
   개정 2018.3.27.
   가. 에볼라바이러스병
   나. 마버그열
   다. 라싸열
   라. 크리미안콩고출혈열
   마. 남아메리카출혈열
   바. 리프트밸리열
   사. 두창
   아. 페스트
   자. 탄저
   차. 보툴리눔독소증
   카. 야토병
   타. 신종감염병증후군
   파. 중증급성호흡기증후군(SARS)
   하. 중동호흡기증후군(MERS)
   거. 동물인플루엔자 인체감염증

너. 신종인플루엔자
더. 디프테리아

시행일 2020.1.1.

3. “제2군감염병”이란 예방접종을 통하여 예방 및 관리가 가능하여 국가예방접종사업의 대상이 되는 다음 각 목의 감염병을 말한다.
가. 디프테리아
나. 백일해(百日咳)
다. 파상풍(破傷風)
라. 홍역(紅疫)
마. 유행성이하선염(流行性耳下腺炎)
바. 풍진(風疹)
사. 폴리오
아. B형간염
자. 일본뇌염
차. 수두(水痘)
카. b형헤모필루스인플루엔자
타. 폐렴구균

3. “제2급감염병”이란 전파가능성을 고려하여 발생 또는 유행 시 24시간 이내에 신고하여야 하고, 격리가 필요한 다음 각 목의 감염병을 말한다. 다만, 갑작스러운 국내 유입 또는 유행이 예견되어 긴급한 예방·관리가 필요하여 보건복지부장관이 지정하는 감염병을 포함한다. 개정 2018.3.27.
가. 결핵(結核)
나. 수두(水痘)
다. 홍역(紅疫)
라. 콜레라
마. 장티푸스
바. 파라티푸스
사. 세균성이질
아. 장출혈성대장균감염증
자. A형간염
차. 백일해(百日咳)
카. 유행성이하선염(流行性耳下腺炎)
타. 풍진(風疹)
파. 폴리오
하. 수막구균 감염증
거. b형헤모필루스인플루엔자
너. 폐렴구균 감염증
더. 한센병
러. 성홍열
머. 반코마이신내성황색포도알균(VRSA) 감염증
버. 카바페넴내성장내세균속균종(CRE) 감염증

시행일 2020.1.1.

4. “제3군감염병”이란 간헐적으로 유행할 가능성이 있어 계속 그 발생을 감시하고 방역대책의 수립이 필요한 다음 각 목의 감염병을 말한다.
가. 말라리아

나. 결핵(結核)
다. 한센병
라. 성홍열(猩紅熱)
마. 수막구균성수막염(髓膜球菌性髓膜炎)
바. 레지오넬라증
사. 비브리오패혈증
아. 발진티푸스
자. 발진열(發疹熱)
차. 쯔쯔가무시증
카. 렙토스피라증
타. 브루셀라증
파. 탄저(炭疽)
하. 공수병(恐水病)
거. 신증후군출혈열(腎症侯群出血熱)
너. 인플루엔자
더. 후천성면역결핍증(AIDS)
러. 매독(梅毒)
머. 크로이츠펠트-야콥병(CJD) 및 변종크로이츠펠트-야콥병(vCJD)
버. C형간염
서. 반코마이신내성황색포도알균(VRSA) 감염증
어. 카바페넴내성장내세균속균종(CRE) 감염증

4. "제3급감염병"이란 그 발생을 계속 감시할 필요가 있어 발생 또는 유행 시 24시간 이내에 신고하여야 하는 다음 각 목의 감염병을 말한다. 다만, 갑작스러운 국내 유입 또는 유행이 예견되어 긴급한 예방·관리가 필요하여 보건복지부 장관이 지정하는 감염병을 포함한다. 개정 2018.3.27.
가. 파상풍(破傷風)
나. B형간염
다. 일본뇌염
라. C형간염
마. 말라리아
바. 레지오넬라증
사. 비브리오패혈증
아. 발진티푸스
자. 발진열(發疹熱)
차. 쯔쯔가무시증
카. 렙토스피라증
타. 브루셀라증
파. 공수병(恐水病)
하. 신증후군출혈열(腎症侯群出血熱)
거. 후천성면역결핍증(AIDS)
너. 크로이츠펠트-야콥병(CJD) 및 변종크로이츠펠트-야콥병(vCJD)
더. 황열
러. 뎅기열
머. 큐열(Q熱)
버. 웨스트나일열

서. 라임병
어. 진드기매개뇌염
저. 유비저(類鼻疽)
처. 치쿤구니야열
커. 중증열성혈소판감소증후군(SFTS)
터. 지카바이러스 감염증

시행일 2020.1.1.

5. "제4군감염병"이란 국내에서 새롭게 발생하였거나 발생할 우려가 있는 감염병 또는 국내 유입이 우려되는 해외 유행 감염병으로서 다음 각 목의 감염병을 말한다. 다만, 갑작스러운 국내 유입 또는 유행이 예견되어 긴급히 예방·관리가 필요하여 보건복지부장이 지정하는 감염병을 포함한다.
가. 페스트
나. 황열
다. 뎅기열
라. 바이러스성 출혈열
마. 두창
바. 보툴리눔독소증
사. 중증 급성호흡기 증후군(SARS)
아. 동물인플루엔자 인체감염증
자. 신종인플루엔자
차. 야토병
카. 큐열(Q熱)
타. 웨스트나일열
파. 신종감염병증후군
하. 라임병
거. 진드기매개뇌염
너. 유비저(類鼻疽)
더. 치쿤구니야열
러. 중증열성혈소판감소증후군(SFTS)
머. 중동 호흡기 증후군(MERS)

5. "제4급감염병"이란 제1급감염병부터 제3급감염병까지의 감염병 외에 유행 여부를 조사하기 위하여 표본감시 활동이 필요한 다음 각 목의 감염병을 말한다. 개정 2018.3.27.
가. 인플루엔자
나. 매독(梅毒)
다. 회충증
라. 편충증
마. 요충증
바. 간흡충증
사. 폐흡충증
아. 장흡충증
자. 수족구병
차. 임질
카. 클라미디아감염증
타. 연성하감
파. 성기단순포진

하. 첨규콘딜롬
거. 반코마이신내성장알균(VRE) 감염증
너. 메티실린내성황색포도알균(MRSA) 감염증
더. 다제내성녹농균(MRPA) 감염증
러. 다제내성아시네토박터바우마니균(MRAB) 감염증
머. 장관감염증
버. 급성호흡기감염증
서. 해외유입기생충감염증
어. 엔테로바이러스감염증
저. 사람유두종바이러스 감염증

시행일 2020.1.1.

6. "제5군감염병"이란 기생충에 감염되어 발생하는 감염병으로서 정기적인 조사를 통한 감시가 필요하여 보건복지부령으로 정하는 감염병을 말한다. 다만, 갑작스러운 국내 유입 또는 유행이 예견되어 긴급히 예방·관리가 필요하여 보건복지부장관이 지정하는 감염병을 포함한다.

6. "기생충감염병"이란 기생충에 감염되어 발생하는 감염병 중 보건복지부장관이 고시하는 감염병을 말한다. 개정 2018.3.27.

시행일 2020.1.1.

7. "지정감염병"이란 제1군감염병부터 제5군감염병까지의 감염병 외에 유행 여부를 조사하기 위하여 감시활동이 필요하여 보건복지부장관이 지정하는 감염병을 말한다.

7. 삭제 〈2018.3.27.〉

시행일 2020.1.1.

8. "세계보건기구 감시대상 감염병"이란 세계보건기구가 국제공중보건의 비상사태에 대비하기 위하여 감시대상으로 정한 질환으로서 보건복지부장관이 고시하는 감염병을 말한다.
9. "생물테러감염병"이란 고의 또는 테러 등을 목적으로 이용된 병원체에 의하여 발생된 감염병 중 보건복지부장관이 고시하는 감염병을 말한다.
10. "성매개감염병"이란 성 접촉을 통하여 전파되는 감염병 중 보건복지부장관이 고시하는 감염병을 말한다.
11. "인수공통감염병"이란 동물과 사람 간에 서로 전파되는 병원체에 의하여 발생되는 감염병 중 보건복지부장관이 고시하는 감염병을 말한다.
12. "의료관련감염병"이란 환자나 임산부 등이 의료행위를 적용받는 과정에서 발생한 감염병으로서 감시활동이 필요하여 보건복지부장관이 고시하는 감염병을 말한다.
13. "감염병환자"란 감염병의 병원체가 인체에 침입하여 증상을 나타내는 사람으로서 제11조제6항의 진단 기준에 따른 의사 또는 한의사의 진단이나 보건복지부령으로 정하는 기관(이하 "감염병병원체 확인기관"이라 한다)의 실험실 검사를 통하여 확인된 사람을 말한다.

13. "감염병환자"란 감염병의 병원체가 인체에 침입하여 증상을 나타내는 사람으로서 제11조제6항의 진단 기준에 따른 의사, 치과의사 또는 한의사의 진단이나 보건복지부령으로 정하는 기관(이하 "감염병병원체 확인기관"이라 한다)의 실험실 검사를 통하여 확인된 사람을 말한다. 개정 2018.3.27.

시행일 2020.1.1.

14. "감염병의사환자"란 감염병병원체가 인체에 침입한 것으로 의심이 되나 감염병환자로 확인되기 전 단계에 있는 사람을 말한다.
15. "병원체보유자"란 임상적인 증상은 없으나 감염병병원체를 보유하고 있는 사람을 말한다.
16. "감시"란 감염병 발생과 관련된 자료 및 매개체에 대한 자료를 체계적이고 지속적으로 수집, 분석 및 해석하고 그 결과를 제때에 필요한 사람에게 배포하여 감염병 예방 및 관리에 사용하도록 하는 일체의 과정을 말한다.
17. "역학조사"란 감염병환자, 감염병의사환자 또는 병원체보유자(이하 "감염병환자등"이라 한다)가 발생한 경우 감염병의 차단과 확산 방지 등을 위하여 감염병환자등의 발생 규모를 파악하고 감염원을 추적하는 등의 활동과 감염병 예방접

종 후 이상반응 사례가 발생한 경우 그 원인을 규명하기 위하여 하는 활동을 말한다.

18. "예방접종 후 이상반응"이란 예방접종 후 그 접종으로 인하여 발생할 수 있는 모든 증상 또는 질병으로서 해당 예방접종과 시간적 관련성이 있는 것을 말한다.
19. "고위험병원체"란 생물테러의 목적으로 이용되거나 사고 등에 의하여 외부에 유출될 경우 국민 건강에 심각한 위험을 초래할 수 있는 감염병병원체로서 보건복지부령으로 정하는 것을 말한다.
20. "관리대상 해외 신종감염병"이란 기존 감염병의 변이 및 변종 또는 기존에 알려지지 아니한 새로운 병원체에 의해 발생하여 국제적으로 보건문제를 야기하고 국내 유입에 대비하여야 하는 감염병으로서 보건복지부장관이 지정하는 것을 말한다.

시행규칙

칙**제3조 (제5군감염병의 종류)** 「감염병의 예방 및 관리에 관한 법률」(이하 "법"이라 한다) 제2조제6호에서 "보건복지부령으로 정하는 감염병"이란 다음 각 호의 감염병을 말한다.

1. 회충증
2. 편충증
3. 요충증
4. 간흡충증
5. 폐흡충증
6. 장흡충증

칙**제4조 (감염병의 병원체를 확인할 수 있는 기관)** 법 제2조제13호에서 "보건복지부령으로 정하는 기관"이란 다음 각 호의 기관을 말한다.

1. 질병관리본부
2. 국립검역소
3. 「보건환경연구원법」 제2조에 따른 보건환경연구원
4. 「지역보건법」 제10조에 따른 보건소
5. 「의료법」 제3조에 따른 의료기관(이하 "의료기관"이라 한다) 중 진단검사의학과 전문의가 상근(常勤)하는 기관
6. 「고등교육법」 제4조에 따라 설립된 의과대학
7. 「결핵예방법」 제21조에 따라 설립된 대한결핵협회(결핵환자의 병원체를 확인하는 경우만 해당한다)
8. 「민법」 제32조에 따라 한센병환자 등의 치료·재활을 지원할 목적으로 설립된 기관(한센병환자의 병원체를 확인하는 경우만 해당한다)
9. 인체에서 채취한 가검물에 대한 검사를 국가, 지방자치단체, 의료기관 등으로부터 위탁받아 처리하는 기관 중 진단검사의학과 전문의가 상근(常勤)하는 기관

칙**제5조 (고위험병원체의 종류)** 법 제2조제19호에 따른 고위험병원체의 종류는 별표 1과 같다.

제3조 [다른 법률과의 관계] 감염병의 예방 및 관리에 관하여는 다른 법률에 특별한 규정이 있는 경우를 제외하고는 이 법에 따른다.

제4조 [국가 및 지방자치단체의 책무] ① 국가 및 지방자치단체는 감염병환자등의 인간으로서의 존엄과 가치를 존중하고 그 기본적 권리를 보호하며, 법률에 따르지 아니하고는 취업 제한 등의 불이익을 주어서는 아니 된다.

② 국가 및 지방자치단체는 감염병의 예방 및 관리를 위하여 다음 각 호의 사업을 수행하여야 한다.

1. 감염병의 예방 및 방역대책
2. 감염병환자등의 진료 및 보호
3. 감염병 예방을 위한 예방접종계획의 수립 및 시행
4. 감염병에 관한 교육 및 홍보
5. 감염병에 관한 정보의 수집·분석 및 제공
6. 감염병에 관한 조사·연구
7. 감염병병원체 검사·보존·관리 및 약제내성 감시((藥劑耐性 監視))
8. 감염병 예방을 위한 전문인력의 양성
9. 감염병 관리정보 교류 등을 위한 국제협력
10. 감염병의 치료 및 예방을 위한 약품 등의 비축

11. 감염병 관리사업의 평가
12. 기후변화, 저출산·고령화 등 인구변동 요인에 따른 감염병 발생조사·연구 및 예방대책 수립
13. 한센병의 예방 및 진료 업무를 수행하는 법인 또는 단체에 대한 지원
14. 감염병 예방 및 관리를 위한 정보시스템의 구축 및 운영
15. 해외 신종감염병의 국내 유입에 대비한 계획 준비, 교육 및 훈련
16. 해외 신종감염병 발생 동향의 지속적 파악, 위험성 평가 및 관리대상 해외 신종감염병의 지정
17. 관리대상 해외 신종감염병에 대한 병원체 등 정보 수집, 특성 분석, 연구를 통한 예방과 대응체계 마련, 보고서 발간 및 지침(매뉴얼을 포함한다) 고시

③ 국가·지방자치단체(교육감을 포함한다)는 감염병의 효율적 치료 및 확산방지를 위하여 질병의 정보, 발생 및 전파 상황을 공유하고 상호 협력하여야 한다.

④ 국가 및 지방자치단체는 「의료법」에 따른 의료기관 및 의료인단체와 감염병의 발생 감시·예방을 위하여 관련 정보를 공유하여야 한다.

제5조 [의료인 등의 책무와 권리] ① 「의료법」에 따른 의료인 및 의료기관의 장 등은 감염병 환자의 진료에 관한 정보를 제공받을 권리가 있고, 감염병 환자의 진단 및 치료 등으로 인하여 발생한 피해에 대하여 보상받을 수 있다.

② 「의료법」에 따른 의료인 및 의료기관의 장 등은 감염병 환자의 진단·관리·치료 등에 최선을 다하여야 하며, 보건복지부장관 또는 지방자치단체의 장의 행정명령에 적극 협조하여야 한다.

③ 「의료법」에 따른 의료인 및 의료기관의 장 등은 국가와 지방자치단체가 수행하는 감염병의 발생 감시와 예방·관리 및 역학조사 업무에 적극 협조하여야 한다.

제6조 [국민의 권리와 의무] ① 국민은 감염병으로 격리 및 치료 등을 받은 경우 이로 인한 피해를 보상받을 수 있다.

② 국민은 감염병 발생 상황, 감염병 예방 및 관리 등에 관한 정보와 대응방법을 알 권리가 있고, 국가와 지방자치단체는 신속하게 정보를 공개하여야 한다.

③ 국민은 의료기관에서 이 법에 따른 감염병에 대한 진단 및 치료를 받을 권리가 있고, 국가와 지방자치단체는 이에 소요되는 비용을 부담하여야 한다.

④ 국민은 치료 및 격리조치 등 국가와 지방자치단체의 감염병 예방 및 관리를 위한 활동에 적극 협조하여야 한다.

제 2 장 기본계획 및 사업

제7조 [감염병 예방 및 관리 계획의 수립 등] ① 보건복지부장관은 감염병의 예방 및 관리에 관한 기본계획(이하 "기본계획"이라 한다)을 5년마다 수립·시행하여야 한다.

② 기본계획에는 다음 각 호의 사항이 포함되어야 한다.
1. 감염병 예방·관리의 기본목표 및 추진방향
2. 주요 감염병의 예방·관리에 관한 사업계획 및 추진방법
3. 감염병 전문인력의 양성 방안
3의2. 「의료법」 제3조제2항 각 호에 따른 의료기관 종별 감염병 위기대응역량의 강화 방안
4. 감염병 통계 및 정보의 관리 방안
5. 감염병 관련 정보의 의료기관 간 공유 방안
6. 그 밖에 감염병의 예방 및 관리에 필요한 사항

③ 특별시장·광역시장·도지사·특별자치도지사(이하 "시·도지사"라 한다)와 시장·군수·구청장(자치구의 구청장을 말한다. 이하 같다)은 기본계획에 따라 시행계획을 수립·시행하여야 한다.

④ 보건복지부장관, 시·도지사 또는 시장·군수·구청장은 기본계획이나 제3항에 따른 시행계획의 수립·시행에 필요한 자료의 제공 등을 관계 행정기관 또는 단체에 요청할 수 있다.

⑤ 제4항에 따라 요청받은 관계 행정기관 또는 단체는 특별한 사유가 없으면 이에 따라야 한다.

제8조 [감염병관리사업지원기구의 운영] ① 보건복지부장관 및 시·도지사는 제7조에 따른 기본계획 및 시행계획의 시행과

국제협력 등의 업무를 지원하기 위하여 민간전문가로 구성된 감염병관리사업지원기구를 둘 수 있다.

② 국가 및 지방자치단체는 감염병관리사업지원기구의 운영 등에 필요한 예산을 지원할 수 있다.

③ 제1항 및 제2항에 따른 감염병관리사업지원기구의 설치 · 운영 및 지원 등에 필요한 사항은 대통령령으로 정한다.

시행령

영제1조의2 (감염병관리사업지원기구의 설치 · 운영 등) ① 「감염병의 예방 및 관리에 관한 법률」(이하 "법"이라 한다) 제8조제1항에 따라 보건복지부에 중앙감염병사업지원기구를, 특별시 · 광역시 · 도 · 특별자치도(이하 "시 · 도"라 한다)에 보건복지부장관이 정하는 바에 따라 시 · 도감염병사업지원기구를 둔다.

② 중앙감염병사업지원기구의 구성원은 다음 각 호의 어느 하나에 해당하는 사람 중에서 보건복지부장관이 위촉한다.

1. 「의료법」 제2조제1호에 따른 의료인으로서 감염병 관련 분야에서 근무한 사람
2. 「고등교육법」에 따른 대학 또는 「공공기관의 운영에 관한 법률」에 따른 공공기관의 감염병 관련 분야에서 근무한 사람
3. 감염병 예방 및 관리에 관한 전문지식과 경험이 풍부한 사람
4. 역학조사 및 방역 분야 등에 관한 전문지식과 경험이 풍부한 사람
5. 그 밖에 보건복지부장관이 감염병관리사업의 지원에 필요하다고 인정하는 사람

③ 중앙감염병사업지원기구는 그 업무수행에 필요한 경우에는 관계 기관 · 단체 및 전문가 등에게 자료 또는 의견의 제출 등을 요청할 수 있다.

④ 중앙감염병사업지원기구는 매 반기별로 보건복지부장관이 정하는 바에 따라 그 활동현황 등을 보건복지부장관에게 보고하여야 한다.

⑤ 보건복지부장관은 중앙감염병사업지원기구에 예산의 범위에서 다음 각 호의 비용을 지원을 할 수 있다.

1. 자료수집, 조사, 분석 및 자문 등에 소요되는 비용
2. 국내외 협력사업의 추진에 따른 여비 및 수당 등의 경비
3. 그 밖에 보건복지부장관이 업무수행을 위하여 특히 필요하다고 인정하는 경비

⑥ 제2항부터 제5항까지에서 규정한 사항 외에 중앙감염병사업지원기구의 설치 · 운영 및 지원 등에 필요한 세부사항은 보건복지부장관이 정한다.

⑦ 시 · 도감염병사업지원기구의 구성원 위촉, 자료제출 요청, 활동현황 보고 및 비용지원 등에 관하여는 제2항부터 제6항까지의 규정을 준용한다. 이 경우 "보건복지부장관"은 "특별시장 · 광역시장 · 도지사 · 특별자치도지사(이하 "시 · 도지사"라 한다)"로, "중앙감염병사업지원기구"는 "시 · 도감염병사업지원기구"로 본다.

제8조의2 [감염병병원] ① 국가는 감염병의 연구 · 예방, 전문가 양성 및 교육, 환자의 진료 및 치료 등을 위한 시설, 인력 및 연구능력을 갖춘 감염병전문병원 또는 감염병연구병원을 설립하거나 지정하여 운영한다.

② 국가는 감염병환자의 진료 및 치료 등을 위하여 권역별로 보건복지부령으로 정하는 일정규모 이상의 병상(음압병상 및 격리병상을 포함한다)을 갖춘 감염병전문병원을 설립하거나 지정하여 운영한다.

③ 국가는 예산의 범위에서 제1항 및 제2항에 따른 감염병전문병원 또는 감염병연구병원을 설립하거나 지정하여 운영하는 데 필요한 예산을 지원할 수 있다.

④ 제1항 및 제2항에 따른 감염병전문병원 또는 감염병연구병원을 설립하거나 지정하여 운영하는 데 필요한 절차, 방법, 지원내용 등의 사항은 대통령령으로 정한다.

시행령

영제1조의3 (감염병전문병원의 지정 등) ① 법 제8조의2제1항에 따른 감염병전문병원(이하 "중앙감염병병원"이라 한다)으로 지정받을 수 있는 의료기관(「의료법」 제3조에 따른 의료기관을 말한다. 이하 "의료기관"이라 한다)은 「의료법」 제3조의3 또는 제3조의4에 따른 종합병원 또는 상급종합병원으로서 보건복지부장관이 정하여 고시하는 의료기관으로 한다.

② 중앙감염병병원의 지정기준은 별표 1과 같다.

③ 보건복지부장관은 중앙감염병병원을 지정하는 경우에는 그 지정기준 또는 업무수행 등에 필요한 조건을 붙일 수 있다.

④ 보건복지부장관은 중앙감염병병원을 지정한 경우에는 지정서를 교부하고, 보건복지부 인터넷 홈페이지에 그 지정내용을 게시하여야 한다.

⑤ 중앙감염병병원은 매 분기별로 보건복지부장관이 정하는 바에 따라 그 업무추진 현황 등을 보건복지부장관에게 보고하여야 한다.

⑥ 보건복지부장관은 법 제8조의2제3항에 따라 중앙감염병병원에 대해서는 기획재정부장관과 협의하여 건축비용, 운영비용 및 설비비용 등을 지원할 수 있다.

⑦ 제3항부터 제6항까지에서 규정한 사항 외에 중앙감염병병원의 지정절차 및 경비지원 등에 필요한 세부사항은 보건복지부장관이 정하여 고시한다.

영제1조의4 (권역별 감염병전문병원의 지정) ① 법 제8조의2제2항에 따른 권역별 감염병전문병원(이하 "권역별 감염병병원"이라 한다)

으로 지정받을 수 있는 의료기관은 「의료법」 제3조의3 또는 제3조의4에 따른 종합병원 또는 상급종합병원으로서 보건복지부장관이 정하여 고시하는 의료기관으로 한다.

② 권역별 감염병병원의 지정기준은 별표 1의2와 같다.

③ 보건복지부장관은 법 제8조의2제2항에 따라 권역별 감염병병원을 지정하는 경우에는 다음 각 호의 사항을 종합적으로 고려하여야 한다.

1. 해당 권역에서의 의료자원의 분포 수준
2. 해당 권역에서의 주민의 인구와 생활권의 범위
3. 해당 권역에서의 감염병의 발생 빈도 및 관리 수준
4. 해당 권역에서의 항만 및 공항 등의 인접도
5. 그 밖에 보건복지부장관이 권역별 감염병 관리와 관련하여 특히 필요하다고 인정하는 사항

④ 보건복지부장관은 권역별 감염병병원을 지정하기 위하여 필요한 경우에는 지방자치단체의 장, 관계 공공기관 또는 관계 단체 등의 의견을 듣거나 자료의 제출을 요청할 수 있다.

⑤ 권역별 감염병병원에 대한 지정조건의 부과, 지정서의 교부, 지정사실의 공표, 업무추진 현황 보고, 경비 지원, 지정절차 등에 필요한 세부사항의 고시 등에 관하여는 제1조의3제3항부터 제7항까지의 규정을 준용한다.

시행규칙

칙제5조의3 (권역별 감염병전문병원의 병상규모) 법 제8조의2제2항에서 "보건복지부령으로 정하는 일정규모 이상의 병상"이란 36병상 이상의 병상을 말한다.

제8조의3 [내성균 관리대책] ① 보건복지부장관은 내성균 발생 예방 및 확산 방지 등을 위하여 제9조에 따른 감염병관리위원회의 심의를 거쳐 내성균 관리대책을 5년마다 수립·추진하여야 한다.

② 내성균 관리대책에는 정책목표 및 방향, 진료환경 개선 등 내성균 확산 방지를 위한 사항 및 감시체계 강화에 관한 사항, 그 밖에 내성균 관리대책에 필요하다고 인정되는 사항이 포함되어야 한다.

③ 내성균 관리대책의 수립 절차 등에 관하여 필요한 사항은 대통령령으로 정한다.

시행령

영제1조의5 (내성균 관리대책의 수립) ① 보건복지부장관은 법 제8조의3제1항에 따른 내성균 관리대책(이하 "내성균 관리대책"이라 한다)에 포함된 사항 중 보건복지부장관이 정하는 중요 사항을 변경하려는 경우에는 법 제9조제1항에 따른 감염병관리위원회의 심의를 거쳐야 한다.

② 보건복지부장관은 내성균 관리대책을 수립하거나 변경한 경우에는 보건복지부의 인터넷 홈페이지에 게재하고, 관계 중앙행정기관의 장, 「국민건강보험법」에 따른 건강보험심사평가원의 원장, 그 밖에 내성균 관련 기관·법인·단체의 장에게 그 내용을 알려야 한다.

③ 제1항 및 제2항에서 규정한 사항 외에 내성균 관리대책의 수립 및 변경에 필요한 세부 사항은 보건복지부장관이 정한다.

본조신설 2017.5.29.

제8조의4 [업무의 협조] ① 보건복지부장관은 내성균 관리대책의 수립·시행을 위하여 관계 공무원 또는 관계 전문가의 의견을 듣거나 관계 기관 및 단체 등에 필요한 자료제출 등 협조를 요청할 수 있다.

② 보건복지부장관은 내성균 관리대책의 작성을 위하여 관계 중앙행정기관의 장에게 내성균 관리대책의 정책목표 및 방향과 관련한 자료 또는 의견의 제출 등 필요한 협조를 요청할 수 있다.

③ 제1항 및 제2항에 따른 협조 요청을 받은 자는 정당한 사유가 없으면 이에 따라야 한다.

제8조의5 [긴급상황실] ① 질병관리본부장은 감염병 정보의 수집·전파, 상황관리, 감염병이 유입되거나 유행하는 긴급한 경우의 초동조치 및 지휘 등의 업무를 수행하기 위하여 상시 긴급상황실을 설치·운영하여야 한다.

② 제1항에 따른 긴급상황실의 설치·운영에 필요한 사항은 대통령령으로 정한다.

본조신설 2018.3.27.

시행령

영제1조의6 (긴급상황실의 설치·운영) ① 법 제8조의5에 따라 설치하는 긴급상황실(이하 "긴급상황실"이라 한다)은 다음 각 호의 설치·운영 요건을 모두 갖추어야 한다.

1. 신속한 감염병 정보의 수집·전파와 감염병 위기상황의 종합관리 등을 위한 정보통신체계를 갖출 것
2. 감염병 위기상황의 효율적 대처를 위한 시설·장비 및 그 운영·관리체계를 갖출 것
3. 긴급상황실의 24시간 운영에 필요한 전담인력을 확보할 것
4. 긴급상황실의 업무를 원활하게 수행하기 위한 운영규정 및 업무매뉴얼을 마련할 것

② 긴급상황실의 설치·운영에 관한 세부사항은 질병관리본부장이 정한다.
본조신설 2018.6.12.

제9조 [감염병관리위원회] ① 감염병의 예방 및 관리에 관한 주요 시책을 심의하기 위하여 보건복지부에 감염병관리위원회(이하 "위원회"라 한다)를 둔다.

② 위원회는 다음 각 호의 사항을 심의한다.

1. 기본계획의 수립
2. 감염병 관련 의료 제공
3. 감염병에 관한 조사 및 연구
4. 감염병의 예방·관리 등에 관한 지식 보급 및 감염병환자등의 인권 증진
5. 제20조에 따른 해부명령에 관한 사항
6. 제32조제2항에 따른 예방접종의 실시기준과 방법에 관한 사항
7. 제34조에 따른 감염병 위기관리대책의 수립 및 시행
8. 제40조제1항 및 제2항에 따른 예방·치료 의약품 및 장비 등의 사전 비축, 장기 구매 및 생산에 관한 사항

8의2. 제40조의2에 따른 의약품 공급의 우선순위 등 분배기준, 그 밖에 필요한 사항의 결정

9. 제71조에 따른 예방접종 등으로 인한 피해에 대한 국가보상에 관한 사항
10. 내성균 관리대책에 관한 사항
11. 그 밖에 감염병의 예방 및 관리에 관한 사항으로서 위원장이 위원회의 회의에 부치는 사항

제10조 [위원회의 구성] ① 위원회는 위원장 1명과 부위원장 1명을 포함하여 30명 이내의 위원으로 구성한다.
개정 2018.3.27.

② 위원장은 질병관리본부장이 되고, 부위원장은 위원 중에서 위원장이 지명하며, 위원은 다음 각 호의 어느 하나에 해당하는 사람 중에서 보건복지부장관이 임명하거나 위촉하는 사람으로 한다. 개정 2018.3.27.

1. 감염병의 예방 또는 관리 업무를 담당하는 공무원
2. 감염병 또는 감염관리를 전공한 의료인
3. 감염병과 관련된 전문지식을 소유한 사람
4. 「비영리민간단체 지원법」 제2조에 따른 비영리민간단체가 추천하는 사람
5. 그 밖에 감염병에 관한 지식과 경험이 풍부한 사람

③ 위원회의 업무를 효율적으로 수행하기 위하여 위원회의 위원과 외부 전문가로 구성되는 분야별 전문위원회를 둘 수 있다.

④ 제1항부터 제3항까지에서 규정한 사항 외에 위원회 및 전문위원회의 구성·운영 등에 관하여 필요한 사항은 대통령령으로 정한다.

시행령

영제7조 (전문위원회의 구성) ① 법 제10조제3항에 따라 위원회에 다음 각 호의 분야별 전문위원회를 둔다.

1. 예방접종 전문위원회
2. 예방접종피해보상 전문위원회
3. 후천성면역결핍증 전문위원회
4. 결핵 전문위원회
5. 역학조사 전문위원회
6. 인수(人獸)공통감염 전문위원회
7. 감염병 위기관리대책 전문위원회
8. 감염병 연구기획 전문위원회
9. 항생제 내성(耐性) 전문위원회 신설 2017.5.29.

② 전문위원회는 각각 위원장 1명을 포함한 15명 이내의 위원으로 구성한다.

③ 전문위원회 위원장은 위원회 위원 중에서 위원회의 위원장이 임명한다.

④ 전문위원회 위원은 위원회 위원 중에서 위원회 위원장이 임명하거나 관련 학회와 단체 또는 위원회 위원의 추천을 받아 위원회의 위원장이 위촉한다.

영제8조 (전문위원회의 회의 및 운영) ① 전문위원회의 회의는 위원회 위원장 또는 전문위원회 위원 과반수가 요구하거나 전문위원회 위원장이 필요하다고 인정할 때에 소집한다.

② 전문위원회의 회의는 재적위원 과반수의 출석으로 개의하고 출석위원 과반수의 찬성으로 의결한다.
③ 전문위원회 위원장은 전문위원회에서 심의·의결한 사항을 위원회 위원장에게 보고하여야 한다.
④ 이 영에서 규정한 사항 외에 전문위원회의 운영에 필요한 사항은 전문위원회의 의결을 거쳐 전문위원회 위원장이 정한다.

제3장 신고 및 보고

제11조 [의사 등의 신고] ① 의사나 한의사는 다음 각 호의 어느 하나에 해당하는 사실(제16조제6항에 따라 표본감시 대상이 되는 감염병으로 인한 경우는 제외한다)이 있으면 소속 의료기관의 장에게 보고하여야 하고, 해당 환자와 그 동거인에게 보건복지부장관이 정하는 감염 방지 방법 등을 지도하여야 한다. 다만, 의료기관에 소속되지 아니한 의사 또는 한의사는 그 사실을 관할 보건소장에게 신고하여야 한다.

1. 감염병환자등을 진단하거나 그 사체를 검안(檢案)한 경우
2. 예방접종 후 이상반응자를 진단하거나 그 사체를 검안한 경우
3. 감염병환자등이 제1군감염병부터 제4군감염병까지에 해당하는 감염병으로 사망한 경우

② 감염병병원체 확인기관의 소속 직원은 실험실 검사 등을 통하여 감염병환자등을 발견한 경우 그 사실을 감염병병원체 확인기관의 장에게 보고하여야 한다.
③ 제1항 및 제2항에 따라 보고를 받은 의료기관의 장 및 감염병병원체 확인기관의 장은 제1군감염병부터 제4군감염병까지의 경우에는 지체 없이, 제5군감염병 및 지정감염병의 경우에는 7일 이내에 보건복지부장관 또는 관할 보건소장에게 신고하여야 한다.
④ 육군, 해군, 공군 또는 국방부 직할 부대에 소속된 군의관은 제1항 각 호의 어느 하나에 해당하는 사실(제16조제6항에 따라 표본감시 대상이 되는 감염병으로 인한 경우는 제외한다)이 있으면 소속 부대장에게 보고하여야 하고, 보고를 받은 소속 부대장은 관할 보건소장에게 지체 없이 신고하여야 한다.
⑤ 제16조제1항에 따른 감염병 표본감시기관은 제16조제6항에 따라 표본감시 대상이 되는 감염병으로 인하여 제1항제1호 또는 제3호에 해당하는 사실이 있으면 보건복지부령으로 정하는 바에 따라 보건복지부장관 또는 관할 보건소장에게 신고하여야 한다.
⑥ 제1항부터 제5항까지의 규정에 따른 감염병환자등의 진단 기준, 신고의 방법 및 절차 등에 관하여 필요한 사항은 보건복지부령으로 정한다.

제11조 [의사 등의 신고] ① 의사, 치과의사 또는 한의사는 다음 각 호의 어느 하나에 해당하는 사실(제16조제6항에 따라 표본감시 대상이 되는 제4급감염병으로 인한 경우는 제외한다)이 있으면 소속 의료기관의 장에게 보고하여야 하고, 해당 환자와 그 동거인에게 보건복지부장관이 정하는 감염 방지 방법 등을 지도하여야 한다. 다만, 의료기관에 소속되지 아니한 의사, 치과의사 또는 한의사는 그 사실을 관할 보건소장에게 신고하여야 한다. 〈개정 2018.3.27.〉

1. 감염병환자등을 진단하거나 그 사체를 검안(檢案)한 경우
2. 예방접종 후 이상반응자를 진단하거나 그 사체를 검안한 경우
3. 감염병환자등이 제1급감염병부터 제3급감염병까지에 해당하는 감염병으로 사망한 경우 〈개정 2018.3.27.〉

② 감염병병원체 확인기관의 소속 직원은 실험실 검사 등을 통하여 보건복지부령으로 정하는 감염병환자등을 발견한 경우 그 사실을 감염병병원체 확인기관의 장에게 보고하여야 한다. 〈개정 2018.3.27.〉
③ 제1항 및 제2항에 따라 보고를 받은 의료기관의 장 및 감염병병원체 확인기관의 장은 제1급감염병의 경우에는 즉시, 제2급감염병 및 제3급감염병의 경우에는 24시간 이내에, 제4급감염병의 경우에는 7일 이내에 보건복지부장관 또는 관할 보건소장에게 신고하여야 한다. 〈개정 2018.3.27.〉
④ 육군, 해군, 공군 또는 국방부 직할 부대에 소속된 군의관은 제1항 각 호의 어느 하나에 해당하는 사실(제16조제6항에 따라 표본감시 대상이 되는 제4급감염병으로 인한 경우는 제외한다)이 있으면 소속 부대장에게 보고하여야 하고, 보고를 받은 소속 부대장은 제1급감염병의 경우에는 즉시, 제2급감염병 및 제3급감염병의 경우에는 24시간 이내에 관할 보건소장에게 신고하여야 한다. 〈개정 2018.3.27.〉
⑤ 제16조제1항에 따른 감염병 표본감시기관은 제16조제6항에 따라 표본감시 대상이 되는 제4급감염병으로 인하여 제1항제1호 또는 제3호에 해당하는 사실이 있으면 보건복지부령으로 정하는 바에 따라 보건복지부장관 또는 관할 보건소장에게 신고하여야 한다. 〈개정 2018.3.27.〉

⑥ 제1항부터 제5항까지의 규정에 따른 감염병환자등의 진단 기준, 신고의 방법 및 절차 등에 관하여 필요한 사항은 보건복지부령으로 정한다.

시행일 2020.1.1.

시행규칙

칙제6조 (의사 등의 감염병 발생신고) ① 법 제11조제1항 각 호 외의 부분 단서, 제3항 및 제4항에 따라 같은 조 제1항제1호 및 제3호에 해당하는 사실을 신고하려는 의사, 한의사, 의료기관의 장 또는 소속 부대장은 다음 각 호의 구분에 따른 신고서(전자문서로 된 신고서를 포함한다)를 질병관리본부장 또는 감염병환자, 감염병의사환자 또는 병원체보유자(이하 "감염병환자등"이라 한다)의 소재지를 관할하는 보건소장에게 정보시스템을 이용하여 제출하여야 한다. 다만, 해당 보건소장에게는 팩스를 통하여 제출할 수 있다.

1. 법 제11조제1항제1호에 따른 감염병환자등을 진단한 경우: 별지 제1호의3서식의 감염병 발생 신고서
2. 법 제11조제1항제1호에 따른 사체를 검안한 경우와 같은 항 제3호에 해당하는 사실을 신고하는 경우: 별지 제1호의4서식의 감염병환자등 사망(검안) 신고서

② 법 제11조제3항에 따라 신고를 하려는 감염병병원체확인기관의 장은 별지 제1호의5서식의 병원체 검사결과 신고서(전자문서로 된 신고서를 포함한다)를 질병관리본부장 또는 해당 감염병병원체 확인을 의뢰한 기관의 소재지를 관할하는 보건소장에게 정보시스템을 이용하여 제출하여야 한다. 다만, 해당 보건소장에게는 팩스를 통하여 제출할 수 있다.

③ 법 제11조제1항부터 제4항까지의 규정에 따라 보고 및 신고를 해야 하는 감염병은 제1군감염병부터 제5군감염병까지 및 지정감염병으로 한다.

④ 법 제11조제5항에 따라 같은 조 제1항제1호 및 제3호에 해당하는 사실을 신고하려는 감염병 표본감시기관은 질병관리본부장이 정하는 표본감시기관용 신고서(전자문서로 된 신고서를 포함한다)를 질병관리본부장 또는 감염병환자등의 소재지를 관할하는 보건소장에게 제출하여야 한다.

⑤ 법 제11조제6항에 따른 감염병의 진단 기준은 별표 2와 같으며, 그 밖의 세부 사항은 질병관리본부장이 정하여 고시한다.

칙제7조 (의사 등의 예방접종 후 이상반응 신고) 법 제11조제1항 각 호 외의 부분 단서, 제3항 및 제4항에 따라 같은 조 제1항제2호에 해당하는 사실을 신고하려는 의사, 한의사, 의료기관의 장 또는 소속 부대장은 별지 제2호서식의 예방접종 후 이상반응 발생신고서(전자문서로 된 신고서를 포함한다)를 질병관리본부장 또는 이상반응자의 소재지를 관할하는 보건소장에게 정보시스템을 이용하여 제출하여야 한다. 다만, 해당 보건소장에게는 팩스를 통하여 제출할 수 있다.

② 법 제11조제1항부터 제5항까지의 규정에 따라 신고하여야 하는 예방접종 후 이상반응자의 범위는 별표 3과 같다.

제12조 [그 밖의 신고의무자] ① 다음 각 호의 어느 하나에 해당하는 사람은 제1군감염병 감염병환자등 또는 제1군감염병이나 그 의사증(擬似症)으로 인한 사망자가 있을 경우와 제2군감염병부터 제4군감염병까지에 해당하는 감염병 중 보건복지부령으로 정하는 감염병이 발생한 경우에는 의사나 한의사의 진단이나 검안을 요구하거나 해당 주소지를 관할하는 보건소장에게 신고하여야 한다.

제12조 [그 밖의 신고의무자] ① 다음 각 호의 어느 하나에 해당하는 사람은 제1급감염병부터 제3급감염병까지에 해당하는 감염병 중 보건복지부령으로 정하는 감염병이 발생한 경우에는 의사, 치과의사 또는 한의사의 진단이나 검안을 요구하거나 해당 주소지를 관할하는 보건소장에게 신고하여야 한다. 개정 2018.3.27.

시행일 2020.1.1.

1. 일반가정에서는 세대를 같이하는 세대주. 다만, 세대주가 부재 중인 경우에는 그 세대원
2. 학교, 병원, 관공서, 회사, 공연장, 예배장소, 선박 · 항공기 · 열차 등 운송수단, 각종 사무소 · 사업소, 음식점, 숙박업소 또는 그 밖에 여러 사람이 모이는 장소로서 보건복지부령으로 정하는 장소의 관리인, 경영자 또는 대표자

② 제1항에 따른 신고의무자가 아니더라도 감염병환자등 또는 감염병으로 인한 사망자로 의심되는 사람을 발견하면 보건소장에게 알려야 한다.

③ 제1항에 따른 신고의 방법과 기간 및 제2항에 따른 통보의 방법과 절차 등에 관하여 필요한 사항은 보건복지부령으로 정한다.

시행규칙

칙제8조 (그 밖의 신고대상 감염병) ① 제12조제1항 각 호 외의 부분 중에서 "보건복지부령으로 정하는 감염병"이란 다음 각 호의 감염병을 말한다.

1. 홍역
2. 결핵

② 법 제12조제1항제2호에서 "보건복지부령으로 정하는 장소"란 다음 각 호의 장소를 말한다.

1. 「약사법」 제2조제3호에 따른 약국(이하 "약국"이라 한다)
2. 「사회복지사업법」 제2조제4호에 따른 사회복지시설
3. 「모자보건법」 제2조제11호에 따른 산후조리원
4. 「공중위생관리법」 제2조에 따른 목욕장업소, 이용업소, 미용업소

칙 **제9조 (그 밖의 신고의무자의 신고)** 법 제12조제1항 및 제2항에 따라 그 밖의 신고의무자는 다음 각 호의 사항을 서면, 구두(口頭), 전보, 전화 또는 컴퓨터통신의 방법으로 보건소장에게 지체 없이 신고하거나 알려야 한다.

1. 신고인의 성명, 주소와 감염병환자등 또는 사망자와의 관계
2. 감염병환자등 또는 사망자의 성명, 주소 및 직업
3. 감염병환자등 또는 사망자의 주요 증상 및 발병일

제13조 [보건소장 등의 보고] ① 제11조 및 제12조에 따라 신고를 받은 보건소장은 그 내용을 관할 특별자치도지사 또는 시장·군수·구청장에게 보고하여야 하며, 보고를 받은 특별자치도지사 또는 시장·군수·구청장은 이를 보건복지부장관 및 시·도지사에게 각각 보고하여야 한다.

② 제1항에 따른 보고의 방법 및 절차 등에 관하여 필요한 사항은 보건복지부령으로 정한다.

시행규칙

칙 **제10조 (보건소장 등의 보고)** 법 제13조제1항에 따라 보고하려는 보건소장은 다음 각 호의 구분에 따른 시기에 별지 제1호의3서식의 감염병 발생 신고서, 별지 제1호의4서식의 감염병환자등 사망(검안) 신고서, 별지 제1호의5서식의 병원체 검사결과 신고서[전자문서로 된 신고서를 포함한다](전자문서로 된 보고서를 포함한다) 또는 별지 제2호서식의 예방접종 후 이상반응 발생보고서(전자문서로 된 보고서를 포함한다)를 특별자치도지사 또는 시장·군수·구청장(자치구의 구청장을 말한다. 이하 같다)에게 제출하여야 하고, 보고를 받은 특별자치도지사 또는 시장·군수·구청장은 해당 보고서를 질병관리본부장 및 특별시장·광역시장·도지사(이하 "시·도지사"라 한다)에게 각각 제출하여야 한다.

1. 제1군감염병부터 제4군감염병까지의 발생, 사망, 병원체검사결과 및 예방접종 후 이상반응의 보고: 법 제11조 및 제12조에 따라 신고를 받은 후 지체 없이
2. 제5군감염병 및 지정감염병의 발생 보고: 매주 1회

제14조 [인수공통감염병의 통보] ① 「가축전염병 예방법」 제11조제1항제2호에 따라 신고를 받은 특별자치도지사(특별자치도의 동지역에 한정된다)·시장(구를 두지 아니하는 시의 시장을 말하며, 도농복합형태의 시에 있어서는 가축 등의 소재지가 동지역인 경우에 한정된다)·구청장(도농복합형태의 시의 구에 있어서는 가축 등의 소재지가 동지역인 경우에 한정된다)·읍장 또는 면장은 같은 법에 따른 가축전염병 중 다음 각 호의 어느 하나에 해당하는 감염병의 경우에는 즉시 질병관리본부장에게 통보하여야 한다.

1. 탄저
2. 고병원성조류인플루엔자
3. 광견병
4. 그 밖에 대통령령으로 정하는 인수공통감염병

② 제1항에 따른 통보를 받은 질병관리본부장은 감염병의 예방 및 확산 방지를 위하여 이 법에 따른 적절한 조치를 취하여야 한다.

③ 제1항에 따른 신고 또는 통보를 받은 행정기관의 장은 신고자의 요청이 있는 때에는 신고자의 신원을 외부에 공개하여서는 아니 된다.

④ 제1항에 따른 통보의 방법 및 절차 등에 관하여 필요한 사항은 보건복지부령으로 정한다.

시행령

영 **제9조 (그 밖의 인수공통감염병)** 법 제14조제1항제4호에서 "대통령령으로 정하는 인수공통감염병"이란 동물인플루엔자를 말한다.

시행규칙

칙 **제11조 (인수공통감염병 발생 시 통보 절차)** 법 제14조제1항에 따라 인수공통감염병을 통보하려는 특별자치도지사 등은 별지 제3호서식의 인수공통감염병 의사환축(擬似患畜) 발생신고서를 질병관리본부장에게 제출하여야 한다.

제15조 [감염병환자등의 파악 및 관리] 보건소장은 관할구역에 거주하는 감염병환자등에 관하여 제11조 및 제12조에 따른 신고를 받았을 때에는 보건복지부령으로 정하는 바에 따라 기록하고 그 명부(전자문서를 포함한다)를 관리하여야 한다.

시행규칙

칙 **제12조 (감염병환자등의 명부 작성 및 관리)** ① 보건소장은 법 제15조에 따라 별지 제4호서식의 감염병환자등의 명부를 작성하고 이

를 3년간 보관하여야 한다.

② 보건소장은 법 제15조에 따라 별지 제5호서식의 예방접종 후 이상반응자의 명부를 작성하고 이를 10년간 보관하여야 한다.

제 4 장 감염병감시 및 역학조사 등

제16조 [감염병 표본감시 등] ① 보건복지부장관은 감염병 발생의 의과학적인 감시를 위하여 질병의 특성과 지역을 고려하여 「보건의료기본법」에 따른 보건의료기관이나 그 밖의 기관 또는 단체를 감염병 표본감시기관으로 지정할 수 있다.

② 보건복지부장관, 시·도지사 또는 시장·군수·구청장은 제1항에 따라 지정받은 감염병 표본감시기관(이하 "표본감시기관"이라 한다)의 장에게 감염병의 표본감시와 관련하여 필요한 자료의 제출을 요구하거나 감염병의 예방·관리에 필요한 협조를 요청할 수 있다. 이 경우 표본감시기관은 특별한 사유가 없으면 이에 따라야 한다.

③ 보건복지부장관, 시·도지사 또는 시장·군수·구청장은 제2항에 따라 수집한 정보 중 국민 건강에 관한 중요한 정보를 관련 기관·단체·시설 또는 국민들에게 제공하여야 한다.

④ 보건복지부장관, 시·도지사 또는 시장·군수·구청장은 표본감시활동에 필요한 경비를 표본감시기관에 지원할 수 있다.

⑤ 보건복지부장관은 표본감시기관이 감염병의 발생 감시 업무를 게을리하는 등 보건복지부령으로 정하는 사유에 해당하는 경우 그 지정을 취소할 수 있다.

⑥ 제1항에 따른 표본감시의 대상이 되는 감염병과 표본감시기관의 지정 및 지정취소의 사유 등에 관하여 필요한 사항은 보건복지부령으로 정한다.

⑥ 제1항에 따른 표본감시의 대상이 되는 감염병은 제4급감염병으로 하고, 표본감시기관의 지정 및 지정취소의 사유 등에 관하여 필요한 사항은 보건복지부령으로 정한다. 개정 2018.3.27.
시행일 2020.1.1.

⑦ 질병관리본부장은 감염병이 발생하거나 유행할 가능성이 있어 관련 정보를 확보할 긴급한 필요가 있다고 인정하는 경우 「공공기관의 운영에 관한 법률」에 따른 공공기관 중 대통령령으로 정하는 공공기관의 장에게 정보 제공을 요구할 수 있다. 이 경우 정보 제공을 요구받은 기관의 장은 정당한 사유가 없는 한 이에 따라야 한다.

⑧ 제7항에 따라 제공되는 정보의 내용, 절차 및 정보의 취급에 필요한 사항은 대통령령으로 정한다.

시행령

영제10조 (공공기관) 법 제16조제7항 전단에서 "대통령령으로 정하는 공공기관"이란 「국민건강보험법」에 따른 건강보험심사평가원 및 국민건강보험공단을 말한다.

영제11조 (제공 정보의 내용) 법 제16조제7항에 따라 요구할 수 있는 정보의 내용에는 다음 각 호의 사항이 포함될 수 있다.

1. 감염병환자, 감염병의사환자 또는 병원체보유자(이하 "감염병환자등"이라 한다)의 성명·주민등록번호·성별·주소·전화번호·직업·감염병명·발병일 및 진단일
2. 감염병환자등을 진단한 의료기관의 명칭·주소지·전화번호 및 의사 이름

시행규칙

칙제13조 (표본감시의 대상이 되는 감염병) 법 제16조제6항에 따라 표본감시의 대상이 되는 감염병은 다음 각 호와 같다.

1. 제3군감염병 중 인플루엔자
2. 지정감염병
3. 제5군감염병

칙제14조 (감염병 표본감시기관의 지정 등) ① 법 제16조제1항에 따라 질병관리본부장은 표본감시 대상 감염병별로 다음 각 호의 구분에 따른 기관·시설·단체 또는 법인 중에서 시·도지사의 추천을 받아 감염병 표본감시기관(이하 "표본감시기관"이라 한다)을 지정할 수 있다.

1. 인플루엔자: 다음 각 목의 기관·시설·단체 또는 법인
   가. 「지역보건법」 제10조에 따른 보건소 중 보건의료원
   나. 제4조제3호·제5호 및 제9호에 따른 기관
   다. 의료기관 중 소아과·내과·가정의학과·이비인후과 진료과목이 있는 의료기관
2. 지정감염병: 다음 각 목의 기관·시설·단체 또는 법인
   가. 「지역보건법」 제10조에 따른 보건소
   나. 제4조제3호·제5호 및 제9호에 따른 기관
   다. 의료기관 중 의원·병원 및 종합병원

라. 지정감염병에 관한 연구 및 학술발표 등을 목적으로 결성된 학회
3. 제5군감염병: 다음 각 목의 기관·시설·단체 또는 법인
가. 「지역보건법」 제10조에 따른 보건소
나. 제4조제3호·제5호 및 제9호에 따른 기관
다. 의료기관 중 의원·병원 및 종합병원
라. 제5군감염병에 관한 연구 및 학술발표 등을 목적으로 결성된 학회
마. 제5군감염병의 예방 및 관리를 목적으로 설립된 비영리법인

② 질병관리본부장은 법 제16조제5항에 따라 표본감시기관이 다음 각 호의 어느 하나에 해당하는 경우에는 그 지정을 취소할 수 있다.
1. 표본감시 관련 자료 제출 요구와 감염병의 예방 및 관리에 필요한 협조 요청에 불응하는 경우
2. 폐업 등으로 감염병의 발생 감시 업무를 계속하여 수행할 수 없는 경우
3. 그 밖에 감염병의 발생 감시 업무를 게을리 하는 경우

제17조 [실태조사] ① 보건복지부장관 및 시·도지사는 감염병의 관리 및 감염 실태와 내성균 실태를 파악하기 위하여 실태조사를 실시할 수 있다.
② 제1항에 따른 실태조사에 포함되어야 할 사항과 실태조사의 방법과 절차 등에 관하여 필요한 사항은 보건복지부령으로 정한다.

시행규칙

칙제15조 (실태조사의 방법 및 절차 등) ① 법 제17조제1항에 따른 실태조사(이하 "실태조사"라 한다)에 포함되어야 할 사항은 다음 각 호의 구분에 따른다. 개정 2017.6.2.
1. 의료기관 감염관리 실태조사 신설 2018.9.27.
가. 「의료법」 제47조에 따라 의료기관에 두는 감염관리위원회와 감염관리실의 설치·운영 등에 관한 사항
나. 의료기관의 감염관리 인력·장비 및 시설 등에 관한 사항
다. 의료기관의 감염관리체계에 관한 사항
라. 의료기관의 감염관리 교육 및 감염예방에 관한 사항
마. 그 밖에 의료기관의 감염관리에 관하여 질병관리본부장이 특히 필요하다고 인정하는 사항
2. 감염병 실태조사
가. 감염병환자등의 연령별·성별·지역별 분포 등에 관한 사항
나. 감염병환자등의 임상적 증상 및 경과 등에 관한 사항
다. 감염병환자등의 진단·검사·처방 등 진료정보에 관한 사항
라. 감염병의 진료 및 연구와 관련된 인력·시설 및 장비 등에 관한 사항
마. 감염병에 대한 각종 문헌 및 자료 등의 조사에 관한 사항
바. 그 밖에 감염병의 관리를 위하여 질병관리본부장이 특히 필요하다고 인정하는 사항
3. 내성균 실태조사
가. 항생제 사용 실태에 관한 사항
나. 내성균의 유형 및 발생경로 등에 관한 사항
다. 내성균의 연구와 관련된 인력·시설 및 장비 등에 관한 사항
라. 내성균에 대한 각종 문헌 및 자료 등의 조사에 관한 사항
마. 그 밖에 내성균의 관리를 위하여 질병관리본부장이 특히 필요하다고 인정하는 사항

② 실태조사의 방법은 다음 각 호와 같다. 개정 2017.6.2.
1. 감염병환자등 또는 내성균과 관련된 환자에 대한 설문조사 및 검체(檢體) 검사
2. 의료기관의 진료기록부 등에 대한 자료조사
3. 국민건강보험 및 의료급여 청구 명세 등에 대한 자료조사
4. 일반 국민에 대한 표본 설문조사 및 검체 검사

③ 질병관리본부장 또는 시·도지사는 실태조사를 전문연구기관·단체나 관계 전문가에게 의뢰하여 실시할 수 있다. 개정 2017.6.2.
④ 제1항부터 제3항까지에 규정한 사항 외에 실태조사에 필요한 사항은 질병관리본부장이 정한다. 개정 2017.6.2.

제18조 [역학조사] ① 질병관리본부장, 시·도지사 또는 시장·군수·구청장은 감염병이 발생하여 유행할 우려가 있다고 인정하면 지체 없이 역학조사를 하여야 하고, 그 결과에 관한 정보를 필요한 범위 에서 해당 의료기관에 제공하여야 한다. 다

만, 지역확산 방지 등을 위하여 필요한 경우 다른 의료기관에 제공하여야 한다.

② 질병관리본부장, 시·도지사 또는 시장·군수·구청장은 역학조사를 하기 위하여 역학조사반을 각각 설치하여야 한다.

③ 누구든지 질병관리본부장, 시·도지사 또는 시장·군수·구청장이 실시하는 역학조사에서 다음 각 호의 행위를 하여서는 아니 된다.

1. 정당한 사유 없이 역학조사를 거부·방해 또는 회피하는 행위
2. 거짓으로 진술하거나 거짓 자료를 제출하는 행위
3. 고의적으로 사실을 누락·은폐하는 행위

④ 제1항에 따른 역학조사의 내용과 시기·방법 및 제2항에 따른 역학조사반의 구성·임무 등에 관하여 필요한 사항은 대통령령으로 정한다.

시행령

영제12조 (역학조사의 내용) ① 법 제18조제1항에 따른 역학조사에 포함되어야 하는 내용은 다음 각 호와 같다.

1. 감염병환자등의 인적 사항
2. 감염병환자등의 발병일 및 발병 장소
3. 감염병의 감염원인 및 감염경로
4. 감염병환자등에 관한 진료기록
5. 그 밖에 감염병의 원인 규명과 관련된 사항

② 법 제29조에 따른 역학조사에 포함되어야 하는 내용은 다음 각 호와 같다.

1. 예방접종 후 이상반응자의 인적 사항
2. 예방접종기관, 접종일시 및 접종내용
3. 예방접종 후 이상반응에 관한 진료기록
4. 예방접종약에 관한 사항
5. 그 밖에 예방접종 후 이상반응의 원인 규명과 관련된 사항

영제13조 (역학조사의 시기) 법 제18조제1항 및 제29조에 따른 역학조사는 다음 각 호의 구분에 따라 해당 사유가 발생하면 실시한다.

1. 질병관리본부장이 역학조사를 하여야 하는 경우
   가. 둘 이상의 시·도에서 역학조사가 동시에 필요한 경우
   나. 감염병 발생 및 유행 여부 또는 예방접종 후 이상반응에 관한 조사가 긴급히 필요한 경우
   다. 다. 시·도지사의 역학조사가 불충분하였거나 불가능하다고 판단되는 경우
2. 시·도지사 또는 시장·군수·구청장(자치구의 구청장을 말한다. 이하 같다)이 역학조사를 하여야 하는 경우
   가. 관할 지역에서 감염병이 발생하여 유행할 우려가 있는 경우
   나. 관할 지역 밖에서 감염병이 발생하여 유행할 우려가 있는 경우로서 그 감염병이 관할구역과 역학적 연관성이 있다고 의심되는 경우
   다. 관할 지역에서 예방접종 후 이상반응 사례가 발생하여 그 원인 규명을 위한 조사가 필요한 경우

영제14조 (역학조사의 방법) 법 제18조제1항 및 제29조에 따른 역학조사의 방법은 별표 1의3과 같다.

영제15조 (역학조사반의 구성) ① 법 제18조제1항 및 제29조에 따른 역학조사를 하기 위하여 질병관리본부에 중앙역학조사반을 두고, 시·도에 시·도역학조사반을 두며, 시·군·구(자치구를 말한다. 이하 같다)에 시·군·구역학조사반을 둔다.

② 중앙역학조사반은 30명 이상, 시·도역학조사반 및 시·군·구역학조사반은 각각 20명 이내의 반원으로 구성하고, 각 역학조사반의 반장은 법 제60조에 따른 방역관 또는 법 제60조의2에 따른 역학조사관으로 한다.

③ 역학조사반원은 다음 각 호의 어느 하나에 해당하는 사람 중에서 질병관리본부장, 시·도지사 및 시장·군수·구청장이 각각 임명하거나 위촉한다.

1. 방역, 역학조사 또는 예방접종 업무를 담당하는 공무원
2. 법 제60조의2에 따른 역학조사관
3. 「농어촌 등 보건의료를 위한 특별조치법」에 따라 채용된 공중보건의사
4. 「의료법」 제2조제1항에 따른 의료인
5. 그 밖에 감염병 등과 관련된 분야의 전문가

④ 역학조사반은 감염병 분야와 예방접종 후 이상반응 분야로 구분하여 운영하되, 분야별 운영에 필요한 사항은 질병관리본부장이 정한다.

영제16조 (역학조사반의 임무 등) ① 역학조사반의 임무는 다음 각 호와 같다.

1. 중앙역학조사반
   가. 역학조사 계획의 수립, 시행 및 평가
   나. 역학조사의 실시 기준 및 방법의 개발

다. 시·도역학조사반 및 시·군·구역학조사반에 대한 교육·훈련
라. 감염병에 대한 역학적인 연구
마. 감염병의 발생·유행 사례 및 예방접종 후 이상반응의 발생 사례 수집, 분석 및 제공
바. 시·도역학조사반에 대한 기술지도 및 평가
2. 시·도 역학조사반
가. 관할 지역 역학조사 계획의 수립, 시행 및 평가
나. 관할 지역 역학조사의 세부 실시 기준 및 방법의 개발
다. 중앙역학조사반에 관할 지역 역학조사 결과 보고
라. 관할 지역 감염병의 발생·유행 사례 및 예방접종 후 이상반응의 발생 사례 수집, 분석 및 제공
마. 시·군·구역학조사반에 대한 기술지도 및 평가
3. 시·군·구 역학조사반
가. 관할 지역 역학조사 계획의 수립 및 시행
나. 시·도역학조사반에 관할 지역 역학조사 결과 보고
다. 관할 지역 감염병의 발생·유행 사례 및 예방접종 후 이상반응의 발생 사례 수집, 분석 및 제공

② 역학조사를 하는 역학조사반원은 보건복지부령으로 정하는 역학조사반원증을 지니고 관계인에게 보여 주어야 한다.
③ 질병관리본부장, 시·도지사 또는 시장·군수·구청장은 역학조사반원에게 예산의 범위에서 역학조사 활동에 필요한 수당과 여비를 지급할 수 있다.

시행규칙

칙제16조 (역학조사반원증) 「감염병의 예방 및 관리에 관한 법률 시행령」(이하 "영"이라 한다) 제16조제2항에 따른 역학조사반원증은 별지 제6호서식과 같다.

제18조의2 [역학조사의 요청] ① 「의료법」에 따른 의료인 또는 의료기관의 장은 감염병 또는 알 수 없는 원인으로 인한 질병이 발생하였거나 발생할 것이 우려되는 경우 보건복지부장관 또는 시·도지사에게 제18조에 따른 역학조사를 실시할 것을 요청할 수 있다.
② 제1항에 따른 요청을 받은 보건복지부장관 또는 시·도지사는 역학조사의 실시 여부 및 그 사유 등을 지체 없이 해당 의료인 또는 의료기관 개설자에게 통지하여야 한다.
③ 제1항에 따른 역학조사 실시 요청 및 제2항에 따른 통지의 방법·절차 등 필요한 사항은 보건복지부령으로 정한다.

시행규칙

칙제16조의2 (역학조사의 요청 등) ① 법 제18조의2제1항에 따라 역학조사의 실시를 요청하려는 의료인 또는 의료기관의 장은 별지 제6호의2서식을 작성하여 질병관리본부장 또는 시·도지사에게 제출하여야 한다.
② 질병관리본부장 또는 시·도지사는 제1항에 따른 요청을 접수하면, 역학조사를 실시하는 경우에는 역학조사 계획을 수립하여 요청자에게 서면으로 통보하고, 역학조사를 실시하지 아니하는 경우에는 그 사유를 명시하여 서면으로 통보하여야 한다.

제18조의3 [역학조사인력의 양성] ① 보건복지부장관은 제60조의2제2항 각 호에 해당하는 사람에 대하여 정기적으로 역학조사에 관한 교육·훈련을 실시할 수 있다.
② 제1항에 따른 교육·훈련 과정 및 그 밖에 필요한 사항은 보건복지부령으로 정한다.

시행규칙

칙제16조의3 (역학조사인력 교육과정) 법 제18조의3제1항에 따른 교육·훈련 과정의 세부기준은 별표 3의2와 같다.

제18조의4 [자료제출 요구 등] ① 보건복지부장관은 제18조에 따른 역학조사 등을 효율적으로 시행하기 위하여 관계 중앙행정기관의 장, 대통령령으로 정하는 기관·단체 등에 대하여 역학조사에 필요한 자료제출을 요구할 수 있다.
② 보건복지부장관은 제18조에 따른 역학조사를 실시하는 경우 필요에 따라 관계 중앙행정기관의 장에게 인력 파견 등 필요한 지원을 요청할 수 있다.
③ 제1항에 따른 자료제출 요구 및 제2항에 따른 지원 요청 등을 받은 자는 특별한 사정이 없으면 이에 따라야 한다.
④ 제1항에 따른 자료제출 요구 및 제2항에 따른 지원 요청 등의 범위와 방법 등에 관하여 필요한 사항은 대통령령으로 정한다.

시행령

영제16조의2 (자료제출 요구 대상 기관·단체) 법 제18조의4제1항에서 "대통령령으로 정하는 기관·단체"란 다음 각 호의 기관·단체를 말한다.
1. 의료기관
2. 「국민건강보험법」 제13조에 따른 국민건강보험공단

3. 「국민건강보험법」 제62조에 따른 건강보험심사평가원

영제16조의3 (지원 요청 등의 범위) 법 제18조의4제2항에 따라 보건복지부장관은 관계 중앙행정기관의 장에게 역학조사를 실시하는 데 필요한 인력 파견 및 물자 지원, 역학조사 대상자 및 대상 기관에 대한 관리, 감염원 및 감염경로 조사를 위한 검사 · 정보 분석 등의 지원을 요청할 수 있다.

제19조 [건강진단] 성매개감염병의 예방을 위하여 종사자의 건강진단이 필요한 직업으로 보건복지부령으로 정하는 직업에 종사하는 자와 성매개감염병에 감염되어 그 전염을 매개할 상당한 우려가 있다고 시장 · 군수 · 구청장이 인정한 자는 보건복지부령으로 정하는 바에 따라 성매개감염병에 관한 건강진단을 받아야 한다.

제20조 [해부명령] ① 질병관리본부장은 국민 건강에 중대한 위협을 미칠 우려가 있는 감염병으로 사망한 것으로 의심이 되어 시체를 해부(解剖)하지 아니하고는 감염병 여부의 진단과 사망의 원인규명을 할 수 없다고 인정하면 그 시체의 해부를 명할 수 있다.

② 제1항에 따라 해부를 하려면 미리 「장사 등에 관한 법률」 제2조제16호에 따른 연고자(같은 호 각 목에 규정된 선순위자가 없는 경우에는 그 다음 순위자를 말한다. 이하 "연고자"라 한다)의 동의를 받아야 한다. 다만, 소재불명 및 연락두절 등 미리 연고자의 동의를 받기 어려운 특별한 사정이 있고 해부가 늦어질 경우 감염병 예방과 국민 건강의 보호라는 목적을 달성하기 어렵다고 판단되는 경우에는 연고자의 동의를 받지 아니하고 해부를 명할 수 있다.

③ 질병관리본부장은 감염병 전문의, 해부학, 병리학 또는 법의학을 전공한 사람을 해부를 담당하는 의사로 지정하여 해부를 하여야 한다.

④ 제3항에 따른 해부는 사망자가 걸린 것으로 의심되는 감염병의 종류별로 보건복지부장관이 정하여 고시한 생물학적 안전 등급을 갖춘 시설에서 실시하여야 한다.

⑤ 제3항에 따른 해부를 담당하는 의사의 지정, 감염병 종류별로 갖추어야 할 시설의 기준, 해당 시체의 관리 등에 관하여 필요한 사항은 보건복지부령으로 정한다.

시행규칙

칙제17조 (해부시설 기준 등) ① 법 제20조제5항에 따라 감염병 종류별로 갖추어야 할 시설의 기준이란 크로이츠펠트-야콥병(CJD) 및 변종크로이츠펠트-야콥병(vCJD)의 경우 「유전자변형생물체의 국가간 이동 등에 관한 법률 시행령」 제23조제1항에 따른 안전관리등급 2등급에 해당하는 연구시설을 말한다.

② 법 제20조제5항에 따른 시체의 관리 방법은 다음 각 호와 같으며, 그 밖의 세부 사항은 질병관리본부장이 정한다.

1. 시체의 이동이나 보관 시 시체 및 시체의 일부가 외부에 노출되지 않도록 밀봉할 것
2. 해부를 통해 외부로 배출된 시체의 체액으로 인한 오염에 주의할 것
3. 시체 취급 시 일회용 마스크, 가운, 장갑 등 개인보호장구를 착용할 것
4. 크로이츠펠트-야콥병(CJD) 및 변종크로이츠펠트-야콥병(vCJD)으로 사망한 시체의 장례 시 작업장과 관계자의 안전을 확보할 것

제20조의2 [시신의 장사방법 등] ① 보건복지부장관은 감염병환자등이 사망한 경우(사망 후 감염병병원체를 보유하였던 것으로 확인된 사람을 포함한다) 감염병의 차단과 확산 방지 등을 위하여 필요한 범위에서 그 시신의 장사방법 등을 제한할 수 있다.

② 보건복지부장관은 제1항에 따른 제한을 하려는 경우 연고자에게 해당 조치의 필요성 및 구체적인 방법 · 절차 등을 미리 설명하여야 한다.

③ 보건복지부장관은 화장시설의 설치 · 관리자에게 제1항에 따른 조치에 협조하여 줄 것을 요청할 수 있으며, 요청을 받은 화장시설의 설치 · 관리자는 이에 적극 협조하여야 한다.

④ 제1항에 따른 제한의 대상 · 방법 · 절차 등 필요한 사항은 보건복지부령으로 정한다.

제 5 장 고위험병원체

제21조 [고위험병원체의 분리 및 이동 신고 등] ① 감염병환자, 식품, 동식물, 그 밖의 환경 등으로부터 고위험병원체를 분리하거나 이미 분리된 고위험병원체를 이동하려는 자는 지체 없이 고위험병원체의 명칭, 분리된 검체명, 분리 일시 또는 이동계획을 보건복지부장관에게 신고하여야 한다.

② 고위험병원체를 보존·관리하는 자는 매년 고위험병원체 보존현황에 대한 기록을 작성하여 질병관리본부장에게 제출하여야 한다. 〈신설 2018.3.27.〉
③ 제1항에 따른 신고 및 제2항에 따른 기록 작성·제출의 방법 및 절차 등에 관하여 필요한 사항은 보건복지부령으로 정한다. 〈개정 2018.3.27.〉

시행규칙

㉠제18조 (고위험병원체 분리·이동 신고 등) ① 법 제21조제1항에 따라 고위험병원체의 분리신고를 하려는 자는 별지 제7호서식의 고위험병원체 분리신고서(전자문서로 된 신고서를 포함한다)에 별지 제7호의2서식의 고위험병원체 분리경위서를 첨부하여 질병관리본부장에게 제출하여야 한다. 〈개정 2018.9.27.〉
② 제1항에 따라 신고를 받은 질병관리본부장은 관리번호를 매기고 이를 신고자에게 알려야 한다.
③ 법 제21조제1항에 따라 고위험병원체의 이동신고를 하려는 자는 별지 제8호서식의 고위험병원체 이동신고서(전자문서로 된 신고서를 포함한다)에 다음 각 호의 서류를 첨부하여 질병관리본부장에게 제출하여야 한다. 〈개정 2018.9.27.〉
1. 이동하는 고위험병원체의 정보 및 사용계획서
2. 이동하는 고위험병원체의 운반계획서(운반경로, 운반수단 및 운반자에 관한 사항을 포함하여야 한다) 〈개정 2018.9.27.〉
3. 이동대행계약서(대행기관이 고위험병원체의 이동을 대행하는 경우만 해당한다) 〈신설 2018.9.27.〉
④ 법 제21조제2항에 따라 고위험병원체를 보존·관리하는 자는 별지 제8호의2서식의 고위험병원체 보존현황보고서(전자문서로 된 보고서를 포함한다)를 작성하여 매년 1월 31일까지 질병관리본부장에게 제출하여야 한다. 〈신설 2018.9.27.〉
〈제목개정 2018.9.27.〉

제22조 [고위험병원체의 반입 허가 등] ① 감염병의 진단 및 학술 연구 등을 목적으로 고위험병원체를 국내로 반입하려는 자는 대통령령으로 정하는 요건을 갖추어 보건복지부장관의 허가를 받아야 한다.
② 제1항에 따라 허가받은 사항을 변경하려는 자는 보건복지부장관의 허가를 받아야 한다. 다만, 대통령령으로 정하는 경미한 사항을 변경하려는 경우에는 보건복지부장관에게 신고하여야 한다.
③ 제1항에 따라 고위험병원체의 반입 허가를 받은 자가 해당 고위험병원체를 인수하여 이동하려면 대통령령으로 정하는 바에 따라 그 인수 장소를 지정하고 제21조제1항에 따라 이동계획을 보건복지부장관에게 미리 신고하여야 한다.
④ 제1항부터 제3항까지의 규정에 따른 허가 또는 신고의 방법과 절차 등에 관하여 필요한 사항은 보건복지부령으로 정한다.

시행령

㉧제17조 (고위험병원체의 반입 허가 요건) 법 제22조제1항에 따라 고위험병원체의 반입 허가를 받으려는 자는 다음 각 호의 요건을 모두 갖추어야 한다.
1. 법 제23조제1항에 따른 고위험병원체 취급시설(이하 "고위험병원체 취급시설"이라 한다)을 설치·운영할 것 〈개정 2018.6.12.〉
2. 고위험병원체의 안전한 수송 및 비상조치 계획을 수립할 것
3. 고위험병원체 전담관리자를 둘 것

㉧제18조 (고위험병원체의 반입 허가 변경신고 사항) 법 제22조제2항 단서에서 "대통령령으로 정하는 경미한 사항"이란 다음 각 호의 사항을 말한다.
1. 고위험병원체의 반입 허가를 받은 자의 성명(법인인 경우에는 명칭을 말한다) 및 주소
2. 고위험병원체 전담관리자의 성명 및 소속

㉧제19조 (고위험병원체 인수 장소 지정) 법 제22조제3항에 따라 고위험병원체를 인수하여 이동하려는 자는 보건복지부장관이 정하는 장소 중에서 인수 장소를 지정하여야 한다.

시행규칙

㉠제19조 (고위험병원체 반입 허가 신청 등) ① 법 제22조제1항에 따라 고위험병원체의 반입 허가를 받으려는 자는 별지 제9호서식의 고위험병원체 반입허가신청서(전자문서로 된 신청서를 포함한다)에 다음 각 호의 서류를 첨부하여 질병관리본부장에게 제출하여야 한다.
1. 반입계약서(반입을 대행하는 경우에는 반입대행계약서를 말한다) 또는 주문서
2. 반입하려는 고위험병원체 사용계획서
3. 운반경로·운반수단 및 운반업자가 기록된 운반계약서 또는 자가 운반계획서
4. 법 제23조제1항에 따른 고위험병원체 취급시설 보유를 확인할 수 있는 증명자료 〈개정 2018.6.12.〉
② 제1항에 따라 신청을 받은 질병관리본부장이 그 허가를 하는 경우에는 별지 제10호서식의 고위험병원체 반입허가서를 해당 신청자에게 발급하여야 한다.
③ 법 제22조제2항 본문에 따라 변경 허가를 받으려는 자는 별지 제11호서식의 고위험병원체 반입허가 변경신청서(전자문서로 된 신청서를 포함한다)에 다음 각 호의 서류를 첨부하여 질병관리본부장에게 제출하여야 한다.

1. 반입허가서 또는 조건부 반입허가서 사본
2. 변경 내용을 증명하는 서류

④ 제3항에 따라 신청을 받은 질병관리본부장이 그 변경 허가를 하는 경우에는 변경 허가 사항을 반영한 고위험병원체 반입허가서를 해당 신청자에게 재발급하여야 한다.

⑤ 법 제22조제2항 단서에 따라 변경신고를 하려는 자는 별지 제11호서식의 고위험병원체 반입허가 변경신청서에 제3항 각 호의 서류를 첨부하여 질병관리본부장에게 제출하여야 한다.

칙제20조 (고위험병원체 인수신고) ① 법 제22조제3항에 따라 고위험병원체를 인수하여 이동하려는 자는 별지 제12호서식의 고위험병원체 인수신고서(전자문서로 된 신고서를 포함한다)에 다음 각 호의 서류를 첨부하여 질병관리본부장에게 제출하여야 한다.

1. 인수하려는 병원체별 상세 정보 및 사용 목적
2. 대행기관이 고위험병원체의 인수를 대행하는 경우 다음 각 목의 서류
   가. 인수대행계약서
   나. 운반경로 · 운반수단 · 운반업자 및 보관정보가 기록된 운반계약서 또는 운반계획서

② 제1항에 따라 신고를 받은 질병관리본부장은 별지 제13호서식의 고위험병원체 인수신고확인서를 신고자에게 발급하여야 한다.

제23조 [고위험병원체의 안전관리 등] ① 고위험병원체를 검사, 보존, 관리 및 이동하려는 자는 그 검사, 보존, 관리 및 이동에 필요한 시설(이하 "고위험병원체 취급시설"이라 한다)을 설치 · 운영하여야 한다.

② 고위험병원체 취급시설을 설치 · 운영하려는 자는 고위험병원체 취급시설의 안전관리 등급별로 보건복지부장관의 허가를 받거나 보건복지부장관에게 신고하여야 한다.

③ 제2항에 따라 허가를 받은 자는 허가받은 사항을 변경하려면 변경허가를 받아야 한다. 다만, 대통령령으로 정하는 경미한 사항을 변경하려면 변경신고를 하여야 한다.

④ 제2항에 따라 신고한 자는 신고한 사항을 변경하려면 변경신고를 하여야 한다.

⑤ 제2항에 따라 허가를 받거나 신고한 자는 고위험병원체 취급시설을 폐쇄하는 경우 그 내용을 보건복지부장관에게 신고하여야 한다.

⑥ 제2항에 따라 허가를 받거나 신고한 자는 고위험병원체 취급시설의 안전관리 등급에 따라 대통령령으로 정하는 안전관리 준수사항을 지켜야 한다.

⑦ 보건복지부장관은 고위험병원체를 검사, 보존, 관리 및 이동하는 자가 제6항에 따른 안전관리 준수사항 및 제8항에 따른 허가 및 신고 기준을 지키고 있는지 여부 등을 점검할 수 있다.

⑧ 제1항부터 제5항까지의 규정에 따른 고위험병원체 취급시설의 안전관리 등급, 설치 · 운영 허가 및 신고의 기준과 절차, 폐쇄 신고의 기준과 절차 등에 필요한 사항은 대통령령으로 정한다.

전문개정 2017.12.12.

시행령

영제19조의2 (고위험병원체 취급시설의 설치 · 운영 허가 및 신고) ① 고위험병원체 취급시설의 안전관리 등급의 분류와 허가 또는 신고의 대상이 되는 고위험병원체 취급시설은 별표 1의4와 같다.

② 보건복지부장관은 고위험병원체 취급시설의 안전관리 등급별로 다음 각 호의 사항에 대한 설치 · 운영의 허가 및 신고수리 기준을 정하여 고시하여야 한다.

1. 고위험병원체 취급시설의 종류
2. 고위험병원체의 검사 · 보존 · 관리 및 이동에 필요한 설비 · 인력 및 안전관리
3. 고위험병원체의 검사 · 보존 · 관리 및 이동의 과정에서 인체에 대한 위해(危害)가 발생하는 것을 방지할 수 있는 시설(이하 "인체 위해방지시설"이라 한다)의 설비 · 인력 및 안전관리

③ 법 제23조제2항 및 별표 1의4에 따라 허가대상이 되는 고위험병원체 취급시설을 설치 · 운영하려는 자는 보건복지부령으로 정하는 허가신청서에 다음 각 호의 서류를 첨부하여 보건복지부장관에게 제출하여야 한다.

1. 고위험병원체 취급시설의 설계도서 또는 그 사본
2. 고위험병원체 취급시설의 범위와 그 소유 또는 사용에 관한 권리를 증명하는 서류
3. 인체 위해방지시설의 기본설계도서 또는 그 사본
4. 제2항에 따른 허가기준을 갖추었음을 증명하는 서류

④ 보건복지부장관은 제3항에 따른 허가신청서를 제출받은 날부터 60일 이내에 허가 여부를 신청인에게 통지하여야 한다. 이 경우 허가를 하는 때에는 보건복지부령으로 정하는 고위험병원체 취급시설 설치 · 운영허가서를 발급하여야 한다.

⑤ 법 제23조제2항 및 별표 1의4에 따라 신고대상이 되는 고위험병원체 취급시설을 설치 · 운영하려는 자는 보건복지부령으로 정하는 신고서에 다음 각 호의 서류를 첨부하여 보건복지부장관에게 제출하여야 한다.

1. 제2항에 따른 신고수리 기준을 갖추었음을 증명하는 서류
2. 제3항제1호부터 제3호까지의 서류

⑥ 보건복지부장관은 제5항에 따른 신고서를 제출받은 날부터 60일 이내에 신고수리 여부를 신고인에게 통지하여야 한다. 이 경우 신고수리를 하는 때에는 보건복지부령으로 정하는 고위험병원체 취급시설 설치·운영 신고확인서를 발급하여야 한다.

본조신설 2018.6.12.

영 제19조의3 (고위험병원체 취급시설 변경허가 등) ① 법 제23조제3항 본문에 따라 변경허가를 받으려는 자는 보건복지부령으로 정하는 변경허가신청서에 허가사항의 변경사유와 변경내용을 증명하는 서류를 첨부하여 보건복지부장관에게 제출하여야 한다.

② 보건복지부장관은 제1항에 따른 변경허가신청서를 제출받은 날부터 60일 이내에 변경허가 여부를 신청인에게 통지하여야 한다. 이 경우 변경허가를 하는 때에는 보건복지부령으로 정하는 변경허가서를 발급하여야 한다.

③ 법 제23조제3항 단서에서 "대통령령으로 정하는 경미한 사항"이란 다음 각 호의 어느 하나에 해당하는 사항을 말한다.

1. 고위험병원체 취급시설을 설치·운영하는 자(자연인인 경우로 한정한다)의 성명·주소 및 연락처
2. 고위험병원체 취급시설을 설치·운영하는 자(법인인 경우로 한정한다)의 명칭·주소 및 연락처와 그 대표자의 성명·연락처
3. 제19조의6제1항제1호에 따른 고위험병원체 취급시설의 설치·운영 책임자, 고위험병원체의 전담관리자 및 생물안전관리책임자의 성명·연락처

④ 법 제23조제3항 단서에 따라 변경신고를 하려는 자는 보건복지부령으로 정하는 허가사항 변경신고서를 보건복지부장관에게 제출하여야 한다.

⑤ 보건복지부장관은 제4항에 따른 허가사항 변경신고서를 제출받은 때에는 보건복지부령으로 정하는 변경신고확인서를 발급하여야 한다.

본조신설 2018.6.12.

영 제19조의4 (고위험병원체 취급시설 변경신고) ① 법 제23조제4항에 따라 변경신고를 하려는 자는 보건복지부령으로 정하는 변경신고서를 보건복지부장관에게 제출하여야 한다.

② 보건복지부장관은 제1항에 따른 변경신고서를 제출받은 때에는 보건복지부령으로 정하는 변경신고확인서를 발급하여야 한다.

본조신설 2018.6.12.

영 제19조의5 (고위험병원체 취급시설의 폐쇄신고 등) ① 법 제23조제5항에 따라 고위험병원체 취급시설의 폐쇄신고를 하려는 자는 보건복지부령으로 정하는 폐쇄신고서에 고위험병원체의 폐기처리를 증명하는 서류를 첨부하여 보건복지부장관에게 제출하여야 한다.

② 보건복지부장관은 제1항에 따른 폐쇄신고서를 제출받은 날부터 10일 이내에 신고수리 여부를 신고인에게 통지하여야 한다. 이 경우 신고를 수리하는 때에는 보건복지부령으로 정하는 폐쇄신고확인서를 발급하여야 한다.

③ 법 제23조제5항에 따라 고위험병원체 취급시설을 폐쇄하는 경우 고위험병원체 취급시설의 소독과 고위험병원체에 대한 폐기처리 등 고위험병원체 취급시설의 폐쇄방법과 절차 등은 보건복지부장관이 정하여 고시한다.

본조신설 2018.6.12.

영 제19조의6 (고위험병원체 취급시설 설치·운영의 안전관리 준수사항) ① 법 제23조제6항에서 "대통령령으로 정하는 안전관리 준수사항"이란 다음 각 호의 사항을 말한다.

1. 고위험병원체 취급시설의 설치·운영 책임자, 고위험병원체의 전담관리자 및 생물안전관리책임자를 둘 것
2. 고위험병원체의 검사·보존·관리 및 이동과 관련된 안전관리에 대한 사항을 심의하기 위하여 고위험병원체 취급시설에 외부전문가, 생물안전관리책임자 등으로 구성되는 심의기구를 설치·운영할 것
3. 고위험병원체는 보존 단위용기에 고위험병원체의 이름, 관리번호 등 식별번호, 제조일 등 관련 정보를 표기하여 보안 잠금장치가 있는 별도의 보존상자 또는 보존장비에 보존할 것
4. 고위험병원체의 취급구역 및 보존구역에 대한 출입제한 및 고위험병원체의 취급을 확인할 수 있는 보안시스템을 운영할 것
5. 고위험병원체를 불활성화(폐기하지 아니하면서 영구적으로 생존하지 못하게 하는 처리를 말한다)하여 이용하려는 경우에는 제2호에 따른 심의기구의 심의를 거칠 것
6. 제19조의2제2항에 따른 허가 및 신고수리 기준을 준수할 것

② 제1항에서 규정한 사항 외에 안전관리 세부사항 및 제1항제2호에 따른 심의기구의 구성·운영 등의 사항은 보건복지부장관이 정하여 고시한다.

본조신설 2018.6.12.

영 제19조의7 (고위험병원체 취급시설 허가 및 신고사항의 자료보완) 보건복지부장관은 제19조의2에 따른 고위험병원체 취급시설 설치·운영 허가 또는 신고, 제19조의3에 따른 고위험병원체 취급시설 설치·운영 허가사항의 변경허가 및 변경신고, 제19조의4에 따른 고위험병원체 취급시설의 변경신고 및 제19조의5에 따른 고위험병원체 취급시설의 폐쇄신고를 위하여 제출된 자료의 보완이 필요하다고 판단하는 경우 30일 이내의 기간을 정하여 필요한 자료를 제출하게 할 수 있다. 이 경우 보완에 걸리는 기간은 제19조의2제4항·제6항, 제19조의3제2항 및 제19조의5제2항에 따른 결정기간에 산입하지 아니한다.

본조신설 2018.6.12.

시행규칙

칙 **제20조의2 (고위험병원체 취급시설의 설치 · 운영 허가 및 신고 등의 서식)** ① 영 제19조의2제3항 각 호 외의 부분에 따른 허가신청서는 별지 제14호서식과 같다.
② 영 제19조의2제4항 후단에 따른 고위험병원체 취급시설 설치 · 운영허가서는 별지 제15호서식과 같다.
③ 영 제19조의2제5항 각 호 외의 부분에 따른 신고서는 별지 제14호서식과 같다.
④ 영 제19조의2제6항 후단에 따른 고위험병원체 취급시설 설치 · 운영 신고확인서는 별지 제15호서식과 같다.
본조신설 2018.6.12.

칙 **제20조의3 (고위험병원체 취급시설 허가사항의 변경 등의 서식)** ① 영 제19조의3제1항에 따른 변경허가신청서는 별지 제15호의2서식과 같다.
② 영 제19조의3제2항 후단에 따른 변경허가서는 별지 제15호서식과 같다.
③ 영 제19조의3제4항에 따른 허가사항 변경신고서는 별지 제15호의2서식과 같다.
④ 영 제19조의3제5항에 따른 변경신고확인서는 별지 제15호서식과 같다.
본조신설 2018.6.12.

칙 **제20조의4 (고위험병원체 취급시설 신고사항의 변경 등의 서식)** ① 영 제19조의4제1항에 따른 변경신고서는 별지 제15호의2서식과 같다.
② 영 제19조의4제2항에 따른 변경신고확인서는 별지 제15호서식과 같다.
본조신설 2018.6.12.

칙 **제20조의5 (고위험병원체 취급시설의 폐쇄신고 등의 서식)** ① 영 제19조의5제1항에 따른 폐쇄신고서는 별지 제15호의3서식과 같다.
② 영 제19조의5제2항 후단에 따른 폐쇄신고확인서는 별지 제15호의4서식과 같다.
본조신설 2018.6.12.

제23조의2 [고위험병원체 취급시설의 허가취소 등] 보건복지부장관은 제23조제2항에 따라 고위험병원체 취급시설 설치 · 운영의 허가를 받거나 신고를 한 자가 다음 각 호의 어느 하나에 해당하는 경우에는 그 허가를 취소하거나 고위험병원체 취급시설의 폐쇄를 명하거나 1년 이내의 기간을 정하여 그 시설의 운영을 정지하도록 명할 수 있다. 다만, 제1호에 해당하는 경우에는 허가를 취소하거나 고위험병원체 취급시설의 폐쇄를 명하여야 한다.

1. 속임수나 그 밖의 부정한 방법으로 허가를 받거나 신고한 경우
2. 제23조제3항 또는 제4항에 따른 변경허가를 받지 아니하거나 변경신고를 하지 아니하고 허가 내용 또는 신고 내용을 변경한 경우
3. 제23조제6항에 따른 안전관리 준수사항을 지키지 아니한 경우
4. 제23조제8항에 따른 허가 또는 신고의 기준에 미달한 경우

본조신설 2017.12.12.

제 6 장 예방접종

제24조 [필수예방접종] ① 특별자치도지사 또는 시장 · 군수 · 구청장은 다음 각 호의 질병에 대하여 관할 보건소를 통하여 필수예방접종(이하 "필수예방접종"이라 한다)을 실시하여야 한다. 개정 2018.3.27.

1. 디프테리아
2. 폴리오
3. 백일해
4. 홍역
5. 파상풍
6. 결핵
7. B형간염
8. 유행성이하선염
9. 풍진
10. 수두
11. 일본뇌염

12. b형헤모필루스인플루엔자
13. 폐렴구균
14. 인플루엔자
15. A형간염 신설 2018.3.27.
16. 사람유두종바이러스 감염증 신설 2018.3.27.
17. 그 밖에 보건복지부장관이 감염병의 예방을 위하여 필요하다고 인정하여 지정하는 감염병 개정 2018.3.27.

② 특별자치도지사 또는 시장·군수·구청장은 제1항에 따른 필수예방접종업무를 대통령령으로 정하는 바에 따라 관할구역 안에 있는 「의료법」에 따른 의료기관에 위탁할 수 있다. 개정 2018.3.27.

③ 특별자치도지사 또는 시장·군수·구청장은 필수예방접종 대상 아동 부모에게 보건복지부령으로 정하는 바에 따라 필수예방접종을 사전에 알려야 한다. 이 경우 「개인정보 보호법」 제24조에 따른 고유식별정보를 처리할 수 있다. 개정 2018.3.27.

시행령

영제20조 (예방접종업무의 위탁) ① 특별자치도지사 또는 시장·군수·구청장은 법 제24조제2항 및 제25조제2항에 따라 보건소에서 시행하기 어렵거나 보건소를 이용하기 불편한 주민 등에 대한 예방접종업무를 「의료법」 제3조에 따른 종합병원, 병원, 요양병원(의사가 의료행위를 하는 곳만 해당한다) 또는 의원 중에서 특별자치도지사 또는 시장·군수·구청장이 지정하는 의료기관에 위탁할 수 있다. 이 경우 특별자치도지사 또는 시장·군수·구청장은 위탁한 기관을 공고하여야 한다.

② 특별자치도지사 또는 시장·군수·구청장은 제1항에 따라 예방접종업무를 위탁할 때에는 다음 각 호의 사항이 포함된 위탁계약서를 작성하여야 한다.

1. 예방접종업무의 위탁범위에 관한 사항
2. 위탁계약 기간에 관한 사항
3. 위탁계약 조건에 관한 사항
4. 위탁계약 해지에 관한 사항

③ 제1항에 따라 예방접종업무를 위탁한 경우의 예방접종 비용 산정 및 비용 상환 절차 등에 관하여 필요한 사항은 보건복지부장관이 정하여 고시한다.

시행규칙

칙제21조의2 (필수예방접종의 사전 알림) ① 특별자치도지사 또는 시장·군수·구청장은 법 제24조제3항에 따라 필수예방접종을 사전에 알리는 경우 휴대전화에 의한 문자전송, 전자메일, 전화, 우편 또는 이에 상당하는 방법으로 알려야 한다. 다만, 사전 알림에 동의한 사람에게만 해당한다. 개정 2018.9.27.

② 제1항에 따른 사전 알림에 동의하지 않거나 필요한 개인 정보가 없는 경우에는 해당 지방자치단체의 인터넷 홈페이지에 공고함으로써 필수예방접종을 사전에 알려야 한다. 개정 2018.9.27.

제목개정 2018.9.27.

제25조 [임시예방접종] ① 특별자치도지사 또는 시장·군수·구청장은 다음 각 호의 어느 하나에 해당하면 관할 보건소를 통하여 임시예방접종(이하 "임시예방접종"이라 한다)을 하여야 한다.

1. 보건복지부장관이 감염병 예방을 위하여 특별자치도지사 또는 시장·군수·구청장에게 예방접종을 실시할 것을 요청한 경우
2. 특별자치도지사 또는 시장·군수·구청장이 감염병 예방을 위하여 예방접종이 필요하다고 인정하는 경우

② 제1항에 따른 임시예방접종업무의 위탁에 관하여는 제24조제2항을 준용한다.

제26조 [예방접종의 공고] 특별자치도지사 또는 시장·군수·구청장은 임시예방접종을 할 경우에는 예방접종의 일시 및 장소, 예방접종의 종류, 예방접종을 받을 사람의 범위를 정하여 미리 공고하여야 한다. 다만, 제32조제2항에 따른 예방접종의 실시기준 등이 변경될 경우에는 그 변경 사항을 미리 공고하여야 한다.

제26조의2 [예방접종 내역의 사전확인] ① 보건소장 및 제24조제2항(제25조제2항에서 준용하는 경우를 포함한다)에 따라 예방접종업무를 위탁받은 의료기관의 장은 예방접종을 하기 전에 대통령령으로 정하는 바에 따라 예방접종을 받으려는 사람 본인 또는 법정대리인의 동의를 받아 해당 예방접종을 받으려는 사람의 예방접종 내역을 확인하여야 한다. 다만, 예방접종을 받으려는 사람 또는 법정대리인의 동의를 받지 못한 경우에는 그러하지 아니하다.

② 제1항 본문에 따라 예방접종을 확인하는 경우 제33조의2에 따른 예방접종통합관리시스템을 활용하여 그 내역을 확인할 수 있다.

제27조 [예방접종증명서] ① 보건복지부장관, 특별자치도지사 또는 시장 · 군수 · 구청장은 필수예방접종 또는 임시예방접종을 받은 사람 본인 또는 법정대리인에게 보건복지부령으로 정하는 바에 따라 예방접종증명서를 발급하여야 한다. 〈개정 2018.3.27.〉

② 특별자치도지사나 시장 · 군수 · 구청장이 아닌 자가 이 법에 따른 예방접종을 한 때에는 보건복지부장관, 특별자치도지사 또는 시장 · 군수 · 구청장은 보건복지부령으로 정하는 바에 따라 해당 예방접종을 한 자로 하여금 예방접종증명서를 발급하게 할 수 있다.

③ 제1항 및 제2항에 따른 예방접종증명서는 전자문서를 이용하여 발급할 수 있다.

시행규칙

칙 **제22조 (예방접종증명서)** 법 제27조 및 제33조의2제4항에 따른 예방접종증명서는 별지 제16호서식과 같다.

제28조 [예방접종 기록의 보존 및 보고 등] ① 특별자치도지사 또는 시장 · 군수 · 구청장은 필수예방접종 및 임시예방접종을 하거나, 제2항에 따라 보고를 받은 경우에는 보건복지부령으로 정하는 바에 따라 예방접종에 관한 기록을 작성 · 보관하여야 하고, 그 내용을 시 · 도지사 및 보건복지부장관에게 각각 보고하여야 한다. 〈개정 2018.3.27.〉

② 특별자치도지사나 시장 · 군수 · 구청장이 아닌 자가 이 법에 따른 예방접종을 하면 보건복지부령으로 정하는 바에 따라 특별자치도지사 또는 시장 · 군수 · 구청장에게 보고하여야 한다.

시행규칙

칙 **제23조 (예방접종에 관한 기록의 작성 및 보고)** ① 법 제28조제1항에 따라 특별자치도지사 또는 시장 · 군수 · 구청장은 필수예방접종 및 임시예방접종을 한 경우 별지 제17호서식의 예방접종 실시 기록 및 보고서(전자문서를 포함한다. 이하 이 조에서 같다)에 예방접종에 관한 기록을 작성하여야 한다. 〈개정 2018.9.27.〉

② 법 제28조제2항에 따라 특별자치도지사나 시장 · 군수 · 구청장이 아닌 자가 예방접종을 실시하면 별지 제17호서식의 예방접종 실시 기록 및 보고서에 예방접종에 관한 기록을 작성하고, 예방접종 실시 기록 및 보고서를 특별자치도지사 또는 시장 · 군수 · 구청장에게 제출하여야 한다.

③ 특별자치도지사 또는 시장 · 군수 · 구청장은 제1항에 따라 예방접종에 관한 기록을 작성하거나 제2항에 따라 제출받은 예방접종 실시 기록 및 보고서를 시 · 도지사 및 질병관리본부장에게 각각 제출하여야 한다.

④ 질병관리본부장은 필수예방접종 또는 임시예방접종을 받은 사람(미성년자의 경우에는 그 부모를 말한다)에게 제3항에 따라 제출받은 예방접종에 관한 기록을 인터넷 홈페이지를 통하여 열람하게 하거나 전자문서를 이용하여 예방접종증명서를 발급할 수 있다. 〈개정 2018.9.27.〉

⑤ 질병관리본부장은 예방접종 대상자의 중복접종 등을 예방하기 위하여 다음 각 호의 어느 하나에 해당하는 사람에게 제3항에 따라 제출받은 예방접종에 관한 기록을 열람하게 할 수 있다.

1. 법 제24조제1항 및 제25조제1항에 따라 예방접종을 실시하는 보건소에서 예방접종을 하는 의료인
2. 법 제24조제2항 및 제25조제2항에 따라 예방접종을 실시하는 의료기관에서 예방접종을 하는 의료인
3. 「영유아보육법」 제31조의3에 따라 영유아의 예방접종 여부를 확인하여야 하는 어린이집의 원장

제29조 [예방접종에 관한 역학조사] 질병관리본부장, 시 · 도지사 또는 시장 · 군수 · 구청장은 다음 각 호의 구분에 따라 조사를 실시하고, 예방접종 후 이상반응 사례가 발생하면 그 원인을 밝히기 위하여 제18조에 따라 역학조사를 하여야 한다.

1. 질병관리본부장: 예방접종의 효과 및 예방접종 후 이상반응에 관한 조사
2. 시 · 도지사 또는 시장 · 군수 · 구청장: 예방접종 후 이상반응에 관한 조사

제30조 [예방접종피해조사반] ① 제71조제1항 및 제2항에 규정된 예방접종으로 인한 질병 · 장애 · 사망의 원인 규명 및 피해 보상 등을 조사하고 제72조제1항에 따른 제3자의 고의 또는 과실 유무를 조사하기 위하여 질병관리본부에 예방접종피해조사반을 둔다.

② 제1항에 따른 예방접종피해조사반의 설치 및 운영 등에 관하여 필요한 사항은 대통령령으로 정한다.

시행령

영 **제21조 (예방접종피해조사반의 구성 등)** ① 법 제30조제2항에 따른 예방접종피해조사반(이하 "피해조사반"이라 한다)은 10명 이내의 반원으로 구성한다.

② 피해조사반원은 질병관리본부장이 소속 공무원이나 다음 각 호의 어느 하나에 해당하는 사람 중에서 임명하거나 위촉한다.

1. 예방접종 및 예방접종 후 이상반응 분야의 전문가
2. 「의료법」 제2조제1항에 따른 의료인

③ 피해조사반은 다음 각 호의 사항을 조사하고, 그 결과를 예방접종피해보상 전문위원회에 보고하여야 한다.

1. 제31조제2항에 따라 시・도지사가 제출한 기초조사 결과에 대한 평가 및 보완
2. 법 제72조제1항에서 규정하는 제3자의 고의 또는 과실 유무
3. 그 밖에 예방접종으로 인한 피해보상과 관련하여 예방접종피해보상 전문위원회가 결정하는 사항

④ 제3항에 따라 피해조사를 하는 피해조사반원은 보건복지부령으로 정하는 예방접종피해조사반원증을 지니고 관계인에게 보여 주어야 한다.

⑤ 질병관리본부장은 피해조사반원에게 예산의 범위에서 피해조사 활동에 필요한 수당과 여비를 지급할 수 있다.

⑥ 피해조사반의 운영에 관한 세부사항은 예방접종피해보상 전문위원회의 의결을 거쳐 질병관리본부장이 정한다.

시행규칙

칙 **제24조 (예방접종피해조사반원증)** 영 제21조제4항에 따른 예방접종피해조사반원증은 별지 제18호서식과 같다.

제31조 [예방접종 완료 여부의 확인] ① 특별자치도지사 또는 시장・군수・구청장은 초등학교와 중학교의 장에게 「학교보건법」 제10조에 따른 예방접종 완료 여부에 대한 검사 기록을 제출하도록 요청할 수 있다.

② 특별자치도지사 또는 시장・군수・구청장은 「유아교육법」에 따른 유치원의 장과 「영유아보육법」에 따른 어린이집의 원장에게 보건복지부령으로 정하는 바에 따라 영유아의 예방접종 여부를 확인하도록 요청할 수 있다.

③ 특별자치도지사 또는 시장・군수・구청장은 제1항에 따른 제출 기록 및 제2항에 따른 확인 결과를 확인하여 예방접종을 끝내지 못한 영유아, 학생 등이 있으면 그 영유아 또는 학생 등에게 예방접종을 하여야 한다.

시행규칙

칙 **제25조 (예방접종 여부의 확인 요청)** 법 제31조제2항에 따라 특별자치도지사 또는 시장・군수・구청장은 「유아교육법」에 따른 유치원의 장과 「영유아보육법」에 따른 어린이집의 원장으로 하여금 영유아의 예방접종 여부를 확인하기 위하여 필수예방접종을 받은 영유아의 예방접종증명서를 확인하도록 요청할 수 있다. 개정 2018.9.27.

제32조 [예방접종의 실시주간 및 실시기준 등] ① 보건복지부장관은 국민의 예방접종에 대한 관심을 높여 감염병에 대한 예방접종을 활성화하기 위하여 예방접종주간을 설정할 수 있다.

② 예방접종의 실시기준과 방법 등에 관하여 필요한 사항은 보건복지부령으로 정한다.

시행규칙

칙 **제26조 (예방접종의 실시기준과 방법)** 법 제32조제2항에 따른 예방접종의 실시기준과 방법 등에 관한 사항은 「약사법」 제58조제1호에 따른 용법 및 용량 등을 따르되, 예방접종의 실시 대상・시기 및 주의사항은 영 제7조제1항제1호에 따른 예방접종 전문위원회의 심의를 거쳐 질병관리본부장이 고시한다.

제33조 [예방접종약품의 계획 생산] ① 보건복지부장관은 예산의 범위에서 감염병의 예방접종에 필요한 수량의 예방접종약품을 미리 계산하여 「약사법」 제31조에 따른 의약품 제조업자(이하 "의약품 제조업자"라 한다)에게 생산하게 할 수 있으며, 예방접종약품을 연구하는 자 등을 지원할 수 있다.

② 보건복지부장관은 보건복지부령으로 정하는 바에 따라 제1항에 따른 예방접종약품의 생산에 드는 비용의 전부 또는 일부를 해당 의약품 제조업자에게 미리 지급할 수 있다.

시행규칙

칙 **제27조 (예방접종약품의 계획 생산)** ① 법 제33조제1항에 따라 질병관리본부장이 의약품 제조업자로 하여금 예방접종약품을 미리 생산하게 할 수 있는 경우는 다음 각 호와 같다.

1. 예방접종약품의 원료를 외국으로부터 수입하여야 하는 경우
2. 시범접종에 사용할 목적으로 생산하게 하는 경우
3. 예방접종약품의 생산기간이 6개월 이상 걸릴 경우
4. 예방접종약품의 국내 공급이 부족하다고 판단될 경우

② 질병관리본부장은 법 제33조제2항에 따라 예방접종약품의 생산에 드는 비용을 다음 각 호의 구분에 따라 의약품 제조업자에게 미리 지급할 수 있다.

1. 제1항제1호에 따른 원료의 수입에 드는 금액의 전액
2. 제1항제2호에 따른 예방접종약품의 제조에 드는 금액의 전액
3. 제1항제3호에 따른 예방접종약품의 제조에 드는 금액의 2분의 1

제33조의2 [예방접종통합관리시스템의 구축 · 운영 등] ① 보건복지부장관은 예방접종업무에 필요한 각종 자료 또는 정보의 효율적 처리와 기록 · 관리업무의 전산화를 위하여 예방접종통합관리시스템(이하 "통합관리시스템"이라 한다)을 구축 · 운영하여야 한다.

② 보건복지부장관은 통합관리시스템을 구축 · 운영하기 위하여 다음 각 호의 자료를 수집 · 관리 · 보유할 수 있으며, 관련 기관 및 단체에 필요한 자료의 제공을 요청할 수 있다. 이 경우 자료의 제공을 요청받은 기관 및 단체는 정당한 사유가 없으면 이에 따라야 한다.

1. 예방접종 대상자의 인적사항(「개인정보 보호법」 제24조에 따른 고유식별정보 등 대통령령으로 정하는 개인정보를 포함한다)
2. 예방접종을 받은 사람의 이름, 접종명, 접종일시 등 예방접종 실시 내역
3. 예방접종 위탁 의료기관 개설 정보, 예방접종 피해보상 신청 내용 등 그 밖에 예방접종업무를 하는 데에 필요한 자료로서 대통령령으로 정하는 자료

③ 보건소장 및 제24조제2항(제25조제2항에서 준용하는 경우를 포함한다)에 따라 예방접종업무를 위탁받은 의료기관의 장은 이 법에 따른 예방접종을 하면 제2항제2호의 정보를 대통령령으로 정하는 바에 따라 통합관리시스템에 입력하여야 한다.

④ 보건복지부장관은 대통령령으로 정하는 바에 따라 통합관리시스템을 활용하여 예방접종 대상 아동 부모에게 자녀의 예방접종 내역을 제공하거나 예방접종증명서 발급을 지원할 수 있다. 이 경우 예방접종 내역 제공 또는 예방접종증명서 발급의 적정성을 확인하기 위하여 법원행정처장에게 「가족관계의 등록 등에 관한 법률」 제11조에 따른 등록전산정보자료를 요청할 수 있으며, 법원행정처장은 정당한 사유가 없으면 이에 따라야 한다.

⑤ 통합관리시스템은 예방접종업무와 관련된 다음 각 호의 정보시스템과 전자적으로 연계하여 활용할 수 있다.

1. 「초 · 중등교육법」 제30조의4에 따른 교육정보시스템
2. 「유아교육법」 제19조의2에 따른 유아교육정보시스템
3. 「전자정부법」 제9조에 따른 통합전자민원창구 등 그 밖에 보건복지부령으로 정하는 정보시스템

⑥ 제1항부터 제5항까지의 정보의 보호 및 관리에 관한 사항은 이 법에서 규정된 것을 제외하고는 「개인정보 보호법」의 규정에 따른다.

시행령

영제21조의3 (예방접종 정보의 입력) 보건소장등이 예방접종을 실시한 경우에는 법 제33조의2제3항에 따라 같은 조 제1항에 따른 예방접종통합관리시스템(이하 "통합관리시스템"이라 한다)에 다음 각 호의 정보를 지체 없이 입력하여야 한다.

1. 예방접종을 받은 사람에 대한 다음 각 목의 정보
   가. 성명
   나. 주민등록번호. 다만, 예방접종을 받은 사람이 외국인이거나 외국국적동포인 경우에는 외국인등록번호 또는 국내거소신고번호를 말한다.
2. 예방접종의 내용에 대한 다음 각 목의 정보
   가. 예방접종 명칭
   나. 예방접종 차수
   다. 예방접종 연월일
   라. 예방접종에 사용된 백신의 이름
   마. 예진(豫診)의사 및 접종의사의 성명

제 7 장 감염 전파의 차단 조치

제34조 [감염병 위기관리대책의 수립 · 시행] ① 보건복지부장관은 감염병의 확산 또는 해외 신종감염병의 국내 유입으로 인한 재난상황에 대처하기 위하여 위원회의 심의를 거쳐 감염병 위기관리대책(이하 "감염병 위기관리대책"이라 한다)을 수립 · 시행하여야 한다.

② 감염병 위기관리대책에는 다음 각 호의 사항이 포함되어야 한다.

1. 재난상황 발생 및 해외 신종감염병 유입에 대한 대응체계 및 기관별 역할
2. 재난 및 위기상황의 판단, 위기경보 결정 및 관리체계

3. 감염병위기 시 동원하여야 할 의료인 등 전문인력, 시설, 의료기관의 명부 작성
4. 의료용품의 비축방안 및 조달방안
5. 재난 및 위기상황별 국민행동요령, 동원 대상 인력, 시설, 기관에 대한 교육 및 도상연습 등 실제 상황대비 훈련
6. 그 밖에 재난상황 및 위기상황 극복을 위하여 필요하다고 보건복지부장관이 인정하는 사항

③ 보건복지부장관은 감염병 위기관리대책에 따른 정기적인 훈련을 실시하여야 한다.

④ 감염병 위기관리대책의 수립 및 시행 등에 필요한 사항은 대통령령으로 정한다.

시행령

영 제22조 (감염병 위기관리대책 수립 절차 등) ① 보건복지부장관은 법 제34조제1항에 따라 감염병 위기관리대책을 수립하기 위하여 관계 행정기관, 지방자치단체 및 「공공기관의 운영에 관한 법률」 제4조에 따른 공공기관 등에 자료의 제출을 요청할 수 있다.

② 보건복지부장관은 법 제34조제1항에 따라 수립한 감염병 위기관리대책을 관계 중앙행정기관의 장에게 통보하여야 한다.

제34조의2 [감염병위기 시 정보공개] ① 보건복지부장관은 국민의 건강에 위해가 되는 감염병 확산 시 감염병 환자의 이동경로, 이동수단, 진료의료기관 및 접촉자 현황 등 국민들이 감염병 예방을 위하여 알아야 하는 정보를 신속히 공개하여야 한다. 다만, 공개된 사항 중 사실과 다르거나 의견이 있는 당사자는 보건복지부장관에게 이의신청을 할 수 있다.

② 제1항에 따른 정보공개의 범위, 절차 및 방법 등에 관하여 필요한 사항은 보건복지부령으로 정한다.

시행규칙

칙 제27조의3 (감염병위기 시 정보공개 범위 및 절차 등) ① 감염병에 관하여 「재난 및 안전관리 기본법」 제38조제2항에 따른 주의 이상의 예보 또는 경보가 발령된 후에는 법 제34조의2에 따라 감염병 환자의 이동경로, 이동수단, 진료의료기관 및 접촉자 현황 등을 정보통신망에 게재하거나 보도자료를 배포하는 등의 방법으로 국민에게 공개하여야 한다.

② 제1항에 따른 정보의 당사자는 공개된 사항 중 사실과 다르거나 의견이 있는 경우 보건복지부장관에게 구두, 서면 등의 방법으로 이의신청을 할 수 있으며, 보건복지부장관은 이에 따라 공개된 정보의 정정 등 필요한 조치를 하여야 한다.

제35조 [시·도별 감염병 위기관리대책의 수립 등] ① 보건복지부장관은 제34조제1항에 따라 수립한 감염병 위기관리대책을 시·도지사에게 알려야 한다.

② 시·도지사는 제1항에 따라 통보된 감염병 위기관리대책에 따라 특별시·광역시·도·특별자치도(이하 "시·도"라 한다)별 감염병 위기관리대책을 수립·시행하여야 한다.

제35조의2 [재난 시 의료인에 대한 거짓 진술 등의 금지] 누구든지 감염병에 관하여 「재난 및 안전관리 기본법」 제38조제2항에 따른 주의 이상의 예보 또는 경보가 발령된 후에는 의료인에 대하여 의료기관 내원(內院)이력 및 진료이력 등 감염 여부 확인에 필요한 사실에 관하여 거짓 진술, 거짓 자료를 제출하거나 고의적으로 사실을 누락·은폐하여서는 아니 된다.
개정 2017.12.12.

제36조 [감염병관리기관의 지정 등] ① 시·도지사 또는 시장·군수·구청장은 보건복지부령으로 정하는 바에 따라 「의료법」에 따른 의료기관을 감염병관리기관으로 지정할 수 있다.

② 제1항에 따라 지정받은 의료기관(이하 "감염병관리기관"이라 한다)의 장은 감염병을 예방하고 감염병환자등을 진료하는 시설(이하 "감염병관리시설"이라 한다)을 설치하여야 한다. 이 경우 보건복지부령으로 정하는 일정규모 이상의 감염병관리기관에는 감염병의 전파를 막기 위하여 전실(前室) 및 음압시설(陰壓施設) 등을 갖춘 1인 병실을 보건복지부령으로 정하는 기준에 따라 설치하여야 한다.

③ 시·도지사 또는 시장·군수·구청장은 감염병관리시설의 설치 및 운영에 드는 비용을 감염병관리기관에 지원하여야 한다.

④ 감염병관리기관이 아닌 의료기관이 감염병관리시설을 설치·운영하려면 보건복지부령으로 정하는 바에 따라 특별자치도지사 또는 시장·군수·구청장에게 신고하여야 한다.

⑤ 시·도지사 또는 시장·군수·구청장은 감염병 발생 등 긴급상황 발생 시 감염병관리기관에 진료개시 등 필요한 사항을 지시할 수 있다.

시행령

영 제23조의3 (감염병환자등의 격리 등을 위한 감염병관리기관의 지정) ① 법 제42조제2항 및 제5항에 따라 감염병환자등에 대한 조사·진찰을 하거나 격리·치료 등을 하는 감염병관리기관으로 지정받을 수 있는 기관은 법 제36조제1항에 따라 지정받은 감염병관

리기관(이하 "감염병관리기관"이라 한다)으로서 감염병환자등을 위한 1인 병실[전실(前室) 및 음압시설(陰壓施設)을 갖춘 병실을 말한다]을 설치한 감염병관리기관으로 한다.

② 보건복지부장관, 시 · 도지사 또는 시장 · 군수 · 구청장은 법 제42조제9항에 따라 감염병관리기관을 지정하는 경우에는 법 제39조의2에 따른 감염병관리시설에 대한 평가 결과를 고려하여야 한다.

③ 보건복지부장관, 시 · 도지사 또는 시장 · 군수 · 구청장은 법 제42조제9항에 따라 감염병관리기관을 지정한 경우에는 보건복지부장관이 정하는 바에 따라 지정서를 발급하여야 한다.

시행규칙

칙제28조 (감염병관리기관의 지정) ① 법 제36조제1항에 따라 시 · 도지사 또는 시장 · 군수 · 구청장은 「의료법」 제3조제2항제3호에 따른 병원 및 종합병원을 감염병관리기관으로 지정할 수 있다.

② 제1항에 따라 감염병관리기관을 지정한 시 · 도지사 또는 시장 · 군수 · 구청장은 해당 감염병관리기관의 장에게 별지 제19호서식의 감염병관리기관 지정서를 발급하여야 한다.

칙제29조 (감염병관리기관이 아닌 의료기관의 감염병관리시설의 설치) ① 법 제36조제4항에 따라 감염병관리기관이 아닌 의료기관이 법 제36조제2항에 따른 감염병관리시설(이하 "감염병관리시설"이라 한다)을 설치 · 운영하려면 별지 제20호서식의 비지정 감염병관리시설 설치신고서에 사업계획서를 첨부하여 관할하는 특별자치도지사 또는 시장 · 군수 · 구청장에게 제출하여야 한다. 이 경우 특별자치도지사 또는 시장 · 군수 · 구청장은 「전자정부법」 제36조제1항에 따른 행정정보의 공동이용을 통하여 법인 등기사항증명서(법인인 경우만 해당한다)를 확인하여야 한다.

② 특별자치도지사 또는 시장 · 군수 · 구청장은 제1항에 따른 신고를 받은 경우에는 별지 제21호서식의 비지정 감염병관리시설 설치신고확인증을 신고자에게 발급하여야 한다.

제37조 [감염병위기 시 감염병관리기관의 설치 등] ① 보건복지부장관, 시 · 도지사 또는 시장 · 군수 · 구청장은 감염병환자가 대량으로 발생하거나 제36조에 따라 지정된 감염병관리기관만으로 감염병환자등을 모두 수용하기 어려운 경우에는 다음 각 호의 조치를 취할 수 있다.

1. 제36조에 따라 지정된 감염병관리기관이 아닌 의료기관을 일정 기간 동안 감염병관리기관으로 지정
2. 격리소 · 요양소 또는 진료소의 설치 · 운영

② 제1항제1호에 따라 지정된 감염병관리기관의 장은 보건복지부령으로 정하는 바에 따라 감염병관리시설을 설치하여야 한다.

③ 보건복지부장관, 시 · 도지사 또는 시장 · 군수 · 구청장은 제2항에 따른 시설의 설치 및 운영에 드는 비용을 감염병관리기관에 지원하여야 한다.

④ 제1항제1호에 따라 지정된 감염병관리기관의 장은 정당한 사유없이 제2항의 명령을 거부할 수 없다.

⑤ 보건복지부장관, 시 · 도지사 또는 시장 · 군수 · 구청장은 감염병 발생 등 긴급상황 발생 시 감염병관리기관에 진료개시 등 필요한 사항을 지시할 수 있다. 개정 2018.3.27.

시행규칙

칙제30조 (감염병위기 시 감염병관리기관의 지정) 법 제37조제1항제1호에 따른 감염병관리기관의 지정에 관하여는 제28조를 준용한다. 이 경우 "시 · 도지사 또는 시장 · 군수 · 구청장"은 "질병관리본부장, 시 · 도지사 또는 시장 · 군수 · 구청장"으로 본다.

제38조 [감염병환자등의 입소 거부 금지] 감염병관리기관은 정당한 사유 없이 감염병환자등의 입소(入所)를 거부할 수 없다.

제39조 [감염병관리시설 등의 설치 및 관리방법] 감염병관리시설 및 제37조에 따른 격리소 · 요양소 또는 진료소의 설치 및 관리방법 등에 관하여 필요한 사항은 보건복지부령으로 정한다.

시행규칙

칙제31조 (감염병관리시설 등의 설치 기준 등) ① 법 제36조제2항 후단 및 법 제39조에 따른 감염병관리시설, 격리소 · 요양소 또는 진료소의 설치 기준은 다음 각 호와 같으며, 그 밖의 세부 사항은 질병관리본부장이 정한다.

1. 감염병관리시설: 다음 각 목의 구분에 따른다.
   가. 300개 이상의 병상을 갖춘 감염병관리기관: 별표 4의2의 기준에 적합한 음압병실을 1개 이상 설치할 것
   나. 300개 미만의 병상을 갖춘 감염병관리기관: 외부와 격리된 진료실 또는 격리된 병실을 1개 이상 설치할 것
2. 격리소 · 요양소: 「의료법 시행규칙」 제34조에 따른 의료기관의 시설 기준 중 의원에 해당하는 시설을 갖추거나 임시숙박시설 및 간이진료시설을 갖출 것
3. 진료소: 「의료법 시행규칙」 제34조에 따른 의료기관의 시설 기준 중 의원에 해당하는 시설을 갖추거나 「지역보건법」 제13조에 따른 보건지소일 것

② 삭제

제39조의2 [감염병관리시설 평가] 보건복지부장관, 시·도지사 및 시장·군수·구청장은 감염병관리시설을 정기적으로 평가하고 그 결과를 시설의 감독·지원 등에 반영할 수 있다. 이 경우 평가의 방법, 절차, 시기 및 감독·지원의 내용 등은 보건복지부령으로 정한다.

시행규칙

㉠**제31조의2 (감염병관리시설 평가)** ① 법 제39조의2에 따른 감염병관리시설에 대한 정기적 평가의 평가항목은 다음 각 호와 같다.
1. 감염병관리시설의 시설기준 적합성
2. 감염병관리시설의 근무인력 적정성
3. 감염병관리시설의 진료 및 운영실적
4. 그 밖에 감염병관리시설의 설치·운영 및 관리의 적정성을 위하여 질병관리본부장이 필요하다고 인정하는 사항

② 법 제39조의2에 따른 감염병관리시설에 대한 정기적 평가는 모든 감염병관리시설을 대상으로 서면평가의 방법에 따라 실시한다. 다만, 감염병관리기관의 장이 요청하거나 서면평가 결과 추가적 확인이 필요한 경우에는 방문평가의 방법으로 실시할 수 있다.

③ 질병관리본부장, 시·도지사 또는 시장·군수·구청장은 법 제39조의2에 따른 감염병관리시설의 평가를 위하여 필요한 경우에는 감염병관리기관의 장에게 자료의 제출을 요청할 수 있다.

④ 질병관리본부장, 시·도지사 또는 시장·군수·구청장은 제2항에 따른 평가를 실시하는 경우에는 감염병관리기관의 장에게 다음 각 호의 구분에 따라 평가실시일, 평가항목 및 세부 평가일정에 관한 사항을 알려야 한다.
1. 평가실시일 및 평가항목: 평가실시일 90일 전
2. 세부 평가일정: 평가실시일 7일 전

⑤ 질병관리본부장, 시·도지사 또는 시장·군수·구청장은 필요하다고 인정하는 경우에는 감염병관리시설에 대한 평가를 관계 전문기관 또는 전문단체에 의뢰하여 실시할 수 있다.

⑥ 질병관리본부장, 시·도지사 또는 시장·군수·구청장은 감염병관리시설에 대한 평가결과에 따라 시정을 요구하거나 운영비를 차등하여 지원할 수 있다.

⑦ 제2항부터 제6항까지에서 정한 사항 외에 감염병관리시설에 대한 평가방법, 평가절차 및 지도·감독 등에 필요한 세부사항은 질병관리본부장이 정하여 고시한다.

제39조의3 [접촉자 격리시설 지정] ① 시·도지사는 감염병 발생 또는 유행 시 감염병환자등의 접촉자를 격리하기 위한 시설(이하 "접촉자 격리시설"이라 한다)을 지정하여야 한다. 다만, 「의료법」 제3조에 따른 의료기관은 접촉자 격리시설로 지정할 수 없다.

② 보건복지부장관 또는 시·도지사는 감염병환자등의 접촉자가 대량으로 발생하거나 제1항에 따라 지정된 접촉자 격리시설만으로 접촉자를 모두 수용하기 어려운 경우에는 제1항에 따라 접촉자 격리시설로 지정되지 아니한 시설을 일정기간 동안 접촉자 격리시설로 지정할 수 있다.

③ 제1항 및 제2항에 따른 접촉자 격리시설의 지정 및 관리 방법 등에 필요한 사항은 보건복지부령으로 정한다.

본조신설 2018.3.27.

시행규칙

㉠**제31조의3 (접촉자 격리시설 지정 기준 등)** ① 법 제39조의3제1항 및 제2항에 따른 감염병환자등의 접촉자(이하 "접촉자"라 한다)를 격리하기 위한 시설(이하 "접촉자 격리시설"이라 한다)의 지정 기준은 다음 각 호와 같다.
1. 독립된 건물로서 여러 개의 방으로 구획되어 있을 것
2. 구획된 각 방마다 샤워시설과 화장실이 모두 구비되어 있을 것
3. 음압병상을 보유한 「의료법」에 따른 의료기관에 근접하여, 접촉자의 이송이 가능한 거리에 위치할 것
4. 접촉자 격리시설의 규모는 해당 특별시·광역시·도·특별자치도의 인구, 지리적 여건, 교통 등을 고려하여 정할 것

② 시·도지사는 감염병 확산을 방지하기 위하여 접촉자와 다른 사람과의 접촉을 차단하여야 하며, 격리기간 동안 접촉자의 생활에 불편함이 없도록 필요한 조치를 하여야 한다.

본조신설 2018.9.27.

제40조 [생물테러감염병 등에 대비한 의약품 및 장비의 비축] ① 보건복지부장관은 생물테러감염병 및 그 밖의 감염병의 대유행이 우려되면 위원회의 심의를 거쳐 예방·치료 의약품 및 장비 등의 품목을 정하여 미리 비축하거나 장기 구매를 위한 계약을 미리 할 수 있다.

② 보건복지부장관은 「약사법」 제31조에도 불구하고 생물테러감염병이나 그 밖의 감염병의 대유행이 우려되면 예방·치료

의약품을 정하여 의약품 제조업자에게 생산하게 할 수 있다.

③ 보건복지부장관은 제2항에 따른 예방·치료 의약품의 효과와 이상반응에 관하여 조사하고, 이상반응 사례가 발생하면 제18조에 따라 역학조사를 하여야 한다.

제40조의2 [감염병 대비 의약품 공급의 우선순위 등 분배기준] 보건복지부장관은 생물테러감염병이나 그 밖의 감염병의 대유행에 대비하여 제40조제1항 및 제2항에 따라 비축하거나 생산한 의약품 공급의 우선순위 등 분배기준, 그 밖에 필요한 사항을 위원회의 심의를 거쳐 정할 수 있다.

제41조 [감염병환자등의 관리] ① 감염병 중 특히 전파 위험이 높은 감염병으로서 보건복지부장관이 고시한 감염병에 걸린 감염병환자등은 감염병관리기관에서 입원치료를 받아야 한다.

제41조 [감염병환자등의 관리] ① 감염병 중 특히 전파 위험이 높은 감염병으로서 제1급감염병 및 보건복지부장관이 고시한 감염병에 걸린 감염병환자등은 감염병관리기관에서 입원치료를 받아야 한다. 〈개정 2018.3.27.〉
〈시행일 2020.1.1.〉

② 보건복지부장관, 시·도지사 또는 시장·군수·구청장은 감염병관리기관의 병상(病床)이 포화상태에 이르러 감염병환자등을 수용하기 어려운 경우에는 감염병관리기관이 아닌 다른 의료기관에서 입원치료하게 할 수 있다.

③ 보건복지부장관, 시·도지사 또는 시장·군수·구청장은 다음 각 호의 어느 하나에 해당하는 사람에게 자가(自家) 또는 감염병관리시설에서 치료하게 할 수 있다.

1. 제1항 및 제2항에 따른 입원치료 대상자가 아닌 사람
2. 감염병환자등과 접촉하여 감염병이 감염되거나 전파될 우려가 있는 사람

④ 제1항부터 제3항까지의 규정에 따른 자가치료 및 입원치료의 방법 및 절차 등에 관하여 필요한 사항은 대통령령으로 정한다.

시행령

영제23조 (자가치료 및 입원치료의 방법 및 절차 등) 법 제41조제4항에 따른 자가치료 및 입원치료의 방법 및 절차 등은 별표 2와 같다.

제41조의2 [사업주의 협조의무] ① 사업주는 근로자가 이 법에 따라 입원 또는 격리되는 경우 「근로기준법」 제60조 외에 그 입원 또는 격리기간 동안 유급휴가를 줄 수 있다. 이 경우 사업주가 국가로부터 유급휴가를 위한 비용을 지원 받을 때에는 유급휴가를 주어야 한다.

② 사업주는 제1항에 따른 유급휴가를 이유로 해고나 그 밖의 불리한 처우를 하여서는 아니 되며, 유급휴가 기간에는 그 근로자를 해고하지 못한다. 다만, 사업을 계속할 수 없는 경우에는 그러하지 아니하다.

③ 국가는 제1항에 따른 유급휴가를 위한 비용을 지원할 수 있다.

④ 제3항에 따른 비용의 지원 범위 및 신청·지원 절차 등 필요한 사항은 대통령령으로 정한다.

제42조 [감염병에 관한 강제처분] ① 보건복지부장관, 시·도지사 또는 시장·군수·구청장은 해당 공무원으로 하여금 다음 각 호의 어느 하나에 해당하는 감염병환자등이 있다고 인정되는 주거시설, 선박·항공기·열차 등 운송수단 또는 그 밖의 장소에 들어가 필요한 조사나 진찰을 하게 할 수 있으며, 그 진찰 결과 감염병환자등으로 인정될 때에는 동행하여 치료받게 하거나 입원시킬 수 있다.

1. 제1군감염병
2. 제2군감염병 중 디프테리아, 홍역 및 폴리오
3. 제3군감염병 중 결핵, 성홍열 및 수막구균성수막염
4. 제4군감염병 중 보건복지부장관이 정하는 감염병
5. 세계보건기구 감시대상 감염병
6. 생물테러감염병

1. 제1급감염병 〈개정 2018.3.27.〉
2. 제2급감염병 중 결핵, 홍역, 콜레라, 장티푸스, 파라티푸스, 세균성이질, 장출혈성대장균감염증, A형간염, 수막구균감염증, 폴리오, 성홍열 또는 보건복지부장관이 정하는 감염병 〈개정 2018.3.27.〉

3. 삭제 〈2018.3.27.〉
4. 제3급감염병 중 보건복지부장관이 정하는 감염병 개정 2018.3.27.
5. 세계보건기구 감시대상 감염병
6. 삭제 〈2018.3.27.〉

시행일 2020.1.1.

② 보건복지부장관, 시·도지사 또는 시장·군수·구청장은 제1항에 따른 감염병환자등의 확인을 위한 조사·진찰을 거부하는 사람(이하 이 조에서 "조사거부자"라 한다)에 대해서는 해당 공무원으로 하여금 감염병관리기관에 동행하여 필요한 조사나 진찰을 받게 하여야 한다.

③ 제1항 및 제2항에 따라 조사·진찰을 하거나 동행하는 공무원은 그 권한을 증명하는 증표를 지니고 이를 관계인에게 보여주어야 한다.

④ 보건복지부장관, 시·도지사 또는 시장·군수·구청장은 제2항에 따른 조사·진찰을 위하여 필요한 경우에는 관할 경찰서장에게 이에 필요한 협조를 요청할 수 있다. 이 경우 요청을 받은 관할 경찰서장은 정당한 사유가 없으면 이에 따라야 한다.

⑤ 보건복지부장관, 시·도지사 또는 시장·군수·구청장은 조사거부자를 자가 또는 감염병관리시설에 격리할 수 있으며, 제2항에 따른 조사·진찰 결과 감염병환자등으로 인정될 때에는 감염병관리시설에서 치료받게 하거나 입원시켜야 한다.

⑥ 보건복지부장관, 시·도지사 또는 시장·군수·구청장은 조사거부자가 감염병환자등이 아닌 것으로 인정되면 제5항에 따른 격리조치를 즉시 해제하여야 한다.

⑦ 보건복지부장관, 시·도지사 또는 시장·군수·구청장은 제5항에 따라 조사거부자를 치료·입원시킨 경우 그 사실을 조사거부자의 보호자에게 통지하여야 한다.

⑧ 제6항에도 불구하고 정당한 사유 없이 격리조치가 해제되지 아니하는 경우 조사거부자는 구제청구를 할 수 있으며, 그 절차 및 방법 등에 대해서는 「인신보호법」을 준용한다. 이 경우 "조사거부자"는 "피수용자"로, 격리조치를 명한 "보건복지부장관, 시·도지사 또는 시장·군수·구청장"은 "수용자"로 본다(다만, 「인신보호법」 제6조제1항제3호는 적용을 제외한다).

⑨ 제2항 및 제5항에 따라 조사 또는 진찰을 하거나 격리 등을 하는 기관의 지정 및 기준 등 필요한 사항은 대통령령으로 정한다.

제43조 [감염병환자등의 입원 통지] ① 보건복지부장관, 시·도지사 또는 시장·군수·구청장은 감염병환자등이 제41조에 따른 입원치료가 필요한 경우에는 그 사실을 입원치료 대상자와 그 보호자에게 통지하여야 한다.
② 제1항에 따른 통지의 방법·절차 등에 관하여 필요한 사항은 보건복지부령으로 정한다.

시행규칙

칙 **제32조 (감염병환자등의 입원치료 통지)** 법 제43조에 따라 질병관리본부장, 시·도지사 또는 시장·군수·구청장이 입원치료가 필요하다는 사실을 입원치료 대상자와 그 보호자에게 통지할 때에는 별지 제22호서식의 입원치료 통지서를 발급하여야 한다.

제44조 [수감 중인 환자의 관리] 교도소장은 수감자로서 감염병에 감염된 자에게 감염병의 전파를 차단하기 위한 조치와 적절한 의료를 제공하여야 한다.

제45조 [업무 종사의 일시 제한] ① 감염병환자등은 보건복지부령으로 정하는 바에 따라 업무의 성질상 일반인과 접촉하는 일이 많은 직업에 종사할 수 없고, 누구든지 감염병환자등을 그러한 직업에 고용할 수 없다.
② 제19조에 따른 성매개감염병에 관한 건강진단을 받아야 할 자가 건강진단을 받지 아니한 때에는 같은 조에 따른 직업에 종사할 수 없으며 해당 영업을 영위하는 자는 건강진단을 받지 아니한 자를 그 영업에 종사하게 하여서는 아니 된다.

시행규칙

칙 **제33조 (업무 종사의 일시 제한)** ① 법 제45조제1항에 따라 일시적으로 업무 종사의 제한을 받는 감염병환자등은 제1군감염병환자등으로 하고, 그 제한 기간은 증상 및 감염력이 소멸되는 날까지로 한다.
② 법 제45조제1항에 따라 업무 종사의 제한을 받는 업종은 다음 각 호와 같다.
1. 「식품위생법」 제2조제12호에 따른 집단급식소
2. 「식품위생법」 제36제1항제3호 따른 식품접객업

제46조 [건강진단 및 예방접종 등의 조치] 보건복지부장관, 시·도지사 또는 시장·군수·구청장은 보건복지부령으로 정하는 바에 따라 다음 각 호의 어느 하나에 해당하는 사람에게 건강진단을 받거나 감염병 예방에 필요한 예방접종을 받게 하는 등의 조치를 할 수 있다.

1. 감염병환자등의 가족 또는 그 동거인
2. 감염병 발생지역에 거주하는 사람 또는 그 지역에 출입하는 사람으로서 감염병에 감염되었을 것으로 의심되는 사람
3. 감염병환자등과 접촉하여 감염병에 감염되었을 것으로 의심되는 사람

시행규칙

칙제34조 (건강진단 등의 조치) 법 제46조에 따라 질병관리본부장, 시·도지사 또는 시장·군수·구청장이 건강진단을 받거나 감염병 예방에 필요한 예방접종을 받게 하는 등의 조치를 할 때에는 별지 제23호서식의 건강진단(예방접종) 명령서를 발급하여야 한다.

제47조 [감염병 유행에 대한 방역 조치] 보건복지부장관, 시·도지사 또는 시장·군수·구청장은 감염병이 유행하면 감염병 전파를 막기 위하여 다음 각 호에 해당하는 모든 조치를 하거나 그에 필요한 일부 조치를 하여야 한다.

1. 감염병환자등이 있는 장소나 감염병병원체에 오염되었다고 인정되는 장소에 대한 다음 각 목의 조치
   가. 일시적 폐쇄
   나. 일반 공중의 출입금지
   다. 해당 장소 내 이동제한
   라. 그 밖에 통행차단을 위하여 필요한 조치
2. 의료기관에 대한 업무 정지
3. 감염병병원체에 감염되었다고 의심되는 사람을 적당한 장소에 일정한 기간 입원 또는 격리시키는 것
4. 감염병병원체에 오염되었거나 오염되었다고 의심되는 물건을 사용·접수·이동하거나 버리는 행위 또는 해당 물건의 세척을 금지하거나 태우거나 폐기처분하는 것
5. 감염병병원체에 오염된 장소에 대한 소독이나 그 밖에 필요한 조치를 명하는 것
6. 일정한 장소에서 세탁하는 것을 막거나 오물을 일정한 장소에서 처리하도록 명하는 것

제48조 [오염장소 등의 소독 조치] ① 육군·해군·공군 소속 부대의 장, 국방부직할부대의 장 및 제12조제1항 각 호의 어느 하나에 해당하는 사람은 감염병환자등이 발생한 장소나 감염병병원체에 오염되었다고 의심되는 장소에 대하여 의사, 한의사 또는 관계 공무원의 지시에 따라 소독이나 그 밖에 필요한 조치를 하여야 한다.
② 제1항에 따른 소독 등의 조치에 관하여 필요한 사항은 보건복지부령으로 정한다.

시행규칙

칙제35조 (소독의 기준 및 방법) ① 법 제48조제2항에 따른 소독 등 조치의 기준은 별표 5와 같다.
② 법 제48조제2항에 따른 소독 등 조치의 방법은 별표 6과 같다.

제 8 장 예방 조치

제49조 [감염병의 예방 조치] ① 보건복지부장관, 시·도지사 또는 시장·군수·구청장은 감염병을 예방하기 위하여 다음 각 호에 해당하는 모든 조치를 하거나 그에 필요한 일부 조치를 하여야 한다. 또는 시장·군수·구청장은 감염병을 예방하기 위하여 다음 각 호에 해당하는 모든 조치를 하거나 그에 필요한 일부 조치를 하여야 한다.

1. 관할 지역에 대한 교통의 전부 또는 일부를 차단하는 것
2. 흥행, 집회, 제례 또는 그 밖의 여러 사람의 집합을 제한하거나 금지하는 것
3. 건강진단, 시체 검안 또는 해부를 실시하는 것
4. 감염병 전파의 위험성이 있는 음식물의 판매·수령을 금지하거나 그 음식물의 폐기나 그 밖에 필요한 처분을 명하는 것
5. 인수공통감염병 예방을 위하여 살처분(殺處分)에 참여한 사람 또는 인수공통감염병에 드러난 사람 등에 대한 예방조치를 명하는 것
6. 감염병 전파의 매개가 되는 물건의 소지·이동을 제한·금지하거나 그 물건에 대하여 폐기, 소각 또는 그 밖에 필요한

처분을 명하는 것

7. 선박・항공기・열차 등 운송 수단, 사업장 또는 그 밖에 여러 사람이 모이는 장소에 의사를 배치하거나 감염병 예방에 필요한 시설의 설치를 명하는 것
8. 공중위생에 관계있는 시설 또는 장소에 대한 소독이나 그 밖에 필요한 조치를 명하거나 상수도・하수도・우물・쓰레기장・화장실의 신설・개조・변경・폐지 또는 사용을 금지하는 것
9. 쥐, 위생해충 또는 그 밖의 감염병 매개동물의 구제(驅除) 또는 구제시설의 설치를 명하는 것
10. 일정한 장소에서의 어로(漁撈)・수영 또는 일정한 우물의 사용을 제한하거나 금지하는 것
11. 감염병 매개의 중간 숙주가 되는 동물류의 포획 또는 생식을 금지하는 것
12. 감염병 유행기간 중 의료인・의료업자 및 그 밖에 필요한 의료관계요원을 동원하는 것
13. 감염병병원체에 오염된 건물에 대한 소독이나 그 밖에 필요한 조치를 명하는 것
14. 감염병병원체에 감염되었다고 의심되는 자를 적당한 장소에 일정한 기간 입원 또는 격리시키는 것

② 시・도지사 또는 시장・군수・구청장은 제1항제8호 및 제10호에 따라 식수를 사용하지 못하게 하려면 그 사용금지기간 동안 별도로 식수를 공급하여야 하며, 제1항제1호・제2호・제6호・제8호・제10호 및 제11호에 따른 조치를 하려면 그 사실을 주민에게 미리 알려야 한다.

제50조 [그 밖의 감염병 예방 조치] ① 육군・해군・공군 소속 부대의 장, 국방부 직할부대의 장 및 제12조제1항제2호에 해당하는 사람은 감염병환자등이 발생하였거나 발생할 우려가 있으면 소독이나 그 밖에 필요한 조치를 하여야 하고, 특별자치도지사 또는 시장・군수・구청장과 협의하여 감염병 예방에 필요한 추가 조치를 하여야 한다.

② 교육부장관 또는 교육감은 감염병 발생 등을 이유로 「학교보건법」 제2조제2호의 학교에 대하여 「초・중등교육법」 제64조에 따른 휴업 또는 휴교를 명령하거나 「유아교육법」 제31조에 따른 휴업 또는 휴원을 명령할 경우 보건복지부장관과 협의하여야 한다.

제51조 [소독 의무] ① 특별자치도지사 또는 시장・군수・구청장은 감염병을 예방하기 위하여 보건복지부령으로 정하는 바에 따라 청소나 소독을 실시하거나 쥐, 위생해충 등의 구제조치(이하 "소독"이라 한다)를 하여야 한다.

② 공동주택, 숙박업소 등 여러 사람이 거주하거나 이용하는 시설 중 대통령령으로 정하는 시설을 관리・운영하는 자는 보건복지부령으로 정하는 바에 따라 감염병 예방에 필요한 소독을 하여야 한다.

③ 제2항에 따라 소독을 하여야 하는 시설의 관리・운영자는 제52조제1항에 따라 소독업의 신고를 한 자에게 소독하게 하여야 한다. 다만, 「공동주택관리법」 제2조제1항제15호에 따른 주택관리업자가 제52조제1항에 따른 소독장비를 갖추었을 때에는 그가 관리하는 공동주택은 직접 소독할 수 있다.

시행령

영제24조 (소독을 하여야 하는 시설) 법 제51조제2항에 따라 감염병 예방에 필요한 소독을 하여야 하는 시설은 다음 각 호와 같다.

1. 「공중위생관리법」에 따른 숙박업소(객실 수 20실 이상인 경우만 해당한다), 「관광진흥법」에 따른 관광숙박업소
2. 「식품위생법 시행령」 제21조제8호(마목은 제외한다)에 따른 식품접객업 업소(이하 "식품접객업소"라 한다) 중 연면적 300제곱미터 이상의 업소
3. 「여객자동차 운수사업법」에 따른 시내버스・농어촌버스・마을버스・시외버스・전세버스・장의자동차, 「항공안전법」에 따른 항공기 및 「공항시설법」에 따른 공항시설, 「해운법」에 따른 여객선, 「항만법」에 따른 연면적 300제곱미터 이상의 대합실, 「철도사업법」 및 「도시철도법」에 따른 여객운송 철도차량과 역사(驛舍) 및 역 시설 개정 2017.3.29.
4. 「유통산업발전법」에 따른 대형마트, 전문점, 백화점, 쇼핑센터, 복합쇼핑몰, 그 밖의 대규모 점포와 「전통시장 및 상점가 육성을 위한 특별법」에 따른 전통시장
5. 「의료법」 제3조제3호에 따른 종합병원・병원・요양병원・치과병원 및 한방병원
6. 「식품위생법」 제2조제12호에 따른 집단급식소(한 번에 100명 이상에게 계속적으로 식사를 공급하는 경우만 해당한다)

6의2. 「식품위생법 시행령」 제21조제8호마목에 따른 위탁급식영업을 하는 식품접객업소 중 연면적 300제곱미터 이상의 업소

7. 「건축법 시행령」 별표 1 제2호라목에 따른 기숙사

7의2. 「화재예방, 소방시설 설치・유지 및 안전관리에 관한 법률 시행령」 별표 2 제8호가목에 따른 합숙소(50명 이상을 수용할 수 있는 경우만 해당한다)

8. 「공연법」에 따른 공연장(객석 수 300석 이상인 경우만 해당한다)
9. 「초・중등교육법」 제2조 및 「고등교육법」 제2조에 따른 학교
10. 「학원의 설립・운영 및 과외교습에 관한 법률」에 따른 연면적 1천제곱미터 이상의 학원

11. 연면적 2천제곱미터 이상의 사무실용 건축물 및 복합용도의 건축물
12. 「영유아보육법」에 따른 어린이집 및 「유아교육법」에 따른 유치원(50명 이상을 수용하는 어린이집 및 유치원만 해당한다)
13. 「공동주택관리법」에 따른 공동주택(300세대 이상인 경우만 해당한다)

시행규칙

칙 **제36조 (방역기동반의 운영 및 소독의 기준 등)** ① 법 제51조제1항에 따라 특별자치도지사 또는 시장·군수·구청장은 청소나 소독을 실시하거나 쥐, 위생해충 등의 구제조치(이하 "소독"이라 한다)를 실시하기 위하여 관할 보건소마다 방역기동반을 편성·운영할 수 있다.

② 법 제51조제1항 및 제3항 단서에 따른 소독의 기준은 별표 5와 같다.

③ 법 제51조제1항 및 제3항 단서에 따른 소독의 방법은 별표 6과 같다.

④ 법 제51조제2항에 따라 소독을 하여야 하는 시설을 관리·운영하는 자는 별표 7의 소독횟수 기준에 따라 소독을 하여야 한다.

제52조 [소독업의 신고 등] ① 소독을 업으로 하려는 자(제51조제3항 단서에 따른 주택관리업자는 제외한다)는 보건복지부령으로 정하는 시설·장비 및 인력을 갖추어 특별자치도지사 또는 시장·군수·구청장에게 신고하여야 한다. 신고한 사항을 변경하려는 경우에도 또한 같다.

② 특별자치도지사 또는 시장·군수·구청장은 제1항에 따라 소독업의 신고를 한 자(이하 "소독업자"라 한다)가 다음 각 호의 어느 하나에 해당하면 소독업 신고가 취소된 것으로 본다.

1. 「부가가치세법」 제8조제7항에 따라 관할 세무서장에게 폐업 신고를 한 경우 [개정 2017.12.12.] [개정 2018.12.31.]
2. 「부가가치세법」 제8조제8항에 따라 관할 세무서장이 사업자등록을 말소한 경우 [개정 2017.12.12.] [개정 2018.12.31.]
3. 제53조에 따른 휴업이나 폐업 신고를 하지 아니하고 소독업에 필요한 시설 등이 없어진 상태가 6개월 이상 계속된 경우

③ 특별자치도지사 또는 시장·군수·구청장은 제2항에 따른 소독업 신고가 취소된 것으로 보기 위하여 필요한 경우 관할 세무서장에게 소독업자의 폐업여부에 대한 정보 제공을 요청할 수 있다. 이 경우 요청을 받은 관할 세무서장은 「전자정부법」 제36조제1항에 따라 소독업자의 폐업여부에 대한 정보를 제공하여야 한다. [신설 2017.12.12.]

시행규칙

칙 **제37조 (소독업의 신고)** ① 법 제52조제1항 전단에 따라 소독을 업(業)으로 하려는 자가 갖추어야 하는 시설·장비 및 인력 기준은 별표 8과 같다.

② 법 제52조제1항에 따라 소독을 업으로 하려는 자는 별지 제24호서식의 소독업 신고서에 시설·장비 및 인력 명세서를 첨부하여 특별자치도지사 또는 시장·군수·구청장에게 제출하여야 한다.

③ 특별자치도지사 또는 시장·군수·구청장은 제1항에 따라 신고를 수리(受理)하였을 때에는 별지 제25호서식의 소독업 신고증을 신고자에게 발급하여야 한다.

칙 **제38조 (신고사항의 변경)** ① 법 제52조제1항 후단에 따라 소독업자가 신고사항을 변경하려는 경우에는 별지 제26호서식의 소독업 신고사항 변경신고서에 소독업 신고증과 변경사항을 증명할 수 있는 서류를 첨부하여 특별자치도지사 또는 시장·군수·구청장에게 제출하여야 한다.

② 제1항에 따른 변경신고를 받은 특별자치도지사 또는 시장·군수·구청장은 신고사항을 소독업 신고증 뒷면에 적어 이를 신고자에게 발급하여야 한다.

제53조 [소독업의 휴업 등의 신고] 소독업자가 그 영업을 30일 이상 휴업하거나 폐업 또는 재개업하려면 보건복지부령으로 정하는 바에 따라 특별자치도지사 또는 시장·군수·구청장에게 신고하여야 한다.

시행규칙

칙 **제39조 (소독업의 휴업 등의 신고)** ① 법 제53조에 따라 휴업·폐업 또는 재개업을 신고하려는 소독업자는 별지 제27호서식의 신고서(전자문서로 된 신고서를 포함한다)에 소독업 신고증을 첨부하여 특별자치도지사 또는 시장·군수·구청장에게 제출하여야 한다.

② 제1항에도 불구하고 「부가가치세법 시행령」 제13조제5항에 따라 관할 세무서장이 송부한 제1항의 신고서를 관할 특별자치도지사 또는 시장·군수·구청장이 접수한 경우에는 제1항에 따라 신고서를 제출한 것으로 본다.

③ 제1항 또는 제2항에 따른 신고서를 접수한 특별자치도지사 또는 시장·군수·구청장은 신고사항을 소독업 신고증 뒷면에 적어 이를 신고자에게 발급하여야 한다. 다만, 폐업신고인 경우에는 발급하지 아니한다.

제54조 [소독의 실시 등] ① 소독업자는 보건복지부령으로 정하는 기준과 방법에 따라 소독하여야 한다.

② 소독업자가 소독하였을 때에는 보건복지부령으로 정하는 바에 따라 그 소독에 관한 사항을 기록·보존하여야 한다.

시행규칙

칙제40조 (소독의 기준 및 소독에 관한 사항의 기록 등) ① 법 제54조제1항에 따른 소독의 기준과 방법은 각각 별표 5 및 별표 6과 같다.

② 법 제54조제1항에 따라 소독을 실시한 소독업자는 별지 제28호서식의 소독증명서를 소독을 실시한 시설의 관리·운영자에게 발급하여야 한다.

③ 소독업자는 법 제54조제2항에 따라 별지 제29호서식의 소독실시대장에 소독에 관한 사항을 기록하고, 이를 2년간 보존하여야 한다.

제55조 [소독업자 등에 대한 교육] ① 소독업자(법인인 경우에는 그 대표자를 말한다. 이하 이 조에서 같다)는 소독에 관한 교육을 받아야 한다.

② 소독업자는 소독업무 종사자에게 소독에 관한 교육을 받게 하여야 한다.

③ 제1항 및 제2항에 따른 교육의 내용과 방법, 교육시간, 교육비 부담 등에 관하여 필요한 사항은 보건복지부령으로 정한다.

시행규칙

칙제41조 (소독업자 등에 대한 교육) ① 법 제55조제1항에 따라 소독업자는 소독업의 신고를 한 날부터 6개월 이내에 별표 9의 교육과정에 따른 소독에 관한 교육을 받아야 한다. 다만, 신고를 한 날이 본문에 따른 교육을 받은 날(해당 교육이 종료된 날을 말한다)부터 3년이 지나지 아니한 경우에는 그러하지 아니하다.

② 법 제55조제2항에 따라 소독업자는 소독업무 종사자에게 소독업무에 종사한 날부터 6개월 이내에 별표 9의 교육과정에 따른 소독에 관한 교육을 받게 하여야 하고, 그 후에는 직전의 교육이 종료된 날부터 3년 이내에 1회 이상 보수교육을 받게 하여야 한다. 〈개정 2018.9.27.〉

③ 제1항과 제2항에 따른 소독업자 등에 대한 교육은 보건복지부장관이 지정하는 기관이 실시하며, 보건복지부장관이 교육기관을 지정하는 경우에는 별지 제30호서식의 교육기관 지정서를 교육기관에 발급하여야 한다.

④ 제1항과 제2항에 따른 교육에 필요한 경비는 교육을 받는 자가 부담한다.

제56조 [소독업무의 대행] 특별자치도지사 또는 시장·군수·구청장은 제47조제5호, 제48조제1항, 제49조제1항제8호·제9호·제13호, 제50조 및 제51조제1항·제2항에 따라 소독을 실시하여야 할 경우에는 그 소독업무를 소독업자가 대행하게 할 수 있다.

제57조 [서류제출 및 검사 등] ① 특별자치도지사 또는 시장·군수·구청장은 소속 공무원으로 하여금 소독업자에게 소독의 실시에 관한 관계 서류의 제출을 요구하게 하거나 검사 또는 질문을 하게 할 수 있다.

② 제1항에 따라 서류제출을 요구하거나 검사 또는 질문을 하려는 소속 공무원은 그 권한을 표시하는 증표를 지니고 이를 관계인에게 보여주어야 한다.

제58조 [시정명령] 특별자치도지사 또는 시장·군수·구청장은 소독업자가 다음 각 호의 어느 하나에 해당하면 1개월 이상의 기간을 정하여 그 위반 사항을 시정하도록 명하여야 한다.

1. 제52조제1항에 따른 시설·장비 및 인력 기준을 갖추지 못한 경우
2. 제55조제1항에 따른 교육을 받지 아니하거나 소독업무 종사자에게 같은 조 제2항에 따른 교육을 받게 하지 아니한 경우

제59조 [영업정지 등] ① 특별자치도지사 또는 시장·군수·구청장은 소독업자가 다음 각 호의 어느 하나에 해당하면 영업소의 폐쇄를 명하거나 6개월 이내의 기간을 정하여 영업의 정지를 명할 수 있다. 다만, 제5호에 해당하는 경우에는 영업소의 폐쇄를 명하여야 한다.

1. 제52조제1항 후단에 따른 변경 신고를 하지 아니하거나 제53조에 따른 휴업, 폐업 또는 재개업 신고를 하지 아니한 경우
2. 제54조제1항에 따른 소독의 기준과 방법에 따르지 아니하고 소독을 실시하거나 같은 조 제2항을 위반하여 소독실시 사항을 기록·보존하지 아니한 경우
3. 제57조에 따른 관계 서류의 제출 요구에 따르지 아니하거나 소속 공무원의 검사 및 질문을 거부·방해 또는 기피한 경우
4. 제58조에 따른 시정명령에 따르지 아니한 경우

5. 영업정지기간 중에 소독업을 한 경우

② 특별자치도지사 · 시장 · 군수 · 구청장은 제1항에 따른 영업소의 폐쇄명령을 받고도 계속하여 영업을 하거나 제52조제1항에 따른 신고를 하지 아니하고 소독업을 하는 경우에는 관계 공무원에게 해당 영업소를 폐쇄하기 위한 다음 각 호의 조치를 하게 할 수 있다.

1. 해당 영업소의 간판이나 그 밖의 영업표지 등의 제거 · 삭제
2. 해당 영업소가 적법한 영업소가 아님을 알리는 게시물 등의 부착

③ 제1항에 따른 행정처분의 기준은 그 위반행위의 종류와 위반 정도 등을 고려하여 보건복지부령으로 정한다.

시행규칙

칙제42조 (행정처분의 기준) 법 제59조제3항에 따른 행정처분의 세부 기준은 별표 10과 같다.

제 9 장 방역관, 역학조사관, 검역위원 및 예방위원 등

제60조 [방역관] ① 보건복지부장관 및 시 · 도지사는 감염병 예방 및 방역에 관한 업무를 담당하는 방역관을 소속 공무원 중에서 임명한다. 다만, 시 · 도지사는 감염병 예방 및 방역에 관한 업무를 처리하기 위하여 필요한 경우 시 · 군 · 구에도 방역관을 배치할 수 있다.

② 방역관은 제4조제2항제1호부터 제7호까지의 업무를 담당한다. 다만, 보건복지부 소속 방역관은 같은 항 제8호의 업무도 담당한다.

③ 방역관은 감염병의 국내 유입 또는 유행이 예견되어 긴급한 대처가 필요한 경우 제4조제2항제1호 및 제2호에 따른 업무를 수행하기 위하여 통행의 제한 및 주민의 대피, 감염병의 매개가 되는 음식물 · 물건 등의 폐기 · 소각, 의료인 등 감염병 관리인력에 대한 임무부여 및 방역물자의 배치 등 감염병 발생지역의 현장에 대한 조치권한을 가진다.

④ 감염병 발생지역을 관할하는 「경찰법」 제2조에 따른 경찰관서 및 「소방기본법」 제3조에 따른 소방관서의 장, 「지역보건법」 제10조에 따른 보건소의 장 등 관계 공무원 및 그 지역 내의 법인 · 단체 · 개인은 정당한 사유가 없으면 제3항에 따른 방역관의 조치에 협조하여야 한다.

⑤ 제1항부터 제4항까지 규정한 사항 외에 방역관의 자격 · 직무 · 조치권한의 범위 등에 관하여 필요한 사항은 대통령령으로 정한다.

시행령

영제25조 (방역관의 자격 및 직무 등) ① 법 제60조제1항에 따른 방역관은 감염병 관련 분야의 경험이 풍부한 4급 이상 공무원 중에서 임명한다. 다만, 시 · 군 · 구 소속 방역관은 감염병 관련 분야의 경험이 풍부한 5급 이상 공무원 중에서 임명할 수 있다.

② 법 제60조제3항에 따른 조치권한 외에 방역관이 가지는 감염병 발생지역의 현장에 대한 조치권한은 다음 각 호와 같다.

1. 감염병병원체에 감염되었다고 의심되는 사람을 적당한 장소에 일정한 기간 입원조치 또는 격리조치
2. 감염병병원체에 오염된 장소 또는 건물에 대한 소독이나 그 밖에 필요한 조치
3. 일정한 장소에서 세탁하는 것을 막거나 오물을 일정한 장소에서 처리하도록 명하는 조치
4. 인수공통감염병 예방을 위하여 살처분에 참여한 사람 또는 인수공통감염병에 드러나 사람 등에 대한 예방조치

③ 삭제

영제26조 (역학조사관의 자격 및 직무 등) ① 삭제

② 역학조사관은 다음 각 호의 업무를 담당한다.

1. 역학조사 계획 수립
2. 역학조사 수행 및 결과 분석
3. 역학조사 실시 기준 및 방법의 개발
4. 역학조사 기술지도
5. 역학조사 교육훈련
6. 감염병에 대한 역학적인 연구

③ 삭제

④ 보건복지부장관 및 시 · 도지사는 역학조사관에게 예산의 범위에서 연구비와 여비를 지급할 수 있다.

제60조의2 [역학조사관] ① 감염병 역학조사에 관한 사무를 처리하기 위하여 보건복지부 소속 공무원으로 30명 이상, 시 · 도 소속 공무원으로 각각 2명 이상의 역학조사관을 둔다. 다만, 시 · 도지사는 역학조사에 관한 사무를 처리하기 위하여 필요한 경우 시 · 군 · 구에도 역학조사관을 둘 수 있다.

제60조의2 [역학조사관] ① 감염병 역학조사에 관한 사무를 처리하기 위하여 보건복지부 소속 공무원으로 30명 이상, 시·도 소속 공무원으로 각각 2명 이상의 역학조사관을 둔다. 다만, 시·도 역학조사관 중 1명 이상은 「의료법」 제2조제1항에 따른 의료인 중 의사로 임명하여야 하며 시·도지사는 역학조사에 관한 사무를 처리하기 위하여 필요한 경우 시·군·구에도 역학조사관을 둘 수 있다. 〈개정 2018.3.27.〉

〈시행일 2020.1.1.〉

② 역학조사관은 다음 각 호의 어느 하나에 해당하는 사람으로서 제18조의3에 따른 역학조사 교육·훈련 과정을 이수한 사람 중에서 임명한다.

1. 방역, 역학조사 또는 예방접종 업무를 담당하는 공무원
2. 「의료법」 제2조제1항에 따른 의료인
3. 그 밖에 「약사법」 제2조제2호에 따른 약사, 「수의사법」 제2조제1호에 따른 수의사 등 감염병·역학 관련 분야의 전문가

③ 역학조사관은 감염병의 확산이 예견되는 긴급한 상황으로서 즉시 조치를 취하지 아니하면 감염병이 확산되어 공중위생에 심각한 위해를 가할 것으로 우려되는 경우 일시적으로 제47조제1호 각 목의 조치를 할 수 있다.

④ 「경찰법」 제2조에 따른 경찰관서 및 「소방기본법」 제3조에 따른 소방관서의 장, 「지역보건법」 제10조에 따른 보건소의 장 등 관계 공무원은 정당한 사유가 없으면 제3항에 따른 역학조사관의 조치에 협조하여야 한다.

⑤ 역학조사관은 제3항에 따른 조치를 한 경우 즉시 보건복지부장관 또는 시·도지사에게 보고하여야 한다.

⑥ 보건복지부장관 또는 시·도지사는 제2항에 따라 임명된 역학조사관에게 예산의 범위에서 직무 수행에 필요한 비용 등을 지원할 수 있다.

⑦ 제1항부터 제6항까지 규정한 사항 외에 역학조사관의 자격·직무·권한·비용지원 등에 관하여 필요한 사항은 대통령령으로 정한다.

제60조의3 [한시적 종사명령] ① 보건복지부장관 또는 시·도지사는 감염병의 유입 또는 유행이 우려되거나 이미 발생한 경우 기간을 정하여 「의료법」 제2조제1항의 의료인에게 제36조 및 제37조에 따라 감염병관리기관으로 지정된 의료기관 또는 제8조의2에 따라 설립되거나 지정된 감염병전문병원 또는 감염병연구병원에서 방역업무에 종사하도록 명할 수 있다.

② 보건복지부장관은 감염병이 유입되거나 유행하는 긴급한 경우 제60조의2제2항제2호 또는 제3호에 해당하는 자를 기간을 정하여 방역관으로 임명하여 방역업무를 수행하게 할 수 있다.

③ 보건복지부장관 또는 시·도지사는 감염병의 유입 또는 유행으로 역학조사인력이 부족한 경우 제60조의2제2항제2호 또는 제3호에 해당하는 자를 기간을 정하여 역학조사관으로 임명하여 역학조사에 관한 직무를 수행하게 할 수 있다.

④ 제2항 또는 제3항에 따라 보건복지부장관 또는 시·도지사가 임명한 방역관 또는 역학조사관은 「국가공무원법」 제26조의5에 따른 임기제공무원으로 임용된 것으로 본다.

⑤ 제1항에 따른 종사명령 및 제2항·제3항에 따른 임명의 기간·절차 등 필요한 사항은 대통령령으로 정한다.

시행령

영 제26조의2 (의료인에 대한 방역업무 종사명령) ① 보건복지부장관 또는 시·도지사는 법 제60조의3제1항에 따라 방역업무 종사명령을 하는 경우에는 방역업무 종사명령서를 발급하여야 한다. 이 경우 해당 명령서에는 방역업무 종사기관, 종사기간 및 종사업무 등이 포함되어야 한다.

② 법 제60조의3제1항에 따른 방역업무 종사기간은 30일 이내로 한다. 다만, 본인이 사전에 서면으로 동의하는 경우에는 그 기간을 달리 정할 수 있다.

③ 보건복지부장관 또는 시·도지사는 제2항에 따른 방역업무 종사기간을 연장하는 경우에는 해당 종사기간이 만료되기 전에 본인의 동의를 받아야 한다. 이 경우 그 연장기간은 30일을 초과할 수 없되, 본인이 동의하는 경우에는 그 연장기간을 달리 정할 수 있다.

④ 보건복지부장관 또는 시·도지사는 제3항에 따라 방역업무 종사기간을 연장하는 경우에는 방역업무 종사명령서를 새로 발급하여야 한다.

영 제26조의3 (방역관 등의 임명) ① 보건복지부장관 또는 시·도지사는 법 제60조의3제2항 또는 제3항에 따라 방역관 또는 역학조사관을 임명하는 경우에는 임명장을 발급하여야 한다. 이 경우 해당 임명장에는 직무수행기간이 포함되어야 한다.

② 방역관 또는 역학조사관의 직무수행기간, 직무수행기간 연장 및 직무수행기간 연장에 따른 임명장의 발급 등에 관하여는 제26조의2제2항부터 제4항까지의 규정을 준용한다.

제61조 [검역위원] ① 시·도지사는 감염병을 예방하기 위하여 필요하면 검역위원을 두고 검역에 관한 사무를 담당하게 하

며, 특별히 필요하면 운송수단 등을 검역하게 할 수 있다.
② 검역위원은 제1항에 따른 사무나 검역을 수행하기 위하여 운송수단 등에 무상으로 승선하거나 승차할 수 있다.
③ 제1항에 따른 검역위원의 임명 및 직무 등에 관하여 필요한 사항은 보건복지부령으로 정한다.

시행규칙

칙제43조 (검역위원의 임명 및 직무) ① 법 제61조제1항에 따라 시·도지사는 보건·위생 분야에 종사하는 소속 공무원 중에서 검역위원을 임명할 수 있다.
② 검역위원의 직무는 다음 각 호와 같다.
1. 역학조사에 관한 사항
2. 감염병병원체에 오염된 장소의 소독에 관한 사항
3. 감염병환자등의 추적, 입원치료 및 감시에 관한 사항
4. 감염병병원체에 오염되거나 오염이 의심되는 물건 및 장소에 대한 수거, 파기, 매몰 또는 폐쇄에 관한 사항
5. 검역의 공고에 관한 사항

제62조 [예방위원] ① 특별자치도지사 또는 시장·군수·구청장은 감염병이 유행하거나 유행할 우려가 있으면 특별자치도 또는 시·군·구(자치구를 말한다. 이하 같다)에 감염병 예방 사무를 담당하는 예방위원을 둘 수 있다.
② 제1항에 따른 예방위원은 무보수로 한다. 다만, 특별자치도 또는 시·군·구의 인구 2만명당 1명의 비율로 유급위원을 둘 수 있다.
③ 제1항에 따른 예방위원의 임명 및 직무 등에 관하여 필요한 사항은 보건복지부령으로 정한다.

시행규칙

칙제44조 (예방위원의 임명 및 직무) ① 법 제62조제1항에 따라 특별자치도지사 또는 시장·군수·구청장은 다음 각 호의 어느 하나에 해당하는 사람 중에서 예방위원을 임명 또는 위촉할 수 있다.
1. 의사, 한의사, 수의사, 약사 또는 간호사
2. 「고등교육법」 제2조에 따른 학교에서 공중보건 분야 학과를 졸업한 사람
3. 공중보건 분야에 근무하고 있는 소속 공무원
4. 그 밖에 공중보건 분야에 관한 학식과 경험이 풍부하다고 인정하는 사람
② 예방위원의 직무는 다음 각 호와 같다.
1. 역학조사에 관한 사항
2. 감염병 발생의 정보 수집 및 판단에 관한 사항
3. 위생교육에 관한 사항
4. 감염병환자등의 관리 및 치료에 관한 기술자문에 관한 사항
5. 그 밖에 감염병 예방을 위하여 필요한 사항

제63조 [한국건강관리협회] ① 제5군감염병에 관한 조사·연구 등 제5군감염병의 예방사업을 수행하기 위하여 한국건강관리협회(이하 "협회"라 한다)를 둔다.

제63조 [한국건강관리협회] ① 제2조제6호에 따른 기생충감염병에 관한 조사·연구 등 예방사업을 수행하기 위하여 한국건강관리협회(이하 "협회"라 한다)를 둔다. 〈개정 2018.3.27.〉
시행일 2020.1.1.

② 협회는 법인으로 한다.
③ 협회에 관하여는 이 법에서 정한 사항 외에는 「민법」 중 사단법인에 관한 규정을 준용한다.

제10장 경 비

제64조 [특별자치도·시·군·구가 부담할 경비] 다음 각 호의 경비는 특별자치도와 시·군·구가 부담한다.
1. 제4조제2항제13호에 따른 한센병의 예방 및 진료 업무를 수행하는 법인 또는 단체에 대한 지원 경비의 일부
2. 제24조제1항 및 제25조제1항에 따른 예방접종에 드는 경비
3. 제24조제2항 및 제25조제2항에 따라 의료기관이 예방접종을 하는 데 드는 경비의 전부 또는 일부
4. 제36조에 따라 특별자치도지사 또는 시장·군수·구청장이 지정한 감염병관리기관의 감염병관리시설의 설치·운영에 드는 경비

5. 제37조에 따라 특별자치도지사 또는 시장·군수·구청장이 설치한 격리소·요양소 또는 진료소 및 같은 조에 따라 지정된 감염병관리기관의 감염병관리시설 설치·운영에 드는 경비
6. 제47조제1호 및 제3호에 따른 교통 차단 또는 입원으로 인하여 생업이 어려운 사람에 대한 「국민기초생활 보장법」 제2조제6호에 따른 최저보장수준 지원
7. 제47조, 제48조, 제49조제1항제8호·제9호·제13호 및 제51조제1항에 따라 특별자치도·시·군·구에서 실시하는 소독이나 그 밖의 조치에 드는 경비
8. 제49조제1항제7호 및 제12호에 따라 특별자치도지사 또는 시장·군수·구청장이 의사를 배치하거나 의료인·의료업자·의료관계요원 등을 동원하는 데 드는 수당·치료비 또는 조제료
9. 제49조제2항에 따른 식수 공급에 드는 경비
10. 제62조에 따른 예방위원의 배치에 드는 경비
11. 그 밖에 이 법에 따라 특별자치도·시·군·구가 실시하는 감염병 예방 사무에 필요한 경비

제65조 [시·도가 부담할 경비] 다음 각 호의 경비는 시·도가 부담한다.

1. 제4조제2항제13호에 따른 한센병의 예방 및 진료 업무를 수행하는 법인 또는 단체에 대한 지원 경비의 일부
2. 제36조에 따라 시·도지사가 지정한 감염병 관리기관의 감염병 관리시설의 설치·운영에 드는 경비
3. 제37조에 따른 시·도지사가 설치한 격리소·요양소 또는 진료소 및 같은 조에 따라 지정된 감염병관리기관의 감염병 관리시설 설치·운영에 드는 경비

3의2. 제39조의3에 따라 시·도지사가 지정한 접촉자 격리시설의 설치·운영에 드는 경비 신설 2018.3.27.

4. 제41조 및 제42조에 따라 내국인 감염병환자등의 입원치료, 조사, 진찰 등에 드는 경비
5. 제46조에 따른 건강진단, 예방접종 등에 드는 경비
6. 제49조제1항제1호에 따른 교통 차단으로 생업이 어려운 자에 대한 「국민기초생활 보장법」 제2조제6호에 따른 최저보장수준 지원

6의2. 제49조제1항제12호에 따라 시·도지사가 의료인·의료업자·의료관계요원 등을 동원하는 데 드는 수당·치료비 또는 조제료

7. 제49조제2항에 따른 식수 공급에 드는 경비

7의2. 제60조의3제1항 및 제3항에 따라 시·도지사가 의료인 등을 방역업무에 종사하게 하는 데 드는 수당 등 경비

8. 제61조에 따른 검역위원의 배치에 드는 경비
9. 그 밖에 이 법에 따라 시·도가 실시하는 감염병 예방 사무에 필요한 경비

제66조 [시·도가 보조할 경비] 시·도(특별자치도는 제외한다)는 제64조에 따라 시·군·구가 부담할 경비에 관하여 대통령령으로 정하는 바에 따라 보조하여야 한다.

시행령

영제27조 (시·도의 보조 비율) 법 제66조에 따른 시·도(특별자치도는 제외한다)의 경비 보조액은 시·군·구가 부담하는 금액의 3분의 2로 한다.

제67조 [국고 부담 경비] 다음 각 호의 경비는 국가가 부담한다.

1. 제4조제2항제2호에 따른 감염병환자등의 진료 및 보호에 드는 경비
2. 제4조제2항제4호에 따른 감염병 교육 및 홍보를 위한 경비
3. 제4조제2항제8호에 따른 감염병 예방을 위한 전문인력의 양성에 드는 경비
4. 제16조제4항에 따른 표본감시활동에 드는 경비

4의2. 제18조의3에 따른 교육·훈련에 드는 경비

5. 제20조에 따른 해부에 필요한 시체의 운송과 해부 후 처리에 드는 경비

5의2. 제20조의2에 따라 시신의 장사를 치르는 데 드는 경비

6. 제33조에 따른 예방접종약품의 생산 및 연구 등에 드는 경비
7. 제37조에 따라 보건복지부장관이 설치한 격리소·요양소 또는 진료소 및 같은 조에 따라 지정된 감염병 관리기관의 감염병 관리시설 설치·운영에 드는 경비

7의2. 제39조의3에 따라 보건복지부장관이 지정한 접촉자 격리시설의 설치 · 운영에 드는 경비 신설 2018.3.27.
8. 제40조제1항에 따라 위원회의 심의를 거친 품목의 비축 또는 장기구매를 위한 계약에 드는 경비
9. 제41조 및 제42조에 따라 외국인 감염병환자등의 입원치료, 조사, 진찰 등에 드는 경비
9의2. 제49조제1항제12호에 따라 국가가 의료인 · 의료업자 · 의료관계요원 등을 동원하는 데 드는 수당 · 치료비 또는 조제료
9의3. 제60조의3제1항부터 제3항까지에 따라 국가가 의료인 등을 방역업무에 종사하게 하는 데 드는 수당 등 경비
10. 제71조에 따른 예방접종 등으로 인한 피해보상을 위한 경비

제68조 [국가가 보조할 경비] 국가는 다음 각 호의 경비를 보조하여야 한다.
1. 제4조제2항제13호에 따른 한센병의 예방 및 진료 업무를 수행하는 법인 또는 단체에 대한 지원 경비의 일부
2. 제65조 및 제66조에 따라 시 · 도가 부담할 경비의 2분의 1 이상

제69조 [본인으로부터 징수할 수 있는 경비] 특별자치도지사 또는 시장 · 군수 · 구청장은 보건복지부령으로 정하는 바에 따라 제41조 및 제42조에 따른 입원치료비 외에 본인의 지병이나 본인에게 새로 발병한 질환 등으로 입원, 진찰, 검사 및 치료 등에 드는 경비를 본인이나 그 보호자로부터 징수할 수 있다.

시행규칙

칙제45조 (본인으로부터 징수할 수 있는 경비) 법 제69조에 따라 본인이나 그 보호자로부터 징수할 수 있는 경비는 다음 각 호와 같다.
1. 진찰비, 치료비, 검사료
2. 수술비
3. 입원료
4. 그 밖에 진료에 든 경비

제70조 [손실보상] ① 보건복지부장관, 시 · 도지사 및 시장 · 군수 · 구청장은 다음 각 호의 어느 하나에 해당하는 손실을 입은 자에게 제70조의2의 손실보상심의위원회의 심의 · 의결에 따라 그 손실을 보상하여야 한다.
1. 제36조 및 제37조에 따른 감염병관리기관의 지정 또는 격리소 등의 설치 · 운영으로 발생한 손실
1의2. 제39조의3에 따른 접촉자 격리시설의 설치 · 운영으로 발생한 손실 신설 2018.3.27.
2. 이 법에 따른 조치에 따라 감염병환자, 감염병의사환자 등을 진료한 의료기관의 손실
3. 이 법에 따른 의료기관의 폐쇄 또는 업무 정지 등으로 의료기관에 발생한 손실
4. 제47조제1호, 제4호 및 제5호, 제48조제1항, 제49조제1항제4호, 제6호부터 제10호까지, 제12호 및 제13호에 따른 조치로 인하여 발생한 손실
5. 감염병환자등이 발생 · 경유하거나 보건복지부장관, 시 · 도지사 또는 시장 · 군수 · 구청장이 그 사실을 공개하여 발생한 「국민건강보험법」 제42조에 따른 요양기관의 손실로서 제1호부터 제4호까지의 손실에 준하고, 제70조의2에 따른 손실보상심의위원회가 심의 · 의결하는 손실

② 제1항에 따른 손실보상금을 받으려는 자는 보건복지부령으로 정하는 바에 따라 손실보상 청구서에 관련 서류를 첨부하여 보건복지부장관, 시 · 도지사 또는 시장 · 군수 · 구청장에게 청구하여야 한다.
③ 제1항에 따른 보상액을 산정함에 있어 손실을 입은 자가 이 법 또는 관련 법령에 따른 조치의무를 위반하여 그 손실을 발생시켰거나 확대시킨 경우에는 보상금을 지급하지 아니하거나 보상금을 감액하여 지급할 수 있다.
④ 제1항에 따른 보상의 대상 · 범위와 보상액의 산정, 제3항에 따른 지급 제외 및 감액의 기준 등에 관하여 필요한 사항은 대통령령으로 정한다.

시행령

영제28조 (손실보상의 대상 및 범위 등) ① 법 제70조제1항에 따른 손실보상의 대상 및 범위는 별표 2의2와 같다.
② 법 제70조의2제1항에 따른 손실보상심의위원회(이하 "심의위원회"라 한다)는 법 제70조제1항에 따라 손실보상액을 산정하기 위하여 필요한 경우에는 관계 분야의 전문기관이나 전문가로 하여금 손실 항목에 대한 감정, 평가 또는 조사 등을 하게 할 수 있다.
③ 심의위원회는 법 제70조제1항제1호부터 제3호까지의 손실에 대하여 보상금을 산정하는 경우에는 해당 의료기관의 연평균수입 및 영업이익 등을 고려하여야 한다.

영제28조의2 (손실보상금의 지급제외 및 감액기준) ① 법 제70조제3항에 따라 법 또는 관련 법령에 따른 조치의무를 위반하여 손실보상금을 지급하지 아니하거나 손실보상금을 감액하여 지급할 수 있는 위반행위의 종류는 다음 각 호와 같다.

1. 법 제11조에 따른 보고·신고를 게을리하거나 방해한 경우 또는 거짓으로 보고·신고한 경우
2. 법 제12조에 따른 신고의무를 게을리하거나 같은 조 제1항 각 호에 따른 신고의무자의 신고를 방해한 경우
3. 법 제18조제3항에 따른 역학조사 시 금지행위를 한 경우
4. 법 제36조제2항 또는 제37조제2항에 따른 감염병관리시설을 설치하지 아니한 경우
5. 법 제60조제4항에 따른 협조의무를 위반한 경우
6. 「의료법」 제59조제1항에 따른 지도와 명령을 위반한 경우
7. 그 밖에 법령상의 조치의무로서 보건복지부장관이 특히 중요하다고 인정하여 고시하는 조치의무를 위반한 경우

② 법 제70조제3항에 따라 손실보상금을 지급하지 아니하거나 감액을 하는 경우에는 제1항 각 호의 위반행위가 그 손실의 발생 또는 확대에 직접적으로 관련되는지 여부와 중대한 원인인지의 여부를 기준으로 한다.

③ 심의위원회는 제2항에 따라 제1항 각 호의 위반행위와 손실 발생 또는 손실 확대와의 인과관계를 인정하는 경우에는 해당 위반행위의 동기, 경위, 성격 및 유형 등을 종합적으로 고려하여야 한다.

④ 제2항 및 제3항에 따른 손실보상금 지급제외 및 감액기준 등에 필요한 세부사항은 보건복지부장관이 정하여 고시한다.

시행규칙

칙제46조 (손실보상 청구) ① 법 제70조제2항에 따라 손실보상을 청구하려는 자는 별지 제31호서식의 손실보상청구서(전자문서로 된 청구서를 포함한다)에 손실을 증명하는 서류(전자문서로 된 서류를 포함한다)를 첨부하여 보건복지부장관, 시·도지사 또는 시장·군수·구청장에게 제출하여야 한다.

② 제1항에 따른 청구서를 받은 보건복지부장관, 시·도지사 또는 시장·군수·구청장은 제출 서류에 흠결이 있거나 사실 확인 등이 필요한 경우에는 추가 자료의 제출을 요청할 수 있다.

③ 제1항 및 제2항에서 정한 사항 외에 손실보상 청구방법 및 청구절차에 필요한 세부사항은 보건복지부장관이 정하여 고시한다.

제70조의2 [손실보상심의위원회] ① 제70조에 따른 손실보상에 관한 사항을 심의·의결하기 위하여 보건복지부 및 시·도에 손실보상심의위원회(이하 "심의위원회"라 한다)를 둔다.

② 위원회는 위원장 2인을 포함한 20인 이내의 위원으로 구성하되, 보건복지부에 설치된 심의위원회의 위원장은 보건복지부차관과 민간위원이 공동으로 되며, 시·도에 설치된 심의위원회의 위원장은 부시장 또는 부지사와 민간위원이 공동으로 된다.

③ 심의위원회 위원은 관련 분야에 대한 학식과 경험이 풍부한 사람과 관계 공무원 중에서 대통령령으로 정하는 바에 따라 보건복지부장관 또는 시·도지사가 임명하거나 위촉한다.

④ 심의위원회는 제1항에 따른 심의·의결을 위하여 필요한 경우 관계자에게 출석 또는 자료의 제출 등을 요구할 수 있다.

⑤ 그 밖의 심의위원회의 구성과 운영 등에 관하여 필요한 사항은 대통령령으로 정한다.

시행령

영제28조의3 (손실보상심의위원회의 구성 및 운영) ① 보건복지부에 두는 심의위원회의 위원은 보건복지부장관이 성별을 고려하여 다음 각 호의 사람 중에서 임명하거나 위촉한다.

1. 「의료법」에 따라 설립된 의료인 단체 및 의료기관 단체와 「약사법」에 따라 설립된 대한약사회 및 대한한약사회에서 추천하는 사람
2. 「비영리민간단체 지원법」에 따른 비영리민간단체로서 보건의료분야와 밀접한 관련이 있다고 보건복지부장관이 인정하는 단체에서 추천하는 사람
3. 「국민건강보험법」에 따른 국민건강보험공단의 이사장 또는 건강보험심사평가원의 원장이 추천하는 사람
4. 「고등교육법」에 따른 대학의 보건의료 관련 학과에서 부교수 이상 또는 이에 상당하는 직위에 재직 중이거나 재직하였던 사람
5. 감염병 예방 및 관리에 관한 전문지식과 경험이 풍부한 사람
6. 손실보상에 관한 전문지식과 경험이 풍부한 사람
7. 보건의료 정책을 담당하는 고위공무원단에 속하는 공무원

② 제1항제1호부터 제6호까지의 규정에 따른 위촉위원의 임기는 3년으로 한다. 다만, 위원의 해촉(解囑) 등으로 인하여 새로 위촉된 위원의 임기는 전임 위원 임기의 남은 기간으로 한다.

③ 보건복지부장관은 제1항에 따른 심의위원회의 위촉위원이 다음 각 호의 어느 하나에 해당하는 경우에는 해당 위촉위원을 해촉할 수 있다.

1. 심신장애로 인하여 직무를 수행할 수 없게 된 경우
2. 직무와 관련된 비위사실이 있는 경우
3. 직무태만, 품위손상이나 그 밖의 사유로 인하여 위원으로 적합하지 아니하다고 인정되는 경우
4. 위원 스스로 직무를 수행하는 것이 곤란하다고 의사를 밝히는 경우

④ 제1항에 따른 심의위원회의 위원장은 심의위원회를 대표하고, 심의위원회의 업무를 총괄한다.

⑤ 제1항에 따른 심의위원회의 회의는 재적위원 과반수의 요구가 있거나 심의위원회의 위원장이 필요하다고 인정할 때에 소집하고, 심의위원회의 위원장이 그 의장이 된다.
⑥ 제1항에 따른 심의위원회의 회의는 재적위원 과반수의 출석으로 개의(開議)하고, 출석위원 과반수의 찬성으로 의결한다.
⑦ 제1항에 따른 심의위원회는 업무를 효율적으로 수행하기 위하여 심의위원회에 관계 분야의 전문가로 구성되는 전문위원회를 둘 수 있다.
⑧ 제1항부터 제7항까지에서 규정한 사항 외에 제1항에 따른 심의위원회 및 전문위원회의 구성 · 운영 등에 필요한 사항은 심의위원회의 의결을 거쳐 심의위원회의 위원장이 정한다.
⑨ 법 제70조의2제1항에 따라 시 · 도에 두는 심의위원회의 구성 · 운영 등에 관하여는 제1항부터 제8항까지를 준용한다. 이 경우 "보건복지부장관"은 "시 · 도지사"로 본다.

제70조의3 [의료인 또는 의료기관 개설자에 대한 재정적 지원] ① 보건복지부장관, 시 · 도지사 및 시장 · 군수 · 구청장은 이 법에 따른 감염병의 발생 감시, 예방 · 관리 및 역학조사업무에 조력한 의료인 또는 의료기관 개설자에 대하여 예산의 범위에서 재정적 지원을 할 수 있다.
② 제1항에 따른 지원 내용, 절차, 방법 등 지원에 필요한 사항은 대통령령으로 정한다.

시행령

영제28조의4 (의료인 또는 의료기관 개설자에 대한 지원 등) ① 보건복지부장관, 시 · 도지사 또는 시장 · 군수 · 구청장은 법 제70조의3제1항에 따라 감염병의 발생 감시, 예방 · 관리 또는 역학조사업무에 조력한 의료인 또는 의료기관 개설자에 대하여 수당 및 여비 등의 비용을 지원할 수 있다.
② 제1항에 따른 지원을 받으려는 자는 감염병의 발생 감시, 예방 · 관리 및 역학조사업무에 조력한 사실을 증명하는 자료를 첨부하여 보건복지부장관, 시 · 도지사 또는 시장 · 군수 · 구청장에게 신청하여야 한다.
③ 제2항에 따른 지원 신청을 받은 보건복지부장관, 시 · 도지사 또는 시장 · 군수 · 구청장은 지원여부, 지원항목 및 지원금액 등을 결정하고, 그 사실을 신청인에게 알려야 한다.

제70조의4 [감염병환자등에 대한 생활지원] ① 보건복지부장관, 시 · 도지사 및 시장 · 군수 · 구청장은 이 법에 따라 입원 또는 격리된 사람에 대하여 예산의 범위에서 치료비, 생활지원 및 그 밖의 재정적 지원을 할 수 있다.
② 시 · 도지사 및 시장 · 군수 · 구청장은 제1항에 따른 사람 및 제70조의3제1항에 따른 의료인이 입원 또는 격리조치, 감염병의 발생 감시, 예방 · 관리 및 역학조사업무에 조력 등으로 자녀에 대한 돌봄 공백이 발생한 경우 「아이돌봄 지원법」에 따른 아이돌봄서비스를 제공하는 등 필요한 조치를 하여야 한다.
③ 제1항 및 제2항에 따른 지원 · 제공을 위하여 필요한 사항은 대통령령으로 정한다.

시행령

영제28조의5 (감염병환자등에 대한 생활지원 등) 보건복지부장관, 시 · 도지사 또는 시장 · 군수 · 구청장은 법 제70조의4제1항에 따라 다음 각 호의 지원을 할 수 있다. 다만, 법 제41조의2제1항에 따라 유급휴가를 받은 경우에는 제2호에 따른 지원을 하지 아니한다.
1. 치료비 및 입원비: 본인이 부담하는 치료비 및 입원비. 다만, 「국민건강보험법」에 따른 요양급여의 대상에서 제외되는 비용 등 보건복지부장관이 정하는 비용은 제외한다.
2. 생활지원비: 보건복지부장관이 기획재정부장관과 협의하여 고시하는 금액

제71조 [예방접종 등에 따른 피해의 국가보상] ① 국가는 제24조 및 제25조에 따라 예방접종을 받은 사람 또는 제40조제2항에 따라 생산된 예방 · 치료 의약품을 투여받은 사람이 그 예방접종 또는 예방 · 치료 의약품으로 인하여 질병에 걸리거나 장애인이 되거나 사망하였을 때에는 대통령령으로 정하는 기준과 절차에 따라 다음 각 호의 구분에 따른 보상을 하여야 한다.
1. 질병으로 진료를 받은 사람: 진료비 전액 및 정액 간병비
2. 장애인이 된 사람: 일시보상금
3. 사망한 사람: 대통령령으로 정하는 유족에 대한 일시보상금 및 장제비

② 제1항에 따라 보상받을 수 있는 질병, 장애 또는 사망은 예방접종약품의 이상이나 예방접종 행위자 및 예방 · 치료 의약품 투여자 등의 과실 유무에 관계없이 해당 예방접종 또는 예방 · 치료 의약품을 투여받은 것으로 인하여 발생한 피해로서 보건복지부장관이 인정하는 경우로 한다.
③ 보건복지부장관은 제1항에 따른 보상청구가 있은 날부터 120일 이내에 제2항에 따른 질병, 장애 또는 사망에 해당하는지를 결정하여야 한다. 이 경우 미리 위원회의 의견을 들어야 한다.
④ 제1항에 따른 보상의 청구, 제3항에 따른 결정의 방법과 절차 등에 관하여 필요한 사항은 대통령령으로 정한다.

시행령

영제29조(예방접종 등에 따른 피해의 보상 기준) 법 제71조제1항에 따라 보상하는 보상금의 지급 기준은 다음 각 호와 같다.

1. 진료비: 예방접종피해로 발생한 질병의 진료비 중 「국민건강보험법」에 따라 보험자가 부담하거나 지급한 금액을 제외한 잔액 또는 「의료급여법」에 따라 의료급여기금이 부담한 금액을 제외한 잔액. 다만, 제3호에 따른 일시보상금을 지급받은 경우에는 진료비를 지급하지 아니한다.
2. 간병비: 입원진료의 경우에 한정하여 1일당 5만원
3. 장애인이 된 사람에 대한 일시보상금 〈개정 2017.5.29.〉
   가. 「장애인복지법」에 따른 장애인
      1) 장애 등급 1급인 사람: 사망한 사람에 대한 일시보상금의 100분의 100
      2) 장애 등급 2급인 사람: 사망한 사람에 대한 일시보상금의 100분의 85
      3) 장애 등급 3급인 사람: 사망한 사람에 대한 일시보상금의 100분의 70
      4) 장애 등급 4급인 사람: 사망한 사람에 대한 일시보상금의 100분의 55
      5) 장애 등급 5급인 사람: 사망한 사람에 대한 일시보상금의 100분의 40
      6) 장애 등급 6급인 사람: 사망한 사람에 대한 일시보상금의 100분의 25
   나. 가목 외의 장애인으로서 「국민연금법」, 「공무원연금법」, 「공무원재해보상법」 및 「산업재해보상보험법」 등 보건복지부장관이 정하여 고시하는 법률에서 정한 장애 등급이나 장해 등급에 해당하는 경우에는 사망한 사람에 대한 일시보상금의 100분의 20 범위에서 해당 장애 등급이나 장해 등급의 기준별로 보건복지부장관이 정하여 고시하는 금액 〈개정 2017.5.29.〉 〈개정 2018.9.18.〉
4. 사망한 사람에 대한 일시보상금: 사망 당시의 「최저임금법」에 따른 월 최저임금액에 240을 곱한 금액에 상당하는 금액
5. 장제비: 30만원

영제30조(예방접종 등에 따른 피해의 보상대상자) ① 법 제71조제1항에 따라 보상을 받을 수 있는 사람은 다음 각 호의 구분에 따른다.

1. 법 제71조제1항제1호 및 제2호의 경우: 본인
2. 법 제71조제1항제3호의 경우: 유족 중 우선순위자

② 법 제71조제1항제3호에서 "대통령령으로 정하는 유족"이란 배우자(사실상 혼인관계에 있는 사람을 포함한다), 자녀, 부모, 손자·손녀, 조부모, 형제자매를 말한다.

③ 유족의 순위는 제2항에 열거한 순위에 따르되, 행방불명 등으로 지급이 어려운 사람은 제외하며, 우선순위의 유족이 2명 이상일 때에는 사망한 사람에 대한 일시보상금을 균등하게 배분한다.

영제31조(예방접종 등에 따른 피해의 보상 절차) ① 법 제71조제1항에 따라 보상을 받으려는 사람은 보건복지부령으로 정하는 바에 따라 보상청구서에 피해에 관한 증명서류를 첨부하여 관할 특별자치도지사 또는 시장·군수·구청장에게 제출하여야 한다.

② 시장·군수·구청장은 제1항에 따라 받은 서류(이하 "피해보상청구서류"라 한다)를 시·도지사에게 제출하고, 피해보상청구서류를 받은 시·도지사와 제1항에 따라 피해보상청구서류를 받은 특별자치도지사는 지체 없이 예방접종으로 인한 피해에 관한 기초조사를 한 후 피해보상청구서류에 기초조사 결과 및 의견서를 첨부하여 보건복지부장관에게 제출하여야 한다.

③ 보건복지부장관은 예방접종피해보상 전문위원회의 의견을 들어 보상 여부를 결정한 후 그 사실을 시·도지사에게 통보하고, 시·도지사(특별자치도지사는 제외한다)는 시장·군수·구청장에게 통보하여야 한다. 이 경우 통보를 받은 특별자치도지사 또는 시장·군수·구청장은 제1항에 따라 보상을 받으려는 사람에게 결정 내용을 통보하여야 한다.

④ 보건복지부장관은 제3항에 따라 보상을 하기로 결정한 사람에 대하여 제29조의 보상 기준에 따른 보상금을 지급한다.

⑤ 이 영에서 규정한 사항 외에 예방접종으로 인한 피해보상 심의의 절차 및 방법에 관하여 필요한 사항은 보건복지부장관이 정한다.

시행규칙

칙제47조(보상의 신청 등) ① 법 제71조제1항 및 영 제31조제1항에 따라 진료비 및 간병비를 신청하려는 사람은 별지 제32호서식의 진료비 및 간병비 신청서에 다음 각 호의 서류를 첨부하여 관할 특별자치도지사 또는 시장·군수·구청장에게 제출하여야 한다. 이 경우 특별자치도지사 또는 시장·군수·구청장은 「전자정부법」 제36조제1항에 따른 행정정보의 공동이용을 통하여 주민등록표 등본 또는 가족관계증명서를 확인하여야 하며, 신청인이 확인에 동의하지 않는 경우에는 이를 첨부하도록 하여야 한다.

1. 별지 제33호서식의 진료확인서 1부
2. 신청인과 본인과의 관계를 증명하는 서류 1부(주민등록표 등본 또는 가족관계증명서로 신청인과 본인의 관계를 증명할 수 없는 경우만 해당한다)

② 법 제71조제1항 및 영 제31조제1항에 따라 일시보상금 및 장제비를 신청하려는 사람은 별지 제34호서식의 일시보상금 및 장제비 신청서에 다음 각 호의 서류를 첨부하여 관할 특별자치도지사 또는 시장·군수·구청장에게 제출하여야 한다. 이 경우 특별자치도지사 또는 시장·군수·구청장은 「전자정부법」 제36조제1항에 따른 행정정보의 공동이용을 통하여 주민등록표 등본 또는 가족관계증명서를 확인하여야 하며, 신청인이 확인에 동의하지 않는 경우에는 이를 첨부하도록 하여야 한다.

1. 사망 일시보상금 및 장제비의 경우
   가. 사망진단서
   나. 부검소견서
   다. 보상금 신청인이 유족임을 증명하는 서류(주민등록표 등본 또는 가족관계증명서로 유족임을 증명할 수 없는 경우만 해당한다)
2. 장애인 일시보상금의 경우
   가. 의료기관이 발행한 진단서
   나. 보상금 신청인과 본인의 관계를 증명하는 서류(주민등록표 등본 또는 가족관계증명서로 신청인과 본인의 관계를 증명할 수 없는 경우만 해당한다)

제72조 [손해배상청구권과의 관계 등] ① 국가는 예방접종약품의 이상이나 예방접종 행위자, 예방·치료 의약품의 투여자 등 제3자의 고의 또는 과실로 인하여 제71조에 따른 피해보상을 하였을 때에는 보상액의 범위에서 보상을 받은 사람이 제3자에 대하여 가지는 손해배상청구권을 대위한다.

② 예방접종을 받은 자, 예방·치료 의약품을 투여받은 자 또는 제71조제1항제3호에 따른 유족이 제3자로부터 손해배상을 받았을 때에는 국가는 그 배상액의 범위에서 제71조에 따른 보상금을 지급하지 아니하며, 보상금을 잘못 지급하였을 때에는 해당 금액을 국세 징수의 예에 따라 징수할 수 있다.

제73조 [국가보상을 받을 권리의 양도 등 금지] 제70조 및 제71조에 따라 보상받을 권리는 양도하거나 압류할 수 없다.

제11장 보 칙

제74조 [비밀누설의 금지] 이 법에 따라 건강진단, 입원.치료, 진단 등 감염병 관련 업무에 종사하는 자 또는 종사하였던 자는 그 업무상 알게 된 비밀을 다른 사람에게 누설하여서는 아니 된다.

제74조의2 [자료의 제공 요청 및 검사] ① 보건복지부장관, 시·도지사 또는 시장·군수·구청장은 감염병관리기관의 장 등에게 감염병관리시설, 제37조에 따른 격리소·요양소 또는 진료소, 제39조의3에 따른 접촉자 격리시설의 설치 및 운영에 관한 자료의 제공을 요청할 수 있으며, 소속 공무원으로 하여금 해당 시설에 출입하여 관계 서류나 시설·장비 등을 검사하게 하거나 관계인에게 질문을 하게 할 수 있다. 〈개정 2018.3.27.〉

② 제1항에 따라 출입·검사를 행하는 공무원은 그 권한을 표시하는 증표를 지니고 이를 관계인에게 제시하여야 한다.

제75조 [청 문] 특별자치도지사 또는 시장·군수·구청장은 제59조제1항에 따라 영업소의 폐쇄를 명하려면 청문을 하여야 한다.

제76조 [위임 및 위탁] ① 이 법에 따른 보건복지부장관의 권한은 대통령령으로 정하는 바에 따라 그 일부를 질병관리본부장 또는 시·도지사에게 위임할 수 있다.

② 보건복지부장관은 이 법에 따른 업무의 일부를 대통령령으로 정하는 바에 따라 관련 기관 또는 관련 단체에 위탁할 수 있다.

시행령

영제32조 (권한의 위임 및 업무의 위탁) ① 보건복지부장관은 법 제76조에 따라 다음 각 호의 권한을 질병관리본부장에게 위임한다.
1. 법 제8조제1항에 따라 보건복지부에 두는 감염병사업지원기구에 관한 다음 각 목의 업무
   가. 제1조의2제2항에 따른 구성원의 위촉에 관한 업무
   나. 제1조의2제4항에 따른 보고에 관한 업무
   다. 제1조의2제5항에 따른 비용지원에 관한 업무

1의2. 법 제8조의2제2항·제3항 및 이 영 제1조의4에 따른 권역별 감염병병원의 지정·운영 및 지원에 관한 업무

1의3. 법 제10조제3항에 따른 전문위원회의 운영에 관한 업무

2. 법 제11조제3항 및 제5항에 따른 감염병의 신고에 관한 업무
3. 법 제13조에 따른 특별자치도지사·시장·군수·구청장의 보고에 관한 업무
4. 법 제16조에 따른 감염병 표본감시 등에 관한 업무
5. 법 제17조에 따른 실태조사에 관한 업무

5의2. 법 제18조의2제1항 및 제2항에 따른 역학조사의 요청에 관한 업무
5의3. 법 제18조의3제1항에 따른 역학조사인력의 양성 업무
5의4. 법 제18조의4제1항 및 제2항에 따른 역학조사에 필요한 자료제출 업무 및 역학조사 실시를 위한 인력 파견 등의 지원요청 업무
5의5. 법 제20조의2에 따른 감염병환자등 시신의 장사에 관한 업무
6. 법 제21조에 따른 고위험병원체의 분리 및 이동 신고에 관한 업무
7. 법 제22조에 따른 고위험병원체의 반입 허가 등에 관한 업무
8. 법 제23조에 따른 고위험병원체 취급시설의 설치·운영 허가 또는 신고, 변경허가, 변경신고, 폐쇄신고 및 안전점검에 관한 업무 [개정 2018.6.12.]
8의2. 법 제23조의2에 따른 고위험병원체 취급시설의 허가취소, 폐쇄명령 및 운영정지명령에 관한 업무 [신설 2018.6.12.]
9. 법 제25조제1항제1호에 따른 임시예방접종의 요청에 관한 업무
10. 법 제28조에 따른 예방접종 기록의 보고에 관한 업무
11. 법 제32조에 따른 예방접종의 실시주간 및 실시기준 등에 관한 업무
12. 법 제33조에 따른 예방접종약품의 계획 생산, 지원 및 비용 지급에 관한 업무
12의2. 법 제33조의2제1항·제2항 및 제4항에 따른 통합관리시스템의 구축·운영, 자료의 수집·관리·보유 및 자료제공 요청, 예방접종 내역 제공과 예방접종증명서의 발급, 법원행정처장에 대한 자료 요청 업무
13. 법 제37조에 따른 감염병위기 시 감염병관리기관의 설치 등에 관한 업무
13의2. 법 제39조의2에 따른 감염병관리시설의 평가에 관한 업무
14. 법 제40조에 따른 생물테러감염병 등에 대비한 의약품 및 장비의 비축, 계약, 생산지시, 역학조사 등에 관한 업무
14의2. 법 제40조의2에 따른 감염병 대비 비축·생산한 의약품의 공급의 우선순위 등 분배기준과 그 밖에 필요한 사항에 관한 업무
15. 법 제41조에 따른 감염병환자등의 관리에 관한 업무
16. 법 제42조에 따른 감염병에 관한 강제처분에 관한 업무
17. 법 제43조에 따른 감염병환자등의 입원 통지에 관한 업무
17의2. 법 제46조에 따른 건강진단 및 예방접종 등의 조치에 관한 업무
17의3. 법 제47조에 따른 감염병 유행 시 감염병 전파를 막기 위한 조치에 관한 업무
17의4. 법 제49조에 따른 감염병을 예방하기 위한 조치에 관한 업무
18. 법 제60조 및 제60조의2에 따른 방역관 및 역학조사관에 관한 업무
18의2. 법 제60조의3제1항부터 제3항까지에 따른 방역업무 종사명령, 방역관 및 역학조사관의 임명·관리에 관한 업무
19. 법 제70조의3제1항에 따른 재정 지원에 관한 업무
19의2. 법 제70조의4제1항에 따른 치료비, 생활지원 및 재정지원에 관한 사무
20. 법 제71조에 따른 예방접종 등에 따른 피해의 국가보상에 관한 업무
20의2. 법 제76조의2제2항부터 제5항까지에 따른 위치정보 요청, 수집한 정보의 제공, 정보를 제공받은 자의 파기 통보 및 통지에 관한 업무

② 보건복지부장관은 법 제76조제2항에 따라 법 제4조제2항제4호부터 제9호까지 및 제14호부터 제17호까지의 규정에 따른 업무를 다음 각 호의 어느 하나에 해당하는 자에게 위탁할 수 있다.
1. 「정부출연연구기관 등의 설립·운영 및 육성에 관한 법률」에 따른 정부출연연구기관
2. 「고등교육법」 제2조에 따른 학교
3. 감염병의 예방 및 관리 업무와 관련된 「민법」 또는 다른 법률에 따라 설립된 비영리법인
4. 그 밖에 감염병의 예방 및 관리 업무에 전문성이 있다고 보건복지부장관이 인정하는 기관 또는 단체

③ 보건복지부장관은 제2항에 따라 업무를 위탁하는 경우에는 위탁받는 기관 및 위탁업무의 내용을 고시하여야 한다.

영 제32조의2 (제공 요청할 수 있는 정보) 법 제76조의2제1항제4호에서 "대통령령으로 정하는 정보"란 다음 각 호의 정보를 말한다.
1. 「여신전문금융업법」 제2조제3호·제6호 및 제8호에 따른 신용카드·직불카드·선불카드 사용명세
2. 「대중교통의 육성 및 이용촉진에 관한 법률」 제10조의2제1항에 따른 교통카드 사용명세
3. 「개인정보 보호법」 제2조제7호에 따른 영상정보처리기기를 통하여 수집된 영상정보

영 제32조의3 (민감정보 및 고유식별정보의 처리) ① 국가 및 지방자치단체(해당 권한이 위임·위탁된 경우는 해당 권한을 위임·위탁받은 자를 포함한다)는 다음 각 호의 사무를 수행하기 위하여 불가피한 경우 「개인정보 보호법」 제23조에 따른 건강에 관한 정보, 같은 법 시행령 제19조제1호 또는 제4호에 따른 주민등록번호 또는 외국인등록번호가 포함된 자료를 처리할 수 있다.
1. 법 제4조제2항제2호에 따른 감염병환자등의 진료 및 보호 사업에 관한 사무
2. 법 제4조제2항제8호에 따른 감염병 예방을 위한 전문인력 양성 사업에 관한 사무
3. 법 제4조제2항제9호에 따른 감염병 관리정보 교류 등을 위한 국제협력 사업에 관한 사무

② 보건복지부장관, 질병관리본부장, 시·도지사, 시장·군수·구청장(제20조에 따라 시장·군수·구청장으로부터 예방접종업무를 위탁받은 의료기관을 포함한다), 보건소장 또는 법 제16조제1항에 따라 지정받은 감염병 표본감시기관은 다음 각 호의 사무를 수행하기 위하여 불가피한 경우 제1항 각 호 외의 부분에 따른 개인정보가 포함된 자료를 처리할 수 있다.

1. 법 제11조부터 제13조까지 및 제15조에 따른 감염병환자등의 신고·보고·파악 및 관리에 관한 사무
2. 법 제16조에 따른 감염병 표본감시 등에 관한 사무
3. 법 제17조에 따른 실태조사에 관한 사무
4. 법 제18조에 따른 역학조사에 관한 사무
5. 법 제19조에 따른 건강진단에 관한 사무
6. 법 제20조에 따른 해부명령에 관한 사무
7. 법 제21조부터 제23조까지의 규정에 따른 고위험병원체에 관한 사무
8. 법 제24조, 제25조, 제26조의2, 제27조부터 제32조까지 및 제33조의2의 규정에 따른 예방접종에 관한 사무
9. 법 제36조 및 제37조에 따른 감염병관리기관 지정, 감염병관리시설, 격리소, 요양소 및 진료소의 설치·운영에 관한 사무
10. 법 제41조부터 제43조까지, 제45조부터 제47조까지, 제49조 및 제50조에 따른 감염병환자등의 관리 및 감염병의 방역·예방 조치에 관한 사무
11. 법 제52조 및 제53조에 따른 소독업의 신고에 관한 사무
12. 법 제55조에 따른 소독업자 등에 관한 교육에 관한 사무
13. 법 제70조부터 제72조까지의 규정에 따른 손실보상 및 예방접종 등에 따른 피해의 국가보상에 관한 사무

시행규칙

칙 제48조 (규제의 재검토) ① 보건복지부장관은 다음 각 호의 사항에 대하여 다음 각 호의 기준일을 기준으로 3년마다(매 3년이 되는 해의 기준일과 같은 날 전까지를 말한다) 그 타당성을 검토하여 개선 등의 조치를 하여야 한다.

1. 제35조제1항, 제36조제2항, 제40조제1항 및 별표 5에 따른 소독의 대상: 2014년 1월 1일
2. 제35조제2항, 제36조제3항, 제40조제1항 및 별표 6에 따른 소독의 방법: 2014년 1월 1일
3. 제37조제1항 및 별표 8에 따른 소독업의 시설·장비 및 인력 기준: 2014년 1월 1일

② 보건복지부장관은 제37조제1항에 따른 소독업자의 시설·장비 및 인력 기준에 대하여 2019년 1월 1일을 기준으로 2년마다(매 2년이 되는 해의 1월 1일 전까지를 말한다) 그 타당성을 검토하여 개선 등의 조치를 해야 한다. 개정 2018.12.28.

제76조의2 [정보 제공 요청 등] ① 보건복지부장관 또는 질병관리본부장은 감염병 예방 및 감염 전파의 차단을 위하여 필요한 경우 관계 중앙행정기관(그 소속기관 및 책임운영기관을 포함한다)의 장, 지방자치단체의 장(「지방교육자치에 관한 법률」 제18조에 따른 교육감을 포함한다), 「공공기관의 운영에 관한 법률」 제4조에 따른 공공기관, 의료기관 및 약국, 법인·단체·개인에 대하여 감염병환자등 및 감염이 우려되는 사람에 관한 다음 각 호의 정보 제공을 요청할 수 있으며, 요청을 받은 자는 이에 따라야 한다.

1. 성명, 「주민등록법」 제7조의2제1항에 따른 주민등록번호, 주소 및 전화번호(휴대전화번호를 포함한다) 등 인적사항
2. 「의료법」 제17조에 따른 처방전 및 같은 법 제22조에 따른 진료기록부등
3. 보건복지부장관이 정하는 기간의 출입국관리기록
4. 그 밖에 이동경로를 파악하기 위하여 대통령령으로 정하는 정보

② 보건복지부장관은 감염병 예방 및 감염 전파의 차단을 위하여 필요한 경우 감염병환자등 및 감염이 우려되는 사람의 위치정보를 「경찰법」 제2조에 따른 경찰청, 지방경찰청 및 경찰서(이하 이 조에서 "경찰관서"라 한다)의 장에게 요청할 수 있다. 이 경우 보건복지부장관의 요청을 받은 경찰관서의 장은 「위치정보의 보호 및 이용 등에 관한 법률」 제15조 및 「통신비밀보호법」 제3조에도 불구하고 「위치정보의 보호 및 이용 등에 관한 법률」 제5조제7항에 따른 개인위치정보사업자, 「전기통신사업법」 제2조제8호에 따른 전기통신사업자에게 감염병환자등 및 감염이 우려되는 사람의 위치정보를 요청할 수 있고, 요청을 받은 위치정보사업자와 전기통신사업자는 정당한 사유가 없으면 이에 따라야 한다. 개정 2018.4.17.

③ 보건복지부장관은 제1항 및 제2항에 따라 수집한 정보를 관련 중앙행정기관의 장, 지방자치단체의 장, 국민건강보험공단 이사장, 건강보험심사평가원 원장 및 감염병 관련 업무를 수행 중인 의료인, 의료기관, 그 밖의 단체 등에게 제공할 수 있다. 이 경우 감염병 예방 및 감염 전파의 차단을 위하여 해당 기관의 업무에 관련된 정보로 한정한다.

④ 제3항에 따라 정보를 제공받은 자는 이 법에 따른 감염병 관련 업무 이외의 목적으로 정보를 사용할 수 없으며, 업무 종료 시 지체 없이 파기하고 보건복지부장관에게 통보하여야 한다.

⑤ 보건복지부장관은 제1항 및 제2항에 따라 수집된 정보의 주체에게 다음 각 호의 사실을 통지하여야 한다.

1. 감염병 예방 및 감염 전파의 차단을 위하여 필요한 정보가 수집되었다는 사실

2. 제1호의 정보가 다른 기관에 제공되었을 경우 그 사실
3. 제2호의 경우에도 이 법에 따른 감염병 관련 업무 이외의 목적으로 정보를 사용할 수 없으며, 업무 종료 시 지체 없이 파기된다는 사실

⑥ 제3항에 따라 정보를 제공받은 자가 이 법의 규정을 위반하여 해당 정보를 처리한 경우에는 「개인정보 보호법」에 따른다.

⑦ 제3항에 따른 정보 제공의 대상·범위 및 제5항에 따른 통지의 방법 등에 관하여 필요한 사항은 보건복지부령으로 정한다.

시행규칙

칙 **제47조의2 (감염병 차단을 위한 정보 제공 대상 등)** ① 질병관리본부장은 법 제76조의2제3항에 따라 다음 각 호의 대상에게 법 제76조의2제1항 및 제2항에 따라 수집한 정보를 제공할 수 있다. 개정 2018.9.27.

1. 중앙행정기관의 장
2. 지방자치단체의 장
3. 국민건강보험공단 이사장
4. 건강보험심사평가원 원장
5. 감염병 관련 업무 수행 중인 「의료법」 제2조에 따른 의료인, 의료기관 및 약국
6. 「의료법」 제28조에 따른 의료인 단체 및 「약사법」 제11조에 따른 약사회
7. 「의료법」 제52조에 따른 의료기관 단체

② 질병관리본부장은 제1항에 따라 정보를 제공하는 경우에 다음 각 호의 정보시스템을 활용할 수 있다. 신설 2018.9.27.

1. 국민건강보험공단의 정보시스템
2. 건강보험심사평가원의 정보시스템
3. 그 밖에 감염병 예방 및 감염 전파의 차단을 위하여 질병관리본부장이 필요하다고 인정하여 지정하는 기관의 정보시스템

③ 법 제76조의2제4항에 따른 정보의 파기 결과 통보는 서면으로 하여야 한다.

④ 법 제76조의2제5항에 따른 통지는 전자우편·서면·모사전송·전화 또는 이와 유사한 방법 중 어느 하나의 방법으로 하여야 한다.

제12장 벌 칙

제77조 [벌 칙] 제22조제1항 또는 제2항을 위반하여 고위험병원체의 반입 허가를 받지 아니하고 반입한 자는 5년 이하의 징역 또는 5천만원 이하의 벌금에 처한다.

제78조 [벌 칙] 다음 각 호의 어느 하나에 해당하는 자는 3년 이하의 징역 또는 3천만원 이하의 벌금에 처한다.
개정 2017.12.12.

1. 제23조제2항에 따른 허가를 받지 아니하거나 같은 조 제3항 본문에 따른 변경허가를 받지 아니하고 고위험병원체 취급시설을 설치·운영한 자 신설 2017.12.12.
2. 제74조를 위반하여 업무상 알게 된 비밀을 누설한 자 신설 2017.12.12.

제79조 [벌 칙] 다음 각 호의 어느 하나에 해당하는 자는 2년 이하의 징역 또는 2천만원 이하의 벌금에 처한다.

1. 제18조제3항을 위반한 자
2. 제21조 또는 제22조제3항에 따른 신고를 하지 아니하거나 거짓으로 신고한 자

2의2. 제23조제2항에 따른 신고를 하지 아니하고 고위험병원체 취급시설을 설치·운영한 자 신설 2017.12.12.

3. 제23조제7항에 따른 안전관리 점검을 거부·방해 또는 기피한 자 개정 2017.12.12.

3의2. 제23조의2에 따른 고위험병원체 취급시설의 폐쇄명령 또는 운영정지명령을 위반한 자 신설 2017.12.12.

4. 제60조제4항을 위반한 자(다만, 공무원은 제외한다)
5. 제76조의2제4항을 위반한 자

제79조의2 [벌 칙] 제76조의2제2항 후단을 위반하여 경찰관서의 요청을 거부한 자는 1년 이하의 징역 또는 2천만원 이하의 벌금에 처한다.

제79조의3 [벌 칙] 다음 각 호의 어느 하나에 해당하는 자는 500만원 이하의 벌금에 처한다.

1. 제1급감염병 및 제2급감염병에 대하여 제11조에 따른 보고 또는 신고 의무를 위반하거나 거짓으로 보고 또는 신고한 의사, 치과의사, 한의사, 군의관, 의료기관의 장 또는 감염병병원체 확인기관의 장
2. 제1급감염병 및 제2급감염병에 대하여 제11조에 따른 의사, 치과의사, 한의사, 군의관, 의료기관의 장 또는 감염병병원체 확인기관의 장의 보고 또는 신고를 방해한 자

본조신설 2018.3.27.

시행일 2020.1.1.

제80조 [벌 칙] 다음 각 호의 어느 하나에 해당하는 자는 300만원 이하의 벌금에 처한다.

1. 제37조제4항을 위반하여 감염병관리시설을 설치하지 아니한 자
2. 제41조제1항을 위반하여 입원치료를 받지 아니하거나 같은 조 제2항 및 제3항을 위반하여 입원 또는 치료를 거부한 자
3. 제42조에 따른 강제처분에 따르지 아니한 자
4. 제45조를 위반하여 일반인과 접촉하는 일이 많은 직업에 종사한 자 또는 감염병환자등을 그러한 직업에 고용한 자
5. 제47조 또는 제49조제1항(같은 항 제3호 중 건강진단에 관한 사항은 제외한다)에 따른 조치에 위반한 자
6. 제52조제1항에 따른 소독업 신고를 하지 아니하거나 거짓이나 그 밖의 부정한 방법으로 신고하고 소독업을 영위한 자
7. 제54조제1항에 따른 기준과 방법에 따라 소독하지 아니한 자

1. 제3급감염병 및 제4급감염병에 대하여 제11조에 따른 보고 또는 신고 의무를 위반하거나 거짓으로 보고 또는 신고한 의사, 치과의사, 한의사, 군의관, 의료기관의 장, 감염병병원체 확인기관의 장 또는 감염병 표본감시기관 신설 2018.3.27.
2. 제3급감염병 및 제4급감염병에 대하여 제11조에 따른 의사, 치과의사, 한의사, 군의관, 의료기관의 장, 감염병병원체 확인기관의 장 또는 감염병 표본감시기관의 보고 또는 신고를 방해한 자 신설 2018.3.27.
3. 제37조제4항을 위반하여 감염병관리시설을 설치하지 아니한 자
4. 제41조제1항을 위반하여 입원치료를 받지 아니하거나 같은 조 제2항 및 제3항을 위반하여 입원 또는 치료를 거부한 자
5. 제42조에 따른 강제처분에 따르지 아니한 자
6. 제45조를 위반하여 일반인과 접촉하는 일이 많은 직업에 종사한 자 또는 감염병환자등을 그러한 직업에 고용한 자
7. 제47조 또는 제49조제1항(같은 항 제3호 중 건강진단에 관한 사항은 제외한다)에 따른 조치에 위반한 자
8. 제52조제1항에 따른 소독업 신고를 하지 아니하거나 거짓이나 그 밖의 부정한 방법으로 신고하고 소독업을 영위한 자
9. 제54조제1항에 따른 기준과 방법에 따라 소독하지 아니한 자

시행일 2020.1.1.

제81조 [벌 칙] 다음 각 호의 어느 하나에 해당하는 자는 200만원 이하의 벌금에 처한다.

1. 제11조에 따른 보고 또는 신고를 게을리하거나 거짓으로 보고 또는 신고한 의사, 한의사, 군의관, 의료기관의 장, 감염병병원체 확인기관의 장 또는 감염병 표본감시기관
2. 제11조에 따른 의사, 한의사, 군의관, 의료기관의 장, 감염병병원체 확인기관의 장 또는 감염병 표본감시기관의 보고 또는 신고를 방해한 자

1. 삭제 〈2018.3.27.〉
2. 삭제 〈2018.3.27.〉

시행일 2020.1.1.

3. 제12조제1항에 따른 신고를 게을리한 자
4. 세대주, 관리인 등으로 하여금 제12조제1항에 따른 신고를 하지 아니하도록 한 자
5. 삭제

6. 제20조에 따른 해부명령을 거부한 자
7. 제27조에 따른 예방접종증명서를 거짓으로 발급한 자
8. 제29조를 위반하여 역학조사를 거부·방해 또는 기피한 자
9. 제45조제2항을 위반하여 성매개감염병에 관한 건강진단을 받지 아니한 자를 영업에 종사하게 한 자
10. 제46조 또는 제49조제1항제3호에 따른 건강진단을 거부하거나 기피한 자

제82조 [양벌규정] 법인의 대표자나 법인 또는 개인의 대리인, 사용인, 그 밖의 종업원이 그 법인 또는 개인의 업무에 관하여 제77조부터 제81조까지의 어느 하나에 해당하는 위반행위를 하면 그 행위자를 벌하는 외에 그 법인 또는 개인에게도 해당 조문의 벌금형을 과(科)한다. 다만, 법인 또는 개인이 그 위반행위를 방지하기 위하여 해당 업무에 관하여 상당한 주의와 감독을 게을리하지 아니한 경우에는 그러하지 아니하다.

제83조 [과태료] ① 다음 각 호의 어느 하나에 해당하는 자에게는 1천만원 이하의 과태료를 부과한다. 〈개정 2017.12.12.〉
1. 제23조제3항 단서 또는 같은 조 제4항에 따른 변경신고를 하지 아니한 자 〈신설 2017.12.12.〉
2. 제23조제5항에 따른 신고를 하지 아니한 자 〈신설 2017.12.12.〉
3. 제35조의2를 위반하여 거짓 진술, 거짓 자료를 제출하거나 고의적으로 사실을 누락·은폐한 자 〈신설 2017.12.12.〉

② 다음 각 호의 어느 하나에 해당하는 자에게는 100만원 이하의 과태료를 부과한다.
1. 제28조제2항에 따른 보고를 하지 아니하거나 거짓으로 보고한 자
2. 제51조제2항에 따른 소독을 하지 아니한 자
3. 제53조에 따른 휴업·폐업 또는 재개업 신고를 하지 아니한 자
4. 제54조제2항에 따른 소독에 관한 사항을 기록·보존하지 아니하거나 거짓으로 기록한 자

③ 제1항 및 제2항에 따른 과태료는 대통령령으로 정하는 바에 따라 보건복지부장관, 관할 시·도지사 또는 시장·군수·구청장이 부과·징수한다.

시행령

영 제33조 (과태료의 부과) 법 제83조제1항 및 제2항에 따른 과태료의 부과기준은 별표 3과 같다. 〈개정 2018.6.12.〉

시행령 [별표 1]

중앙감염병병원 지정기준(제1조의3제2항 관련)

1. 시설기준

가. 음압격리병동

1) 음압격리병동은 병원 내 다른 구역과 물리적으로 구분하여 설치한다.

2) 음압격리병동에서는 감염병환자등, 오염사체, 오염폐기물 등이 이동하는 오염동선을 일반동선과 분리하여 설치한다.

3) 음압격리병동에서 공기나 배수 등을 통하여 병원 내 다른 구역 및 건물외부로 감염병이 전파되지 않도록 적절한 설비를 설치한다.

4) 음압격리병동에는 다음의 구분에 따라 음압격리병상을 설치한다.

가) 일반음압격리병상은 감염병환자등의 진료 및 치료를 목적으로 80개 이상 설치한다.

나) 중환자음압격리병상은 중한 감염병환자등의 진료 및 치료를 목적으로 일반음압격리병상 개수의 100분의 20 이상 설치한다.

다) 고도음압격리병상은 원인불명, 신종감염병 등 감염위험도가 높은 감염병환자등의 진료 및 치료를 목적으로 4개 이상 설치한다.

나. 음압격리병상

1) 일반음압격리병상은 병상 당 18제곱미터 이상의 면적을 확보한다.

2) 중환자음압격리병상은 병상 당 20제곱미터 이상의 면적을 확보한다.

3) 고도음압격리병상은 일반음압격리병상 및 중환자음압격리병상이 있는 구역과 구분하여 독립적으로 설치하고 병상 당 25제곱미터 이상의 면적을 확보한다.

다. 그 밖의 시설

1) 음압설비를 갖춘 수술실을 2개 이상 설치한다.

2) 고도음압격리병상과 같은 구역에 생물안전 3등급(Bio-Safety Level, BSL 3) 이상의 검사실을 설치한다.

2. 인력기준

가. 의사

다음의 전문의를 각각 포함하여 10명 이상의 전문의를 둔다.

1) 감염병 관련 분야 전문의 6명 이상

2) 체외막산소공급기를 다룰 수 있는 전문의 2명 이상

나. 간호사

21명 이상의 간호사를 둔다.

3. 장비기준

다음 각 목의 장비를 각각 1개 이상 갖추어야 한다.

가. 체외순환장치

나. 인공호흡기

다. 체외막산소공급기(Extra Corporeal Membrane Oxygenation)

라. 이동용 영상촬영장치

마. 컴퓨터 단층촬영(Computed Tomography)

바. 미생물 및 바이러스 등 검사장비

4. 운영기준

가. 원인불명, 신종감염병, 감염병환자등 또는 감염병병원체 등의 오염원 등으로부터 다른 환자, 보호자 및 근무자 등에게 전파되지 않도록 관련 시설 · 인력 · 장비 등을 설치 · 운영한다.

나. 전체 음압격리병상 중 보건복지부장관이 정하여 고시하는 병상 수 이상을 감염병 대비를 위한 준비병상으로 운영하여, 감염병환자등이 발생한 경우 지체 없이 진료 · 치료가 가능하도록 한다.

다. 감염병 위기 시 위기대응 매뉴얼에 따라 병상 및 대응인력을 신속히 확충하되, 보건복지부 및 질병관리본부와 긴밀히 협력하여 대응한다.

라. 전문의 2명으로 구성된 당직체계를 24시간 운영한다.

마. 그 밖에 보건복지부장관이 감염병의 예방 및 관리 등을 위하여 특히 필요하다고 인정하여 고시하는 절차 및 방법에 따라 운영한다.

비고
1. 위 표 제1호부터 제4호까지의 규정에 따른 시설기준, 인력기준, 장비기준 및 운영기준에 필요한 세부사항은 보건복지부장관이 정하여 고시한다.
2. 보건복지부장관이 법 제8조의2제1항에 따라 중앙감염병병원을 설립하는 경우그 설립기준은 위 표의 기준에 따른다.

시행령 [별표 1의2]

권역별 감염병병원의 지정기준(제1조의4제2항 관련)

1. 시설기준

가. 음압격리병동
  1) 음압격리병동은 병원 내 다른 구역과 물리적으로 구분하여 설치한다.
  2) 음압격리병동에서는 감염병환자등, 오염사체, 오염폐기물 등이 이동하는 오염 동선을 일반동선과 분리하여 설치한다.
  3) 음압격리병동에서 공기나 배수 등을 통해 병원 내 다른 구역 및 건물외부로 감염병이 전파되지 않도록 적절한 설비를 설치한다.
  4) 음압격리병동은 다음의 구분에 따라 음압격리병상을 설치한다.
    가) 일반음압격리병상은 감염병환자등의 진료 및 치료를 목적으로 30개 이상 설치한다. 다만, 감염병 전문인력의 수, 주민의 생활권, 주민의 수, 감염병환자 수 등을 고려하여 보건복지부장관이 인정하는 경우 이를 조정할 수 있다.
    나) 중환자음압격리병상은 중한 감염병환자등의 진료 및 치료를 목적으로 일반 음압격리병상 개수의 100분의 20 이상 설치한다.

나. 음압격리병상
  1) 일반음압격리병상은 병상 당 18제곱미터 이상의 면적을 확보한다.
  2) 중환자음압격리병상은 병상 당 20제곱미터 이상의 면적을 확보한다.

다. 그 밖의 시설
  음압설비를 갖춘 수술실을 2개 이상 설치한다.

2. 인력기준

가. 의사
  다음의 전문의를 각각 포함하여 4명 이상의 전문의를 둔다.
  1) 감염병 관련 분야 전문의 2명 이상
  2) 체외막산소공급기를 다룰 수 있는 전문의 또는 중환자 관련 분야 전문의 1명 이상

나. 간호사
  8명 이상의 간호사를 둔다.

3. 장비기준

다음 각 목의 장비를 각각 1개 이상 갖추어야 한다.
가. 체외순환장치
나. 인공호흡기
다. 체외막산소공급기(Extra Corporeal Membrane Oxygenation)
라. 이동용 영상촬영장치
마. 컴퓨터 단층촬영(Computed Tomography)
바. 미생물 및 바이러스 등 검사장비

4. 운영기준

가. 원인불명, 신종감염병, 감염병환자등 또는 감염병병원체 등의 오염원 등으로부터 다른 환자, 보호자 및 근무자 등에게 전파되지 않도록 관련 시설·인력·장비 등을 설치·운영한다.
나. 전체 음압격리병상 중 보건복지부장관이 정하여 고시하는 병상 수 이상을 감염병 대비를 위한 준비병상으로 운영하여, 감염병환자등이 발생한 경우 지체 없이 진료·치료가 가능하도록 한다.
다. 감염병 위기 시 위기대응 매뉴얼에 따라 병상 및 관련 대응인력을 신속히 확충하되, 보건복지부 및 질병관리본부와 긴밀히 협력하여 대응한다.

라. 전문의 1명으로 구성된 당직체계를 24시간 운영한다.
마. 그 밖에 보건복지부장관이 감염병의 예방 및 관리 등을 위하여 특히 필요하다고 인정하여 고시하는 절차 및 방법에 따라 운영한다.

비고
1. 위 표 제1호부터 제4호까지의 규정에 따른 시설기준, 인력기준, 장비기준 및 운영기준에 필요한 세부사항은 보건복지부장관이 정하여 고시한다.
2. 보건복지부장관이 법 제8조의2제2항에 따라 권역별 감염병병원을 설립하는 경우 그 설립기준은 위 표의 기준에 따른다.

시행령 [별표 1의3]

역학조사의 방법(제14조 관련)

1. 법 제18조제1항에 따른 역학조사의 방법

가. 설문조사 및 면접조사
1) 설문조사
가) 설문조사는 감염병환자등, 이들과 접촉한 사람 및 같은 감염 위험요소에 노출되었거나 노출된 것으로 추정되는 사람을 대상으로 실시한다.
나) 설문조사지는 질병관리본부장이 정하는 역학조사서로 하며, 유행의 양상에 따라 역학조사반에서 수정하여 사용할 수 있다.
다) 역학조사서는 해당 감염병의 감염경로 및 감염원을 규명하기 위한 항목으로 구성한다.
라) 설문조사지는 역학조사반원이 설문조사 대상자를 직접 면접하여 작성한다. 다만, 감염병환자의 상태나 감염병 발생 장소의 특성 등을 고려하여 부득이한 경우에는 전화나 우편, 전자우편 등을 이용하여 실시할 수 있다.
2) 면접조사
가) 면접조사는 감염병이 발생한 시설 또는 기관의 보건·위생·환경 관리자를 대상으로 실시한다.
나) 면접은 감염병 발생과 관련된 보건·위생·환경 관리에 관한 사항을 그 내용으로 한다.
다) 면접조사는 역학조사반원이 면접조사 대상자와 대면하여 실시해야 한다.

나. 인체검체(人體檢體) 채취 및 시험
1) 인체검체의 채취 및 시험은 감염병환자등, 이들과 접촉한 사람 및 같은 감염 위험요소에 노출되었거나 노출된 것으로 추정되는 사람을 대상으로 실시한다.
2) 인체검체의 채취 및 시험방법 등은 보건복지부령으로 정하는 감염병 진단기준에 따라 실시해야 한다.
3) 인체검체의 시험기관은 감염병환자 및 감염병의사환자를 확인할 수 있는 기관으로서 보건복지부령으로 정하는 기관으로 한다.
4) 역학조사반은 시험기관에 검사의뢰서와 검체를 제출하여 시험을 의뢰한다.
5) 1군감염병환자등에 대한 역학조사 시에는 대변검체를 채취한다. 다만, 부득이한 경우에는 직장채변검사로 대체할 수 있다.

다. 환경검체(環境檢體) 채취 및 시험
1) 환경검체는 병원체에 오염되었거나 오염되었다고 추정되는 토양, 물(상수도, 지하수, 냉각탑·수영장·온천·목욕탕 등의 공중시설의 물을 말한다), 식품, 도구(조리도구 등 병원체를 전파할 수 있는 물건을 말한다), 장비 등에서 채취한다.
2) 환경검체에 대해서는 해당 감염병의 원인 병원체 검출시험 또는 감염을 유발할 수 있는 오염을 간접적으로 확인할 수 있는 시험을 하며, 검체 대상에 따른 시험 종류는 다음과 같다.

시험 종류	검체 대상
레지오넬라균 검출 시험	상수도, 지하수, 공중시설의 물
장출혈성대장균 검출 시험	수영장, 냉·온수기의 물
노로바이러스 검출 시험	상수도, 지하수, 보존식(保存食)
「먹는 물 관리법」에 따른 먹는물 검사	상수도, 지하수, 냉·온수기의 물
식품공전(食品公典)에 따른 식품 규격 시험	장관감염증 집단발생 시 보존식
식품공전에 따른 조리기구 규격 시험	장관감염증 집단발생 시 조리도구(도마, 칼, 행주, 식기, 수족관 물 등을 말한다)
수인성(水因性) 원충 검출 시험	상수도, 지하수, 수영장

3) 역학조사반은 시험기관에 검사의뢰서와 검체를 제출하여 시험을 의뢰한다.
4) 환경검체의 시험기관은 감염병환자 및 감염병의사환자를 확인할 수 있는 기관으로서 보건복지부령으로 정하는 기관으로 한다. 다만, 상수도나 지하수의 노로바이러스 검출 시험 기관은 국립환경과학원 또는 식품의약품안전처로 한다.

라. 감염병 매개 곤충 및 동물의 검체 채취 및 시험
1) 감염병환자등 또는 이들과 같은 위험에 노출된 것으로 추정되는 사람과 역학적 연관성이 있다고 판단되는 감염병 매개 곤충(모기, 진드기, 이, 벼룩 등을 말한다) 또는 동물(소, 돼지, 닭, 사슴, 멧돼지, 야생고양이, 들쥐 등을 말한다)에서 해당 감염병의 병원체를 검출하기 위한 시험을 한다.
2) 역학조사반은 시험기관에 검사의뢰서와 검체를 제출하여 시험을 의뢰한다.
3) 감염병 매개 곤충 및 동물의 검체에 대한 시험기관은 감염병환자 및 감염병의사환자를 확인할 수 있는 기관으로서 보건복지부령으로 정하는 기관 또는 「가축전염병예방법」 제12조제1항에 따른 가축의 질병진단 등 병성감정을 하는 국립수의과학검역원이나 시·도 가축방역기관으로 한다.

마. 의료기록 조사 및 의사 면접
역학조사반은 감염병환자등이 병원·의원 치료를 받은 경우, 해당 감염병의 감염경로, 임상양상, 치료결과, 타인으로의 확산 여부 등을 파악하기 위하여 감염병환자등의 의료기록을 열람하거나 담당 의사와 면접할 수 있다.

2. 법 제29조에 따른 역학조사의 방법

가. 예방접종 후 이상반응 의심자에 대한 조사
1) 역학조사반이 예방접종 후 이상반응 의심자에 대하여 조사할 수 있는 사항은 다음과 같다.
가) 인적 사항: 성명, 나이, 주민등록번호, 보호자 성명, 가족사항, 주소, 연락처
나) 과거력: 출생력, 발달력, 과거 병력, 이전 예방접종력
2) 역학조사반이 예방접종 후 이상반응 발생 및 임상 경과 파악을 위하여 조사할 수 있는 사항은 다음과 같다.
가) 진단 및 치료 기관의 의무기록 확인과 담당 의사의 면접
나) 보호자 면접을 통한 환자 경과 파악
다) 예진 여부 및 예진 당시 환자 상태 확인을 위한 예진 의사 면접 및 관련 의무기록 확인
라) 주요 임상검사 및 실험실 검사 내용 및 결과

나. 기록 및 자료수집
1) 역학조사반이 원인규명과 관련하여 수집할 수 있는 기록 및 자료는 다음과 같다.
가) 접종 백신 관련 사항
① 접종 여부 및 접종일
② 접종 백신의 이름, 제조번호, 제조회사, 유효기간
나) 백신 보관 상태
① 장기 보관 냉장(동)고와 임시 보관 냉장고의 운영 여부 및 적정온도 유지 여부
② 온도 측정 방법(외부에서 온도 확인 가능 여부)과 측정 기록 확인
③ 백신 외의 다른 물건과 공동 사용 여부
④ 냉장(동)고 고장 혹은 정전 유무 및 정전 시 대책
⑤ 냉장(동)고 주위에 혼란을 일으킬 수 있는 물건 혹은 장비 여부
다) 접종 과정 파악

① 접종자, 접종장소, 접종부위, 접종방법
② 접종과정의 재현
라) 동일 제조번호 백신 접종자 조사
① 동일 제조번호 접종자에 대해서 이상반응 유무 확인과 분석
② 동일 제조번호 접종자에 대한 이상반응 사례 유무 및 발현 빈도 조사
마) 접종기록 등 관련 기록의 관리 상태
① 백신 수불(受拂) 대장
② 백신 국가검정성적서
③ 백신 생물학적제제출하증명서
④ 예방접종약품보관냉장고점검표
⑤ 예방접종 사전 예진표 작성 여부 및 결과 확인
⑥ 예방접종 후 이상반응 명부 확인
⑦ 예방접종 실시대장 및 실적보고 확인
2) 역학조사관은 필요시 접종 백신에 대한 재검정을 식품의약품안전처에 요청하여 백신 관련 자료를 수집할 수 있다.

시행령 [별표 1의4] 신설 2018.6.12.

고위험병원체 취급시설의 안전관리 등급의 분류 및 허가 또는 신고 대상(제19조의2제1항 관련)

등급	고위험병원체 취급시설의 내용	허가 또는 신고여부
1등급	건강한 성인에게는 감염되더라도 질병을 일으키지 않는 것으로 알려진 고위험병원체를 취급하거나 이를 이용하는 실험을 실시하는 시설	신고
2등급	사람에게 감염되어 발병하더라도 치료가 용이한 질병을 일으킬 수 있는 고위험병원체를 취급하거나 이를 이용하는 실험을 실시하는 시설	신고
3등급	사람에게 감염되어 발병하였을 경우 증세가 심각할 수 있으나 치료가 가능한 질병을 일으킬 수 있는 고위험병원체를 취급하거나 이를 이용하는 실험을 실시하는 시설	허가
4등급	사람에게 감염되어 발병하였을 경우 증세가 치명적이며 치료가 어려운 질병을 일으킬 수 있는 고위험병원체를 취급하거나 이를 이용하는 실험을 실시하는 시설	허가

시행령 [별표 2]

자가치료 및 입원치료의 방법 및 절차 등(제23조 관련)

1. 자가치료의 방법

가. 자가치료 기간 동안 여러 사람이 함께 쓰는 공간이 아닌 곳(독립된 방)에 있어야 한다.
나. 가목에 따른 자가치료가 곤란할 경우에는 같은 질환을 앓는 사람이나 재감염의 우려가 적은 환자와 공동 격리한다.
다. 진료 등을 위해 불가피하게 외출하는 경우를 제외하고, 자가치료 중인 사람은 자가 격리장소를 이탈하거나 이동하지 않아야 한다.
라. 자가치료 중인 사람은 가능하면 다른 사람과 별도의 화장실을 사용하고, 분비물 및 배설물 등은 철저히 관리해야 하며, 화장실 및 오염된 물품은 소독을 해야 한다.
마. 간병인을 포함한 방문자들의 출입을 최소화하고, 방문자에 대해서는 1회용 장갑 등의 개인보호구를 착용하게 하며, 손 씻기 등 감염병 전파를 차단하기 위한 적절한 조치를 하게 해야 한다.
바. 자가치료 중인 사람이 사용한 1회용 물품은 사용한 후 폐기처분하고, 1회용으로 하는 것이 적합하지 않은 체온계 등의 물품은 자가치료 중인 사람 전용으로 사용하도록 하여야 한다.

2. 자가치료의 절차 등

가. 법 제11조제1항에 따라 신고를 받은 관할 보건소장은 입원치료 대상이 아닌 사람과 감염병환자등과 접촉한 사람들

중 자가치료가 필요한 사람을 결정하여 당사자에게 알려야 하며 자가치료 여부를 확인해야 한다.

나. 자가치료 대상자의 자가치료 기간은 감염병환자등의 경우에는 증상 및 감염력이 소멸된 시점까지로 하고, 접촉자의 경우에는 마지막 접촉 시점부터 해당 감염병의 최대 잠복기간까지로 한다. 다만, 보건소장의 판단으로 그 기간을 줄일 수 있다.

다. 관할 보건소장은 자가치료의 해제가 가능한 사람에 대하여 자가치료를 해제해야 한다.

3. 입원치료의 방법

가. 호흡기를 통한 감염의 우려가 있는 감염병(이하 "호흡기 감염병"이라 한다)을 제외한 감염병의 경우 입원치료 기간 동안 감염병관리기관이나 특별자치도지사·시장·군수·구청장이 지정한 의료기관의 1인실(세면대와 화장실을 갖추어야 한다. 이하 같다)에 입원시켜야 한다. 다만, 1인실 입원이 곤란할 경우에는 같은 질환을 앓는 사람이나 재감염의 우려가 적은 환자와 공동 격리한다.

나. 호흡기 감염병의 경우 입원치료 기간 동안 감염병관리기관이나 특별자치도지사·시장·군수·구청장이 지정한 의료기관의 1인실에 입원시키되, 그 1인실은 문을 닫은 상태에서 음압시설(陰壓施設)이 갖추어져 있고 공기 순환이 독립적으로 이루어져야 한다. 다만, 음압시설이 갖추어지지 않은 경우에는 단독 시설에 입원시켜야 하고, 단독 시설 입원이 곤란할 경우에는 옆 병상의 환자에게 호흡기를 통해 전파되지 않도록 차단 조치를 한 상태에서 공동 격리한다.

다. 입원치료 중인 사람에 대하여 입원치료 기간 동안 병실 이탈 및 이동을 제한하도록 한다.

라. 입원치료 중인 사람의 분비물 및 배설물 등은 철저히 관리하고, 오염된 물품은 소독을 해야 한다.

마. 의료진을 포함한 입원실 출입자들을 최소한으로 제한하고, 방문자에 대하여 1회용 장갑 등의 개인보호구를 착용하게 하며, 손 씻기 등 감염병 전파를 차단하기 위한 적절한 조치를 하게 해야 한다.

바. 환자의 진료에 사용되는 의료기구는 1회용 기구를 사용한 후 폐기처분하고, 1회용으로 하는 것이 적합하지 않은 체온계 등의 물품은 환자 전용으로 사용하도록 하여야 한다.

4. 입원치료의 절차 등

가. 입원치료 대상 환자 등을 진찰 또는 진단한 의료인이나 감염병관리기관 또는 의료기관의 장은 환자를 입원시설에 입원시키고, 지체 없이 관할 보건소장에게 신고해야 한다.

나. 신고를 받은 관할 보건소장은 입원치료 여부를 지체 없이 확인해야 한다.

다. 입원치료 대상자의 입원치료 기간은 감염병환자등으로 밝혀진 시점부터 증상 및 감염력이 소멸된 시점까지로 한다.

라. 입원시설의 장 및 시설에 종사하는 의료인은 치료를 통하여 입원 해제가 가능한 사람에 대해 입원을 해제하고, 그 내용을 관할 보건소장에게 지체 없이 신고해야 하며, 관할 보건소장은 지체 없이 입원 해제 여부를 확인해야 한다.

마. 증상은 소멸되었으나 감염력이 있는 회복기 병원체보유자의 경우에는 보건소장의 관리하에 지속적인 치료를 받도록 하고, 감염력이 소멸될 때까지 의료기관에 입원치료를 받거나 자가치료를 하도록 해야 한다.

시행령 [별표 2의2] 개정 2018.6.12.

손실보상의 대상 및 범위(제28조제1항 관련)

1. 법 제36조 및 제37조에 따른 감염병관리기관의 지정 또는 격리소 등의 설치·운영으로 발생한 다음 각 목의 어느 하나에 해당하는 손실
   가. 감염병관리시설의 설치·운영으로 발생하는 비용(법 제36조제4항에 따라 감염병관리시설을 설치·운영하는 경우는 제외한다)
   나. 감염병환자, 감염병의사환자 등의 치료·진료·격리로 시설·장비·인력 등을 원래의 목적대로 사용하지 못하게 되는 경우 발생하는 비용

1의2. 법 제39조의3에 따른 접촉자 격리시설(이하 "접촉자 격리시설"이라 한다)의 설치·운영으로 발생한 다음 각 목의 어느 하나에 해당하는 손실
   가. 접촉자 격리시설의 설치·운영으로 발생하는 비용
   나. 접촉자 격리시설을 설치·운영함에 따라 해당 시설 및 장비, 인력 등을 원래의 목적대로 사용하지 못하게 되는 경우 발생하는 비용

2. 법에 따른 조치에 따라 감염병환자, 감염병의사환자 등을 진료한 의료기관의 손실: 해당 의료기관(감염병관리기관인 의료기관은 제외한다)이 감염병환자, 감염병의사환자 등을 진료·치료·격리함에 따라 발생하는 다음 각 목의 어느 하나에 해당하는 비용

가. 치료 · 진료 · 격리로 시설 · 장비 · 인력 등을 사용하게 되는 경우 그 소요비용
나. 치료 · 진료 · 격리로 인해 시설 · 장비 · 인력 등을 원래의 목적대로 사용하지 못하게 되는 경우 발생하는 비용

3. 법에 따른 의료기관의 폐쇄 또는 업무 정지 등으로 의료기관에 발생한 손실: 해당 의료기관이 폐쇄 또는 업무 정지로 시설 · 장비 · 인력 등을 원래의 목적대로 사용하지 못하게 되는 경우 발생하는 비용
4. 법 제47조제1호에 따른 조치로 인하여 발생한 손실: 폐쇄 · 출입금지 · 이동제한 또는 통행차단으로 활용하지 못하게 되는 시설 · 장비 · 인력 비용
5. 법 제47조제4호에 따른 조치로 인하여 발생한 손실: 감염병병원체에 오염되었거나 오염되었다고 의심되는 물건을 버리는 행위 또는 태우거나 폐기처분 당시 그 물건의 평가액
6. 법 제47조제5호에 따른 조치로 인하여 발생한 손실: 감염병병원체에 오염된 장소에 대한 소독이나 그 밖에 필요한 조치에 드는 비용
7. 법 제48조제1항에 따른 조치로 인하여 발생한 손실: 감염병환자등이 발생한 장소나 감염병병원체에 오염되었다고 의심되는 장소에 대한 소독이나 그 밖에 필요한 조치에 드는 비용
8. 법 제49조제1항제4호에 따른 조치로 인하여 발생한 손실: 감염병 전파의 위험성이 있어 판매 · 수령이 금지된 음식물, 폐기된 음식물 또는 그 밖에 필요한 처분의 대상이 된 음식물의 평가액
9. 법 제49조제1항제6호에 따른 조치로 인하여 발생한 손실: 물건의 소지 · 이동이 제한 · 금지됨에 따라 발생한 비용 또는 폐기, 소각 또는 그 밖에 필요한 처분의 대상이 된 물건의 평가액
10. 법 제49조제1항제7호에 따른 조치로 인하여 발생한 손실: 배치된 의사의 인건비 및 감염병 예방에 필요한 시설의 설치에 드는 비용
11. 법 제49조제1항제8호에 따른 조치로 인하여 발생한 손실: 공중위생에 관계있는 시설 또는 장소에 대한 소독이나 그 밖에 필요한 조치에 드는 비용
12. 법 제49조제1항제9호에 따른 조치로 인하여 발생한 손실: 쥐, 위생해충 또는 그 밖의 감염병 매개동물의 구제(驅除)에 드는 비용 또는 구제시설의 설치에 드는 비용
13. 법 제49조제1항제10호에 따른 조치로 인하여 발생한 비용: 어로(漁撈)의 사용을 제한하거나 금지하는 경우 제한기간 또는 금지기간 동안 해당 어로를 통하여 얻을 수 있는 매출액
14. 법 제49조제1항제12호에 따른 조치로 인하여 발생한 비용: 동원된 의료인 · 의료업자 및 그 밖에 필요한 의료관계요원에 대한 인건비
15. 법 제49조제1항제13호에 따른 조치로 인하여 발생한 비용: 오염된 건물에 대한 소독이나 그 밖에 필요한 조치에 드는 비용

비고
1. 위 표에 따른 손실보상의 대상 및 범위에 관한 세부사항은 보건복지부장관이 정하여 고시한다.
2. 보건복지부장관은 감염병의 특성에 따라 위 표에 따른 손실보상의 대상 및 범위를 적용하는 것이 곤란하다고 판단하는 경우에는 위 표에도 불구하고 손실보상의 대상 및 범위를 별도로 정하여 고시할 수 있다.

시행령 [별표 3] 개정 2018.6.12.

과태료의 부과기준(제33조 관련)

1. 일반기준

가. 위반행위의 횟수에 따른 과태료 부과기준은 최근 1년간 같은 위반행위로 과태료를 부과 받은 경우에 적용한다. 이 경우 위반횟수는 위반행위에 대하여 과태료 부과처분을 한 날과 다시 같은 위반행위(과태료 부과처분 후의 위반행위만 해당한다)를 적발한 날을 기준으로 하여 계산한다.
나. 보건복지부장관, 시 · 도지사 또는 시장 · 군수 · 구청장(이하 "부과권자"라 한다)은 위반행위자가 다음의 어느 하나에 해당하는 경우에는 제2호의 개별기준에 따른 과태료 금액의 2분의 1 범위에서 그 금액을 감경할 수 있다. 다만, 과태료를 체납하고 있는 위반행위자에 대해서는 그렇지 않다.
1) 위반행위자가 「질서위반행위규제법 시행령」 제2조의2제1항 각 호의 어느 하나에 해당하는 경우
2) 위반행위자가 자연재해 · 화재 등으로 재산에 현저한 손실이 발생하거나 사업 여건의 악화로 사업이 중대한 위기에 처하는 등의 사정이 있는 경우
3) 위반행위가 사소한 부주의나 오류 등 과실로 인한 것으로 인정되는 경우
4) 위반행위자가 해당 위반행위로 이 법에 따른 제재 처분을 받거나 다른 법률에 따른 과태료 · 벌금 등의 처분을 받은 경우
5) 그 밖에 위반행위의 정도, 위반행위의 동기와 그 결과 등을 고려하여 감경할 필요가 있다고 인정되는 경우

다. 부과권자는 위반행위의 정도, 위반행위의 동기와 그 결과 등을 고려하여 제2호의 개별기준에 따른 과태료 금액의 2분의 1 범위에서 그 금액을 늘려 부과할 수 있다. 다만, 늘려 부과하는 경우에도 법 제83조제1항 및 제2항에 따른 과태료 금액의 상한을 넘을 수 없다.

2. 개별기준

위반행위	근거 법조문	과태료 금액(단위: 만원)	
		1차 위반	2차 이상 위반
가. 법 제23조제3항 단서 또는 같은 조 제4항에 따른 변경신고를 하지 않은 경우	법 제83조 제1항제1호	100	200
나. 법 제23조제5항에 따른 신고를 하지 않은 경우	법 제83조 제1항제2호	100	200
다. 법 제28조제2항에 따른 보고를 하지 않거나 거짓으로 보고한 경우	법 제83조 제2항제1호	50	100
라. 법 제35조의2를 위반하여 거짓 진술, 거짓 자료를 제출하거나 고의적으로 사실을 누락·은폐한 경우	법 제83조 제1항제3호	500	1,000
마. 법 제51조제2항에 따른 소독을 하지 않은 경우	법 제83조 제2항제2호	50	100
바. 법 제53조에 따른 휴업·폐업 또는 재개업 신고를 하지 않은 경우	법 제83조 제2항제3호	25	50
사. 법 제54조제2항에 따른 소독에 관한 사항을 기록·보존하지 않거나 거짓으로 기록한 경우	법 제83조 제2항제4호	15	30

시행규칙 [별표 1]

고위험병원체의 종류(제5조 관련)

1. 세균 및 진균

가. 페스트균(Yersinia pestis)
나. 탄저균(Bacillus anthracis). 다만, 탄저균 중 탄저균 스턴(Bacillus anthracis Sterne)은 제외한다.
다. 브루셀라균(Brucella melitensis, Brucella suis)
라. 비저균(Burkholderia mallei)
마. 멜리오이도시스균(Burkholderia pseudomallei)
바. 보툴리늄균(Clostridium botulinum)
사. 이질균 (Shigella dysenteriae Type 1)
아. 클라미디아 프시타키(Chlamydia psittaci)
자. 큐열균(Coxiella burnetii)
차. 야토균(Francisella tularensis)
카. 발진티푸스균(Rickettsia prowazekii)
타. 홍반열 리케치아균(Rickettsia rickettsii)
파. 콕시디오이데스균(Coccidioides immitis, Coccidioides posadasii)
하. 콜레라균(Vibrio cholerae O1 · O139)

2. 바이러스 및 프리온

가. 헤르페스 B 바이러스(Cercopithecine herpesvirus 1, Herpes B virus)
나. 크리미안 콩고 출혈열 바이러스(Crimean-Congo haemorrhagic fever virus)
다. 이스턴 이콰인 뇌염 바이러스(Eastern Equine Encephalitis virus)
라. 에볼라 바이러스(Ebola virus)
마. 헨드라 바이러스(Hendra viruses)
바. 라싸 바이러스(Lassa virus)
사. 마버그 바이러스(Marbug virus)
아. 원숭이폭스 바이러스(Monkeypox virus)
자. 니파 바이러스(Nipah viruse)
차. 리프트 벨리열 바이러스(Rift Valley fever virus)
카. 남아메리카 출혈열 바이러스(South American haemorrhagic fever; Flexal,Guanarito, Junin, machupo, Sabia)
타. 황열 바이러스 (Yellow fever virus)
파. 서부 마 뇌염 바이러스 (Western equine encephalitis virus)
하. 진드기 매개뇌염 바이러스(Tick-borne encephalitis complex virus; Central European Tick-born encephalitis virus, Far Eastern Tick-born encephalitis virus, Siberian Tick-born encephalitis virus, Kyasanur Forest disease virus, Omsk haemorrhagic fever virus)
거. 두창 바이러스(Variola virus)
너. 소두창 바이러스(Variola minor virus, Alastrim)
더. 베네주엘라 이콰인 뇌염 바이러스(Venezuelan Equine Encephalitis virus)
러. 중증 급성호흡기 증후군 코로나 바이러스(SARS-CoV)
머. 조류 인플루엔자 인체감염증 바이러스(인체 유래 H5N1, H7N7, H7N9). 다만, 해당 바이러스 중 세계보건기구가 백신 후보로 인정하는 바이러스(백신 후보주) 제외한다.
버. 고위험 인플루엔자 바이러스(1918 influenza virus의 8개 병원성 유전자 중 하나 이상의 유전자를 포함하는 influenza virus)
서. 전염성 해면상 뇌병증 병원체(Transmission of spongiform encephalopathy agent; Bovine spongiform encephalopathy prion, variant Creutzfeldt-Jakob disease prion)
어. 중동 호흡기 증후군 코로나 바이러스(MERS-CoV)

3. 그 밖에 보건복지부장관이 외부에 유출될 경우 공중보건상 위해 우려가 큰 세균, 진균, 바이러스 또는 프리온으로서 긴급한 관리가 필요하다고 인정하여 지정 · 공고하는 병원체

시행규칙 [별표 2]

감염병의 진단 기준(제6조제4항 관련)

1. 제1군감염병의 경우

가. 제1군감염병환자: 해당 감염병에 부합되는 임상적 특징을 나타내면서 대소변, 혈액, 구토물 등 검체에서 배양검사 등의 검사방법으로 감염병병원체가 확인된 사람

나. 의사환자: 임상적 특징 및 역학적 연관성을 고려할 때 해당 감염병이 의심되나 감염병병원체가 확인되지 않은 사람

다. 병원체보유자: 임상증상을 나타내지 않으나 감염병병원체가 확인된 사람

2. 제2군감염병의 경우

가. 제2군감염병환자: 해당 감염병에 부합되는 임상적 특징을 나타내면서 대소변, 혈액, 뇌척수액, 타액, 뇌조직 등 검체에서 배양검사, 항체 검출검사, 항원 검출검사, 유전자 검출검사 등의 검사방법으로 감염병병원체가 확인된 자. 다만, 파상풍의 경우에는 임상적 특징을 나타내는 것만으로도 환자로 진단한다.

나. 의사환자: 임상적 특징 및 역학적 연관성을 고려할 때 해당 감염병이 의심되나 감염병병원체가 확인되지 않은 사람

다. 병원체보유자: 임상증상을 나타내지 않으나 감염병병원체가 확인된 사람

3. 제3군감염병의 경우

가. 제3군감염병환자: 해당 감염병에 부합되는 임상적 특징을 나타내면서 대소변, 객담(喀痰), 혈액, 뇌척수액, 흉수, 복수, 병변조직, 뇌조직 등 검체에서 배양검사, 암시야(暗視野)현미경검사, 항원 검출검사, 항체 검출검사, 유전자 검출검사 등의 검사방법으로 감염병병원체가 확인된 사람

나. 의사환자: 임상적 특징 및 역학적 연관성을 감안할 때 해당 감염병이 의심되나 감염병병원체가 확인되지 않은 사람

다. 병원체보유자: 임상증상을 나타내지 않으나 감염병병원체가 확인된 사람

4. 제4군감염병

가. 제4군감염병환자: 해당 감염병에 부합되는 임상적 특징을 나타내면서 대소변, 혈액, 뇌척수액, 병변조직 등 검체에서 배양검사, 항원 검출검사, 항체 검출검사, 유전자 검출검사 등의 검사방법으로 감염병병원체가 확인된 사람

나. 의사환자: 임상적 특징 및 역학적 연관성을 고려할 때 해당 감염병이 의심되나, 감염병병원체가 확인되지 아니하는 사람

다. 병원체보유자: 임상증상을 나타내지 아니하나, 감염병병원체가 확인된 사람

5. 제5군감염병

제5군감염병환자: 해당 감염병에 부합되는 임상적 특징을 나타내면서 대소변, 혈액, 병변조직, 뇌척수액, 객담 등 검체에서 충란/충체검사, 항원 검출검사, 항체 검출검사, 유전자 검출검사 등의 검사방법으로 감염병병원체가 확인된 사람

6. 지정감염병

가. 지정감염병환자: 해당 감염병에 부합되는 임상적 특징을 나타내면서 혈액, 골수, 뇌척수액, 객담, 농(膿), 병변조직, 림프절 등 검체에서 배양검사, 항체 검출검사, 충란/충체검사 등의 검사방법으로 감염병병원체가 확인된 사람

나. 의사환자: 임상적 특징 및 역학적 연관성을 고려할 때 해당 감염병이 의심되나, 감염병병원체가 확인되지 아니하는 사람

다. 병원체보유자: 임상증상을 나타내지 아니하나, 감염병병원체가 확인된 사람

시행규칙 [별표 3] 개정 2018.9.27.

신고하여야 하는 예방접종 후 이상반응자의 범위(제7조제2항 관련)

신고하여야 하는 예방접종 후 이상반응자의 범위는 다음 표의 분류에 따라 이상반응이 발생한 자를 말한다.

예방접종 종류	이상반응의 범위	예방접종 후 이상반응이 나타날 때까지의 시간
디프테리아, 파상풍, 백일해(DTaP, Tdap) 디프테리아, 파상풍(Td) 디프테리아, 파상풍, 백일해, 폴리오(DTaP-IPV) 디프테리아, 파상풍, 백일해, 폴리오, b형 헤모필루스 인플루엔자(DTaP-IPV/Hib)	1. 아나필락시스	24시간 이내
	2. 뇌염, 뇌증	7일 이내
	3. 위팔신경총 말초신경병증	28일 이내
	4. 국소 이상반응	7일 이내
	5. 그 밖에 접종과 연관성이 있는 것으로 의심되는 이상반응	기한 없음
	6. 제1호부터 제5호까지의 이상반응으로 인한 후유증	기한 없음
폴리오(IPV)	1. 아나필락시스	24시간 이내
	2. 국소 이상반응	7일 이내
	3. 그 밖에 접종과 연관성이 있는 것으로 의심되는 이상반응	기한 없음
	4. 제1호부터 제3호까지의 이상반응으로 인한 후유증	기한 없음
홍역, 유행성이하선염, 풍진(MMR)	1. 아나필락시스	24시간 이내
	2. 뇌염, 뇌증	21일 이내
	3. 혈소판 감소성 자반증	7-30일
	4. 만성 관절염	42일 이내
	5. 국소 이상반응	7일 이내
	6. 그 밖에 접종과 연관성이 있는 것으로 의심되는 이상반응	기한 없음
	7. 제1호부터 제6호까지의 이상반응으로 인한 후유증	기한 없음
결핵(BCG)	1. 림프절 부기(지름 1.5cm 이상)	1년 이내
	2. 골염, 골수염	6개월 이내
	3. 전신 파종성 비씨지 감염증	6개월 이내
	4. 국소 이상반응	6개월 이내
	5. 그 밖에 접종과 연관성이 있는 것으로 의심되는 이상반응	기한 없음
	6. 제1호부터 제5호까지의 이상반응으로 인한 후유증	기한 없음
B형간염(HepB)	1. 아나필락시스	24시간 이내
	2. 국소 이상반응	7일 이내
	3. 그 밖에 접종과 연관성이 있는 것으로 의심되는 이상반응	기한 없음
	4. 제1호부터 제3호까지의 이상반응으로 인한 후유증	기한 없음
수두(VAR)	1. 아나필락시스	24시간 이내
	2. 뇌염, 뇌증	7일 이내

예방접종 종류	이상반응의 범위	예방접종 후 이상반응이 나타날 때까지의 시간
	3. 국소 이상반응	7일 이내
	4. 그 밖에 접종과 연관성이 있는 것으로 의심되는 이상반응	기한 없음
	5. 제1호부터 제4호까지의 이상반응으로 인한 후유증	기한 없음
일본뇌염 (IJEV, LJEV)	1. 아나필락시스	24시간 이내
	2. 뇌염, 뇌증	7일 이내
	3. 국소 이상반응	7일 이내
	4. 그 밖에 접종과 연관성이 있는 것으로 의심되는 이상반응	기한 없음
	5. 제1호부터 제4호까지의 이상반응으로 인한 후유증	기한 없음
b형 헤모필루스 인플루엔자 (Hib)	1. 아나필락시스	24시간 이내
	2. 국소 이상반응	7일 이내
	3. 그 밖에 접종과 연관성이 있는 것으로 의심되는 이상반응	기한 없음
	4. 제1호부터 제3호까지의 이상반응으로 인한 후유증	기한 없음
폐렴구균 (PCV, PPSV)	1. 아나필락시스	24시간 이내
	2. 국소 이상반응	7일 이내
	3. 그 밖에 접종과 연관성이 있는 것으로 의심되는 이상반응	기한 없음
	4. 제1호부터 제3호까지의 이상반응으로 인한 후유증	기한 없음
인플루엔자 (Flu)	1. 아나필락시스	24시간 이내
	2. 위팔신경총 말초신경병증	28일 이내
	3. 국소 이상반응	7일 이내
	4. 그 밖에 접종과 연관성이 있는 것으로 의심되는 이상반응	기한 없음
	5. 제1호부터 제4호로 인한 후유증	기한 없음
A형간염 (HepA)	1. 아나필락시스	24시간 이내
	2. 국소 이상반응	7일 이내
	3. 그 밖에 접종과 연관성이 있는 것으로 의심되는 이상반응	기한없음
	4. 제1호부터 제3호로 인한 후유증	기한없음
사람유두종 바이러스감염증 (HPV)	1. 아나필락시스	24시간 이내
	2. 국소 이상반응	7일 이내
	3. 그 밖에 접종과 연관성이 있는 것으로 의심되는 이상반응	기한없음
	4. 제1호부터 제3호로 인한 후유증	기한없음
법 제24조제1항제17호에 따라 보건복지부장관이 지정한 감염병	감염병의 특성에 따라 보건복지부장관이 고시한 이상반응	감염병의 특성에 따라 보건복지부장관이 고시한 시간

시행규칙 [별표 3의2]

역학조사관 교육·훈련 과정((제16조의3 관련)

1. 역학조사관 교육은 2년 과정의 현장 중심 직무간 훈련(On-the-Job Training, OJT)으로 1회의 기본교육(3주)과 6회의 지속교육(각 3일), 학술발표 1회(학술대회 발표 또는 논문게재) 등으로 정한다.

2. 교육·훈련 내용

가. 기본교육: 역학조사관 제도, 역학조사관의 권한 및 책임, 감염병별 역학적 특성, 역학통계, 유행역학조사, 결핵 역학조사, 접촉자 조사, 위험도 평가, 감염병 감시체계와 정보관리, 국가예방접종 정책, 예방접종 이상반응 역학조사, 역학조사 기법(면접조사, 의무기록 조사, 환경 및 매개체 조사, 정보기술 활용 등), 감염확산 방지를 위한 조치(소독 등), 감염병 실험실 진단, 검체채취 및 수송 등 역학조사 관련 이론 및 실습

나. 지속교육: 감염병 역학조사 및 대응, 감염병 대응지침 검토, 역학조사를 위한 통계 이론 및 실습 등 현안, 사례 중심의 실무교육훈련

다. 학술발표: 역학조사 결과를 교육과정 기간 동안 관련 학술지에 발표(논문 게재)하거나 학술대회에서 구연발표하여야 함

라. 그 밖에 질병관리본부장이 정하는 사항

3. 교육 이수 시간

가. 신규자 기본교육: 120시간 이상

나. 임명된 역학조사관 대상 지속교육: 50시간 이상

시행규칙 [별표 4의2]

음압병실 설치·운영 기준(제31조제1항제1호가목 관련)

1. 설치기준: 다음 각 목의 구분에 따라 설치할 것

가. 음압병상: 15㎡ 이상의 면적을 확보할 것

나. 전실: 음압병상이 있는 음압구역과 비음압구역을 물리적으로 구분할 수 있는 장소에 설치할 것

다. 화장실: 음압병상이 있는 공간에 설치할 것

라. 음압용 공급·배출 시설: 다른 공급·배출시설과 구분하여 설치하고, 헤파필터(HEPA filter)를 설치할 것

마. 음압용 역류방지시설: 음압병상이 있는 공간의 배관에 설치할 것

바. 음압용 배수처리집수조 시설: 다른 배수처리집수조 시설과 구분하여 설치할 것

2. 운영기준

가. 음압병상이 있는 공간과 전실 간에, 전실과 비음압구역 간의 음압차를 각각 -2.5 pa(-0.255 mmAq) 이상 유지할 것

나. 음압병상이 있는 공간과 전실은 1시간에 6회 이상 환기할 것

다. 배수처리집수조에 있는 물은 소독하거나 멸균한 후 방류할 것

비고
음압병실의 설치·운영기준에 필요한 세부사항은 질병관리본부장이 정하여 고시한다.

시행규칙 [별표 5]

소독의 기준(제35조제1항, 제36조제2항 및 제40조제1항 관련)

1. 콜레라, 장티푸스, 파라티푸스, 세균성이질, 장출혈성대장균, A형간염의 경우

가. 분뇨, 토사물(吐瀉物) 및 이의 처치에 사용한 기구·천·종이 등

나. 시체

다. 감염병환자 또는 시체에 사용한 의류, 침구, 운반기구 등

라. 간호인 또는 감염병환자와 접촉한 사람 및 이들이 사용한 의류, 침구 등
마. 감염병환자의 음식물찌꺼기, 감염병환자가 사용한 식기, 기구, 서적 등
바. 병실의 바닥 등
사. 우물, 주방, 주방기구, 물통 등
아. 화장실, 수세변기구, 쓰레기통, 하수구 등 불결한 장소
자. 옥내 및 옥외에 대한 청소
차. 고인 물이나 습기가 찬 장소에 대한 매몰 또는 배수
카. 실내의 충분한 채광 및 환기

2. 성홍열, 디프테리아, 수막구균성수막염의 경우

가. 콧물, 가래침, 고름, 부스럼딱지 및 이의 처치에 사용한 기구, 천, 종이 등
나. 시체
다. 감염병환자 또는 시체에 사용한 의류, 침구, 운반기구 등
라. 간호인 또는 감염병환자와 접촉한 사람 및 이들이 사용한 의류, 침구 등
마. 감염병환자의 음식물찌꺼기, 감염병환자가 사용한 식기, 기구, 서적 등
바. 병실의 바닥, 기구, 벽 등
사. 옥내 및 옥외에 대한 청소
아. 고인 물이나 습기가 찬 장소에 대한 매몰 또는 배수
자. 실내의 충분한 채광 및 환기

3. 발진티푸스의 경우

가. 콧물, 가래침 및 이의 처치에 사용한 기구·천·종이 등
나. 시체
다. 감염병환자 또는 시체에 사용한 의류, 침구, 운반기구 등
라. 간호인 또는 감염병환자와 접촉한 사람 및 이들이 사용한 의류, 침구 등
마. 병실의 바닥 등
바. 이가 서식하기 쉬운 물건
사. 옥내 및 옥외에 대한 청소
아. 고인 물이나 습기가 찬 장소에 대한 매몰 또는 배수
자. 실내의 충분한 채광 및 환기

4. 페스트의 경우

가. 혈액, 콧물, 가래침, 고름 및 이의 처치에 사용한 기구·천·종이 등
나. 시체
다. 감염병환자 또는 시체에 사용한 의류, 침구, 운반기구 등
라. 간호인 또는 감염병환자와 접촉한 사람 및 이들이 사용한 의류, 침구 등
마. 감염병환자가 사용한 식기, 기구, 서적 등
바. 병실의 바닥, 기구, 벽 등
사. 서족(鼠族)이 서식하거나 지나다니는 장소
아. 이가 서식하기 쉬운 물건 또는 장소
자. 옥내 및 옥외에 대한 청소
차. 고인 물이나 습기가 찬 장소에 대한 매몰 또는 배수
카. 실내의 충분한 채광 및 환기

5. 일본뇌염, 말라리아의 경우

가. 하수구, 고인 물, 잡초, 농수로 등
나. 모기가 발생하고 서식하기 쉬운 장소
다. 옥내 및 옥외에 대한 청소
라. 고인 물이나 습기가 찬 장소에 대한 매몰 또는 배수
마. 실내의 충분한 채광 및 환기

시행규칙 [별표 6]

소독의 방법(제35조제2항, 제36조제3항 및 제40조제1항 관련)

1. 청소

오물 또는 오염되었거나 오염이 의심되는 물건을 수집하여 「폐기물관리법」에 따라 위생적인 방법으로 안전하게 처리해야 한다.

2. 소독

가. 소각

오염되었거나 오염이 의심되는 소독대상 물건 중 소각해야 할 물건을 불에 완전히 태워야 한다.

나. 증기소독

유통증기(流通蒸氣)를 사용하여 소독기 안의 공기를 빼고 1시간 이상 섭씨 100도 이상의 습열소독을 해야 한다. 다만, 증기소독을 할 경우 더럽혀지고 손상될 우려가 있는 물건은 다른 방법으로 소독을 해야 한다.

다. 끓는 물 소독

소독할 물건을 30분 이상 섭씨 100도 이상의 물속에 넣어 살균해야 한다.

라. 약물소독

다음의 약품을 소독대상 물건에 뿌려야 한다.

1) 석탄산수(석탄산 3% 수용액)
2) 크레졸수(크레졸액 3% 수용액)
3) 승홍수(승홍 0.1%, 식염수 0.1%, 물 99.8% 혼합액)
4) 생석회(대한약전 규격품)
5) 크롤칼키수(크롤칼키 5% 수용액)
6) 포르마린(대한약전 규격품)
7) 그 밖의 소독약을 사용하려는 경우에는 석탄산 3% 수용액에 해당하는 소독력이 있는 약제를 사용해야 한다.

마. 일광소독

의류, 침구, 용구, 도서, 서류나 그 밖의 물건으로서 가목부터 라목까지의 규정에 따른 소독방법을 따를 수 없는 경우에는 일광소독을 해야 한다.

3. 질병매개곤충 방제(防除)

가. 물리적 · 환경적 방법

1) 서식 장소를 완전히 제거하여 질병매개곤충이 서식하지 못하게 한다.
2) 질병매개곤충의 발생이나 유입을 막기 위한 시설을 설치해야 한다.
3) 질병매개곤충의 종류에 따른 적절한 덫을 사용하여 밀도를 낮추어야 한다.

나. 화학적 방법

1) 질병매개곤충에 맞는 곤충 성장 억제제 또는 살충제를 사용하여 유충과 성충을 제거해야 한다.
2) 잔류성 살충제를 사용하여 추가적인 유입을 막아야 한다.
3) 살충제 처리가 된 창문스크린이나 모기장을 사용해야 하다.

다. 생물학적 방법

1) 모기 방제를 위하여 유충을 잡아먹는 천적(미꾸라지, 송사리, 잠자리 유충 등)을 이용한다.
2) 모기유충 서식처에 미생물 살충제를 사용한다.

4. 쥐의 방제

가. 위생적 처리

1) 음식 찌꺼기통이나 쓰레기통의 용기는 밀폐하거나 뚜껑을 덮어 먹이 제공을 방지해야 한다.
2) 쓰레기 더미, 퇴비장, 풀이 우거진 담장 등의 쥐가 숨어있는 곳을 사전에 제거함으로써 서식처를 제거한다.

나. 건물의 출입문, 환기통, 배관, 외벽, 외벽과 창문 및 전선 등을 통하여 쥐가 침입하지 못하도록 방서처리(防鼠處理)를 해야 한다.

다. 살서제(殺鼠劑)를 적당량 사용하여 쥐를 방제한다.

5. 소독약품의 사용

살균 · 살충 · 구서 등의 소독에 사용하는 상품화된 약품은 「약사법」 제2조제7호 다목에 해당하는 의약외품으로서 식품의약품안전처장의 허가를 받은 제품을 용법 · 용량에 따라 안전하게 사용해야 한다.

시행규칙 [별표 7]

소독횟수 기준(제36조제4항 관련)

소독을 해야 하는 시설의 종류	소독횟수	
	4월부터 9월까지	10월부터 3월까지
1. 「공중위생관리법」에 따른 숙박업소(객실 수 20실 이상인 경우만 해당한다), 「관광진흥법」에 따른 관광숙박업소 2. 「식품위생법 시행령」 제21조제8호(마목은 제외한다)에 따른 식품접객업 업소(이하 "식품접객업소"라 한다) 중 연면적 300제곱미터 이상의 업소 3. 「여객자동차 운수사업법」에 따른 시내버스·농어촌버스·마을버스·시외버스·전세버스·장의자동차, 「항공법」에 따른 항공기와 공항시설, 「해운법」에 따른 여객선, 「항만법」에 따른 연면적 300제곱미터 이상의 대합실, 「철도사업법」 및 「도시철도법」에 따른 여객운송 철도차량과 역사(驛舍) 및 역 시설 4. 「유통산업발전법」에 따른 대형마트, 전문점, 백화점, 쇼핑센터, 복합쇼핑몰, 그 밖의 대규모 점포와 「전통시장 및 상점가 육성을 위한 특별법」에 따른 전통시장 5. 종합병원·병원·요양병원·치과병원 및 한방병원	1회 이상/1개월	1회 이상/2개월
6. 「식품위생법」 제2조제12호에 따른 집단급식소(한 번에 100명 이상에게 계속적으로 식사를 공급하는 경우만 해당한다) 6의2. 「식품위생법 시행령」 제21조제8호마목에 따른 위탁급식영업을 하는 식품접객업소 중 연면적 300제곱미터 이상의 업소 7. 「건축법 시행령」 별표 1 제2호라목에 따른 기숙사 7의2. 「소방시설 설치·유지 및 안전관리에 관한 법률 시행령」 별표 2 제8호가목에 따른 합숙소(50명 이상을 수용할 수 있는 경우만 해당한다) 8. 「공연법」에 따른 공연장(객석 수 300석 이상인 경우만 해당한다) 9. 「초·중등교육법」 제2조 및 「고등교육법」 제2조에 따른 학교 10. 「학원의 설립·운영 및 과외교습에 관한 법률」에 따른 연면적 1천제곱미터 이상의 학원 11. 연면적 2천제곱미터 이상의 사무실용 건축물 및 복합용도의 건축물 12. 「영유아보육법」에 따른 어린이집 및 「유아교육법」에 따른 유치원(50명 이상을 수용하는 어린이집 및 유치원만 해당한다)	1회 이상/2개월	1회 이상/3개월
13. 「주택법」에 따른 공동주택(300세대 이상인 경우만 해당한다)	1회 이상/3개월	1회 이상/6개월

시행규칙 [별표 8]

소독업의 시설·장비 및 인력 기준(제37조제1항 관련)

1. 시설: 사무실 및 사무실과 구획된 창고를 갖추되, 창고시설은 다음 각 목의 기준에 따른다.
  가. 사람이 생활하는 장소와 구획되어야 한다.
  나. 환기 및 잠금 설비가 있어야 한다.

2. 장비
  가. 휴대용 초미립자살충제 살포기 1대 이상
  나. 휴대용 연막소독기 2대 이상
  다. 삭제
  라. 수동식 분무기 3대 이상
  마. 방독면 및 보호용 안경 각각 5개 이상
  바. 보호용 의복(상·하) 5벌 이상
  사. 진공청소기 등 청소 및 소독에 필요한 기계·기구

3. 인력: 대표자 외에 소독업무 종사자 1명 이상

시행규칙 [별표 9]

교육과정(제41조제1항 및 제2항 관련)

교육대상	교육내용	교육시간
소독업자 및 소독업무 종사자	「감염병의 예방 및 관리에 관한 법률」, 감염병관리정책, 공중보건, 환경위생, 소독 장비 및 약품의 종류와 사용법, 소독대상 미생물과 소독방법, 쥐·벌레 등의 생태와 이를 없애는 방법, 소독작업의 안전수칙 및 해독방법. 다만, 공중보건 및 환경위생은 소독업자에만 해당한다.	16시간
〈보수교육〉 소독업무 종사자	「감염병의 예방 및 관리에 관한 법률」, 감염병관리정책, 소독 장비 및 약품의 종류와 사용법, 소독 실무 및 안전관리	8시간

시행규칙 [별표 10]

행정처분기준(제42조 관련)

Ⅰ. 일반기준

1. 위반사항이 2개 이상인 경우에는 그 중 가장 무거운 처분을 한다.
2. 영업정지처분을 받은 자가 영업정지기간에 영업행위를 한 사실이 적발되었거나, 영업정지처분을 받은 후 6개월 이내에 다시 같은 위반행위를 한 경우에는 최초 영업정지 처분기간의 2분의 1까지 가중하여 처분한다.
3. 1년 이내에 3회 이상 영업정지처분을 받은 경우에는 그 영업소를 폐쇄한다.
4. 위반행위의 횟수에 따른 행정처분기준은 해당 위반행위가 있는 날 이전 최근 1년간 같은 위반행위로 행정처분을 받은 경우에 적용한다.

Ⅱ. 개별기준

위반사항	근거 법령	행정처분		
		1차	2차	3차
1. 법 제52조제1항에 따른 소독업의 신고를 하지 않은 경우	법 제59조제1항 및 제2항			
가. 영업신고를 하지 않은 경우		영업소 폐쇄		
나. 변경신고를 하지 않은 경우		시정명령	영업정지 1개월	영업정지 3개월
2. 법 제52조제1항에 따른 시설·장비 및 인력 기준을 갖추지 못한 경우	법 제59조제1항	시정명령	영업정지 1개월	영업정지 3개월
3. 법 제53조에 따른 휴업, 폐업 또는 재개업 신고를 하지 않은 경우	법 제59조제1항	시정명령	영업정지 1개월	영업정지 3개월
4. 법 제54조에 따른 소독의 기준 및 방법 등을 위반한 경우	법 제59조제1항			
가. 소독의 기준 및 방법에 따르지 않고 소독을 실시한 경우		영업정지 1개월	영업정지 3개월	영업소 폐쇄
나. 소독실시 사항을 기록·보존하지 않은 경우		시정명령	영업정지 1개월	영업정지 3개월
5. 법 제55조에 따른 소독교육에 관한 의무를 위반한 경우	법 제59조제1항			
가. 소독업자가 교육을 받지 않은 경우		시정명령	영업정지 3개월	
나. 소독업자가 소독업무 종사자에게 교육을 받게 하지 않은 경우		시정명령	영업정지 1개월	
6. 법 제57조제1항에 따른 관계 서류의 제출 요구에 따르지 않거나 소속 공무원의 검사 및 질문을 거부·방해 또는 기피한 경우	법 제59조제1항	시정명령	영업정지 1개월	영업정지 3개월

3 후천성면역결핍증 예방법

•학습목표

중분류	번호	소분류	국시원 출제 범위	직접 관련	간접 관련
총칙	1	후천성면역결핍증 예방법 관련 용어를 정의한다.			○
신고 및 보고	2	의사 또는 의료기관 등의 신고를 설명한다.	○	○	
	3	감염인에 대한 비밀누설금지를 설명한다.	○	○	
검진	4	후천성면역결핍증 검진 및 검진결과 통보를 설명한다.	○	○	
	5	혈액, 장기, 조직등의 검사를 설명할 수 있다.	○		○
감염자의 보호 · 지원	6	감염인의 치료권고를 설명한다.	○		○
	7	감염인의 치료 및 보호조치를 설명한다.	○		○
보칙	8	감염인의 취업제한 및 전파매개행위금지를 설명한다.			○

[1987. 11. 28. 법률 제3943호 제정]

후천성면역결핍증 예방법	타법개정 2018. 3. 27. 법률 제15534호 일부개정 2017. 4. 18. 법률 제14780호 일부개정 2013. 4. 5. 법률 제11749호

[1988. 6. 18. 대통령령 제12471호 제정]

후천성면역결핍증 예방법 시행령	타법개정 2019. 7. 2. 태통령령 제29950호 타법개정 2017. 3. 27. 대통령령 제27960호 타법개정 2015. 11. 30. 대통령령 제20679호

[1990. 11. 6. 보건사회부령 제858호 제정]

후천성면역결핍증 예방법 시행규칙	타법개정 2013. 3. 23. 보건복지부령 제185호 타법개정 2010. 3. 19. 보건복지부령 제1호 일부개정 2008. 9. 5. 보건복지가족부령 제59호

3 핵심정리 및 예상문제

❑ 제정 목적

1) 후천성면역결핍증의 예방·관리에 관하여 필요한 사항을 정함
2) 감염인의 보호·지원에 관하여 필요한 사항을 정함
3) 국민건강의 보호에 이바지함

1. 용어 정의

감염인	인체면역결핍바이러스에 감염된 자
후천성면역결핍증 환자	감염인 중 대통령령으로 정하는 후천성면역결핍증 특유의 임상증상이 나타난 자(세포면역기능에 결함, 주폐포자충폐렴(住肺胞子蟲肺炎), 결핵 등의 기회감염 /기회질환이 있는 경우)

1. AIDS 예방법의 목적이 아닌 것은?
   1) 감염인의 보호
   2) 감염인의 지원
   3) 감염인의 관리
   4) 국민건강보호에 기여
   5) 후천성면역결핍증의 예방

2. AIDS 환자란?
   1) 양성반응자
   2) 후천성면역결핍증에 감염된 자
   3) 감염인 중 특유의 임상증상이 있는 자
   4) 후천성면역결핍증에 감염되어 항체가 형성된 자
   5) 세포면역기능에 결함이 없어도 주폐포자충폐렴 등의 기회질환이 있는 자

3. 보건소에 방문한 지역주민이 간호사에게 AIDS 환자에 대해 질문하였다. 이에 대한 간호사의 올바른 대답은?
   1) 후천성면역결핍증 의사환자
   2) 인간면역결핍바이러스를 보유하고 있는 자
   3) 인간면역결핍바이러스 항체를 보유하고 있는 자
   4) 인간면역결핍바이러스 항원을 보유하고 있는 자
   5) 세포면역기능에 결함이 있고, 주폐포자충폐렴, 결핵 등의 기회감염이 있는 자

4. 후천성면역결핍증 예방법에서 감염인이라는 용어의 뜻은?
   1) 인체면역결핍바이러스에 감염된 자
   2) 인체면역결핍바이러스에 감염되어 증상을 나타내는 자
   3) 인체면역결핍바이러스에 감염되어 세포면역기능에 결함을 나타내는 자
   4) 인체면역결핍바이러스에 감염되어 주폐포자충폐렴의 질환을 나타내는 자
   5) 인체면역결핍바이러스에 감염되어 보건복지부령으로 정하는 특유의 증상을 나타내는 자

ANSWER 1. 3) 2. 3) 3. 5) 4. 1)

❑ 국가 · 지방자치단체 및 국민의 의무

구분	내용
국가/지방자치단체	▪ AIDS 예방/관리와 감염인의 보호/지원을 위한 대책을 수립 · 시행 ▪ 감염인에 대한 차별/편견 방지와 AIDS 예방을 위한 교육/홍보 실시 ▪ 국제사회와 협력하여 AIDS 예방/치료를 위한 활동에 기여
국민	▪ AIDS에 관한 올바른 지식을 가지고 예방을 위한 주의 ▪ 국가/지방자치단체의 조치에 적극 협력
국가/지방자치단체/국민	▪ 감염인의 인간으로서의 존엄과 가치를 존중하고 그 기본적 권리를 보호 ▪ 이 법에서 정한 이외의 불이익을 주거나 차별대우를 하여서는 안됨
사용자	▪ 근로자가 감염인이라는 이유로 근로관계에 있어서 법률로 정한 것 외의 불이익을 주거나 차별대우를 하여서는 안됨

5. 특수업태부들이 많이 살고 있는 D구에 AIDS에 대하여 D 구청장이 행해야 하는 의무로 옳은 것은?

1) 국가의 조치에 적극 협력함
2) 근로관계에서 불이익을 주지 않음
3) 감염인 보호, 지원을 위한 대책을 수립함
4) 올바른 지식을 가지고 예방을 위한 주의함
5) 후천성면역결핍증 감염인은 국민의 보호를 위하여 반드시 격리함

6. AIDS 예방법에서 정한 국민의 의무는?

1) 국제사회의 협력
2) AIDS 예방을 위한 교육 · 홍보 실시
3) AIDS 예방/치료를 위한 활동에 기여
4) 국가/지방자치단체의 조치에 적극 협력
5) AIDS 예방관리와 감염인의 보호/지원을 위한 대책 수립

ANSWER 5. 3) 6. 2)

2. 의사 또는 의료기관 등의 신고 및 보고

1) 신 고

신고자	사유	절차 및 신고사항
의사/의료기관	진단/검안	신고(24시간 이내) ▪ 의사 또는 의료기관 ⟶ 관할 보건소장 지도(전파방지방법) ▪ 의사 또는 의료기관 ⟶ 감염인, 배우자(사실혼포함), 성접촉자 *** 신고사항** ▪ 진단방법, 주요 증상/주요 감염경로 ▪ 진단 및 초진연월일 ▪ 가검물번호 ▪ 사망/검안연월일과 검안 내용(사체검안) ▪ 의사 성명/의료기관의 주소 및 명칭
	사망	신고(24시간 이내) ▪ 의사 또는 의료기관 ⟶ 관할 보건소장 *** 신고사항** ▪ 사망자의 성명 · 주민등록번호 및 주소 ▪ 사망연월일 및 사망 전의 주요증상 ▪ 사망 전 진단한 의료기관 명칭/소재, 진단의사성명
발견자/기관장	학술연구/혈액검사	신고(24시간 이내) ▪ 발견자, 기관장 ⟶ 보건복지부장관 *** 신고사항** ▪ 연구/검사의 방법 및 연구/검사연월일 ▪ 연구/검사자의 성명과 기관의 주소 및 명칭

2) 보고

보건소장 → 특별자치시장 · 특별자치도지사 → 보건복지부장관

시장 · 군수 · 구청장 → 시 · 도지사 → 보건복지부장관

8. 의사가 AIDS 환자에 대해 보건소장에게 신고해야 하는 경우는?

1) 전직 시
2) 입원 시
3) 치료 시
4) 사체검안 시
5) 주소 이전 시

10. M시에 있는 병원에 근무 중인 의사 A씨는 입원환자 B씨를 진료하던 중 AIDS에 감염되었음을 진단하게 되었다. 이때 취해진 조치로 옳지 않은 것은?

1) 의사 A씨는 관할 보건소장에게 신고함
2) 신고를 받은 보건소장은 시장에게 보고함
3) 의사 A씨는 감염인의 직장동료에게 전파방지방법을 지도함
4) 의사 A씨는 감염인의 성접촉자에게 전파방지방법을 지도함
5) 환자 B씨가 사망하게 되자 의사 A씨는 관할 보건소장에게 신고함

11. 입원 중이던 환자의 AIDS 감염 진단 시 조치와 신고절차로 옳은 것은?

1) 의사는 환자와 성접촉자를 격리함
2) 의료기관의 장은 보건소장에게 신고함
3) 보건소장은 보건복지부장관에게 보고함
4) 의료기관장은 보건복지부장관에게 신고함
5) 의사는 환자사망 시 · 군 · 구청장에게 신고함

12. 감염인 신고의무자가 아닌 자는?

1) 감염인을 진단한 의사
2) 감염인을 진단한 의료기관
3) 감염 사실을 알게 된 세대주
4) 감염인의 사체를 검안한 의사
5) 학술연구를 통해 감염인을 발견한 연구자

14. 감염인을 진단한 의사는 누구에게 신고해야 하는가?

1) 보건시장
2) 보건소장
3) 시 · 도지사
4) 질병관리본부장
5) 시장 · 군수 · 구청장

15. 감염인이 사망한 경우 의사 또는 의료기관은 누구에게 신고해야 하는가?

1) 보건소장
2) 보건복지부장관
3) 시 · 도지사
4) 시장 · 군수 · 구청장
5) 의료기관장

ANSWER 8. 4) 10. 3) 11. 2) 12. 3) 14. 2)

16. 감염인이 사망한 경우 신고해야 할 사항이 아닌 것은?

1) 사망연월일
2) 사망자의 주소
3) 사망 전 주요증상
4) 사망자 가족의 성명
5) 사망자의 성명, 주민등록번호

18. 혈액검사에 의하여 감염인을 발견하였을 경우 누구에게 신고해야 하는가?

1) 보건소장
2) 시·도지사
3) 보건복지부장관
4) 해당 의료기관장
5) 시장·군수·구청장

20. 감염을 진단한 의사가 AIDS의 전파방지에 필요한 사항을 준수하도록 지도해야 할 대상자는?

1) 직장 동료
2) 감염인의 자녀
3) 감염인의 부모
4) 감염인과 배우자
5) 감염인의 형제자매

21. AIDS 감염인의 사체를 검안한 의사가 보건소장에게 신고하는 사항으로 해당되지 않는 것은?

1) 가검물 번호
2) 감염인의 주요 증상
3) 감염인에 대한 치료방법
4) 감염인에 대한 진단방법
5) 감염인의 주요 감염경로

3. 비밀누설금지

시기	▪재직 중에는 물론 퇴직 후에도
대상자	▪국가/지자체에서 AIDS 예방·관리와 감염인의 보호·지원 사무 종사자 ▪감염인의 진단·검안·진료 및 간호에 참여한 자 ▪감염인에 관한 기록을 유지·관리자

22. AIDS 예방법에서 정하고 있는 비밀유지의 의무에 해대한 설명으로 옳지 않은 것은?

1) 보건소에서 감염자를 진단한 의사는 재직 중 비밀을 유지해야 함
2) 의료기관에서 감염자를 간호한 간호사는 재직 중 비밀을 유지해야 함
3) 의료기관에서 감염자를 간호한 간호사는 퇴직 후 비밀을 누설해도 됨
4) 보건소에서 후천성 면역결핍증 예방에 관한 업무에 종사하고 있는 직원은 재직 중 비밀을 유지해야 함
5) 보건소에서 후천성 면역결핍증 감염인에 관한 기록관리 업무에 종사한 사무원은 퇴직 후 비밀을 유지해야 함

ANSWER 15. 1) 16. 4) 18. 3) 20. 4) 21. 3) 22. 3)

4. 검진 및 검진결과 통보

1) 검진

<table>
<tr><td>검진 실시자</td><td colspan="3">보건복지부장관, 시・도지사(특별시장・광역시장・특별자치시장・도지사 또는 특별자치도지사), 시장・군수・구청장</td></tr>
<tr><td colspan="2">검진대상자</td><td>검진 유형</td><td>시기</td></tr>
<tr><td colspan="2" rowspan="2">▪ 공중과 접촉이 많은 업소에 종사하는 자
・성매개 감염병 검진 대상자</td><td>정기 검진</td><td>6개월 간격 2회/년</td></tr>
<tr><td>수시 검진</td><td rowspan="2">검진 기일 5일 전까지 통보</td></tr>
<tr><td colspan="2">▪ 충분한 사유가 있는 자/감염되기 쉬운 환경에 있는 자
・감염인의 배우자(사실혼 포함) 및 성 접촉자
▪ 그밖에 후천성면역결핍증의 예방을 위하여 검진이 필요하다고 보건복지부장관이 인정하는 사람</td><td>검진</td></tr>
<tr><td colspan="2">▪ 음성확인서를 제시 못한 해외 입국 외국인인 장기체류자
・91일 이상 수입목적으로 한 연예・운동경기 등
・재난상륙허가의 대상자
* 음성확인서
▪ 입국 전 1월 이내에 발급
▪ 각국 공공검사기관이나 의료기관에서 영문으로 발급
▪ 배우자 동반자 제외</td><td>검진</td><td>입국 후 72시간 이내</td></tr>
</table>

23. AIDS에 검진 대상자로 옳지 않은 것은?

1) 식품접객업 종사자
2) 안마시술소 여성종업원
3) AIDS에 감염되기 쉬운 환경에 있는 자
4) AIDS에 감염되었다고 판단되는 충분한 사유가 있는 자
5) 해외에서 입국하는 외국인 중 장기체류 하는 자로 AIDS 음성확인서를 제시하지 못한 자

24. AIDS 검진 대상에 해당되지 않는 자는?

1) 공중과 접촉이 많은 업소에 종사하는 자
2) 국외 항해를 위해 취항하여 승무하는 자
3) 후천성면역결핍증에 감염되기 쉬운 환경에 있는 자
4) 후천성면역결핍증에 감염되었다고 판단되는 충분한 사유가 있는 자
5) 해외에서 입국하는 외국인 중 장기체류자로 검사 음성확인서를 제시하지 못한 자

25. AIDS 검진 대상은?

1) 특수업태부
2) 수시검진 시 음성판정을 받은 감염인의 동거녀
3) 무역을 위해 1년간 국내에 체류하고자 입국하는 무역업자
4) 입국 2주 전에 발급받은 AIDS 음성확인서를 소지한 외국인
5) 영화촬영 차 6개월간 국내에 체류하고자 입국한 배우자를 동반한 외국인 영화배우

26. AIDS 수시검진 시 대상자에게 검진기일 며칠 전까지 통지해야 하는가?

1) 5일　2) 10일　3) 15일
4) 20일　5) 한 달

27. 음성확인서를 제시해야 하는 장기체류자는?

2) 30일간 국내 체류자
3) 재난상륙허가 대상자
1) 2개월간 체류하는 외국연예인
5) 6개월간 체류하는 외국무역업자
4) 6개월간 체류하는 배우자를 동반한 외국운동선수

28. 장기체류자가 AIDS 음성확인서를 제시하지 못하였을 때 몇 시간 내로 검진을 받아야 하는가?

1) 24시간　2) 36시간
3) 48시간　4) 60시간
5) 72시간

ANSWER 23. 1) 24. 2) 25. 1) 26. 1) 27. 2) 28. 5)

29. AIDS 음성확인서의 인정 요건이 아닌 것은?

1) 영문으로 발급된 것
2) 자국어로 발급된 것
4) 각국의 의료기관에서 발급된 것
3) 입국 전 1개월 이내에 발급된 것
5) 각국의 공공검사기관에서 발급된 것

30. 장기체류 외국인에 대한 AIDS과 관련된 조치로 옳은 것은?

1) AIDS 음성확인 시까지 공항에서 격리함
2) AIDS 특유의 증상이 없다면 입국이 가능함
3) 입국 전 1월 이내에 실시한 AIDS 음성확인서를 제출하도록 함
4) 배우자와 같이 입국한 경우에도 AIDS 음성확인서를 제시하여야 함
5) 보건복지부장관이 지정하는 기관에서 입국 후 48시간 내에 검진을 받도록 함

31. AIDS 예방을 위해 정기 또는 수시검진을 시행하여야 하는 자로 옳지 않은 자는?

1) 보건소장
2) 시 · 도지사
3) 시 · 군 · 구청장
4) 보건복지부장관
5) 특별자치시장 또는 특별자치도지사

32. AIDS 정기검진의 검진 간격은?

1) 1년에 1회
2) 3년에 1회
3) 2개월 간격으로 년 6회
4) 3개월 간격으로 년 4회
5) 6개월 간격으로 년 2회

2) 익명검진

구분	내용
고지 및 검진	▪ 익명검진 가능하다고 고지 ▪ 익명검진 신청 시 검진
신고	▪ 감염인이 있는 경우 보건소장에게 신고 ▪ 감염인의 정보는 익명으로 관리 *** 신고사항** ▪ 감염인의 성별 ▪ 확인진단일 ▪ 가검물번호 ▪ 검진의사 성명, 검진기관 주소, 명칭
보고	▪ 보건소장 → 특별자치도지사 → 보건복지부장관 ▪ 시장 · 군수 · 구청장 → 시도지사 → 보건복지부장관

3) 검진절차

(1) 검사기관
▪ 기록 작성, 보관(AIDS검사대장/익명검사대장/검사결과)
▪ 감염이 의심되는 가검물을 발견 → 확인검사 의뢰
(2) 확인검사기관
→ 검사결과를 의뢰기관에 통보
→ 감염 사실을 발견할 때에는 보건복지부장관에게 보고

*** 확인검사기관**
▪ 질병관리본부장
▪ 보건환경연구원의 장
▪ 보건복지부장관이 지정 · 고시하는 확인검사기관의 장

5) 검진결과 통보

피검진자 유형	통보를 받는 자 및 방법
피검진자	본인에게만 통보
군, 교정시설 등 공동생활자	해당 기관의 장에게 통보
미성년자, 심신미약자, 심신상실자	법정대리인에게 통보
감염인으로 판정받은 자	면접통보 등 검진결과의 비밀이 유지될 수 있는 방법으로 통보
근로자	사업주는 AIDS 검진결과서를 제출하도록 요구할 수 없음

ANSWER 29. 2) 30. 3) 31. 1) 32. 5)

5. 혈액·장기·조직 등의 검사

검진 의무자	검진대상	검진시기	검진절차
혈액원	채혈된 모든 혈액	채혈 후	후천성면역결핍증 감염여부를 검사 → 감염이 의심 → 확인검사기관장에게 검사를 의뢰하여 확인검사 (감염사실 발견 즉시 보건복지부장관에게 보고)
의사/의료기관	장기·조직 및 정액 기타 매개체	이식 전/정액제공 전/매개체 사용하기 전	
수입혈액제제/원료혈액제제를 수입하는 자	AIDS에 감염되어 않았다는 제품수출국가의 증빙서류를 첨부하지 않은 수입한 제품	통관 전	식품의약품안전처장의 검사

6. 치료권고

치료권고자	치료권고대상자	권고내용
보건복지부장관/시·도지사/시장·군수·구청장	감염인 중 타인에게 감염시킬 우려가 있는 자 ▪ 검진결과 감염인으로 판명된 사람으로서 검진을 받아야 할 업소에 종사하거나 종사할 가능성이 높은 감염인 ▪ 주의능력과 주위환경 등으로 보아 타인에게 감염시킬 우려가 있다고 인정되는 감염인 ▪ 생계유지능력이 없고, 타인에 의하여 부양 또는 보호를 받고 있지 아니한 감염인	전문진료기관 또는 요양시설에서 치료 또는 요양을 받도록 권고

34. 인체면역결핍바이러스의 감염 여부를 검사해야 되는 경우가 아닌 것은?

1) 정액제공
2) 조직이식
3) 태반반출
4) 수입혈액제제
5) 인공장기이식

35. 혈액제제 수입업자가 해당 제품 수출국가의 증명서류를 첨부하지 않은 수입혈액제제를 수입한 경우AIDS 감염여부를 누구에게 검사받아야 하는가?

1) 보건소장
2) 검역소장
3) 시·도지사
4) 보건복지부장관
4) 식품의약품안전처장

ANSWER 34. 3) 35. 5)

7. 치료 및 보호조치 등

치료/보호 조치자	치료/보호대상자	조치내용
보건복지부장관/ 시·도지사/ 시장·군수·구청장	치료권고에 응하지 아니하는 감염인 중 감염인의 주의능력과 주위환경 등으로 보아 타인에게 감염시킬 우려가 높은 자	치료 및 보호조치를 강제할 수 있음

8. 취업의 제한 및 전파매개행위의 금지

감염인	성매개 감염병에 관한 정기검진을 받아야 하는 업소에 종사할 수 없음
	혈액 또는 체액을 통하여 타인에게 전파매개행위를 하여서는 안됨
성매개 감염병 정기검진을 받아야 하는 업소 경영자	감염인/검진을 받지 않은 자를 그 업소에 종사하게 하여서는 안됨

36. AIDS 감염인의 취업에 관한 사항으로 옳은 것은?

1) 취업에 있어 제한이 없다.
2) 식품접객업에 종사할 수 없다.
3) 어린이 대상 업종에 종사할 수 없다.
4) 증상이 급격히 악화되는 시기에만 취업이 금지된다.
5) 성매개 감염병 정기검진을 받아야 하는 업소에 종사할 수 없다.

37. 후천성면역결핍증환자에게 금하는 전파매개 행위로 옳지 않은 것은?

1) 모유수유
2) 골수기증
3) 정자은행에 정액제공
4) 타인과 악수하는 행위
5) 응급환자에게 수혈을 하는 행위

38. 치료권고 대상자가 아닌 자는?

1) 검진을 받아야 할 업소에 종사하는 감염인
2) 생계 유지능력이 없어 타인의 부양을 받고 있는 감염인
3) 검진을 받아야 할 업소에 종사할 가능성이 높은 감염인
4) 생계유지능력이 없고, 타인에 의하여 보호를 받고 있지 않은 감염인
5) 주의능력으로 보아 타인에게 감염시킬 우려가 있다고 인정되는 감염인

39. 감염인 중 치료 및 보호조치를 강제할 수 있는 경우는?

1) 중증 감염인
5) 미성년자인 감염인
3) 생계유지능력이 없는 감염인
4) 검진업소에 종사할 가능성이 높은 감염인
2) 치료권고에 응하지 않고 타인에게 감염시킬 우려가 있는 감염인

40. 치료 및 보호조치권자에 해당하지 않는 사람은?

1) 시장
2) 구청장
3) 도지사
4) 보건소장
5) 보건복지부장관

❑ 감염인이 속한 가구의 생활보장

시행자	특별자치시장·특별자치도지사·시장·군수 또는 구청장
시기	감염인이 속한 가구의 소득인정액이 중위소득의 100분의 50 이하인 경우
내용	부양가족에게 급여를 실시함

41. 감염인 중 부양가족의 생계 유지가 곤란하다고 인정될 때에 부양가족의 생활보호에 필요한 조치를 취해야 하는 자는?

1) 읍장
2) 도지사
3) 보건복지부장관
4) 시장·군수·구청장
5) 식품의약품안정처장

ANSWER 36. 5) 37. 4) 38. 2) 39. 5) 40. 4) 41. 4)

3 후천성면역결핍증 예방법

시행령 · 시행규칙

앞으로 시행될 법령
[법률 제15534호, 2018.3.27., 타법개정][시행일 2020.1.1.]

제1장 총 칙

제1조 [목 적] 이 법은 후천성면역결핍증의 예방·관리와 그 감염인의 보호·지원에 필요한 사항을 정함으로써 국민건강의 보호에 이바지함을 목적으로 한다.

시행령

영제1조 (목 적) 이 영은 「후천성면역결핍증 예방법」에서 위임된 사항과 그 시행에 필요한 사항을 규정함을 목적으로 한다.

시행규칙

칙제1조 (목 적) 이 규칙은 「후천성면역결핍증 예방법」 및 동법 시행령에서 위임된 사항과 그 시행에 관하여 필요한 사항을 규정함을 목적으로 한다.

제2조 [정 의] 이 법에서 사용하는 용어의 뜻은 다음과 같다.

1. "감염인"이란 인체면역결핍바이러스에 감염된 사람을 말한다.
2. "후천성면역결핍증환자"란 감염인 중 대통령령으로 정하는 후천성면역결핍증 특유의 임상증상이 나타난 사람을 말한다.

시행령

영제2조 (임상증상) 「후천성면역결핍증 예방법」(이하 "법"이라 한다) 제2조제2호에서 "대통령령으로 정하는 후천성면역결핍증 특유의 임상증상"이란 세포면역기능에 결함이 있고, 주폐포자충폐렴(住肺胞子蟲肺炎), 결핵 등의 기회감염 또는 기회질환이 있는 경우를 말한다.

제3조 [국가·지방자치단체 및 국민의 의무] ① 국가와 지방자치단체는 후천성면역결핍증의 예방·관리와 감염인의 보호·지원을 위한 대책을 수립·시행하고 감염인에 대한 차별 및 편견의 방지와 후천성면역결핍증의 예방을 위한 교육과 홍보를 하여야 한다.

② 국가와 지방자치단체는 국제사회와 협력하여 후천성면역결핍증의 예방과 치료를 위한 활동에 이바지하여야 한다.

③ 국민은 후천성면역결핍증에 관한 올바른 지식을 가지고 예방을 위한 주의를 하여야 하며, 국가나 지방자치단체가 이 법에 따라 하는 조치에 적극 협력하여야 한다.

④ 제1항부터 제3항까지의 경우에 국가·지방자치단체 및 국민은 감염인의 인간으로서의 존엄과 가치를 존중하고 그 기본적 권리를 보호하며, 이 법에서 정한 사항 외의 불이익을 주거나 차별대우를 하여서는 아니 된다.

⑤ 사용자는 근로자가 감염인이라는 이유로 근로관계에 있어서 법률에서 정한 사항 외의 불이익을 주거나 차별대우를 하여서는 아니 된다.

제4조 삭제

제2장 신고 및 보고

제5조 [의사 또는 의료기관 등의 신고] ① 감염인을 진단하거나 감염인의 사체를 검안한 의사 또는 의료기관은 보건복지부령으로 정하는 바에 따라 즉시 진단·검안 사실을 관할 보건소장에게 신고하고, 감염인과 그 배우자(사실혼 관계에 있는 사람을 포함한다. 이하 같다) 및 성 접촉자에게 후천성면역결핍증의 전파 방지에 필요한 사항을 알리고 이를 준수하도록 지도하여야 한다. 이 경우 가능하면 감염인의 의사(意思)를 참고하여야 한다.

② 학술연구 또는 제9조에 따른 혈액 및 혈액제제(血液製劑)에 대한 검사에 의하여 감염인을 발견한 사람이나 해당 연구 또는 검사를 한 기관의 장은 보건복지부령으로 정하는 바에 따라 즉시 보건복지부장관에게 신고하여야 한다.

③ 감염인이 사망한 경우 이를 처리한 의사 또는 의료기관은 보건복지부령으로 정하는 바에 따라 즉시 관할 보건소장에게 신고하여야 한다.

④ 제1항 및 제3항에 따라 신고를 받은 보건소장은 특별자치시장 · 특별자치도지사 · 시장 · 군수 또는 구청장(자치구의 구청장을 말한다. 이하 같다)에게 이를 보고하여야 하고, 보고를 받은 특별자치시장 · 특별자치도지사는 보건복지부장관에게, 시장 · 군수 · 구청장은 특별시장 · 광역시장 또는 도지사를 거쳐 보건복지부장관에게 이를 보고하여야 한다.

참고 **법 제27조 [벌 칙] 제1호** 제5조를 위반하여 신고를 하지 아니하거나 거짓으로 신고를 한 자: 1년 이하의 징역 또는 1천만원 이하의 벌금.

제5조 [의사 또는 의료기관 등의 신고] ① 감염인을 진단하거나 감염인의 사체를 검안한 의사 또는 의료기관은 보건복지부령으로 정하는 바에 따라 24시간 이내에 진단 · 검안 사실을 관할 보건소장에게 신고하고, 감염인과 그 배우자(사실혼 관계에 있는 사람을 포함한다. 이하 같다) 및 성 접촉자에게 후천성면역결핍증의 전파 방지에 필요한 사항을 알리고 이를 준수하도록 지도하여야 한다. 이 경우 가능하면 감염인의 의사(意思)를 참고하여야 한다.

② 학술연구 또는 제9조에 따른 혈액 및 혈액제제(血液製劑)에 대한 검사에 의하여 감염인을 발견한 사람이나 해당 연구 또는 검사를 한 기관의 장은 보건복지부령으로 정하는 바에 따라 24시간 이내에 보건복지부장관에게 신고하여야 한다.

③ 감염인이 사망한 경우 이를 처리한 의사 또는 의료기관은 보건복지부령으로 정하는 바에 따라 24시간 이내에 관할 보건소장에게 신고하여야 한다.

시행일 2020.1.1.

시행규칙

칙 **제2조 (의사 또는 의료기관 등의 신고)** ① 「후천성면역결핍증 예방법」(이하 "법"이라 한다) 제5조제1항에 따라 감염인을 진단하거나 감염인의 사체를 검안한 의사 또는 의료기관은 다음 각 호의 사항을 별지 제1호서식에 따라 관할 보건소장에게 신고하여야 한다.

1. 감염인에 대한 진단방법, 주요 증상 및 주요 감염경로
2. 감염인에 대한 진단 및 초진연월일
3. 가검물번호
4. 감염인의 사망 및 검안연월일과 검안 내용(사체를 검안한 경우로 한정한다)
5. 진단한 의사의 성명과 그가 종사하는 의료기관의 주소 및 명칭

② 법 제5조제2항에 따라 학술연구 또는 혈액 및 혈액제제에 대한 검사에 의하여 감염인을 발견한 자나 해당 연구 또는 검사를 실시한 기관의 장은 다음 각 호의 사항을 별지 제1호의2서식에 따라 즉시 보건복지부장관에게 신고하여야 한다.

1. 연구 또는 검사의 방법 및 연구 또는 검사연월일
2. 연구 또는 검사자의 성명과 그가 종사하는 기관의 주소 및 명칭

③ 법 제5조제3항에 따라 감염인이 사망한 경우 이를 처리한 의사 또는 의료기관은 다음 각 호의 사항을 별지 제1호서식에 따라 즉시 관할 보건소장에게 신고하여야 한다.

1. 사망자의 성명 · 주민등록번호 및 주소
2. 사망연월일 및 사망 전의 주요증상
3. 사망 전 감염인을 진단한 의료기관의 명칭 및 소재지와 진단한 의사의 성명

④ 제1항부터 제3항까지의 규정에도 불구하고 필요한 경우 구두 · 전화 등의 방법으로 신고할 수 있되, 신고 후 지체 없이 별지 제1호서식 또는 별지 제1호의2서식에 따라 신고서를 제출하여야 한다.

제6조 삭제

제7조 [비밀 누설 금지] 다음 각 호의 어느 하나에 해당하는 사람은 이 법 또는 이 법에 따른 명령이나 다른 법령에서 정하고 있는 경우 또는 본인의 동의가 있는 경우를 제외하고는 재직 중에는 물론 퇴직 후에도 감염인에 대하여 업무상 알게 된 비밀을 누설하여서는 아니 된다.

1. 국가 또는 지방자치단체에서 후천성면역결핍증의 예방 · 관리와 감염인의 보호 · 지원에 관한 사무에 종사하는 사람
2. 감염인의 진단 · 검안 · 진료 및 간호에 참여한 사람
3. 감염인에 관한 기록을 유지 · 관리하는 사람

참고 **법 제26조 [벌 칙] 제1호** 제7조를 위반하여 비밀을 누설한 사람: 3년 이하의 징역 또는 3천만원 이하의 벌금.

제3장 검 진

제8조[검 진] ① 보건복지부장관, 특별시장·광역시장·특별자치시장·도지사 또는 특별자치도지사(이하 "시·도지사"라 한다), 시장·군수·구청장은 공중(公衆)과 접촉이 많은 업소에 종사하는 사람으로서 제2항에 따른 검진 대상이 되는 사람에 대하여 후천성면역결핍증에 관한 정기검진 또는 수시검진을 하여야 한다.

② 보건복지부장관, 시·도지사, 시장·군수·구청장은 후천성면역결핍증에 감염되었다고 판단되는 충분한 사유가 있는 사람 또는 후천성면역결핍증에 감염되기 쉬운 환경에 있는 사람으로서 다음 각 호의 어느 하나에 해당하는 사람에 대하여 후천성면역결핍증에 관한 검진을 할 수 있다.

1. 감염인의 배우자 및 성 접촉자
2. 그 밖에 후천성면역결핍증의 예방을 위하여 검진이 필요하다고 보건복지부장관이 인정하는 사람

③ 해외에서 입국하는 외국인 중 대통령령으로 정하는 장기체류자는 입국 전 1개월 이내에 발급받은 후천성면역결핍증 음성확인서를 보건복지부장관에게 보여주어야 한다. 이를 보여주지 못하는 경우에는 입국 후 72시간 이내에 검진을 받아야 한다.

④ 후천성면역결핍증에 관한 검진을 하는 자는 검진 전에 검진 대상자에게 이름·주민등록번호·주소 등을 밝히지 아니하거나 가명을 사용하여 검진(이하 "익명검진"이라 한다)할 수 있다는 사실을 알려 주어야 하고, 익명검진을 신청하는 경우에도 검진을 하여야 한다.

⑤ 제4항에 따른 검진을 하는 자는 검진 결과 감염인으로 밝혀진 사람이 있는 경우에는 보건복지부령으로 정하는 바에 따라 관할 보건소장에게 신고하여야 한다. 이 경우 감염인의 정보는 익명으로 관리하여야 한다.

시행령

영제10조(검진대상자) ① 법 제8조제1항에 따른 정기 또는 수시검진 대상자는 「전염병예방법」 제8조에 따라 성병에 관한 건강진단을 받아야 할 사람으로 한다.

② 법 제8조제3항 전단에서 "대통령령이 정하는 장기체류자"란 다음 각 호의 어느 하나에 해당하는 사람을 말한다. 다만, 배우자를 동반하는 사람은 제외한다.

1. 91일 이상 국내에 체류하기 위하여 입국하는 사람(체류기간을 연장하여 91일 이상 체류하는 사람을 포함한다)으로서 수입을 목적으로 한 연예·운동경기, 그 밖의 흥행업을 하려는 사람(다른 목적으로 입국하여 수입을 목적으로 한 연예·운동경기, 그 밖의 흥행업을 하는 사람을 포함한다)
2. 「출입국관리법」에 따른 재난상륙허가의 대상자로서 보건복지부장관이 후천성면역결핍증의 예방을 위하여 필요하다고 인정하는 사람

③ 법 제8조제3항에 따른 후천성면역결핍증 음성확인서(이하 "검사음성확인서"라 한다)는 각국의 공공검사기관이나 의료기관에서 영문으로 발급한 것이어야 한다.

영제11조(정기검진) 법 제8조제1항에 따른 정기검진은 6개월 간격으로 1년에 2회 실시한다.

영제12조(검진통지) ① 보건복지부장관이나 특별시장·광역시장·특별자치시장·도지사 또는 특별자치도지사(이하 "시·도지사"라 한다) 또는 시장·군수·구청장(자치구의 구청장을 말한다. 이하 같다)이 법 제8조제1항에 따라 수시검진을 실시할 때와 법 제8조제2항에 따라 검진을 실시할 때에는 검진대상자에게 검진받을 것을 검진기일 5일전까지 통지하여야 한다. 〈개정 2017.3.27.〉

② 제1항의 규정에 의하여 검진통지를 받은 검진대상자는 부득이한 사유로 인하여 검진을 받을 수 없는 경우에는 그 사유를 명시하여 검진통지를 한 행정기관의 장에게 검진기일의 연기를 신청할 수 있다.

③ 제2항의 규정에 의하여 검진기일의 연기신청을 받은 행정기관의 장은 이를 심사한 후 정당한 사유가 있다고 인정될 경우에는 다시 검진기일을 정하여 검진을 받을 것을 통지하여야 한다.

④ 검진통지등 검진에 관하여 필요한 사항은 보건복지부령으로 정한다.

시행규칙

칙제6조(검진통지) 「후천성면역결핍증 예방법 시행령」(이하 "영"이라 한다) 제12조제1항에 따른 수시검진대상자에의 검진통지는 별지 제2호서식에 의한다.

② 제1항의 규정에 의하여 지정된 검진일시에 검진을 받지 아니한 자에 대한 검진 독촉통지는 별지 제3호서식에 의한다.

③ 수시검진대상자로서 귀국하는 자에 대하여는 제1항의 규정에 불구하고 입국시 구두 또는 인쇄물등의 방법으로 검진통지에 갈음할 수 있다.

칙제7조(검진절차 및 신고 등) ① 법 제8조에 따른 검진을 목적으로 혈액검사를 실시하는 기관(이하 "검사기관"이라 한다)은 별지 제4호서식의 후천성면역결핍증 검사대장 또는 별지 제5호서식의 후천성면역결핍증 익명검사대장 및 검사결과(전자문서를 포함한다)를 작성·보관하여야 한다.

② 검사기관은 검사 결과 감염이 의심되는 가검물을 발견한 때에는 다음 각 호의 어느 하나에 해당하는 자(이하 "확인검사기관의

장"이라 한다)에게 검사를 의뢰하여 확인검사를 받아야 한다.
1. 질병관리본부장
2. 「보건환경연구원법」에 의한 보건환경연구원의 장
3. 보건복지부장관이 지정 · 고시하는 확인검사기관의 장

③ 법 제8조제4항에 따라 익명검진을 실시한 자는 검진결과 감염인으로 밝혀진 자가 있는 경우 다음 각 호의 사항을 별지 제5호의2서식에 따라 관할 보건소장에게 즉시 신고하여야 한다. 이 경우 감염인의 정보는 익명으로 관리하여야 한다.
1. 감염인의 성별
2. 확인진단일
3. 가검물번호
4. 검진의사의 성명과 검진기관의 주소 및 명칭

④ 제3항에 따라 신고를 받은 보건소장은 별지 제5호의2서식에 따라 특별자치도지사 · 시장 · 군수 또는 구청장에게 이를 보고하여야 하고, 보고를 받은 특별자치도지사는 보건복지부장관에게, 시장 · 군수 · 구청장은 특별시장 · 광역시장 또는 도지사를 경유하여 보건복지부장관에게 이를 보고하여야 한다.

제8조의2 [검진 결과의 통보] ① 후천성면역결핍증에 관한 검진을 한 자는 검진 대상자 본인 외의 사람에게 검진 결과를 통보할 수 없다. 다만, 검진 대상자가 군(軍), 교정시설 등 공동생활자인 경우에는 해당 기관의 장에게 통보하고, 미성년자, 심신미약자, 심신상실자인 경우에는 그 법정대리인에게 통보한다.

② 제1항에 따른 검진 결과 통보의 경우 감염인으로 판정을 받은 사람에게는 면접통보 등 검진 결과의 비밀이 유지될 수 있는 방법으로 하여야 한다.

③ 사업주는 근로자에게 후천성면역결핍증에 관한 검진결과서를 제출하도록 요구할 수 없다.

참고 **법 제27조 [벌 칙] 제3호** 제8조의2 제1항 및 제2항을 위반하여 검진 결과를 통보하거나 같은 조 제3항을 위반하여 검진결과서 제출을 요구한 자: 1년 이하의 징역 또는 1천만원 이하의 벌금.

제9조 [혈액 · 장기 · 조직 등의 검사] ① 「혈액관리법」 제2조제3호의 혈액원(血液院)과 같은 조 제8호의 혈액제제[혈액과 혈장(血漿)을 포함한다. 이하 같다]를 수입하는 자는 해당 혈액원에서 채혈된 혈액이나 수입 혈액제제에 대하여 보건복지부령으로 정하는 바에 따라 인체면역결핍바이러스의 감염 여부를 검사하여야 한다. 다만, 인체면역결핍바이러스에 감염되어 있지 아니하다는 해당 제품 수출국가의 증명서류가 첨부되어 있는 수입 혈액제제로서 보건복지부장관이 그 검사가 필요 없다고 인정하는 경우에는 그러하지 아니하다.

② 의사 또는 의료기관은 다음 각 호의 어느 하나에 해당하는 행위를 하기 전에 보건복지부령으로 정하는 바에 따라 인체면역결핍바이러스의 감염 여부를 검사하여야 한다.
1. 장기(인공장기를 포함한다. 이하 같다) · 조직의 이식
2. 정액의 제공
3. 그 밖에 인체면역결핍바이러스 감염의 위험이 있는 매개체(이하 "매개체"라 한다)의 사용

③ 제1항과 제2항에 따른 검사를 받지 아니하거나 검사를 한 결과 인체면역결핍바이러스에 감염된 것으로 나타난 혈액 · 수입 혈액제제 · 장기 · 조직 · 정액 · 매개체는 이를 유통 · 판매하거나 사용하여서는 아니 된다.

참고 **법 제25조 [벌 칙] 제1호** 제9조제3항을 위반하여 혈액 · 수입 혈액제제 · 장기 · 조직 · 정액 또는 매개체를 유통 · 판매하거나 사용한 사람: 3년 이하의 징역.

참고 **법 제26조 [벌 칙] 제2호** 제9조제1항 또는 제2항을 위반하여 검사를 하지 아니한 자: 3년 이하의 징역 또는 3천만원 이하의 벌금.

시행규칙

㉾**제8조 (혈액 · 장기 · 조직등의 검사)** ① 법 제9조의 규정에 의하여 혈액원은 채혈된 모든 혈액에 대하여, 의사 또는 의료기관은 장기 · 조직 및 정액 기타 매개체에 대하여 각각 후천성면역결핍증 감염여부를 검사하고 감염이 의심되는 혈액 · 장기 · 조직 · 정액 및 매개체에 대하여는 확인검사기관의 장에게 검사를 의뢰하여 확인검사를 받아야 한다.

② 수입혈액제제 또는 원료혈액제제를 수입하는 자가 법 제9조제1항 단서의 규정에 해당하는 서류를 첨부하지 아니하고 당해제품을 수입한 때에는 통관 이전에 식품의약품안전처장의 검사를 받아야 한다.

㉾**제9조 (확인검사)** 확인검사기관의 장은 제7조제2항 및 제8조제1항의 규정에 의하여 검사기관 또는 의료기관등으로부터 후천성면역결핍증 감염여부의 확인검사를 의뢰받은 때에는 지체없이 검사를 실시하고 검사결과를 의뢰기관에 통지하며, 감염 사실을 발견한 때에는 즉시 보건복지부장관에게 보고하여야 한다.

제10조 [역학조사] 보건복지부장관, 시·도지사, 시장·군수·구청장은 감염인 및 감염이 의심되는 충분한 사유가 있는 사람에 대하여 후천성면역결핍증에 관한 검진이나 전파 경로의 파악 등을 위한 역학조사를 할 수 있다.

참 고 **법 제27조 [벌 칙] 제2호** 제8조에 따른 검진 또는 제10조에 따른 역학조사에 응하지 아니한 사람: 1년 이하의 징역 또는 1천만원 이하의 벌금.

제11조 [증표 제시] 제8조에 따른 검진 및 제10조에 따른 역학조사를 하는 사람은 그 권한을 나타내는 증표를 지니고 이를 관계인에게 보여주어야 한다.

시행규칙

칙제10조 (후천성면역결핍증 예방관리자증명서) 법 제11조의 규정에 의한 증표는 별지 제6호서식에 의한다.

제12조 [증명서 발급] 제8조에 따른 검진 및 제10조에 따른 역학조사를 받은 사람에게는 보건복지부령으로 정하는 바에 따라 그 결과를 나타내는 증명서를 발급하여야 한다.

시행규칙

칙제11조 (증명서 발급) ① 법 제8조에 따라 검진대상자가 검진을 받을 경우, 검진을 실시한 검사기관의 장은 본인의 요구가 있을 경우 별지 제7호서식의 후천성면역결핍증 검사확인서를 발급하여야 한다.

② 외국에 여행하고자 하는 자가 국제간에 검진 사실의 확인을 받고자 하는 경우에는 검진을 실시한 검사기관의 장은 별지 제7호서식의 후천성면역결핍증 검사확인서를 발급한다.

제 4 장 감염인의 보호·지원

제13조 [전문진료기관 등의 설치] ① 보건복지부장관은 후천성면역결핍증의 예방·관리와 그 감염인의 보호·지원 또는 치료를 위하여 필요한 전문진료기관 또는 연구기관을 설치·운영할 수 있다.

② 제1항에 따른 전문진료기관 또는 연구기관의 설치 및 운영에 필요한 사항은 대통령령으로 정한다.

시행령

영제13조 (전문진료기관 등의 시설기준) ① 법 제13조에 따른 연구기관은 후천성면역결핍증의 예방·관리 및 진료에 관한 연구를 수행할 수 있는 충분한 시설·능력을 갖추어야 한다.

② 법 제13조에 따른 전문진료기관의 시설은 「의료법」 제36조에 따른 병원의 시설기준에 적합한 시설을 갖추어야 한다. 다만, 검진만을 하는 경우에는 그러하지 아니하다.

영제22조 (감염자에 대한 보호 및 지원) 보건복지부장관 또는 시·도지사는 감염인의 보호 및 지원을 위하여 필요한 조치를 할 수 있다.

제14조 [치료 권고] 보건복지부장관, 시·도지사 또는 시장·군수·구청장은 인체면역결핍바이러스의 전염을 방지하기 위하여 감염인 중 다른 사람에게 감염시킬 우려가 있는 사람 등 다음 각 호로 정하는 감염인에게 제13조에 따른 전문진료기관 또는 제16조에 따른 요양시설에서 치료를 받거나 요양을 하도록 권고할 수 있다.

1. 검진 결과 감염인으로 판명된 사람으로서 검진을 받아야 할 업소에 종사하거나 종사할 가능성이 높은 감염인
2. 주의 능력과 주위 환경 등으로 보아 다른 사람에게 감염시킬 우려가 있다고 인정되는 감염인
3. 생계유지 능력이 없고, 다른 사람에 의하여 부양 또는 보호를 받고 있지 아니한 감염인

제14조의2 삭제

제15조 [치료 및 보호조치 등] ① 보건복지부장관, 시·도지사 또는 시장·군수·구청장은 제14조에 따른 치료 권고에 따르지 아니하는 감염인 중 감염인의 주의 능력과 주위 환경 등으로 보아 다른 사람에게 감염시킬 우려가 높다고 인정되는 감염인에 대하여는 치료 및 보호조치를 강제할 수 있다.

② 제1항에 따라 강제할 경우 이를 집행하는 사람은 그 권한을 나타내는 증표를 지니고 이를 관계인에게 보여주어야 한다.

참 고 **법 제27조 [벌 칙] 제4호** 제15조제1항에 따른 치료 및 보호조치에 응하지 아니한 사람: 1년 이하의 징역 또는 1천만원 이하의 벌금.

제16조 [요양시설 등의 설치·운영] ① 보건복지부장관 또는 시·도지사는 감염인의 요양 및 치료 등을 위한 시설(이하 "요양

시설"이라 한다)과 감염인에 대한 정보 제공, 상담 및 자활 등을 위한 시설(이하 "쉼터"라 한다)을 설치·운영할 수 있다.
② 요양시설 및 쉼터의 설치·운영에 필요한 사항은 보건복지부령으로 정한다.

시행규칙

칙제11조의2 (요양시설 등의 시설 및 인력 등의 기준) 법 제16조제2항에 따른 감염인의 요양 및 치료 등을 위한 시설과 감염인에 대한 정보제공, 상담 및 자활 등을 위한 시설이 갖추어야 할 시설 및 인력 등의 기준은 별표와 같다.

제17조 삭제

제17조의2 [예방치료기술의 확보 등] ① 보건복지부장관은 후천성면역결핍증의 예방과 치료를 위한 의약품 및 기술을 확보하기 위하여 노력하여야 한다.
② 보건복지부장관은 제1항에 따른 의약품 및 기술 확보를 위한 연구 사업을 지원할 수 있다.

제18조 [취업의 제한] ① 감염인은 제8조제1항에 따라 그 종사자가 정기검진을 받아야 하는 업소에 종사할 수 없다.
② 제8조제1항에 따른 업소를 경영하는 자는 감염인 또는 검진을 받지 아니한 사람을 그 업소에 종사하게 하여서는 아니 된다.

참고 법 제26조 [벌 칙] 제3호 제18조제2항을 위반하여 감염인을 해당 업소에 종사하도록 한 자: 3년 이하 징역 또는 3천만원 이하의 벌금.

참고 법 제27조 [벌 칙] 제5호 제18조제1항을 위반하여 취업이 제한되는 업소에 종사한 사람 또는 같은 조 제2항을 위반하여 검진을 받지 아니한 사람을 해당 업소에 종사하도록 한 자: 1년 이하의 징역 또는 1천만원 이하의 벌금.

제19조 [전파매개행위의 금지] 감염인은 혈액 또는 체액을 통하여 다른 사람에게 전파매개행위를 하여서는 아니 된다.

참고 제25조 [벌 칙] 제2호 제19조를 위반하여 전파매개행위를 한 사람: 3년 이하의 징역.

제5장 보 칙

제20조 [부양가족의 보호] 특별자치시장·특별자치도지사·시장·군수 또는 구청장은 감염인 중 그 부양가족의 생계유지가 곤란하다고 인정할 때에는 대통령령으로 정하는 바에 따라 그 부양가족의 생활보호에 필요한 조치를 하여야 한다.

시행령

영제24조 (감염인이 속한 가구의 생활보장) 특별자치시장·특별자치도지사·시장·군수 또는 구청장(「국민기초생활 보장법」 제7조제1항제4호의 교육급여의 경우에는 특별시·광역시·특별자치시·도·특별자치도의 교육감을 말한다)은 법 제20조에 따라 감염인이 속한 가구의 소득인정액이 「국민기초생활 보장법」 제2조제11호에 따른 기준 중위소득의 100분의 50 이하인 경우에는 감염인과 그 부양가족을 같은 법 제8조의2제2항제8호에 해당하는 경우로 보아 같은 법 제7조제1항 각 호에 따른 급여를 실시하여야 한다.

제21조 [협조 의무] ① 보건복지부장관은 후천성면역결핍증의 예방·관리와 그 감염인의 보호·지원에 필요한 협조를 관계 기관의 장에게 요구할 수 있다.
② 제1항에 따른 요구를 받은 기관의 장은 적극적으로 이에 협조하여야 하며 정당한 사유 없이 그 요구를 거부할 수 없다.

제22조 [비용 부담] 다음 각 호의 어느 하나에 해당하는 비용은 대통령령으로 정하는 바에 따라 국가 또는 지방자치단체가 부담하거나 그 전부 또는 일부를 보조한다.

1. 제8조에 따른 검진 비용
2. 제10조에 따른 역학조사 비용
3. 제13조에 따른 전문진료기관 또는 연구기관의 설치·운영 비용
4. 제13조에 따른 전문진료기관에서의 진료 비용
5. 제20조에 따른 생활보호 비용
6. 제23조제2항에 따라 위탁받은 단체 또는 기관의 후천성면역결핍증 예방을 위한 교육과 홍보 비용
7. 제23조제3항에 따라 위탁받은 단체 또는 기관의 요양시설 및 쉼터의 설치·운영 비용

시행령

영제25조 (비용부담) 법 제22조에 따른 비용부담은 다음과 같이 한다.

1. 법 제22조제3호의 규정에 의한 연구기관 또는 전문진료기관의 설치·운영비용은 국가가 이를 부담한다.
2. 법 제22조제1호·제2호 및 제4호의 규정에 의한 검진비용, 역학조사비용 및 전문진료기관에서의 진료비용은 당해 업무를 국가기관이 행할 경우에는 국가에서 이를 부담하고, 지방자치단체가 행할 경우에는 국가가 당해 지방자치단체에 그 비용의 2분의 1을 보조한다.
3. 법 제22조제5호에 따른 생활보호비용의 부담비율은 「국민기초생활 보장법」에서 정하는 바에 의한다.
4. 법 제22조제6호의 규정에 의한 홍보 및 교육비용과 동조 제7호의 규정에 의한 요양시설 및 쉼터의 설치·운영비용은 국가 또는 지방자치단체가 그 전부 또는 일부를 보조한다.

제23조 [권한의 위임·위탁] ① 이 법에 따른 보건복지부장관의 권한은 그 일부를 대통령령으로 정하는 바에 따라 시·도지사 또는 국립검역소장에게 위임할 수 있다.

② 보건복지부장관 또는 지방자치단체의 장은 대통령령으로 정하는 바에 따라 제3조제1항에 따른 예방을 위한 교육과 홍보를 민간단체 또는 관계 전문기관에 위탁할 수 있다.

③ 보건복지부장관 또는 시·도지사는 대통령령으로 정하는 바에 따라 요양시설 및 쉼터의 설치·운영을 민간단체 또는 관계 전문기관에 위탁할 수 있다.

시행령

영제26조 (업무의 위탁) ① 보건복지부장관 또는 시·도지사는 법 제23조제2항의 규정에 의하여 법 제3조제1항의 규정에 의한 예방을 위한 홍보 및 교육 업무를 보건복지부장관 또는 시·도지사가 지정하는 후천성면역결핍증 관련단체 또는 종교단체에 위탁한다.

② 보건복지부장관 또는 시·도지사는 법 제23조제3항에 따라 법 제16조제1항에 따른 요양시설과 쉼터의 설치·운영에 관한 업무를 보건복지부장관 또는 시·도지사가 지정하는 후천성면역결핍증 관련단체·종교단체 또는 관계전문기관에 위탁한다.

③ 보건복지부장관 또는 시·도지사는 제1항 및 제2항에 따라 지정된 단체 및 관계전문기관을 관보 또는 특별시·광역시·특별자치시·도 또는 특별자치도의 공보에 고시하여야 한다. 개정 2017.3.27.

제24조 삭제

제6장 벌 칙

제25조 [벌 칙] 다음 각 호의 어느 하나에 해당하는 사람은 3년 이하의 징역에 처한다.

1. 제9조제3항을 위반하여 혈액·수입 혈액제제·장기·조직·정액 또는 매개체를 유통·판매하거나 사용한 사람
2. 제19조를 위반하여 전파매개행위를 한 사람

제26조 [벌 칙] 다음 각 호의 어느 하나에 해당하는 자는 3년 이하의 징역 또는 3천만원 이하의 벌금에 처한다.
개정 2017.4.18.

1. 제7조를 위반하여 비밀을 누설한 사람
2. 제9조제1항 또는 제2항을 위반하여 검사를 하지 아니한 자
3. 제18조제2항을 위반하여 감염인을 해당 업소에 종사하도록 한 자

제27조 [벌 칙] 다음 각 호의 어느 하나에 해당하는 자는 1년 이하의 징역 또는 1천만원 이하의 벌금에 처한다.
개정 2017.4.18.

1. 제5조를 위반하여 신고를 하지 아니하거나 거짓으로 신고를 한 자
2. 제8조에 따른 검진 또는 제10조에 따른 역학조사에 응하지 아니한 사람
3. 제8조의2제1항 및 제2항을 위반하여 검진 결과를 통보하거나 같은 조 제3항을 위반하여 검진결과서 제출을 요구한 자
4. 제15조제1항에 따른 치료 및 보호조치에 응하지 아니한 사람
5. 제18조제1항을 위반하여 취업이 제한되는 업소에 종사한 사람 또는 같은 조 제2항을 위반하여 검진을 받지 아니한 사람을 해당 업소에 종사하도록 한 자

제28조 [양벌규정] 법인의 대표자나 법인 또는 개인의 대리인, 사용인, 그 밖의 종업원이 그 법인 또는 개인의 업무에 관하여 제26조 또는 제27조의 위반행위를 하면 그 행위자를 벌하는 외에 그 법인 또는 개인에게도 해당 조문의 벌금형을 과(科)하

고, 제25조제1호의 위반행위를 하면 그 행위자를 벌하는 외에 그 법인 또는 개인을 3천만원 이하의 벌금에 처한다. 다만, 법인 또는 개인이 그 위반행위를 방지하기 위하여 해당 업무에 관하여 상당한 주의와 감독을 게을리하지 아니한 경우에는 그러하지 아니하다. 개정 2017.4.18.

시행규칙 [별 표]

요양시설 등의 시설 및 인력 등의 기준(제11조의2 관련)

구 분	기 준
1. 감염인의 요양 및 치료 등을 위한 시설	가. 시설: 10명 이상 수용가능한 입원실, 의무기록실, 진료실, 소독시설, 급식시설, 세탁물 처리시설, 휴게실·화장실 및 욕실 등 편의시설 나. 인력: 상근의사 1명 이상, 상근간호사 및 상근간호조무사 각 1명 이상, 상근관리자 3명
2. 감염인에 대한 정보제공, 상담 및 자활 등을 위한 시설	가. 시설: 감염인에 대한 정보제공, 상담 및 자활에 필요한 시설(숙식에 필요한 시설을 포함한다) 나. 인력: 상근관리자 1명 이상, 상담·운영요원 1명 이상, 자원봉사자 2명 이상 다. 기타: 감염인에 대한 정보제공 등을 할 수 있는 1 이상의 프로그램 마련

4 검역법

●학습목표

중분류	번호	소분류	국시원 출제 범위	직접 관련	간접 관련
총칙	1	검역감염병의 종류를 열거한다.	○	○	
	2	검염법 관련 용어를 정의한다.	○		○
검역조사	3	검역이 필요한 운송수단을 열거한다.	○		○
	4	검역조사의 장소와 시각을 설명한다.	○		○
	5	검역조사의 내용을 설명한다.	○		○
	6	검역조치의 사항을 설명한다.	○		○
	7	검역감염병 환자등의 격리를 설명한다.	○	○	
	8	검역감염병 의심자에 대한 감시를 설명한다.	○	○	
	9	검역감염병외의 감염병에 대한 예방조치를 설명한다.	○		○

[1954. 2. 2. 법률 제307호(해공항검역법) 제정]

검역법	일부개정 2017. 12. 19. 법률 제15266호 타법개정 2017. 7. 26. 법률 제14839호 일부개정 2016. 2. 3. 법률 제13980호

[1957. 4. 16. 대통령령 제1271호(해공항검역법 시행령) 제정]

검역법 시행령	타법개정 2017. 6. 27. 대통령령 제28150호 일부개정 2016. 8. 2. 대통령령 제27430호 일부개정 2014. 9. 11. 대통령령 제25600호

[1977. 8. 19. 보건사회부령 제569호 제정]

검역법 시행규칙	타법개정 2017. 3. 28. 보건복지부령 제490호 일부개정 2016. 8. 4. 보건복지부령 제429호 타법개정 2014. 12. 24. 환경부령 제583호

4 핵심정리 및 예상문제

❑ 제정 목적

1) 우리나라로 들어오거나 외국으로 나가는 운송수단, 사람 및 화물을 검역하는 절차에 관한 사항을 규정
2) 감염병을 예방하기 위한 조치에 관한 사항을 규정
3) 국내외로 감염병이 번지는 것을 방지
4) 국민의 건강을 유지·보호하는 것

1~2. 용어 정의(검역감염병 포함)

구분	내용
검역 감염병	▪콜레라 ▪페스트 ▪황열 ▪중증 급성호흡기 증후군(SARS) ▪동물인플루엔자 인체감염증 ▪신종인플루엔자 ▪중동 호흡기 증후군(MERS)
운송수단	선박, 항공기, 열차 또는 자동차
검역감염병 환자	검역감염병 병원체가 인체에 침입하여 증상을 나타내는 사람으로서 의사의 진단 및 검사를 통하여 확인된 사람
검역감염병 의사환자	검역감염병 병원체가 인체에 침입한 것으로 의심되나 검역감염병 환자로 확인되기 전 단계에 있는 사람
검역감염병 의심자	검역감염병 환자나 검역감염병 의사환자와 접촉하거나 검역감염병 병원체에 노출된 사람으로서 검역감염병의 증상은 없으나 검역감염병의 발생이 의심되는 사람
감염병 매개체	공중보건에 위험한 감염성 물질을 전달하는 쥐나 위생해충

1. 검역법의 목적으로 옳지 않은 것은?

1) 국내외로 감염병이 번지는 것 방지사항 규정
2) 제1급감염병에 대한 검역절차와 예방조치에 관한 사항 규정
3) 외국으로 나가는 운송수단, 사람 및 하물에 대한 검역절차 규정
4) 우리나라에 들어오는 운송수단, 사람 및 하물에 대한 검역절차 규정
5) 외국으로 나가는 운송수단, 사람 및 하물에 대한 감염병 예방조치 사항 규정

2. 검역법의 목적에 대한 설명으로 옳은 것은?

1) 검역감염병 환자의 보호, 관리
2) 감염병의 발생과 유행을 방지
3) 국내외로 감염병이 번지는 것을 방지
4) 우리나라로 들어오는 운송수단을 검역하는 절차 규정
5) 외국으로 나가는 하물에 대한 감염병 예방조치 사항 규정

3. 검역감염병에 해당하지 않는 것은?

1) 황열
2) 콜레라
3) 장티푸스
4) 신종인플루엔자
5) 중증 급성호흡기 증후군

4. 검역감염병에 해당하는 것은?

1) 결핵
2) 파상풍
3) 말라리아
4) 세균성 이질
5) 중동 호흡기 증후군(MERS)

5. 검역 감염병에 해당되는 것은?

1) 풍진
2) 백일해
3) 콜레라
4) 한센병
5) 일본뇌염

ANSWER 1. 2) 2. 3) 3. 3) 4. 5) 5. 3)

3. 검역이 필요한 운송수단

<table>
<tr><td>검역 대상</td><td colspan="4">▪우리나라로 들어오거나 외국으로 나가는 운송수단과 사람 및 화물(컨테이너, 비치용품, 소모용품 및 개인소지물품을 포함)
▪범죄의 예방, 수사 업무, 피의자 체포 업무를 수행할 때에 우리나라로 들어오거나 외국으로 나가는 운송수단,사람,화물과 접촉한 운송수단, 사람, 화물</td></tr>
<tr><td rowspan="4">검역 생략</td><td rowspan="4">대상</td><td>외국으로 나가는 운송수단과 사람 및 화물</td><td colspan="2">보건복지부장관이 우리나라에서 검역감염병이 발생하여 국외로 번질 우려가 있다고 인정하는 경우가 아니면 생략할 수 있다.</td></tr>
<tr><td rowspan="2">일시 머무르는 운송수단</td><td>조건</td><td>▪검역감염병 환자등이 없는 운송수단
▪승무원, 승객 또는 화물을 내리지 않는다.</td></tr>
<tr><td>사유</td><td>▪급유 또는 급수를 위한 경우
▪운행에 필요한 물품을 공급받기 위한 경우
▪도착 또는 출발 증명서를 받기 위한 경우
▪운송수단을 수리하기 위한 경우</td></tr>
<tr><td>군용 운송수단</td><td>통보사항</td><td>▪운송수단 안에 검역감염병 환자나 의사환자가 없다는 사실
▪운송수단 안에 감염병 매개체가 없다는 사실</td></tr>
</table>

6. 검역이 필요한 운송수단에 해당되지 않는 것은?

1) 외국으로 나가는 운송수단
2) 외국에서 들어오는 운송수단
3) 외국에서 출발하여 운행 중인 운송수단에서 사람을 태운 운송수단
4) 군용 운송수단으로 외국에서 들어오는 도중 외국 운송수단과 접촉한 사실이 있는 운송수단
5) 외국으로 나가는 운송수단으로 검역감염병이 국외로 번질 우려가 없다고 인정하는 운송수단

7. 검역대상에 해당되지 않는 것은?

1) 선박
2) 선박 화물
3) 선박 승무원
4) 항공기 승객
5) 항공기 정비사

8. 검역법에서 사용하는 용어정의로 옳은 것은?

1) 운송수단이란 선박, 항공기, 열차, 오토바이 등을 말한다.
2) 감염병 매개체란 감염성 물질을 전파하는 침구류 등을 말한다.
3) 검역 감염병 환자란 검역감염병 병원체가 인체에 침입한 것으로 의심된 사람을 말한다.
4) 검역 감염병 의사환자란 검역 감염병 환자로 확인되기 전 단계에 있는 사람을 말한다.
5) 검역 감염병의 종류는 콜레라, 페스트, 황열, 중증 급성호흡기 증후군, 신종인플루엔자의 5종이다.

9. 국내에 검역감염병이 발생하고 있지 않을 때 검역조사 대상에 해당하지 않는 것은?

1) 외국으로부터 들어오는 선박
2) 외국으로부터 들어오는 항공기
3) 외국으로 출발하는 선박, 항공기
4) 항행 중인 외국으로부터 들어온 선박으로부터 사람을 승선시킨 선박
5) 항행 중인 외국으로부터 들어온 선박으로부터 물건을 옮겨 실은 선박

10. 검역대상에 해당되지 않는 것은?

1) 홍콩에서 내항한 중국 선박
2) 미국으로 출항하는 한국 선박
3) 중국으로 출항하는 항공기 화물
4) 부산항에서 인천항으로 가는 일본 선박
5) 일본에서 내항한 항공기 승객 및 승무원

11. 우리나라에 일시 머무르는 운송수단 중 검역조사의 전부 또는 일부를 생략할 수 있는 경우가 아닌 것은?

1) 일본 항공기가 급유를 위해 일시 김포공항에 착륙한 경우
2) 태국에서 입항한 군용선박의 군의가 쥐가 없다고 증명하는 경우
3) 미국 항공기가 엔진 고장으로 수리를 위해 일시 인천공항에 착륙한 경우
4) 중국 선박이 항행에 필요한 물품을 공급하기 위해 일시 인천항에 입항한 경우
5) 필리핀에서 출발하여 다른 경유지에 착륙한 적이 없이 인천공항에 내항한 항공기의 경우

ANSWER 6. 5) 7. 5) 8. 4) 9. 3) 10. 4) 11. 5)

❑ 오염지역의 지정, 해제 및 관리

<table>
<tr><td rowspan="2">오염지역</td><td>지정권자</td><td>보건복지부장관</td></tr>
<tr><td>정의</td><td>검역감염병이 발생하여 유행하고 있거나 세계보건기구가 정한 공중보건 위기관리 대상이 되는 감염병환자가 발생하고 있는 지역</td></tr>
<tr><td rowspan="3">오염인근지역</td><td>관리권한</td><td>보건복지부장관</td></tr>
<tr><td>정의</td><td>• 세계보건기구가 「국제보건규칙」에 따라 공중보건 위기상황으로 결정한 검역감염병이 발생하여 유행하고 있는 지역
• 국내에 유입되어 확산될 우려가 있거나 국내에 유입되어 확산되고 있는 검역감염병이 발생하여 유행하고 있는 지역</td></tr>
<tr><td>조치</td><td>검역감염병이 발생할 우려가 있는 지역(이하 “오염인근지역”이라 한다)에 체류하거나 경유한 자에 대하여 건강상태 질문서를 제출하게 하거나 발열 여부를 검사하는 등</td></tr>
</table>

4. 검역조사의 장소와 시각

<table>
<tr><td rowspan="6">검역장소</td><td>지정</td><td colspan="2">보건복지부장관은 관계 중앙행정기관의 장과 협의하여 정함</td></tr>
<tr><td rowspan="3">원칙</td><td>검역을 받으려는 운송수단</td><td>검역 장소</td></tr>
<tr><td>외국으로 나가는 운송수단</td><td>보건복지부령으로 정하는 검역구역 안</td></tr>
<tr><td>선박</td><td>노란색 기를 달거나 노란색 전조 등을 켜는 등 검역 표시를 한 후 검역조사를 받아야 함</td></tr>
<tr><td>검역장소외 검역조사</td><td colspan="2">• 날씨가 나빠 검역 장소에서 검역을 하기 어려운 경우
• 조수 간만의 차 또는 파고로 검역 장소에서 검역을 하기 어려운 경우
• 운송수단이 고장 등으로 검역 장소에 정박·착륙 또는 도착할 수 없는 경우
• 검역관이 검역 장소로 이동할 수단이 없어 검역 장소에서 검역을 하기 어려운 경우
• 불법조업 등으로 나포되어 검역 장소 외의 장소에 도착한 경우
• 선박 내에 긴급 이송이 필요한 환자가 있는 경우
• 화물의 긴급 하역등 선박이 도착하는 즉시 신속한 검역이 필요한 경우</td></tr>
</table>

<table>
<tr><td rowspan="6">검역시각</td><td rowspan="3">선박</td><td>즉시</td><td colspan="2">• 해가 뜰 때부터 해가 질 때까지 검역 장소에 들어온 경우</td></tr>
<tr><td rowspan="2">다음날 해 뜬 후</td><td colspan="2">• 해가 진 후 검역장소에 들어온 경우</td></tr>
<tr><td>예외(즉시)</td><td>• 선박 안에 응급환자가 있는 경우
• 선박의 화물을 긴급하게 하역할 필요가 있는 경우
• 그 밖에 안전사고 등 긴급한 상황이 발생한 경우</td></tr>
<tr><td rowspan="2">선박을 제외한 운송수단</td><td colspan="3">들어오는 즉시</td></tr>
<tr><td colspan="2">즉시 검역조사를 하지 못하는 부득이한 사유가 있는 경우</td><td>→ 검역구역에 대기/격리할 것을 조건으로 승객, 승무원 및 화물을 내리게 할 수 있다.</td></tr>
<tr><td colspan="3">외국으로 나가는 운송수단</td><td>출발 예정 시각 전</td></tr>
</table>

12. 국외로 출발하는 운송수단이 검역조사를 받는 곳은?

1) 격리소　　2) 검역소
3) 검역구역　　4) 검역장소
5) 감염병관리기관

13. 검역장소에 도착하여 검역을 받고자 하는 선박은 (　　)를 게양하고 (　　)에 닻을 내린 후 검역조사를 받아야 한다. (　　) 안에 들어갈 말은?

1) 검역기, 검역구역　　2) 검역기, 검역장소
3) 노란색 기, 검역항　　4) 노란색 기, 검역장소
5) 노란색 전조등, 검역구역

14. 운송수단의 장은 검역장소에 접근하였을 때 누구에게 검역통보를 하는가?

1) 경찰서장　　2) 검역소장
3) 국토교통부장관　　4) 보건복지부장관
5) 농림수산식품부장관

15. 검역조사를 즉시 시행하지 않아도 되는 경우는?

1) 응급환자가 있는 선박
2) 일몰 전 검역장소에 내항한 선박
3) 일몰 후 검역장소에 내항한 선박
4) 안전사고 등 긴급한 상황이 발생한 선박
5) 하물을 긴급하게 하역할 필요가 있는 선박

ANSWER 12. 3) 13. 4) 14. 2) 15. 3)

16. 검역장소는 어떻게 정하는가?

1) 검역소장이 정한다.
2) 해양부장관이 정한다.
3) 보건복지부장관이 단독으로 정한다.
4) 검역소장이 보건복지부장관과 협의하여 정한다.
5) 보건복지부장관이 관계 중앙행정기관의 장과 협의하여 정한다.

17. 검역을 받으려는 운송수단이 검역장소에서 지켜야 할 사항은?

1) 검역장소에서만 검역조사가 가능하다.
2) 보건복지부장관이 검역장소를 정한다.
3) 검역장소 외의 장소에 착륙할 수 없다.
4) 검역을 받으려는 선박은 검역표시를 한 후 검역조사를 받아야 한다.
5) 국외로 나가는 운송수단은 검역구역이 아닌 곳에서도 검역을 받을 수 있다.

18. 검역장소 이외의 장소에서 검역을 실시할 수 있는 사유에서 제외되는 것은?

1) 검역관이 검역장소로 이동할 수 없는 경우
2) 파고로 검역 장소에서 검역을 하기 어려운 경우
3) 날씨가 나빠 검역장소에서 검역을 하기 어려운 경우
4) 선박 내에 감염병 매개체가 없다는 것을 선장이 통보한 경우
5) 불법조업 등으로 나포되어 검역 장소 외의 장소에 도착한 경우

19. 검역시각에 대한 설명으로 옳지 않은 것은?

1) 들어온 항공기는 들어온 즉시 검역조사
2) 출발 항공기는 출발 예정시간 전까지 검역조사 완료
3) 출발 선박은 해뜰 때부터 해진 후까지만 즉시 검역조사
4) 들어온 선박은 해뜰 때부터 해진 후까지는 내항 즉시 검역조사
5) 해진 후 검역장소에 들어온 선박이라도 선박 안에 응급환자가 있는 경우 즉시 검역조사

20. 검역 시각은?

1) 일몰 후 내항한 모든 선박은 내항 즉시
2) 출항하는 선박은 출항 예정시간 전까지
3) 일출 시 부터 일몰시까지 내항한 선박은 3일 이내
4) 선박에 응급환자가 있으면 응급환자 이송 후 즉시
5) 일몰 후 내항한 항공기는 다음 출항을 하기 전까지

ANSWER 16. 5) 17. 4) 18. 4) 19. 3) 20. 2)

5. 검역조사의 내용

<table>
<tr><td>검역 조사 사항</td><td colspan="2">▪ 운송수단의 보건·위생상태에 대한 경과와 현황
▪ 도보출입자에 대한 검역감염병의 예방관리에 관한 사항
▪ 운송수단의 식품 보관 상태 및 화물의 실린 상태
▪ 감염병 매개체의 서식 유무와 번식상태</td></tr>
<tr><td rowspan="2">자동차</td><td>검역조사 사항</td><td>도보출입자에 대한 검역감염병의 예방관리에 관한 사항</td></tr>
<tr><td>검역장소</td><td>출입하기 전에 검역구역이나 보건복지부장관이 정하는 장소</td></tr>
<tr><td rowspan="2">검역 전의 승선 · 탑승</td><td colspan="2">▪ 검역조사를 받아야 할 운송수단에 검역증이 발급되기 전 승선하거나 탑승할 수 없다.
▪ 검역소장의 허가를 받지 아니하고 승선하거나 탑승한 사람은 검역조사를 받아야 한다.</td></tr>
<tr><td>예외</td><td>▪ 검역공무원
▪ 검역소장의 허가를 받은 경우
* 검역소장의 허가를 받은 것으로 보는 경우
· 긴급한 위기·위난으로부터 구조하기 위한 경우
· 범죄의 예방·수사 또는 피의자의 체포에 관한 업무를 수행하는 경우</td></tr>
</table>

21. 검역조사 사항에 해당하지 않은 것은?

1) 운송수단의 고장상태
2) 운송수단의 식품보관상태
3) 운송수단의 위생상태에 대한 경과
4) 감염병 매개체의 서식 유무와 번식상태
5) 운송수단의 승무원에 대한 검역감염병의 예방관리에 관한 사항

22. 검역증이 발급되기 전에 승선을 할 수 없는 자는?

1) 검역관
2) 도선사
3) 검역소 공무원
4) 검역소장의 허가를 받은 자
5) 피의자 체포업무를 위해 투입된 자

23. 검역증이 발급되기 전에 승선 또는 탑승할 수 없는 자는?

1) 기장
2) 검역관
3) 검역위원
4) 검역소장
5) 검역소장의 허가를 받은 자

ANSWER 21. 1) 22. 2) 23. 1)

6. 검역조치사항

- 검역감염병 환자와 검역감염병 의사환자를 격리시키는 것
- 검역감염병 의심자를 감시하거나 격리시키는 것
- 검역감염병 병원체에 오염되었거나 오염된 것으로 의심되는 화물을 소독 또는 폐기하거나 옮기지 못하게 하는 것
- 검역감염병 병원체에 오염되었거나 오염된 것으로 의심되는 곳을 소독하거나 사용 금지/제한하는 것
- 검역감염병에 감염되었거나 감염된 것으로 의심되는 시체(죽은 태아 포함)를 검사하기 위하여 해부하는 것
- 운송수단과 화물을 소독하고 감염병 매개체를 없애도록 운송수단의 장이나 화물의 소유자 또는 관리자에게 명하는 것
- 검역감염병의 감염 여부를 확인할 필요가 있다고 인정되는 사람을 진찰하거나 검사하는 것
- 검역감염병의 예방이 필요한 사람에게 예방접종을 하는 것

24. 검역소장이 할 수 <u>없는</u> 검역조치는?

1) 여러 사람의 집회금지
2) 검역감염병 환자의 격리
3) 운송수단과 화물의 소독
4) 검역감염병 병원체에 오염된 곳을 소독
5) 검역감염병 예방이 필요한 사람 예방접종 실시

25. 검역조치 대상이 <u>아닌</u> 것은?

1) 검역감염병 의사환자
2) 검역감염병 과거력이 있는 사람
3) 검역감염병 감염이 의심되는 시체
4) 검역감염병 병원체에 오염된 화물
5) 검역감염병 병원체 오염이 의심되는 운송수단

26. 검역소장이 취할 수 있는 검역조치가 <u>아닌</u> 것은?

1) 검역감염병 환자를 격리시키는 것
2) 검역감염병 의심자를 격리시키는 것
3) 검역감염병 병원체에 오염된 화물을 소독하는 것
4) 운송수단이나 화물의 감염의 매개체를 직접 없애는 것
5) 검역감염병 예방이 필요한 사람에게 예방접종을 하는 것

27. 검역법상 검역관이 검역 실시 후 이상이 없을 때 무엇을 발급하는가?

1) 검역증
2) 가검역증
3) 회항명령서
5) 조건부검역증
4) 검역결과 보고서

28. 검역조사의 결과 조건부로 입항을 허가한 운송수단의 장에게 검역소장이 교부하는 것은?

1) 검역증
2) 회항명령서
3) 조건부 입항증
4) 조건부 검역증
5) 선박위생관리증명서

ANSWER 24. 1) 25. 2) 26. 4) 27. 1) 28. 4)

7. 검역감염병 환자 등의 격리

구분		내용
격리 시설		▪ 보건복지부장관이 지정한 검역소 내 격리병동 ▪ 격리소·요양소 또는 진료소 ▪ 감염병관리기관 ▪ 자가 ▪ 감염병전문병원
임시 격리 시설	시기	검역감염병 환자 등이 많이 발생하여 격리병동이나 감염병관리기관 등이 부족한 경우
	설치할 수 있는 시설	▪ 검역소 내의 별도로 구획된 임시 격리 시설 ▪ 검역감염병 환자등이 발생한 운송수단 ▪ 국제공항 및 국제여객터미널 등 검역구역 내에 관계 행정기관의 장과 협의하여 지정하는 시설 ▪ 간이 진료시설 설치와 격리가 가능한 숙박시설로서 특별시장·광역시장·도지사·특별자치도지사 또는 시장·군수·구청장과 협의하여 지정하는 시설
격리 기간		검역감염병 환자 등의 감염력이 없어질 때까지

8. 검역감염병 의심자에 대한 감시

구분	내용
감시 또는 격리 기간 (초과 ×)	▪ 콜레라: 5일(120시간) ▪ 페스트: 6일(144시간) ▪ 황열: 6일 ▪ 중증 급성호흡기 증후군: 10일(240시간) ▪ 동물인플루엔자 인체감염증: 10일 ▪ 신종인플루엔자: 그 최대 잠복기 ▪ 중동 호흡기 증후군: 그 최대 잠복기 ▪ 외국에서 발생하여 국내로 들어올 우려가 있거나 우리나라에서 발생하여 외국으로 번질 우려가 있어 보건복지부장관이 긴급 검역조치가 필요하다고 인정하여 고시하는 감염병: 그 최대 잠복기

9. 검역감염병 외의 감염병에 대한 예방조치

구분	내용
대상	▪ 검역조사에서 검역감염병 외의 감염병에 걸린 환자나 검역감염병 외의 감염병으로 죽은 사람의 시체를 발견하였을 경우 ▪ 해당 운송수단이 검역감염병 외의 감염병 병원체에 오염되었거나 오염되었을 가능성이 있는 경우
예방조치 사항	진찰, 검사, 소독 및 그 밖에 필요한 예방조치를 할 수 있다.

29. 검역소장이 검역감염병 환자 등을 격리시킬 수 있는 시설에 해당하지 않는 것은?

1) 자가
2) 요양소
3) 격리소
4) 상급종합병원
5) 보건복지부장관이 지정한 검역소 내 격리병동

30. 검역법상 격리 또는 감시기간은 다음을 초과할 수 없다. 옳은 것은?

1) 황열-6일
2) 콜레라-6일
3) 페스트-5일
4) 중증 급성호흡기 증후군-20일
5) 동물인플루엔자 인체감염증-6일

31. 동물인플루엔자 인체감염증 격리기간은 며칠을 초과할 수 없는가?

1) 3일 2) 4일 3) 5일 4) 6일 5) 10일

32. 검역감염병의 종류와 최대 격리 또는 감시기간은?

1) 황열-5일
2) 콜레라-5일
3) 페스트-10일
4) 장티푸스-6일
5) 중증 급성호흡기 증후군-20일

33. 검역감염병 의심자의 감시 또는 격리기간이 옳은 것은?

1) 황열-5일
2) 페스트-5일
3) 콜레라-6일
4) 중증 급성호흡기 증후군-10일
5) 동물인플루엔자 인체감염증-6일

34. 황열환자에 대한 검역조치인 격리에 관한 설명은?

1) 5일 동안 격리한다.
2) 보건소장이 격리·수용한다.
3) 감시시간은 5일을 초과할 수 없다.
4) 감염력이 없어질 때까지 격리한다.
5) 격리장소는 관할 검역소로 한정한다.

35. 격리와 감시에 관한 설명으로 옳지 않은 것은?

1) 격리기간은 가능한 증상이 소멸될 때까지이다.
2) 페스트 환자 격리기간은 6일을 초과할 수 없다.
3) 콜레라 의심자 감시기간은 5일을 초과할 수 없다.
4) 검역소장은 격리가 필요한 사람을 검역소 등에 격리할 수 있다.
5) 격리기간 동안 검역소장의 허가 없이 다른 사람과 접촉할 수 없다.

ANSWER 29. 4) 30. 1) 31. 5) 32. 2) 33. 4) 34. 4) 35. 1)

4 검역법

시행령 · 시행규칙

제1장 총 칙

제1조 [목 적] 이 법은 우리나라로 들어오거나 외국으로 나가는 운송수단, 사람 및 화물을 검역(檢疫)하는 절차와 감염병을 예방하기 위한 조치에 관한 사항을 규정하여 국내외로 감염병이 번지는 것을 방지함으로써 국민의 건강을 유지·보호하는 것을 목적으로 한다.

제2조 [정 의] 이 법에서 사용하는 용어의 뜻은 다음과 같다.

1. "검역감염병"이란 다음 각 목의 어느 하나에 해당하는 것을 말한다.
   가. 콜레라
   나. 페스트
   다. 황열
   라. 중증 급성호흡기 증후군(SARS) 개정 2017.12.19.
   마. 동물인플루엔자 인체감염증 개정 2017.12.19.
   바. 신종인플루엔자 개정 2017.12.19.
   사. 중동 호흡기 증후군(MERS)
   아. 가목에서 사목까지의 것 외의 감염병으로서 외국에서 발생하여 국내로 들어올 우려가 있거나 우리나라에서 발생하여 외국으로 번질 우려가 있어 보건복지부장관이 긴급 검역조치가 필요하다고 인정하여 고시하는 감염병
2. "운송수단"이란 선박, 항공기, 열차 또는 자동차를 말한다.
3. "검역감염병 환자"란 검역감염병 병원체가 인체에 침입하여 증상을 나타내는 사람으로서 의사의 진단 및 검사를 통하여 확인된 사람을 말한다.
4. "검역감염병 의사환자"란 검역감염병 병원체가 인체에 침입한 것으로 의심되나 검역감염병 환자로 확인되기 전 단계에 있는 사람을 말한다.
5. "검역감염병 의심자"란 검역감염병 환자나 검역감염병 의사환자와 접촉하거나 검역감염병 병원체에 노출된 사람으로서 검역감염병의 증상은 없으나 검역감염병의 발생이 의심되는 사람을 말한다.
6. "감염병 매개체"란 공중보건에 위험한 감염성 물질을 전달하는 쥐나 위생해충을 말한다.

제3조 [책 무] ① 국가는 검역 업무를 수행할 때에 검역 대상자의 인권을 보호하여야 한다.
② 국가는 검역감염병이 국내외로 번지는 것에 신속하게 대처하기 위한 대응 방안을 수립하여야 한다.
③ 국민은 검역감염병이 국내외로 번지는 것을 막기 위한 국가의 시책에 적극 협력하여야 한다.

제4조 [다른 법률과의 관계] 검역 관련 업무에 관하여는 다른 법률에 특별한 규정이 있는 경우 외에는 이 법에 따른다.

제5조 [오염지역의 지정 및 해제] ① 보건복지부장관은 검역감염병이 발생하여 유행하고 있거나 세계보건기구가 정한 공중보건 위기관리 대상이 되는 감염병환자가 발생하고 있는 지역을 오염지역으로 지정할 수 있다.
② 제1항에 따른 오염지역 지정절차 등에 관하여 필요한 사항은 보건복지부령으로 정한다.

시행규칙

칙 제2조 (오염지역의 지정 절차 등) ① 질병관리본부장은 「검역법」(이하 "법"이라 한다) 제5조에 따라 다음 각 호의 어느 하나에 해당하는 지역을 오염지역으로 지정할 수 있다.
1. 세계보건기구(WHO)가 「국제보건규칙(IHR)」에 따라 검역감염병 발생 정보를 제공한 지역
2. 검역감염병이 발생한 날부터 1년이 지나지 않은 지역

② 질병관리본부장은 제1항에 따라 지정한 오염지역의 지정 사유가 소멸되었을 때에는 그 지정을 해제하여야 한다.

③ 질병관리본부장은 제1항 또는 제2항에 따라 오염지역을 지정하거나 지정 해제한 경우에는 질병관리본부 인터넷 홈페이지에 그 사실을 게시하여야 한다.

제5조의2 [오염인근지역의 관리] ① 보건복지부장관은 검역감염병을 예방하기 위하여 필요한 경우에는 제5조제1항에 따른 오염지역의 인근지역으로서 검역감염병이 발생할 우려가 있는 지역(이하 "오염인근지역"이라 한다)에 체류하거나 경유한 자에 대하여 건강상태 질문서를 제출하게 하거나 발열 여부를 검사하는 등 검역조치를 할 수 있다.
② 제1항에 따른 오염인근지역의 범위 및 오염인근지역의 선정 등에 관하여 필요한 사항은 보건복지부령으로 정한다.

시행규칙

칙 제2조의2 (오염인근지역의 관리) ① 질병관리본부장은 다음 각 호의 어느 하나에 해당하는 오염지역의 인근지역으로서 검역감염병이 발생할 우려가 있는 지역을 법 제5조의2제1항에 따른 오염인근지역(이하 "오염인근지역"이라 한다)으로 선정할 수 있다.
1. 세계보건기구가 「국제보건규칙」에 따라 공중보건 위기상황으로 결정한 검역감염병이 발생하여 유행하고 있는 지역
2. 국내에 유입되어 확산될 우려가 있거나 국내에 유입되어 확산되고 있는 검역감염병이 발생하여 유행하고 있는 지역

② 질병관리본부장은 제1항에 따라 선정한 오염인근지역의 선정 사유가 소멸된 경우에는 그 선정을 해제하여야 한다.
③ 질병관리본부장은 제1항 또는 제2항에 따라 오염인근지역을 선정하거나 선정 해제한 경우에는 질병관리본부 인터넷 홈페이지에 그 사실을 게시하여야 한다.

제 2 장　검역조사

제6조 [검역이 필요한 운송수단 등] ① 다음 각 호의 어느 하나에 해당하는 운송수단과 사람 및 화물(운송수단 내의 컨테이너, 운송수단 내 비치용품, 소모용품 및 개인 소지 물품을 포함한다. 이하 같다)은 제12조에 따른 검역조사를 받아야 한다. 다만, 외국으로 나가는 운송수단과 사람 및 화물에 대하여는 보건복지부장관이 우리나라에서 검역감염병이 발생하여 국외로 번질 우려가 있다고 인정하는 경우가 아니면 생략할 수 있다.
1. 우리나라로 들어오거나 외국으로 나가는 운송수단과 사람 및 화물
2. 범죄의 예방, 수사 업무나 피의자 체포 업무를 수행할 때에 제1호에 해당하는 운송수단과 접촉한 운송수단과 사람 및 화물

② 제1항에 따른 검역조사를 받지 아니한 운송수단과 사람 및 화물은 검역 절차가 끝나기 전에는 우리나라로 들어오거나 외국으로 나갈 수 없다.
③ 제1항과 제2항에도 불구하고 연료나 자재 및 생활필수품 등을 공급받을 목적으로 우리나라에 일시 머무르는 운송수단 중 보건복지부령으로 정하는 운송수단에 대하여는 보건복지부령으로 정하는 바에 따라 검역조사의 전부 또는 일부를 생략할 수 있다.

시행규칙

칙 제3조 (검역조사의 생략 등) ① 법 제6조제3항에서 "보건복지부령으로 정하는 운송수단"이란 검역감염병 환자와 검역감염병 의사환자(이하 "검역감염병 환자등"이라 한다)가 없는 운송수단으로서 승무원, 승객 또는 화물을 내리지 아니하며 다음 각 호의 어느 하나의 사유로 우리나라에 일시 머무르는 운송수단을 말한다.
1. 급유 또는 급수를 위한 경우
2. 운행에 필요한 물품을 공급받기 위한 경우
3. 도착 또는 출발 증명서를 받기 위한 경우
4. 운송수단을 수리하기 위한 경우

② 법 제6조제3항에 따라 검역조사의 전부 또는 일부를 생략하여 줄 것을 신청하려는 운송수단의 장은 별지 제1호서식에 따른 검역조사 생략 신청서를 검역소장에게 제출하여야 한다.

제7조 [군용 운송수단에 대한 검역] 검역소장은 군용(軍用) 운송수단에 대하여는 해당 운송수단의 장이 다음 각 호의 사실을 통보하면 검역조사를 생략할 수 있다.
1. 운송수단 안에 검역감염병 환자나 검역감염병 의사환자(擬似患者)가 없다는 사실
2. 운송수단 안에 감염병 매개체가 없다는 사실

제8조 [피난 운송수단에 대한 검역] ① 운송수단을 운행 또는 조종하는 사람이나 운행 또는 조종의 책임자(이하 "운송수단의 장"이라 한다)는 운송수단이 긴급한 위난을 피하기 위하여 부득이하게 검역 장소가 아닌 곳에 도착한 경우에는 그 도착 장소와 가장 가까운 검역구역을 관할하는 검역소장에게 검역감염병 환자의 유무와 위생 상태 등 보건복지부령으로 정하는 사항

을 보건복지부령으로 정하는 바에 따라 보고하여야 한다.

② 제1항에 따른 보고를 받은 검역소장은 운송수단의 장에게 검역감염병 환자에 대한 조치 등 필요한 조치를 하도록 지시할 수 있다.

③ 제2항에 따른 지시를 받은 운송수단의 장은 그 지시에 따라야 한다.

제9조 [검역 통보] 운송수단의 장은 해당 운송수단이 검역 장소에 접근하였을 때에는 해당 검역 장소를 관할하는 검역소장에게 검역감염병 환자의 유무와 위생 상태 등 보건복지부령으로 정하는 사항을 보건복지부령으로 정하는 바에 따라 통보하여야 한다. 다만, 나포(拿捕), 귀순 및 조난 등으로 들어오는 경우에는 조사 관련 기관의 장이 통보할 수 있다.

시행규칙

칙 **제4조 (검역 통보 등)** ① 운송수단을 운행 또는 조종하는 사람이나 운행 또는 조종의 책임자(이하 "운송수단의 장"이라 한다)가 법 제8조제1항 및 제9조에 따라 보고 및 통보를 할 때에는 다음 각 호의 서류를 제출하여야 한다.

1. 선박: 별지 제2호서식에 따른 외항선 입항·출항 통보서
2. 항공기: 별지 제3호서식에 따른 항공기 도착(출발) 통보서
3. 열차·자동차: 별지 제4호서식에 따른 열차·자동차 도착(출발) 통보서

② 보건복지부장관은 「남북교류협력에 관한 법률」 제23조제2항에 따른 통일부장관의 요청이 있을 때에는 통일부장관과 협의하여 제1항제3호에 따른 열차·자동차 도착(출발) 통보서 제출을 생략하도록 할 수 있다.

제10조 [검역 장소] ① 보건복지부장관은 관계 중앙행정기관의 장과 협의하여 검역 장소를 정한다.

② 검역을 받으려는 운송수단은 검역 장소에 도착하여 검역조사를 받아야 한다. 이 경우 선박은 노란색 기(旗)를 달거나 노란색 전조등을 켜는 등 검역 표시를 한 후 검역조사를 받아야 한다.

③ 검역소장은 날씨나 그 밖의 부득이한 사유로서 보건복지부령으로 정하는 경우에는 제1항에 따른 검역 장소가 아닌 곳에서도 검역조사를 할 수 있다.

④ 외국으로 나가는 운송수단은 보건복지부령으로 정하는 검역구역(이하 "검역구역"이라 한다) 안에서 검역조사를 받아야 한다.

시행규칙

칙 **제5조 (검역 장소 등)** ① 법 제10조제1항에 따른 검역 장소는 별표 1과 같다.

② 법 제10조제3항에 따라 검역 장소가 아닌 곳에서 검역조사를 할 수 있는 경우는 다음 각 호의 어느 하나에 해당하는 경우로 한다.

1. 날씨가 나빠 검역 장소에서 검역을 하기 어려운 경우
2. 조수(潮水) 간만(干滿)의 차 또는 파고(波高)로 검역 장소에서 검역을 하기 어려운 경우
3. 운송수단이 고장 등으로 검역 장소에 정박·착륙 또는 도착할 수 없는 경우
4. 검역관이 검역 장소로 이동할 수단이 없어 검역 장소에서 검역을 하기 어려운 경우
5. 불법조업 등으로 나포되어 검역 장소 외의 장소에 도착한 경우
6. 선박 내에 긴급 이송이 필요한 환자가 있는 경우
7. 화물의 긴급 하역(荷役) 등 선박이 도착하는 즉시 신속한 검역이 필요한 경우
8. 그 밖에 제1호부터 제7호까지의 경우에 준하는 부득이한 사유가 있다고 검역소장이 인정하는 경우

③ 법 제10조제4항의 검역구역은 「보건복지부와 그 소속기관 직제 시행규칙」 제31조제5항에 따른 검역구역으로 한다.

④ 법 제12조제2항에 따라 검역조사를 받아야 하는 장소는 「남북교류협력에 관한 법률」 제2조제1호에 따른 출입장소로 한다.

제11조 [검역 시각] ① 검역소장은 날씨나 그 밖의 부득이한 사유가 없는 경우에는 해가 뜰 때부터 해가 질 때까지 검역 장소에 들어온 선박에 대하여 즉시 검역조사를 하여야 하고, 해가 진 후 검역 장소에 들어온 선박으로서 다음 각 호의 어느 하나에 해당하는 선박에 대하여도 즉시 검역조사를 하여야 한다.

1. 선박 안에 응급환자가 있는 경우
2. 선박의 화물을 긴급하게 하역(荷役)할 필요가 있는 경우
3. 그 밖에 안전사고 등 긴급한 상황이 발생한 경우

② 검역소장은 선박을 제외한 운송수단에 대하여는 들어오는 즉시 검역조사를 하여야 하며, 즉시 검역조사를 하지 못하는 부득이한 사유가 있는 경우에는 검역구역에 대기하거나 격리할 것을 조건으로 승객, 승무원 및 화물을 내리게 할 수 있다.

③ 외국으로 나가는 운송수단의 장은 검역소장에게 출발 예정 시각을 통보하여야 한다.

④ 검역소장은 제3항에 따라 통보받은 출발 예정 시각 전에 검역조사를 마쳐야 한다.

제12조 [검역조사] ① 검역소장은 다음 각 호의 사항에 대하여 검역조사를 한다. 다만, 자동차의 경우에는 제2호 외의 사항을 생략할 수 있다.

1. 운송수단의 보건·위생 상태에 대한 경과(經過)와 현황
2. 승객, 승무원 및 육로로 걸어서 출입하려는 사람(이하 "도보출입자"라 한다)에 대한 검역감염병의 예방관리에 관한 사항
3. 운송수단의 식품 보관 상태 및 화물의 실린 상태
4. 감염병 매개체의 서식 유무와 번식 상태

② 도보출입자는 출입하기 전에 검역구역이나 보건복지부령으로 정하는 장소에서 검역조사를 받아야 한다.

③ 검역소장은 제1항에 따른 검역조사를 하기 위하여 운송수단의 장, 그 승객 및 승무원 또는 도보출입자에게 필요한 서류를 제출하거나 제시하도록 요구할 수 있으며, 필요한 사항을 질문할 수 있다.

④ 제1항부터 제3항까지의 규정에 따른 검역조사의 방법과 절차 등에 관하여 필요한 사항은 보건복지부령으로 정한다.

시행규칙

㉠제5조 (검역 장소 등) 법 제12조제2항에 따라 검역조사를 받아야 하는 장소는 「남북교류협력에 관한 법률」 제2조제1호에 따른 출입장소로 한다.

㉠제6조 (검역조사 등) ① 운송수단의 장, 그 승객 및 승무원 또는 육로로 걸어서 출입하려는 사람(이하 "도보출입자"라 한다)은 법 제12조제1항에 따른 검역조사에 필요한 서류를 다음 각 호의 구분에 따라 검역소장에게 제출하거나 제시하여야 한다.

1. 제출서류
   가. 운송수단별 신고서(운송수단의 장이 제출한다)
      1) 선박: 별지 제5호서식에 따른 선박 보건상태 신고서
      2) 항공기: 별지 제6호서식에 따른 항공기 보건상태 신고서
      3) 열차·자동차: 별지 제7호서식에 따른 열차·자동차 보건상태 신고서
   나. 별지 제8호서식에 따른 명부(운송수단의 장이 제출한다)
   다. 검역감염병이 국내에 번질 우려가 있다고 인정되는 다음의 어느 하나에 해당하는 운송수단의 승객 및 승무원의 별지 제9호서식에 따른 건강상태 질문서(승객 및 승무원이 직접 제출하거나 운송수단의 장이 일괄하여 제출한다). 다만, 선의(船醫)가 있는 경우는 생략할 수 있다.
      1) 오염지역 또는 오염인근지역에서 직접 들어오거나 해당 지역을 경유하여 들어오는 운송수단으로서 법 제17조제3항 각 호에 따른 감시 기간 이내에 들어오는 운송수단. 다만, 선박의 경우에는 오염지역 또는 오염인근지역에서 직접 들어오는 경우만 해당한다.
      2) 오염지역 또는 오염인근지역에서 직접 들어오는 운송수단으로서 법 제17조제3항 각 호에 따른 감시 기간 이내에 들어오는 운송수단에서 사람이나 화물을 옮겨 실은 사실이 있는 운송수단
      3) 검역감염병 환자등이나 그 사망자가 있는 운송수단
      4) 감염병 매개체가 서식하고 있거나 서식한 흔적이 있는 운송수단
      5) 검역감염병의 병원체에 오염된 것으로 의심되는 화물이 있는 운송수단
      6) 「국제보건규칙」에 따라 작성된 선박위생관리 증명서나 선박위생관리 면제증명서를 소지하지 아니하거나 그 유효기간이 지난 후 입항한 선박 또는 이전 출항지 검역소장의 조치사항을 이행하지 않은 선박
      7) 병든 동물이 있는 운송수단
   라. 오염지역에 체류하거나 그 지역을 경유하여 법 제17조제3항 각 호에 따른 감시 기간 이내에 입국하는 사람으로서 오염지역이 아닌 지역에서 입국하는 승객 및 승무원의 경우에는 별지 제9호서식에 따른 건강상태 질문서(승객 및 승무원이 직접 제출한다)
   마. 도보출입자의 별지 제10호서식에 따른 개인검역신고서(도보출입자가 제출한다)
   바. 그 밖에 검역소장이 검역조사를 하기 위하여 요구하는 서류
2. 제시서류
   가. 항해일지·항공일지 또는 운행일지(운송수단의 장이 제시한다)
   나. 「국제보건규칙」에 따라 작성된 선박위생관리 증명서 또는 선박위생관리 면제증명서(선장이 제시한다)
   다. 그 밖에 여권 등 검역소장이 검역조사를 하기 위하여 요구하는 서류

② 제1항제1호다목 및 라목에 따른 승객 및 승무원이 별지 제9호서식에 따른 건강상태 질문서를 직접 작성할 수 없는 부득이한 사유가 있는 경우에는 해당 승객 및 승무원의 법정대리인 또는 운송수단의 장이 대신 작성할 수 있다.

③ 검역소장은 제1항제1호다목1)부터 7)까지에 따른 운송수단에 대한 검역조사를 완료한 경우에는 보건복지부장관이 정하는 바에 따라 검역조사서를 작성·보관하여야 한다.

④ 보건복지부장관은 「남북교류협력에 관한 법률」 제23조제2항에 따른 통일부장관의 요청이 있을 때에는 통일부장관과 협의하여

제1항제1호가목3)에 따른 열차·자동차 보건상태신고서 제출을 생략하도록 할 수 있다.

제13조 [검역 전의 승선·탑승] ① 검역조사를 받아야 할 운송수단에 검역증이 발급되기 전에는 제30조에 따른 검역공무원이 아닌 사람은 승선하거나 탑승할 수 없다. 다만, 미리 보건복지부령으로 정하는 바에 따라 검역소장의 허가를 받은 경우에는 그러하지 아니한다.

② 검역소장의 허가를 받지 아니하고 승선하거나 탑승한 사람은 검역조사를 받아야 한다.

시행규칙

칙 **제7조 (검역 전 승선·탑승의 허가)** ① 법 제13조제1항 단서에 따라 검역증이 발급되기 전에 도선(導船) 등 부득이한 사유로 승선·탑승하기 위하여 검역소장의 허가를 받으려는 사람은 별지 제11호서식에 따른 검역 전 승선·탑승 허가 신청서를 검역소장에게 제출하여야 한다.

② 제1항에도 불구하고 다음 각 호의 경우에는 검역소장의 허가를 받은 것으로 본다.

1. 긴급한 위기·위난으로부터 구조하기 위한 경우
2. 범죄의 예방·수사 또는 피의자의 체포에 관한 업무를 수행하는 경우

제14조 [전자 검역] ① 검역소장은 운송수단의 장이 전산으로 검역을 신청한 경우 신청받은 운송수단과 관련한 검역 정보를 확인하여 검역감염병이 국내에 번질 우려가 없다고 인정되면, 도착과 동시에 검역 절차가 끝났음을 알리고 검역증을 내줄 수 있다.

② 제1항에 따라 전산으로 접수된 운송수단의 검역 정보가 사실과 다른 것으로 확인된 운송수단에 대하여는 보건복지부령으로 정하는 바에 따라 재검역 등 필요한 조치를 할 수 있다.

③ 제1항과 제2항에 따른 전자 검역의 절차·방법 등에 관하여 필요한 사항은 보건복지부령으로 정한다.

시행규칙

칙 **제8조 (전자 검역의 신청)** ① 법 제14조제1항에 따른 전자 검역을 받으려는 선장은 검역 장소에 도착하기 전에 별지 제12호서식에 따른 전자 검역 신청서를 검역소장에게 제출하여야 한다.

② 선장은 제1항의 전자 검역을 신청한 후 변경사항이 발생하면 즉시 그 내용을 별지 제12호서식에 따른 전자 검역 신청서로 검역소장에게 알려야 한다.

③ 선장은 검역소장이 전자 검역 신청사항을 확인하기 위하여 관련 자료를 요청하면 지체 없이 이를 제공하여야 한다.

칙 **제9조 (전자 검역의 심사 및 통보)** ① 검역소장은 제8조제1항에 따른 전자 검역의 신청사항을 심사한 결과 그 선박으로 인하여 검역감염병이 국내로 번질 우려가 없다고 인정될 때에는 선장에게 도착 후에 검역증을 발급한다는 내용을 알려야 한다.

② 선장은 제1항에 따라 통지를 받은 후 변경사항이 발생하면 즉시 그 내용을 별지 제12호서식에 따른 전자 검역 신청서로 검역소장에게 알려야 한다.

③ 검역소장은 제1항에 따른 심사 결과 그 선박으로 인하여 검역감염병이 국내에 번질 우려가 있다고 인정되는 다음 각 호의 어느 하나에 해당하는 경우에는 선장에게 법 제12조에 따른 검역조사를 한다는 내용을 알려야 한다.

1. 오염지역 또는 오염인근지역에서 직접 들어오는 선박으로서 법 제17조제3항 각 호에 따른 감시 기간 이내에 들어오는 선박
2. 제1호에 해당하는 선박에서 사람이나 화물을 옮겨 실은 사실이 있는 선박
3. 검역감염병 환자등이나 그 사망자가 있는 선박
4. 감염병 매개체가 서식하고 있거나 서식한 흔적이 있는 선박
5. 검역감염병의 병원체에 오염된 것으로 의심되는 화물이 있는 선박
6. 「국제보건규칙」에 따라 작성된 선박위생관리 증명서나 선박위생관리 면제증명서를 소지하지 아니하거나 그 유효기간이 지난 후 입항한 선박 또는 이전 출항지 검역소장의 조치사항을 이행하지 않은 선박
7. 병든 동물이 있는 선박

④ 검역소장은 제2항에 따른 변경사항에 관한 통지를 받으면 제1항에 따라 이를 다시 심사하고, 심사한 결과 검역조사가 필요하다고 인정될 때에는 지체 없이 제1항의 통지를 취소하고 법 제12조에 따른 검역조사를 한다는 내용을 해당 선장에게 알려야 한다.

⑤ 검역소장으로부터 제1항, 제3항 및 제4항에 따른 통지를 받은 선장은 관할 세관, 관할 출입국관리사무소, 그 밖의 관계 행정기관에 해당 사실을 알려야 한다.

칙 **제10조 (재검역 등 필요한 조치)** 법 제14조제2항에 따른 재검역 등 필요한 조치는 법 제12조에 따른 검역조사로 한다.

제15조 [검역조치] ① 검역소장은 검역감염병에 감염되었거나 감염된 것으로 의심되는 사람, 검역감염병 병원체에 오염되었거나 오염된 것으로 의심되거나 감염병 매개체가 서식하는 것으로 의심되는 운송수단이나 화물에 대하여 다음 각 호의 전부 또는 일부의 조치를 할 수 있다.

1. 검역감염병 환자와 검역감염병 의사환자(이하 "검역감염병 환자등"이라 한다)를 격리시키는 것

2. 검역감염병 의심자를 감시하거나 격리시키는 것
3. 검역감염병 병원체에 오염되었거나 오염된 것으로 의심되는 화물을 소독 또는 폐기하거나 옮기지 못하게 하는 것
4. 검역감염병 병원체에 오염되었거나 오염된 것으로 의심되는 곳을 소독하거나 사용을 금지 또는 제한하는 것
5. 검역감염병에 감염되었거나 감염된 것으로 의심되는 시체(죽은 태아를 포함한다. 이하 같다)를 검사하기 위하여 해부하는 것
6. 운송수단과 화물을 소독하고 감염병 매개체를 없애도록 운송수단의 장이나 화물의 소유자 또는 관리자에게 명하는 것
7. 검역감염병의 감염 여부를 확인할 필요가 있다고 인정되는 사람을 진찰하거나 검사하는 것
8. 검역감염병의 예방이 필요한 사람에게 예방접종을 하는 것

② 제1항제5호에 따라 시체를 해부하려면 「장사 등에 관한 법률」 제2조제16호에 따른 연고자(같은 호 각 목에 규정된 선순위자가 없는 경우에는 그 다음 순위자를 말한다. 이하 "연고자"라 한다)의 승낙을 받아야 한다. 다만, 다음 각 호의 어느 하나에 해당하는 경우에는 연고자의 승낙을 받지 아니할 수 있다.
1. 연고자가 국외 또는 섬, 벽지(僻地) 등에 있거나 사는 곳을 알지 못할 때
2. 그 밖의 사유로 연고자의 승낙을 받을 수 없을 때
3. 연고자의 승낙을 받을 때까지 기다리면 해부의 목적을 이룰 수 없을 때

③ 제1항제6호에 따른 명령을 받은 운송수단의 장이나 화물의 소유자 또는 관리자는 보건복지부령으로 정하는 자격이 있는 자에게 소독 등의 업무를 대신하게 하고 그 결과에 대하여 검역소장의 확인을 받아야 한다.

④ 해당 검역소장이 제1항에 따른 적절한 조치를 시행할 수 없는 경우에는 운송수단의 장에게 그 이유를 알리고 회항(回航)하거나 다른 검역 장소로 이동할 것을 지시할 수 있다. 이 경우 해당 운송수단의 장은 그 지시에 따라야 한다.

⑤ 검역소장은 제1항에 따른 검역조치를 할 때에 필요하면 관계 기관에 협조를 요청할 수 있으며, 그 요청을 받은 관계 기관의 장은 부득이한 사유가 없으면 협조하여야 한다.

시행규칙

칙 **제11조 (소독 명령)** ① 검역소장은 법 제15조제1항제6호에 따라 운송수단의 장이나 화물의 소유자 또는 관리자에게 운송수단과 화물을 소독하고 감염병 매개체를 없애도록 명령할 때에는 별지 제13호서식에 따른 소독시행명령서를 발급하여야 한다.

② 제1항에 따라 운송수단의 장이나 화물의 소유자 또는 관리자가 소독 등의 조치를 할 때에는 별표 2의 소독기준에 따라야 한다.

칙 **제12조 (소독업무대행자의 자격 등)** ① 법 제15조제3항, 제27조제1항 또는 제28조제5항에 따라 소독 등의 업무를 할 수 있는 자(이하 "소독업무대행자"라 한다)는 「감염병의 예방 및 관리에 관한 법률」 제52조에 따라 소독업의 신고를 한 자로서 다음 각 호의 인력과 장비를 모두 갖추어야 한다.
1. 「화학물질관리법」 제32조, 같은 법 시행령 제12조 및 같은 법 시행규칙 제34조에 따른 유해화학물질관리자의 자격이 있는 사람 1명
2. 가스측정기 및 가스방독면 등 가스소독에 필요한 장비

② 소독업무대행자는 소독을 하기 전에 별지 제14호서식에 따른 소독 실시 계획서를 검역소장에게 제출하여야 한다. 다만, 항공기 및 열차·자동차의 경우에는 검역소장의 판단에 따라 그 계획서의 제출을 생략할 수 있다.

③ 검역소장은 소독업무대행자의 자격기준 유지 및 소독 등의 업무 수행에 관하여 지도·감독을 하여야 한다.

④ 소독업무대행자는 소독을 완료하면 별지 제15호서식에 따른 소독결과 보고서를 검역소장에게 제출하여야 한다.

제16조 [검역감염병 환자등의 격리] ① 검역소장은 제15조제1항제1호에 따라 검역감염병 환자등을 다음 각 호의 어느 하나에 해당하는 시설에 격리한다.
1. 보건복지부장관이 지정한 검역소 내 격리병동(隔離病棟)
2. 「감염병의 예방 및 관리에 관한 법률」 제36조 또는 제37조에 따른 감염병관리기관, 격리소·요양소 또는 진료소
3. 자가(自家)
4. 「감염병의 예방 및 관리에 관한 법률」 제8조의2에 따른 감염병전문병원 신설 2017.12.19.

② 검역소장은 검역감염병 환자등이 많이 발생하여 제1항에 따른 격리병동이나 감염병관리기관 등이 부족한 경우에는 보건복지부령으로 정하는 바에 따라 임시 격리시설을 설치·운영할 수 있다.

③ 검역소장은 제1항에 따른 격리조치(이송을 포함한다)를 할 때에 필요하면 특별시장·광역시장·도지사·특별자치도지사(이하 "시·도지사"라 한다) 또는 시장·군수·구청장(자치구의 구청장을 말한다. 이하 같다)에게 협조를 요청할 수 있다. 이 경우 시·도지사 또는 시장·군수·구청장은 특별한 사유가 없으면 협조하여야 한다.

④ 검역감염병 환자등의 격리 기간은 검역감염병 환자등의 감염력이 없어질 때까지로 한다.

⑤ 제4항에 따른 격리 기간 동안 격리된 사람은 검역소장의 허가를 받지 아니하고는 다른 사람과 접촉할 수 없다.

⑥ 검역소장은 검역감염병 환자등을 격리 수용하였을 때에는 보건복지부령으로 정하는 바에 따라 격리 사실을 격리 대상자의 가족, 보호자 또는 격리 대상자가 지정한 사람에게 알려야 한다.

시행규칙

칙 **제13조 (격리 사실의 통지)** 법 제16조제1항에 따라 검역소장이 검역감염병 환자등을 격리 수용하였을 때에는 별지 제16호서식에 따른 격리통지서로 격리 대상자의 가족, 보호자 또는 격리 대상자가 지정한 사람에게 알려야 한다.

칙 **제14조 (임시 격리시설의 설치 · 운영 등)** 법 제16조제2항에 따라 검역소장은 다음 각 호의 시설에 임시 격리시설을 설치·운영할 수 있다.

1. 검역소 내의 별도로 구획된 임시 격리시설
2. 검역감염병 환자등이 발생한 운송수단
3. 국제공항 및 국제여객터미널 등 검역구역 내에 관계 행정기관의 장과 협의하여 지정하는 시설
4. 간이 진료시설 설치와 격리가 가능한 숙박시설로서 특별시장·광역시장·도지사·특별자치도지사 또는 시장·군수·구청장(자치구의 구청장을 말한다)과 협의하여 지정하는 시설

칙 **제14조의2 (격리 기간 동안 다른 사람과의 접촉)** ① 법 제16조제5항에 따라 격리된 사람이 다른 사람을 접촉하려는 경우나 다른 사람이 격리된 사람을 접촉하려는 경우에는 별지 제16호의2서식에 따른 접촉 허가 신청서를 검역소장에게 제출하여야 한다.

② 제1항에 따른 허가 신청을 받은 검역소장은 해당 검역감염병의 특성과 허가 신청인의 상태 등을 고려하여 지체 없이 허가 여부를 결정하고 이를 허가 신청인에게 통지하여야 한다.

제17조 [검역감염병 의심자에 대한 감시 등] ① 검역소장은 제15조제1항제2호에 따라 검역감염병 의심자가 입국 후 거주하거나 체류하는 지역의 특별자치도지사 · 시장 · 군수 · 구청장에게 그 검역감염병 의심자의 건강 상태를 감시하도록 요청하거나 검역감염병 의심자를 제16조제1항 또는 제2항에 따른 시설에 격리시킬 수 있다.

② 특별자치도지사 · 시장 · 군수 · 구청장은 제1항에 따라 감시하는 동안 검역감염병 의심자가 검역감염병 환자나 검역감염병 의사환자로 확인된 경우에는 지체 없이 격리 등 필요한 조치를 하고 즉시 그 사실을 해당 검역소장에게 통보하여야 한다.

③ 제1항에 따른 감시 또는 격리 기간은 다음 각 호의 어느 하나를 초과할 수 없다.

1. 콜레라: 5일
2. 페스트: 6일
3. 황열: 6일
4. 중증 급성호흡기 증후군(SARS): 10일 개정 2017.12.19.
5. 동물인플루엔자 인체감염증: 10일 개정 2017.12.19.
6. 제2조제1호바목부터 아목까지의 감염병: 그 최대 잠복기

제18조 [격리시설 등에서 화물 반출의 금지] 제16조에 따른 격리병동과 임시 격리시설에서 사용하거나 보관 중인 화물은 검역소장의 허락을 받지 아니하고 반출하여서는 아니 된다.

제19조 [오염운송수단 등의 이동금지 등의 조치] ① 검역소장은 검역감염병에 감염되었거나 감염이 의심되는 승객, 승무원 및 도보출입자, 검역감염병 병원체에 오염되었거나 오염이 의심되는 운송수단 및 화물(이하 이 조에서 "오염운송수단등"이라 한다)에 대하여는 검역소장이 지정하는 장소에서 검역감염병 유무에 관한 검사, 소독 및 물건의 폐기 등의 조치가 끝날 때까지 보건복지부령으로 정하는 바에 따라 이동금지 등의 조치를 할 수 있다.

② 검역소장은 오염운송수단등에 대한 조치를 하여 검역감염병이 국내로 번질 우려가 없다고 인정되면 그 이동금지 등의 조치를 해제하여야 한다. 이 경우 이동금지 등의 조치를 해제하기 위한 인정 기준은 보건복지부령으로 정한다.

시행규칙

칙 **제15조 (오염운송수단 등의 이동금지 등의 조치)** ① 법 제19조제1항에 따라 검역소장이 이동금지 등의 조치를 할 때에는 운송수단의 장 또는 그 소유자에게 별지 제17호서식에 따른 오염운송수단 등의 이동금지 등의 통보서로 알려야 한다.

② 검역소장은 검역감염병이 국내로 번질 우려가 없다고 인정되는 다음 각 호의 경우에는 제1항에 따른 조치를 지체 없이 해제하고 이를 운송수단의 장 또는 그 소유자에게 알려야 한다.

1. 검역감염병 검사 결과 이상이 없다고 판명된 경우
2. 제12조제4항에 따라 소독 결과 보고서를 제출한 경우
3. 「폐기물관리법」 제13조에 따라 물건의 폐기를 완료한 경우
4. 그 밖에 법 제19조제1항의 조치사항을 이행하였다고 검역소장이 인정한 경우

제20조 [검역감염병 외의 감염병에 대한 예방조치] 검역소장은 검역조사에서 검역감염병 외의 감염병에 걸린 환자나 검역감염병 외의 감염병으로 죽은 사람의 시체를 발견하였거나, 해당 운송수단이 검역감염병 외의 감염병 병원체에 오염되었거나 오염되었을 가능성이 있는 경우에는 보건복지부령으로 정하는 바에 따라 진찰, 검사, 소독 및 그 밖에 필요한 예방조치를 할 수 있다.

시행규칙

칙 **제16조 (검역감염병 외의 감염병에 대한 예방조치 등)** 법 제20조에 따라 검역소장은 해당 검역감염병 외의 감염병 환자 및 감염병 의사환자의 거주지 관할 특별시·광역시·도·특별자치도에 통보하여 진찰, 검사, 소독 및 그 밖에 필요한 예방조치를 하도록 하고, 해당 운송수단의 장에게는 감염 방지 방법 등을 지도할 수 있다.

제21조 [소독이 필요한 화물의 보관] 검역소장은 운송수단의 화물선적 목록에 적힌 화물 중 소독할 필요가 있다고 인정되는 화물은 다른 화물과 접촉되지 아니하게 따로 보관할 것을 해당 세관장에게 요구할 수 있다.

제22조 [검역증] 검역소장은 검역조사 결과 운송수단, 사람 또는 화물에 이상이 없으면 운송수단의 장에게 보건복지부령으로 정하는 바에 따라 검역증을 내주어야 한다.

제23조 [조건부 검역증] ① 검역소장은 검역조사 결과 검역소독 등을 실시할 것을 조건으로 도착을 허가한 운송수단의 장에게 조건부 검역증을 내줄 수 있다.

② 검역소장은 조건부 검역증을 받은 운송수단의 장이 해당 조건을 이행하였을 때에는 그 운송수단의 장으로부터 조건부 검역증을 돌려받고 검역증을 내주어야 한다.

③ 검역소장은 운송수단의 장이 제1항에 따른 조건부 검역증에 제시된 조건을 이행하지 아니하면 이동금지 등의 조치를 할 수 있다.

④ 검역소장은 운송수단의 장이 제1항에 따른 조건부 검역증을 받은 운송수단에 대한 조건을 이행하는 것이 곤란하다고 판단될 경우에는 운송수단의 장에게 그 이유를 밝히고 보건복지부령으로 정하는 바에 따라 회항시키거나 다른 검역구역으로 이동할 것을 지시할 수 있다. 이 경우 해당 운송수단의 장은 그 지시에 따라야 한다.

시행규칙

칙 **제17조 (검역증 등)** ① 법 제22조에 따른 검역증은 별지 제18호서식에 따른다.

② 법 제23조제1항에 따른 조건부 검역증은 별지 제19호서식에 따른다.

칙 **제18조 (회항 등의 지시)** 법 제23조제4항에 따라 검역소장이 운송수단의 장에게 회항하거나 다른 검역구역으로 이동하도록 지시하는 경우에는 별지 제20호서식에 따른 회항·이동 지시서로 한다.

제24조 [출입국의 금지 또는 정지 요청] 보건복지부장관은 공중위생상 큰 위해를 끼칠 염려가 있다고 인정되는 검역감염병 환자등 또는 검역감염병 의심자에 대하여는 법무부장관에게 출국 또는 입국의 금지 또는 정지를 요청할 수 있다. 다만, 입국의 금지 또는 정지의 요청은 외국인의 경우에만 해당한다.

제25조 [시체 등의 반입 및 조사] ① 국내로 시체를 반입하려는 자는 검역감염병으로 인한 사망 여부를 확인하기 위하여 보건복지부령으로 정하는 바에 따라 필요한 서류를 제출하거나 제시하여야 한다.

② 검역소장은 검역감염병으로 죽은 사람의 시체, 유골 및 유물로서, 방부처리(防腐處理) 후 불침투성(부침투성) 관(棺)에 밀봉되어 있지 아니하거나 화장조치(火葬措置)가 되어 있지 아니한 것에 대하여는 국내 반입을 허용하지 아니한다.

③ 운송수단의 운행 중 발생한 사망자의 시체는 보건복지부령으로 정하는 바에 따라 검역조사를 받아야 한다.

시행규칙

칙 **제19조 (시체 반입에 필요한 서류 등)** 법 제25조제1항에 따라 시체를 반입하려는 자는 다음 각 호의 서류를 검역소장에게 제출하여야 한다.

1. 사망진단서 또는 사체검안서(死體檢案書)
2. 방부처리 증명서류(검역감염병으로 사망한 경우만 해당한다)
3. 항공화물운송장 사본 또는 선하증권(船荷證券) 사본
4. 그 밖에 검역소장이 검역감염병으로 인한 사망 여부를 확인하기 위하여 제출을 요구하는 서류

칙 **제20조 (운행 중 사망한 사람의 시체에 대한 검역조사)** ① 법 제25조제3항에 따라 운송수단의 장은 운행 중 사망한 사람에 대하여 별지 제21호서식에 따른 사망경위서를 검역소장에게 제출하여야 한다.

② 검역소장은 운송수단의 운행 중 사망한 사람이 검역감염병으로 사망한 것으로 의심되는 경우에는 법 제15조에 따른 검역조치를 할 수 있다.

제26조 [공중보건조치] 검역소장은 검역감염병의 전파가 우려될 경우에는 우리나라로 들어오거나 외국으로 나가는 사람에게 다음 각 호에 해당하는 조치를 할 수 있다.

1. 여행지역과 시기에 관한 정보의 요구
2. 검역감염병 관련 건강 상태에 관한 정보의 요구
3. 예방접종을 증명할 수 있는 서류의 요구
4. 검역감염병의 감염 여부를 파악하기 위한 검사 또는 검진

제27조 [선박위생관리 증명서 등의 발급 등] ① 검역소장은 선장 또는 선박의 소유자가 선박위생관리 증명서 발급을 신청하면 그 선박에 대하여 검역감염병 병원체의 오염 여부와 감염병 매개체 유무에 관한 검사를 하고, 그 결과 검역감염병 병원체의 오염이 의심되거나 감염병 매개체의 서식이 의심되면 보건복지부령으로 정하는 자격이 있는 자에게 소독을 하게 하거나 감염병 매개체를 없애도록 한 후 6개월간 유효한 선박위생관리 증명서를 내준다.

② 검역소장은 제1항에 따른 검사 결과 해당 선박에 검역감염병 병원체의 오염 의심이 없고 감염병 매개체가 서식하지 아니한 경우에는 6개월간 유효한 선박위생관리 면제증명서를 내준다.

③ 검역소장은 제15조제1항제6호에 따른 조치명령을 받아 같은 조 제3항에 따라 소독하거나 감염병 매개체를 없앤 선장 또는 선박의 소유자가 명령 이행에 대한 증명서 발급을 신청하면 6개월간 유효한 선박위생관리 증명서를 내준다.

④ 검역소장은 선박이 선적지(船籍地)로 돌아가거나 제12조와 제15조에 따른 검역조사 및 검역조치를 이행할 수 없는 특별한 사유가 있는 경우에는 제2항에 따른 선박위생관리 면제증명서의 유효기간을 1개월의 범위에서 연장할 수 있다.

⑤ 검역소장은 제1항부터 제3항까지의 규정에 따라 발급된 증명서의 유효기간이 지난 선박이나 그 증명서를 지니지 아니하고 도착한 선박 또는 그 증명서에 재검사가 필요한 것으로 기재되어 있는 선박에 대하여는 제12조에 따른 검역조사를 하여야 한다.

⑥ 선박위생관리 증명서와 선박위생관리 면제증명서의 신청 절차 및 발급 방법 등에 관하여 필요한 사항은 보건복지부령으로 정한다.

시행규칙

㉠**제21조 (선박위생관리 증명서 등 발급)** ① 법 제27조제6항에 따라 선장 또는 선박의 소유자가 선박위생관리 증명서 발급을 신청할 때에는 검역소장에게 별지 제22호서식에 따른 신청서와 별지 제23호서식에 따른 신청서 부표를 제출하여야 한다.

② 검역소장은 제1항에 따른 증명서 발급 신청 선박에 대하여 검역감염병 병원체의 오염 여부와 감염병 매개체 유무 등에 관한 검사를 별지 제24호서식에 따른 선박위생관리 점검표에 따라 실시하고, 그 결과에 따라 별지 제25호서식에 따른 선박위생관리 면제증명서 또는 선박위생관리 증명서를 발급한다.

제28조 [그 밖의 증명서 발급] ① 검역소장은 운송수단의 장 또는 그 소유자가 감염병 매개체 구제증명서(驅除證明書) 발급을 신청하면 해당 운송수단에 대하여 보건복지부령으로 정하는 바에 따라 소독 등 감염병 매개체를 없애는 조치를 하고 그 증명서를 내주어야 한다.

② 검역소장은 물품을 수출하려는 사람이 다음 각 호에 해당하는 증명서의 발급을 신청하면 그에 해당하는 검역감염병에 대한 예방조치를 하고 보건복지부령으로 정하는 바에 따라 해당 증명서를 내주어야 한다.

1. 물품에 대한 소독증명서: 검역감염병의 유무에 관한 검사, 소독 및 감염병 매개체를 없애는 일
2. 물품에 대한 세균학적 검사증명서: 검역감염병 병원체의 유무에 관한 세균검사 실시

③ 검역소장은 승객 및 승무원 등 외국으로 나가는 사람이 다음 각 호에 해당하는 증명서의 발급을 신청하면 그에 해당하는 검역감염병에 대한 예방조치를 하고 보건복지부령으로 정하는 바에 따라 해당 증명서를 내주어야 한다.

1. 국제공인 예방접종증명서: 예방접종 실시
2. 세균혈청학적 검사증명서: 검역감염병 감염 여부와 검역감염병 병원체의 유무에 관한 검사 실시

④ 제1항부터 제3항까지의 규정에 따른 증명서 외의 증명서의 발급 신청 및 그에 따른 예방조치 내용과 증명서 발급 절차에 관하여 필요한 사항은 보건복지부령으로 정한다.

⑤ 제1항과 제2항에 따른 소독 및 감염병 매개체를 없애는 일은 보건복지부령으로 정하는 자격이 있는 자가 하여야 한다.

시행규칙

칙제22조 (그 밖의 증명서 발급) ① 법 제28조에 따른 증명서(같은 조 제3항제1호의 국제공인 예방접종증명서는 제외한다) 발급을 신청하려는 자는 별지 제22호서식에 따른 신청서를 검역소장에게 제출하여야 한다. 다만, 선박의 경우에는 별지 제23호서식에 따른 신청서 부표도 함께 제출하여야 한다.

② 제1항에 따른 증명서는 다음 각 호의 서식을 따른다.

1. 법 제28조제1항에 따른 감염병 매개체 구제증명서: 별지 제26호서식
2. 법 제28조제2항제1호에 따른 물품에 대한 소독증명서: 별지 제27호서식
3. 법 제28조제2항제2호에 따른 물품에 대한 세균학적 검사증명서: 별지 제28호서식
4. 법 제28조제3항제2호에 따른 세균혈청학적 검사증명서: 별지 제29호서식
5. 법 제28조제4항에 따른 운송수단별 소독증명서: 별지 제30호서식

칙제23조 (국제공인 예방접종증명서 발급 등) ① 법 제28조제3항제1호에 따라 국제공인 예방접종증명서 발급을 신청하려는 사람은 별지 제31호서식에 따른 국제공인 예방접종증명서 발급신청서를 검역소장에게 제출하여야 한다.

② 제1항에 따라 발급 신청을 받은 검역소장은 예방접종을 한 후 별지 제32호서식에 따른 국제공인 예방접종증명서를 발급한다. 다만, 신청인이 「감염병의 예방 및 관리에 관한 법률」에 따른 예방접종을 받았거나 제24조제1항에 따른 국제공인 예방접종지정기관(이하 "국제공인 예방접종지정기관"이라 한다)에서 예방접종을 받고 「감염병의 예방 및 관리에 관한 법률 시행규칙」 제22조에 따른 예방접종증명서나 국제공인 예방접종지정기관의 장으로부터 발급받은 별지 제33호서식에 따른 예방접종증명서를 제출한 경우에는 그 사실을 확인한 후 증명서를 발급한다.

③ 제2항에 따라 국제공인 예방접종증명서를 발급한 검역소장은 별지 제34호서식에 따른 국제공인 예방접종증명서 발급 처리부에 접종 상황을 기록하고 10년간 보관하여야 한다.

칙제25조 (관인 날인) ① 검역소장은 이 규칙에 따라 발급하는 증명서(국제공인 예방접종증명서는 제외한다)에는 별지 제36호서식에 따른 관인을 찍어야 한다.

② 검역소장은 제23조제2항에 따라 발급하는 국제공인 예방접종증명서에는 별지 제37호서식에 따른 국제공인 예방접종확인 관인을 찍어야 한다.

제28조의2 [국제공인예방접종지정기관의 지정 등] ① 보건복지부장관은 검역소에서 제28조제3항에 따른 국제공인 예방접종을 하기 어렵거나 주민이 검역소를 이용하기에 불편한 경우 등에는 다음 각 호의 어느 하나에 해당하는 기관 중에서 국제공인 예방접종을 실시할 수 있는 기관(이하 "국제공인예방접종지정기관"이라 한다)을 지정할 수 있다. 이 경우 보건복지부장관은 이를 공고하여야 한다.

1. 「의료법」 제3조에 따른 의료기관
2. 의무실이 설치되어 있고 의사가 항상 근무하는 국가 및 지방자치단체의 기관, 「공공기관의 운영에 관한 법률」에 따른 공공기관

② 보건복지부장관은 국제공인예방접종지정기관이 다음 각 호의 어느 하나에 해당하는 경우에는 그 지정을 취소할 수 있다.

1. 최근 3년간 검역감염병에 대한 예방접종 실적이 없는 경우
2. 검역감염병 예방접종과 관련하여 이 법이나 의료 관계 법령을 위반한 경우

③ 제1항 및 제2항에서 규정한 사항 외에 국제공인예방접종지정기관의 지정 및 지정취소의 기준·절차 등에 필요한 사항은 보건복지부령으로 정한다.

시행규칙

칙제24조 (국제공인예방접종지정기관의 지정 및 지정취소) ① 법 제28조의2제1항에 따라 국제공인 예방접종을 실시할 수 있는 기관(이하 "국제공인예방접종지정기관"이라 한다)으로 지정받으려는 자(이하 이 조에서 "신청인"이라 한다)는 별지 제35호서식의 국제공인예방접종지정기관 지정신청서에 예방접종을 담당할 의사의 이력서를 첨부하여 질병관리본부장에게 제출하여야 한다.

② 법 제28조의2제3항에 따른 국제공인예방접종지정기관의 지정기준은 다음 각 호와 같다.

1. 예방접종에 필요한 약품을 안전하게 보관할 수 있는 장비를 갖출 것
2. 국제공인예방접종지정기관의 지정이 취소된 기관의 경우에는 그 지정이 취소된 날부터 1년이 경과될 것

③ 질병관리본부장은 신청인이 제2항에 따른 지정기준에 맞는지를 검토한 후 지정 여부를 신청인에게 문서로 통지하여야 한다.

④ 질병관리본부장이 법 제34조의2에 따른 청문 절차를 거쳐 국제공인예방접종지정기관의 지정을 취소하는 경우에는 그 사유를 명시하여 해당 국제공인예방접종지정기관에 문서로 통지하여야 한다.

⑤ 제1항부터 제4항까지에서 규정한 사항 외에 국제공인예방접종지정기관의 지정에 필요한 세부적인 사항은 질병관리본부장이 정한다.

제29조 [검역구역의 보건위생관리] ① 검역소장은 검역감염병이나 검역감염병 외의 감염병이 유행하거나 유행할 우려가 있다

고 인정하면 검역구역 내 운송수단, 시설, 건물, 물품 및 그 밖의 장소와 그 관계인에 대하여 다음 각 호의 조치를 하거나 필요한 지시를 할 수 있다.

1. 검역감염병 및 검역감염병 외의 감염병에 관한 역학조사(疫學調査)
2. 살충·살균을 위한 소독과 감염병 매개체를 없애는 일
3. 검역감염병 보균자 및 검역감염병 외의 감염병 보균자 색출 검사와 예방접종
4. 운송수단에 실리는 식재료, 식품 및 식수검사
5. 어패류와 식품을 다루는 사람에 대한 위생지도와 교육·홍보
6. 검역구역 안의 감염병 매개체의 서식 분포 등에 대한 조사
7. 선박의 균형을 유지하기 위하여 선박에 실은 물에 대한 조사
8. 그 밖에 보건복지부장관이 검역감염병 및 검역감염병 외의 감염병을 예방하기 위하여 필요하다고 인정하는 사항

② 검역소장은 제1항에 따른 조치와 지시를 할 때에 필요하면 관계 기관이나 해당 사업주에게 협조를 요청할 수 있으며, 그 요청을 받은 관계 기관의 장이나 해당 사업주는 부득이한 사유가 없으면 협조하여야 한다.

제29조의2 [검역정보시스템의 구축·운영] ① 보건복지부장관은 검역감염병에 감염되었거나 감염되었을 것으로 우려되는 사람을 신속히 발견하는 등 효율적 검역업무의 수행을 위하여 검역대상자 등의 정보를 전자적으로 처리할 수 있는 정보시스템을 구축·운영할 수 있다.

② 보건복지부장관은 제1항에 따른 시스템을 통하여 운영하는 정보를 효율적인 검역 업무의 수행 이외의 목적에는 활용할 수 없으며, 사생활의 비밀을 침해하지 아니하도록 관리하여야 한다.

③ 제1항에 따른 시스템의 구축·운영 등에 필요한 사항은 보건복지부령으로 정한다.

시행규칙

칙 제25조의2 (검역정보시스템의 구축·운영) ① 질병관리본부장은 법 제29조의2에 따른 검역정보시스템(이하 "검역정보시스템"이라 한다)을 운영하기 위하여 필요한 경우에는 표준화된 서식과 표준전자문서를 개발하여야 한다. 이 경우 표준화된 서식과 표준전자문서는 그 규격을 기존 종이문서의 서식과 달리하거나 서명 및 기명날인을 생략할 수 있다.

② 질병관리본부장은 다음 각 호의 업무에 대해서는 검역정보시스템을 통하여 처리할 수 있도록 필요한 조치를 할 수 있다.

1. 제3조에 따른 검역조사 생략 신청 및 심사 결과 통보
2. 제4조제1항에 따른 검역 통보
3. 제6조제1항제1호에 따른 운송수단별 신고서와 승무원 및 승객 명부 제출
4. 제8조에 따른 전자 검역의 신청 및 변경 통보
5. 제9조에 따른 전자 검역의 심사 및 통보
6. 제17조에 따른 검역증 발급
7. 제21조제1항에 따른 신청서 및 신청서 부표 제출
8. 제22조제1항에 따른 신청서 및 신청서 부표 제출
9. 법 제29조의4제1항에 따른 승객예약자료의 열람 및 제출
10. 법 제29조의5에 따른 자료·정보의 제출

③ 검역소장은 운송수단의 소유회사 또는 「해운법」 제33조에 따라 등록한 해운대리점으로 하여금 제2항 각 호(제10호는 제외한다)의 사항에 관하여 운송수단의 장을 대행하게 할 수 있다. 이 경우 검역소장은 대행한 자를 거쳐 결과를 통보할 수 있다.

제29조의3 [신고의무] ① 제5조제1항의 오염지역에 체류하거나 그 지역을 경유하여 국내에 입국하는 사람은 그 지역을 출발한 후 제17조제3항 각 호에 해당하는 기간이 경과하지 아니한 경우 그 사실을 검역소장에게 신고하여야 한다.

② 제1항에 따른 신고 절차·방법 등 필요한 사항은 보건복지부령으로 정한다.

제29조의4 [승객예약자료의 요청] ① 보건복지부장관은 다음 각 호의 업무를 수행하기 위하여 필요한 경우에는 제6조에 따른 운송수단을 운용하는 자(이하 "운송인"이라 한다)에게 운송인이 보유하고 있는 승객예약자료를 정보통신망을 통하여 열람하거나 지체 없이 문서(전자문서를 포함한다)로 제출할 것을 요청할 수 있다.

1. 검역감염병 발생국가에서 입국하거나 검역감염병 발생국가를 경유하여 입국한 것으로 의심되는 사람에 대한 검역업무
2. 검역감염병에 감염되었거나 감염되었을 것으로 우려되는 사람이 출국 또는 입국하는 경우의 검역업무
3. 제12조에 따른 검역조사 업무
4. 제26조에 따른 공중보건조치 업무

② 제1항에 따른 요청을 받은 운송인은 정당한 사유가 없으면 이에 따라야 한다.
③ 제1항에 따라 열람하거나 제출받을 수 있는 자료의 범위는 다음 각 호로 한정한다.
1. 성명, 국적, 생년월일, 여권번호 및 예약번호
2. 주소 및 전화번호
3. 운송수단의 편명, 입항일시
4. 예약 및 탑승수속 시점
5. 탑승권 번호·좌석번호·발권일·발권장소
6. 여행경로 및 여행사
7. 가족, 단체여행객 등 동반탑승자 및 동반탑승자의 좌석번호
8. 수하물에 관한 자료
④ 제1항에 따라 제공받은 승객예약자료의 보관방법, 보존기한, 파기 등에 관하여 필요한 사항은 대통령령으로 정한다.

제29조의5 [관계 기관의 협조] 보건복지부장관은 검역감염병의 예방·관리를 위하여 검역감염병에 감염되었거나 감염되었을 것으로 우려되는 사람의 주민등록번호, 출입국관리기록, 여행자 휴대품 신고내용 및 금융정보, 그 밖의 긴급하게 필요한 자료·정보로서 대통령령으로 정하는 자료·정보를 다음 각 호의 어느 하나에 해당하는 관계 중앙행정기관의 장에게 요청할 수 있다. 이 경우 요청을 받은 관계 중앙행정기관의 장은 정당한 사유가 없으면 이에 따라야 한다.
1. 법무부장관
2. 행정안전부장관 [개정 2017.7.26.]
3. 국토교통부장관
4. 금융위원회위원장
5. 관세청장
6. 그 밖에 대통령령으로 정하는 중앙행정기관의 장

제29조의6 [안내·교육] 「공항시설법」 제2조제3호에 따른 공항 또는 「항만법」 제2조제1호에 따른 항만 등의 시설관리자는 보건복지부령으로 정하는 바에 따라 제5조제1항의 오염지역 및 제5조의2의 오염인근지역의 위치, 그 지역에서 발생하고 있는 검역감염병의 종류 및 예방방법, 검역감염병에 감염되었거나 감염이 의심되는 경우 조치방법 등에 관하여 시설을 이용하는 자에게 안내하여야 한다. [개정 2017.12.19.]
② 검역소장은 제5조제1항의 오염지역 및 제5조의2의 오염인근지역에 대한 안내와 검역감염병의 예방에 관한 교육 등이 필요한 경우 운송인에게 승무원 및 승객을 대상으로 오염지역 및 오염인근지역의 위치, 그 지역에서 발생하고 있는 검역감염병의 종류 및 예방방법, 검역감염병에 감염되었거나 감염이 의심되는 경우 조치방법 등에 관하여 안내 및 교육을 실시하도록 요청할 수 있다. 이 경우 검역소장은 운송인에게 실시할 안내 및 교육의 구체적인 내용을 제공하여야 하고, 요청을 받은 운송인은 정당한 사유가 없으면 이에 따라야 한다. [개정 2017.12.19.]

제 3 장 검역공무원

제30조 [검역공무원] ① 이 법에 규정된 사무를 맡기기 위하여 검역소에 검역소장, 검역관 및 그 밖의 공무원(이하 "검역공무원"이라 한다)을 둔다.
② 검역공무원의 자격 등에 관하여 필요한 사항은 보건복지부령으로 정한다.

시행규칙

칙 제26조 (검역공무원의 자격 등) ① 법 제30조제1항에 따른 검역소장은 기술서기관 중에서 임명한다. 다만, 국립인천공항검역소장은 고위공무원단에 속하는 일반직공무원으로 임명한다.
② 제1항 본문에 따른 검역소장을 충원하기 어려운 경우에는 감염병 관련 분야 근무경력이 5년 이상인 4급 공무원 중에서 임명할 수 있다.
③ 법 제30조제1항에 따른 검역관은 의무직·보건직·약무직·간호직 또는 의료기술직 공무원으로서 보건복지부장관이 정한 검역 관련 전문교육을 이수한 사람이어야 한다.
④ 법 제30조제1항에 따른 그 밖의 공무원 중 검역관의 업무를 지원 또는 보조하는 공무원은 검역소장이 실시하는 검역 관련 기본교육을 이수한 사람이어야 한다.

제31조 [검역공무원의 권한] 검역공무원은 이 법에 규정된 직무를 수행하기 위하여 검역 대상이 되는 운송수단과 그 밖에 필요한 장소에 출입할 수 있다.

제32조 [검역선 등의 운용] ① 검역소장은 검역 사무를 수행하기 위하여 검역선(檢疫船), 검역차량 등을 운용할 수 있으며, 이에 필요한 세부 사항은 보건복지부령으로 정한다.

② 검역소장은 환자가 발생한 경우 등 긴급한 검역조치가 필요한 경우에는 관계 기관의 장에게 검역 업무의 수행에 필요한 검역선 등을 제공하도록 요청할 수 있으며, 그 요청을 받은 관계 기관의 장은 부득이한 사유가 없으면 요청에 따라야 한다.

시행규칙

칙**제27조 (검역차량의 형태 및 내부장치 등에 관한 기준)** 법 제32조제1항에 따른 검역차량 중 환자 후송 등 긴급한 검역조치를 대비하여 운용하는 응급차량의 경우에는 「구급차의 기준 및 응급환자 이송업의 시설 등 기준에 관한 규칙」 제2조 및 제6조에 따른 구급자동차의 형태 및 내부장치에 관한 기준을 준수하여야 한다.

제33조 [검역공무원의 제복 등] ① 검역공무원은 이 법에 규정된 직무를 수행할 때에는 제복을 입어야 하며, 권한을 표시하는 증표를 지니고 관계인이 요구하면 보여주어야 한다.

② 제1항에 따른 검역공무원의 복제(服制)에 관한 사항은 보건복지부령으로 정한다.

시행규칙

칙**제28조 (검역공무원의 증표)** 법 제33조제1항에 따른 검역공무원의 증표는 별지 제38호서식을 따른다.

제4장 보 칙

제34조 [수수료의 징수] 검역소장은 다음 각 호의 조치를 한 경우에는 운송수단의 장이나 그 소유자, 화물의 소유자 또는 관리자 및 승객·승무원 등으로부터 보건복지부령으로 정하는 바에 따라 수수료를 받을 수 있다.

1. 제15조제1항제3호부터 제5호까지, 제7호 및 제8호에 따른 조치를 한 경우
2. 제27조 및 제28조에 따른 조치를 하거나 그에 대한 증명서를 발급한 경우

시행규칙

칙**제29조 (수수료의 징수)** ① 법 제34조에 따른 수수료는 별표 3의 수수료 징수기준에 따른다.

② 제1항에 따른 수수료는 수입인지로 내거나 정보통신망을 이용하여 전자화폐·전자결제 등의 방법으로 내야 한다.

③ 다음 각 호의 어느 하나에 해당하는 사람에게는 별표 3의 수수료 징수기준 중 예방접종에 관한 수수료를 면제할 수 있다.

1. 「해외이주법」 제4조제2호에 따른 무연고이주자 및 「입양특례법」 제19조에 따른 양자
2. 「출입국관리법」 제46조에 따라 강제퇴거되는 사람
3. 「아동복지법」 제52조제1항제1호부터 제5호까지에 따른 아동복지시설에 수용된 아동으로서 외국의 정부 또는 단체와의 문화교류를 위하여 출국하는 사람

제34조의2 [청 문] 보건복지부장관은 제28조의2에 따라 국제공인예방접종지정기관의 지정을 취소하려는 경우에는 청문을 하여야 한다.

제35조 [비용 부담] 제16조 및 제17조의 격리 및 감시에 드는 경비는 국가가 부담한다.

제36조 [질병관리조직의 설치·운영] 보건복지부장관은 검역 사무와 다른 법률에서 정하는 사무를 맡기기 위하여 「정부조직법」 제3조와 제4조에도 불구하고 대통령령으로 정하는 바에 따라 질병관리조직을 설치·운영할 수 있다.

제37조 [권한의 위임] 이 법에 따른 보건복지부장관의 권한은 대통령령으로 정하는 바에 따라 그 일부를 소속 기관의 장에게 위임할 수 있다.

시행령

영**제2조의3 (권한의 위임)** 보건복지부장관은 법 제37조에 따라 다음 각 호의 권한을 질병관리본부장에게 위임한다.

1. 법 제5조에 따른 오염지역의 지정 및 해제

1의2. 법 제5조의2에 따른 오염인근지역의 선정·해제 및 관리

1의3. 법 제5조의2에 따른 오염인근지역에 체류하거나 경유한 사람에 대한 검역조치
2. 법 제24조에 따른 출입국의 금지 또는 정지 요청
3. 법 제28조의2에 따른 국제공인예방접종지정기관의 지정, 지정에 관한 공고 및 지정취소
3의2. 법 제29조의2제1항 및 제2항에 따른 검역정보시스템의 구축·운영
3의3. 법 제29조의4제1항 및 제4항에 따른 승객예약자료의 열람·제출 요청 및 관리
3의4. 법 제29조의5에 따른 자료·정보의 요청 및 관리
4. 법 제34조의2에 따른 청문

영제2조의4 (민감정보 및 고유식별정보의 처리) 보건복지부장관(법 제37조에 따라 보건복지부장관의 권한을 위임받은 자를 포함한다) 및 검역소장은 다음 각 호의 사무를 수행하기 위하여 불가피한 경우 「개인정보 보호법」 제23조에 따른 건강에 관한 정보, 같은 법 시행령 제19조제1호, 제2호 또는 제4호에 따른 주민등록번호, 여권번호 또는 외국인등록번호가 포함된 자료를 처리할 수 있다.
1. 법 제5조의2에 따른 오염인근지역에 체류하거나 경유한 사람의 검역조치에 관한 사무
1의2. 법 제12조에 따른 검역조사에 관한 사무
2. 법 제15조에 따른 검역조치에 관한 사무
3. 법 제20조에 따른 검역감염병 외의 감염병에 대한 예방조치에 관한 사무
4. 법 제25조에 따른 시체 등의 반입 및 조사에 관한 사무
5. 법 제26조에 따른 공중보건조치에 관한 사무
6. 법 제28조에 따른 증명서 등의 발급신청 및 발급 사무
7. 법 제29조에 따른 검역구역의 보건위생관리에 관한 사무
8. 법 제29조의3에 따른 오염지역에 체류하거나 경유한 사람의 신고에 관한 사무
9. 법 제29조의4에 따른 승객예약자료의 열람·제출 요청 및 관리에 관한 사무
10. 법 제29조의5에 따른 자료·정보의 요청 및 관리에 관한 사무

제38조 [비밀누설 금지] 검역조사 등 검역 관련 업무에 종사하거나 종사하였던 사람은 제12조에 따른 검역조사, 제26조에 따른 공중보건조치, 제29조의2에 따른 검역정보시스템의 구축·운영, 제29조의4에 따른 승객예약자료 제공 요청 및 제29조의5에 따른 협조 요청 등에서 업무상 알게 된 다른 사람의 비밀을 누설하여서는 아니 된다.

제5장 벌 칙

제39조 [벌 칙] ① 다음 각 호의 어느 하나에 해당하는 자는 1년 이하의 징역 또는 1천만원 이하의 벌금에 처한다.
1. 제6조제1항에 따른 검역조사를 받지 아니하고 우리나라로 들어오거나 외국으로 나간 운송수단의 장, 사람, 화물의 소유자 또는 관리자
2. 제12조제3항에 따른 서류의 제출 또는 제시 요구를 거부·방해·기피하거나 거짓 서류를 제출 또는 제시한 자
3. 제15조제1항에 따른 검역소장의 조치에 따르지 아니한 자
4. 제16조제1항 및 제17조제1항에 따른 격리조치에 따르지 아니한 자
5. 제38조를 위반하여 업무상 알게 된 다른 사람의 비밀을 누설한 사람

② 다음 각 호의 어느 하나에 해당하는 자는 500만원 이하의 벌금에 처한다.
1. 제15조제3항을 위반하여 소독 실시 등의 명령을 이행하지 아니하거나 그 실시 결과에 대하여 검역소장의 확인을 받지 아니한 자
2. 제15조제4항 또는 제23조제4항에 따른 회항 또는 이동 지시를 거부한 운송수단의 장
3. 제18조를 위반하여 격리병동과 임시 격리시설에서 사용하거나 보관 중인 화물을 검역소장의 허락을 받지 아니하고 반출한 자
4. 제19조제1항에 따른 이동금지 등의 조치에 따르지 아니한 자

제40조 [양벌규정] 법인의 대표자나 법인 또는 개인의 대리인, 사용인, 그 밖의 종업원이 그 법인 또는 개인의 업무에 관하여 제39조의 위반행위를 하면 그 행위자를 벌하는 외에 그 법인 또는 개인에게도 해당 조문의 벌금형을 과(科)한다. 다만, 법인 또는 개인이 그 위반행위를 방지하기 위하여 해당 업무에 관하여 상당한 주의와 감독을 게을리하지 아니한 경우에는 그러하지 아니하다.

제41조 [과태료] ① 다음 각 호의 어느 하나에 해당하는 자에게는 1천만원 이하의 과태료를 부과한다.

1. 제29조의3을 위반하여 신고를 하지 아니하거나 허위로 신고한 자
2. 제29조의4에 따른 승객예약자료 제공 요청에 불응하거나 거짓 자료를 제출한 자

② 다음 각 호의 어느 하나에 해당하는 자에게는 500만원 이하의 과태료를 부과한다.

1. 제8조제1항에 따른 보고를 하지 아니하거나 거짓 보고를 한 운송수단의 장
2. 제9조에 따른 검역 통보를 하지 아니한 운송수단의 장
3. 제13조를 위반하여 검역 전에 승선하거나 탑승한 자
4. 제16조제5항을 위반하여 격리 기간 동안 다른 사람과 접촉한 격리 대상자
5. 제26조에 따른 공중보건조치에 따르지 아니한 자
6. 제29조제1항에 따른 조치나 지시에 따르지 아니한 자
7. 제29조의6제2항을 위반하여 정당한 사유 없이 요청에 응하지 아니한 자

③ 제1항 및 제2항에 따른 과태료는 대통령령으로 정하는 바에 따라 검역소장이 부과·징수한다.

시행령

영 제3조 (과태료의 부과기준) 법 제41조에 따른 과태료의 부과기준은 별표와 같다.

시행령 [별표]

과태료의 부과기준(제3조 관련)

1. 일반기준

가. 검역소장은 다음의 어느 하나에 해당하는 경우에는 제2호의 개별기준에 따른 과태료 금액의 2분의 1 범위에서 그 금액을 줄일 수 있다. 다만, 과태료를 체납하고 있는 위반행위자에 대해서는 그렇지 않다.
   1) 위반행위자가 「질서위반행위규제법 시행령」 제2조의2제1항 각 호의 어느 하나에 해당하는 경우
   2) 위반행위가 사소한 부주의나 오류로 발생한 것이 인정되는 경우
   3) 위반의 내용·정도가 경미하다고 인정되는 경우
   4) 위반행위자가 법 위반상태를 시정하거나 해소하기 위하여 노력한 것이 인정되는 경우
   5) 그 밖에 위반행위의 정도, 위반행위의 동기와 그 결과 등을 고려하여 과태료 금액을 줄일 필요가 있다고 인정되는 경우

나. 검역소장은 다음의 어느 하나에 해당하는 경우에는 제2호의 개별기준에 따른 과태료 금액의 2분의 1 범위에서 그 금액을 늘려 부과할 수 있다. 다만, 늘려 부과하는 경우에도 법 제41조제1항 및 제2항에 따른 과태료 금액의 상한을 넘을 수 없다.
   1) 위반의 내용 및 정도가 중대하여 이로 인한 피해가 크다고 인정되는 경우
   2) 그 밖에 위반행위의 정도, 위반행위의 동기와 그 결과 등을 고려하여 가중할 필요가 있다고 인정되는 경우

2. 개별기준

위반행위	근거 법조문	과태료 금액 (단위: 만원)
가. 운송수단의 장이 법 제8조제1항에 따른 보고를 하지 않거나 거짓 보고를 한 경우	법 제41조제2항제1호	200
나. 운송수단의 장이 법 제9조에 따른 검역 통보를 하지 않은 경우	법 제41조제2항제2호	200
다. 법 제13조를 위반하여 검역 전에 승선하거나 탑승한 경우	법 제41조제2항제3호	100
라. 격리 대상자가 법 제16조제5항을 위반하여 격리 기간 동안 다른 사람과 접촉한 경우	법 제41조제2항제4호	100
마. 법 제26조에 따른 공중보건조치에 따르지 않은 경우	법 제41조제2항제5호	200
바. 법 제29조제1항에 따른 조치나 지시에 따르지 않은 경우	법 제41조제2항제6호	100
사. 법 제29조의3을 위반하여 신고를 하지 않거나 허위로 신고한 경우	법 제41조제1항제1호	700
아. 법 제29조의4에 따른 승객예약자료 제공 요청에 불응하거나 거짓 자료를 제출한 경우	법 제41조제1항제2호	700
자. 운송인이 법 제29조의6제2항을 위반하여 정당한 사유 없이 안내 및 교육 실시 요청에 응하지 않은 경우	법 제41조제2항제7호	200

시행규칙 [별표 1]

검역 장소(제5조제1항 관련)

구분	검 역 장 소
부산항	1. 다음의 각 지점을 차례대로 연결한 선 안의 해수면(총톤수 3천톤 이상인 선박의 검역만 해당한다) 가. 북위 35도04분23초, 동경 129도07분13초 나. 북위 35도05분14초, 동경 129도07분45초 다. 북위 35도05분30초, 동경 129도07분19초 라. 북위 35도04분39초, 동경 129도06분47초 2. 북위 35도02분47.5초, 동경 129도03분30초의 지점을 중심으로 한 반지름 1천852미터 원호 안의 해수면 3. 다음의 각 지점을 차례대로 연결한 선 안의 해수면(총톤수 3천톤 미만인 선박의 검역만 해당한다) 가. 북위 35도04분24초, 동경 129도01분37초 나. 북위 35도04분24초, 동경 129도02분00초 다. 북위 35도03분43초, 동경 129도01분23초 라. 북위 35도03분43초, 동경 129도02분00초 4. 다음의 각 지점을 차례대로 연결한 선 안의 해수면 가. 북위 35도01분13.1초, 동경 128도54분21.8초 나. 북위 35도00분38.0초, 동경 128도55분07.0초 다. 북위 35도00분19.1초, 동경 128도55분12.1초 라. 북위 34도59분38.2초, 동경 128도51분27.6초 마. 북위 35도00분10.4초, 동경 128도51분18.9초 바. 북위 35도00분22.1초, 동경 128도52분28.5초 사. 북위 35도00분52.6초, 동경 128도52분20.9초
인천항	북위 37도21분37초, 동경 126도33분16초의 지점을 중심으로 한 반지름 900미터 원호 안의 해수면
평택 · 당진항	다음의 각 지점을 차례대로 연결한 선 안의 해수면 가. 북위 37도09분42초, 동경 126도27분42초 나. 북위 37도09분42초, 동경 126도30분54초 다. 북위 37도08분42초, 동경 126도30분54초 라. 북위 37도08분42초, 동경 126도27분42초
군산항	다음의 각 지점을 차례대로 연결한 선 안의 해수면 가. 북위 35도57분40초, 동경 126도27분52초 나. 북위 35도57분40초, 동경 126도25분52초 다. 북위 35도56분10초, 동경 126도25분52초 라. 북위 35도56분10초, 동경 126도27분52초
장항항	군산항 검역 장소와 같음
보령항	북위 36도11분3초, 동경 126도18분4초의 지점을 중심으로 한 반지름 800미터 원 안의 해수면
대산항	북위 37도00분42.8초, 동경 126도17분18.8초의 지점을 중심으로 한 반지름 800미터 원 안의 해수면
태안항	북위 36도55분58.3초, 동경 126도13분40.7초의 지점을 중심으로 한 반지름 500미터 원 안의 해수면
목포항	북위 34도44분29초, 동경 126도20분20초의 지점을 중심으로 한 반지름 300미터 원호 안의 해수면
완도항	북위 34도17분23초, 동경 126도49분08초의 지점을 중심으로 한 반지름 500미터 원호 안의 해수면
여수항	1. 북위 34도39분11초, 동경 127도57분52초의 지점을 중심으로 한 반지름 1천미터 원호 안의 해수면 2. 다음의 각 지점을 차례대로 연결한 선 안의 해수면 가. 북위 34도44분36초, 동경 127도46분57초 나. 북위 34도44분36초, 동경 127도48분27초 다. 북위 34도42분41초, 동경 127도49분16초 라. 북위 34도42분41초, 동경 127도48분04초
광양항	여수항 검역 장소와 같음
마산항	북위 35도09분30초, 동경 128도36분09초의 지점을 중심으로 한 반지름 300미터 원호 안의 해수면
진해항	북위 35도04분00초, 동경 128도42분15초의 지점을 중심으로 한 반지름 500미터 원호 안의 해수면

구분	검 역 장 소
통영항	북위 34도48분49초, 동경 128도26분53초의 지점을 중심으로 한 반지름 300미터 원호 안의 해수면
삼천포항	북위 34도51분56초, 동경 128도05분23초의 지점을 중심으로 한 반지름 600미터 원호 안의 해수면
옥포항	북위 34도54분02초, 동경 128도43분28초의 지점을 중심으로 한 반지름 500미터 원호 안의 해수면
장승포항	북위 34도51분00초, 동경 128도45분00초의 지점을 중심으로 한 반지름 500미터 원호 안의 해수면
고현항	북위 34도55분15초, 동경 128도34분00초의 지점을 중심으로 한 반지름 500미터 원호 안의 해수면
울산항	다음의 각 지점을 차례대로 연결한 선 안의 해수면 가. 북위 35도27분48초, 동경 129도25분43초 나. 북위 35도27분48초, 동경 129도24분07초 다. 북위 35도25분33초, 동경 129도28분00초 라. 북위 35도24분00초, 동경 129도28분00초 마. 북위 35도24분00초, 동경 129도25분12초
포항항	1. 북위 36도07분15.8초, 동경 129도30분21.4초의 지점을 중심으로 한 반지름 800미터 원호 안의 해수면 2. 북위 36도05분37.3초, 동경 129도28분42.0초의 지점을 중심으로 한 반지름 500미터 원호 안의 해수면. 다만, 도선대상선박으로써 총톤수 5천톤 미만의 선박에 한한다. 3. 북위 36도03분18초, 동경 129도24분35.7초의 지점을 중심으로 하여 400미터의 반경을 가진 원호 안의 해수면. 다만, 도선면제선박으로써 총톤수 3천톤 미만의 선박에 한한다.
동해·묵호항	북위 37도30분10초, 동경 129도09분51초의 지점을 중심으로 하여 500미터의 반지름을 가진 원호 안의 해수면 북위 37도32분15초, 동경 129도07분55초의 지점을 중심으로 하여 500미터의 반지름을 가진 원호 안의 해수면
호산항	1. 북위 37도09분34초, 동경 129도22분59초의 지점을 중심으로 하여 반지름 600미터 원호 안의 해수면 2. 북위 37도12분12초, 동경 129도22분06초의 지점을 중심으로 하여 반지름 650미터 원호 안의 해수면
삼척항	북위 37도25분55초, 동경 129도12분01초의 지점을 중심으로 하여 250미터의 반지름을 가진 원호 안의 해수면
옥계항	북위 37도37분24초, 동경 129도05분21초의 지점을 중심으로 하여 500미터의 반지름을 가진 원호 안의 해수면
속초항	북위 38도11분36초, 동경 128도37분50초의 지점을 중심으로 하여 300미터의 반지름을 가진 원호 안의 해수면
제주항	1. 북위 33도32분25초, 동경 126도31분09초의 지점을 중심으로 하여 500미터의 반지름을 가진 원호 안의 해수면 2. 북위 33도32분00초, 동경 126도31분00초의 지점을 중심으로 하여 300미터의 반지름을 가진 원호 안의 해수면
서귀포항	북위 33도14분00초, 동경 126도34분45초의 지점을 중심으로 하여 200미터의 반지름을 가진 원호 안의 해수면
인천국제공항	북위 37도27분, 동경 126도26분의 지점(공항표준점)으로부터 인천국제공항을 형성하는 구역
청주국제공항	북위 36도43분, 동경 127도30분에 위치한 청주국제공항을 형성하는 구역
김포국제공항	북위 37도33분, 동경 126도48분의 지점(관제탑)으로부터 190도 진북방향 402미터지점에 위치한 김포국제공항을 형성하는 구역
무안국제공항	북위 34도59분, 동경 126도22분에 위치한 무안국제공항을 형성하는 구역
김해국제공항	북위 35도11분, 동경 128도56분에 위치한 김해국제공항을 형성하는 구역
대구국제공항	북위 35도54분, 동경 128도39분에 위치한 대구국제공항을 형성하는 구역
양양국제공항	북위 38도03분, 동경 128도40분에 위치한 양양국제공항을 형성하는 구역
제주국제공항	북위 33도30분, 동경 126도33분에 위치한 제주국제공항을 형성하는 구역

시행규칙 [별표 2]

소독기준(제11조제2항 관련)

1. 가스소독기준

약 제 명	투약량	소독시간	소독대상
하이드로겐 시아나이드(HCN)	2g/m³ 이상	2시간 이상	쥐, 벌레
메틸브로마이드(CH_3Br)	48g/m³ 이상	24시간 이상	벌레
설파릴 플루라이드(SO_2F_2)	48g/m³ 이상	24시간 이상	벌레

※ 벌레잡기 소독은 분무소독을 원칙으로 하되, 벌레가 다량으로 발견되는 등 보건위생 상태가 극히 불량한 경우에는 가스소독을 한다.

2. 그 밖의 소독 기준 및 방법

제1호의 가스소독을 제외한 살충 및 살균소독의 기준과 방법은 「감염병의 예방 및 관리에 관한 법률 시행규칙」 별표 6에 따른다.

3. 수출화물의 소독기준

법 제28조제2항에 따른 수출화물의 소독은 수입국의 소독기준에 따른다.

시행규칙 [별표 3]

수수료 징수기준(제29조제1항 관련)

1. 모든 증명서의 발급 수수료는 1,000원으로 한다.

2. 선박위생관리 점검 수수료

총톤수	수수료
500톤 이하	20,000원
500톤 초과 ~ 1,000톤 이하	30,000원
1,000톤 초과 ~ 10,000톤 이하	50,000원
10,000톤 초과 ~ 20,000톤 이하	70,000원
20,000톤 초과	100,000원

3. 국제공인 예방접종 수수료

가. 예방접종 수수료로 백신료와 접종비용을 징수한다.
나. 백신료는 실비(實費)로 한다.
다. 접종 비용은 다음의 구분에 따른다.
  1) 검역소에서 예방접종을 하는 경우: 무료
  2) 국제공인 예방접종지정기관에서 예방접종을 하는 경우: 「감염병의 예방 및 관리에 관한 법률 시행령」 제20조제2항에 따른 예방접종 비용 중 백신료를 제외한 금액

4. 소독 수수료

검역소에서 실시한 경우에는 그 소독에 든 실비를 징수한다.

5. 검사 수수료

「질병관리본부 시험의뢰규칙」 제8조에 따른다.

6. 그 밖의 수수료

이 표에서 정하지 않은 검역조치에 대한 수수료는 그 실비만 징수한다.

5 응급의료에 관한 법률

•학습목표

중분류	번호	소분류	국시원 출제 범위	직접 관련	간접 관련
총칙	1	응급의료에 관한 법률 관련 용어를 정의한다.	○	○	
응급의료종사자의 권리와 의무	2	응급의료의 거부금지를 설명한다.	○	○	
	3	응급환자가 아닌 자에 대한 조치를 설명한다.	○		○
	4	응급환자에 대한 우선 응급의료를 설명한다.	○	○	
	5	응급의료의 설명·동의를 설명한다.	○	○	
	6	응급의료중단의 금지를 설명한다.	○	○	
	7	응급환자의 이송을 설명한다.	○	○	
	8	응급의료 등의 방해 금지를 설명한다.	○		○
응급의료기관 등	9	응급의료기관의 종류와 체계를 설명한다.	○		○
	10	응급실 출입 및 체류 제한을 설명한다.	○	○	
	11	응급의료기관의 비상진료체계를 설명한다.	○		○
	12	응급의료기관의 예비병상확보를 설명한다.	○		○

[1994. 1. 7. 법률 제4730호 제정]

응급의료에 관한 법률	일부개정 2019. 1. 15. 법률 제16252호 일부개정 2018. 12. 11. 법률 제15893호 타법개정 2018. 3. 20. 법률 제15522호

[1994. 12. 31. 대통령령 제14496호 제정]

응급의료에 관한 법률 시행령	일부개정 2019. 6. 11. 대통령령 제29840호 일부개정 2017. 11. 28. 대통령령 제28453호 타법개정 2017. 7. 26. 대통령령 제28211호

[1995. 1. 4. 보건복지부령 제2호 제정]

응급의료에 관한 법률 시행규칙	타법개정 2018. 12. 28. 보건복지부령 제606호 타법개정 2018. 12. 20. 보건복지부령 제604호 일부개정 2017. 12. 1. 보건복지부령 제538호

5 핵심정리 및 예상문제

❑ 제정 목적

1) 국민들이 응급 상황에서 신속하고 적절한 응급의료를 받기 위함.
2) 응급의료에 관한 국민의 권리와 의무, 국가・지방자치단체의 책임, 응급의료 제공자의 책임과 권리를 정함.
3) 응급의료자원의 효율적인 관리를 위하여 필요한 사항을 규정함.
4) 응급환자의 생명과 건강을 보호함.
5) 국민의료의 적정을 기함.

1. 용어 정의

응급환자	▪ 질병・분만・각종 사고 및 재해로 인한 부상이나 기타 위급한 상태 ▪ 즉시 필요한 응급처치를 받지 않으면 생명을 보존할 수 없거나 심신상의 중대한 위해가 초래될 가능성이 있는 환자 또는 이에 준하는 자
응급의료	응급환자를 위하여 행하는 상담・구조・이송, 응급처치 및 진료 등의 조치
응급처치	응급환자의 기도를 확보하고 심장박동의 회복, 그 밖에 생명의 위험이나 증상의 현저한 악화를 방지하기 위하여 긴급히 필요로 하는 처치
응급의료 종사자	의료인과 응급구조사
응급의료 기관	중앙응급의료센터, 권역응급의료센터, 전문응급의료센터, 지역응급의료센터 및 지역응급의료기관
구급차 등	응급환자의 이송 등에 이용되는 자동차, 선박 및 항공기 등의 이송수단
응급의료 기관 등	응급의료기관, 구급차 등의 운용자, 응급의료 지원센터
응급환자 이송업	구급차등을 이용하여 응급환자 등을 이송하는 업

1. 응급의료에 관한 법률의 목적에 해당하지 않는 것은?

1) 응급환자의 생명과 건강을 보호한다.
2) 국민의 건강을 보호・증진함을 목적으로 한다.
3) 응급의료자원의 효율적인 관리를 위하여 필요한 사항을 규정한다.
4) 국민들이 응급 상황에서 신속하고 적절한 응급의료를 받을 수 있도록 한다.
5) 응급의료에 관한 국민의 권리와 의무, 국가・지방자치단체의 책임, 응급의료 제공자의 책임과 권리를 정한다.

2. 응급의료에 해당하지 않는 것은?

1) 간호　　2) 구조
3) 상담　　4) 진료
5) 응급처치

3. 응급의료의 내용으로 옳지 않은 것은?

1) 응급환자의 상담　　2) 응급환자의 구조
3) 응급환자의 이송　　4) 응급환자의 교육
5) 응급처치 및 진료

4. 응급의료기관에 해당하지 않는 것은?

1) 권역외상센터　　2) 중앙응급의료센터
3) 전문응급의료센터　　4) 지역응급의료센터
5) 지역응급의료기관

ANSWER 1. 2) 2. 1) 3. 4) 4. 1)

❑ 국민의 권리와 의무

권리	**1) 응급의료를 받을 권리** 성별, 나이, 민족, 종교, 사회적 신분 또는 경제적 사정 등을 이유로 차별을 받지 않고, 국내에 체류하고 있는 외국인도 또한 같다. **2) 응급의료에 관한 알 권리** ▪응급상황에서의 응급처치요령, 응급의료기관 등의 안내 등 기본적인 대응방법 ▪응급의료에 대한 국가나 지방자치단체의 시책
의무	**응급환자에 대한 신고 및 응급의료종사자에게 협조 의무** * 선의의 응급의료에 대한 면책 응급구조사, 응급처치담당자, 응급처치의무자가 아닌 자, 업무수행 중이 아닌 때의 응급처치 시 발생한 손해, 사상에 대해 민형사상책임 면책 (사망 시 : 감면)

5. 응급의료에 관한 국민의 권리에 해당하지 않는 것은?

1) 응급의료에 대한 국가의 시책에 대해 알 권리
2) 종교 등을 이유로 차별받지 않고 응급의료를 받을 권리
3) 응급상황에서의 응급처치요령 등 기본적인 대응방법을 알권리
4) 경제적 사정 등을 이유로 차별받지 아니하고 응급의료를 받을 권리
5) 응급상황에서의 응급처치 및 응급의료기관등의 안내 등 기본적인 대응방법을 알 권리는 있으며, 응급의료기관은 이를 위한 교육·홍보 등 필요한 조치를 강구하여야 한다.

6. 응급의료에 관한 국민의 권리에 대한 설명으로 옳지 않은 것은?

1) 응급의료를 받을 권리
2) 국가나 지방자치단체의 시책에 대하여 알 권리
3) 응급의료에 필요한 협조 요청에 적극 협조할 권리
4) 응급상황에서의 응급처치요령 등 기본적인 대응방법을 알 권리
5) 경제적 사정 등을 이유로 차별받지 않고 응급의료를 받을 권리

7. 응급환자를 발견 시 즉시 응급의료기관 등에 신고하여야 할 협조의무 대상자는?

1) 의사
2) 간호사
3) 누구든지
4) 응급의료기관
5) 응급의료종사자

ANSWER 5. 5) 6. 3) 7. 3)

2~8. 응급의료종사자의 권리와 의무

<table>
<tr><td>권리</td><td>응급의료 등의 방해 금지</td><td colspan="2">▪ 응급의료종사자(의료기사와 간호조무사를 포함)의 응급환자에 대한 구조·이송·응급처치 또는 진료를 폭행, 협박, 위계, 위력, 그 밖의 방법으로 방해해서는 안 된다.
▪ 의료기관 등의 응급의료를 위한 의료용 시설·기재·의약품 기타의 기물을 파괴, 손상하거나 점거하여서는 안 된다.</td></tr>
<tr><td rowspan="13">의무</td><td>응급의료의 거부 금지</td><td colspan="2">▪ 응급환자를 항상 진료할 수 있도록 응급의료업무에 성실히 종사하여야 한다.
▪ 응급의료 요청·응급환자 발견 → 즉시 응급의료/정당한 사유 없이 이를 거부하거나 기피하지 못한다.</td></tr>
<tr><td rowspan="2">응급환자가 아닌 자에 대한 조치</td><td colspan="2">응급환자에 해당하지 아니하나 진료가 필요하다고 인정되는 경우</td></tr>
<tr><td>조치내용</td><td>▪ 본인 또는 법정대리인의 동의를 얻어
▪ 응급실이 아닌 의료시설에 진료를 의뢰/다른 의료기관에 이송
▪ 응급환자에 해당하지 않는 이유 설명, 그에 필요한 진료내용 및 진료과목 등을 추천
▪ 이송받은 의료기관·환자·법정대리인이 진료에 필요한 의무기록 요구 → 즉시 제공</td></tr>
<tr><td>응급환자에 대한 우선 응급의료 등</td><td colspan="2">▪ 다른 환자에 우선하여 상담·구조 및 응급처치를 실시하고 진료를 위하여 필요한 최선의 조치
▪ 응급환자가 2인 이상인 경우에는 의학적 판단에 기초한 위급의 정도에 따라 응급의료를 실시</td></tr>
<tr><td rowspan="7">응급의료의 설명·동의</td><td colspan="2">응급환자, 법정대리인에게 응급의료에 관하여 설명하고 동의를 얻어야 한다.</td></tr>
<tr><td>내용</td><td>▪ 환자에게 발생하거나 발생 가능한 증상의 진단명
▪ 응급검사·응급처치의 내용
▪ 응급의료를 받지 아니하는 경우의 예상결과 또는 예후
▪ 그 밖에 응급환자가 설명을 요구하는 사항</td></tr>
<tr><td rowspan="4">예외</td><td>▪ 응급환자가 의사결정능력이 없는 경우
▪ 설명 및 동의 절차로 인하여 응급의료가 지체되어 환자의 생명에 위험 또는 심신상의 중대한 장애를 초래하는 경우</td></tr>
<tr><td>법정대리인이 동행한 때 → 법정대리인에게 응급의료에 관하여 설명, 동의</td></tr>
<tr><td>법정대리인이 동행하지 않은 경우 → 동행한 자에게 설명 후 응급처치, 의사의 의학적 판단에 따라 응급진료</td></tr>
<tr><td>법정대리인으로부터 동의를 얻지 못하였으나 반드시 응급의료가 필요한 것으로 판단 → 의료인 1인 이상의 동의를 얻어 응급의료</td></tr>
<tr><td colspan="3">응급의료중단 금지 | 정당한 사유가 없으면 응급환자에 대한 응급의료를 중단하여서는 안 된다.</td></tr>
<tr><td rowspan="2">응급환자의 이송</td><td>사유</td><td>당해 의료기관의 능력으로는 그 환자에 대하여 적정한 응급의료를 행할 수 없다고 판단한 때</td></tr>
<tr><td>조치</td><td>▪ 이송 시 이송받는 의료기관에 연락, 이송수단 알선·제공
▪ 응급의료지원센터·119구급상황관리센터를 통하여 이송 받을 수 있는 의료기관 확인과 적절한 이송수단의 알선 또는 제공
▪ 이송 시 응급환자진료의뢰서, 검사기록 등 의무기록과 방사선 필름의 사본 그 밖에 응급환자의 진료에 필요하다고 판단되는 자료의 송부</td></tr>
</table>

8. 응급의료종사자의 권리와 의무에 대한 사항이 아닌 것은?
1) 응급의료의 거부금지
2) 응급의료중단의 금지 의무
3) 응급환자의 이송금지 의무
4) 응급환자에 대한 우선 응급의료 의무
5) 응급환자가 아닌 자에 대한 조치 의무

9. 응급의료 종사자가 업무 중에 응급의료를 요청받았을 때의 조치로 옳은 것은?
1) 즉시 입원조치를 취하여야 한다.
2) 즉시 응급의료를 행하여야 한다.
3) 중앙응급의료센터에 보고하여야 한다.
4) 응급의료지원센터에 연계하여야 한다.
5) 다른 응급의료 종사자에게 의뢰하여야 한다.

10. 응급의료기관에서 응급 환자가 아닌 자가 응급실을 통하여 진료를 요청한 경우 의료인으로서 취하여야 할 조치로 옳은 것은?
1) 응급처치를 시행한다.
2) 진료를 행하여야 한다.
3) 진료를 거부하여야 한다.
4) 다른 환자에 우선하여 상담한다.
5) 응급실이 아닌 의료 시설에 진료를 의뢰할 수 있다.

11. 응급 환자가 아닌 자에 대한 조치로 옳은 것은?
1) 진료를 거부하여야 한다.
2) 응급실이 아닌 의료시설에 진료 의뢰할 수 있다.
3) 본인의 동의를 얻어야만 의료 시설을 변경할 수 있다.
4) 응급 환자를 동행한 자는 어떤 경우에도 의사결정할 수 없다.
5) 진료가 필요하다고 인정하는 경우에는 무조건 다른 의료기관에 이송하여야 한다.

12. 응급의료 종사자의 의무사항으로 옳지 않은 것은?
1) 정당한 사유 없이 응급의료를 거부하지 못한다.
2) 정당한 사유 없이 응급 환자에 대한 응급의료를 중단하여서는 안 된다.
3) 응급의료에 관하여 환자나 법정대리인 등에게 설명하고 동의를 얻어야 한다.
4) 응급 환자를 상시 진료할 수 있도록 응급의료업무에 성실히 종사하여야 한다.
5) 응급 환자가 2인 이상인 경우에는 상식적 판단에 기초하여 응급의료를 실시한다.

13. 응급환자가 2인 이상일 경우 우선 진료의 우선순위로 옳은 것은?
1) 먼저 도착한 순서대로 진료
2) 생존확률이 높은 사람부터 진료
3) 간단한 치료를 요하는 사람부터 진료
4) 담당 의료인의 전공에 맞는 환자부터 진료
5) 의학적 판단에 기초한 위급의 정도에 따라 진료

14. 2인 이상의 응급환자가 도착했을 시 응급처치 우선순위의 기준은?
1) 연령
2) 선착순
3) 수술여부
4) 합병증 여부
5) 의학적 판단에 따라 더 위급한 순서부터

15. 응급의료에 관한 설명 · 동의를 받아야 할 내용에 포함되지 않는 것은?
1) 응급처치의 내용
2) 응급의료 종사자의 경력
3) 환자에게 발생한 증상의 진단명
4) 응급 환자가 설명을 요구하는 사항
5) 응급의료를 받지 않을 경우의 예상 결과/예후

16. 응급의료종사자의 권리와 의무에 관한 설명으로 옳지 않은 것은?
1) 의료인은 응급환자가 아닌 자에 대하여 응급실이 아닌 의료시설에 진료를 의뢰할 수 있다.
2) 응급의료종사자는 업무 중 응급의료를 요청 받았을 때에는 즉시 응급의료를 행하여야 한다.
3) 응급의료종사자는 정당한 사유가 없는 한 응급환자에 대한 응급의료를 중단하여서는 안 된다.
4) 응급의료기관 등에 근무하는 응급의료종사자는 상시 진료할 수 있도록 응급의료업무에 성실히 종사하여야 한다.
5) 응급의료종사자는 응급환자에게 어떤 상황에서도 반드시 설명하고 동의를 얻은 후 응급처치를 실시해야 한다.

ANSWER 8. 3) 9. 2) 10. 5) 11. 2) 12. 5) 13. 5) 14. 5) 15. 2) 16. 5)

17. 응급의료종사자의 응급환자에 대한 동의에 관한 설명으로 옳지 않은 것은?

1) 응급의료종사자는 응급환자에게 응급의료에 관하여 설명하고 동의를 얻어야 한다.
2) 설명 및 동의 절차로 인하여 응급의료가 지체되어 환자의 생명이 위험할 경우는 예외로 한다.
3) 응급환자가 의사결정능력이 없는 경우 법정대리인이 동행할 경우에는 법정대리인에게 설명하고 동의를 얻는다.
4) 응급환자가 의사결정능력이 없는 경우 법정대리인이 동행하지 않았을 경우 동행자에게 설명한 후 응급처치를 한다.
5) 법정대리인으로부터 동의를 얻지 못하였으나 반드시 응급의료가 필요한 것으로 판단되면 의료인 2인 이상의 동의를 얻어 응급의료를 할 수 있다.

18. 응급의료가 필요한 응급 환자에게 법정대리인의 동행했을 때 응급의료 종사자의 대처로 옳은 것은?

1) 동의여부 관계없이 즉시 응급처치를 행하여야 한다.
2) 동의여부 관계없이 즉시 응급처치를 행하여야 한다.
3) 법정대리인에게 응급의료에 관하여 설명하고 동의를 얻어 한다.
4) 동의가 없어도 반드시 응급의료가 필요한 경우 동행인 2인 이상의 동의를 얻어 응급의료를 행할 수 있다.
5) 동의가 없어도 반드시 응급의료가 필요한 경우, 의료인 2인 이상의 동의를 얻어 응급의료를 행할 수 있다.

19. 응급환자를 다른 의료기관으로 이송할 때 취해야 할 조치로 옳지 않은 것은?

1) 응급환자 진료의뢰서 송부
2) 적절한 이송수단의 제공 및 알선
3) 응급환자와 그 가족의 동의서 송부
4) 의무기록과 방사선 필름 사본 송부
5) 이송 받을 의료기관의 수용가능 여부 확인

20. 응급환자를 다른 의료기관으로 이송할 경우에 송부하여야 하는 것이 아닌 것은?

1) 진단서
2) 의무기록
3) 검사기록
4) 방사선 필름사본
5) 응급환자 진료의뢰서

21. 응급 환자를 이송하는 절차 시 취해야 할 조치에 해당하지 않는 것은?

1) 의무기록본 송부
2) 적절한 이송수단 제공
3) 이송받을 의료기관 연락
4) 법정대리인의 동의서 송부
5) 응급환자진료의뢰서의 송부

ANSWER 17. 5) 18. 3) 19. 3) 20. 1) 21. 4)

❑ 응급처치에 대한 교육

교육	실시자	보건복지부장관 또는 시·도지사: 수료증 발급	
응급의료 종사자가 아닌 사람	교육대상	▪ 구급차등의 운전자 ▪ 여객자동차운송사업용 자동차의 운전자 ▪ 보건교사 ▪ 경찰공무원등 ▪ 안전·보건에 관한 교육의 대상자 ▪ 체육시설에서 의료·구호 또는 안전업무 종사자 ▪ 인명구조요원 ▪ 관광사업에 종사하는 사람 중 의료·구호 또는 안전업무 종사자 ▪ 항공종사자 또는 객실승무원 중 의료·구호 또는 안전업무 종사자 ▪ 철도종사자 중 의료·구호 또는 안전업무 종사자 ▪ 선원 중 의료·구호 또는 안전업무 종사자 ▪ 특급 또는 1급 소방안전관리대상물의 소방안전관리자 ▪ 체육지도자 ▪ 「유아교육법」에 따른 교사 ▪ 「영유아교육법」에 따른 보육교사	
	교육실시방법	▪ 시도지사는 매년 10월 31일까지 다음 연도 교육계획을 수립하여 중앙응급의료센터장에게 제출 ▪ 시·도지사는 매년 3월 31일까지 전년도 교육결과 보고서를 보건복지부장관에게 제출	
	교육내용/시간	▪ 응급활동의 원칙과 내용 ▪ 응급구조 시 안전 수칙 ▪ 응급의료 관련 법령	1시간
		▪ 기본인명구조술	이론 1시간, 실습 2시간
교육·홍보를 위한 계획	수립/실시자	▪ 보건복지부장관 및 시·도지사 ▪ 국민안전처장관과 협의	
	시기	매년	
	계획내용	▪ 교육·홍보의 대상·내용·방법 ▪ 그 밖에 응급처치 요령 등의 교육·홍보에 관하여 필요한 사항	

22. 구조 및 응급처치에 관한 교육의 대상자로 옳지 않은 것은?

1) 보건교사
2) 체육지도자
3) 인명구조요원
4) 항공사 정비사
5) 소방안전관리자

23. 응급의료 종사자가 아닌 사람 중에서 보건복지부장관 또는 시·도지사가 교육을 받도록 명할 수 있는 대상자는?

1) 요양보호사
2) 산업보건의사
3) 항공기 정비사
4) 화물차량 운전사
5) 구호업무 담당 선원

ANSWER 22. 4) 23. 5)

❑ 환자가 여려 명 발생한 경우의 조치

조치	의무자	보건복지부장관, 시·도지사 또는 시장·군수·구청장
	내용	* **응급의료기관 및 관계기관에 대한 지휘체계를 확립**하여 그 사상자의 규모, 피해지역의 범위, 사고의 종류 및 추가적인 사고발생의 위험도 등을 감안하여 신속하고 적절한 인명구조 및 응급처치가 될 수 있도록 하여야 한다. ▪응급의료종사자에게 응급의료업무에 종사할 것을 명령 ▪의료기관의 장에게 의료시설을 제공할 것을 명령 ▪구급차 등을 운용하는 자에게 응급환자 이송 등의 업무에 종사할 것을 명령 ▪중앙행정기관의 장 또는 관계기관의 장에게 협조요청
보고	절차	시·도지사 또는 시장·군수·구청장 → 보건복지부장관
	내용	▪1일 활동상황보고: 사고 발생일부터 사고수습 종료일까지 매일 ▪종합보고: 사고수습이 종료된 경우
조치계획	의무자	보건복지부장관 또는 시·도지사
	내용	▪응급의료 인력·장비 및 시설의 편성과 활용 ▪관계기관의 협조체계 구축 ▪응급의료활동훈련

24. 다수의 환자 발생에 따른 조치권자로 옳지 않은 것은?

1) 시·도지사
2) 응급의료센터장
3) 보건복지부장관
4) 특별시·광역시장
5) 시장·군수·구청장

25. 재해 등으로 인하여 다수의 환자가 발생하였을 경우 시장이 취하는 조치로 옳지 않은 것은?

1) 중앙행정기관 장에게 협조를 요청한다.
2) 관계기관장에게 의료시설을 제공하도록 명한다.
3) 의료기관의 장에게 의료시설을 제공하도록 명한다.
4) 응급의료종사자에게 응급의료업무에 종사할 것을 명한다.
5) 구급차 등을 운용하는 자에게 응급환자 이송업무에 종사할 것을 명한다.

26. 보건복지부장관, 시·도지사 또는 시장·군수·구청장이 실시하는 다수의 응급 환자 발생에 대한 조치 계획 수립에 대한 내용에 포함되지 않는 것은?

1) 응급의료활동 훈련
2) 응급의료인력 편성
3) 관계 기관의 협조체계 구축
4) 지역 내 응급의료정보체계의 구축
5) 응급의료 장비 및 시설의 편성 및 활용

ANSWER 24. 2) 25. 2) 26. 4)

9. 응급의료기관의 종류와 체계

유형	지정권자	기관	업무
중앙응급의료센터	보건복지부장관	종합병원	▪ 응급의료기관등에 대한 평가 및 질을 향상시키는 활동에 대한 지원 ▪ 응급의료종사자에 대한 교육훈련 ▪ 권역응급의료센터 간의 업무조정 및 지원 ▪ 응급의료 관련 연구 ▪ 국내외 재난 등의 발생 시 응급의료 관련 업무의 조정 및 그에 대한 지원 ▪ 응급의료 통신망 및 응급의료 전산망의 관리・운영과 그에 따른 업무 ▪ 그 밖에 보건복지부장관이 정하는 응급의료 관련 업무
권역응급의료센터	보건복지부장관	상급종합병원/300병상 초과 종합병원	▪ 중증응급환자의 진료 ▪ 재난 대비 및 대응 등을 위한 거점병원으로서의 업무 ▪ 권역 내 응급의료종사자에 대한 교육・훈련 ▪ 권역 내 다른 의료기관에서 이송되는 중증응급환자에 대한 수용 ▪ 그 밖에 보건복지부장관이 정하는 권역 내 응급의료 관련 업무
전문응급의료센터	보건복지부장관	중앙・권역・지역응급의료센터 중 분야별로	소아환자, 화상환자 및 독극물중독환자 등에 대한 응급의료(소아센터, 화상센터, 독극물센터, 심혈관센터)
지역응급의료센터	시・도지사	종합병원	▪ 응급환자의 진료 ▪ 응급환자에 대하여 적절한 응급의료를 할 수 없다고 판단한 경우 신속한 이송 * 특별시 및 광역시: 인구 100만명 당 1개소 도: 인구 50만명 당 1개소
권역외상센터	보건복지부장관	중앙・권역・전문・지역응급의료센터	▪ 외상환자의 진료 ▪ 외상의료에 관한 연구 및 외상의료표준의 개발 ▪ 외상의료를 제공하는 의료인의 교육훈련 ▪ 대형 재해 등의 발생 시 응급의료 지원 * 시・도별 1개소
지역외상센터	시・도지사	응급의료기관	▪ 관할 지역의 주민에게 적정한 외상의료를 제공
지역응급의료기관	시장・군수・구청장	종합병원, 다만 시・군에는 병원	▪ 응급환자의 진료 ▪ 응급환자에 대하여 적절한 응급의료를 할 수 없다고 판단한 경우 신속한 이송
응급의료지원센터	보건복지부장관	응급의료자원의 분포와 주민의 생활권을 고려하여 지역별로	▪ 응급의료에 관한 각종 정보의 관리 및 제공 ▪ 지역 내 응급의료종사자에 대한 교육훈련 ▪ 지역 내 응급의료기관 간 업무조정 및 지원 ▪ 지역 내 응급의료의 질 향상 활동에 관한 지원 ▪ 지역 내 재난 등의 발생 시 응급의료 관련 업무의 조정 및 지원 ▪ 그 밖에 보건복지부령으로 정하는 응급의료 관련 업무 ***응급의료지원센터에 대한 협조 등** ▪ 응급의료지원센터의 장은 응급의료정보관리체계를 구축하여야 함

유형	지정권자	기관	업무
			*요청할 수 있는 정보 ▪ 중환자실/응급실의 인력·규모·시설·의료기구 및 장비 ▪ 구급차등의 편성·장비 및 운영인력 ▪ 응급실 근무자, 당직응급의료종사자, 응급실의 사용가능 병상수 ▪ 의료인이 응급환자의 이송을 결정하기 전에 응급의료지원센터의 장에게 다른 의료기관과의 협의를 요청한 경우 협의를 위하여 다른 의료기관에 제공할 환자의 주요증상, 활력징후, 검사결과 등에 관한 정보 ▪ 그 밖에 응급의료와 관련된 주요의료시설, 의료장비, 응급수술 가능질환, 응급환자의 수용 및 이송 현황 등에 대하여 응급의료지원센터의 장이 필요하다고 인정하여 요구하는 사항 ▪ 응급의료지원센터의 장은 의료기관·구급차운용자에게 응급의료정보제공·구급차등의 출동 등 응급의료에 필요한 조치를 요청

27. 응급의료기관에 해당하지 않는 것은?

1) 비상진료센터
2) 중앙응급의료센터
3) 권역응급의료센터
4) 전문응급의료센터
5) 지역 응급의료센터

28. 응급의료기관에 속하지 않는 것은?

1) 권역외상센터
2) 응급의료지원센터
3) 중앙응급의료센터
4) 권역응급의료센터
5) 지역응급의료센터

29. 응급의료기관별 실시되는 업무로 옳은 것은?

1) 권역응급의료센터: 응급의료종사자 교육훈련
2) 중앙응급의료센터: 응급 환자의 안내·상담 및 지도
3) 중앙응급의료센터: 전문영역 내 응급환자만의 관리·운영
4) 응급의료지원센터: 응급의료통신망 및 응급의료전산망 관리
5) 권역 응급의료센터: 응급의료기관 등에 대한 평가 및 질 향상 활동지원

30. 중앙응급의료센터의 지정권자는?

1) 대통령
2) 보건소장
3) 시·도지사
4) 보건복지부장관
5) 시장·군수·구청장

31. 중앙응급의료센터 업무에 해당하지 않는 것은?

1) 응급환자의 진료
2) 응급의료 관련 연구
3) 응급의료기관 등에 대한 평가
4) 응급의료종사자에 대한 교육·훈련
5) 권역 응급의료센터간의 업무 조정 및 지원

32. 중앙응급의료센터의 업무에 해당하는 것은?

1) 응급환자의 진료
2) 응급의료관련 연구
3) 응급의료 수가 책정
4) 응급의료 요양급여 심사
5) 응급 환자 안내·상담·지도

33. 권역응급의료센터 업무에 해당하지 않는 것은?

1) 응급환자의 진료
2) 응급의료 관련 연구
3) 대형 재해 등의 발생 시의 응급의료 지원
4) 권역 내에 있는 응급의료종사자에 대한 교육훈련
5) 권역 내 다른 의료기관에서 이송되는 중증응급환자에 대한 수용

34. 권역응급의료센터를 지정권자는?

1) 대통령
2) 구청장
3) 보건소장
4) 시·도지사
5) 보건복지부장관

ANSWER 27. 1) 28. 1) 29. 1) 30. 4) 31. 1) 32. 2) 33. 2) 34. 5)

35. 지역응급의료센터의 지정권자(A) 및 지역응급의료기관 지정권자(B)로 바르게 짝지은 것은?

	(A)	(B)
1)	시・도지사(종합병원)	시장・군수・구청장(종합병원, 병원)
2)	시・도지사(병원)	시장・군수・구청장(의원)
3)	보건복지부장관(종합병원)	시장・군수・구청장(병원)
4)	시장・군수・구청장(종합병원)	시・도지사(병원)
5)	보건복지부장관(종합병원)	시・도지사(병원)

36. 보건복지부장관의 권역응급의료센터 지정에 대한 설명으로 옳은 것은?

1) 시・도지사와 협의하여 관할 소재 병원에서 지정
2) 상급종합병원 또는 300병상을 초과하는 종합병원에서 지정
3) 건강보험심사평가원과 협의하여 관할 종합병원에서 지정
4) 특별시・광역시장과 협의하여 관할 소재 종합병원에서 지정
5) 시장・군수・구청장과 협의하여 관할 소재 종합병원에서 지정

37. 응급의료지원센터의 업무로 옳은 것은?

1) 응급의료기관 간 업무조정 및 지원
2) 권역응급의료센터 간의 업무조정 및 지원
3) 응급의료에 관한 각종 정보의 관리 및 제공
4) 대통령령으로 정하는 응급의료 관련 업무
5) 재난발생시 응급의료 관련 업무의 조정 및 지원

38. 응급의료지원센터의 업무에 해당하지 않는 것은?

1) 이송병원의 안내
2) 응급의료 관련 연구
3) 응급의료 관련 정보의 관리
4) 응급의료에 관한 각종 정보의 관리 및 제공
5) 응급환자 이송 중인 자에 대한 응급처치 지도

39 지역응급의료센터를 지정할 수 있는 의료기관은?

1) 의원　　2) 병원
3) 보건소　　4) 종합병원
5) 요양병원

ANSWER 35. 1) 36. 2) 37. 3) 38. 2) 39. 4)

10. 응급실 출입 및 체류제한

응급실 출입 제한	▪ 응급환자의 신속한 진료와 응급실 감염예방 등을 위하여 다음 사람 외에는 응급실에 출입을 제한: 응급실 환자, 응급의료종사자(이에 준하는 사람을 포함한다), 응급실 환자의 보호자로서 진료의 보조에 필요한 사람 ▪ 응급의료기관의 장은 제1항에 따라 응급실 출입이 제한된 사람이 응급실에 출입할 수 없도록 관리하여야 하고, 응급실에 출입하는 사람의 성명 등을 기록 · 관리하여야 한다.
응급실 체류 제한	▪ 응급의료기관의 장은 환자의 응급실 체류시간을 최소화하고 입원진료가 필요한 응급환자는 신속하게 입원되도록 조치하여야 한다. ▪ 권역응급의료센터 및 지역응급의료센터의 장은 24시간을 초과하여 응급실에 체류하는 환자의 비율을 보건복지부령으로 정하는 기준 미만으로 유지하여야 한다.

11~12. 응급의료기관의 비상진료체계와 예비병상의 확보

비상 진료 체계	▪ 공휴일과 야간에 당직응급의료종사자를 두고 응급환자에 대하여 상시 진료할 준비체계를 갖춤 ▪ 설치된 진료과목마다 1명 이상의 당직전문의 또는 당직의사(전문의)를 두어야 한다. ▪ 권역응급의료센터 및 전문응급의료센터: 내과 · 외과 · 산부인과 · 소아청소년과 · 정형외과 · 신경외과 · 흉부외과 및 마취통증의학과 · 신경과 및 영상의학과 전문의 각 1명 이상 ▪ 지역응급의료센터: 내과 · 외과 · 산부인과 · 소아청소년과 및 마취통증의학과 전문의 각 1명 이상 ▪ 지역응급의료기관: 내과계열 및 외과계열 전문의 각 1명 이상
예비 병상의 확보	▪ 응급환자를 위한 예비병상을 확보 허가받은 병상수의 100분의 1 이상(병 · 의원의 경우에는 1병상 이상) ▪ 예비병상을 응급환자가 아닌 자 사용 금지 → 응급실을 전담하는 의사가 입원을 의뢰한 응급환자에 한하여 예비병상을 사용해야 함 → 오후 10시 이후에는 응급실에 있는 응급환자 중 입원 등의 필요성이 더 많이 요구되는 환자의 순으로 사용함(최근의 응급환자발생상황과 다음 날의 예비병상 확보가능성 등을 감안)

40. 응급의료기관이 준수해야 하는 예비병상 확보 및 유지에 관한 내용으로 옳은 것은?

1) 예비병상수는 허가받은 병상수의 100분의 5 이상이다.
2) 종합병원을 제외한 병원은 예비병상을 확보할 필요가 없다.
3) 예비병상은 매일 오후 10시 이후 먼저 도착한 순서대로 사용한다.
4) 예비병상은 종합병원의 경우 필수이며 각 진료과별로 있어야 한다.
5) 응급실을 전담하는 의사가 입원이 요구되는 응급환자 순으로 예비병상을 사용한다.

41. 허가받은 병상수가 500병상일 경우 최소 예비병상수는?

1) 5병상
2) 10병상
3) 15병상
4) 20병상
5) 30병상

42. 응급의료기관의 예비병상 확보 및 유지에 대한 설명으로 옳지 않은 것은?

1) 예비병상수는 허가받은 병상수의 100분의 1 이상이다.
2) 종합병원을 제외한 병원의 예비병상수는 1병상 이상이다.
3) 예비병상은 종합병원의 경우 필수이며 각 진료과별로 있어야한다.
4) 응급실 전담의사가 입원을 의뢰한 응급 환자에 한하여 예비병상을 사용하게 된다.
5) 예비병상은 매일 오후 10시 이후에는 응급 환자 중 입원 등의 필요성이 더 많이 요구되는 환자 순으로 사용한다.

43. 종합병원의 응급의료기관이 확보해야 할 예비병상의 수는?

1) 1병상 이상
2) 허가받은 병상수의 50분의 1 이상
3) 가동하는 병상수의 50분 의 1 이상
4) 허가받은 병상수의 100분의 1 이상
5) 가동하는 병상수의 100분의 1 이상

44. 지역응급의료기관의 비상 진료체계로 정해진 기준으로 옳은 것은?

1) 2인 이상 당직 전문의
2) 4인 이상 당직 전문의
3) 진료과목마다 1인 이상의 당직 인턴
4) 진료과목마다 1인 이상의 당직전공의
5) 내과계열 및 외과계열 전문의 각 1인 이상

ANSWER 40. 5) 41. 1) 42. 3) 43. 4) 44. 5)

❑ 응급환자 이송 등

구급차 등의 운용자	▪국가 또는 지방자치단체 ▪의료기관 ▪다른 법령에 의하여 구급차 등을 둘 수 있는 자 ▪응급환자 이송업의 허가를 받은 자 ▪응급환자의 이송을 목적사업으로 하여 보건복지부장관의 설립허가를 받은 비영리법인
구급차의 용도	▪응급환자 이송 ▪응급의료를 위한 혈액, 진단용 검사대상물 및 진료용 장비 등의 운반 ▪응급의료를 위한 응급의료종사자의 운송 ▪사고 등에 의하여 현장에서 사망하거나 진료를 받다가 사망한 자의 의료기관 등으로의 이송 ▪지역보건법에 의한 보건소 등 지역보건의료기관에서 행하는 보건사업의 수행에 필요한 업무 ▪구급차등의 이용이 불가피한 척추장애환자 또는 거동이 불편한 환자의 이송 ▪다수인이 모이는 행사 등에서 발생되는 응급환자 이송을 위한 대기
구급차 운용신고	등록한 후 지체 없이 보건복지부령에 따ㅑ라 시장・군수・구청장에게 신고
구급차 말소신고	시장・군수・구청장에게 구급차등의 말소 통보 및 신고: 구급차등의 등록이 말소된 경우, 운행연한 또는 운행거리가 초과된 경우
구급차 운행연한	▪보건복지부와 국토교통부의 공동부령으로 정하는 운행연한 및 운행거리를 초과하여 운행하지 못한다.. 다만, 시장・군수・구청장은 안전성 요건이 충족되는 경우에는 2년의 범위에서 운행연한을 연장 ▪시장・군수・구청장은 부득이한 사유로 구급차의 수급이 현저히 곤란하다고 인정되는 때에는 안전성 요건이 충족되는 경우 6개월의 범위에서 운행연한을 초과하여 운행가능
응급의료 전용헬기	▪보건복지부장관 또는 시・도지사는 응급의료 취약지역 응급환자의 신속한 이송 및 응급처치 등을 위하여 응급의료 전용헬기를 운용

심폐소생을 위한 응급장비의 구비의무	▪공공보건의료기관 ▪구급대에서 운용 중인 구급차 ▪여객 항공기 및 공항 ▪철도차량 중 객차 ▪20톤 이상 선박 ▪철도역사의 대합실 중 연면적이 2천제곱미터 이상이거나 전년도 일일 평균이용객수가 1만 명 이상인 대합실 ▪여객자동차터미널의 대합실 중 연면적이 2천제곱미터 이상이거나 전년도 일일 평균이용객수가 3천명 이상인 대합실 ▪항만법에 따른 대합실 중 연면적이 2천제곱미터 이상이거나 전년도 일일 평균이용객수가 1천명 이상인 대합실 ▪영업장의 전용면적이 2천제곱미터 이상인 카지노 시설 ▪경마장, 경주장 ▪교도소, 소년교도소 및 구치소, 외국인보호소, 소년원 ▪전문체육시설 중 총 관람석 수가 5천석 이상인 운동장 및 종합운동장 ▪중앙행정기관, 시도의 청사 중 보건복지부장관이 정하는 청사

45. 구급차를 운용할 수 없는 자는?

1) 국가
2) 의료인
3) 의료기관
4) 지방자치단체
5) 응급환자이송업자

46. 구급차를 다른 용도에의 사용금지에 해당되지 않는 것은?

1) 일반 환자 이송
2) 응급의료를 위한 응급의료종사자의 운송
3) 응급의료를 위한 혈액, 진단용 검사 대상물 및 진료용 장비 등의 운반
4) 사고 등으로 현장에서 사망하거나 진료를 받다가 사망한 자의 의료기관 등으로의 이송
5) 지역보건법에 의한 보건소 등 지역보건의료기관에서 행하는 보건사업의 수행에 필요한 업무

ANSWER 45. 2) 46. 1)

47. 구급차 등의 사용용도로 옳지 않은 것은?

1) 응급 환자의 이송
2) 평상 시 응급의료 종사자의 운송
3) 응급의료를 위한 진료용 장비를 운반
4) 응급의료를 위한 진단용 검사대상을 운반
5) 사고로 현장에서 사망한 자를 의료기관으로 이송

48. 자동제세동기 등 심폐소생을 위한 응급장비를 구비하지 않아도 되는 시설은?

1) 공항
2) 경마장
3) 소년원
4) 10톤인 선박
5) 철도차량 중 객차

49. 심폐소생을 위한 응급장비를 설치한 자가 응급장비를 점검해야 할 적절한 주기는?

1) 매주 1회
2) 매월 1회
3) 3개월마다 1회
4) 6개월마다 1회
5) 매년 1회

ANSWER 47. 2) 48. 4) 49. 2)

5 응급의료에 관한 법률

시행령 · 시행규칙

앞으로 시행될 법령
[법률 제16272호, 2019.1.15., 타법개정][시행일 2020.1.16.]

제1장 총 칙

제1조 [목 적] 이 법은 국민들이 응급상황에서 신속하고 적절한 응급의료를 받을 수 있도록 응급의료에 관한 국민의 권리와 의무, 국가·지방자치단체의 책임, 응급의료제공자의 책임과 권리를 정하고 응급의료자원의 효율적 관리에 필요한 사항을 규정함으로써 응급환자의 생명과 건강을 보호하고 국민의료를 적정하게 함을 목적으로 한다.

시행령

영**제1조 (목 적)** 이 영은 「응급의료에 관한 법률」에서 위임된 사항과 그 시행에 관하여 필요한 사항을 규정함을 목적으로 한다.

시행규칙

칙**제1조 (목 적)** 이 규칙은 「응급의료에 관한 법률」 및 같은 법 시행령에서 위임된 사항과 그 시행에 필요한 사항을 규정함을 목적으로 한다.

제2조 [정 의] 이 법에서 사용하는 용어의 뜻은 다음과 같다.

1. "응급환자"란 질병, 분만, 각종 사고 및 재해로 인한 부상이나 그 밖의 위급한 상태로 인하여 즉시 필요한 응급처치를 받지 아니하면 생명을 보존할 수 없거나 심신에 중대한 위해(危害)가 발생할 가능성이 있는 환자 또는 이에 준하는 사람으로서 보건복지부령으로 정하는 사람을 말한다.
2. "응급의료"란 응급환자가 발생한 때부터 생명의 위험에서 회복되거나 심신상의 중대한 위해가 제거되기까지의 과정에서 응급환자를 위하여 하는 상담·구조 (救助)·이송·응급처치 및 진료 등의 조치를 말한다.
3. "응급처치"란 응급의료행위의 하나로서 응급환자의 기도를 확보하고 심장박동의 회복, 그 밖에 생명의 위험이나 증상의 현저한 악화를 방지하기 위하여 긴급히 필요로 하는 처치를 말한다.
4. "응급의료종사자"란 관계 법령에서 정하는 바에 따라 취득한 면허 또는 자격의 범위에서 응급환자에 대한 응급의료를 제공하는 의료인과 응급구조사를 말한다.
5. "응급의료기관"이란 「의료법」 제3조에 따른 의료기관 중에서 이 법에 따라 지정된 중앙응급의료센터, 권역응급의료센터, 전문응급의료센터, 지역응급의료센터 및 지역응급의료기관을 말한다.
6. "구급차등"이란 응급환자의 이송 등 응급의료의 목적에 이용되는 자동차, 선박 및 항공기 등의 이송수단을 말한다.
7. "응급의료기관등"이란 응급의료기관, 구급차등의 운용자 및 응급의료지원센터를 말한다.
8. "응급환자이송업"이란 구급차등을 이용하여 응급환자 등을 이송하는 업(業)을 말한다.

시행규칙

칙**제2조 (응급환자)** 「응급의료에 관한 법률」(이하 "법"이라 한다) 제2조제1호에서 "보건복지부령이 정하는 자"란 다음 각 호의 어느 하나에 해당하는 증상이 있는 자를 말한다.

1. 별표 1의 응급증상 및 이에 준하는 증상
2. 제1호의 증상으로 진행될 가능성이 있다고 응급의료종사자가 판단하는 증상

제2장 국민의 권리와 의무

제3조 [응급의료를 받을 권리] 모든 국민은 성별, 나이, 민족, 종교, 사회적 신분 또는 경제적 사정 등을 이유로 차별받지 아니하고 응급의료를 받을 권리를 가진다. 국내에 체류하고 있는 외국인도 또한 같다.

제4조 [응급의료에 관한 알 권리] ① 모든 국민은 응급상황에서의 응급처치 요령, 응급의료기관등의 안내 등 기본적인 대응방법을 알 권리가 있으며, 국가와 지방자치단체는 그에 대한 교육·홍보 등 필요한 조치를 마련하여야 한다.
② 모든 국민은 국가나 지방자치단체의 응급의료에 대한 시책에 대하여 알 권리를 가진다.

제5조 [응급환자에 대한 신고 및 협조 의무] ① 누구든지 응급환자를 발견하면 즉시 응급의료기관등에 신고하여야 한다.
② 응급의료종사자가 응급의료를 위하여 필요한 협조를 요청하면 누구든지 적극 협조하여야 한다.

제5조의2 [선의의 응급의료에 대한 면책] 생명이 위급한 응급환자에게 다음 각 호의 어느 하나에 해당하는 응급의료 또는 응급처치를 제공하여 발생한 재산상 손해와 사상(死傷)에 대하여 고의 또는 중대한 과실이 없는 경우 그 행위자는 민사책임과 상해(傷害)에 대한 형사책임을 지지 아니하며 사망에 대한 형사책임은 감면한다.

1. 다음 각 목의 어느 하나에 해당하지 아니하는 자가 한 응급처치
   가. 응급의료종사자
   나. 「선원법」 제86조에 따른 선박의 응급처치 담당자, 「119구조·구급에 관한 법률」 제10조에 따른 구급대 등 다른 법령에 따라 응급처치 제공의무를 가진 자
2. 응급의료종사자가 업무수행 중이 아닌 때 본인이 받은 면허 또는 자격의 범위에서 한 응급의료
3. 제1호나목에 따른 응급처치 제공의무를 가진 자가 업무수행 중이 아닌 때에 한 응급처치

제 3 장 응급의료종사자의 권리와 의무

제6조 [응급의료의 거부금지 등] ① 응급의료기관등에서 근무하는 응급의료종사자는 응급환자를 항상 진료할 수 있도록 응급의료업무에 성실히 종사하여야 한다.
② 응급의료종사자는 업무 중에 응급의료를 요청받거나 응급환자를 발견하면 즉시 응급의료를 하여야 하며 정당한 사유 없이 이를 거부하거나 기피하지 못한다.

제7조 [응급환자가 아닌 사람에 대한 조치] ① 의료인은 응급환자가 아닌 사람을 응급실이 아닌 의료시설에 진료를 의뢰하거나 다른 의료기관에 이송할 수 있다.
② 진료의뢰·환자이송의 기준 및 절차 등에 관하여 필요한 사항은 대통령령으로 정한다.

시행령

영제2조 (응급환자가 아닌 자에 대한 이송기준 및 절차) ① 의료인은 응급의료기관에 내원한 환자가 응급환자에 해당하지 아니하나 진료가 필요하다고 인정되는 경우에는 「응급의료에 관한 법률」(이하 "법"이라 한다) 제7조의 규정에 따라 본인 또는 법정대리인의 동의를 얻어 응급실이 아닌 의료시설에 진료를 의뢰하거나 다른 의료기관에 이송할 수 있다.
② 의료인은 제1항의 규정에 따라 응급환자에 해당하지 아니하는 환자를 응급실이 아닌 의료시설에 진료를 의뢰하거나 다른 의료기관에 이송하는 경우에는 당해 환자가 응급환자에 해당하지 아니하는 이유를 설명하고, 그에 필요한 진료내용 및 진료과목 등을 추천하여야 한다.
③ 의료기관의 장은 제1항의 규정에 따라 응급환자에 해당하지 아니하는 환자를 다른 의료기관으로 이송한 경우 그 이송받은 의료기관, 환자 또는 그 법정대리인이 진료에 필요한 의무기록을 요구하는 경우에는 이를 즉시 제공하여야 한다.

제8조 [응급환자에 대한 우선 응급의료 등] ① 응급의료종사자는 응급환자에 대하여는 다른 환자보다 우선하여 상담·구조 및 응급처치를 하고 진료를 위하여 필요한 최선의 조치를 하여야 한다.
② 응급의료종사자는 응급환자가 2명 이상이면 의학적 판단에 따라 더 위급한 환자부터 응급의료를 실시하여야 한다.

제9조 [응급의료의 설명·동의] ① 응급의료종사자는 다음 각 호의 어느 하나에 해당하는 경우를 제외하고는 응급환자에게 응급의료에 관하여 설명하고 그 동의를 받아야 한다.

1. 응급환자가 의사결정능력이 없는 경우
2. 설명 및 동의 절차로 인하여 응급의료가 지체되면 환자의 생명이 위험하여지거나 심신상의 중대한 장애를 가져오는 경우

② 응급의료종사자는 응급환자가 의사결정능력이 없는 경우 법정대리인이 동행하였을 때에는 그 법정대리인에게 응급의료에 관하여 설명하고 그 동의를 받아야 하며, 법정대리인이 동행하지 아니한 경우에는 동행한 사람에게 설명한 후 응급처치를 하고 의사의 의학적 판단에 따라 응급진료를 할 수 있다.
③ 응급의료에 관한 설명·동의의 내용 및 절차 등에 관하여 필요한 사항은 보건복지부령으로 정한다.

시행규칙

칙제3조 (응급의료에 관한 설명 · 동의의 내용 및 절차) ① 법 제9조에 따라 응급환자 또는 그 법정대리인에게 응급의료에 관하여 설명하고 동의를 얻어야 할 내용은 다음 각 호와 같다.
1. 환자에게 발생하거나 발생가능한 증상의 진단명
2. 응급검사의 내용
3. 응급처치의 내용
4. 응급의료를 받지 아니하는 경우의 예상결과 또는 예후
5. 그 밖에 응급환자가 설명을 요구하는 사항

② 제1항의 규정에 의한 설명 · 동의는 별지 제1호서식의 응급의료에 관한 설명 · 동의서에 의한다.

③ 응급의료종사자가 의사결정능력이 없는 응급환자의 법정대리인으로부터 제1항에 따른 동의를 얻지 못하였으나 응급환자에게 반드시 응급의료가 필요하다고 판단되는 때에는 의료인 1명 이상의 동의를 얻어 응급의료를 할 수 있다.

제10조 [응급의료 중단의 금지] 응급의료종사자는 정당한 사유가 없으면 응급환자에 대한 응급의료를 중단하여서는 아니 된다.

제11조 [응급환자의 이송] ① 의료인은 해당 의료기관의 능력으로는 응급환자에 대하여 적절한 응급의료를 할 수 없다고 판단한 경우에는 지체 없이 그 환자를 적절한 응급의료가 가능한 다른 의료기관으로 이송하여야 한다.

② 의료기관의 장은 제1항에 따라 응급환자를 이송할 때에는 응급환자의 안전한 이송에 필요한 의료기구와 인력을 제공하여야 하며, 응급환자를 이송받는 의료기관에 진료에 필요한 의무기록(醫務記錄)을 제공하여야 한다.

③ 의료기관의 장은 이송에 든 비용을 환자에게 청구할 수 있다.

④ 응급환자의 이송절차, 의무기록의 이송 및 비용의 청구 등에 필요한 사항은 보건복지부령으로 정한다.

시행규칙

칙제4조 (응급환자의 이송절차 및 의무기록의 이송) ① 의료인은 법 제11조에 따라 응급환자를 다른 의료기관으로 이송하는 경우에는 이송받는 의료기관에 연락하고, 적절한 이송수단을 알선하거나 제공하여야 한다.

② 의료인은 제1항에 따라 이송받는 의료기관에 대한 연락이나 준비를 할 수 없는 경우에는 법 제27조제1항에 따른 응급의료지원센터(이하 "응급의료지원센터"라 한다)나 「119구조 · 구급에 관한 법률」 제10조의2에 따른 119구급상황관리센터를 통하여 이송받을 수 있는 의료기관을 확인하고 적절한 이송수단을 알선하거나 제공하여야 한다.

③ 제1항과 제2항에 따라 응급환자를 이송하는 경우에 제공하여야 하는 의무기록은 다음 각 호와 같다.
1. 별지 제2호서식의 응급환자진료의뢰서
2. 검사기록 등 의무기록과 방사선 필름의 사본 그 밖에 응급환자의 진료에 필요하다고 판단되는 자료

칙제5조 (이송비용의 청구) 의료기관의 장이 법 제11조제3항의 규정에 따라 환자에게 청구할 수 있는 이송에 소요되는 비용은 당해 의료기관의 구급차를 사용한 경우에 그 구급차에 의한 이송처치료를 말한다.

제12조 [응급의료 등의 방해 금지] 누구든지 응급의료종사자(「의료기사 등에 관한 법률」 제2조에 따른 의료기사와 「의료법」 제80조에 따른 간호조무사를 포함한다)의 응급환자에 대한 구조 · 이송 · 응급처치 또는 진료를 폭행, 협박, 위계(僞計), 위력(威力), 그 밖의 방법으로 방해하거나 의료기관 등의 응급의료를 위한 의료용 시설 · 기재(機材) · 의약품 또는 그 밖의 기물(器物)을 파괴 · 손상하거나 점거하여서는 아니 된다.

제 4 장 국가 및 지방자치단체의 책임

제13조 [응급의료의 제공] 국가 및 지방자치단체는 응급환자의 보호, 응급의료기관등의 지원 및 설치 · 운영, 응급의료종사자의 양성, 응급이송수단의 확보 등 응급의료를 제공하기 위한 시책을 마련하고 시행하여야 한다.

제13조의2 [응급의료기본계획 및 연차별 시행계획] ① 보건복지부장관은 제13조에 따른 업무를 수행하기 위하여 제13조의5에 따른 중앙응급의료위원회의 심의를 거쳐 응급의료기본계획(이하 "기본계획"이라 한다)을 5년마다 수립하여야 한다.

② 기본계획은 다음 각 호의 사항을 포함하여야 한다.
1. 국민의 안전한 생활환경 조성을 위한 다음 각 목의 사항
   가. 국민에 대한 응급처치 및 응급의료 교육 · 홍보 계획
   나. 생활환경 속의 응급의료 인프라 확충 계획

다. 응급의료의 평등한 수혜를 위한 계획
2. 응급의료의 효과적인 제공을 위한 다음 각 목의 사항
가. 민간 이송자원의 육성 및 이송체계의 개선 계획
나. 응급의료기관에 대한 평가 · 지원 및 육성 계획
다. 응급의료 인력의 공급 및 육성 계획
라. 응급의료정보통신체계의 구축 · 운영 계획
마. 응급의료의 질적 수준 개선을 위한 계획
바. 재난 등으로 다수의 환자 발생 시 응급의료 대비 · 대응 계획
3. 기본계획의 효과적 달성을 위한 다음 각 목의 사항
가. 기본계획의 달성목표 및 그 추진방향
나. 응급의료제도 및 운영체계에 대한 평가 및 개선방향
다. 응급의료재정의 조달 및 운용
라. 기본계획 시행을 위한 중앙행정기관의 협조 사항

③ 보건복지부장관은 기본계획을 확정한 때에는 지체 없이 이를 관계 중앙행정기관의 장과 특별시장 · 광역시장 · 특별자치시장 · 도지사 · 특별자치도지사(이하 "시 · 도지사"라 한다)에게 통보하여야 한다.

④ 보건복지부장관은 보건의료 시책상 필요한 경우 제13조의5에 따른 중앙응급의료위원회의 심의를 거쳐 기본계획을 변경할 수 있다.

⑤ 보건복지부장관은 대통령령으로 정하는 바에 따라 기본계획에 따른 연차별 시행계획을 수립하여야 한다.

시행령

영제3조 (연차별 시행계획의 수립) 보건복지부장관은 법 제13조의2제5항에 따라 응급의료기본계획에 따른 연차별 시행계획을 계획 시행 전년도 10월 31일까지 수립하여야 한다.

제13조의3 [지역응급의료시행계획] ① 시 · 도지사는 기본계획에 따라 매년 지역응급의료시행계획을 수립하여 시행하여야 한다.

② 보건복지부장관은 대통령령으로 정하는 바에 따라 지역응급의료시행계획 및 그 시행결과를 평가할 수 있다.

③ 보건복지부장관은 지역응급의료시행계획 및 그 시행결과에 대하여 평가한 결과를 토대로 시 · 도지사에게 계획 및 사업의 변경 또는 시정을 요구할 수 있다.

④ 그 밖에 지역응급의료시행계획의 수립 · 시행 및 평가에 관하여는 대통령령으로 정한다.

시행령

영제5조 (지역응급의료시행계획의 평가 등) ① 법 제13조의3제2항에 따른 평가를 위하여 특별시장 · 광역시장 · 특별자치시장 · 도지사 및 특별자치도지사(이하 "시 · 도지사"라 한다)는 법 제13조의3제1항에 따라 수립한 다음 해의 지역응급의료시행계획을 매년 12월 31일까지 보건복지부장관에게 제출하여야 한다.

② 법 제13조의3제2항에 따른 평가를 위하여 시 · 도지사는 지난해의 지역응급의료시행계획 시행결과를 매년 2월 말일까지 보건복지부장관에게 제출하여야 한다.

제13조의4 [응급의료계획에 대한 협조] ① 보건복지부장관 및 시 · 도지사는 기본계획 및 지역응급의료시행계획의 수립 · 시행을 위하여 필요한 경우에는 국가기관, 지방자치단체, 응급의료에 관련된 기관 · 단체 및 「공공기관의 운영에 관한 법률」 제4조에 따른 공공기관(이하 "공공기관"이라 한다)의 장에게 자료제공 등의 협조를 요청할 수 있다.

② 제1항에 따른 협조요청을 받은 기관 · 단체 등은 특별한 사유가 없는 한 이에 응하여야 한다.

시행령

영제5조의2 (자료의 범위 등) ① 법 제13조의4제1항에 따라 보건복지부장관은 법 제13조의2제1항에 따른 응급의료기본계획의 수립 · 시행을 위하여 응급환자에 관한 다음 각 호의 자료를 요청할 수 있다. 이 경우 요청일부터 과거 3년간의 자료에 한정한다.
1. 「국민건강보험법」 제5조에 따른 가입자 · 피부양자에 대한 건강보험 관련 자료 및 같은 법 제47조제2항에 따른 요양급여비용 심사청구 자료
2. 「의료급여법」 제11조제2항에 따른 의료급여비용 심사청구 자료
3. 「산업재해보상보험법」 제36조제2항에 따른 보험급여 청구 및 결정 자료
4. 「자동차손해배상 보장법」 제12조제2항에 따른 자동차보험진료수가 청구 자료
5. 「119구조 · 구급에 관한 법률」 제22조제2항에 따른 구조 · 구급활동상황일지

6. 「주민등록법」 제7조제1항에 따른 개인별 및 세대별 주민등록표
7. 「장애인복지법」 제32조제1항에 따른 장애인 등록 자료
8. 「교통안전법」 제51조에 따른 교통사고조사와 관련된 자료 · 통계 또는 정보

② 법 제13조의4제1항에 따라 시 · 도지사가 제13조의3제1항에 따른 지역응급의료시행계획의 수립 · 시행을 위하여 요청할 수 있는 자료의 범위는 다음 각 호와 같다.

1. 법 제25조제1항에 따라 지정된 중앙응급의료센터가 같은 조 제1항제1호, 제5호 및 제6호에 따라 수행한 업무에 관한 자료
2. 관할지역 내 소재하는 다음 각 목의 기관의 시설 · 장비 · 인력 현황 및 수행한 업무에 관한 통계 자료
   가. 법 제26조제1항에 따라 지정된 권역응급의료센터
   나. 법 제29조제1항에 따라 지정된 전문응급의료센터
   다. 법 제30조제1항에 따라 지정된 지역응급의료센터
   라. 법 제31조제1항에 따라 지정된 지역응급의료기관
3. 법 제27조제1항에 따라 설치된 지역별 응급의료지원센터(이하 "응급의료지원센터"라 한다)가 같은 조 제2항제3호, 제7호 및 제8호에 따라 수행한 업무에 관한 자료

③ 보건복지부장관은 제1항에 따라 수집된 자료를 활용하여 다음 각 호의 정보를 산출하고 관리하여야 한다.

1. 지역별, 질환군별, 시간대별 응급환자의 발생 현황
2. 응급의료 자원의 분포
3. 응급환자의 이송 및 「의료법」 제3조에 따른 의료기관 이용 현황
4. 응급환자 진료 경로 및 결과
5. 그 밖에 응급환자의 흐름과 제공된 응급의료를 파악하는 데 필요한 정보

④ 보건복지부장관은 제3항에 따른 정보를 산출한 후 지체 없이 주민등록번호 등 개인을 식별할 수 있는 정보를 삭제하여야 하며, 제1항에 따라 수집된 자료도 「개인정보 보호법」 제21조에 따라 파기하여야 한다.

제13조의5 [중앙응급의료위원회] ① 응급의료에 관한 주요 시책을 심의하기 위하여 보건복지부에 중앙응급의료위원회(이하 "중앙위원회"라 한다)를 둔다.

② 중앙위원회는 위원장 1명과 부위원장 1명을 포함한 15명 이내의 위원으로 구성한다.

③ 중앙위원회의 위원장은 보건복지부장관이 되고 부위원장은 위원 중 위원장이 지명하며 위원은 당연직 위원과 위촉 위원으로 한다.

④ 당연직 위원은 다음 각 호의 사람으로 한다.

1. 기획재정부차관
2. 교육부차관
3. 국토교통부차관
4. 소방청장 〈개정 2017.7.26.〉
5. 제25조에 따른 중앙응급의료센터의 장

⑤ 위촉 위원은 다음 각 호의 사람으로서 위원장이 위촉한다.

1. 「비영리민간단체 지원법」 제2조에 따른 비영리민간단체를 대표하는 사람 3명
2. 응급의료에 관한 학식과 경험이 풍부한 사람 3명
3. 제2조제5호에 따른 응급의료기관을 대표하는 사람 1명
4. 보건의료 관련 업무를 담당하는 지방공무원으로서 특별시 · 광역시를 대표하는 사람 1명
5. 보건의료 관련 업무를 담당하는 지방공무원으로서 도(특별자치도를 포함한다)를 대표하는 사람 1명

⑥ 중앙위원회는 다음 각 호의 사항을 심의한다.

1. 제13조의2에 따른 응급의료기본계획 및 연차별 시행계획의 수립 및 변경
2. 「국가재정법」 제74조에 따라 응급의료기금의 기금운용심의회에서 심의하여야 할 사항
3. 응급의료에 관련한 정책 및 사업에 대한 조정
4. 응급의료에 관련한 정책 및 사업의 평가 결과
5. 지역응급의료시행계획 및 특별시 · 광역시 · 도 · 특별자치도(이하 "시 · 도"라 한다)의 응급의료에 관련한 사업의 평가 결과
6. 응급의료의 중기 · 장기 발전방향 및 제도 개선에 관한 사항
7. 그 밖에 응급의료에 관하여 보건복지부장관이 부의하는 사항

⑦ 중앙위원회는 매년 2회 이상 개최하여야 한다.

⑧ 그 밖에 중앙위원회의 회의 및 운영에 관한 사항은 대통령령으로 정한다.

시행령

영 제6조 (중앙응급의료위원회) ① 법 제13조의5제5항에 따른 위촉 위원의 임기는 3년으로 한다.

② 위원장은 위원회의 위촉 위원이 다음 각 호의 어느 하나에 해당하는 경우에는 해당 위원을 해촉(解囑)할 수 있다.

1. 심신장애로 인하여 직무를 수행할 수 없게 된 경우
2. 직무와 관련된 비위사실이 있는 경우
3. 직무태만, 품위손상, 그 밖의 사유로 인하여 위원으로 적합하지 아니하다고 인정되는 경우
4. 위원 스스로 직무를 수행하는 것이 곤란하다고 의사를 밝히는 경우

③ 법 제13조의5에 따른 중앙응급의료위원회(이하 "위원회"라 한다)의 위원장은 위원회를 대표하며, 위원회의 업무를 총괄한다.

④ 위원회의 회의는 위원회의 위원장이 소집한다.

⑤ 위원회의 회의는 재적위원 과반수의 출석으로 개의(開議)하고, 출석위원 과반수의 찬성으로 의결한다.

⑥ 위원회에 간사 1명을 두되, 간사는 보건복지부 소속 고위공무원단에 속하는 공무원 중에서 보건복지부장관이 지명한다.

⑦ 위원회의 회의에 출석한 위원, 관계 공무원 또는 관계 전문가에게는 예산의 범위에서 수당, 여비, 그 밖에 필요한 경비를 지급할 수 있다. 다만, 공무원인 위원이나 관계 공무원이 그 소관 업무와 직접 관련하여 출석하는 경우에는 그러하지 아니하다.

⑧ 제1항부터 제7항까지에서 규정한 사항 외에 위원회의 운영에 필요한 사항은 위원회의 의결을 거쳐 위원회의 위원장이 정한다.

제13조의6 [시 · 도응급의료위원회] ① 응급의료에 관한 중요 사항을 심의하기 위하여 시 · 도에 시 · 도응급의료위원회(이하 "시 · 도위원회"라 한다)를 둔다.

② 시 · 도위원회는 해당 시 · 도의 응급의료에 관한 다음 각 호의 사항을 심의한다.

1. 제13조의3제1항에 따른 지역응급의료시행계획의 수립 및 변경
2. 응급의료를 위한 지방 재정의 사용
3. 응급의료 시책 및 사업의 조정
4. 응급의료기관등에 대한 평가 결과의 활용
5. 그 밖에 응급의료에 관하여 시 · 도지사가 부의하는 사항

③ 시 · 도위원회는 매년 2회 이상 개최하여야 한다.

④ 시 · 도위원회의 구성 · 기능 및 운영 등에 관하여 필요한 사항은 대통령령으로 정하는 기준에 따라 해당 시 · 도의 조례로 정한다.

시행령

영 제7조 (시 · 도응급의료위원회의 설치 등) ① 법 제13조의6제1항에 따른 시 · 도응급의료위원회(이하 "시 · 도위원회"라 한다)는 위원장 1명과 부위원장 1명을 포함한 10명 이내의 위원으로 구성한다.

② 위원장 및 부위원장은 위원중에서 시 · 도지사가 임명하고, 위원은 다음 각호의 자중에서 시 · 도지사가 임명 또는 위촉한다.

1. 응급의료기관을 대표하는 자
2. 응급의료지원센터를 대표하는 자
3. 해당 특별시 · 광역시 · 특별자치시 · 도 · 특별자치도(이하 "시 · 도"라 한다) 소방본부의 구급업무를 담당하는 소방공무원
4. 시 · 도의 응급의료에 관련된 업무를 담당하는 공무원
5. 「비영리민간단체지원법」 제2조에 따른 비영리민간단체를 대표하는 자
6. 응급의료에 관하여 학식과 경험이 풍부한 자

③ 시 · 도지사는 시 · 도위원회의 위원이 다음 각 호의 어느 하나에 해당하는 경우에는 해당 위원을 해임하거나 해촉할 수 있다.

1. 심신장애로 인하여 직무를 수행할 수 없게 된 경우
2. 직무와 관련된 비위사실이 있는 경우
3. 직무태만, 품위손상, 그 밖의 사유로 인하여 위원으로 적합하지 아니하다고 인정되는 경우
4. 위원 스스로 직무를 수행하는 것이 곤란하다고 의사를 밝히는 경우

제14조 [구조 및 응급처치에 관한 교육] ① 보건복지부장관 또는 시 · 도지사는 응급의료종사자가 아닌 사람 중에서 다음 각 호의 어느 하나에 해당하는 사람에게 구조 및 응급처치에 관한 교육을 받도록 명할 수 있다.

1. 구급차등의 운전자
2. 「여객자동차 운수사업법」 제3조제1항에 따른 여객자동차운송사업용 자동차의 운전자
3. 「학교보건법」 제15조에 따른 보건교사

4. 도로교통안전업무에 종사하는 사람으로서 「도로교통법」 제5조에 규정된 경찰공무원등
5. 「산업안전보건법」 제32조제1항에 따른 안전 · 보건에 관한 교육의 대상자
5. 「산업안전보건법」 제32조제1항 각 호 외의 부분 본문에 따른 안전보건교육의 대상자 개정 2019.1.15. 시행일 2020.1.16.
6. 「체육시설의 설치 · 이용에 관한 법률」 제5조 및 제10조에 따른 체육시설에서 의료 · 구호 또는 안전에 관한 업무에 종사하는 사람
7. 「유선 및 도선 사업법」 제22조에 따른 인명구조요원
8. 「관광진흥법」 제3조제1항제2호부터 제6호까지의 규정에 따른 관광사업에 종사하는 사람 중 의료 · 구호 또는 안전에 관한 업무에 종사하는 사람
9. 「항공안전법」 제2조제14호 및 제17호에 따른 항공종사자 또는 객실승무원 중 의료 · 구호 또는 안전에 관한 업무에 종사하는 사람
10. 「철도안전법」 제2조제10호가목부터 라목까지의 규정에 따른 철도종사자 중 의료 · 구호 또는 안전에 관한 업무에 종사하는 사람
11. 「선원법」 제2조제1호에 따른 선원 중 의료 · 구호 또는 안전에 관한 업무에 종사하는 사람
12. 「화재예방, 소방시설 설치 · 유지 및 안전관리에 관한 법률」 제20조에 따른 소방안전관리자 중 대통령령으로 정하는 사람 개정 2017.10.24.
13. 「국민체육진흥법」 제2조제6호에 따른 체육지도자
14. 「유아교육법」 제22조제2항에 따른 교사
15. 「영유아보육법」 제21조제2항에 따른 보육교사

② 보건복지부장관 및 시 · 도지사는 대통령령으로 정하는 바에 따라 제4조제1항에 따른 응급처치 요령 등의 교육 · 홍보를 위한 계획을 매년 수립하고 실시하여야 한다. 이 경우 보건복지부장관은 교육 · 홍보 계획의 수립 시 소방청장과 협의하여야 한다. 개정 2017.7.26.

③ 시 · 도지사는 제2항에 따라 응급처치 요령 등의 교육 · 홍보를 실시한 결과를 보건복지부장관에게 보고하여야 한다.

④ 제1항부터 제3항까지의 규정에 따른 구조 및 응급처치에 관한 교육의 내용 및 실시방법, 보고 등에 관하여 필요한 사항은 보건복지부령으로 정한다.

시행령

영 제7조의2 (구조 및 응급처치에 관한 교육 대상자) 법 제14조제1항제12호에서 "대통령령으로 정하는 사람"이란 「화재예방, 소방시설 설치 · 유지 및 안전관리에 관한 법률 시행령」 제22조제1항제1호 또는 제2호에 따른 특급 소방안전관리대상물 또는 1급 소방안전관리대상물의 소방안전관리자[「화재예방, 소방시설 설치 · 유지 및 안전관리에 관한 법률」 제41조에 따라 소방청장이 실시하는 강습교육(법 제14조제1항에 따른 교육의 내용 및 시간을 충족하는 강습교육만 해당한다)을 받은 사람은 제외한다]를 말한다. 개정 2017.7.26.

영 제8조 (응급처치 교육 · 홍보 계획 수립 등) ① 보건복지부장관 및 시 · 도지사는 법 제14조제2항에 따라 매년 응급처치 요령 등의 교육 · 홍보를 위한 계획(이하 "교육 · 홍보계획"이라 한다)을 수립하고 실시하여야 한다.

② 교육 · 홍보계획에는 다음 각 호의 내용이 포함되어야 한다.
1. 교육 · 홍보의 대상 · 내용 · 방법
2. 그 밖에 응급처치 요령 등의 교육 · 홍보에 관하여 필요한 사항

③ 보건복지부장관 및 시 · 도지사는 교육 · 홍보 관련 전문가나 단체에 의뢰하여 제1항에 따라 수립한 교육 · 홍보계획을 실시할 수 있다.

시행규칙

칙 제6조 (구조 및 응급처치교육) ① 보건복지부장관 또는 특별시장 · 광역시장 · 특별자치시장 · 도지사 · 특별자치도지사(이하 "시 · 도지사"라 한다)가 법 제14조에 따라 구조 및 응급처치에 관한 교육을 실시하려는 경우 그 교육의 내용 및 실시방법은 별표 2와 같다. 이 경우 세부적인 사항은 보건복지부장관이 정하여 고시한다.

② 보건복지부장관 또는 시 · 도지사는 법 제14조에 따라 구조 및 응급처치에 관한 교육을 받은 자에 대하여 별지 제3호서식의 구조 및 응급처치교육 수료증을 발급하여야 한다.

③ 제2항에 따라 수료증을 발급받은 자는 당해 사업장 등에 수료증을 게시하거나 교육받은 사실을 표시할 수 있다.

제15조 [응급의료정보통신망의 구축] ① 국가 및 지방자치단체는 국민들에게 효과적인 응급의료를 제공하기 위하여 각종 자

료의 수집과 정보 교류를 위한 응급의료정보통신망을 구축하여야 한다.

② 제1항에 따른 응급의료정보통신망의 통신체계 및 운용비용 등에 관하여 필요한 사항은 보건복지부령으로 정한다.

③ 보건복지부장관은 응급의료정보통신망 구축을 위하여 필요한 경우 관계 중앙행정기관의 장 또는 지방자치단체의 장 및 응급의료와 관련된 기관·단체 등에 대하여 정보통신망의 연계를 요구할 수 있다. 이 경우 정보통신망의 연계를 요구받은 관계 중앙행정기관의 장 또는 지방자치단체의 장 및 응급의료와 관련된 기관·단체 등은 특별한 사유가 있는 경우 외에는 이에 응하여야 한다.

시행규칙

칙 **제7조 (응급의료 통신체계 등)** ① 국가 및 지방자치단체는 법 제15조제1항의 규정에 따라 응급의료기관 등을 운용하는 자와 법 제25조제1항에 따른 중앙응급의료센터(이하 "중앙응급의료센터"라 한다)가 연계될 수 있도록 응급의료 통신망을 구축하여야 한다.

② 중앙응급의료센터의 통신체계 운용비용은 법 제15조제2항의 규정에 따라 국가 및 지방자치단체가 그 2분의 1을 각각 부담한다.

제15조의2 [비상대응매뉴얼] ① 국가와 지방자치단체는 「재난 및 안전관리 기본법」 제3조제1호 및 제2호의 재난 및 해외재난으로부터 국민과 주민의 생명을 보호하기 위하여 응급의료에 관한 기본적인 사항과 응급의료 지원 등에 관한 비상대응매뉴얼을 마련하고 의료인에게 이에 대한 교육을 실시하여야 한다.

② 제1항에 따른 비상대응매뉴얼의 내용, 교육의 대상·방법, 교육 참가자에 대한 비용지원 등에 필요한 사항은 대통령령으로 정한다.

시행령

영 **제8조의2 (비상대응매뉴얼의 내용)** ① 법 제15조의2제1항에 따른 국가의 비상대응매뉴얼에는 다음 각 호의 사항이 포함되어야 한다.

1. 재난현장에서 응급의료 지원과 관련된 기관별 역할과 지휘체계의 안내
2. 재난현장의 응급의료체계
3. 재난현장의 응급의료 지원을 위한 인력의 구성 및 운영
4. 재난발생시 응급환자의 진료와 응급의료 지원을 중점으로 수행하는 응급의료기관의 시설·장비 및 인력 현황
5. 재난피해자 중 초기에 긴급한 심리치료가 필요한 대상자의 선정 및 심리치료 방법
6. 재난현장의 응급의료 지원에 필요한 물품의 비축과 관리
7. 재난현장의 응급의료 지원 통신체계
8. 재난현장의 응급의료 지원에 대한 교육과 훈련
9. 그 밖에 재난유형별 응급의료 지원에 필요한 사항

② 법 제15조의2제1항에 따른 지방자치단체의 비상대응매뉴얼에는 다음 각 호의 사항이 포함되어야 한다.

1. 재난현장의 응급의료 지원 인력을 편성한 의료기관 현황 및 의료기관별 응급의료 지원 인력의 편성 내용
2. 재난현장의 응급의료 지원에 필요한 장비 편성 및 활용
3. 관할 구역의 응급의료기관의 현황과 비상연락체계
4. 관할 구역의 재난시 응급의료 지원에 필요한 물품의 종류, 수량, 비축 기관 및 관리
5. 관할 구역의 응급의료 지원 통신체계 현황 및 관리
6. 재난현장의 응급의료 지원에 대한 교육과 훈련 실시에 필요한 사항
7. 그 밖에 재난현장의 응급의료 지원을 위하여 지방자치단체의 장이 필요하다고 인정하는 사항

영 **제8조의3 (비상대응매뉴얼의 교육 등)** ① 법 제15조의2제2항에 따른 비상대응매뉴얼의 교육 대상은 응급의료기관의 응급의료종사자로 하고, 매년 보건복지부장관이 지방자치단체별·직종별로 교육 대상자의 인원수 등을 정하여 고시한다.

② 국가와 지방자치단체의 비상대응매뉴얼 교육은 재난현장에서 응급의료와 그 지원에 필요한 기본 교육과 함께 응급의료 실습과정을 포함하여 실시하고, 교육시간은 매년 12시간 이상으로 한다.

③ 법 제15조의2제2항에 따라 국가와 지방자치단체는 교육 참가자에게 예산의 범위에서 급식비·교통비 등 실비와 교육참가비를 지급할 수 있다. 이 경우 지급액의 산정방법 및 지급절차 등에 관하여 필요한 사항은 보건복지부장관이 정하여 고시한다.

제16조 [재정 지원] ① 국가 및 지방자치단체는 예산의 범위에서 응급의료기관등 및 응급의료시설에 대하여 필요한 재정 지원을 할 수 있다. 개정 2017.10.24.

② 국가 및 지방자치단체는 제47조의2에 따른 자동심장충격기 등 심폐소생을 위한 응급장비를 갖추어야 하는 시설 등에 대하여 필요한 재정 지원을 할 수 있다.

제17조 [응급의료기관 등에 대한 평가] 보건복지부장관은 응급의료기관등의 시설·장비·인력, 업무의 내용·결과 등에 대하

여 평가를 할 수 있다. 이 경우 평가 대상이 되는 응급의료기관등의 장은 특별한 사유가 없으면 평가에 응하여야 한다.

② 보건복지부장관은 제1항에 따른 응급의료기관 등의 평가를 위하여 해당 응급의료기관 등을 대상으로 필요한 자료의 제공을 요청할 수 있다. 이 경우 자료의 제공을 요청받은 응급의료기관 등은 정당한 사유가 없으면 이에 따라야 한다.

③ 보건복지부장관은 응급의료기관 등에 대한 평가 결과를 공표할 수 있다.

④ 보건복지부장관은 제1항에 따른 응급의료기관 등에 대한 평가 결과에 따라 응급의료기관 등에 대하여 행정적 · 재정적 지원을 할 수 있다.

⑤ 제1항 및 제3항에 따른 응급의료기관등의 평가방법, 평가주기, 평가결과 공표 등에 관하여 필요한 사항은 보건복지부령으로 정한다.

시행규칙

칙제8조 (응급의료기관 등의 평가방법 및 평가주기 등) ① 보건복지부장관은 법 제17조제1항의 규정에 따라 실시하는 응급의료기관 등에 대한 평가는 서면평가와 현지평가로 구분한다.

② 제1항의 평가 중 서면평가는 매년 모든 응급의료기관 등을 대상으로 하여 실시하고, 현지평가는 서면평가 결과의 확인이 필요하거나 응급의료기관 등의 요구 등이 있는 경우에 실시한다.

③ 응급의료기관 등에 대한 평가의 기준·방법 및 절차 등에 필요한 세부적인 사항은 보건복지부장관이 정한다.

④ 보건복지부장관은 필요하다고 인정하는 경우에는 응급의료기관 등에 대한 평가를 관계 전문기관에 의뢰하여 실시할 수 있다.

⑤ 보건복지부장관은 법 제17조제3항에 따라 응급의료기관등별로 다음 각 호의 내용을 공표할 수 있다.

1. 평가 종합 등급
2. 평가영역별 또는 평가지표별 등급 또는 점수
3. 그 밖에 응급의료기관등의 업무 개선을 위하여 공표가 필요하다고 판단되는 내용

제18조 [환자가 여러 명 발생한 경우의 조치] ① 보건복지부장관, 시 · 도지사 또는 시장 · 군수 · 구청장(자치구의 구청장을 말한다. 이하 같다)은 재해 등으로 환자가 여러 명 발생한 경우에는 응급의료종사자에게 응급의료 업무에 종사할 것을 명하거나, 의료기관의 장 또는 구급차 등을 운용하는 자에게 의료시설을 제공하거나 응급환자 이송 등의 업무에 종사할 것을 명할 수 있으며, 중앙행정기관의 장 또는 관계 기관의 장에게 협조를 요청할 수 있다.

② 응급의료종사자, 의료기관의 장 및 구급차등을 운용하는 자는 정당한 사유가 없으면 제1항에 따른 명령을 거부할 수 없다.

③ 환자가 여러 명 발생하였을 때 인명구조 및 응급처치 등에 필요한 사항은 대통령령으로 정한다.

시행령

영제9조 (다수의 환자발생에 대한 인명구조 및 응급처치) ① 보건복지부장관 또는 시·도지사는 재해 등으로 인하여 다수의 환자가 발생한 때에는 법 제18조의 규정에 따라 응급의료기관 및 관계기관에 대한 지휘체계를 확립하여 그 사상자의 규모, 피해지역의 범위, 사고의 종류 및 추가적인 사고발생의 위험도 등을 감안하여 신속하고 적절한 인명구조 및 응급처치가 될 수 있도록 하여야 한다.

② 시·도지사 또는 시장·군수·구청장(자치구 구청장을 말한다. 이하 같다)은 다수의 환자가 발생한 사실을 알게 되거나 보고를 받은 때에는 지체없이 보건복지부장관에게 이를 보고하여야 한다.

③ 시·도지사 또는 시장·군수·구청장은 다수의 환자가 발생한 때에는 사고 발생일부터 사고수습 종료일까지 매일 1일 활동상황을 보건복지부장관에게 보고하여야 하며, 사고수습이 종료된 경우에는 지체없이 종합보고를 하여야 한다.

영제10조 (다수의 환자발생에 대한 조치계획의 수립) ① 법 제18조제3항의 규정에 따라 보건복지부장관 또는 시·도지사는 다수의 환자발생에 대비하여 환자발생의 원인 및 규모에 따른 적정한 조치계획을 미리 수립하여야 한다.

② 제1항의 조치계획에는 다음 각 호의 사항이 포함되어야 한다.

1. 응급의료 인력·장비 및 시설의 편성과 활용
2. 관계기관의 협조체계 구축
3. 응급의료활동 훈련

제5장 재 정

제19조 [응급의료기금의 설치 및 관리 · 운용] ① 보건복지부장관은 응급의료를 효율적으로 수행하기 위하여 응급의료기금(이하 "기금"이라 한다)을 설치한다.

② 보건복지부장관은 기금의 관리 · 운용을 대통령령으로 정하는 의료 관련 기관 또는 의료 관련 단체(이하 "기금관리기관의 장"이라 한다)에 위탁할 수 있다. 이 경우 보건복지부장관은 기금의 관리 · 운용에 관한 사무를 감독하며 이에 필요한 명

령을 할 수 있다.

③ 그 밖에 기금의 설치 및 관리·운용에 필요한 사항은 대통령령으로 정한다.

시행령

영제11조 (기금의 회계기관) 보건복지부장관은 소속공무원중에서 법 제19조제1항의 규정에 의한 응급의료기금(이하 "기금"이라 한다)의 수입과 지출에 관한 사무를 행하게 하기 위하여 기금수입징수관·기금재무관·기금지출관 및 기금출납공무원을 임명한다.

영제12조 (기금업무의 위탁) ① 보건복지부장관은 법 제19조제2항에 따라 기금의 관리·운용에 관한 사항 중 법 제21조제1호에 따른 미수금의 대지급(代支給)업무를 「국민건강보험법」 제62조에 따른 건강보험심사평가원(이하 "심사평가원"이라 한다)에 위탁하여 한다.

② 보건복지부장관은 기금에서 제1항의 규정에 의한 위탁업무에 소요되는 비용(이하 "위탁사업비"라 한다)을 심사평가원에 배정·지급하여야 한다.

제20조 [기금의 조성] ① 기금은 다음 각 호의 재원으로 조성한다.

1. 「국민건강보험법」에 따른 요양기관의 업무정지를 갈음하여 보건복지부장관이 요양기관으로부터 과징금으로 징수하는 금액 중 「국민건강보험법」에 따라 지원하는 금액
2. 응급의료와 관련되는 기관 및 단체의 출연금 및 기부금
3. 정부의 출연금
4. 그 밖에 기금을 운용하여 생기는 수익금

② 정부는 제1항제3호의 정부출연금으로 다음 각 호의 해당 연도 예상수입액의 100분의 20에 해당하는 금액을 매 회계연도의 세출예산에 계상하여야 한다.

1. 「도로교통법」 제160조제2항 및 제3항에 따른 과태료(같은 법 제161조제1항제1호에 따라 지방경찰청장이 부과·징수하는 것에 한한다)
2. 「도로교통법」 제162조제3항에 따른 범칙금

[법률 제9305호(2008.12.31) 부칙 제3항의 규정에 의하여 이 조 제2항제1호는 2022년 12월 31일까지 유효함]

제21조 [기금의 사용] 기금은 다음 각 호의 용도로 사용한다.

1. 응급환자의 진료비 중 제22조에 따른 미수금의 대지급(代支給)
2. 응급의료기관등의 육성·발전과 의료기관의 응급환자 진료를 위한 시설 등의 설치에 필요한 자금의 융자 또는 지원
3. 응급의료 제공체계의 원활한 운영을 위한 보조사업
4. 대통령령으로 정하는 재해 등이 발생하였을 때의 의료 지원
5. 구조 및 응급처치 요령 등 응급의료에 관한 교육·홍보 사업
6. 응급의료의 원활한 제공을 위한 자동심장충격기 등 응급장비의 구비 지원
7. 응급의료를 위한 조사·연구 사업
8. 기본계획 및 지역응급의료시행계획의 시행 지원

시행령

영제17조 (재해시의 의료지원) 법 제21조제4호의 규정에 의한 의료지원은 재해발생시 응급의료 활동에 필요한 의료인력의 여비와 그 밖에 이에 준하는 경비의 지원으로 한다.

제22조 [미수금의 대지급] ① 의료기관과 구급차등을 운용하는 자는 응급환자에게 응급의료를 제공하고 그 비용을 받지 못하였을 때에는 그 비용 중 응급환자 본인이 부담하여야 하는 금액(이하 "미수금"이라 한다)에 대하여는 기금관리기관의 장(기금의 관리·운용에 관한 업무가 위탁되지 아니한 경우에는 보건복지부장관을 말한다. 이하 이 조 및 제22조의2에서 같다)에게 대신 지급하여 줄 것을 청구할 수 있다.

② 기금관리기관의 장은 제1항에 따라 의료기관 등이 미수금에 대한 대지급을 청구하면 보건복지부령으로 정하는 기준에 따라 심사하여 그 미수금을 기금에서 대신 지급하여야 한다.

③ 국가나 지방자치단체는 제2항에 따른 대지급에 필요한 비용을 기금관리기관의 장에게 보조할 수 있다.

④ 기금관리기관의 장은 제2항에 따라 미수금을 대신 지급한 경우에는 응급환자 본인과 그 배우자, 응급환자의 1촌의 직계혈족 및 그 배우자 또는 다른 법령에 따른 진료비 부담 의무자에게 그 대지급금(代支給金)을 구상(求償)할 수 있다.

⑤ 제4항에 따른 대지급금의 상환 청구를 받은 자가 해당 대지급금을 정하여진 기간 내에 상환하지 아니하면 기금관리기관의 장은 기한을 정하여 독촉할 수 있다. 신설 2017.10.24.

⑥ 제5항에 따른 독촉을 받은 자가 그 기한 내에 대지급금을 상환하지 아니하면 기금관리기관의 장은 보건복지부장관의 승인을 받아 국세 체납처분의 예에 따라 이를 징수할 수 있다. 신설 2017.10.24.

⑦ 기금관리기관의 장은 제4항에 따라 대지급금을 구상하였으나 상환받기가 불가능하거나 제22조의3에 따른 소멸시효가 완성된 대지급금을 결손으로 처리할 수 있다. 개정 2017.10.24.

⑧ 미수금 대지급의 대상 · 범위 · 절차 및 방법, 구상의 절차 및 방법, 상환이 불가능한 대지급금의 범위 및 결손처분 절차 등에 관하여 필요한 사항은 대통령령으로 정한다. 개정 2017.10.24.

시행령

영제14조 (위탁사업비의 용도) 위탁사업비를 사용할 수 있는 용도는 다음 각 호와 같다.

1. 법 제22조제1항에 따른 미수금 대지급에 드는 비용
2. 미수금 대지급심사와 대지급금의 구상 등에 소요되는 인건비 및 여비
3. 미수금 대지급심사와 대지급금의 구상 등에 소요되는 소모품 등 행정경비
4. 그 밖에 위탁업무의 수행에 필요한 비용

영제18조 (미수금 대지급의 대상) 법 제22조에 따른 미수금 대지급의 대상은 다음 각 호의 어느 하나에 해당하지 아니하는 응급환자로 한다.

1. 다른 법령에 의하여 응급의료행위에 대한 비용(이하 "응급의료비용"이라 한다) 전액을 지급받는 자
2. 다른 법령에 의하여 응급의료비용의 일부를 지급받는 자로서 그 나머지 응급의료비용을 부담할 능력이 있는 자

영제19조 (미수금 대지급의 범위) 법 제22조에 따른 미수금 대지급의 범위는 다음 각 호의 비용 중 응급환자 본인이 부담하여야 하는 비용으로 한다.

1. 의료기관의 응급의료비용
2. 구급차등을 운용하는 자의 법 제24조에 따른 이송처치료(의료기관이 구급차등을 운용하는 경우는 제외한다)

영제20조 (미수금 대지급의 청구 및 심사 절차) ① 의료기관과 구급차등을 운용하는 자가 법 제22조제1항에 따라 미수금의 대지급을 받으려는 경우에는 보건복지부령으로 정하는 바에 따라 심사평가원장에게 미수금의 대지급 청구를 하여야 한다.

② 제1항에 따른 미수금의 대지급 청구는 진료종료일 또는 이송종료일부터 3년 이내에 하여야 한다.

③ 심사평가원장은 제1항에 따른 의료기관등의 미수금 대지급 청구에 대하여 그 내용을 심사한 후 대지급금을 지급하여야 한다.

④ 미수금 대지급 청구의 심사에 관하여 필요한 사항은 보건복지부령으로 정한다.

영제21조 (대지급금의 구상) 심사평가원장은 법 제22조제2항에 따라 미수금을 대지급한 경우에는 지체없이 그 대지급금 전액에 대하여 법 제22조제4항에 따라 응급환자 본인과 그 배우자, 응급환자의 1촌의 직계혈족 및 그 배우자 또는 다른 법령에 의한 진료비부담 의무자(이하 "상환의무자"라 한다)에게 일정한 기간을 정하여 이를 납부하도록 청구하여야 한다. 이 경우 상환의무자의 신청에 따라 12월의 범위 내에서 분할하여 납부하게 할 수 있다.

영제22조 (상환금의 처리) 심사평가원장은 법 제22조제4항에 따라 상환의무자로부터 대지급금을 구상한 경우에는 그 구상금액을 제15조제1항에 따른 위탁사업비의 계정에 납입하여야 한다.

영제23조 (상환이 불가능한 대지급금의 처리) ① 법 제22조제5항 및 제6항에 따라 결손처분을 할 수 있는 상환이 불가능한 대지급금의 범위는 다음 각 호와 같다.

1. 상환의무자의 행방을 알 수 없거나 상환할 만한 재산이 없다고 판명된 경우
2. 당해권리에 대한 소멸시효가 완성된 경우
3. 그 밖에 징수할 가능성이 없다고 심사평가원장이 인정하는 경우

② 심사평가원장은 법 제22조제5항에 따라 상환이 불가능한 대지급금을 결손처분하려는 경우에는 지방자치단체, 세무서, 그 밖의 관계기관에 대하여 그 상환의무자의 행방 또는 재산의 유무를 조사 · 확인하여야 한다. 다만, 체납액이 10만원 미만인 경우에는 그러하지 아니하다.

영제23조의2 (응급의료지원센터 운영의 위탁) ① 법 제27조제3항에 따라 응급의료지원센터 운영에 관한 업무를 위탁받을 수 있는 관계 전문기관 · 법인 · 단체는 다음 각 호와 같다.

1. 법 제25조제1항에 따라 지정된 중앙응급의료센터
2. 법 제26조제1항에 따라 지정된 권역응급의료센터
3. 「공공기관의 운영에 관한 법률」 제4조에 따른 공공기관

② 보건복지부장관은 법 제27조제3항에 따라 업무를 위탁하는 경우에는 그 수탁자 및 위탁업무를 고시하여야 한다.

시행규칙

칙제9조 (대지급 청구의 심사기준) ① 법 제22조제2항에 따른 미수금의 대지급 청구에 대한 심사기준은 다음 각호와 같다.

1. 의약학적인 측면과 비용효과적인 측면에서 응급의료를 적정하게 행하였는지의 여부
2. 대지급 청구의 대상인 응급진료비 및 이송처치료 산출의 적정성 여부

② 그 밖에 대지급 청구의 심사에 관한 세부적인 기준은 보건복지부장관이 정하여 고시한다.

칙 제10조 (미수금 대지급의 청구방법) ① 의료기관과 구급차등을 운용하는 자는 법 제22조 및 「응급의료에 관한 법률 시행령」(이하 "영"이라 한다) 제20조제1항에 따라 미수금에 대한 대지급을 받고자 하는 경우에는 별지 제4호서식의 응급환자진료비(이송처치료)미수금대지급청구서에 다음 각 호의 서류를 첨부하여 건강보험심사평가원장에게 제출하여야 한다.

1. 응급진료비 미수금의 대지급을 청구하는 경우
   가. 응급진료에 관한 진료기록부 사본 1부
   나. 「국민건강보험법 시행규칙」 제19조제3항에 따른 요양급여비용명세서 또는 「의료급여법 시행규칙」 제20조제2항에 따른 의료급여비용명세서의 서식에 따른 응급진료비 산출내역서 1부
   다. 환자에게 발행한 진료비계산서 사본 1부
   라. 환자 또는 그 보호자의 응급진료비 미납 확인서
2. 이송처치료 미수금의 대지급을 청구하는 경우
   가. 별지 제5호서식의 이송처치료 영수증 사본 1부
   나. 별지 제16호서식의 출동 및 처치기록지 1부
   다. 환자 또는 그 보호자의 이송처치료 미납 확인서

② 제1항에도 불구하고 다음 각 호의 어느 하나에 해당하는 경우에는 해당 의료기관 또는 구급차등을 운용하는 기관의 장이 발급하는 확인서로 제1항제1호라목 및 제1항제2호다목의 서류를 갈음할 수 있다.

1. 응급진료 중 사망한 자로서 무연고자로 확인된 경우
2. 응급진료 중 이탈하여 복귀하지 아니하거나 응급진료 종료 후 도주한 사람으로서 주소지 확인이 불가능함이 객관적으로 입증된 경우
3. 경찰관서의 장 또는 시장·군수·구청장 등을 통하여 조회한 결과 신원이 확인되지 아니한 경우

제22조의2 [자료의 제공] ① 기금관리기관의 장은 국가·지방자치단체 및 의료기관 등 관계기관에 미수금 심사, 대지급금 구상 및 결손처분 등을 위하여 국세·지방세, 토지·주택·건축물·자동차·선박·항공기, 국민건강보험·국민연금·고용보험·산업재해보상보험·보훈급여·공무원연금·공무원재해보상급여·군인연금·사립학교교직원연금·별정우체국연금·기초연금, 주민등록·가족관계등록 등에 관한 자료의 제공을 요청할 수 있다. 개정 2018.3.20.

② 제1항에 따른 요청을 받은 기관은 특별한 사유가 없으면 이에 따라야 한다.

③ 제1항에 따라 관계 기관이 기금관리기관의 장에게 제공하는 자료에 대하여는 사용료와 수수료 등을 면제한다.

제22조의3 [구상권의 시효] ① 제22조제4항에 따른 대지급금에 대한 구상의 권리는 그 대지급금을 청구할 수 있는 날부터 3년 동안 행사하지 아니하면 소멸시효가 완성된다.

② 시효중단, 그 밖의 소멸시효에 관하여는 「민법」에 따른다.

제23조 [응급의료수가의 지급기준] ① 응급의료수가(應急醫療酬價)의 지급기준은 보건복지부장관이 정한다.

② 보건복지부장관은 제1항에 따른 응급의료수가의 지급기준을 정할 때 제17조에 따른 응급의료기관에 대한 평가 결과를 반영하여 응급의료수가에 차등(差等)을 둘 수 있다.

제24조 [이송처치료] ① 구급차 등을 운용하는 자가 구급차 등을 이용하여 응급환자 등을 이송하였을 때에는 보건복지부령으로 정하는 이송처치료를 그 응급환자로부터 받을 수 있다.

② 구급차 등을 운용하는 자는 구급차 등의 이용자로부터 제1항에 따른 이송처치료 외에 별도의 비용을 받아서는 아니 된다.

시행규칙

칙 제11조 (이송처치료 기준) ① 구급차 등을 운용하는 자가 법 제24조의 규정에 따라 응급환자로부터 받을 수 있는 이송처치료의 기준은 별표 3과 같다.

② 구급차등을 운용하는 자는 응급환자로부터 이송처치료를 받은 경우에는 별지 제5호서식의 이송처치료 영수증을 발급하여야 한다. 다만, 다음 각 호의 사항이 모두 표시된 신용카드의 매출전표(賣出錢票)를 발급한 경우는 제외한다.

1. 이송처치료의 기본, 추가 및 할증 요금
2. 부가요금

제 6 장 응급의료기관 등

제25조 [중앙응급의료센터] ① 보건복지부장관은 응급의료에 관한 다음 각 호의 업무를 수행하게 하기 위하여 「의료법」 제

3조의3에 따른 종합병원(이하 "종합병원"이라 한다) 중에서 중앙응급의료센터를 지정할 수 있다.

1. 응급의료기관 등에 대한 평가 및 질을 향상시키는 활동에 대한 지원
2. 응급의료종사자에 대한 교육훈련
3. 제26조에 따른 권역응급의료센터 간의 업무조정 및 지원
4. 응급의료 관련 연구
5. 국내외 재난 등의 발생 시 응급의료 관련 업무의 조정 및 그에 대한 지원
6. 응급의료 통신망 및 응급의료 전산망의 관리·운영과 그에 따른 업무
7. 그 밖에 보건복지부장관이 정하는 응급의료 관련 업무

② 중앙응급의료센터 지정의 기준·방법 및 절차 등에 관하여 필요한 사항은 보건복지부령으로 정한다.

시행규칙

칙제12조 (중앙응급의료센터의 지정기준·방법 및 절차) ① 법 제25조의 규정에 의한 중앙응급의료센터의 지정기준은 별표 4와 같다.

② 중앙응급의료센터로 지정을 받고자 하는 종합병원은 별지 제6호서식의 중앙응급의료센터 지정신청서에 다음 각 호의 서류를 첨부하여 보건복지부장관에게 제출하여야 한다.

1. 응급의료시설의 도면 1부
2. 응급의료시설·인력 및 장비 등의 현황 및 운영계획서 1부

③ 보건복지부장관은 중앙응급의료센터를 지정한 경우에는 별지 제7호서식의 중앙응급의료센터 지정서를 교부하여야 한다.

④ 보건복지부장관은 중앙응급의료센터의 지정을 받고자 하는 자가 지정기준의 일부를 충족하지 못한 경우에는 일정기간 내에 그 기준을 충족할 것을 조건으로 지정할 수 있다.

제26조 [권역응급의료센터의 지정] ① 보건복지부장관은 응급의료에 관한 다음 각 호의 업무를 수행하게 하기 위하여 「의료법」 제3조의4에 따른 상급종합병원 또는 같은 법 제3조의3에 따른 300병상을 초과하는 종합병원 중에서 권역응급의료센터를 지정할 수 있다.

1. 중증응급환자 중심의 진료
2. 재난 대비 및 대응 등을 위한 거점병원으로서 보건복지부령으로 정하는 업무
3. 권역(圈域) 내에 있는 응급의료종사자에 대한 교육·훈련
4. 권역 내 다른 의료기관에서 제11조에 따라 이송되는 중증응급환자에 대한 수용

② 권역응급의료센터의 지정 기준·방법·절차 및 업무와 중증응급환자의 기준 등은 권역 내 응급의료 수요와 공급 등을 고려하여 보건복지부령으로 정한다.

시행규칙

칙제13조 (권역응급의료센터의 지정기준·방법 및 절차) ① 보건복지부장관은 법 제26조에 따라 권역응급의료센터를 지정하고자 하는 경우에는 의료자원의 분포, 주민의 생활권, 주민의 수 등을 감안하여 별표 5의 응급의료권역 및 권역응급의료센터 적정개소 수에 따라 지정한다.

② 권역응급의료센터의 지정기준은 별표 5의2와 같다.

③ 권역응급의료센터로 지정을 받고자 하는 종합병원은 별지 제6호서식의 권역응급의료센터 지정신청서에 다음 각 호의 서류를 첨부하여 관할 시·도지사를 거쳐 보건복지부장관에게 제출하여야 한다.

1. 응급의료시설의 도면 1부
2. 응급의료 시설·인력 및 장비 등의 현황 및 운영계획서 1부
3. 응급의료서비스 수준의 향상을 위한 계획서 1부

④ 시·도지사는 제3항의 규정에 의한 권역응급의료센터 지정신청서를 제출받은 경우에는 그에 대한 심사의견서를 첨부하여 보건복지부장관에게 제출하여야 한다.

⑤ 보건복지부장관은 권역응급의료센터를 지정한 경우에는 별지 제7호서식의 권역응급의료센터 지정서를 교부하여야 한다.

⑥ 보건복지부장관은 권역응급의료센터로 지정받고자 하는 자가 지정기준의 일부를 충족하지 못한 경우에는 일정기간 내에 그 기준을 충족할 것을 조건으로 지정할 수 있다.

칙제13조의2 (권역응급의료센터의 재난 대비 및 대응 업무) 법 제26조제1항제2호에 따른 권역응급의료센터의 재난 대비 및 대응 업무는 다음 각 호와 같다.

1. 재난 의료 대응계획의 수립
2. 재난 의료에 필요한 시설·장비 및 물품의 관리
3. 재난 의료 지원조직의 구성 및 출동체계 유지
4. 권역 내 응급의료기관을 대상으로 한 재난 의료 교육 및 훈련

5. 그 밖에 법 제15조의2에 따른 비상대응매뉴얼로 정하는 업무

본조신설 2017.12.1.

제27조 [응급의료지원센터의 설치 및 운영] ① 보건복지부장관은 응급의료를 효율적으로 제공할 수 있도록 응급의료자원의 분포와 주민의 생활권을 고려하여 지역별로 응급의료지원센터를 설치·운영하여야 한다.

② 응급의료지원센터의 업무는 다음 각 호와 같다.

1. 삭제
2. 삭제
3. 응급의료에 관한 각종 정보의 관리 및 제공
4. 삭제
5. 지역 내 응급의료종사자에 대한 교육훈련
6. 지역 내 응급의료기관 간 업무조정 및 지원
7. 지역 내 응급의료의 질 향상 활동에 관한 지원
8. 지역 내 재난 등의 발생 시 응급의료 관련 업무의 조정 및 지원
9. 그 밖에 보건복지부령으로 정하는 응급의료 관련 업무

③ 보건복지부장관은 응급의료지원센터를 효율적으로 운영하기 위하여 필요하다고 인정하면 그 운영에 관한 업무를 대통령령으로 정하는 바에 따라 관계 전문기관·법인·단체에 위탁할 수 있다.

④ 국가 및 지방자치단체는 제3항에 따라 응급의료지원센터의 운영에 관한 업무를 위탁한 경우에는 그 운영에 드는 비용을 지원할 수 있다.

시행규칙

칙 제14조 (응급의료지원센터의 응급의료 관련 업무) 법 제27조제2항제9호에 따른 응급의료지원센터의 응급의료 관련 업무는 다음 각 호와 같다.

1. 응급의료기관 등에 대한 평가를 위한 자료수집체계의 수립·운영
2. 응급의료기관 등에 대한 평가 지원
3. 응급의료기관에 관한 실태조사 그 밖에 응급의료의 발전을 위하여 보건복지부장관이 부여하는 업무

칙 제15조 (응급의료지원센터의 운영실적 보고) ① 응급의료지원센터의 장은 별지 제8호서식의 응급의료지원센터 운영실적보고서에 따라 매 분기의 운영실적을 작성하여 해당 분기 종료 후 다음달 10일까지 보건복지부장관에게 제출하여야 한다.

② 응급의료지원센터의 장은 매년의 연간운영실적을 작성하여 해당 연도의 다음해 1월 20일까지 보건복지부장관에게 보고하여야 한다.

③ 제2항의 규정에 의한 연간 운영실적은 분기별·관할지역별 운영실적·문제점 및 대책 등을 분석하여 작성하여야 한다.

제28조 [응급의료지원센터에 대한 협조 등] ① 응급의료지원센터의 장은 응급의료 관련 정보를 효과적으로 관리하기 위하여 응급의료정보관리체계를 구축하여야 하며, 이를 위하여 응급의료기관의 장과 구급차등을 운용하는 자에게 응급의료에 관한 정보제공을 요청할 수 있다.

② 응급의료지원센터의 장은 그 업무를 수행할 때 필요하다고 인정하면 의료기관 및 구급차등을 운용하는 자에게 응급의료에 대한 각종 정보를 제공하고, 구급차등의 출동 등 응급의료에 필요한 조치를 요청할 수 있다.

③ 제1항과 제2항에 따라 응급의료에 관한 정보 제공이나 필요한 조치를 요청받은 자는 특별한 사유가 없으면 이에 따라야 한다.

④ 응급의료지원센터에 대한 정보제공 등에 필요한 사항은 대통령령으로 정한다.

시행령

영 제24조 (응급의료지원센터에 대한 응급의료기관등의 정보제공) ① 법 제28조제1항의 규정에 따라 응급의료지원센터의 장이 응급의료기관의 장과 구급차등을 운용하는 자에게 요청할 수 있는 응급의료에 관한 정보는 다음과 같다.

1. 중환자실 및 응급실의 인력·규모·시설·의료기구 및 장비
2. 구급차등의 편성·장비 및 운영인력
3. 응급실 근무자, 당직응급의료종사자, 응급실의 사용가능 병상수
4. 법 제11조에 따라 의료인이 응급환자의 이송을 결정하기 전에 응급의료지원센터의 장에게 다른 의료기관과의 협의를 요청한 경우 협의를 위하여 다른 의료기관에 제공할 환자의 주요증상, 활력징후, 검사결과 등에 관한 정보
5. 그 밖에 응급의료와 관련된 주요의료시설, 의료장비, 응급수술 가능질환, 응급환자의 수용 및 이송 현황 등에 대하여 응급의

료지원센터의 장이 필요하다고 인정하여 요구하는 사항

② 법 제28조제2항의 규정에 따라 응급의료기관의 장 또는 구급차등을 운용하는 자가 응급의료지원센터의 장으로부터 구급차등의 출동, 응급환자의 수용 및 다른 의료기관과의 협의 등 필요한 조치를 요청받은 경우에는 출동상황, 응급환자의 처리상황 및 그 처리결과를 응급의료지원센터의 장에게 통보하여야 한다.

③ 지방자치단체, 경찰관서, 소방관서 및 군부대의 장은 응급의료지원센터의 장으로부터 구급차등의 출동 등 응급의료를 위한 협조를 요청받아 이를 조치한 경우에는 구급차등의 출동상황, 인력 및 장비의 지원상황, 응급환자의 처리상황 및 그 처리결과를 응급의료지원센터의 장에게 통보하여야 한다.

④ 응급의료기관의 장과 구급차등을 운용하는 자는 제1항 및 제2항의 규정에 따라 응급의료지원센터에 제공한 정보의 변동사항이 있는 경우에는 즉시 그 사항을 응급의료지원센터에 통보하여야 한다.

제29조 [전문응급의료센터의 지정] ① 보건복지부장관은 소아환자, 화상환자 및 독극물중독환자 등에 대한 응급의료를 위하여 중앙응급의료센터, 권역응급의료센터, 지역응급의료센터 중에서 분야별로 전문응급의료센터를 지정할 수 있다.

② 전문응급의료센터 지정의 기준 · 방법 및 절차 등에 관하여 필요한 사항은 보건복지부령으로 정한다.

시행규칙

칙제16조 (전문응급의료센터의 지정기준 · 방법 및 절차) ① 법 제29조의 규정에 의한 분야별 전문응급의료센터의 지정기준은 별표 6과 같다.

② 전문응급의료센터로 지정을 받고자 하는 종합병원은 별지 제6호서식의 전문응급의료센터 지정신청서에 다음 각 호의 서류를 첨부하여 관할 시 · 도지사를 거쳐 보건복지부장관에게 제출하여야 한다.

1. 지정받고자 하는 전문분야의 응급의료시설 도면 1부
2. 지정받고자 하는 전문분야의 응급의료시설 · 인력 및 장비 등의 현황 및 운영계획서 1부
3. 지정받고자 하는 전문분야의 응급의료서비스 수준의 향상을 위한 계획서 1부

③ 보건복지부장관은 분야별 전문응급의료센터를 지정한 경우에는 별지 제7호서식의 전문응급의료센터 지정서를 교부하여야 한다.

④ 보건복지부장관은 분야별 전문응급의료센터로 지정을 받고자 하는 자가 지정기준의 일부를 충족하지 못한 경우에는 일정기간 내에 그 기준을 충족할 것을 조건으로 지정할 수 있다.

제30조 [지역응급의료센터의 지정] ① 시 · 도지사는 응급의료에 관한 다음 각 호의 업무를 수행하게 하기 위하여 종합병원 중에서 지역응급의료센터를 지정할 수 있다.

1. 응급환자의 진료
2. 제11조에 따라 응급환자에 대하여 적절한 응급의료를 할 수 없다고 판단한 경우 신속한 이송

② 지역응급의료센터의 지정 기준 · 방법 · 절차와 업무 등에 필요한 사항은 시 · 도의 응급의료 수요와 공급 등을 고려하여 보건복지부령으로 정한다.

시행규칙

칙제17조 (지역응급의료센터의 지정기준 · 방법 및 절차) ① 시 · 도지사는 법 제30조의 규정에 따라 지역응급의료센터를 지정하고자 하는 경우에는 주민의 접근시간을 고려하여 적정한 분포가 이루어지도록 다음 각호의 기준에 따라 지정하여야 한다. 다만, 주민의 생활권, 의료자원의 분포 등 불가피한 사유로 인하여 기준을 초과하여 지역응급의료센터를 지정할 필요가 있는 경우에는 법 제3조의3제1항의 규정에 의한 지역응급의료위원회의 심의를 거쳐 이를 지정할 수 있다.

1. 특별시 및 광역시: 인구 100만명당 1개소
2. 도: 인구 50만명당 1개소

② 지역응급의료센터의 지정기준은 별표 7과 같다.

③ 지역응급의료센터로 지정을 받고자 하는 종합병원은 별지 제6호서식의 지역응급의료센터지정신청서에 다음 각호의 서류를 첨부하여 관할 시 · 도지사에게 제출하여야 한다.

1. 응급의료시설의 도면 1부
2. 응급의료 시설 · 인력 및 장비 등의 현황 및 운영계획서 1부

④ 시 · 도지사는 지역응급의료센터를 지정한 경우에는 별지 제7호서식의 지역응급의료센터 지정서를 교부하여야 한다.

제30조의2 [권역외상센터의 지정] ① 보건복지부장관은 외상환자의 응급의료에 관한 다음 각 호의 업무를 수행하게 하기 위하여 중앙응급의료센터나 권역응급의료센터, 전문응급의료센터 및 지역응급의료센터 중 권역외상센터를 지정할 수 있다.

1. 외상환자의 진료
2. 외상의료에 관한 연구 및 외상의료표준의 개발

3. 외상의료를 제공하는 의료인의 교육훈련
4. 대형 재해 등의 발생 시 응급의료 지원
5. 그 밖에 보건복지부장관이 정하는 외상의료 관련 업무

② 권역외상센터는 외상환자에 대한 효과적인 응급의료 제공을 위하여 다음 각 호의 요건을 갖추어야 한다. 이 경우 각 호에 따른 구체적인 요건은 보건복지부령으로 정한다.
1. 외상환자 전용 중환자 병상 및 일반 병상
2. 외상환자 전용 수술실 및 치료실
3. 외상환자 전담 전문의
4. 외상환자 전용 영상진단장비 및 치료장비
5. 그 밖에 외상환자 진료에 필요한 인력·시설·장비

③ 그 밖에 권역외상센터 지정의 기준·방법 및 절차 등에 관한 구체적인 사항은 보건복지부령으로 정한다.

시행규칙

칙제17조의2 (권역외상센터의 요건 및 지정기준 등) ① 보건복지부장관은 법 제30조의2에 따라 권역외상센터를 지정하려는 경우에는 시·도별로 1개소를 지정하는 것을 원칙으로 하되, 주민의 생활권, 외상환자의 발생 수 등을 감안하여 추가로 지정할 수 있다.

② 권역외상센터의 요건과 지정기준은 별표 7의2와 같다.

③ 권역외상센터로 지정을 받으려는 중앙응급의료센터, 권역응급의료센터, 전문응급의료센터 또는 지역응급의료센터는 별지 제6호의2서식의 권역외상센터 지정신청서에 다음 각 호의 서류를 첨부하여 보건복지부장관에게 제출하여야 한다.
1. 권역외상센터시설의 도면 1부
2. 권역외상센터 시설·인력·장비 등의 현황 및 운영계획서 1부
3. 보건복지부장관이 정하는 기준에 따른 중증외상환자(이하 "중증외상환자"라 한다)의 이송체계 구축계획서 1부
4. 중증외상환자 진료수준의 향상을 위한 계획서 1부

④ 보건복지부장관은 권역외상센터를 지정한 경우에는 별지 제7호의2서식의 권역외상센터 지정서를 발급하여야 한다.

제30조의3 [지역외상센터의 지정] ① 시·도지사는 관할 지역의 주민에게 적정한 외상의료를 제공하기 위하여 응급의료기관 중 지역외상센터를 지정할 수 있다.

② 지역외상센터 지정의 기준·방법 및 절차 등에 관한 구체적인 사항은 보건복지부령으로 정한다.

제30조의4 [권역외상센터 및 지역외상센터에 대한 지원] 국가 및 지방자치단체는 중증 외상으로 인한 사망률을 낮추고 효과적인 외상의료체계를 구축하기 위하여 권역외상센터 및 지역외상센터에 대한 행정적·재정적 지원을 실시할 수 있다.

제31조 [지역응급의료기관의 지정] ① 시장·군수·구청장은 응급의료에 관한 다음 각 호의 업무를 수행하게 하기 위하여 종합병원 중에서 지역응급의료기관을 지정할 수 있다. 다만, 시·군의 경우에는 「의료법」 제3조제2항제3호가목의 병원 중에서 지정할 수 있다.
1. 응급환자의 진료
2. 제11조에 따라 응급환자에 대하여 적절한 응급의료를 할 수 없다고 판단한 경우 신속한 이송

② 지역응급의료기관의 지정 기준·방법·절차와 업무 등에 필요한 사항은 시·군·구의 응급의료 수요와 공급 등을 고려하여 보건복지부령으로 정한다.

시행규칙

칙제18조 (지역응급의료기관의 지정기준·방법 및 절차) ① 법 제31조제2항의 규정에 의한 지역응급의료기관의 지정기준은 별표 8과 같다.

② 지역응급의료기관으로 지정을 받고자 하는 종합병원, 병원의 장은 별지 제6호서식의 지역응급의료기관 지정신청서에 다음 각 호의 서류를 첨부하여 관할 시장·군수·구청장(자치구의 구청장을 말한다. 이하 같다)에게 제출하여야 한다.
1. 응급의료시설의 도면 1부
2. 응급의료 시설·인력 및 장비 등의 현황 및 운영계획서 1부

③ 시장·군수·구청장은 지역응급의료기관을 지정한 경우에는 별지 제7호서식의 지역응급의료기관 지정서를 교부하여야 한다.

제31조의2 [응급의료기관의 운영] 응급의료기관은 응급환자를 24시간 진료할 수 있도록 응급의료기관의 지정기준에 따라 시설, 인력 및 장비 등을 유지하여 운영하여야 한다.

제31조의3 [응급의료기관의 재지정] ① 보건복지부장관 및 시·도지사, 시장·군수·구청장은 3년마다 해당 지정권자가 지정한 모든 응급의료기관을 대상으로 다음 각 호의 사항을 반영하여 재지정하거나 지정을 취소할 수 있다. 다만, 제1호를 충족하지 못한 경우에는 지정을 취소하여야 한다.

1. 제31조의2에 따른 지정기준의 준수
2. 제17조에 따른 응급의료기관의 평가 결과
3. 그 밖에 보건복지부령으로 정하는 사항

② 응급의료기관의 재지정 절차 및 방법 등은 보건복지부령으로 정한다.

시행규칙

칙 **제18조의2 (응급의료기관의 재지정 절차 및 방법 등)** ① 보건복지부장관 및 시·도지사, 시장·군수·구청장은 법 제31조의3제1항에 따라 응급의료기관을 재지정하려는 경우에는 재지정 예정일 6개월 전에 다음 각 호의 사항을 포함하여 응급의료기관 재지정 계획을 공고하여야 한다.

1. 재지정 대상 응급의료기관
2. 재지정 신청 절차
3. 재지정 심사의 기준 및 절차
4. 그 밖에 재지정에 필요한 사항

② 응급의료기관의 재지정은 3년마다 같은 해에 시행하며, 재지정 이후에 응급의료기관의 종류가 변경되는 사항을 고려하여 모든 응급의료기관의 재지정일은 같은 날로 정한다.

③ 제1항의 응급의료기관 재지정 계획에 따른 심사 및 결정은 중앙응급의료센터 및 권역응급의료센터, 지역응급의료센터, 지역응급의료기관의 순서로 실시한다.

④ 그 밖에 응급의료기관의 재지정 기준·방법 및 절차에 관하여는 제12조, 제13조, 제16조, 제17조 및 제18조의 응급의료기관의 지정 기준·방법 및 절차에 관한 사항을 준용한다. 이 경우 "지정"은 "재지정"으로 본다.

⑤ 보건복지부장관 및 시·도지사, 시장·군수·구청장은 응급의료기관 재지정 심사에 필요한 자료 수집과 사실 조사 등을 관계 전문기관에 의뢰하여 실시할 수 있다.

⑥ 법 제31조의3제1항제3호에서 "보건복지부령으로 정하는 사항"이란 응급의료기관이 거짓이나 그 밖의 부정한 방법으로 법 제17조에 따른 평가를 방해하는 행위를 하였는지에 관한 사항을 말한다.

제31조의4 [환자의 중증도 분류 및 감염병 의심환자 등의 선별] ① 응급의료기관의 장 및 구급차등의 운용자는 응급환자 등에 대한 신속하고 적절한 이송·진료와 응급실의 감염예방을 위하여 보건복지부령으로 정하는 바에 따라 응급환자 등의 중증도를 분류하고 감염병 의심환자 등을 선별하여야 한다.

② 응급의료기관의 장은 제1항에 따라 선별된 감염병 의심환자 등을 격리 진료할 수 있도록 시설 등을 확보하여야 한다.

③ 제1항의 분류·선별기준 및 제2항의 격리 시설 기준 등에 관한 사항은 보건복지부령으로 정한다.

시행규칙

칙 **제18조의3 (응급환자의 중증도 분류)** ① 중앙응급의료센터의 장, 권역응급의료센터의 장 및 지역응급의료센터의 장은 응급환자에 대한 신속한 진료와 의료자원의 우선배정을 위하여 응급실 전담 의사, 간호사 및 1급 응급구조사에게 응급환자를 중증도에 따라 분류하도록 하여야 한다.

② 제1항에 따른 중증도 분류는 환자의 주요증상, 활력징후(호흡, 맥박, 혈압, 체온), 의식장애, 사고기전, 통증 등을 고려하여 수행되어야 하며 그 세부적인 절차와 방법, 중증응급환자의 범위 등은 보건복지부장관이 고시하는 한국 응급환자 중증도 분류기준에 따른다.

제31조의5 [응급실 출입 제한] ① 응급환자의 신속한 진료와 응급실 감염예방 등을 위하여 다음 각 호의 어느 하나에 해당하는 사람 외에는 응급실에 출입하여서는 아니 된다.

1. 응급실 환자
2. 응급의료종사자(이에 준하는 사람을 포함한다)
3. 응급실 환자의 보호자로서 진료의 보조에 필요한 사람

② 응급의료기관의 장은 제1항에 따라 응급실 출입이 제한된 사람이 응급실에 출입할 수 없도록 관리하여야 하고, 응급실에 출입하는 사람의 성명 등을 기록·관리하여야 한다.

③ 제1항의 응급실 출입기준 및 제2항의 출입자의 명단 기록·관리에 필요한 사항은 보건복지부령으로 정한다.

시행규칙

칙제18조의4 (응급실 출입 제한) ① 법 제31조의5제1항제3호에 따라 응급의료기관의 장이 응급실 출입을 허용할 수 있는 환자의 보호자는 1명으로 한다. 다만, 다음 각 호의 경우에는 2명으로 할 수 있다.

1. 소아·장애인·주취자 또는 정신질환자의 진료 보조를 위하여 필요한 경우
2. 그 밖에 진료 보조를 위하여 응급의료기관의 장이 필요하다고 인정하는 경우

② 응급실 환자의 보호자로서 다음 각 호의 어느 하나에 해당하는 사람은 응급실에 출입하여서는 아니 된다.

1. 발열·기침 등 감염병의 의심 증상이 있는 사람
2. 응급의료종사자에게 위해를 끼치거나 끼칠 위험이 있는 사람
3. 주취자·폭력행위자 등 다른 환자의 진료에 방해가 될 수 있는 사람
4. 그 밖에 응급의료기관의 장이 응급환자의 신속한 진료와 응급실 감염예방 등을 위하여 출입을 제한할 필요가 있다고 인정하는 사람

③ 응급의료기관의 장은 법 제31조의5제1항제3호에 따라 응급실에 출입하는 사람에게 출입증을 교부하여야 한다.

④ 응급의료기관의 장은 제1항에 따라 응급실에 출입하는 사람의 성명, 환자와의 관계, 입실·퇴실 일시, 연락처, 발열·기침 여부 등을 기록(전자문서로 된 기록을 포함한다)·관리하고, 1년간 보존하여야 한다.

⑤ 응급의료기관의 장은 응급실 출입 제한에 관한 세부 사항을 응급실 입구 등에 게시하여야 한다.

본조신설 2017.12.1.

제32조 [비상진료체계] ① 응급의료기관은 공휴일과 야간에 당직응급의료종사자를 두고 응급환자를 언제든지 진료할 준비체계(이하 "비상진료체계"라 한다)를 갖추어야 한다.

② 응급의료기관의 장으로부터 비상진료체계의 유지를 위한 근무명령을 받은 응급의료종사자는 이를 성실히 이행하여야 한다.

③ 응급의료기관의 장은 제1항에 따른 당직응급의료종사자로서 제31조의2에 따른 인력기준을 유지하는 것과는 별도로 보건복지부령으로 정하는 바에 따라 당직전문의 또는 당직전문의를 갈음할 수 있는 당직의사(이하 "당직전문의등"이라 한다)를 두어야 한다.

④ 응급의료기관의 장은 제31조의2에 따라 응급실에 근무하는 의사가 요청하는 경우 다음 각 호의 어느 하나에 해당하는 자가 응급환자를 직접 진료하게 하여야 한다.

1. 당직전문의등
2. 해당 응급환자의 진료에 적합한 자로서 보건복지부령에 따라 당직전문의등과 동등한 자격을 갖춘 것으로 인정되는 자

⑤ 비상진료체계에 관하여 필요한 사항은 보건복지부령으로 정한다.

시행규칙

칙제19조 (비상진료체계) ① 법 제32조제3항에 따라 응급의료기관의 장은 다음 각 호의 구분에 따른 당직전문의를 두어야 한다. 다만, 권역응급의료센터가 아닌 응급의료기관이 해당 진료과목을 설치·운영하지 않는 경우에는 그 진료과목의 당직전문의를 두지 않을 수 있다.

1. 권역응급의료센터: 내과·외과·산부인과·소아청소년과·정형외과·신경외과·흉부외과·마취통증의학과·신경과 및 영상의학과 전문의 각 1명 이상
2. 지역응급의료센터 : 내과·외과·산부인과·소아청소년과 및 마취통증의학과 전문의 각 1명 이상
3. 지역응급의료기관 : 내과계열 및 외과계열 전문의 각 1명 이상

② 법 제32조제4항제2호에 따른 당직전문의등과 동등한 자격을 갖춘 것으로 인정되는 자는 제1항 각 호의 진료과목별 전문의 중 당직전문의가 아닌 전문의로 한다.

③ 응급의료기관의 장은 제1항에 따른 당직전문의의 명단을 환자 및 환자의 보호자가 쉽게 볼 수 있도록 응급실 내부에 게시하여야 하며, 인터넷 홈페이지를 운영하는 경우에는 제1항에 따라 당직전문의를 둔 진료과목을 인터넷 홈페이지에 따로 표시하여야 한다.

제33조 [예비병상의 확보] ① 응급의료기관은 응급환자를 위한 예비병상을 확보하여야 하며 예비병상을 응급환자가 아닌 사람이 사용하게 하여서는 아니 된다.

② 예비병상의 확보 및 유지에 필요한 사항은 보건복지부령으로 정한다.

시행규칙

칙제20조 (예비병상의 확보 및 유지) ① 응급의료기관이 법 제33조의 규정에 따라 확보하여야 하는 예비병상의 수는 의료법 제33조제4항에 따라 허가받은 병상 수의 100분의 1 이상(병·의원의 경우에는 1병상 이상)으로 한다.

② 응급의료기관은 응급실을 전담하는 의사(이하 "전담의사"라 한다)가 입원을 의뢰한 응급환자에 한하여 제1항의 규정에 의한 예

비병상을 사용하게 하여야 한다. 다만, 최근의 응급환자발생상황과 다음 날의 예비병상 확보가능성 등을 감안하여 매일 오후 10시 이후에는 응급실에 있는 응급환자 중 입원 등의 필요성이 더 많이 요구되는 환자의 순으로 예비병상을 사용하도록 할 수 있다.

제33조의2 [응급실 체류 제한] ① 응급의료기관의 장은 환자의 응급실 체류시간을 최소화하고 입원진료가 필요한 응급환자는 신속하게 입원되도록 조치하여야 한다.

② 권역응급의료센터 및 지역응급의료센터의 장은 24시간을 초과하여 응급실에 체류하는 환자의 비율을 보건복지부령으로 정하는 기준 미만으로 유지하여야 한다.

시행규칙

칙 **제20조의2 (응급실 체류 제한)** 법 제33조의2제2항에서 "보건복지부령으로 정하는 기준"이란 연 100분의 5를 말한다.
본조신설 2017.12.1.

제34조 [당직의료기관의 지정] 보건복지부장관, 시 · 도지사 또는 시장 · 군수 · 구청장은 공휴일 또는 야간이나 그 밖에 응급환자 진료에 지장을 줄 우려가 있다고 인정할 만한 이유가 있는 경우에는 응급환자에 대한 응급의료를 위하여 보건복지부령으로 정하는 바에 따라 의료기관의 종류별 · 진료과목별 및 진료기간별로 당직의료기관을 지정하고 이들로 하여금 응급의료를 하게 할 수 있다.

시행규칙

칙 **제21조 (당직의료기관의 지정)** ① 법 제34조의 규정에 의한 당직의료기관의 지정대상은 응급의료기관을 제외한 의료기관으로 한다.

② 보건복지부장관, 시 · 도지사 또는 시장 · 군수 · 구청장은 당직의료기관을 지정하고자 하는 경우에는 다음 각 호의 구분에 따라 시 · 군 · 구(자치구를 말한다. 이하 같다)별로 의료기관의 신청을 받아 지정하여야 한다.

1. 시장 · 군수 · 구청장이 지정하는 경우
   재해 또는 사고 그 밖에 불가피한 사유로 관할 구역에서 응급환자의 진료에 지장을 발생할 우려가 있는 경우
2. 시 · 도지사가 지정하는 경우
   가. 당직의료기관을 지정하여야 하는 지역이 관할 시 · 도의 전체 지역이거나 2 이상의 시 · 군 · 구에 해당하는 경우
   나. 의료기관의 분포 등을 고려하여 시 · 군 · 구별로 지정하여 운영하는 것이 불합리하다고 판단하여 당직의료권역을 정한 경우
   다. 시장 · 군수 · 구청장이 지정한 당직의료기관이 충분하지 아니하다고 인정되는 경우
3. 보건복지부장관이 지정하는 경우
   가. 당직의료기관을 지정하여야 하는 범위가 전국 또는 2 이상의 시 · 도에 해당하는 경우
   나. 의료기관의 분포 등을 고려하여 시 · 도별로 지정하여 운영하는 것이 불합리하다고 판단하여 당직의료권역을 정한 경우
   다. 시 · 도지사가 지정한 당직의료기관이 충분하지 아니하다고 인정되는 경우

③ 보건복지부장관, 시 · 도지사 또는 시장 · 군수 · 구청장은 제2항의 규정에 따라 당직의료기관을 지정함에 있어 지정신청을 한 의료기관이 충분하지 아니한 경우에는 지정신청을 한 의료기관 외의 의료기관을 당직의료기관으로 직접 지정할 수 있다.

④ 보건복지부장관, 시 · 도지사 또는 시장 · 군수 · 구청장이 제2항의 규정에 따라 당직의료기관을 지정하는 때에는 당직 근무개시일 전에 미리 해당 의료기관에 지정사실을 통보하여야 한다.

제35조 [응급의료기관의 지정 취소 등] ① 응급의료기관 및 권역외상센터, 지역외상센터가 다음 각 호의 어느 하나에 해당하는 경우에는 보건복지부장관 시 · 도지사 또는 시장 · 군수 · 구청장 중 해당 지정권자가 그 지정을 취소할 수 있다.

1. 지정기준에 미달한 경우
2. 이 법에 따른 업무를 수행하지 아니한 경우
3. 이 법 또는 이 법에 따른 처분이나 명령을 위반한 경우

② 보건복지부장관, 시 · 도지사 또는 시장 · 군수 · 구청장은 응급의료기관 및 권역외상센터, 지역외상센터가 제1항 각 호의 어느 하나에 해당하는 경우에는 일정한 기간을 정하여 위반한 사항을 시정하도록 명하여야 한다.

③ 보건복지부장관, 시 · 도지사 또는 시장 · 군수 · 구청장은 제2항의 시정명령을 한 경우 명령의 성실한 이행을 위하여 명령이 이행될 때까지 제16조제1항, 제17조제4항 및 제30조의4에 따른 재정 지원의 전부 또는 일부를 중단할 수 있다.

④ 보건복지부장관은 응급의료기관 및 권역외상센터, 지역외상센터가 제2항에 따른 시정명령을 이행하지 아니한 경우 일정한 기간을 정하여 제23조에 따른 응급의료수가를 차감할 수 있다.

시행규칙

칙 **제22조 (응급의료기관의 지정취소 등에 따른 조치사항)** 법 제31조의3 또는 제35조에 따라 응급의료기관의 재지정을 받지 못하거나

지정취소처분을 받은 의료기관은 응급의료기관임을 나타내는 표시 등을 제거하여야 하며, 교부받은 응급의료기관 지정서를 반납하여야 한다.

제35조의2 [응급의료기관 외의 의료기관] 이 법에 따른 응급의료기관으로 지정받지 아니한 의료기관이 응급의료시설을 설치·운영하려면 보건복지부령으로 정하는 시설·인력 등을 갖추어 시장·군수·구청장에게 신고하여야 한다. 다만, 종합병원의 경우에는 그러하지 아니하다.

시행규칙

칙제23조 (응급의료시설의 설치기준) ① 응급의료기관으로 지정받지 아니한 의료기관이 법 제35조의2의 규정에 따라 응급의료시설을 설치·운영하고자 하는 경우에 갖추어야 하는 시설·인력 등의 기준은 별표 9와 같다.

② 응급의료기관으로 지정받지 아니한 의료기관이 응급의료시설을 설치·운영하고자 하는 경우에는 별지 제9호서식의 응급의료시설 설치신고서에 다음 각 호의 서류를 첨부하여 관할 시장·군수·구청장에게 제출하여야 한다

1. 응급의료시설의 도면 1부
2. 응급의료 시설·인력 및 장비 등의 현황 1부
3. 응급의료시설의 운영계획서 1부

③ 시장·군수·구청장은 제2항의 규정에 의한 신고를 수리한 때에는 별지 제10호서식의 응급의료시설 설치신고필증을 교부하여야 한다.

제 7 장 응급구조사

제36조 [응급구조사의 자격] ① 응급구조사는 업무의 범위에 따라 1급 응급구조사와 2급 응급구조사로 구분한다.

② 1급 응급구조사가 되려는 사람은 다음 각 호의 어느 하나에 해당하는 사람으로서 보건복지부장관이 실시하는 시험에 합격한 후 보건복지부장관의 자격인정을 받아야 한다.

1. 대학 또는 전문대학에서 응급구조학을 전공하고 졸업한 사람
2. 보건복지부장관이 인정하는 외국의 응급구조사 자격인정을 받은 사람
3. 2급 응급구조사로서 응급구조사의 업무에 3년 이상 종사한 사람

③ 2급 응급구조사가 되려는 사람은 다음 각 호의 어느 하나에 해당하는 사람으로서 보건복지부장관이 실시하는 시험에 합격한 후 보건복지부장관의 자격인정을 받아야 한다.

1. 보건복지부장관이 지정하는 응급구조사 양성기관에서 대통령령으로 정하는 양성과정을 마친 사람
2. 보건복지부장관이 인정하는 외국의 응급구조사 자격인정을 받은 사람

④ 보건복지부장관은 제2항과 제3항에 따른 응급구조사시험의 실시에 관한 업무를 대통령령으로 정하는 바에 따라 「한국보건의료인국가시험원법」에 따른 한국보건의료인국가시험원에 위탁할 수 있다.

⑤ 1급 응급구조사 및 2급 응급구조사의 시험과목, 시험방법 및 자격인정에 관하여 필요한 사항은 보건복지부령으로 정한다.

시행령

영제25조 (응급구조사의 양성과정) ① 법 제36조제3항제1호의 규정에 의한 응급구조사 양성과정은 강의·실습 및 실무수습과정으로 구분하고, 각 과정에 따른 교육과목 및 시간은 보건복지부령으로 정한다.

② 제1항의 규정에 의한 양성과정을 이수할 수 있는 자는 「초·중등교육법」 제2조제4호의 규정에 의한 고등학교 졸업자(당해 연도 졸업예정자를 포함한다) 또는 이와 동등 이상의 학력이 있는 자로 한다.

③ 양성기관의 장은 보건복지부령이 정하는 바에 따라 양성과정을 이수중인 자의 학력·경력 및 자격에 따라 제1항의 규정에 의한 교육과목 및 시간의 일부를 감면하여 실시할 수 있다.

영제26조 (응급구조사시험 관리업무의 위탁) 보건복지부장관은 법 제36조제4항에 따라 응급구조사시험의 실시에 관한 업무를 「한국보건의료인국가시험원법」에 따른 한국보건의료인국가시험원에 위탁한다.

시행규칙

칙제24조 (응급구조사 양성기관의 지정기준) 법 제36조제3항제1호의 규정에 의한 응급구조사 양성기관의 지정기준은 별표 10과 같다.

칙제25조 (응급구조사의 양성과정) ① 영 제25조제1항의 규정에 의한 응급구조사 양성과정의 교육과목 및 시간은 별표 11과 같다.

② 응급구조사양성기관의 장은 영 제25조제3항에 따라 다음 각 호의 어느 하나에 해당하는 자에 대하여 별표 11의 교육과목 중 구급차 동승실습을 감면할 수 있다.

1. 「119구조·구급에 관한 법률」 제10조에 따른 구급대의 대원으로 1년 이상 근무한 자
2. 법 제44조의 규정에 의한 구급차 등을 운용하는 자에 소속되고, 구급차 등에 탑승하여 1년 이상 응급의료활동에 참여하거나

보조한 자

3. 300시간 이상 인명의 구조·구급활동에 참여한 경력을 가진 자원봉사자로서 시·도지사로부터 인정을 받은 자

칙제26조 (응급구조사시험의 범위 및 과목 등) ① 법 제36조제5항의 규정에 의한 응급구조사시험은 필기시험 및 실기시험으로 구분하여 별표 12의 시험과목과 시험방법으로 실시한다.

② 제1항의 규정에 의한 응급구조사시험의 합격자결정은 필기시험의 매 과목 40퍼센트 이상을 득점하고, 실기시험에 합격한 자 중 전과목 총점의 60퍼센트 이상을 득점한 자를 합격자로 한다.

③ 응급구조사시험의 출제방법, 과목별 배점비율, 그 밖에 시험 시행에 필요한 사항은 영 제26조에 따라 시험관리업무의 위탁기관으로 지정받은 응급구조사 시험관리기관(이하 "시험관리기관"이라 한다)의 장이 정한다.

칙제27조 (응급구조사시험의 시행 등) ① 시험관리기관의 장은 응급구조사시험을 실시하고자 하는 때에는 보건복지부장관의 승인을 받아 시험일시, 시험장소, 시험과목, 응시원서의 제출기간 그 밖에 시험 시행에 필요한 사항을 시험실시 90일전까지 공고하여야 한다. 다만, 시험장소는 응시인원이 확인된 후 시험실시 30일 전까지 공고할 수 있다.

② 시험관리기관의 장은 응급구조사시험을 실시할 때마다 시험과목별로 전문지식을 갖춘 자 중에서 시험위원을 임명 또는 위촉하여야 하며 이들에 대하여 예산의 범위안에서 수당을 지급할 수 있다.

③ 시험관리기관의 장은 응급구조사시험 관리업무의 원활한 수행을 위하여 필요한 경우에는 국가, 지방자치단체 또는 관계기관·단체에 대하여 시험장소 및 시험감독의 지원 등 필요한 협조를 요청할 수 있다.

칙제28조 (응급구조사시험의 응시 및 수수료) ① 응급구조사시험에 응시하고자 하는 자는 시험관리기관의 장이 정하는 응시원서를 제출하여야 한다.

② 응급구조사시험에 응시하고자 하는 자는 시험관리기관의 장이 보건복지부장관의 승인을 얻어 정한 수수료를 납부하여야 한다.

칙제29조 (자격증의 교부 등) ① 법 제36조의2제1항에 따라 응급구조사시험에 합격한 자는 다음 각 호의 서류를 첨부하여 보건복지부장관에게 자격증의 교부를 신청하여야 한다. 개정 2017.5.30.

1. 법 제36조제2항 및 제3항의 규정에 의한 자격이 있음을 증명하는 다음 각 목의 서류
   가. 법 제36조제2항제1호 또는 제3항제1호에 해당하는 자 : 졸업증명서 또는 수료증 1부
   나. 법 제36조제2항제2호 또는 제3항제2호에 해당하는 자 : 자격증사본 또는 면허증사본 1부
   다. 법 제36조제2항제3호에 해당하는 자 : 자격증 사본 1부 및 경력증명서 1부
2. 법 제37조제1호 및 제2호에 해당하는 자가 아님을 증명하는 의사의 진단서 1부
3. 사진(신청 전 6개월 이내에 모자 등을 쓰지 않고 촬영한 천연색 상반신 정면사진으로 가로 3.5센티미터, 세로 4.5센티미터의 사진을 말한다) 2장

② 보건복지부장관은 자격증의 교부신청을 받은 날부터 14일 이내에 시험응시자격 유무를 확인하여 별지 제11호서식의 응급구조사자격등록대장에 합격자를 등록하고 별지 제12호서식의 응급구조사자격증을 교부한다.

칙제30조 (자격증의 재교부) 법 제36조의2제2항에 따라 응급구조사가 응급구조사자격증을 재교부받고자 하는 때에는 별지 제13호서식의 응급구조사자격증 재교부신청서에 다음 각호의 서류를 첨부하여 보건복지부장관에게 제출하여야 한다. 개정 2017.5.30.

1. 자격증이 헐어 못쓰게 된 경우에는 그 자격증 1부
2. 자격증을 잃어버린 경우에는 그 사유서 1부
3. 사진(신청 전 6개월 이내에 모자 등을 쓰지 않고 촬영한 천연색 상반신 정면사진으로 가로 3.5센티미터, 세로 4.5센티미터의 사진을 말한다) 1장

칙제31조 (자격증의 반납) ① 응급구조사는 다음 각 호의 1에 해당하는 사유가 있는 경우에는 자격증(제3호의 경우에는 다시 찾은 자격증을 말한다)을 지체없이 보건복지부장관에게 반납하여야 한다.

1. 자격취소처분을 받은 경우
2. 삭제
3. 자격증을 재교부받은 후 잃어버린 자격증을 찾은 경우

② 삭제

제36조의2 [응급구조사 자격증의 교부 등] ① 보건복지부장관은 제36조제2항 또는 제3항에 따른 응급구조사시험에 합격한 사람에게 응급구조사 자격증을 교부하여야 한다.

② 제1항에 따라 응급구조사 자격증을 교부받은 사람은 응급구조사 자격증의 분실 또는 훼손으로 사용할 수 없게 된 경우에는 보건복지부장관에게 재교부 신청을 할 수 있다.

③ 응급구조사는 다른 사람에게 자기의 성명을 사용하여 제41조에 따른 응급구조사의 업무를 수행하게 하거나 응급구조사 자격증을 다른 사람에게 빌려주어서는 아니 된다.

④ 제1항 및 제2항에 따른 응급구조사 자격증의 교부·재교부 및 관리에 필요한 사항은 보건복지부령으로 정한다.

제36조의3 [응급구조사 실태 등의 신고] ① 응급구조사는 대통령령으로 정하는 바에 따라 최초로 자격을 받은 후부터 3년마다 그 실태와 취업상황을 보건복지부장관에게 신고하여야 한다.

② 보건복지부장관은 제43조의 보수교육을 받지 아니한 응급구조사에 대하여 제1항에 따른 신고를 반려할 수 있다.

③ 보건복지부장관은 제1항에 따른 신고 수리 업무를 대통령령으로 정하는 바에 따라 관련 기관 등에 위탁할 수 있다.

시행령

영제26조의2 (응급구조사 실태와 취업상황 신고) ① 응급구조사는 법 제36조의3제1항에 따라 응급구조사 자격증을 발급받은 날부터 매 3년이 되는 해의 12월 31일까지 그 실태와 취업상황을 보건복지부장관에게 신고하여야 한다.

② 응급구조사는 제1항에 따른 신고를 하는 경우에는 보건복지부령으로 정하는 응급구조사 취업상황 등 신고서(전자문서로 된 신고서를 포함한다)에 법 제43조에 따른 보수교육 이수 또는 면제를 증명하는 서류(전자문서로 된 서류를 포함한다)를 첨부하여 보건복지부장관에게 제출하여야 한다.

③ 보건복지부장관은 법 제36조의3제1항에 따른 응급구조사 실태와 취업상황의 신고 업무를 효율적으로 처리하기 위하여 필요하다고 인정하는 경우에는 해당 업무를 전자적으로 처리할 수 있는 정보처리시스템을 구축·운영할 수 있다.

본조신설 2017.5.29.

영제26조의3 (업무의 위탁) ① 보건복지부장관은 법 제36조의3제3항에 따라 같은 조 제1항에 따른 응급구조사 실태와 취업상황의 신고 수리 업무를 다음 각 호의 기관 또는 단체에 위탁할 수 있다.

1. 「공공기관의 운영에 관한 법률」 제4조에 따른 공공기관 중 그 설립 목적이 보건의료 또는 인력개발과 관련되는 공공기관
2. 응급구조사를 구성원으로 하여 설립된 기관으로서 전국적 조직을 갖추고 있는 기관 또는 단체
3. 위탁 업무 수행에 필요한 조직·인력 및 전문성 등을 갖춘 기관 또는 단체로서 보건복지부장관이 정하여 고시하는 기관 또는 단체

② 보건복지부장관은 법 제36조의3제3항에 따라 응급구조사 실태와 취업상황의 신고 수리 업무를 위탁하려는 경우에는 그 위탁 기준·절차 및 방법 등에 관한 사항을 미리 공고하여야 한다.

③ 보건복지부장관은 법 제36조의3제3항에 따라 응급구조사 실태와 취업상황의 신고 수리 업무를 위탁한 경우에는 그 위탁 내용 및 수탁자 등에 관한 사항을 관보에 고시하고, 보건복지부 인터넷 홈페이지에 게재하여야 한다.

④ 법 제36조의3제3항에 따라 응급구조사 실태와 취업상황의 신고 수리 업무를 위탁받은 기관은 사업운영계획, 사업집행현황, 자금운용계획 및 자금집행내역 등에 관한 사항을 보건복지부장관에게 보고하여야 한다.

⑤ 제2항부터 제4항까지의 규정에 따른 위탁 기준 등의 공고, 위탁 내용 등의 고시 또는 위탁 업무의 보고 등에 필요한 세부 사항은 보건복지부장관이 정하여 고시한다.

본조신설 2017.5.29.

시행규칙

칙제31조의2 (응급구조사 실태와 취업상황 신고) ① 영 제26조의2제2항에 따른 응급구조사 취업상황 등 신고서는 별지 제13호의2서식과 같다.

② 법률 제14218호 응급의료에 관한 법률 일부개정법률 부칙 제2조에 따라 그 실태와 취업상황을 신고하는 응급구조사는 별지 제13호의2서식에 따른 응급구조사 취업상황 등 신고서에 별지 제14호의2서식의 응급구조사 보수교육 면제 확인서 또는 별지 제15호서식의 응급구조사 보수교육이수증을 첨부하여 보건복지부장관에게 제출하여야 한다.

③ 법률 제14218호 응급의료에 관한 법률 일부개정법률 부칙 제2조에 따라 그 실태와 취업상황을 신고한 응급구조사는 해당 신고를 한 날부터 매 3년이 되는 해의 12월 31일까지 그 실태와 취업상황을 신고하여야 한다.

본조신설 2017.5.30.

제37조 [결격사유] 다음 각 호의 어느 하나에 해당하는 사람은 응급구조사가 될 수 없다.

1. 「정신건강증진 및 정신질환자 복지서비스 지원에 관한 법률」 제3조제1호에 따른 정신질환자. 다만, 전문의가 응급구조사로서 적합하다고 인정하는 사람은 그러하지 아니하다. 개정 2018.12.11.
2. 마약·대마 또는 향정신성의약품 중독자
3. 피성년후견인·피한정후견인
4. 다음 각 목의 어느 하나에 해당하는 법률을 위반하여 금고 이상의 실형을 선고받고 그 집행이 끝나지 아니하거나 면제되지 아니한 사람
   가. 이 법
   나. 「형법」 제233조, 제234조, 제268조 (의료과실만 해당한다), 제269조, 제270조제1항부터 제3항까지, 제317조제1항

다. 「보건범죄 단속에 관한 특별조치법」, 「지역보건법」, 「국민건강증진법」, 「후천성면역결핍증 예방법」, 「의료법」, 「의료기사 등에 관한 법률」, 「시체해부 및 보존에 관한 법률」, 「혈액관리법」, 「마약류 관리에 관한 법률」, 「모자보건법」, 「국민건강보험법」

제38조 [부정행위에 대한 제재] ① 부정한 방법으로 응급구조사시험에 응시한 사람 또는 응급구조사시험에서 부정행위를 한 사람에 대하여는 그 수험을 정지시키거나 합격을 무효로 한다.

② 제1항에 따라 수험이 정지되거나 합격이 무효로 된 사람은 그 처분이 있은 날부터 2년간 응급구조사시험에 응시할 수 없다.

제39조 [응급구조사의 준수사항] 응급구조사는 응급환자의 안전을 위하여 그 업무를 수행할 때 응급처치에 필요한 의료장비, 무선통신장비 및 구급의약품의 관리 · 운용과 응급구조사의 복장 · 표시 등 응급환자 이송 · 처치에 필요한 사항에 대하여 보건복지부령으로 정하는 사항을 지켜야 한다.

시행규칙

칙 **제32조 (응급구조사의 준수사항)** 법 제39조의 규정에 의한 응급구조사의 준수사항은 별표 13과 같다.

제40조 [비밀 준수 의무] 응급구조사는 직무상 알게 된 비밀을 누설하거나 공개하여서는 아니 된다.

제41조 [응급구조사의 업무] 응급구조사는 응급환자가 발생한 현장에서 응급환자에 대하여 상담 · 구조 및 이송 업무를 수행하며, 「의료법」 제27조의 무면허 의료행위 금지 규정에도 불구하고 보건복지부령으로 정하는 범위에서 현장에 있거나 이송 중이거나 의료기관 안에 있을 때에는 응급처치의 업무에 종사할 수 있다.

시행규칙

칙 **제33조 (응급구조사의 업무)** 법 제41조의 규정에 의한 응급구조사의 업무범위는 별표 14와 같다.

제41조의2 [응급구조사 업무지침의 개발 및 보급] ① 보건복지부장관은 응급구조사 업무의 체계적 · 전문적 관리를 위하여 보건복지부령으로 정하는 절차 · 내용 · 방법에 따라 응급구조사 업무지침을 작성하여 보급하여야 한다.

② 응급구조사는 제41조에 따른 업무를 수행할 때 제1항에 따른 업무지침을 활용하여야 한다.

시행규칙

칙 **제33조의2 (응급구조사 업무지침의 개발 및 보급)** ① 법 제41조의2제1항에 따른 응급구조사 업무지침(이하 "업무지침"이라 한다)에는 다음 각 호의 내용이 포함되어야 한다.

1. 법 제39조에 따른 응급구조사의 준수사항에 관한 세부 내용
2. 법 제41조에 따른 응급구조사의 업무 및 법 제42조에 따른 응급구조사 업무의 제한에 관한 세부 내용과 절차
3. 법 제48조의2에 따른 응급의료기관의 수용능력 확인
4. 법 제49조에 따른 출동 및 처치 기록의 작성 · 제출 방법
5. 그 밖에 응급환자의 상태 분류 및 응급처치 요령 등 응급구조사 업무에 관한 사항

② 보건복지부장관은 업무지침을 작성함에 있어 관계 행정기관 및 응급의료 관련 단체의 의견을 수렴하여야 한다.

③ 보건복지부장관은 개발된 업무지침을 소방청장 및 시 · 도지사에게 통보하여야 하며, 시 · 도지사로 하여금 그 업무지침을 구급차등의 운용자에게 통보하도록 하여야 한다. 개정 2017.8.4.

제42조 [업무의 제한] 응급구조사는 의사로부터 구체적인 지시를 받지 아니하고는 제41조에 따른 응급처치를 하여서는 아니 된다. 다만, 보건복지부령으로 정하는 응급처치를 하는 경우와 급박한 상황에서 통신의 불능(不能) 등으로 의사의 지시를 받을 수 없는 경우에는 그러하지 아니하다.

시행규칙

칙 **제34조 (경미한 응급처치)** 법 제42조 단서의 규정에 따라 응급구조사가 의사의 지시를 받지 아니하고 행할 수 있는 응급처치의 범위는 제33조의 규정에 의한 2급응급구조사의 업무범위와 같다.

제43조 [응급구조사의 보수교육 등] ① 보건복지부장관은 응급구조사의 자질향상을 위하여 필요한 보수교육을 매년 실시하여야 한다.

② 보건복지부장관은 제1항에 따른 보수교육에 관한 업무를 보건복지부령으로 정하는 관계 기관 또는 단체에 위탁할 수 있다.

③ 보건복지부장관은 제2항에 따라 보수교육에 관한 업무를 위탁하는 경우 보수교육의 실효성을 확보하기 위한 평가 및 점검을 매년 1회 이상 정기적으로 실시하여야 한다.

④ 제1항에 따른 보수교육의 내용·대상과 제3항에 따른 평가 및 점검에 필요한 사항은 보건복지부령으로 정한다.

시행규칙

칙 **제35조 (응급구조사의 보수교육)** ① 법 제43조제1항에 따른 응급구조사 보수교육(이하 "보수교육"이라 한다)은 다음 각 호의 구분에 따라 실시한다. 개정 2017.12.1.

1. 보수교육의 내용: 다음 각 목의 사항
   가. 직업윤리
   나. 업무 전문성 향상 및 업무 개선
   다. 의료 관계 법령의 준수
   라. 그 밖에 가목부터 다목까지의 사항에 준하는 것으로서 보건복지부장관이 보수교육에 특히 필요하다고 인정하여 정하는 사항
2. 보수교육의 대상: 응급구조사 자격을 가지고 해당 자격과 관련된 업무에 종사하고 있는 사람
3. 보수교육의 방법: 대면교육 또는 정보통신망을 활용한 온라인 교육
4. 보수교육의 시간: 매년 4시간 이상. 다만, 1년 이상 응급구조사의 업무에 종사하지 아니하다가 다시 그 업무에 종사하는 사람의 경우 그 종사하려는 연도의 교육시간에 관하여는 다음 각 목의 구분에 따른다.
   가. 1년 이상 2년 미만 그 업무에 종사하지 아니한 사람: 6시간 이상
   나. 2년 이상 3년 미만 그 업무에 종사하지 아니한 사람: 8시간 이상
   다. 3년 이상 그 업무에 종사하지 아니한 사람: 10시간 이상

② 다음 각 호의 어느 하나에 해당하는 응급구조사에 대해서는 해당 연도의 보수교육을 면제한다. 개정 2017.12.1.
1. 군복무 중인 사람(군에서 해당 업무에 종사하고 있는 사람은 제외한다)
2. 해당 연도에 응급구조사 자격을 취득한 사람

③ 법 제43조제2항에 따라 보수교육을 실시하는 기관 또는 단체의 장은 본인의 질병이나 그 밖의 불가피한 사유로 보수교육을 받기가 곤란하다고 인정하는 사람에 대해서는 해당 연도의 보수교육을 유예할 수 있다. 이 경우 보수교육이 유예된 사람은 유예사유가 해소된 후 그 유예된 보수교육을 추가로 받아야 한다. 신설 2017.12.1.

④ 제2항 또는 제3항에 따라 보수교육을 면제받거나 유예받으려는 사람은 별지 제14호서식의 응급구조사 보수교육 면제확인·유예 신청서(전자문서로 된 신청서를 포함한다)에 보수교육 면제 또는 유예의 사유를 증명할 수 있는 서류(전자문서로 된 서류를 포함한다)를 첨부하여 법 제43조제2항에 따라 보수교육을 실시하는 기관 또는 단체의 장에게 제출하여야 한다. 신설 2017.12.1.

⑤ 법 제43조제2항에 따라 보수교육을 실시하는 기관 또는 단체의 장은 제4항에 따른 신청에 대하여 보수교육 면제확인 또는 유예 여부 결정을 한 경우에는 신청인에게 그 내용을 알려야 한다. 이 경우 보수교육 면제 또는 유예 대상자에 대해서는 별지 제14호의2서식의 응급구조사 보수교육 면제·유예 확인서를 발급하여야 한다. 신설 2017.12.1.

⑥ 법 제43조제2항에서 "보건복지부령으로 정하는 관계 기관 또는 단체"란 응급의료기관, 응급구조사관련단체 또는 응급구조사양성기관을 말한다. 개정 2017.12.1.

⑦ 보수교육을 실시한 기관의 장은 보수교육을 받은 자에 대하여 별지 제15호서식의 응급구조사보수교육이수증을 교부하여야 한다. 개정 2017.12.1.

⑧ 법 제43조제2항에 따라 보수교육에 관한 업무를 위탁받으려는 기관 또는 단체는 보수교육을 실시하는 해당 연도의 2월 말까지 보수교육의 내용, 방법, 비용 등을 포함한 보수교육계획서를 작성하여 보건복지부장관에게 제출하여야 한다. 개정 2017.12.1.

⑨ 제8항에 따라 보수교육을 위탁받아 실시한 기관 또는 단체는 해당 연도의 보수교육 실적보고서를 다음 연도 2월 말까지 보건복지부장관에게 제출하여야 한다. 개정 2017.12.1.

⑩ 보수교육에 필요한 경비는 교육을 받는 자가 부담한다. 개정 2017.12.1.

⑪ 법 제43조제3항에 따른 평가는 서면평가와 현지평가로 하되, 그 평가기준은 다음 각 호와 같다. 개정 2017.12.1.
1. 보수교육 실시계획의 타당성
2. 보수교육의 비용과 그 집행의 적절성
3. 보수교육 시설·장비의 적합성 및 인력의 전문성
4. 보수교육의 효과성

제43조의2 [응급구조학을 전공하는 학생의 응급처치 허용] 대학 또는 전문대학에서 응급구조학을 전공하는 학생은 보건복지부령으로 정하는 경우에 한하여 의사로부터 구체적인 지시를 받아 응급처치를 할 수 있다. 이 경우 제39조부터 제41조

까지 및 제41조의2에 따른 응급구조사에 관한 규정을 준용한다.

시행규칙

칙제35조의2 (응급구조학을 전공하는 학생의 응급처치 허용) 법 제43조의2에서 "보건복지부령으로 정하는 경우"란 응급구조 관련 실습을 하는 경우를 말한다.

제 8 장 응급환자 이송 등

제44조 [구급차 등의 운용자] ① 다음 각 호의 어느 하나에 해당하는 자 외에는 구급차 등을 운용할 수 없다.

1. 국가 또는 지방자치단체
2. 「의료법」 제3조에 따른 의료기관
3. 다른 법령에 따라 구급차등을 둘 수 있는 자
4. 이 법에 따라 응급환자이송업(이하 "이송업"이라 한다)의 허가를 받은 자
5. 응급환자의 이송을 목적사업으로 하여 보건복지부장관의 설립허가를 받은 비영리법인

② 의료기관은 구급차등의 운용을 제1항제4호에 따른 이송업의 허가를 받은 자(이하 "이송업자"라 한다) 또는 제1항제5호에 따른 비영리법인에 위탁할 수 있다.

③ 제2항에 따라 구급차등의 운용을 위탁한 의료기관과 그 위탁을 받은 자는 보건복지부령으로 정하는 구급차등의 위탁에 대한 기준 및 절차를 지켜야 한다.

시행규칙

칙제36조 (구급차등의 운용위탁) 법 제44조제3항의 규정에 의한 구급차 등의 운용위탁에 대한 기준 및 절차 등은 별표 15와 같다.

칙제42조 (지도의사의 수 및 업무) ① 구급차등의 운용자(법 제44조제1항제2호에 따른 의료기관을 제외한다)는 법 제52조제1항에 따라 관할 시 · 도에 소재하는 응급의료기관에 근무하는 전문의중에서 1인 이상을 지도의사로 선임 또는 위촉하여야 한다.

② 제1항의 규정에 의한 지도의사의 업무는 다음 각호와 같다.

1. 응급환자가 의료기관에 도착하기 전까지 행하여진 응급의료에 대한 평가
2. 응급구조사의 자질향상을 위한 교육 및 훈련
3. 이송중인 응급환자에 대한 응급의료 지도

제44조의2 [구급차등의 운용신고 등] ① 제44조제1항제1호의 국가 또는 지방자치단체가 구급차등을 운용하고자 할 때에는 해당 구급차등을 관계 법령에 따라 등록한 후 지체 없이 보건복지부령으로 정하는 바에 따라 시장 · 군수 · 구청장에게 통보하여야 한다. 그 통보 후 보건복지부령으로 정하는 중요 사항을 변경할 때에도 같다.

② 제44조제1항제2호부터 제5호까지에 해당하는 자가 구급차등을 운용하고자 할 때에는 해당 구급차등을 관계 법령에 따라 등록한 후 지체 없이 보건복지부령으로 정하는 바에 따라 시장 · 군수 · 구청장에게 신고하여야 한다. 그 신고 후 보건복지부령으로 정하는 중요 사항을 변경할 때에도 같다.

시행규칙

칙제36조의2 (구급차등 운용의 통보 또는 신고 절차 등) ① 법 제44조의2제1항 또는 제2항에 따라 구급차등의 운용을 통보 또는 신고하려는 자는 관계 법령에 따라 구급차등을 등록한 후(응급환자이송업의 경우에는 법 제51조에 따라 이송업의 허가를 받은 후를 말한다) 10일 이내에 별지 제15호의5서식의 구급차등 운용 통보(신고)서를 다음 각 호의 구분에 따라 시장 · 군수 · 구청장에게 제출하여야 한다. 개정 2017.12.1.

1. 자동차의 경우: 「자동차등록령」 제2조제2호에 따른 사용본거지(이하 "사용본거지"라 한다)를 관할하는 시장 · 군수 · 구청장. 이 경우 「자동차관리법」 제7조에 따른 자동차등록원부 및 별지 제18호서식의 응급환자이송업 허가증(응급환자이송업의 경우에 한정한다)을 첨부하여야 한다. 개정 2017.12.1.
2. 선박 또는 항공기의 경우: 등록지를 관할하는 시장 · 군수 · 구청장. 이 경우 「선박법」 제8조에 따른 선박국적증서 또는 「항공안전법」 제12조에 따른 항공기 등록증명서를 첨부하여야 한다. 개정 2017.12.1.

② 제1항에 따라 통보 또는 신고를 받은 시장 · 군수 · 구청장은 구급차등이 법 제46조, 제46조의2, 제46조의3 및 제47조에 따른 기준 등에 적합한 경우에는 통보 또는 신고일부터 7일 이내에 다음 각 호의 구분에 따라 조치하고, 적합하지 아니한 경우에는 그 사실을 통보 또는 신고한 자에게 지체없이 통지하여야 한다. 개정 2017.12.1.

1. 통보의 경우: 별지 제15호의6서식의 부착용 통보필증 발급
2. 신고의 경우: 별지 제15호의7서식의 구급차등 운용 신고필증(이하 "신고필증"이라 한다) 및 별지 제15호의8서식의 부착용 신고필증 발급

③ 법 제44조의2제1항 후단 및 제2항 후단에서 "보건복지부령으로 정하는 중요 사항"이란 다음 각 호의 사항을 말한다.
1. 구급차등의 사용본거지 또는 등록지 변경
2. 구급차등의 소유자 변경
3. 구급차 구분의 변경
4. 삭제 <2017.12.1.>

④ 구급차등의 운용자는 제3항 각 호의 어느 하나에 해당하는 경우에는 그 사실이 발생한 날부터 10일 이내에 별지 제15호의9서식의 구급차등 운용 변경 통보(신고)서에 다음 각 호의 서류를 첨부하여 시장·군수·구청장에게 변경 통보 또는 신고하여야 한다. 다만, 제3항제1호의 경우에는 변경된 시장·군수·구청장에게 변경 통보 또는 신고하여야 하고, 변경 통보 또는 신고를 받은 시장·군수·구청장은 지체없이 변경 전의 시장·군수·구청장에게 그 사실을 통보하여야 한다.
1. 신고필증 1부(변경 신고에 한정한다)
2. 「자동차관리법」 제7조에 따른 자동차등록원부, 「선박법」 제8조에 따른 선박국적증서 또는 「항공법」 제9조에 따른 항공기 등록증명서 중 해당하는 서류 1부

⑤ 제4항에 따라 변경 통보 또는 신고를 받은 시장·군수·구청장은 제2항에 따라 발급한 부착용 통보필증이나 신고필증 및 부착용 신고필증의 변경 내용을 고쳐쓴 후 발급하여야 한다.

⑥ 구급차등의 운용자는 부착용 통보필증 또는 부착용 신고필증을 구급차등의 앞면에 부착하여야 한다.

⑦ 부착용 통보필증이나 신고필증 및 부착용 신고필증을 재발급받고자 하는 자는 별지 제15호의10서식의 재발급 신청서에 다음 각 호의 서류를 첨부하여 시장·군수·구청장에게 제출하여야 한다.
1. 헐어 못쓰게 된 경우에는 그 부착용 통보필증, 신고필증 또는 부착용 신고필증
2. 잃어버린 경우에는 그 사유서

⑧ 시장·군수·구청장은 구급차등 운용신고 등에 관한 사항을 별지 제15호의11서식의 구급차등 관리 대장에 기록·관리하고, 매년 1월 31까지 시·도지사를 거쳐 보건복지부장관에게 그 관리대장을 제출하여야 한다.

제44조의3 [구급차등의 말소신고 등] ① 제44조제1항제1호의 구급차등 운용자는 구급차등이 다음 각 호의 어느 하나에 해당하는 경우에는 보건복지부령으로 정하는 바에 따라 시장·군수·구청장에게 구급차등의 말소 통보를 하여야 한다.
1. 「자동차관리법」 제13조, 「항공안전법」 제15조 등 관계 법령에 따라 구급차등의 등록이 말소된 경우
2. 제46조의2에 따른 운행연한 또는 운행거리가 초과된 경우

② 제44조제1항제2호부터 제5호까지의 구급차등 운용자는 구급차등이 제1항 각 호의 어느 하나에 해당하는 경우에는 보건복지부령으로 정하는 바에 따라 시장·군수·구청장에게 구급차등의 말소 신고를 하여야 한다.

③ 시장·군수·구청장은 제1항 및 제2항에 따라 말소 통보 또는 신고를 하여야 하는 자가 말소 통보 또는 신고를 하지 아니할 경우 직권으로 말소할 수 있다.

시행규칙

칙 **제36조의3 (구급차등의 말소 통보 또는 신고)** ① 구급차등의 운용자는 법 제44조의3제1항 각 호의 어느 하나에 해당하는 사실이 발생한 날부터 10일 이내에 별지 제15호의11서식의 구급차등의 운용 말소 통보(신고)서에 다음 각 호의 서류를 첨부하여 시장·군수·구청장에게 제출하여야 한다.
1. 통보(신고)필증, 부착용 통보(신고)필증
2. 「자동차등록규칙」 제4조에 따른 자동차등록증 사본, 「선박법 시행규칙」 제23조에 따른 선박등록 말소확인서 또는 「항공기 등록규칙」 제2조에 따른 항공기 등록원부 중 해당하는 서류 1부

② 시장·군수·구청장은 구급차등의 말소 통보 또는 신고에 관한 사항을 별지 제15호의12서식의 구급차등 관리대장에 기록·관리하고, 매년 1월 31일까지 시·도지사를 거쳐 보건복지부장관에게 그 관리대장의 사본을 제출하여야 한다.

본조신설 2017.12.1.

제45조 [다른 용도에의 사용 금지] ① 구급차등은 다음 각 호의 용도 외에는 사용할 수 없다.
1. 응급환자 이송
2. 응급의료를 위한 혈액, 진단용 검사대상물 및 진료용 장비 등의 운반
3. 응급의료를 위한 응급의료종사자의 운송
4. 사고 등으로 현장에서 사망하거나 진료를 받다가 사망한 사람을 의료기관 등에 이송
5. 그 밖에 보건복지부령으로 정하는 용도

② 시·도지사 또는 시장·군수·구청장은 제1항 또는 제44조의2제2항을 위반한 구급차등의 운용자에 대하여는 그 운용의 정지를 명하거나 구급차등의 등록기관의 장에게 해당 구급차등의 말소등록을 요청할 수 있다. 이 경우 말소등록을 요청

받은 등록기관의 장은 해당 구급차등에 대한 등록을 말소하여야 한다.

③ 시 · 도지사 또는 시장 · 군수 · 구청장은 관할 구역에서 운용되는 구급차의 제1항에 따른 용도 외의 사용 여부를 확인하기 위하여 필요한 경우 지방경찰청장 또는 경찰서장에게 구급차의 교통법규 위반사항 확인을 요청할 수 있다. 이 경우 요청을 받은 지방경찰청장 또는 경찰서장은 정당한 사유가 없으면 이에 따라야 한다. 신설 2017.4.18.

시행규칙

칙제37조 (구급차 등의 용도) 법 제45조제1항제5호에서 "기타 보건복지부령이 정하는 용도"라 함은 다음 각 호의 것을 말한다.

1. 지역보건법에 의한 보건소 등 지역보건의료기관에서 행하는 보건사업의 수행에 필요한 업무
2. 구급차 등의 이용이 불가피한 척추장애환자 또는 거동이 불편한 환자의 이송
3. 다수인이 모이는 행사 등에서 발생되는 응급환자 이송을 위한 대기

제46조 [구급차 등의 기준] ① 구급차등은 환자이송 및 응급의료를 하는 데에 적합하게 설계 · 제작되어야 한다.

② 구급차의 형태, 표시, 내부장치 및 운행연한 등에 관한 기준은 보건복지부와 국토교통부의 공동부령으로 정한다.

제46조의2 [구급차 운행연한] ① 구급차는 보건복지부와 국토교통부의 공동부령으로 정하는 운행연한 및 운행거리를 초과하여 운행하지 못한다. 다만, 시장 · 군수 · 구청장은 관할 구역 내 구급차의 운행여건 등을 고려하여 보건복지부와 국토교통부의 공동부령으로 정하는 안전성 요건이 충족되는 경우에는 2년의 범위에서 운행연한을 연장할 수 있다.

② 시장 · 군수 · 구청장은 구급차의 제작 · 조립이 중단되거나 출고가 지연되는 등 부득이한 사유로 구급차의 수급이 현저히 곤란하다고 인정되는 때에는 보건복지부와 국토교통부의 공동부령으로 정하는 안전성 요건이 충족되는 경우 6개월의 범위에서 제1항에 따른 운행연한을 초과하여 운행하게 할 수 있다.

제46조의3 [응급의료 전용헬기] ① 보건복지부장관 또는 시 · 도지사는 응급의료 취약지역 응급환자의 신속한 이송 및 응급처치 등을 위하여 응급환자 항공이송을 전담하는 헬리콥터(이하 "응급의료 전용헬기"라 한다)를 운용할 수 있다.

② 보건복지부장관 또는 시 · 도지사는 응급의료 전용헬기의 환자인계점에 누구든지 쉽게 인식할 수 있도록 해당 인계점이 응급환자 이송을 위하여 사용된다는 사실과 환자인계점에서 제한되는 행위 등을 알리는 안내표지를 설치할 수 있다. 신설 2018.12.11.

③ 응급의료 전용헬기의 장비 · 의약품 · 환자인계점 관리 등에 필요한 사항은 보건복지부령으로 정한다.

제47조 [구급차 등의 장비] ① 구급차 등에는 응급환자에게 응급처치를 할 수 있도록 의료장비 및 구급의약품 등을 갖추어야 하며, 구급차등이 속한 기관 · 의료기관 및 응급의료지원센터와 통화할 수 있는 통신장비를 갖추어야 한다.

② 구급차에는 응급환자의 이송 상황과 이송 중 응급처치의 내용을 파악하기 위하여 보건복지부령으로 정하는 기준에 적합한 다음 각 호의 장비를 장착하여야 한다. 이 경우 보건복지부령으로 정하는 바에 따라 장비 장착에 따른 정보를 수집 · 보관하여야 하며, 보건복지부장관이 해당 정보의 제출을 요구하는 때에는 이에 따라야 한다.

1. 구급차 운행기록장치 및 영상기록장치(차량 속도, 위치정보 등 구급차의 운행과 관련된 정보를 저장하고 충돌 등 사고 발생 시 사고 상황을 영상 등으로 저장하는 기능을 갖춘 장치를 말한다)
2. 구급차 요금미터장치(거리를 측정하여 이를 금액으로 표시하는 장치를 말하며, 보건복지부령으로 정하는 구급차에 한정한다)
3. 「개인정보 보호법」 제2조제7호에 따른 영상정보처리기기

③ 제1항에 따라 갖추어야 하는 의료장비 · 구급의약품 및 통신장비 등의 관리와 구급차등의 관리 및 제2항에 따른 장비의 장착 · 관리 등에 필요한 사항은 보건복지부령으로 정한다.

④ 제2항제3호에 따른 장비는 보건복지부령으로 정하는 구급차 이용자 등의 동의 절차를 거쳐 개인영상정보를 수집하도록 하고, 이 법에서 정한 것 외에 영상정보처리기기의 설치 등에 관한 사항은 「개인정보 보호법」에 따른다.

시행규칙

칙제38조 (구급차 등의 장비 및 관리 등) ① 법 제46조의 규정에 의한 구급자동차는 위급의 정도가 중한 응급환자의 이송에 적합하도록 제작된 구급차(이하 "특수구급차"라 한다)와 위급의 정도가 중하지 아니한 응급환자의 이송에 주로 사용되는 구급차(이하 "일반구급차"라 한다)로 구분한다.

② 법 제46조의3제1항에 따른 응급의료 전용헬기의 장비 · 의약품 · 환자인계점 관리 등에 관한 기준은 별표 15의2와 같다. 신설 2017.12.1.

③ 법 제47조제1항의 규정에 따라 구급차등에 갖추어야 하는 의료장비 · 구급의약품 및 통신장비의 기준은 별표 16과 같

다. 개정 2017.12.1.

④ 법 제47조제2항 및 제4항에 따라 구급차 장착 장비의 기준과 장비장착에 따른 정보 수집·보관·제출 방법 및 동의 절차에 관한 사항은 별표 16의2와 같다. 개정 2017.12.1.

⑤ 법 제47조제3항에 따라 구급차등에 갖추어야 하는 의료장비·구급의약품·통신장비 등의 관리와 구급차등에 관한 관리기준은 별표 17과 같다. 개정 2017.12.1.

제47조의2 [심폐소생을 위한 응급장비의 구비 등의 의무] ① 다음 각 호의 어느 하나에 해당하는 시설 등의 소유자·점유자 또는 관리자는 자동심장충격기 등 심폐소생술을 할 수 있는 응급장비를 갖추어야 한다.

1. 「공공보건의료에 관한 법률」 제2조제3호에 따른 공공보건의료기관
2. 「119구조·구급에 관한 법률」 제10조에 따른 구급대에서 운용 중인 구급차
3. 「항공안전법」 제2조제1호에 따른 항공기 중 항공운송사업에 사용되는 여객 항공기 및 「공항시설법」 제2조제3호에 따른 공항
4. 「철도산업발전 기본법」 제3조제4호에 따른 철도차량 중 객차
5. 「선박법」 제1조의2제1항제1호 및 제2호에 따른 선박 중 총톤수 20톤 이상인 선박 개정 2018.12.11.
6. 대통령령으로 정하는 규모 이상의 「건축법」 제2조제2항제2호에 따른 공동주택
7. 그 밖에 대통령령으로 정하는 다중이용시설

② 제1항에 따라 자동심장충격기 등 심폐소생술을 할 수 있는 응급장비를 갖춘 경우 해당 시설 등의 소유자·점유자 또는 관리자는 그 사실을 보건복지부령으로 정하는 바에 따라 시장·군수·구청장에게 신고하여야 한다. 신고한 응급장비의 양도·폐기·이전 등 보건복지부령으로 정하는 중요 사항을 변경하려는 경우에도 또한 같다.

③ 제1항에 따라 응급장비를 설치한 자는 해당 응급장비를 매월 1회 이상 점검하여야 한다.

④ 제1항에 따라 갖추어야 하는 응급장비의 관리 등에 필요한 사항은 보건복지부령으로 정한다.

시행령

영 제26조의4 (응급장비의 구비의무가 있는 공동주택 등) ① 법 제47조의2제1항제6호에서 "대통령령으로 정하는 규모"란 500세대를 말한다.

② 법 제47조의2제1항제7호에서 "대통령령으로 정하는 다중이용시설"이란 다음 각 호의 시설을 말한다.

1. 철도역사(「대도시권 광역교통 관리에 관한 특별법」 제2조제2호나목에 따른 광역철도 및 「도시철도법」 제2조제2호에 따른 도시철도 구간에 있는 철도역사는 제외한다)의 대합실 중 연면적이 2천제곱미터 이상이거나 전년도 일일 평균이용객수가 1만명 이상인 대합실
2. 「여객자동차 운수사업법」 제2조제5호에 따른 여객자동차터미널의 대합실 중 연면적이 2천제곱미터 이상이거나 전년도 일일 평균이용객수가 3천명 이상인 대합실
3. 「항만법」 제2조제5호나목(3)에 따른 대합실 중 연면적이 2천제곱미터 이상이거나 전년도 일일 평균이용객수가 1천명 이상인 대합실
4. 「관광진흥법」 제5조제1항에 따른 카지노 시설 중 영업장의 전용면적이 2천제곱미터 이상인 카지노 시설
5. 「한국마사회법」 제4조에 따른 경마장
6. 「경륜·경정법」 제5조제1항에 따른 경주장
7. 「형의 집행 및 수용자의 처우에 관한 법률」 제11조에 따른 교도소, 소년교도소 및 구치소, 「출입국관리법」 제2조제13호에 따른 외국인보호소, 「보호소년 등의 처우에 관한 법률」에 따른 소년원
8. 「체육시설의 설치·이용에 관한 법률」 제5조에 따른 전문체육시설 중 총 관람석 수가 5천석 이상인 운동장 및 종합운동장
9. 중앙행정기관의 청사 중 보건복지부장관이 정하는 청사
10. 시·도의 청사 중 보건복지부장관이 정하는 청사

시행규칙

칙 제38조의2 (응급장비 설치 등에 관한 현황 파악) ① 법 제47조의2에 따라 자동심장충격기 등 심폐소생술을 행할 수 있는 응급장비(이하 "응급장비"라 한다)를 설치한 경우 해당 시설 등의 소유자, 점유자 또는 관리자는 그 사실을 별지 제15호의13서식의 응급장비 설치 신고서에 응급장비 설치 사실을 확인할 수 있는 서류를 첨부하여 시장·군수·구청장에게 제출하여야 한다. 개정 2017.12.1.

② 시장·군수·구청장은 제1항에 따른 신고를 받은 때에는 별지 제15호의14서식의 응급장비 등록대장에 이를 기록하고 관리하여야 한다. 개정 2017.12.1.

③ 시장·군수·구청장은 별지 제15호의15서식의 응급장비 관리상황 보고서에 따라 응급장비 관리상황을 다음 연도의 1월 31일까지 시·도지사를 거쳐 보건복지부장관에게 제출하여야 한다. 개정 2017.12.1.

④ 응급장비를 설치한 해당 시설 등의 소유자 · 점유자 또는 관리자는 심폐소생을 위한 응급장비를 양도 · 폐기 또는 이전하려면 법 제47조의2제2항 후단에 따라 별지 제15호의16서식의 응급장비 양도 · 폐기 · 이전 신고서를 시장 · 군수 · 구청장에게 제출하여야 한다. 신설 2017.12.1.

칙제38조의3 (응급장비의 관리) ① 법 제47조의2에 따라 응급장비를 설치한 다중이용시설 등의 개설자 또는 관리자는 이를 관리하는 책임자를 두고 다음 각 호의 직무를 수행하게 하여야 한다.

1. 매월 1회 이상의 점검
2. 응급장비 사용교육
3. 응급장비의 관리에 관한 서류의 작성 · 비치

② 응급장비가 사용된 경우 해당 다중이용시설 등의 개설자 또는 관리자나 이를 직접 사용한 자는 응급의료지원센터에 그 사실을 지체 없이 알려 적절한 조치가 취하여지도록 하여야 한다. 다만, 법 제47조의2제1항제1호 및 제2호의 경우에는 그러하지 아니하다.

③ 그 밖에 응급장비의 관리에 필요한 사항은 보건복지부장관이 따로 정하여 고시한다.

제48조 [응급구조사 등의 탑승의무] 구급차등의 운용자는 구급차등이 출동할 때에는 보건복지부령으로 정하는 바에 따라 응급구조사를 탑승시켜야 한다. 다만, 의사나 간호사가 탑승한 경우는 제외한다.

시행규칙

칙제39조 (응급구조사의 배치) 구급차 등의 운용자는 응급환자를 이송하거나 이송하기 위하여 출동하는 때에는 법 제48조의 규정에 따라 그 구급차 등에 응급구조사 1인 이상이 포함된 2인 이상의 인원이 항상 탑승하도록 하여야 한다. 다만, 의료법에 의한 의사 또는 간호사가 탑승한 경우에는 응급구조사가 탑승하지 아니할 수 있다.

제48조의2 [수용능력 확인 등] ① 응급환자 등을 이송하는 자(구급차등의 운전자와 제48조에 따라 구급차등에 동승하는 응급구조사, 의사 또는 간호사를 말한다)는 특별한 사유가 없는 한 보건복지부령으로 정하는 방법에 따라 이송하고자 하는 응급의료기관의 응급환자 수용 능력을 확인하고 응급환자의 상태와 이송 중 응급처치의 내용 등을 미리 통보하여야 한다. 개정 2017.10.24.

② 응급의료기관의 장은 응급환자를 수용할 수 없는 경우에는 그 소재지를 관할하는 응급의료지원센터를 통하여 구급차등의 운용자에게 지체 없이 통보하여야 한다.

시행규칙

칙제39조의2 (수용능력의 확인 등) ① 법 제48조의2제1항에 따라 응급환자 등을 이송하는 자는 전화, 무선통신, 그 밖의 전산망 등을 이용하여 응급의료기관의 수용능력을 확인하고, 다음 각 호의 사항을 통보하여야 한다.

1. 환자의 발생 경위(확인된 경우만 해당한다)
2. 환자의 연령, 성별 및 상태(활력 징후 및 의식 수준을 말한다)
3. 현장 및 이송 중 응급처치의 내용
4. 도착 예정 시각

② 제1항에 따른 확인 및 통보는 특별한 사유가 없으면 이송을 시작한 즉시 하여야 한다.

제49조 [출동 및 처치 기록] ① 응급구조사가 출동한 때에는 보건복지부령으로 정하는 바에 따라 지체 없이 출동 사항과 처치 내용을 기록하고 이를 소속 구급차등의 운용자와 해당 응급환자의 진료의사에게 제출하여야 한다. 다만, 응급구조사를 갈음하여 의사나 간호사가 탑승한 경우에는 탑승한 의사(간호사만 탑승한 경우에는 탑승 간호사)가 출동 및 처치 기록과 관련한 응급구조사의 임무를 수행하여야 한다.

② 구급차등의 운용자는 구급차등의 운행과 관련하여 보건복지부령으로 정하는 바에 따라 운행기록대장을 작성하여야 한다.

③ 제1항에 따른 기록을 제출받은 구급차등의 운용자는 그 기록을 보건복지부령으로 정하는 바에 따라 그 소재지를 관할하는 응급의료지원센터에 제출하여야 한다.

④ 구급차등의 운용자는 제1항에 따라 제출받은 기록 및 제2항에 따라 작성한 운행기록대장을, 응급환자의 진료의사가 소속된 의료기관의 장은 제1항에 따라 제출받은 기록을 각각 보건복지부령으로 정하는 기간 동안 보존하여야 한다.

⑤ 출동 및 처치 기록의 내용 및 방법 등에 관하여 필요한 사항은 보건복지부령으로 정한다.

시행규칙

칙제40조 (출동 및 처치기록의 내용 및 방법) ① 의사, 간호사 또는 응급구조사(이하 "응급구조사등"이라 한다)는 법 제49조제1항의 규정에 따라 출동사항과 응급처치의 내용을 별지 제16호서식의 출동 및 처치기록지에 기록하여야 한다.

② 응급구조사등은 제1항의 규정에 따라 출동사항 및 응급처치의 내용에 관한 기록을 3부 작성하여 그 응급환자를 인수한 의사의 서명을 얻은 뒤 1부는 보관하고, 1부는 당해 응급환자의 진료의사에게 제출하며, 1부는 이송처치료징수용으로 환

자 또는 그 보호자에게 교부한다.

③ 구급차등의 운용자와 의료기관의 장은 제2항의 규정에 따라 응급구조사등이 작성하여 제출한 출동사항과 처치내용에 관한 기록을 3년간 보존하여야 한다.

④ 구급차등의 운용자는 법 제49조제2항에 따라 출동 및 처치 기록(전자문서를 포함한다)을 응급의료지원센터로 다음달 10일까지 매월 제출하여야 한다.

⑤ 구급차등의 운용자는 별지 제16호의2서식의 구급차등 운행기록대장을 작성하여 3년간 보존하여야 한다. 신설 2017.12.1.

제50조 [지도 · 감독] ① 시 · 도지사 또는 시장 · 군수 · 구청장은 관할 구역에서 운용되는 구급차등에 대하여 매년 한 번 이상 구급차등의 운용상황과 실태를 점검하여 그 결과에 따라 시정명령 · 정지명령 등 필요한 조치를 할 수 있다.
개정 2017.10.24.

② 시 · 도지사 또는 시장 · 군수 · 구청장은 관할 구역 내에 있는 제47조의2제1항 각 호의 시설 등에 대하여 매년 한 번 이상 자동심장충격기 등 심폐소생술을 할 수 있는 응급장비의 구비현황과 관리실태를 점검하여야 하며, 그 결과에 따라 시정명령 등 필요한 조치를 할 수 있다. 신설 2017.10.24.

제51조 [이송업의 허가 등] ① 이송업을 하려는 자는 보건복지부와 국토교통부의 공동부령으로 정하는 시설 등을 갖추어 관할 시 · 도지사의 허가를 받아야 한다. 이 경우 둘 이상의 시 · 도에서 영업을 하려는 경우에는 해당 시 · 도별로 시 · 도지사의 허가를 받아야 한다.

② 시 · 도지사는 제1항에 따라 허가를 하는 경우에는 시설의 규모 등을 고려하여 영업지역을 제한하여 허가할 수 있다.

③ 이송업자가 대통령령으로 정하는 중요한 사항을 변경하려는 경우에는 관할 시 · 도지사의 변경허가를 받아야 한다.

④ 시 · 도지사는 제3항에 따른 변경허가의 신청을 받은 날부터 15일 이내에 변경허가 여부를 신청인에게 통지하여야 한다.
신설 2018.12.11.

⑤ 시 · 도지사는 제4항에서 정한 기간 내에 변경허가 여부 또는 민원 처리 관련 법령에 따른 처리기간의 연장 여부를 신청인에게 통지하지 아니하면 그 기간(민원 처리 관련 법령에 따라 처리기간이 연장 또는 재연장된 경우에는 해당 처리기간을 말한다)이 끝난 날의 다음 날에 변경허가를 한 것으로 본다. 신설 2018.12.11.

⑥ 이송업자가 제3항의 사항 외에 대통령령으로 정하는 사항을 변경하려는 경우에는 관할 시 · 도지사에게 신고하여야 한다.

⑦ 이송업자는 제1항에 따른 시설 등의 기준을 지켜야 한다.

시행령

영 제27조 (응급환자이송업 허가사항의 변경 사항) ① 응급환자이송업의 허가를 받은 자가 법 제51조제3항의 규정에 따라 관할 시 · 도지사의 변경허가를 받아야 하는 중요한 사항은 다음 각 호의 1과 같다.

1. 영업지역의 변경
2. 구급차의 증감

② 응급환자이송업의 허가를 받은 자가 법 제51조제6항에 따라 관할 시 · 도지사에게 신고해야 하는 사항은 다음 각 호와 같다.
개정 2019.6.11.

1. 대표자 또는 상호의 변경
2. 사무소(분사무소 또는 사업장을 포함한다)의 명칭 및 위치 변경

영 제27조의2 (민감정보 및 고유식별정보의 처리) ① 법 제22조제1항에 따른 기금관리기관의 장은 다음 각 호의 사무를 수행하기 위하여 불가피한 경우 「개인정보 보호법」 제23조에 따른 건강에 관한 정보, 같은 법 시행령 제19조제1호 또는 제4호에 따른 주민등록번호 또는 외국인등록번호가 포함된 자료를 처리할 수 있다.

1. 법 제22에 따른 미수금의 대지급에 관한 사무
2. 법 제22조의2에 따른 자료의 제공 요청에 관한 사무

② 보건복지부장관(제23조의2 및 제26조에 따라 보건복지부장관의 업무를 위탁받은 자를 포함한다)은 다음 각 호의 사무를 수행하기 위하여 불가피한 경우 「개인정보 보호법」 제23조에 따른 건강에 관한 정보, 같은 법 시행령 제18조제2호에 따른 범죄경력자료에 해당하는 정보, 같은 영 제19조제1호 또는 제4호에 따른 주민등록번호 또는 외국인등록번호가 포함된 자료를 처리할 수 있다.

1. 법 제13조의4제1항 및 제3항에 따른 응급의료기본계획의 수립 · 시행을 위한 자료제공 등의 협조 요청, 자료의 관리 및 활용에 관한 사무
2. 법 제36조 및 제37조에 따른 응급구조사의 자격인정 및 결격사유 확인 등에 관한 사무
3. 법 제38조에 따른 부정행위에 대한 제재에 관한 사무
4. 법 제28조제1항 및 제2항에 따른 응급의료에 관한 정보제공 요청 및 정보제공에 관한 사무

③ 보건복지부장관, 시 · 도지사 또는 시장 · 군수 · 구청장(해당 권한이 위임 · 위탁된 경우에는 그 권한을 위임 · 위탁받은 자를 포함한다)은 다음 각 호의 사무를 수행하기 위하여 불가피한 경우 「개인정보 보호법 시행령」 제19조제1호, 제2호 또는 제4호에 따른 주민등록번호, 여권번호 또는 외국인등록번호가 포함된 자료를 처리할 수 있다.

1. 법 제18조에 따른 환자가 여러 명 발생한 경우의 조치에 관한 사무
2. 법 제51조에 따른 이송업의 허가 등에 관한 사무
3. 법 제53조에 따른 이송업의 휴업 등의 신고에 관한 사무
4. 법 제55조에 따른 행정처분에 관한 사무
5. 법 제56조에 따른 청문에 관한 사무
6. 법 제57조에 따른 과징금의 부과 · 징수에 관한 사무

시행규칙

칙제41조 (이송업의 허가절차) ① 법 제51조제1항의 규정에 따라 응급환자이송업의 허가를 받고자 하는 자는 별지 제17호서식의 응급환자이송업허가신청서(전자문서로 된 신청서를 포함한다)에 다음 각호의 서류(전자문서를 포함한다)를 첨부하여 시 · 도지사에게 제출하여야 한다.

1. 사업계획서 1부
2. 사업용 고정자산의 총액 및 그 내역을 기재한 서류 1부
3. 차고를 설치할 수 있는 토지의 사용권을 증명하는 서류 1부
4. 영업시설의 개요 및 평면도 1부
5. 삭제
6. 기존 법인에 있어서는 다음 각목의 서류
   가. 정관
   나. 임원의 명부 1부
   다. 허가신청에 관한 의사의 결정을 증명하는 서류 1부
7. 법인을 설립하고자 하는 자에 있어서는 다음 각목의 서류
   가. 정관(공증인의 인증이 있는 것) 1부
   나. 발기인 또는 설립사원의 명부 1부
   다. 설립하고자 하는 법인이 주식회사 또는 유한회사인 경우에는 주주 또는 사원모집 계획서 1부

② 제1항에 따라 신청서를 제출받은 시 · 도지사는 「전자정부법」 제36조제1항에 따른 행정정보의 공동이용을 통하여 다음 각 호의 서류를 확인하여야 한다.

1. 건축물대장
2. 법인인 경우에는 법인 등기사항증명서

③ 제1항제1호의 규정에 의한 사업계획서에는 다음 각호의 사항을 기재하여야 한다.

1. 사무소 및 분사무소(사업장)의 명칭 및 위치
2. 영업지역(시 · 군 · 구 단위)
3. 구급차의 총대수 · 종별 · 형식 · 연식, 상용차 및 예비차의 구별
4. 삭제
5. 지도의사의 선임현황

④ 시 · 도지사는 응급환자이송업의 허가를 한 때에는 별지 제18호서식의 응급환자이송업 허가증 및 별지 제18호의2서식의 부착용 허가증을 발급하고, 별지 제19호서식의 응급환자이송업허가관리대장을 작성 · 보관하여야 한다.

⑤ 응급환자이송업의 허가를 받은 자가 법 제51조제3항 및 제4항의 규정에 따라 허가받은 사항의 변경허가를 받거나 변경신고를 하고자 하는 경우에는 별지 제20호서식의 응급환자이송업허가사항변경허가신청(신고)서에 다음 각호의 서류를 첨부하여 시 · 도지사에게 제출(변경신고의 경우에는 변경사항이 발생한 날부터 14일 이내에 제출)하여야 한다. 이 경우 변경 허가를 하거나 변경 신고를 받은 시 · 도지사는 제4항에 따라 발급한 응급환자이송업 허가증 또는 부착용 허가증의 변경 내용을 고쳐쓴 후 발급하여야 한다.

1. 허가증 1부
2. 변경내역서 1부

⑥ 응급환자이송업자는 부착용 허가증을 구급차등의 앞면에 부착하여야 한다.

⑦ 응급환자이송업자가 응급환자이송업 허가증 또는 부착용 허가증을 재발급받고자 하는 경우에는 별지 제21호서식의 재발급신청서에 다음 각 호의 서류를 첨부하여 시 · 도지사에게 제출하여야 한다.

1. 헐어 못쓰게 된 경우에는 그 허가증 또는 부착용 허가증
2. 잃어버린 경우에는 그 사유서

제52조 [지도의사] ① 구급차등의 운용자(제44조제1항제2호에 따른 의료기관을 제외한다. 이하 이 조에서 같다)는 응급환자를 이송하기 위하여 구급차등을 사용하는 경우 상담·구조·이송 및 응급처치를 지도받기 위하여 지도의사(指導醫師)를 두거나 응급의료지원센터 또는 응급의료기관의 의사를 지도의사로 위촉하여야 한다.

② 구급차등의 운용자에 따른 지도의사의 수(數)와 업무 및 선임(選任) 등에 관하여 필요한 사항은 보건복지부령으로 정한다.

시행규칙

칙**제42조 (지도의사의 수 및 업무)** ① 구급차등의 운용자(법 제44조제1항제2호에 따른 의료기관을 제외한다)는 법 제52조제1항에 따라 관할 시·도에 소재하는 응급의료기관에 근무하는 전문의중에서 1인 이상을 지도의사로 선임 또는 위촉하여야 한다.

② 제1항의 규정에 의한 지도의사의 업무는 다음 각 호와 같다.

1. 응급환자가 의료기관에 도착하기 전까지 행하여진 응급의료에 대한 평가
2. 응급구조사의 자질향상을 위한 교육 및 훈련
3. 이송중인 응급환자에 대한 응급의료 지도

제53조 [휴업 등의 신고] 이송업자는 이송업의 전부 또는 일부를 휴업·폐업 또는 재개업하려는 경우에는 보건복지부령으로 정하는 바에 따라 관할 시·도지사에게 신고하여야 한다.

시행규칙

칙**제43조 (휴업 등의 신고)** 응급환자이송업자가 법 제53조의 규정에 따라 휴업·폐업·재개업의 신고를 하고자 하는 때에는 휴업·폐업 또는 재개업한 날부터 14일 이내에 별지 제22호서식의 응급환자이송업의 휴업·폐업·재개업신고서에 응급환자이송업허가증을 첨부(재개업의 경우를 제외한다)하여 시·도지사에게 제출하여야 한다.

제54조 [영업의 승계] ① 다음 각 호의 어느 하나에 해당하는 자는 이송업자의 지위를 승계한다.

1. 이송업자가 사망한 경우 그 상속인
2. 이송업자가 그 사업을 양도한 경우 그 양수인
3. 법인인 이송업자가 합병한 경우 합병 후 존속하는 법인이나 합병으로 설립되는 법인

② 다음 각 호의 어느 하나에 해당하는 절차에 따라 영업시설의 전부를 인수한 자는 그 이송업자의 지위를 승계한다.

1. 「민사집행법」에 따른 강제경매
2. 「채무자 회생 및 파산에 관한 법률」에 따른 환가(換價)
3. 「국세징수법」, 「관세법」 또는 「지방세징수법」에 따른 압류재산의 매각
4. 그 밖에 제1호부터 제3호까지의 규정에 준하는 절차

③ 제1항이나 제2항에 따라 이송업자의 지위를 승계한 자는 60일 이내에 보건복지부령으로 정하는 바에 따라 관할 시·도지사에게 신고하여야 한다.

제54조의2 [유인·알선 등 금지] 제44조제1항에 따른 구급차등의 운용자는 영리를 목적으로 응급환자를 특정 의료기관 또는 의료인에게 이송 또는 소개·알선하거나 그 밖에 유인하거나 사주하는 행위를 하여서는 아니 된다.

시행규칙

칙**제44조 (영업의 승계 신고)** ① 법 제54조에 따라 이송업자의 지위를 승계한 자는 별지 제23호서식의 영업자지위승계신고서(전자문서로 된 신고서를 포함한다)에 이송업자의 지위를 승계하였음을 증명하는 다음 각 호의 서류(전자문서를 포함한다)를 첨부하여 시·도지사에게 제출하여야 한다.

1. 이송업자가 사망한 경우 : 가족관계등록부 등의 증명서
2. 영업의 양도·양수의 경우 : 양도계약서의 사본 및 양도인의 인감증명서 각 1부
3. 법인인 이송업자의 합병의 경우 : 합병계약서 사본 1부
4. 법 제54조제2항의 규정에 따라 이송업자의 지위를 승계한 경우 : 경락확인서 등 영업시설의 전부를 인수하였음을 입증할 수 있는 서류 1부

② 제1항에 따라 신고서를 제출받은 시·도지사는 「전자정부법」 제36조제1항에 따른 행정정보의 공동이용을 통하여 다음 각 호의 서류를 확인하여야 한다. 다만, 신고인이 이에 동의하지 아니하는 경우에는 그 서류를 첨부하도록 하여야 한다.

1. 삭제
2. 법인인 이송업자의 합병인 경우 : 이송업자의 지위를 승계한 법인 등기사항증명서

제9장 보 칙

제55조 [응급의료종사자의 면허 · 자격 정지 등] ① 보건복지부장관은 응급의료종사자가 다음 각 호의 어느 하나에 해당하는 경우에는 그 면허 또는 자격을 취소하거나 6개월 이내의 기간을 정하여 그 면허 또는 자격을 정지시킬 수 있다.

1. 제6조제2항, 제8조, 제18조제2항, 제39조, 제40조 또는 제49조제1항을 위반한 경우
2. 제24조제1항에 따른 이송처치료를 과다하게 징수하거나 같은 조 제2항을 위반하여 이송처치료 외에 별도의 비용을 징수한 때
3. 제32조제2항을 위반하여 응급환자에게 중대한 불이익을 끼친 경우

3의2. 제36조의2제3항을 위반하여 다른 사람에게 자기의 성명을 사용하여 제41조에 따른 응급구조사의 업무를 수행하게 하거나 응급구조사 자격증을 다른 사람에게 빌려준 경우

4. 제37조의 결격사유에 해당하게 된 경우
5. 제42조를 위반하여 의사로부터 구체적인 지시를 받지 아니하고 응급처치를 한 경우
6. 제43조제1항에 따른 보수교육을 받지 아니한 경우
7. 그 밖에 이 법 또는 이 법에 따른 명령을 위반한 경우

② 보건복지부장관은 응급구조사가 제36조의3에 따른 신고를 하지 아니한 때에는 신고할 때까지 그 자격을 정지시킬 수 있다.

③ 보건복지부장관, 시 · 도지사 또는 시장 · 군수 · 구청장은 의료기관이나 이송업자 또는 구급차등을 운용하는 자가 다음 각 호의 어느 하나에 해당하는 경우에는 의료기관 등의 개설 또는 영업에 관한 허가를 취소(신고대상인 경우에는 폐쇄를 말한다. 이하 제4항에서 같다)하거나 6개월 이내의 기간을 정하여 그 업무의 정지를 명할 수 있다.

1. 제18조제2항, 제28조제3항, 제32조제1항, 제33조제1항, 제35조의2, 제44조제3항, 제44조의2제2항, 제45조제1항, 제46조의2, 제47조제1항 · 제2항, 제48조, 제49조제3항 · 제4항, 제51조제3항부터 제5항까지, 제52조제1항, 제53조, 제54조제3항, 제54조의2 또는 제59조를 위반한 경우
2. 제22조제1항에 따른 미수금의 대지급을 부정하게 청구한 경우
3. 제24조제1항에 따른 이송처치료를 과다하게 징수하거나 같은 조 제2항을 위반하여 이송처치료 외에 별도의 비용을 징수한 때
4. 제34조에 따라 당직의료기관으로 지정받은 자가 응급의료를 하지 아니한 경우
5. 제50조제1항에 따른 시정명령 · 정지명령 등 필요한 조치를 따르지 아니한 경우 [개정 2017.10.24.]
6. 그 밖에 이 법 또는 이 법에 따른 명령을 위반한 경우

④ 제3항에 따라 영업허가의 취소처분을 받은 자는 그 처분을 받은 날부터 1년 이내에는 그 업을 개설 · 운영하지 못한다.

⑤ 제1항과 제3항에 따른 행정처분의 세부 사항은 보건복지부령으로 정한다.

시행규칙

㉾**제45조 (행정처분의 기준)** 법 제55조의 규정에 의한 행정처분의 기준은 별표 18과 같다.

㉾**제46조 (행정처분대장의 작성)** 법 제55조의 규정에 따라 보건복지부장관, 시 · 도지사 또는 시장 · 군수 · 구청장이 행정처분을 하는 때에는 별지 제24호서식의 행정처분대장에 그 내용을 기록하고 이를 비치하여야 한다.

㉾**제47조 (규제의 재검토)** ① 보건복지부장관은 다음 각 호의 사항에 대하여 다음 각 호의 기준일을 기준으로 3년마다(매 3년이 되는 해의 기준일과 같은 날 전까지를 말한다) 그 타당성을 검토하여 개선 등의 조치를 하여야 한다.

1. 제13조제2항 및 별표 5에 따른 권역응급의료센터의 지정기준: 2014년 1월 1일
2. 제23조제1항 및 별표 9에 따른 응급의료시설의 설치기준: 2014년 1월 1일
3. 제37조에 따른 구급차등의 용도: 2014년 1월 1일
4. 제38조제3항 및 별표 16에 따른 구급차에 갖추어야 하는 의료장비 · 구급의약품 및 통신장비의 기준: 2014년 1월 1일 [개정 2017.12.1.]
5. 제38조제4항 및 별표 17에 따른 구급차등의 세부관리기준: 2014년 1월 1일 [개정 2017.12.1.]

② 보건복지부장관은 다음 각 호의 사항에 대하여 다음 각 호의 기준일을 기준으로 2년마다(매 2년이 되는 해의 기준일과 같은 날 전까지를 말한다) 그 타당성을 검토하여 개선 등의 조치를 하여야 한다. [개정 2018.12.28.]

1. 제17조의2에 따른 권역외상센터의 요건 및 지정기준: 2015년 1월 1일
2. 제34조에 따른 경미한 응급처치의 범위: 2015년 1월 1일
3. 제35조에 따른 응급구조사의 보수교육 시간: 2015년 1월 1일

4. 제40조에 따른 출동 및 처치기록의 내용 및 방법: 2015년 1월 1일
5. 제43조에 따른 휴업 등의 신고기한: 2015년 1월 1일
6. 제45조 및 별표 18에 따른 행정처분기준: 2015년 1월 1일

제56조 [청 문] 보건복지부장관, 시·도지사 또는 시장·군수·구청장은 다음 각 호의 어느 하나에 해당하는 처분을 하려면 청문을 하여야 한다.

1. 제35조제1항에 따른 응급의료기관의 지정의 취소
2. 제55조제1항에 따른 응급의료종사자의 면허 또는 자격의 취소
3. 제55조제3항에 따른 의료기관 등의 개설 또는 영업에 관한 허가의 취소 및 폐쇄 명령

제57조 [과징금] ① 보건복지부장관, 시·도지사 또는 시장·군수·구청장은 의료기관이나 이송업자 또는 구급차등을 운용하는 자가 제55조제2항 각 호의 어느 하나에 해당하는 경우로서 그 업무의 정지가 국민보건의료에 커다란 위해를 가져올 우려가 있다고 인정되는 경우에는 업무정지처분을 갈음하여 3억원 이하의 과징금을 부과할 수 있다. 이 경우 과징금의 부과 횟수는 세 번을 초과할 수 없다. [개정 2018.12.11.]

② 제1항에 따라 과징금을 부과하는 위반행위의 종류, 위반 정도에 따른 과징금의 금액과 그 밖에 필요한 사항은 대통령령으로 정한다.

③ 제1항에 따른 과징금을 내야 할 자가 납부기한까지 이를 내지 아니하면 보건복지부장관은 국세 체납처분의 예에 따라 징수하고, 시·도지사 및 시장·군수·구청장은 「지방세외수입금의 징수 등에 관한 법률」에 따라 징수한다.

시행령

영 제28조 (과징금의 부과) ① 법 제57조제2항의 규정에 의한 과징금의 금액은 위반행위의 종별·정도 등을 감안하여 보건복지부령이 정하는 업무정지처분기준에 따라 별표 1의 기준을 적용하여 산정한다.

② 보건복지부장관, 시·도지사 또는 시장·군수·구청장은 법 제57조의 규정에 따라 과징금을 부과하고자 하는 경우에는 그 위반행위의 종별과 해당 과징금의 금액을 서면으로 명시하여 이를 납부할 것을 통지하여야 한다.

제58조 [권한의 위임] 이 법에 따른 보건복지부장관의 권한은 그 일부를 대통령령으로 정하는 바에 따라 시·도지사 또는 시장·군수·구청장에게 위임할 수 있다.

제59조 [유사명칭 사용금지] ① 이 법에 따른 응급구조사, 구급차, 중앙응급의료센터·권역응급의료센터·권역외상센터·전문응급의료센터·지역응급의료센터·지역외상센터·지역응급의료기관 또는 응급의료지원센터가 아니면 각각의 명칭 또는 이와 유사한 명칭을 사용하지 못한다.

② 다음 각 호 외의 의료기관은 응급환자 진료와 관련된 명칭이나 표현을 사용하거나 외부에 표기하여서는 아니 된다.

1. 이 법에 따라 지정받은 응급의료기관
2. 제35조의2에 따라 신고한 의료기관
3. 종합병원

제10장 벌 칙

제60조 [벌 칙] ① 「의료법」 제3조에 따른 의료기관의 응급실에서 응급의료종사자(「의료기사 등에 관한 법률」 제2조에 따른 의료기사와 「의료법」 제80조에 따른 간호조무사를 포함한다)를 폭행하여 상해에 이르게 한 사람은 10년 이하의 징역 또는 1천만원 이상 1억원 이하의 벌금에 처하고, 중상해에 이르게 한 사람은 3년 이상의 유기징역에 처하며, 사망에 이르게 한 사람은 무기 또는 5년 이상의 징역에 처한다. [신설 2019.1.15.]

② 다음 각 호의 어느 하나에 해당하는 자는 5년 이하의 징역 또는 5천만원 이하의 벌금에 처한다. [개정 2019.1.15.]

1. 제12조를 위반하여 응급의료를 방해하거나 의료용 시설 등을 파괴·손상 또는 점거한 사람
2. 제36조에 따른 응급구조사의 자격인정을 받지 못하고 응급구조사를 사칭하여 제41조에 따른 응급구조사의 업무를 한 사람
3. 제51조제1항을 위반하여 이송업 허가를 받지 아니하고 이송업을 한 자

③ 다음 각 호의 어느 하나에 해당하는 사람은 3년 이하의 징역 또는 3천만원 이하의 벌금에 처한다.

1. 제6조제2항을 위반하여 응급의료를 거부 또는 기피한 응급의료종사자
1의2. 제36조의2제3항을 위반하여 다른 사람에게 자기의 성명을 사용하여 제41조에 따른 응급구조사의 업무를 수행하게 하거나 응급구조사 자격증을 다른 사람에게 빌려준 사람
2. 제40조의 비밀 준수 의무를 위반한 사람. 다만, 고소가 있어야 공소를 제기할 수 있다.
3. 제42조를 위반하여 의사로부터 구체적인 지시를 받지 아니하고 응급처치를 한 응급구조사

④ 다음 각 호의 어느 하나에 해당하는 자는 1년 이하의 징역 또는 1천만원 이하의 벌금에 처한다.
1. 제18조제2항을 위반한 응급의료종사자, 의료기관의 장 및 구급차등을 운용하는 자
2. 제44조제1항을 위반하여 구급차등을 운용한 자
3. 제45조제1항을 위반하여 구급차등을 다른 용도에 사용한 자

제61조 [양벌규정] 법인의 대표자나 법인 또는 개인의 대리인, 사용인, 그 밖의 종업원이 그 법인 또는 개인의 업무에 관하여 제60조의 위반행위를 하면 그 행위자를 벌하는 외에 그 법인 또는 개인에게도 해당 조문의 벌금형을 과(科)한다. 다만, 법인 또는 개인이 그 위반행위를 방지하기 위하여 해당 업무에 관하여 상당한 주의와 감독을 게을리하지 아니한 경우에는 그러하지 아니하다.

제62조 [과태료] ① 다음 각 호의 어느 하나에 해당하는 자에게는 300만원 이하의 과태료를 부과한다.
1. 제31조의2를 위반하여 응급의료기관의 지정기준에 따른 시설 · 인력 · 장비 등을 유지 · 운영하지 아니한 자
1의2. 제31조의5제2항을 위반하여 응급실에 출입하는 보호자 등의 명단을 기록 또는 관리하지 아니한 자
2. 제32조제4항을 위반하여 당직전문의등 또는 당직전문의등과 동등한 자격을 갖춘 것으로 인정되는 자로 하여금 응급환자를 진료하게 하지 아니한 자
3. 제33조를 위반하여 예비병상을 확보하지 아니하거나 응급환자가 아닌 사람에게 예비병상을 사용하게 한 자
3의2. 제47조의2제1항을 위반하여 자동심장충격기 등 심폐소생술을 할 수 있는 응급장비를 갖추지 아니한 자
3의3. 제48조 본문을 위반하여 응급구조사를 탑승시키지 아니한 자
3의4. 제47조의2제2항을 위반하여 자동심장충격기 등 심폐소생술을 할 수 있는 응급장비의 설치 신고 또는 변경 신고를 하지 아니한 자
4. 제39조 또는 제49조제1항부터 제4항까지를 위반하여 준수 사항을 지키지 아니하거나 출동 및 처치 기록 등에 관한 의무를 이행하지 아니한 자
4의2. 제44조의2제2항에 따른 신고를 하지 아니하고 구급차등을 운용한 자
4의3. 제44조의3제1항 및 제2항을 위반하여 말소 통보 또는 신고를 하지 아니한 자
4의4. 제46조의2에 따른 운행연한 또는 운행거리를 초과하여 구급차를 운용한 자
5. 제51조제3항, 제53조 또는 제54조제3항에 따른 변경허가를 받지 아니하거나 신고를 하지 아니한 자
6. 제59조를 위반하여 응급구조사 · 중앙응급의료센터 등의 명칭 또는 이와 비슷한 명칭을 사용하거나, 응급환자 진료와 관련된 명칭이나 표현을 사용하거나 외부에 표기한 자

② 제1항에 따른 과태료는 대통령령으로 정하는 바에 따라 보건복지부장관, 시 · 도지사 또는 시장 · 군수 · 구청장이 부과 · 징수한다. 개정 2018.12.11.

시행령

영제29조 (과태료의 부과) 법 제62조에 따른 과태료의 부과기준은 별표 2와 같다.

제63조 [응급처치 및 의료행위에 대한 형의 감면] ① 응급의료종사자가 응급환자에게 발생한 생명의 위험, 심신상의 중대한 위해 또는 증상의 악화를 방지하기 위하여 긴급히 제공하는 응급의료로 인하여 응급환자가 사상(死傷)에 이른 경우 그 응급의료행위가 불가피하였고 응급의료행위자에게 중대한 과실이 없는 경우에는 정상을 고려하여 「형법」 제268조의 형을 감경(減輕)하거나 면제할 수 있다.

② 제5조의2제1호나목에 따른 응급처치 제공의무를 가진 자가 응급환자에게 발생한 생명의 위험, 심신상의 중대한 위해 또는 증상의 악화를 방지하기 위하여 긴급히 제공하는 응급처치(자동심장충격기를 사용하는 경우를 포함한다)로 인하여 응급환자가 사상에 이른 경우 그 응급처치행위가 불가피하였고 응급처치행위자에게 중대한 과실이 없는 경우에는 정상을 고려하여 형을 감경하거나 면제할 수 있다.

제64조 [「형법」상 감경규정에 관한 특례] 음주로 인한 심신장애 상태에서 제12조를 위반하는 죄를 범한 때에는 「형법」 제10조제1항을 적용하지 아니할 수 있다.

본조신설 2019.1.15.

시행령 [별표 1] 개정 2019.6.11.

응급증상 및 이에 준하는 증상(제2조제1호 관련)

1. 일반기준

가. 업무정지 1월은 30일을 기준으로 한다.

나. 업무정지에 갈음한 과징금 부과의 기준이 되는 수입금액은 과징금 부과 대상자에 따라 다음과 같이 업무정지 처분일이 속한 연도의 전년도의 1년간의 총수입금액을 기준으로 한다. 다만, 신규개설·휴업 또는 재개업 등으로 인하여 전년도의 총수입금액을 산정할 수 없거나 전년도의 총수입금액을 기준으로 하는 것이 불합리하다고 인정되는 경우에는 분기별·월별 또는 일별 수입금액을 기준으로 산출 또는 조정한다.

(1) 의료기관인 경우에는 의료기관 총수입금액

(2) 의료기관이 아니면서 구급차등을 운용하는 자인 경우에는 구급차운용수입금액

다. 과징금 산정금액이 3억원을 초과하는 경우 3억원으로 한다.

2. 과징금 기준

등급	연간 수입금액(단위: 원)	1일 과징금액(단위: 원)
1	2억5천만 이하	60,000
2	2억5천만 초과 ~ 5억 이하	110,000
3	5억 초과 ~ 8억 이하	180,000
4	8억 초과 ~ 11억 이하	230,000
5	11억 초과 ~ 14억 이하	270,000
6	14억 초과 ~ 17억 이하	290,000
7	17억 초과 ~ 20억 이하	300,000
8	20억 초과 ~ 50억 이하	500,000
9	50억 초과 ~ 80억 이하	600,000
10	80억 초과 ~ 110억 이하	700,000
11	110억 초과 ~ 140억 이하	800,000
12	140억 초과 ~ 170억 이하	900,000
13	170억 초과 ~ 200억 이하	1,000,000
14	200억 초과 ~ 230억 이하	1,100,000
15	230억 초과 ~ 260억 이하	1,200,000
16	260억 초과 ~ 300억 이하	1,300,000
17	300억 초과 ~ 350억 이하	1,400,000
18	350억 초과 ~ 400억 이하	1,500,000
19	400억 초과 ~ 500억 이하	1,600,000
20	500억 초과	1,670,000

시행령 [별표 2] 개정 2017.11.28.

과태료의 부과기준(제29조 관련)

1. 일반기준

가. 하나의 위반행위가 둘 이상의 과태료 부과기준에 해당하는 경우에는 그 중 금액이 큰 과태료 부과기준을 적용한다.

나. 위반행위의 횟수에 따른 과태료의 부과기준은 최근 1년간 같은 위반행위로 과태료 부과처분을 받은 경우에 적용한다. 이 경우 기간의 계산은 위반행위에 대하여 과태료 부과처분을 받은 날과 그 처분 후 다시 같은 위반행위를 하여 적발된 날을 기준으로 한다.

다. 나목에 따라 가중된 부과처분을 하는 경우 가중처분의 적용 차수는 그 위반행위 전 부과처분 차수(나목에 따른 기간 내에 과태료 부과처분이 둘 이상 있었던 경우에는 높은 차수를 말한다)의 다음 차수로 한다.

라. 부과권자는 다음의 어느 하나에 해당하는 경우에는 제2호에 따른 과태료 금액의 2분의 1의 범위에서 그 금액을 줄일 수 있다. 다만, 과태료를 체납하고 있는 위반행위자의 경우에는 그러하지 아니하다.

1) 위반행위자가 「질서위반행위규제법 시행령」 제2조의2제1항 각 호의 어느 하나에 해당하는 경우

2) 위반행위가 사소한 부주의나 오류로 인한 것으로 인정되는 경우

3) 법 위반상태를 시정하거나 해소하기 위한 노력이 인정되는 경우
4) 그 밖에 위반행위의 정도, 위반행위의 동기와 그 결과 등을 고려하여 줄일 필요가 있다고 인정되는 경우

마. 부과권자는 다음의 어느 하나에 해당하는 경우에는 제2호에 따른 과태료 금액의 2분의 1의 범위에서 그 금액을 늘릴 수 있다. 다만, 법 제62조제1항에 따른 과태료 금액의 상한을 초과할 수 없다.
1) 위반의 내용·정도가 중대하여 응급환자 등에게 미치는 피해가 크다고 인정되는 경우
2) 법 위반상태의 기간이 6개월 이상인 경우
3) 그 밖에 위반행위의 정도, 위반행위의 동기와 그 결과 등을 고려하여 늘릴 필요가 있다고 인정되는 경우

2. 개별기준

위반행위	근거 법조문	과태료 금액(단위: 만원)		
		1차 위반	2차 위반	3차 이상 위반
가. 법 제31조의2를 위반하여 응급의료기관의 지정기준에 따른 시설·인력·장비 등을 유지·운영하지 않은 경우	법 제62조제1항제1호	300	300	300
나. 법 제31조의5제2항을 위반하여 응급실에 출입하는 보호자 등의 명단을 기록 또는 관리하지 않은 경우	법 제62조제1항제1호의2	50	75	100
다. 법 제32조제4항을 위반하여 당직전문의등 또는 당직전문의등과 동등한 자격을 갖춘 것으로 인정되는 자로 하여금 응급환자를 진료하게 하지 않은 경우	법 제62조제1항제2호	100	200	300
라. 법 제33조를 위반하여 예비병상을 확보하지 않거나 응급환자가 아닌 사람에게 예비병상을 사용하게 한 경우	법 제62조제1항제3호	100	200	300
마. 법 제44조의2제2항에 따른 신고를 하지 않고 구급차등을 운용한 경우	법 제62조제1항제4호의2	100	200	300
바. 법 제44조의3제1항 및 제2항을 위반하여 말소 통보 또는 신고를 하지 않은 경우	법 제62조제1항제4호의3	50	75	100
사. 법 제46조의2에 따른 운행연한 또는 운행거리를 초과하여 구급차를 운용한 경우	법 제62조제1항제4호의4	50	100	150
아. 법 제47조의2제1항을 위반하여 자동심장충격기 등 심폐소생술을 할 수 있는 응급장비를 갖추지 않은 경우	법 제62조제1항제3호의2	50	75	100
자. 법 제47조의2제2항을 위반하여 자동심장충격기 등 심폐소생술을 할 수 있는 응급장비의 설치 신고 또는 변경신고를 하지 않은 경우	법 제62조제1항제3호의4	20	40	60
차. 법 제48조 본문을 위반하여 응급구조사를 탑승시키지 않은 경우	법 제62조제1항제3호의3	50	100	150
카. 법 제39조 또는 제49조제1항부터 제4항까지를 위반하여 준수 사항을 지키지 않거나 출동 및 처치 기록 등에 관한 의무를 이행하지 않은 경우	법 제62조제1항제4호	50	75	100
타. 법 제51조제3항, 제53조 또는 제54조제3항에 따른 변경허가를 받지 않거나 신고를 하지 않은 경우	법 제62조제1항제5호	50	75	100
파. 법 제59조를 위반하여 응급구조사·중앙응급의료센터 등의 명칭 또는 이와 비슷한 명칭을 사용하거나, 응급환자 진료와 관련된 명칭이나 표현을 사용하거나 외부에 표기한 경우	법 제62조제1항제6호	50	100	150

시행규칙 [별표 1]

응급증상 및 이에 준하는 증상(제2조제1호 관련)

1. 응급증상

가. 신경학적 응급증상 : 급성의식장애, 급성신경학적 이상, 구토 · 의식장애 등의 증상이 있는 두부 손상

나. 심혈관계 응급증상 : 심폐소생술이 필요한 증상, 급성호흡곤란, 심장질환으로 인한 급성 흉통, 심계항진, 박동이상 및 쇼크

다. 중독 및 대사장애 : 심한 탈수, 약물 · 알콜 또는 기타 물질의 과다복용이나 중독, 급성대사장애(간부전 · 신부전 · 당뇨병 등)

라. 외과적 응급증상 : 개복술을 요하는 급성복증(급성복막염 · 장폐색증 · 급성췌장염 등 중한 경우에 한함), 광범위한 화상(외부신체 표면적의 18% 이상), 관통상, 개방성 · 다발성 골절 또는 대퇴부 척추의 골절, 사지를 절단할 우려가 있는 혈관 손상, 전신마취하에 응급수술을 요하는 증상, 다발성 외상

마. 출혈 : 계속되는 각혈, 지혈이 안 되는 출혈, 급성 위장관 출혈

바. 안과적 응급증상 : 화학물질에 의한 눈의 손상, 급성 시력 소실

사. 알러지 : 얼굴 부종을 동반한 알러지 반응

아. 소아과적 응급증상 : 소아경련성 장애

자. 정신과적 응급증상 : 자신 또는 다른 사람을 해할 우려가 있는 정신장애

2. 응급증상에 준하는 증상

가. 신경학적 응급증상 : 의식장애, 현훈

나. 심혈관계 응급증상 : 호흡곤란, 과호흡

다. 외과적 응급증상 : 화상, 급성복증을 포함한 배의 전반적인 이상증상, 골절 · 외상 또는 탈골, 그 밖에 응급수술을 요하는 증상, 배뇨장애

라. 출혈 : 혈관손상

마. 소아과적 응급증상 : 소아 경련, 38℃ 이상인 소아 고열(공휴일 · 야간 등 의료서비스가 제공되기 어려운 때에 8세 이하의 소아에게 나타나는 증상을 말한다)

바. 산부인과적 응급증상 : 분만 또는 성폭력으로 인하여 산부인과적 검사 또는 처치가 필요한 증상

사. 이물에 의한 응급증상 : 귀 · 눈 · 코 · 항문 등에 이물이 들어가 제거술이 필요한 환자

시행규칙 [별표 2]

구조 및 응급처치 교육의 내용 및 실시방법(제6조제1항 관련)

1. 교육 실시방법

가. 시 · 도지사는 매년 10월 31일까지 다음 연도 교육계획을 수립하여 중앙응급의료센터의 장에게 제출하여야 한다.

나. 시 · 도지사는 교육계획 수립 시 교육 대상자별로 형평성을 고려하여 교육대상자를 선정하여야 한다.

다. 시 · 도지사는 매년 3월 31일까지 전년도 교육결과 보고서를 보건복지부장관에게 제출하여야 한다.

2. 교육 내용 및 시간

교 육 내 용	교 육 시 간
1. 응급활동의 원칙 및 요령 2. 응급구조시의 안전수칙 3. 응급의료 관련법령	1 시간
기본인명구조술(이론)	1 시간
기본인명구조술(실습)	2 시간

시행규칙 [별표 3]

이송처치료의 기준(제11조 관련)

구분	요금의 종류	구급차의 운용자	
		법 제44조제1항제1호부터 제4호까지에 따른 의료기관 등	법 제44조제1항제5호에 따른 비영리법인
일반구급차	기본요금(이송거리10km 이내)	30,000원	20,000원
	추가요금(이송거리 10km 초과)	1,000원/1km	800원/1km
	부가요금(의사, 간호사 또는 응급구조사가 탑승한 경우)	15,000원	10,000원
특수구급차	기본요금(이송거리 10km 이내)	75,000원	50,000원
	추가요금(이송거리 10km 초과)	1,300원/1km	1,000원/1km
공통	할증요금(00:00～04:00)	기본 및 추가요금에 각각 20% 가산	

비고 : (1) "이송거리"는 환자가 구급차에 실제로 탑승한 거리임.
(2) 응급환자가 선박 및 항공기에 탑승한 경우의 이송처치료의 기준은 보건복지부장관이 따로 정하여 고시함.

시행규칙 [별표 4]

중앙응급의료센터의 지정기준(제12조제1항 관련)

1. 대형재해 등의 발생시 응급의료지원을 할 수 있는 시설·장비 및 인력을 갖출 것
2. 전국 응급의료종사자의 교육 및 훈련을 담당할 수 있는 시설·장비 및 인력을 갖출 것
3. 응급의료기관 등에 대한 평가를 실시할 수 있는 전문인력 또는 장비를 갖출 것
4. 응급의료기관 등과 응급의료종사자에 대한 지도를 할 수 있는 공공기관일 것

시행규칙 [별표 5]

응급의료권역 및 권역응급의료센터 적정개소 수(제13조제1항 관련)

번호	응급의료권역	응급의료권역 구성	권역응급의료센터 적정개소 수
1	서울서북	종로구, 중구, 용산구, 은평구, 마포구, 서대문구	1
2	서울동북	노원구, 동대문구, 중랑구, 성북구, 강북구, 도봉구, 경기(남양주시)	2
3	서울서남	양천구, 강서구, 구로구, 금천구, 영등포구, 동작구, 관악구, 경기(광명시)	2
4	서울동남	송파구, 성동구, 광진구, 서초구, 강남구, 강동구, 경기(구리시, 하남시, 양평군)	2
5	부산	부산광역시, 경남(김해시, 양산시, 밀양시, 거제시)	3
6	대구	대구광역시, 경북(경산시, 고령군, 군위군, 성주군, 영천시, 청도군), 경남(거창군, 합천군)	2
7	인천	인천광역시(강화군 제외), 부천시, 시흥시	3
8	광주	광주광역시, 전남(강진군, 곡성군, 나주시, 담양군, 보성군, 영광군, 장성군, 장흥군, 함평군, 화순군), 전북(고창군, 순창군)	2
9	대전	대전광역시, 세종특별자치시, 충남(계룡시, 공주시, 금산군, 논산시, 부여군, 청양군), 충북(영동군, 옥천군), 전북(무주군)	2
10	울산	울산광역시	1

번호	응급의료 권역	응급의료권역 구성	권역응급 의료센터 적정개소 수
11	경기서북	경기(고양시, 김포시, 파주시), 인천광역시(강화군)	1
12	경기동북	의정부시, 철원군, 동두천시, 양주시, 연천군, 포천시	1
13	경기서남	수원시, 안산시, 오산시, 화성시, 안양시, 과천시, 군포시, 의왕시	2
14	경기동남	성남시, 광주시, 용인시, 이천시	2
15	강원영동	강릉시, 고성군, 동해시, 삼척시, 속초시, 양양군, 정선군, 태백시, 평창군	1
16	강원춘천	춘천시, 양구군, 인제군, 홍천군, 화천군, 경기(가평군)	1
17	원주충주	강원(원주시, 영월군, 횡성군), 경기(여주시), 충북(충주시, 단양군, 제천시)	1
18	충남천안	천안시, 당진시, 서산시, 아산시, 예산군, 태안군, 홍성군, 경기(안성시, 평택시)	1
19	충북청주	청주시, 괴산군, 보은군, 음성군, 증평군, 진천군	1
20	전북익산	익산시, 군산시, 충남(서천군, 보령시)	1
21	전북전주	전주시, 김제시, 남원시, 부안군, 완주군, 임실군, 장수군, 정읍시, 진안군	1
22	전남목포	목포시, 무안군, 신안군, 영암군, 완도군, 진도군, 해남군	1
23	전남순천	순천시, 고흥군, 광양시, 구례군, 여수시	1
24	경북안동	안동시, 문경시, 봉화군, 영양군, 영주시, 예천군, 의성군, 청송군	1
25	경북구미	구미시, 김천시, 칠곡군, 상주시	1
26	경북포항	포항시, 경주시, 영덕군, 울진군, 울릉군	1
27	경남창원	창원시, 의령군, 창녕군, 함안군	1
28	경남진주	진주시, 고성군, 남해군, 사천시, 산청군, 통영시, 하동군, 함양군	1
29	제주	제주시, 서귀포시	1

시행규칙 [별표 5의2] 개정 2017.12.1. 개정 2018.12.20.

권역응급의료센터의 지정기준(제13조제2항 관련)

1. 시설기준 · 장비기준 · 인력기준

가. 시설기준

1) 응급실 시설은 서로 인접하고 다른 의료시설과 구별되어야 하며, 응급실과 응급전용 중환자실 · 입원실 및 수술실, 검사실 · 중재실 · MRI실 등은 수평 또는 수직으로 바로 연결될 수 있도록 최대한의 근접성을 갖추어 설치 · 운영해야 한다.

2) 감염병환자를 위한 음압격리병상 및 일반격리병상은 응급실 인근에 다른 구역과 분리하여 설치할 수 있으며, 소아환자를 위한 응급실을 별도 운영하는 경우 소아환자 진료구역도 응급실 다른 구역과 분리하여 설치할 수 있다.

3) 응급실 입구 환자 분류소에서 감염의사환자를 선별하고, 일반 응급환자와 동선을 분리하여 음압격리병상 등에서 격리진료를 받을 수 있도록 시설을 갖추어야 한다.

4) 응급실 전용 시설기준

시설	시설기준	비고
가) 환자 분류소	▪환자진입구와 인접하여 설치할 것 ▪중증도 분류에 필요한 장비와 비품을 갖출 것 ▪충분한 환기가 이루어지도록 할 것	감염의사환자를 위한 마스크 등 보호 장구를 비치할 것
나) 소생실	▪최소 20㎡의 전용면적을 확보하고, 각각의 내변이 3m 이상이 되도록 할 것	환자 진입구 및 구급차출입구와 인접되게 설치할 것
다) 처치실	▪최소 20㎡의 전용면적을 확보하고, 각각의 내변이 3m 이상이 되도록 할 것 ▪감염방지를 위해 손세척이 가능할 것	

시설	시설기준	비고
라) 응급환자 진료구역	▪각 병상마다 상지·하지 전동방식 높이조절 기능 및 시각적 차폐 시설을 갖출 것 ▪산소와 음압을 공급하는 설비를 갖출 것 ▪10병상 이상을 확보할 것	병상 간 간격은 1.5m 이상을 확보할 것
마) 중증응급환자 진료구역	▪출입통제가 가능한 별도의 구역으로 구성하고 무정전 시스템을 갖출 것 ▪각 병상마다 상지·하지 전동방식 높이조절 기능 및 시각적 차폐 시설을 갖출 것 ▪산소, 음압, 고압공기를 공급하는 설비를 갖출 것 ▪8병상 이상을 확보할 것	
바) 음압격리병상	▪외부로부터 완전히 밀폐되고 필터링된 급기·배기 및 음압제어, 환기가 가능한 시설을 갖출 것 ▪각 병상은 1인 격리실로 설치할 것 ▪보호구 장비 및 손세척을 할 수 있는 전실을 갖출 것 ▪2병상 이상을 확보할 것	일반격리병상은 중증응급환자 진료구역 병상 수에 포함된다.
사) 일반격리병상	▪외부로부터 완전히 차폐될 수 있을 것 ▪각 병상은 1인 격리실로 설치할 것 ▪내부 전체를 관찰할 수 있는 창문 또는 폐쇄회로 텔레비전(CCTV) 설비를 갖출 것 ▪3병상 이상을 확보할 것	
아) 소아응급환자 진료구역	▪각 병상마다 상지·하지 전동방식 높이조절 기능 및 시각적 차폐 시설을 갖출 것 ▪산소와 음압을 공급하는 설비를 갖출 것 ▪3병상 이상을 확보할 것	▪소아전문응급센터가 아닌 경우에만 적용 ▪병상 간 간격은 1.5m 이상을 확보할 것
자) 방사선실 ·일반촬영실 ·CT촬영실	▪신체 전 부위 촬영이 가능할 것 ▪산소와 음압 공급설비를 설치할 것	중증응급환자 진료구역 인근에 설치할 것
차) 응급전용 입원실	▪30병상 이상을 확보할 것 ▪병상당 4.3㎡ 이상의 공간을 확보할 것	당일 응급의료 책임자가 입원·퇴원을 결정할 것. 다만, 전문진료과 중환자실 병상인 경우 입퇴원시 당일 응급의료 책임자의 동의를 받을 것 ▪전문진료과 중환자실 내 병상은 응급전용임을 표기하고 환자 대장을 관리할 것
카) 응급전용 중환자실	▪20병상 이상을 확보할 것. 다만, 20병상 중 10병상은 전문진료과의 중환자실내 응급전용 중환자병상을 지정하여 운영할 수 있다. ▪「의료법 시행규칙」 별표 4의 중환자실 규정을 준수할 것	
타) 응급전용 수술실	▪병원 내 수술실 중 하나를 응급환자 전용으로 지정하여 사용할 것 ▪응급환자 전용 수술실이 사용 중인 경우, 별도의 수술실 1실을 응급환자 전용으로 지정하여야 함	응급전용 수술실 사용권한을 당일의 응급의료 책임자에 부여할 것
파) 보호자 면담실	▪외부로부터 시청각적으로 차단할 수 있을 것 ▪환자의 상태 설명을 위한 시설을 갖출 것	
하) 전용 주차장	▪응급실 입구에 인접하고, 평면으로 연결되어 있어야 할 것 ▪응급환자 전용 표기가 되어 있을 것	구급차 2대 이상 주차 공간을 확보할 것
거) 보호자 대기실	▪최소 100㎡의 전용면적을 갖출 것 ▪입원환자의 인원수에 따라 면적을 조정할 수 있음	30명 이상이 동시에 대기할 수 있는 공간으로 편의시설 설치가 가능할 것
너) 회의실	20명 이상을 수용하여 교육·회의할 수 있도록 시청각 기자재 등을 갖출 것	▪질 관리를 위한 컨퍼런스 등을 수행할 것 ▪응급실과 인접하지 않은 공간에 설치 가능함
더) 재난 및 응급의료 지원실	재난, 교육, 의료지도 등 권역 내 응급의료 업무를 하기에 충분한 공간을 확보할 것	

5) 의료기관 시설기준

<table>
<tr><th>시설</th><th>시설기준</th><th>비고</th></tr>
<tr><td>가) 검사실</td><td>▪ 혈액성분검사(CBC), 혈액화학검사(Chemistry), 동맥혈 가스분석(ABGA) 및 요검사(U/A)가 가능할 것
▪ 심근효소검사, 혈액응고검사가 가능할 것</td><td rowspan="5">▪ 24시간 운영할 것
▪ 응급환자에 우선 사용되도록 할 것</td></tr>
<tr><td>나) MRI실</td><td>▪ 신체 전 부위의 촬영이 가능할 것
▪ 산소와 음압을 공급을 설비를 설치할 것</td></tr>
<tr><td>다) 중재실</td><td>▪ 위내시경실, 담관내시경실, 기관지내시경실 각각 1실 이상 갖출 것
▪ 혈관조영실, 심혈관조영실 각각 1실 이상 갖출 것
▪ 각 시설은 산소와 음압을 공급하는 설비를 설치할 것</td></tr>
<tr><td>라) 혈액은행</td><td>▪ ABO 및 Rh Typing, 교차 시험(Cross Matching), Coomb's Test 검사가 가능할 것</td></tr>
<tr><td>마) 주산기 시설</td><td>▪ 신생아실을 갖출 것
▪ 분만실을 갖출 것</td></tr>
</table>

나. 장비기준

1) 응급실 전용 장비

<table>
<tr><th rowspan="2">품명</th><th colspan="6">개 수(단위: 개)</th><th rowspan="2">비고</th></tr>
<tr><th>일반구역</th><th>소아구역</th><th>중증구역</th><th>소생실 · 처치실</th><th>중환자실</th><th>격리 병상</th></tr>
<tr><td>가) 12유도 심전도기</td><td>1</td><td></td><td>1</td><td></td><td></td><td></td><td></td></tr>
<tr><td>나) 심장충격기</td><td>1</td><td>1
(소아용 패드구비)</td><td>1</td><td>1</td><td>2</td><td>1</td><td>전원연결 없이 사용, 동기화 심전환 가능할 것</td></tr>
<tr><td>다) 인공호흡기</td><td></td><td></td><td>5병상당 1</td><td>1실당 1</td><td>3병상당 1</td><td>5병상당 1</td><td>호흡방식 조절가능, 경고장치가 있을 것</td></tr>
<tr><td>라) 무 영 등</td><td></td><td></td><td></td><td>1실당 1</td><td></td><td></td><td></td></tr>
<tr><td>마) 이동 X-선 촬영기</td><td colspan="5">1</td><td>1</td><td></td></tr>
<tr><td>바) 이동식 초음파 검사기</td><td colspan="6">1</td><td>심초음파검사 가능할 것</td></tr>
<tr><td>사) 환자 감시장치</td><td>5병상당 1</td><td>5병상당 1</td><td>1병상당 1</td><td>1실당 1</td><td>1병상당 1</td><td>1병상당 1</td><td>심전도, 혈압, 혈중산소포화도 측정이 가능할 것</td></tr>
<tr><td>아) 이동환자 감시장치</td><td colspan="2">1</td><td></td><td></td><td></td><td></td><td></td></tr>
<tr><td>자) 기도흡입기</td><td>1병상당 1</td><td>1병상당 1</td><td>1병상당 1</td><td>1실당 1</td><td>1병상당 1</td><td>1병상당 1</td><td></td></tr>
<tr><td>차) 산소량 조절장치</td><td>1병상당 1</td><td>1병상당 1</td><td>1병상당 1</td><td>1실당 1</td><td></td><td>1병상당 1</td><td></td></tr>
<tr><td>카) 급속혈액가온 주입기</td><td></td><td></td><td colspan="2">1</td><td>1</td><td></td><td></td></tr>
<tr><td>타) 정맥 주입기</td><td>5병상당 1</td><td>5병상당 1</td><td>1병상당 1</td><td>1실당 1</td><td>1병상당 1</td><td>1병상당 1</td><td>약물 투여량의 정량조절이 가능, 경고장치가 있을 것</td></tr>
<tr><td>파) 보온포</td><td></td><td></td><td></td><td>1실당 1</td><td>1</td><td></td><td>가온이 가능할 것</td></tr>
<tr><td>하) 중심체온 조절유도기</td><td></td><td></td><td></td><td>1</td><td></td><td></td><td></td></tr>
<tr><td>거) 심부체온 측정장비</td><td></td><td></td><td></td><td>1</td><td></td><td></td><td></td></tr>
<tr><td>너) 이동 심근효소측정기</td><td></td><td></td><td>1</td><td></td><td></td><td></td><td></td></tr>
</table>

품명	개 수(단위: 개)						비고
	일반구역	소아구역	중증구역	소생실 · 처치실	중환자실	격리 병상	
더) 연령별 기도 확보 장비 및 보조호흡 도구		1					
러) 소아를 위한 기타 연령별 기구 · 소모품		1					
머) 무선장비 및 전산장비	1						TRS 단말기 구비, 응급의료정보 입력 · 조회
버) 구급차	특수구급차 1대, 일반구급차 1대						응급실과 교신할 수 있는 장비를 갖출 것

2) 의료기관 내 확보해야 하는 장비

장 비	기 준
가) 뇌압감시장비	24시간 사용이 가능해야하며, 응급환자에 우선적으로 사용될 수 있게 할 것
나) 인공심폐순환기(ECMO)	
다) 지속적 신 대체 요법(CRRT) 장비	
라) 인큐베이터	

다. 인력기준

○ 응급실 전담 인력기준

인 력	인력기준	비 고
가) 의사	▪ 응급실 전담 응급의학전문의: 5명 이상 ▪ 소아응급환자 전담전문의: 1명 이상 ※ 소아응급환자 중심으로 진료 ▪ 응급실 전담전문의: 전년도 응급실 내원 환자수가 30,000명을 초과하는 경우, 1명을 확보하고 매 10,000명마다 1명을 추가 확보할 것 ※ 소아응급환자 전담전문의는 응급실 전담전문의 수에 포함 ※ 응급실 전담전문의는 응급의학과, 내과, 외과, 정형외과, 신경외과, 신경과, 흉부외과, 소아청소년과, 마취통증의학과, 영상의학과 전문의 중에서 확보할 것	▪ 응급실 중환자 진료구역 내에는 24시간 응급의학전문의 1명 이상이 상주할 것 ▪ 응급실 일반 진료구역 내에는 24시간 의사 1명 이상이 상주할 것 ※ 소아전문응급센터인 경우 소아응급환자 전담전문의는 별표 6의 기준을 별도 적용
나) 간호사	▪ 응급실 전담 간호사 25명 이상 ▪ 소아응급환자 전담 간호사 1명 이상 확보 ▪ 전년도 응급실 내원 환자수가 30,000명을 초과하는 경우 3명을 추가 확보하고, 매 5000명마다 3명을 추가 확보할 것 ※ 소아응급환자 전담 간호사는 내원 환자당 추가 확보해야 하는 응급실 전담 간호사 수에 포함	▪ 응급전용 중환자실 및 응급전용 입원실과 별도로 할 것 ※ 소아전문응급센터인 경우 소아응급환자 전담간호사는 별표 6의 기준을 별도 적용
다) 응급구조사	▪ 재난, 교육, 전원관리 등을 위해 1급 응급구조사 5명 이상 ▪ 구급차 운영을 위해 구급차 1대당 2명 이상	구급차 및 관련 인력은 위탁하여 운영할 수 있을 것
라) 그 밖의 인력	간호사, 응급구조사 또는 보건의료정보관리사의 면허 · 자격을 가진 자로 2명 이상 확보	정보관리 및 제공업무 전담할 것

2. 일반 운영기준(법 제26조제2항에 따른 권역응급의료센터의 업무)

가. 권역응급의료센터의 장은 응급환자의 진료를 위해 응급실과 각 전문진료과의 당직 인력을 확보하고 관련 부서 간 협력체계를 가동해야 한다.

나. 권역응급의료센터의 장은 불시에 발생하는 중증응급환자를 수용하기 위하여 중환자실과 일반병동의 예비병상, 응급전용 수술장 등을 확보해야 한다.

다. 권역응급의료센터의 장은 가용가능한 응급의료 자원의 현황, 주요 응급질환별 수용가능 여부, 응급환자의 내원 및 퇴실에 대한 정보를 보건복지부장관이 정하는 바에 따라 중앙응급의료센터로 전송해야 한다.

라. 권역응급의료센터의 장은 감염의사환자의 선별, 음압격리병상 등 감염예방 시설의 운영, 동선분리 및 감염예방활동, 보호자 및 방문객 출입통제 등 응급실 감염예방 및 확산방지를 위한 지침을 마련하고 시행되도록 해야 한다.

마. 권역응급의료센터의 장은 가목부터 라목까지의 조치 및 제18조의3에 따른 중증도 분류의 지도 및 시행을 위해 당일 근무하는 응급실 전담전문의 중 응급의료 책임자를 지정해야 한다.

바. 제18조의3에 따른 중증응급환자가 내원하면 응급실 전담전문의가 직접 진료해야 한다. 다른 전문진료과목 전문의의 진료가 필요한 경우 「응급의료에 관한 법률」 제32조에 따라 호출해야 하며, 호출된 전문의는 해당 환자를 신속히 진료해야 한다.

사. 중증응급환자를 다른 의료기관으로 이송하는 것을 최소화하되, 불가피하게 이송하는 경우 당일의 응급의료 책임자와 해당 진료과목 전문의가 직접 이송을 결정해야 하며, 이를 중앙응급의료센터에 통보해야 한다.

아. 마목 및 바목에 따른 중증응급환자의 적정시간 내 진료, 다른 의료기관에서 이송되어온 중증응급환자의 적극적 수용 등에 대하여, 법 제17조에 따라 보건복지부장관이 실시하는 평가를 매년 통과해야 한다.

자. 응급실 근무자 등은 소속, 전문과목, 면허·자격, 성명이 표기된 명찰을 달아야 하며, 면허·자격에는 전문의, 레지던트, 인턴, 간호사, 응급구조사 등이 구체적으로 표기되어야 한다.

차. 중증응급환자에 대한 책임 진료와 권역 내 재난·교육, 구급대에 대한 의료지도 등 그 밖에 권역응급의료센터의 운영에 관한 세부적인 사항은 보건복지부장관이 정한다.

카. 법 제15조의2에 따른 비상대응매뉴얼에 규정된 다수사상자 발생 시 즉시 출동할 수 있는 팀을 3개 이상 조직하되, 각 팀은 의사 1명 이상, 간호사 또는 응급구조사 2명 이상, 행정 업무를 담당하는 사람 1명 이상으로 각각 구성한다.

시행규칙 [별표 6]

전문응급의료센터의 지정기준(제16조제1항 관련)

1. 삭제

2. 화상센터

가. 시설기준

시설내용		개수	단위면적(㎡)	총면적(㎡)	비고
응급 진료실	환자분류소	1	30	30	▪ 환자진입구와 바로 인접되게 설치할 것
응급 진료실	소생실	2	20	40	▪ 환자진입구 및 구급차출입구와 바로 인접되게 설치할 것 · 소규모수술이 가능한 장비 및 인력을 갖출 것
응급 진료실	간호사실	1	20	20	▪ 소생실 전면에 설치할 것
응급 진료실	환부세척실	1	20	20	
응급 진료실	응급환자 진료구역	1	165	165	▪ 최소 30병상 이상을 확보할 것
응급 진료실	검사실	1			▪ 장비기준에 의한 장비를 이용하여 검사를 하기에 충분한 공간을 확보할 것 ▪ 24시간 혈액성분 및 화학 검사, 동맥혈가스분석, 요검사가 가능하도록 장비가 구비되어 있어야 함
응급 진료실	방사선실 ·일반촬영실	1	30	30	
응급 진료실	수술실 및 처치실	1	40	40	
응급 진료실 외의 장소	수술실	1	60	60	▪ 화상환자 전용으로만 이용하고, 중환자실과 인접되게 설치할 것
응급 진료실 외의 장소	중환자실의 병상	8	10	80	▪ 총면적은 중환자실에 있는 간호사실·의사실 및 물품보관소를 제외한 면적임

시설내용		개수	단위면적 (m^2)	총면적 (m^2)	비고
	입원실의 병상	30	4.3	130	
	멸균처치실의 병상	2	16	32	▪ 화상처치용 침상 및 멸균시설
	화상처치실	1	60	60	▪ 샤워기 및 소용돌이꼭지(Whirlpool tab)가 설치되어 있을 것
	회의실 및 도서실	1	60	60	
기타	원무행정실 · 의사당직실 · 보호자대기실 및 주차장을 설치하되, 그 기준은 별표 7의 지역응급센터의 기준에 의한다.				

(주) 1. 위의 개수 · 단위면적 및 총면적기준은 최소기준임
2. 검사실 및 방사선실중 CT촬영실은 종합병원의 시설을 이용할 수 있는 경우 이를 두지 아니할 수 있다.

나. 인력기준

인 력	비 고
의사 ▪ 응급의학과 전문의 2인 이상 ▪ 일반외과 전문의 1인 이상 ▪ 성형외과 전문의 2인 이상	▪ 응급실에 24시간 전문의가 1인 이상이 근무할 것
간호사 ▪ 15인 이상	
응급구조사 ▪ 구급차 1대당 2인 이상	
기타 인력 ▪ 청원 경찰 ▪ 운전기사(구급차 1대당 각 2명 이상)	▪ 병원실정에 맞게 조정할 수 있음

다. 장비기준

장비	소생실	응급실
제세동기	1	1
인공호흡기	1	1
주입기(Infusion Pump)	2	3병상당 1
이동 X-선 촬영기	1	
CT촬영기	1	
산화질소(N_2O) 마취기	1	
환자감시장치	1	5병상당 1
이동환자감시장치	1	
부착형흡인기	1병상당 1	1병상당 1
급속혈액가온주입기(Rapid infusion warmer)	1	
보온포(가온 · 냉각기능공유)	1	

▪ 무선통신설비 및 전산시설: 응급의료지원센터와 교신할 수 있는 통신설비와 응급의료정보제공을 위한 전산장비 등의 시설을 갖추어야 함
▪ 구급차: 특수구급차 1대, 일반구급차 1대. 다만, 법 제44조제2항의 규정에 따라 구급차의 운용을 위탁한 경우 이를 갖추지 아니할 수 있다.

3. 심혈관센터

가. 시설기준

시설내용		개 수	단위면적(㎡)	총면적(㎡)	비 고
응급진료실	환자분류소	1	30	30	▪ 환자 진입구와 바로 인접되게 설치할 것
	소 생 실	2	20	40	▪ 환자 진입구 및 구급차 출입구에 바로 인접되게 설치할 것 ▪ 소규모 수술이 가능한 장비 및 인력을 갖출 것
	간호사실	1	20	20	▪ 소생실 전면에 설치할 것
	응급환자진료구역	1	165	165	▪ 최소 30병상 이상을 확보할 것
	검 사 실	1			▪ 장비기준에 의한 장비를 이용하여 검사를 하기에 충분한 공간을 확보할 것 ▪ 24시간 혈액성분 및 화학 검사, 동맥혈가스분석, 요검사가 가능하도록 장비가 구비되어 있어야 함
	심초음파실	1	20	20	▪ 소생실 옆에 위치할 것
	방사선실 · 일반촬영실	1	30	30	
	수술실 및 처치실	1	40	40	
응급 진료실 외의 장소	수 술 실	1	50	50	▪ 종합병원의 수술실로 갈음할 수 있음
	중환자실의 병상	10	10	100	▪ 총면적은 중환자실에 있는 간호사실 · 의사실 및 물품보관소를 제외한 면적임
	입원실의 병상	30	4.3	130	
	혈관촬영실	1	60	60	▪ 응급실에 설치한 경우에는 별도로 설치하지 아니할 수 있음
	심장검사실	1	60	60	▪ 심초음파 · 부하검사 및 심전도검사 등을 할 수 있을 것
	회의실 및 도서실	1	60	60	
기타	원무행정실 · 의사당직실 · 보호자대기실 및 주차장을 설치하되, 그 기준은 별표 7의 지역응급센터의 기준에 의한다.				

(주) 1. 위의 개수 · 단위면적 및 총면적기준은 최소기준임
2. 검사실은 종합병원의 시설을 이용할 수 있는 경우 이를 두지 아니할 수 있다.

나. 인력기준

인 력	비 고
의사 ▪ 응급의학과 전문의 2인 이상 ▪ 심장내과 전문의 3인 이상 ▪ 소아과 심장전문의 1인 이상 ▪ 흉부외과 전문의 1인 이상	▪ 응급실에는 24시간 전문의 1인 이상이 근무할 것
간호사 ▪ 15인 이상	
응급구조사 ▪ 구급차 1대당 2인 이상	
기타 인력 ▪ 청원 경찰 ▪ 운전기사(구급차 1대당 2인 이상)	▪ 병원실정에 맞게 조정할 수 있음

다. 장비기준

장 비	소생실	응급실
제세동기	1	1
인공호흡기	1	1
주입기(Infusion Pump)	2	3병상당 1
이동 X-선 촬영기	1	
CT 촬영기	1	
심초음파검사기	1	
환자감시장치	1	5병상당 1
이동 환자감시장치	1	
부착형 흡인기	1병상당 1	1병상당 1
급속혈액가온주입기(Rapid Infusion Warmer)	1	
보온포(가온·냉각 기능 공유)	1	

- 무선통신설비 및 전산시설: 응급의료지원센터와 교신할 수 있는 통신설비와 응급의료정보제공을 위한 전산장비 등의 시설을 갖추어야 함
- 구급차: 특수구급차 1대, 일반구급차 1대. 다만, 법 제44조제2항의 규정에 따라 구급차의 운용을 위탁한 경우 이를 갖추지 아니할 수 있다.

4. 독극물센터

가. 시설기준

시설내용		개 수	단위면적(㎡)	총면적(㎡)	비 고
응급 진료실	환자분류소	1	30	30	▪환자 진입구와 바로 인접되게 설치할 것
	소 생 실	2	20	40	▪환자 진입구 및 구급차 출입구와 인접되게 설치할 것 ▪소규모 수술이 가능한 장비 및 인력을 갖출 것
	간호사실	1	20	20	▪소생실 전면에 설치할 것
	응급환자진료구역	1	165	165	▪최소 30병상 이상을 확보할 것
	위세척실	1	20	20	▪환자 진입구와 바로 인접되게 설치할 것
	고압산소실	1	50	50	
	검 사 실	1			▪시설기준에 맞는 검사를 시행하기에 충분한 공간을 확보할 것 ▪24시간 혈액성분 및 화학검사, 동맥혈가스분석, 요검사가 가능하도록 장비가 구비되어 있어야 함
	방사선실 ▪일반촬영실 ▪CT 촬영실	 1 1	 30 60	 30 60	
	수술실 및 처치실	1	40	40	
응급 진료실 외의 장소	중환자실의 병상	10	10	100	▪총 면적은 중환자실에 있는 간호사실·의사실 및 물품보관소를 제외한 면적임
	입원실의 병상	30	4.3	130	▪30병상 이상 설치할 것

시설내용		개 수	단위면적(㎡)	총면적(㎡)	비 고
	독극물정보센터	1	60	60	
	회의실 및 도서실	1	60	60	
기타	원무행정실 · 의사당직실 · 보호자대기실 및 주차장을 설치하되, 그 기준은 별표 7의 지역응급의료센터의 기준에 의한다.				

(주) 1. 위의 개수 · 단위면적 및 총면적기준은 최소기준임.
2. 검사실, 방사선실 중 CT 촬영실은 종합병원의 시설을 이용할 수 있는 경우에는 이를 두지 아니할 수 있음.

나. 인력기준

인 력	비 고
의사 ▪응급의학 전문의 3인 이상 ▪중독전담의 2인 이상	▪응급실에는 24시간 전문의 또는 중독전담의 1인 이상의 근무가 가능할 것
간호사 ▪15인 이상	
응급구조사 ▪구급차 1대당 각 2인 이상	
기타 인력 ▪청원 경찰 ▪응급구조사 및 운전기사(구급차 1대당 각 2인 이상)	▪병원실정에 맞게 조정할 수 있음

다. 장비기준

장 비	소생실	응급실
제세동기	1	1
인공호흡기	1	1
주입기(Infusion Pump)	2	3병상당 1
이동 X-선 촬영기	1	
CT 촬영기	1	
초음파검사기(심초음파검사 가능)	1	
산부인과 진찰대	1	
산화질소(N_2O) 마취기	1	
환자감시장치	1	5병상당 1
이동환자감시장치	1	
부착형 흡인기	1병상당 1	1병상당 1
급속혈액가온주입기(Rapid Infusion Warmer)	1	
보온포(가온, 냉각 기능 공유)	1	
고압산소탱크	1	

▪무선통신설비 및 전산시설: 응급의료지원센터와 교신할 수 있는 통신설비와 응급의료정보제공을 위한 전산장비 등의 시설을 갖추어야 함
▪구급차: 특수구급차 1대, 일반구급차 1대. 다만, 법 제44조제2항의 규정에 따라 구급차의 운용을 위탁한 경우 이를 갖추지 아니할 수 있다.

5. 소아센터

가. 시설기준

1) 소아 응급실 전용시설 기준

○ 소아 응급실은 소아청소년 응급환자를 위한 전용시설로 성인을 위한 응급실과 구분되도록 설치·운영되어야 함.

○ 감염병 환자를 위한 음압격리병상 및 일반격리병상은 소아 응급실의 다른 구역과 분리하여 설치할 수 있음.

시설	시설기준	비고
가) 환자 분류소	▪환자진입구와 인접하여 설치할 것 ▪중증도 분류에 필요한 장비와 비품을 갖출 것 ▪충분한 환기가 이루어지도록 할 것	감염의사환자를 위한 마스크 등 보호장구를 비치할 것
나) 처치실	▪최소 20㎡의 전용면적을 확보하고, 각각의 내변이 3m 이상이 되도록 할 것 ▪감염방지를 위해 손세척이 가능할 것	
다) 응급환자 진료구역	▪각 병상마다 상지·하지 전동방식 높이조절 기능 및 시각적 차폐 시설을 갖출 것 ▪산소와 음압을 공급하는 설비를 갖출 것 ▪5병상 이상을 확보할 것	병상 간 간격은 1.5m 이상을 확보할 것
라) 중증응급환자 진료구역	▪출입통제가 가능한 별도의 구역으로 구성하고 무정전 시스템을 갖출 것 ▪각 병상마다 상지·하지 전동방식 높이조절 기능 및 시각적 차폐 시설을 갖출 것 ▪산소, 음압, 고압공기를 공급하는 설비를 갖출 것 ▪2병상 이상을 확보할 것	
마) 음압격리병상	▪외부로부터 완전히 밀폐되고 필터링된 급기·배기 및 음압제어, 환기가 가능한 시설을 갖출 것 ▪각 병상은 1인 격리실로 설치할 것 ▪보호구 장비 및 손세척을 할 수 있는 전실을 갖출 것 ▪1병상 이상 확보할 것	일반격리병상은 중증응급환자 진료구역 병상 수에 포함된다.
바) 일반격리병상	▪외부로부터 완전히 차폐될 수 있을 것 ▪각 병상은 1인 격리실로 설치할 것 ▪내부 전체를 관찰할 수 있는 창문 또는 폐쇄회로 텔레비전(CCTV) 설비를 갖출 것 ▪1병상 이상 확보할 것	
사) 소아응급환자 전용중환자실	▪2병상 이상을 확보할 것 ▪「의료법 시행규칙」 별표 4의 중환자실 규정을 준수할 것 ※ 권역응급의료센터인 경우 응급전용중환자실 중 2병상을 소아응급환자 전용으로 배정할 수 있음	당일 응급의료 책임자의 동의하에 입원·퇴원을 결정할 것
아) 소아응급환자 전용입원실	▪6병상 이상을 확보할 것 ▪병상당 4.3㎡ 이상의 공간을 확보할 것	
자) 보호자대기실	보호자 대기실 내에 별도의 수유실을 구비할 것	

2) 의료기관 시설기준

시설	시설기준	비고
가) MRI실	▪신체 전 부위의 촬영이 가능할 것 ▪산소와 음압을 공급을 설비를 설치할 것	▪24시간 운영할 것 ▪응급환자에 우선 사용되도록 할 것
나) 검사실 등	▪소아환자의 초음파 검사가 가능할 것 ▪연령별 장비를 구비하여 소아환자의 소화기 내시경 검사가 가능할 것	
다) 혈액은행	ABO 및 Rh Typing, 교차 시험(Cross Matching), Coomb's Test 검사가 가능할 것	
라) 주산기 시설	▪신생아실을 갖출 것 ▪분만실을 갖출 것	

나. 장비기준

1) 소아 응급실 전용장비

장 비 명	개 수(단위: 개)	
	중증응급환자 진료구역	응급환자 진료구역
가) 제세동기	1	
나) 인공호흡기	1	
다) 이동 환자 감시장치	2	
라) 급속 혈액가온주입기	1	
마) 주입기(infusion pump)	1병상당 1	5병상당 1
바) 환자 감시장치	1병상당 1	5병상당 1
사) 부착형 흡인기	1병상당 1	
아) 초음파검사기	1	
자) 골강내 주사기구	1	
차) EKG	1	
카) Capnography	1	
타) ENT unit	1	
파) 보온포(가온 · 냉각기능)	1	
하) 소아용 네뷸라이저	3	

※ 소아환자를 위한 기구 및 소모품을 연령별로 확보하여야 함

2) 의료기관 내 확보해야 하는 장비

장 비	기 준
가) 뇌압 감시장비	24시간 사용이 가능해야 하며, 응급환자에 우선적으로 사용될 수 있게 할 것
나) 인공심폐순환기(ECMO)	
다) 지속적 신 대체 요법(CRRT) 장비	
라) 인큐베이터	

다. 인력기준

1) 소아 응급실 전담인력

인력	인력기준	비고
가) 의사	▪ 전문의 2명 이상을 포함한 소아응급환자 전담의 4명 이상(이 경우 전담의는 3년차 레지던트 이상을 의미한다) ▪ 전년도 응급실 내원 소아청소년환자수가 15,000명을 초과하는 경우 전담전문의 1명을 추가 확보하고, 매 10,000명마다 소아응급환자 전담전문의 1명을 추가 확보할 것	소아전문응급센터에 24시간 소아응급환자 전담 전문의 또는 3년차 이상 레지던트가 1인 이상 상주할 것 ※ 권역응급의료센터가 내원환자 대비 추가 확보해야 하는 응급실 전담전문의에 포함됨
나) 간호사	▪ 소아응급환자 전담간호사 10명 이상 ▪ 전년도 응급실 내원 소아청소년환자수가 15,000명을 초과하는 경우 전담간호사 3명을 추가 확보하고, 매 5000명마다 소아응급환자 전담 간호사 3명을 추가 확보할 것	소아응급환자 전용중환자실 및 입원실 인력과 별도 ※ 권역응급의료센터가 내원환자 대비 추가 확보해야 하는 응급실 전담간호사에 포함됨

2) 의료기관이 확보해야 하는 소아청소년과 전문인력

인력	비고
소아청소년과 전문의 5명 이상	소아전문응급센터 전담인력과 별도

라. 연간 진료실적 기준

구분	실적
가) 응급실 내원 소아청소년 환자 수	연간 12,000명 이상
나) 의료기관의 소아청소년 환자 수술건수	연간 1,000건 이상
다) 의료기관의 중환자실 입원 소아청소년 환자 수	연간 150명 이상

시행규칙 [별표 7]

지역응급의료센터의 지정기준(제17조제2항 관련)

1. 개별기준

가. 시설기준

시설내용	개 수	단위면적(㎡)	총면적(㎡)	비 고
환자분류소	1			▪환자 진입구와 인접되게 설치할 것
응급환자진료구역	1	110	110	▪최소 20병상 이상을 확보할 것
검사실	1			▪장비기준에 의한 장비를 이용하여 검사를 하기에 충분한 공간을 확보할 것 ▪24시간 혈액성분 및 화학 검사, 동맥혈가스분석, 요검사가 가능하도록 장비가 구비되어 있어야 함
방사선실·일반촬영실	1			▪외래환자용과 구분되는 별도의 시설일 것
처치실	1	15	15	▪간단한 수술 및 처치를 할 수 있는 처치대 1병상을 설치할 수 있는 면적일 것
원무행정실	1			▪종합병원과 별도로 입퇴원 및 의료보험청구업무를 하는 경우 그에 필요한 면적을 확보 할 것
의사당직실	1			▪의사 2인 이상이 숙식할 수 있는 공간일 것
보호자대기실	1			▪20인 이상이 동시에 대기할 수 있는 공간으로서 편의시설의 설치가 가능하여야 함
주차장				▪구급차 2대를 포함한 4대의 차량이 동시에 주차할 수 있는 공간을 확보할 것

(주) 1. 위의 개수·단위면적 및 총면적기준은 최소기준임
2. 검사실은 종합병원의 시설을 이용할 수 있는 경우에는 이를 두지 아니할 수 있다.

나. 인력기준

인 력	비 고
의사 ▪응급실 전담전문의 2인 이상을 포함한 전담의사 4인 이상	▪24시간 전문의 또는 3년차 이상 수련의 1인 이상의 근무가 가능할 것
간호사 ▪10인 이상	

다. 장비기준

장 비 명	기 준
제세동기	1
인공호흡기	1

장 비 명	기 준
주입기(Infusion Pump)	5병상당 1
이동 X-선 촬영기	1
초음파검사기	1
산부인과 진찰대	1
환자감시장치	5병상당 1
이동환자감시장치	1
부착형 흡인기	1병상당 1
부착형 산소(Wall O_2 unit)	1병상당 1
급속혈액가온주입기(Rapid Infusion Warmer)	1
보온포	1
CT 촬영기	1
일반 X-선 촬영기	1

- 무선통신설비 및 전산시설: 응급의료지원센터와 교신할 수 있는 통신설비와 응급의료정보제공을 위한 전산장비 등의 시설을 갖추어야 함
- 구급차: 특수구급차 1대. 다만, 법 제44조제2항의 규정에 따라 구급차의 운용을 위탁한 경우 이를 갖추지 아니할 수 있다.

(주) CT 촬영기는 병원의 시설을 이용할 수 있는 경우 이를 두지 아니할 수 있다.

시행규칙 [별표 7의2] 개정 2018.12.20.

권역외상센터의 요건과 지정기준(제17조의2제2항 관련)

1. 시설기준

외상환자 진료를 위한 외상 소생실, 방사선실, 중환자실, 수술실은 상호간에 구획되어야 하고, 수평 또는 수직으로 바로 연결될 수 있도록 최대한 근접성을 갖추어야 하며, 기존 시설과는 독립적으로 설치·운영되어야 한다.

2. 개별기준

가. 시설기준

시설		개수	단위면적 (m^2)	총면적 (m^2)	세부기준
외상 소생 구역	외상 소생실 (치료실)	2	20	40	▪ 환자출입구 및 구급차출입구와 바로 인접하게 설치할 것 ▪ 헬기장, 외상 중환자실의 병상, 외상수술실로 직접 연결되는 전용동선을 확보할 것 ▪ 소규모 수술이 가능한 장비 및 인력을 갖출 것
	외상 환자 진료 구역	1	40	40	▪ 최소 6병상 이상을 확보할 것 ▪ 의료가스와 음압공급유닛을 확보할 것
	외상 통제실	1			▪ 119, 구급차, 항공이송대 등과 직접 연결하여 환자 상태를 전달받고 통제·지도할 수 있는 유무선 통신설비를 확보할 것 ▪ 입·퇴원하는 중증외상환자의 정보를 입력·관리할 수 있는 전산장비를 구비할 것 ▪ 기능유지를 위한 인력을 갖출 것
외상 수술실		2	50	100	▪ 청결구역과 오염구역을 구분할 것 ▪ 기능유지를 위한 인력을 갖출 것
외상 중환자실의 병상		20	10	200	▪ 총면적은 중환자실에 있는 간호사실, 의사당직실 및 물품보관소 등을 제외한 면적이며, 이들 시설을 포함한 전체 시설면적은 600m^2 이상(병상당 30m^2 이상)일 것

시설	개수	단위면적(㎡)	총면적(㎡)	세부기준
외상 입원실의 병상	40	4.3	172	▪ 총면적은 입원병상에 있는 간호사실, 의사당직실 및 물품보관실, 청결물실, 오물처리실 등을 제외한 면적이며, 이들 시설을 포함한 전체 시설면적은 900㎡ 이상(병상당 22.5㎡ 이상)일 것
회의실 및 의사실	1			▪ 회의실에는 시청각 기자재를 완비할 것 ▪ 20명 이상이 동시에 이용할 수 있을 것 ▪ 회의실과 의사실은 공동으로 사용할 수 있음
의사 당직실	1			▪ 4명 이상이 동시에 휴식·대기할 수 있을 것 ▪ 탈의, 세안 등이 가능하고, 필요시 남녀 구분할 것 ▪ 중환자실, 입원실 병상의 전체 시설면적에 포함된다.
방사선실 - 일반촬영실	1			▪ 외상전용 이동 X-선 촬영기 1대를 보유할 것 ▪ X-선 촬영할 수 있는 시설을 외상소생실 침대 위에 갖춘 경우 일반촬영실을 설치한 것으로 봄
방사선실 - CT 촬영실	1			▪ 권역외상센터로 지정된 종합병원(이하 "종합병원"이라 함)의 시설과 공동사용 가능하나, 외상환자 발생 시 외상환자가 우선 사용할 수 있도록 할 것
혈관 조영실	1			▪ 외상환자 전용으로 설치할 것
MRI실	1			▪ 응급의료센터의 시설과 공동사용 가능하나, 외상환자 발생 시 외상환자가 우선 사용할 수 있도록 할 것
검사실	1			▪ 혈액성분 및 화학 검사, 동맥혈가스분석, 요검사가 24시간 가능하도록 장비가 구비되어 있을 것 ▪ 기능유지를 위한 전담 검사인력을 갖출 것 ▪ 종합병원의 시설과 공동사용 가능
혈액은행	1			▪ 필요한 혈액제제를 보존하고 24시간 신속하게 혈액제제를 공급할 수 있도록 할 것 ▪ 기능유지를 위한 전담 관리인력을 갖출 것 ▪ 종합병원의 시설과 공동사용 가능
헬기장				▪「항공법」에 따른 헬기장의 설치기준을 준수할 것 ▪ 옥상헬기장의 경우 외상소생구역, 외상수술실, 외상중환자실로의 이동통로가 있도록 할 것

(주) 위의 개수, 단위면적 및 총면적기준은 최소기준임

나. 인력기준

인 력	비 고
▪ 의사 1) 외과, 흉부외과, 정형외과 및 신경외과의 외상환자 전담 전문의를 각 1명 이상 둘 것 2) 24시간 외상팀과의 연계·지원 및 외상환자 치료 등을 위한 응급의학과 전문의를 1명 이상 둘 것 3) 외상환자에게 즉시 수술 또는 혈관조영술을 시행하기 위한 마취통증의학과 전문의 및 영상의학과 전문의를 각 1명 이상 둘 것	모든 인력은 권역외상센터의 전담 인력이어야 한다. 다만, 의사의 인력기준 중 2)의 응급의학과 전문의와 3)의 마취통증의학과 전문의 및 영상의학과 전문의는 종합병원 내 해당 과의 전문의 업무를 수행할 수 있다.
▪ 간호사 1) 외상소생구역: 상시 2명 이상의 간호사를 둘 것 2) 외상 중환자실의 병상:「의료법 시행규칙」 별표 4 제2호아목에 따른 간호사 수를 둘 것 3) 외상 입원실의 병상:「의료법 시행규칙」 별표 5에 따른 종합병원 구분란의 간호사 수를 둘 것	
▪ 그 밖의 인력 중증외상환자의 등록 및 통계자료의 작성 등을 위하여 임상경험이 있는 간호사 또는 실무경력이 있는 보건의료정보관리사 등을 2명 이상 둘 것	

다. 장비기준

장비명	외상 소생실	외상환자 진료구역	외상 중환자실	외상 수술실
환자감시장치	1실당 1	1병상당 1	1병상당 1	1실당 1
약물주입기	1실당 4	1병상당 2	1병상당 4	1실당 4
제세동기	1실당 1		2	1실당 1
인공호흡기	1실당 1		3병상당 2	
무영등	1실당 1			1실당 1
수술대	1실당 1			1실당 1
전기수술기(Electrosurgical unit)	1		1	1실당 1
체온조절장치	1		3	
이동용 인공호흡기	1		2	
마취기	1			1실당 1
이동형 외상환자 침대	3			
급속혈액가온주입기	2		2	1실당 1
이동형 환자감시장치	1		2	
초음파검사기(심초음파 가능한 장비)	1		1	
비침습적심박출량감시장치	1		2	
지속적신대체요법(CRRT)			3	
심부저체온유도장치			1	
체외막산소공급기(ECMO)			2	
중환자용 전동침대			1병상당 1	
흉벽진동기			2	
중앙환자감시시스템			1	
체외순환기				1
이동형 방사선발생장치(C-arm)				1
자가수혈기(Cell saver)				1

라. 운영기준

1) 의료기관의 장은 24시간 365일 중증외상환자 진료가 가능하도록 외상환자 전담 전문의를 중심으로 3개 이상의 외상팀을 구성하고, 외상팀 단위로 신속 대응체계 및 당직체계를 운영하여야 한다.
2) 의료기관의 장은 다발성 외상을 포함한 중증외상환자에 대한 포괄적인 응급대응과 치료가 가능하도록 각 외상팀별로 전문과목 구성과 과목별 인원수를 산정하여 외상환자 전담 전문의를 배치하여야 한다.
3) 의료기관의 장은 권역외상센터의 시설과 장비는 반드시 외상환자 전용으로 사용하되, 의료기관 내 다른 시설과 장비에 대해서도 응급상황인 경우에는 외상환자가 우선적으로 사용할 수 있도록 해야 한다.
4) 외상응급수술을 위해 외상수술실을 항상 사용할 수 있도록 하는 등 그 밖에 권역외상센터 운영에 대한 세부적인 사항은 보건복지부장관이 정한다.

시행규칙 [별표 8]

지역응급의료기관의 지정기준(제18조제1항 관련)

1. 시설기준

구 분		기 준			
		개수	단위면적(㎡)	총면적(㎡)	비고
응급환자 진료구역	전년도 연간 응급실 내원환자수가 1만명 이상인 경우	1	55	55	▪ 최소 10병상 이상을 확보할 것
	전년도 연간 응급실 내원환자수가 1만명 미만인 경우		27.5	27.5	▪ 최소 5병상 이상을 확보할 것
검사실		1			▪ 혈액성분 및 화학 검사, 동맥혈가스분석, 요검사가 24시간 가능하도록 장비가 구비되어 있을 것. 다만, 병원 시설을 이용할 수 있는 경우에는 검사실을 두지 않을 수 있음
처치실		1			▪ 간단한 수술 및 처치를 할 수 있는 구분된 공간일 것
원무행정실		1			▪ 일반환자용 원무행정실도 사용 가능함
의사당직실		1			▪ 의사 1명 이상이 숙식할 수 있는 공간일 것
보호자대기실		1			▪ 10명 이상이 동시에 대기할 수 있는 공간으로서 편의시설의 설치가 가능할 것
주차장					▪ 구급차 1대를 포함한 2대의 차량이 동시에 주차할 수 있는 공간을 확보할 것

(주) 위의 개수·단위면적 및 총면적 기준은 최소기준을 의미함.

2. 인력기준

구 분		기 준	
		인원수	비 고
의사	전년도 연간 응급실 내원환자수가 1만명 이상인 경우	응급실 전담의사 2명 이상	▪ 응급실 전담의사 또는 병원 당직의사 중 1명 이상이 24시간 근무할 것
	전년도 연간 응급실 내원환자수가 1만명 미만인 경우	응급실 전담의사 1명 이상	
간호사	전년도 연간 응급실 내원환자수가 1만명 이상인 경우	5명 이상	▪ 응급실 전담간호사 2명 이상이 24시간 근무할 것
	전년도 연간 응급실 내원환자수가 1만명 미만인 경우		▪ 응급실 전담간호사 1명 이상이 24시간 근무할 것

3. 장비기준

구 분	기 준	
	장비수	비 고
제세동기	1대 이상	
인공호흡기	1대 이상	
주입기(Infusion Pump)	5병상마다 1대 이상	
환자감시장치	5병상마다 1대 이상	
부착형흡인기	1병상마다 1대 이상	
부착형산소(Wall O_2 unit)	1병상마다 1대 이상	
일반 X-선 촬영기	1대 이상	
특수구급차	1대 이상	▪ 법 제44조제2항에 따라 구급차의 운용을 위탁한 경우에는 구급차를 갖추지 않을 수 있음
무선통신설비 및 전산시설	응급의료지원센터와 교신할 수 있는 통신설비와 응급의료정보제공을 위한 전산장비 등의 시설을 갖춰야 함	

시행규칙 [별표 9]

응급의료시설의 설치기준(제23조제1항 관련)

1. 의료기관의 외부에 법에 따라 지정받은 응급의료기관의 명칭과 혼돈되지 않는 범위에서 응급환자진료기관임을 표기할 것.
2. 응급환자의 진료를 위한 30제곱미터(다만, 전년도 연간 응급실 내원환자수가 1만명 미만인 경우에는 20제곱미터) 이상의 별도 공간을 확보하고, 간단한 처치 및 시술을 위한 병상을 구비할 것.
3. 의사 1명 및 간호사 1명 이상이 24시간 근무할 것.
4. 의료기관 내에 다음 각목의 장비가 구비되어 24시간 이용할 수 있을 것.

가. 일반 X-선 촬영기

나. 혈액 성분 및 화학 검사, 동맥혈가스분석, 요성분 등을 검사할 수 있는 장비

5. 심폐소생술에 필요한 후두경 등 기도삽관장비를 구비하고 있을 것.

시행규칙 [별표 12]

응급구조사시험의 시험과목과 시험방법(제26조 관련)

1. 필기시험의 시험과목

구 분	과 목
1급 응급구조사	기초의학, 전문응급처치학총론, 전문응급처치학각론, 응급의료관련법령, 응급환자관리
2급 응급구조사	기본응급처치학총론, 기본응급처치학각론, 응급의료관련법령, 응급의료장비, 기본응급환자관리

2. 실기시험의 시험방법

실기시험은 응급구조사의 업무에 필요한 기능을 보건복지부장관이 정하는 방법에 따라 실시한다.

시행규칙 [별표 13]

응급구조사 준수사항(제32조 관련)

1. 구급차 내의 장비는 항상 사용할 수 있도록 점검하여야 하며, 장비에 이상이 있을 때에는 지체없이 정비하거나 교체하여야 한다.
2. 환자의 응급처치에 사용한 의료용 소모품이나 비품은 소속기관으로 귀환하는 즉시 보충하여야 하며, 유효기간이 지난 의약품 등이 보관되지 아니하도록 하여야 한다.
3. 구급차의 무선장비는 매일 점검하여 통화가 가능한 상태로 유지하여야 하며, 출동할 때부터 귀환할 때까지 무선을 개방하여야 한다.
4. 응급환자를 구급차에 탑승시킨 이후에는 가급적 경보기를 울리지 아니하고 이동하여야 한다.
5. 응급구조사는 구급차 탑승시 응급구조사의 신분을 알 수 있도록 소속, 성명, 해당자격 등을 기재한 아래 표식을 상의 가슴에 부착하여야 한다.

← 7cm 이상 →

↑ 3cm 이상 ↓

<table>
<tr><td colspan="6">응 급 구 조 사</td></tr>
<tr><td rowspan="3">사 진</td><td rowspan="2">성 명</td><td rowspan="2"></td><td>자 격</td><td></td></tr>
<tr><td>자격번호</td><td>제 호</td></tr>
<tr><td colspan="4">(소속기관명)</td></tr>
</table>

시행규칙 [별표 14] 개정 2017.12.1.

응급구조사의 업무범위(제33조 관련)

1. 1급 응급구조사의 업무범위

가. 심폐소생술의 시행을 위한 기도유지[기도기(airway)]의 삽입, 기도삽관(intubation), 후두마스크 삽관 등을 포함한다.

나. 정맥로의 확보

다. 인공호흡기를 이용한 호흡의 유지

라. 약물투여 : 저혈당성 혼수 시 포도당의 주입, 흉통시 니트로글리세린의 혀아래(설하) 투여, 쇼크시 일정량의 수액투여, 천식발작 시 기관지확장제 흡입

마. 제2호의 규정에 의한 2급 응급구조사의 업무

2. 2급 응급구조사의 업무범위

가. 구강내 이물질의 제거

나. 기도기(airway)를 이용한 기도유지

다. 기본 심폐소생술

라. 산소투여

마. 부목·척추고정기·공기 등을 이용한 사지 및 척추 등의 고정

바. 외부출혈의 지혈 및 창상의 응급처치

사. 심박·체온 및 혈압 등의 측정

아. 쇼크방지용 하의 등을 이용한 혈압의 유지

자. 자동심장충격기를 이용한 규칙적 심박동의 유도

차. 흉통 시 니트로글리세린의 혀아래(설하) 투여 및 천식발작 시 기관지확장제 흡입(환자가 해당 약물을 휴대하고 있는 경우에 한함)

시행규칙 [별표 15]

구급차등의 운용위탁에 대한 기준 및 절차(제36조 관련)

1. 구급차등의 운용을 위탁한 의료기관과 그 위탁을 받은 자는 위탁 구급차등의 등록번호, 응급환자이송업 허가번호, 구급차등 운용 신고번호, 운용 인력의 명단 및 자격 등을 위탁계약서에 명시하여 작성하여야 한다.
2. 구급차등의 운용을 위탁한 의료기관은 그 위탁을 받은 자에 대하여 다음 각 목의 사항을 6개월에 1회 이상 정기적으로 지도 및 점검하여야 한다.

가. 「구급차의기준및응급환자이송업의시설기준등기준에관한규칙」의 준수 여부

나. 수탁기관 소속 응급구조사가 별표 13에 따른 응급구조사의 준수사항을 지켰는지 여부

다. 법 제43조에 따른 보수교육 이수 여부

3. 구급차등의 운용을 위탁받은 자는 위탁 의료기관의 구급차등 운용이 필요한 경우 즉시 운용이 가능하도록 하여야 한다.
4. 구급차등의 운용을 위탁받은 자는 이를 위탁한 의료기관의 장에게 위탁 구급차등의 월별 운행기록을 매월 10일까지 제출하여야 한다.

시행규칙 [별표 15의2] 신설 2017.12.1.

응급의료 전용헬기의 장비 · 의약품 · 환자인계점 관리 등에 관한 기준(제38조제2항 관련)

1. 응급의료 전용헬기가 갖추어야 하는 기종 · 안전장치 · 의료장비 및 의약품의 기준

<table>
<tr><th>구분</th><th colspan="2">내용</th></tr>
<tr><td>가. 기종</td><td colspan="2">1) 항공기의 기령(機齡)이 10년 이하일 것
2) 8인승 이상으로서 동시에 2명의 환자 이송이 가능할 것
3) 최대이륙중량이 2천500킬로그램 이상일 것
4) 최대운항거리가 600킬로미터 이상일 것
5) 쌍발엔진(Twin Engine)을 장착할 것</td></tr>
<tr><td>나. 안전장치</td><td colspan="2">1) 헬기 위치 추적 장치
2) 비상위치무선표지시설(ELT)
3) 항공기 간의 공중 충돌 방지 장비
4) 조종실 음성기록 및 비행자료 기록장비
5) 항공관제용 무선통신장비 및 비상용 무선통신장비</td></tr>
<tr><td>다. 의료장비</td><td colspan="2">1) 탈부착이 가능한 이동식 들것 2개
2) 고정식 및 이동식 의료용 산소공급장치
3) 인공호흡기
4) 환자감시장치 및 제세동기
5) 탈부착이 가능한 이동식 흡인기
6) 경추고정장비, 견인부목, 척추고정판 및 골반고정기
7) 주입속도의 설정과 탈부착이 가능한 이동식 주입펌프 2개
8) 수액걸이 4개
9) 이동식 초음파검사기
10) 화학검사장비 및 심장효소검사장비
11) 자동흉부압박장비
12) 청진기, 펜라이트, 후두경 세트, 마질 겸자, 하임리히 밸브, 백밸브마스크, 후두마스크 기도기 등을 포함한 구급가방</td></tr>
<tr><td>라. 의약품</td><td>1) 비닐 팩에 포장된 수액제제
2) 심폐소생술 및 부정맥처치를 위한 약물
3) 혈압상승제
4) 주사용 항고혈압제
5) 주사용 비마약성진통제
6) 진정 및 항경련제
7) 근육이완제
8) 뇌압강하제</td><td>9) 50퍼센트 포도당액
10) 부신피질호르몬제
11) 주사용 항히스타민제
12) 항구토제, 진경제 및 제산제
13) 설하용 니트로글리세린
14) 흡입용 기관지확장제
15) 소독제</td></tr>
</table>

2. 환자인계점의 선정과 관리

가. 환자인계점의 선정

1) 환자인계점은 응급의료 전용헬기(이하 이 호에서 "헬기"라 한다)를 배치한 병원, 헬기 조종사 또는 관련 전문가의 의견을 수렴하여 시·도지사가 선정한다.
2) 헬기의 이착륙이 가능한 면적을 확보하여야 한다.
3) 헬기의 하강풍(下降風)에 의한 비산물(飛散物)이 적은 편평한 지면이어야 한다.
4) 헬기의 이착륙에 지장을 주는 장애물이 없어야 한다.
5) 헬기를 운영하는 지역 내에 환자인계점이 적정하게 분포하도록 그 개수와 간격을 조정하여야 한다.

나. 환자인계점의 관리

1) 시·도지사는 환자인계점의 관리자를 지정하고, 관리자가 없는 곳은 지역 내 공무원 또는 공무원을 대리하는 자가 관리업무를 수행할 수 있도록 하여야 한다.
2) 시·도지사는 환자인계점의 관리자에게 해당 공간이 헬기의 이착륙에 사용되는 장소임을 통보하여야 한다.
3) 환자인계점에는 해당 공간이 헬기의 이착륙에 사용되는 장소임을 알리는 안내판을 부착하여야 한다.
4) 시·도지사는 환자인계점의 선정·취소·일시적 사용중지 및 관리자의 인적사항 변경이 있는 경우에는 중앙응급의료센터의 장과 헬기를 배치한 병원에 통보하여야 한다.
5) 헬기 조종사가 운항 중에 환자인계점의 이상을 발견한 경우에는 운항이 종료된 즉시 해당 시·도지사에 보고하여 필요한 조치를 할 수 있도록 하여야 한다.

3. 그 밖에 응급의료 전용헬기의 장비·의약품 및 환자인계점 관리 등에 관한 세부 사항은 보건복지부장관이 정한다.

시행규칙 [별표 16] 개정 2017.12.1.

구급차에 갖추어야 하는 의료장비·구급의약품 및 통신장비의 기준(제38조제3항 관련)

1. 특수구급차

구분	장비분류	장 비
가. 환자 평가용 의료장비	신체검진	가) 환자감시장치(환자의 심전도, 혈중산소포화도, 혈압, 맥박, 호흡 등의 측정이 가능하고 모니터로 그 상태를 볼 수 있는 장치) 나) 혈당측정기 다) 체온계(쉽게 깨질 수 있는 유리 등의 재질로 되지 않은 것) 라) 청진기 마) 휴대용 혈압계 바) 휴대용 산소포화농도 측정기
나. 응급 처치용 의료장비	1) 기도확보 유지	가) 후두경 등 기도삽관장치(기도삽관튜브 등 포함) 나) 기도확보장치(구인두기도기, 비인두기도기 등)
	2) 호흡유지	가) 의료용 분무기(기관제 확장제 투여용) 나) 휴대용 간이인공호흡기(자동식) 다) 성인용·소아용 산소 마스크(안면용·비재호흡·백밸브) 라) 의료용 산소발생기 및 산소공급장치 마) 전동식 의료용 흡인기(흡인튜브 등 포함)
	3) 심장박동 회복	자동심장충격기(Automated External Defibrillator)
	4) 순환유지	정맥주사세트
	5) 외상처치	가) 부목(철부목, 공기 또는 진공부목 등) 및 기타 고정장치(경추·척추보호대 등) 나) 외상처치에 필요한 기본 장비(압박붕대, 일반거즈, 반창고, 지혈대, 라텍스장갑, 비닐장갑, 가위 등)

구분	장비분류	장 비
다. 구급의약품	1) 의약품	가) 비닐 팩에 포장된 수액제제(생리식염수, 5%포도당용액, 하트만용액 등) 나) 에피네프린(심폐소생술 사용용도로 한정한다) 다) 아미오다론(심폐소생술 사용용도로 한정한다) 라) 주사용 비마약성진통제 마) 주사용 항히스타민제 바) 니트로글리세린(설하용) 사) 흡입용 기관지 확장제
	2) 소독제	가) 생리식염수(상처세척용) 나) 알콜(에탄올) 또는 과산화수소수 다) 포비돈액
라. 통신장비		다음의 어느 하나의 장비를 갖추어야 한다. 다만, 「119구조 · 구급에 관한 법률」에 따른 119구조대 및 119구급대의 구급차에 대해서는 소방관계 법령에서 따로 정할 수 있다. 가) 법 제15조에 따라 구축한 응급의료정보통신망 나) 「전파법」에 따라 할당받은 주파수를 사용하는 기간통신서비스의 이용에 필요한 무선단말기기

2. 일반구급차

구분	장비분류	장 비
가. 환자 평가용 의료장비	신체검진	가) 체온계(쉽게 깨질 수 있는 유리 등의 재질로 되지 않은 것) 나) 청진기 다) 휴대용 혈압계 라) 휴대용 산소포화농도 측정기
나. 응급 처치용 의료장비	1) 기도확보 유지	기도확보장치(구인두기도기, 비인두기도기 등)
	2) 호흡유지	가) 성인용 · 소아용 산소 마스크(안면용 · 비재호흡 · 백밸브) 나) 의료용 산소발생기 및 산소공급장치 다) 전동식 의료용 흡인기(흡인튜브 등 포함)
	3) 순환유지	정맥주사세트
	4) 외상처치	외상처치에 필요한 기본 장비(압박붕대, 일반거즈, 반창고, 지혈대, 라텍스장갑, 비닐장갑, 가위 등)
다. 구급의약품	1) 의약품	가) 비닐 팩에 포장된 수액제제(생리식염수, 5%포도당용액, 하트만용액 등) 나) 에피네프린(심폐소생술 사용용도로 한정한다) 다) 아미오다론(심폐소생술 사용용도로 한정한다)
	2) 소독제	가) 생리식염수(상처세척용) 나) 알콜(에탄올) 또는 과산화수소수 다) 포비돈액

3. 선박 및 항공기에 갖추어야 하는 의료장비 · 구급의약품 및 통신장비의 기준은 보건복지부장관이 따로 정하여 고시한다.

시행규칙 [별표 16의2] 개정 2017.12.1.

구급차 장착 장비의 기준과 정보 수집 · 보관 · 제출 방법 및 동의 절차(제38조제4항 관련)

1. 구급차 기본 장착 장비 기준

가. 구급차 운행기록장치는 「교통안전법 시행규칙」 제29조의2제1항에서 정한 운행기록장치의 기준에 적합하여야 한다.

나. 구급차 영상기록장치는 「산업표준화법」 제12조에 따른 한국산업표준에 적합한 자동차용 사고영상기록장치로 한다.

다. 구급차 요금미터장치는 제11조에 따른 이송처치료를 금액으로 표시하여야 하며 전기로 작동하는 방식이어야 한다.

구급차 요금미터장치에 관하여 이 규칙에서 정한 것 외에는 「자동차관리법」 제47조와 같은 법 시행규칙 제94조 및 제95조의 택시요금미터에 관한 규정을 준용하며, 이 경우 "택시요금미터"는 "구급차 요금미터장치"로, "택시요금체계"는 "제11조에 따른 이송처치료 요금체계"로 보되, 검정에 관한 사항은 택시요금미터에 관한 사항을 따른다.

라. 구급차 영상정보처리기기는 구급차 내부의 조도를 고려하여 이송 중 응급처치의 내용을 파악하기에 적합한 영상촬영 기능과 그 영상을 디지털방식으로 저장할 수 있는 기능을 가진 것으로 한다.

2. 정보의 수집·보관·제출 방법 및 동의 절차

가. 구급차 운행기록장치 및 영상기록장치

1) 구급차 영상기록장치는 차량 전면 방향 등의 외부만 촬영하도록 장착하고 교통사고 증거수집이나 범죄의 입증 또는 예방 목적 외에는 사용할 수 없다.

2) 구급차 운행기록장치에 기록된 운행기록은 6개월간 보관하고, 구급차 영상기록장치에 기록된 영상기록은 1개월간 보관하며, 보관 기관이 만료한 때에는 지체 없이 파기하여야 한다.

3) 구급차 운행 기록 및 영상 기록은 운행기록장치 및 영상기록장치 또는 저장장치(개인용 컴퓨터, CD, 휴대용 플래시메모리 저장장치 등을 말한다. 이하 같다)에 보관하여야 한다.

4) 구급차 운행 기록 및 영상 기록의 제출은 기록파일을 인터넷 또는 저장장치를 이용하여 제출한다.

5) 구급차 운행 기록 및 영상기록 장착에 따른 정보 수집·보관 및 제출 관련 세부 사항은 보건복지부장관이 정한다.

나. 구급차 요금미터장치

1) 법 제44조제1항제2호, 제4호 및 제5호에 따른 자가 운용하는 구급차는 구급차 요금미터장치를 장착하여야 한다. 다만, 「의료법」 제35조에 따라 개설된 부속 의료기관이 운용하는 구급차의 경우에는 장착하지 아니할 수 있다.

2) 구급차 운용자는 구급차의 내부에 구급차 이용자에게 요금이 잘 보이도록 요금미터장치를 장착하여야 한다.

다. 구급차 영상정보처리기기

1) 구급차 운용자는 영상정보처리기기를 응급처치의 내용을 파악할 수 있는 적절한 위치와 각도로 환자실에 설치하여야 하고 임의로 변경이 불가능하도록 하며, 녹음기능은 사용할 수 없다.

2) 구급차 영상정보처리기기는 이송 중인 환자(이송을 돕기 위하여 환자와 탑승한 보호자 등을 포함한다. 이하 같다) 및 환자에게 응급처치를 제공하고 있는 응급의료종사자 등에 대한 영상정보를 수집한다.

3) 구급차 운용자는 구급차 운행시 영상정보처리기기가 항상 작동하도록 하여야 하며 임의로 차량 내 조명이나 영상정보처리기기의 전원을 끄는 등 영상정보 수집을 방해하는 행위를 해서는 아니 된다.

4) 구급차 운용자는 환자 등 구급차 이용자에게 서면으로 영상정보 수집 동의여부를 확인하여야 한다. 다만, 환자 등이 의사표시를 할 수 없는 상태에 있는 경우에는 그러하지 아니하다.

5) 구급차 영상정보처리기기에 의하여 수집된 영상정보는 1개월간 보관한다.

6) 구급차 운용자는 환자 또는 보호자가 쉽게 알아볼 수 있도록 환자실내에 「개인정보 보호법 시행령」 제24조에 따라 설치 목적 및 장소, 촬영 범위 및 시간, 관리책임자의 성명 및 연락처, 영상정보처리기기 설치·운영을 위탁한 경우 수탁관리자 성명(또는 직책)·업체명 및 연락처 등이 기재된 영상정보처리기기 설치사실에 대한 안내판을 설치하여야 한다.

7) 구급차 운용자는 영상정보처리기기 운영·관리 방침을 수립하고 이를 해당 기관의 인터넷 홈페이지 등에 게재하여 정보주체에게 공개하여야 한다.

8) 구급차 운용자는 구급차 영상정보처리에 관한 업무를 총괄하여 책임질 구급차 영상정보 관리책임자를 지정하여야 하며, 지정된 관리책임자 외의 자는 개인정보보호법령에서 정하는 바에 따라 임의로 이를 열람할 수 없다.

9) 구급차 운용자는 법률에서 정하는 등 특별한 경우를 제외하고 수집된 영상정보를 목적 외로 이용하거나 제3자에게 제공할 수 없다.

10) 구급차 운용자는 영상정보가 분실·도난·유출·변조 또는 훼손되지 아니하도록 안전성 확보에 필요한 조치를 강구하여야 한다.

11) 이 규칙에서 정한 것 외에 구급차 영상정보와 관련된 사항은 개인정보 보호법령에서 정하는 바에 따른다.

시행규칙 [별표 17] 개정 2017.12.1.

구급차등의 세부관리기준(제38조제5항 관련)

1. 감염예방을 위하여 구급차등은 주 1회 이상 소독하고, 구급차등에 갖추어진 의료장비도 사용 후 소독하여야 하는 등 청결하게 관리되어야 한다.
2. 감염관리를 위한 소독약제, 감염관리방법 등 기타 세부 사항은 보건복지부장관이 정하는 방법에 따른다.
3. 구급차등의 의료장비, 구급의약품, 통신장비, 구급차 운행기록장치 및 영상기록장치, 구급차 요금미터장치 및 영상정

보처리기기가 항상 사용 가능한 상태로 유지되어야 한다.

4. 구급차등의 연료는 최대주입량의 4분의 1 이상인 상태로 유지되어야 하는 등 차량 자체는 항상 사용 가능한 상태로 유지되어야 하며 정기점검 등이 이루어져야 한다.
5. 사고를 대비한 책임보험 및 종합보험에 가입되어 있어야 하고, 비상등, 신호탄, 소화기 및 보온포가 준비되어야 한다.
6. 구급차등의 통신장비는 응급의료지원센터 및 응급의료기관과 항상 교신이 이루어 질 수 있도록 관리되어야 한다.
7. 구급차는 「구급차의 기준 및 응급환자이송업의 시설 등 기준에 관한 규칙」에서 정하는 사항에 따라 관리 · 운영되어야 한다.
8. 구급차등의 내부에 환자 또는 그 보호자가 잘 볼 수 있도록 해당 구급차등의 이송처치료의 금액을 나타내는 표를 부착하여야 하고, 환자를 이송하는 경우에는 환자 또는 그 보호자에게 구급차의 이송요금에 관한 사항을 알려야 한다.
9. 구급차 요금미터장치가 장착된 구급차의 내부에는 신용카드 결제기를 설치하여야 하고, 환자를 이송하는 경우에는 요금미터장치를 사용하여 운행하여야 하며, 환자 또는 그 보호자가 신용카드 결제를 요구하면 응하여야 한다.
10. 구급차등의 운행기록을 기재하는 구급차등 운행기록 대장을 비치 · 작성하고 구급차등 운용자는 이를 3년간 보관하여야 한다.

시행규칙 [별표 18] 개정 2017.5.30. 개정 2017.12.1.

행정처분기준(제45조 관련)

1. 일반기준

가. 2 이상의 위반행위가 2 이상의 업무정지, 2 이상의 자격 또는 면허정지에 해당하는 때에는 중한 처분기준에 나머지 각각의 처분기준의 2분의 1을 더하여 처분한다.

나. 위반행위의 횟수에 따른 행정처분 기준은 최근 1년간 같은 위반행위로 행정처분을 받은 경우에 적용한다. 이 경우 기간의 계산은 위반행위에 대하여 행정처분을 받은 날과 그 처분 후 다시 같은 위반행위를 하여 적발된 날을 기준으로 한다.

다. 나목에 따라 가중된 행정처분을 하는 경우 가중처분의 적용 차수는 그 위반행위 전 행정처분 차수(나목에 따른 기간 내에 행정처분이 둘 이상 있었던 경우에는 높은 차수를 말한다)의 다음 차수로 한다.

라. 4차 위반을 한 경우에 있어서 3차 위반의 처분기준이 업무정지인 경우에는 개설허가취소 또는 영업허가취소를 하거나 의료기관을 폐쇄(의료법 제30조제3항의 규정에 따라 신고한 의료기관에 한한다)하여야 하며, 면허 또는 자격정지인 경우에는 면허 또는 자격취소를 하여야 한다.

마. 개별기준에서 정하는 행정처분의 기준이 당해 처분권자가 의료정책추진 또는 국민보건에 중대한 영향을 미치는 사유가 있다고 인정하는 경우에는 그 처분을 감면할 수 있다.

2. 개별기준

위반사항	근거법령	행정처분기준		
		1차 위반	2차 위반	3차 위반
가. 응급의료종사자가 법 제6조제2항을 위반하여 업무중 응급의료를 행하지 아니하거나 응급의료 요청을 정당한 사유없이 거부 또는 기피한 경우	법 제55조 제1항제1호	면허 또는 자격정지 2개월	면허 또는 자격정지 3개월	면허 또는 자격취소
나. 응급의료종사자가 법 제8조를 위반하여 응급환자에 대한 우선 응급의료 등의 조치를 하지 아니한 경우	법 제55조 제1항제1호	면허 또는 자격정지 7일	면허 또는 자격정지 15일	면허 또는 자격정지 1개월
다. 법 제18조제2항을 위반하여 다수의 환자발생에 따른 보건복지부장관, 시 · 도지사 또는 시장 · 군수 · 구청장의 명령을 거부한 경우				
1) 응급의료종사자	법 제55조 제1항제1호	면허 또는 자격정지 1개월	면허 또는 자격정지 2개월	면허 또는 자격정지 3개월
2) 의료기관 및 구급차등을 운용하는 자	법 제55조 제3항제1호	업무정지 1개월	업무정지 2개월	업무정지 3개월
라. 의료기관 또는 구급차등을 운용하는 자가 법 제22조제1항에 따른 미수금의 대지급을 부정하게 청구한 경우	법 제55조 제3항제2호	업무정지 1개월	업무정지 2개월	업무정지 3개월

위반사항	근거법령	행정처분기준		
		1차 위반	2차 위반	3차 위반
마. 법 제24조제1항에 따른 이송처치료를 과다하게 징수하거나 같은 조 제2항을 위반하여 이송처치료 외의 별도의 비용을 징수한 경우				
1) 응급의료종사자	법 제55조 제1항제2호	면허 또는 자격정지 1개월	면허 또는 자격정지 1개월	면허 또는 자격정지 1개월
2) 구급차등을 운용하는 자	법 제55조 제3항제3호	업무정지 1개월	업무정지 2개월	업무정지 3개월
바. 의료기관 및 구급차등을 운용하는 자가 법 제28조제3항을 위반하여 특별한 사유없이 응급의료지원센터의 장의 협조요청을 거부한 경우	법 제55조 제3항제1호	업무정지 15일	업무정지 1개월	업무정지 2개월
사. 응급의료기관이 법 제32조제1항을 위반하여 비상진료체계를 갖추지 아니한 경우	법 제55조 제3항제1호	업무정지 15일	업무정지 1개월	업무정지 2개월
아. 응급의료종사자가 법 제32조제2항을 위반하여 응급환자에게 중대한 불이익을 끼친 경우	법 제55조 제1항제3호	면허 또는 자격정지 15일	면허 또는 자격정지 1개월	면허 또는 자격정지 2개월
자. 응급의료기관이 법 제33조제1항을 위반하여 응급환자를 위한 예비병상을 확보하지 아니하거나 응급환자가 아닌 사람이 예비병상을 사용하게 한 경우	법 제55조 제3항제1호	업무정지 15일	업무정지 1개월	업무정지 2개월
차. 법 제34조에 따라 당직의료기관으로 지정받은 의료기관이 응급의료를 하지 아니한 경우	법 제55조 제3항제4호	업무정지 15일	업무정지 1개월	업무정지 2개월
카. 응급의료기관으로 지정받지 아니한 의료기관(종합병원은 제외한다)이 법 제35조의2를 위반하여 신고하지 아니하고 응급의료시설을 설치·운영한 경우	법 제55조 제3항제1호	업무정지 15일	업무정지 1개월	업무정지 2개월
타. 응급구조사가 법 제36조의2 제3항을 위반하여 다른 사람에게 자기의 성명을 사용하여 법 제41조에 따른 응급구조사의 업무를 수행하게 하거나 응급구조사 자격증을 다른 사람에게 빌려준 경우	법 제55조 제1항 제3호의2	자격취소		
파. 응급구조사가 법 제37조에 따른 결격사유에 해당하는 경우	법 제55조 제1항제4호	자격취소		
하. 응급구조사가 법 제39조에 따른 응급처치에 필요한 의료장비, 무선통신장비 및 구급의약품의 관리·운용과 응급구조사의 복장·표시 등 응급환자 이송·처치에 필요한 사항에 관한 준수사항을 위반한 경우	법 제55조 제1항제1호	자격정지 7일	자격정지 15일	자격정지 1개월
거. 응급구조사가 법 제40조를 위반하여 직무상 알게된 비밀을 누설하거나 공개한 경우	법 제55조 제1항제1호	자격정지 1개월	자격정지 2개월	자격정지 3개월
너. 응급구조사가 법 제42조를 위반하여 의사로부터 구체적인 지시를 받지 아니하고 응급처치를 행한 경우	법 제55조 제1항제5호	자격정지 15일	자격정지 1개월	자격정지 2개월
더. 응급구조사가 법 제43조제1항에 따른 보건복지부장관이 실시하는 보수교육을 받지 아니한 경우	법 제55조 제1항제6호	시정명령	자격정지 15일	자격정지 1개월
러. 구급차등의 운용을 위탁한 의료기관과 그 위탁을 받은 자가 법 제44조제3항에 따른 구급차등의 위탁에 대한 기준 및 절차를 위반한 경우	법 제55조 제3항제1호	시정명령	업무정지 7일	업무정지 15일
머. 구급차등을 운용하는 자가 법 제44조의2제2항을 위반하여 구급차 운용신고 또는 변경신고를 하지 않은 경우	법 제55조 제3항제1호	업무정지 1개월	업무정지 2개월	업무정지 3개월

위반사항	근거법령	행정처분기준		
		1차 위반	2차 위반	3차 위반
버. 구급차등을 운용하는 자가 법 제45조제1항을 위반하여 구급차등을 구급차등의 용도외의 다른 용도로 사용한 경우	법 제55조 제3항제1호	업무정지 15일	업무정지 1개월	업무정지 2개월
서. 구급차등을 운용하는 자가 법 제46조의2를 위반하여 구급차의 운행연한을 초과하여 운행한 경우	법 제55조 제3항제1호	업무정지 1개월	업무정지 2개월	업무정지 3개월
어. 구급차등을 운용하는 자가 법 제47조제1항을 위반하여 구급차등에 의료장비, 구급의약품 등과 통신장비를 갖추지 아니한 경우	법 제55조 제3항제1호	업무정지 1개월	업무정지 2개월	업무정지 3개월
저. 구급차등을 운용하는 자가 법 제47조제2항을 위반하여 해당 장비를 장착하지 아니하거나, 이 규칙으로 정하는 바에 따라 장비 장착에 따른 정보를 수집·보관하지 아니하거나 보건복지부장관의 제출 요구에 응하지 아니한 경우	법 제55조 제3항제1호	업무정지 1개월	업무정지 2개월	업무정지 3개월
처. 구급차등을 운용하는 자가 법 제48조를 위반하여 구급차등이 출동하는 때 응급구조사 등을 탑승시키지 아니한 경우	법 제55조 제3항제1호	업무정지 7일	업무정지 1개월	업무정지 2개월
커. 응급구조사(응급구조사에 갈음한 의사나 간호사를 포함한다)가 법 제49조제1항을 위반하여 출동사항과 처치내용을 기록하지 아니하였거나 이를 구급차등의 운용자나 응급환자의 진료의사에게 제출하지 아니한 경우	법 제55조 제1항제1호	면허 또는 자격정지 7일	면허 또는 자격정지 1개월	면허 또는 자격정지 2개월
터. 구급차등의 운용자가 법 제49조제3항을 위반하여 응급의료지원센터에 출동사항과 처치내용의 기록을 제출하지 아니한 경우	법 제55조 제3항제1호	업무정지 15일	업무정지 1개월	업무정지 2개월
퍼. 구급차등의 운용자가 법 제49조제4항을 위반하여 운행기록대장을 3년간 보존하지 아니한 경우	법 제55조 제3항제1호	업무정지 15일	업무정지 1개월	업무정지 2개월
허. 구급차등의 운용자와 진료의사가 소속된 의료기관의 장이 법 제49조제4항을 위반하여 응급구조사(응급구조사에 갈음한 의사나 간호사를 포함한다)가 제출한 출동사항과 처치내용에 관한 기록을 3년간 보존하지 아니한 경우	법 제55조 제3항제1호	업무정지 15일	업무정지 1개월	업무정지 2개월
고. 구급차등을 운용하는 자가 법 제50조에 따른 시정명령 등을 따르지 아니한 경우	법 제55조 제3항제5호	업무정지 2개월	업무정지 3개월	영업허가 취소
노. 이송업자가 법 제51조제3항을 위반하여 시 · 도지사의 변경허가를 받지 아니한 경우	법 제55조 제3항제1호	업무정지 1개월	업무정지 2개월	업무정지 3개월
도. 이송업자가 법 제51조제4항을 위반하여 관할 시 · 도지사에게 신고하지 아니한 경우	법 제55조 제3항제1호	업무정지 7일	업무정지 1개월	업무정지 2개월
로. 이송업자가 법 제51조제5항을 위반하여 시설 등의 기준을 지키지 아니한 경우	법 제55조 제3항제1호	업무정지 7일	업무정지 1개월	업무정지 2개월
모. 이송업자가 법 제52조제1항을 위반하여 지도의사를 두지 아니하거나 응급의료지원센터 또는 응급의료기관의 의사를 지도의사로 위촉하지 아니한 경우	법 제55조 제3항제1호	업무정지 1개월	업무정지 2개월	업무정지 3개월
보. 이송업자가 법 제53조를 위반하여 관할 시 · 도지사에게 신고하지 아니하고 이송업의 전부 또는 일부의 휴업 · 폐업 또는 재개업을 한 경우	법 제55조 제3항제1호	업무정지 15일	업무정지 1개월	업무정지 2개월

위반사항	근거법령	행정처분기준		
		1차 위반	2차 위반	3차 위반
소. 이송업자가 법 제54조제3항을 위반하여 이송업의 지위를 승계한 후 60일 이내에 관할 시·도지사에게 신고하지 아니한 경우	법 제55조 제3항제1호	업무정지 15일	업무정지 1개월	업무정지 2개월
오. 구급차등의 운용자가 법 제54조의2를 위반하여 영리를 목적으로 응급환자를 특정의료기관 또는 의료인에게 이송 또는 소개·알선 그 밖에 유인하거나 사주하는 행위를 한 경우	법 제55조 제3항제1호	업무정지 7일	업무정지 1개월	업무정지 2개월
조. 의료기관 또는 구급차등의 운용자가 제59조제1항을 위반하여 중앙응급의료센터, 권역응급의료센터, 전문응급의료센터, 지역응급의료센터, 지역응급의료기관 또는 응급의료지원센터의 명칭 또는 이와 유사한 명칭을 사용한 경우	법 제55조 제3항제1호	시정명령	업무정지 7일	업무정지 15일
초. 의료기관(이 법에 따라 지정받은 응급의료기관, 법 제35조의2에 따라 신고한 의료기관 및 종합병원은 제외한다)이 법 제59조제2항을 위반하여 응급환자 진료와 관련된 명칭이나 표현을 사용하거나 외부에 표기한 경우	법 제55조 제3항제1호	시정명령	업무정지 7일	업무정지 15일

6 혈액관리법

•학습목표

중분류	번호	소분류	국시원 출제 범위	직접 관련	간접 관련
총칙	1	혈액매매 행위등의 금지를 설명한다.	○		○
	2	헌혈자의 보호와 의무를 설명한다.			○
혈액관리사항	3	헌혈자의 신원확인과 건강진단 내용을 설명한다.	○	○	
	4	혈액의 안전성 확보를 설명한다.	○	○	
	5	특정수혈부작용에 대한 조치를 설명한다.	○	○	

[1970. 8. 7. 법률 제2229호 제정]

혈액관리법	일부개정 2018. 12. 11. 법률 제15911호 타법개정 2016. 12. 2. 법률 제14322호 일부개정 2016. 2. 3. 법률 제14012호

[1971. 6. 24. 대통령령 제5680호 제정]

혈액관리법 시행령	타법개정 2019. 7. 2. 대통령령 제29950호 일부개정 2019. 5. 28. 대통령령 제29794호 타법개정 2016. 6. 30. 대통령령 제27299호

[1971. 11. 22. 보건사회부령 제384호 제정]

혈액관리법 시행규칙	타법개정 2018. 12. 28. 보건복지부령 제606호 일부개정 2018. 11. 19. 보건복지부령 제601호 일부개정 2017. 3. 27. 보건복지부령 제489호

6 핵심정리 및 예상문제

■ **제정 목적**

1) 혈액관리업무에 필요한 사항을 규정함
2) 수혈자 및 헌혈자를 보호함
3) 혈액관리를 적절하게 함
4) 국민보건의 향상에 이바지함

1. 혈액관리기본계획

수립자	보건복지부장관
수립시기	5년
목적	혈액의 안정적 수급 및 관리에 관한 정책의 효율적 추진
사항	▪ 헌혈 증진과 혈액관리의 발전 방향 및 목표 ▪ 혈액관리에 관한 각 부처 및 기관·단체의 협조에 관한 사항 ▪ 헌혈 및 수혈의 안전성 향상 방안 ▪ 혈액제제의 안전성 향상, 안정적 수급 및 적정한 사용 방안 ▪ 그 밖에 보건복지부장관이 혈액관리를 위하여 필요하다고 인정하는 사항
수립할 때	보건복지부장관은 미리 관계 중앙행정기관의 장과 협의

2. 용어의 정의

❑ 용어

용어	정의
혈액	인체에서 채혈한 혈구 및 혈장
혈액관리업무	수혈이나 혈액제제의 제조에 필요한 혈액을 채혈·검사·제조·보존·공급 또는 품질관리하는 업무
혈액원	혈액관리업무를 수행하기 위하여 허가를 받은 자
헌혈자	자기의 혈액을 혈액원에 무상으로 제공하는 사람
부적격혈액	채혈 시 또는 채혈 후에 이상이 발견된 혈액 또는 혈액제제로서 보건복지부령으로 정하는 혈액 또는 혈액제제
채혈금지대상자	감염병 환자, 약물복용 환자 등 건강기준에 미달하는 사람으로서 헌혈을 하기에 부적합하다고 보건복지부령으로 정하는 사람
특정수혈부작용	수혈한 혈액제제로 인하여 발생한 부작용으로서 보건복지부령으로 정하는 것
혈액제제	혈액을 원료로 하여 제조한 의약품
헌혈환급예치금	수혈비용을 보상하거나 헌혈사업에 사용할 목적으로 혈액원이 보건복지부장관에게 예치하는 금액
채혈	수혈 등에 사용되는 혈액제제를 제조하기 위하여 헌혈자로부터 혈액을 채취하는 행위
채혈부작용	채혈한 후에 헌혈자에게 나타날 수 있는 혈관미주신경반응 또는 피하출혈 등 미리 예상하지 못한 부작용

1. 혈액관리법의 목적은 (　　　　)업무에 필요한 사항을 규정함으로써 수혈자 및 (　　　　)를 (　　　　)하고 혈액관리를 적정하게 하여 국민보건의 향상에 이바지함이다. (　　　　)안에 들어갈 단어는?

1) 혈액관리－헌혈자－보호　2) 혈액관리－헌혈자－관리
3) 혈액관리－채혈자－보호　4) 혈액제조－헌혈자－보호
5) 혈액제조－헌혈자－관리

2. 용어의 설명으로 옳지 않은 것은?

1) 혈액－인체에서 채혈한 혈구 및 혈장
2) 혈액제제－혈액을 원료로 하여 제조한 의약품
3) 특정수혈부작용－수혈한 혈액제제로 인하여 발생한 부작용
4) 부적격혈액－채혈 시 또는 채혈 후에 이상이 발견된 혈액 또는 혈액제제
5) 헌혈자－자신의 혈액을 혈액관리업무를 행하는 기관에게 유상으로 제공하는 자

3. 용어의 설명으로 옳지 않은 것은?

1) 혈액－인체에서 채혈한 혈구 및 혈장
2) 헌혈자－자기의 혈액을 혈액원에 무상으로 제공하는 자
3) 특정수혈부작용－수혈한 혈액제제로 인하여 발생한 부작용으로서 보건복지부령이 정하는 것
4) 부적격혈액－현재 질환을 가진 질환자로부터 채혈된 혈액으로써 보건복지부령이 정하는 혈액 또는 혈액제제
5) 혈액관리업무－수혈 또는 혈액제제의 제조에 필요한 혈액을 채혈, 검사, 제조, 보존, 공급 또는 품질을 관리하는 업무

ANSWER　1. 1)　2. 5)　3. 4)

❑ 혈액관리업무

수혈 또는 혈액제제의 제조에 필요한 혈액을 채혈·검사·제조·보존·공급 또는 품질관리하는 업무

구분	항목		내용
채혈업무	실시자		▪의사 또는 간호사
	채혈전 실시사항		▪건강진단 실시 ▪헌혈기록카드 작성
	환경		▪채혈에 필요한 시설을 갖춘 곳에서 ▪의사의 지도하에 ▪항응고제가 포함된 혈액백 또는 성분채혈키트를 사용 ▪무균적으로
	1인 1회 채혈량		1인 1회 채혈량(항응고제 및 검사용 혈액 제외)은 다음의 110퍼센트를 초과하여서는 안됨(희귀혈액을 채혈하는 경우 예외)
			▪전혈채혈 : 400mL ▪성분채혈 : 500mL ▪2종류 이상 혈액성분을 동시에 채혈하는 다종성분채혈 : 600mL
	관리방법	전혈채혈	▪섭씨 1도 이상 10도 이하 ▪섭씨 20도 이상 24도 이하(혈소판제조용)
		혈소판성분채혈	섭씨 20도 이상 24도 이하
		혈장성분채혈	섭씨 6도 이하
보존업무	▪보존온도 유지장치와 그 유지온도 기록장치를 갖춤 ▪혈액제제의 부적격여부를 주기적으로 점검 ▪이상이 없는 혈액제제를 보존중에 폐기하거나 변질시키지 말아야 한다.		
공급업무	▪운송거리 및 시간을 고려 → 보존온도를 유지할 수 있는 적절한 용기에 넣어 운송·공급 ▪공급 시 혈액제제 운송 및 수령확인서 2부 작성, 1부 보관(3년간), 1부는 혈액제제를 수령자에게 교부, 혈액제제를 수령한 자는 해당 확인서를 3년간 보관		
품질관리업무	보건복지부장관이 고시하는 업무절차 및 정도관리 등에 관한 표준업무규정을 준수		

4. 혈액관리업무란 수혈이나 혈액제제의 제조에 필요한 혈액을 (　　　)하는 업무를 말한다. (　　　) 안에 들어갈 단어가 아닌 것은?

1) 양수　　2) 제조
3) 채혈　　4) 검사
5) 공급

5. 혈액관리업무에서 성인 1인 1회시 채혈할 수 있는 전혈의 범위는?

1) 400밀리리터　　2) 500밀리리터
3) 600밀리리터　　4) 700밀리리터
5) 800밀리리터

6. 혈액관리업무에 대한 설명 중 옳지 않은 것은?

1) 희귀혈액을 채혈할 경우에도 채혈량은 예외가 되어서는 안 된다.
2) 채혈은 무균적으로 하되, 채혈 직후 적절한 항응고제로 처리한다.
3) 1인 1회 채혈량은 전혈은 400밀리리터의 110퍼센트를 초과하지 아니한다.
4) 채혈업무를 담당한 의사 또는 간호사는 채혈 전에 건강검진 및 헌혈기록카드를 작성한다.
5) 전혈채혈한 경우 섭씨 1도 이상 10도 이하에서 관리한다(단, 혈소판 제조용 전혈채혈은 제외).

7. 혈액제제의 보존 및 공급업무와 관련된 업무 중 옳지 않은 것은?

1) 혈액제제의 부적격여부를 주기적으로 점검한다.
2) 보존온도 유지장치와 유지온도 기록장치를 갖추어야 한다.
3) 이상이 없는 혈액제제는 보존 중에 폐기하거나 변질시키지 말아야 한다.
4) 혈액제제운송서를 수령자에게 제출하고, 수령자는 서류를 5년간 보관한다.
5) 혈액제제를 운송할 때에는 운송거리와 시간을 고려하여 적절한 용기에 넣어 공급한다.

ANSWER 4. 1) 5. 1) 6. 1) 7. 4)

❑ 혈액원

혈액관리업무를 실시하기 위하여 허가를 받은 자	
허가권자	보건복지부장관
허가를 받을 수 있는 자	▪ 의료기관 ▪ 대한적십자사 ▪ 혈액제제제조업자(채혈 업무는 할 수 없음)
1인 이상의 의사를 두고 혈액의 검사·제조·보존 등 혈액제제 제조업무를 관리하게 하여야 함	

❑ 특정수혈부작용

수혈한 혈액제제로 인하여 발생한 부작용으로서 보건복지부령이 정하는 것	
유형	▪ 사망 ▪ 장애 ▪ 입원치료를 요하는 부작용 ▪ 바이러스 등에 의하여 감염되는 질병 ▪ 의료기관의 장이 위의 부작용과 유사하다고 판단하는 부작용

❑ 혈액제제

혈액을 원료로 하여 제조한 의약품	▪ 전혈 ▪ 농축적혈구 ▪ 신선동결혈장 ▪ 농축혈소판 ▪ 기타 보건복지부령이 정하는 혈액관련의약품

❑ 헌혈환급예치금

▪ 헌혈자등에 대하여 혈액제제를 환부하거나 헌혈사업에 사용할 목적으로 혈액원이 보건복지부장관에게 납부하는 금액

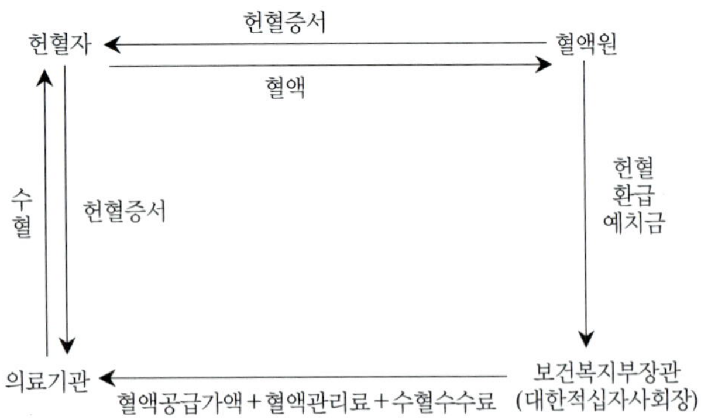

8. 혈액원 등이 보건복지부령에 따라 작성한 혈액관리업무에 관한 기록을 보존하여야 하는 기간은?
   1) 1년
   2) 2년
   3) 3년
   4) 5년
   5) 10년

9. 혈액관리업무를 할 수 없는 자는?
   1) 병원
   2) 의료인
   3) 요양병원
   4) 대한적십자사
   5) 혈액제제 제조업자

10. 채혈을 포함한 혈액관리업무를 할 수 있는 자는?
    1) 의료인
    2) 대한적십자사
    3) 보건복지부령이 정하는 혈액제제제조업자
    4) 의약품제조업 허가를 받은 혈액제제제조업자
    5) 약사법에 의해 품목별로 품목허가를 받은 혈액제제제조업자

11. 혈액관리법상 혈액제제라 할 수 없는 것은?
    1) 전혈
    2) 농축적혈구
    3) 농축혈소판
    4) 신선동결혈장
    5) 혈액원에서 정하는 혈액관련의약품

12. 헌혈환급적립금의 사용용도가 아닌 것은?
    1) 헌혈의 장려
    2) 수혈비용의 보상
    3) 혈액관리와 관련된 연구
    4) 혈액제제의 제조 및 관리
    5) 혈액원 혈액관리업무의 전산화에 대한 지원

13. 헌혈환급예치금으로 헌혈환급적립금을 조성·관리하는 사람은?
    1) 구청장
    2) 보건소장
    3) 시·도지사
    4) 중앙혈액원장
    5) 보건복지부장관

ANSWER 8. 5) 9. 2) 10. 2) 11. 5) 12. 4) 13. 5)

3. 혈액매매행위 등의 금지

대상	누구든지
금지 행위	금전·재산상의 이익 기타 대가적 급부 받고/받기로 약속/주고/주기로 약속하고 자신의 혈액/헌혈증서를 제공/받음/약속 ▪ 위반되는 행위 교사·방조/알선 ▪ 위반되는 행위가 있음을 알면서 그 행위와 관련되는 혈액을 채혈/수혈

4. 헌혈자 보호와 의무 등

보호	헌혈현장에서 존중받아야 함	
	환경	▪ 채혈할 때에는 쾌적하고 안전한 환경에서 하여야 함 ▪ 적격여부 판정을 위한 문진사항의 기록과 면담은 헌혈자의 개인비밀이 보호될 수 있는 환경에서 실시하여야 함
	채혈 부작용	▪ 발생여부를 세심히 관찰 ▪ 채혈부작용을 예방하기 위하여 필요한 조치를 취하여야 함 ▪ 채혈부작용을 보이는 경우 혈액원은 지체없이 적절한 조치를 취하여야 함
의무	헌혈자	혈액의 채혈 및 공급을 위하여 신상 및 병력에 대한 정보를 사실대로 성실하게 제공
	혈액원	헌혈자의 자유의사로 헌혈할 수 있도록 헌혈에 관한 유의사항을 설명하고 헌혈자로부터 채혈에 대한 동의를 얻어야 함

14. 혈액관리와 관련된 내용으로 옳지 않은 것은?

1) 보건복지부장관은 건강한 국민에게 헌혈을 권장할 수 있다.
2) 금전이나 재산상의 이익을 받기로 하고 혈액을 매매할 수 없다.
3) 혈액매매행위가 있음을 알았을 때에는 혈액채혈이나 수혈을 하여서는 안 된다.
4) 혈액관리제도의 개선과 헌혈추진방안 마련을 위해 혈액원 산하에 혈액관리위원회를 설치한다.
5) 보건복지부장관은 혈액원의 헌혈자의 채혈에 필요한 경비의 일부 또는 전부를 보조할 수 있다.

15. 혈액과 관련된 적법한 행위는?

1) 혈액을 제공하고 금전을 받도록 알선하였다.
2) 상품권을 받고 자신의 헌혈증서를 제공하였다.
3) 금전을 받기로 하고 자신의 혈액을 제공하였다.
4) 직장상사에게 승진을 약속하고 혈액을 제공하였다.
5) 보건복지부장관이 국민의 헌혈정신을 고취시키기 위하여 헌혈의 날을 선정하였다.

16. 혈액관리법에 따라 가능한 행위는?

1) 헌혈증서를 매매하는 행위
2) 금전을 받고 헌혈증서를 알선하는 행위
3) 헌혈증서를 제시하고 무상으로 수혈받는 행위
4) 대가적 급부를 주기로 하고 타인의 혈액을 제공받는 행위
5) 대가적 급부를 받기로 하고 자신의 혈액을 제공하는 행위

ANSWER 14. 4) 15. 5) 16. 3)

5. 헌혈자의 신원확인 · 건강진단

시기		채혈 전
항목	신원확인	▪ 사진이 붙어 있어 본인임을 확인할 수 있는 주민등록증, 여권, 학생증, 그 밖의 신분증명서에 따라 그 신원을 확인해야 함 ▪ 학생, 군인 등의 단체헌혈의 경우 그 관리 · 감독자의 확인으로 대신할 수 있음
	건강진단	▪ 과거의 헌혈경력 및 혈액검사결과와 채혈금지대상자 여부의 조회 ▪ 문진 · 시진 및 촉진 ▪ 체온 및 맥박 측정 ▪ 체중 측정 ▪ 혈압 측정 ▪ 빈혈검사(유산동법에 따른 혈액비중검사, 혈색소검사, 적혈구용적률검사) ▪ 혈소판계수검사(혈소판성분채혈의 경우에만)

▪ 감염병 환자 및 건강기준에 미달하는 사람으로부터 채혈을 하여서는 안됨
▪ 신원이 확실하지 아니하거나 신원 확인에 필요한 요구에 따르지 아니하는 사람으로부터 채혈을 하여서는 안됨

조회	내용	▪ 과거 헌혈경력과 그 혈액 검사결과 ▪ 채혈금지대상 여부
	예외	▪ 헌혈자 본인에게 수혈하기 위하여 채혈하는 경우 ▪ 천재지변, 재해, 그 밖에 이에 준하는 사유로 인하여 전산 또는 유선 등의 방법으로 정보조회가 불가능한 경우 ▪ 긴급하게 수혈하지 아니하면 수혈자의 생명이 위태로운 경우로서 신속한 정보조회가 불가능한 경우

보건복지부장관은 혈액제제의 안전성을 확보하기 위하여 필요하다고 인정할 때에는 관계 중앙행정기관의 장 또는 공공기관의 장으로 하여금 감염병 환자 또는 약물복용환자 등의 관련 정보를 혈액원 등에 제공하도록 요청할 수 있음

정보의 범위	▪ 감염병환자 및 약물복용환자 등의 주민등록번호 등 인적 사항 ▪ 진단명 또는 처방약물명 ▪ 진단일 또는 처방일

❑ 채혈금지대상자

감염병환자, 약물복용환자 등 건강기준에 미달하는 자로서 헌혈을 하기에 적합하지 아니하다고 보건복지부령으로 정하는 자

공통기준	건강진단 관련요인	체중	남자	50킬로그램 미만
			여자	45킬로그램 미만
		체온	섭씨 37.5도를 초과	
		혈압	수축기	90mmHg 미만 또는 180mmHg 이상
			이완기	100mmHg 이상
		맥박	분당 50회 미만 또는 100회를 초과	
	질병 관련요인	감염병	▪ 만성 B형·C형간염, AIDS, 바베스열원충증, 샤가스병/크로이츠펠트-야콥병 환자 등 ▪ 일정기간 채혈금지 대상자 • 말라리아 병력자(3년), 브루셀라증 병력자(2년), 매독 병력자(1년), 급성 B형간염 병력자(6개월)	
		그 밖의 질병	▪ 발열, 인후통, 설사 등 급성 감염성 질환이 의심되는 증상이 없어진지 3일이 경과하지 아니한 자 ▪ 암환자, 만성폐쇄성폐질환 등 호흡기 질환자, 간경변 등 간질환자, 심장병환자, 당뇨병환자, 류마티즘 등 자가면역질환자, 신부전 등 신장질환자, 혈우병, 적혈구증다증 등 혈액질환자, 한센병환자, 성병환자(매독환자 제외), 알콜중독자, 마약중독자 또는 경련환자	
	약물/예방접종 관련요인	약물	▪ 아스피린을 투여 받은 후 3일, 티클로피딘: 2주(혈소판 헌혈의 경우에 한함) ▪ 이소트레티노인, 피나스테라이드 성분의 약물: 1개월 ▪ 두타스테라이드 성분의 약물: 6개월 ▪ B형간염 면역글로불린, 태반주사제: 1년 ▪ 아시트레틴 성분의 약물: 3년 ▪ 과거력(에트레티네이트 성분의 약물, 소에서 유래한 인슐린, 뇌하수체 유래 성장호르몬, 변종크로이츠펠트-야콥병의 위험지역에서 채혈된 혈액의 혈청으로 제조된 진단시약 등 투여자)	
		예방접종	▪ 콜레라, A형 간염, 주사용 장티푸스, DPT, 주사용 소아마비, 일본뇌염, B형간염, 공수병, 신증후군출혈열 인플루엔자, 탄저 예방접종 후 24시간이 경과하지 아니한 자 ▪ 경구용 장티푸스, 홍역, 유행성이하선염, 황열, 경구용 소아마비 예방접종을 투여 받고 2주가 경과하지 아니한 자 ▪ 풍진, 수두 예방접종 또는 BCG 접종 후 1개월이 경과하지 아니한 자	

17. 헌혈자의 건강진단 내용과 관련되지 않는 것은?
1) 혈압측정
2) 빈혈검사
3) 소변검사
4) 문진 · 시진 및 촉진
5) 체온 · 맥박 · 체중 측정

18. 채혈이 가능한 자는?
1) B형 간염환자
2) 체온이 39℃인 사람
3) 체중이 38kg인 여성
4) 혈압이 140/100mmHg
5) 본인이 출산한 신생아에게 수혈하고자 하는 산모

19. 채혈금지 대상자는?
1) 분만 후 8개월인 자
2) 체중이 50kg인 남자
3) 구강 체온이 37.3℃인 자
4) 이완기 혈압이 95mmHg인 자
5) 분당 맥박이 100회 초과인 자

20. 채혈금지 대상자는?
1) BCG 접종 후 3주 경과한 자
2) 풍진 접종 후 1개월 경과한 자
3) 황열 예방접종 후 3주가 경과한 자
4) 말라리아 치료 후 3년이 경과한 자
5) 한센병에 걸렸다가 완치 판정을 받은 자

21. 채혈이 가능한 자는?
1) 체중이 49kg인 남성
2) 혈압이 130/100mmHg인 자
3) 당뇨로 정기적 혈당검사를 받으러 온 자
4) B형 간염 병력자로 완치 후 3개월이 지난 자
5) 말라리아 병력자로 치료를 종료한 후 5년이 경과된 자

22. 채혈이 가능한 자는?
1) 체중이 38kg인 여성
2) 혈압이 180/110mmHg인 자
3) 2년 전 수혈경험이 있는 알코올 중독자
4) 본인이 출산한 신생아에게 수혈하고자 하는 산모
5) 경구용 장티프스 예방접종약을 복용한지 1주일이 된 자

ANSWER 17. 3) 18. 5) 19. 5) 20. 1) 21. 5) 22. 4)

6 혈액의 안전성 확보

구분			내용
적격여부검사	채혈하여 검사	항목	▪간기능검사(ALT검사; 수혈용으로 사용되는 혈액만 해당) ▪비(B)형간염검사 ▪시(C)형간염검사 ▪매독검사 ▪후천성면역결핍증검사 ▪인체티(T)림프영양성바이러스검사(혈장성분은 제외)
		예외	다음의 어느 하나에 해당하는 경우로서 HBV · HCV · HIV 핵산증폭검사 및 인체티(T)림프영양성바이러스검사를 하는 경우에는 그 결과를 수혈 후에 확인할 수 있음 ▪도서지역에서 긴급하게 수혈하지 않으면 생명이 위태로운 상황 또는 기상악화 등으로 적격여부가 확인된 혈액 · 혈액제제를 공급받을 수 없는 경우 ▪성분채혈백혈구 또는 성분채혈백혈구혈소판을 수혈하는 경우 ▪헌혈자 본인에게 수혈하기 위하여 채혈한 때
	헌혈금지약물복용여부 확인	영구적 헌혈금지약물	▪에트레티네이트 성분의 약물 ▪뇌하수체 유래 성장호르몬 ▪소에서 유래한 인슐린 ▪변종크로이츠펠트-야콥병(vCJD) 위험지역에서 채혈된 혈액의 혈청으로 제조된 진단시약
		상대적 헌혈금지약물	▪아시트레틴 성분의 약물 ▪B형간염 면역글로불린 또는 태반주사제 ▪두타스테라이드 성분의 약물 ▪이소트레티노인 또는 피나스테라이드 성분의 약물
			▪혈액원은 헌혈금지약물복용여부 확인 결과 부적격혈액을 발견하였으나 그 혈액이 이미 의료기관으로 출고된 경우에는 해당 의료기관에 부적격혈액에 대한 사항을 즉시 알리고, 부적격혈액을 폐기처분하도록 조치를 하여야 함(공급혈액원, 부적격혈액정보, 채혈일자 및 공급일자) ▪의료기관은 사용내역, 처리결과를 혈액원에 지체없이 알려야 함
	검사자		의사의 지도하에 임상병리사
	통보		▪검사결과(후천성면역결핍증 검사결과 제외)를 헌혈자에게 통보 ▪헌혈자가 적격으로 판정된 검사결과의 통보를 명시적으로 거부한 경우는 예외

구분			내용
부적격혈액처분	폐기처분		폐기처분하고 그 결과를 보건복지부장관에게 보고(다음달 10일까지)
		예외	▪예방접종약의 원료로 사용되는 경우 ▪의학연구 또는 의약품 · 의료기기 개발에 사용되는 경우 ▪혈액제제 등 의약품이나 의료기기의 품질관리를 위한 시험에 사용되는 경우
		폐기처분 전 처리	▪부적격혈액이 발견된 즉시 식별이 용이하도록 혈액용기의 겉면에 그 사실 및 사유를 기재할 것 ▪적격혈액과 분리하여 잠금장치가 설치된 별도의 격리공간에 보관할 것
	결과보고		부적격혈액처리현황을 작성하여 다음달 10일까지 보건복지부장관에게 제출
부적격혈액의 수혈통보			혈액원은 부적격혈액의 수혈 등으로 사고가 발생할 위험이 있거나 사고가 발생하였을 때에는 이를 그 혈액을 수혈받은 사람에게 알려야 함
	통보사항		▪공급혈액원에 관한 사항 ▪수혈 의료기관에 관한 사항 ▪수혈자 정보에 관한 사항 ▪부적격혈액 정보에 관한 사항 ▪부적격혈액의 채혈일자, 공급일자 및 수혈일자
혈액정보관리	절차		혈액원은 헌혈자 및 그의 혈액검사에 관한 정보를 보고(3일 이내)하여야 하며 보건복지부장관은 보고받은 정보를 적절히 유지 · 관리하여야 함
	내용		▪헌혈자의 인적사항 ▪혈액 및 혈액제제 종류 ▪헌혈일자 및 헌혈증서번호 ▪혈액검사 결과
혈액의 공급/폐기	절차		혈액원은 혈액정보를 통보한 혈액을 공급하거나 폐기한 때에는 공급일 또는 폐기일부터 7일 이내에 대한적십자사 회장에게 통보하여야 함
	내용		▪혈액을 혈액제제로 제조하여 공급한 경우: 혈액제제의 공급일자/공급처 ▪혈액이 부적격혈액으로 분류되어 폐기처분한 경우: 혈액제제의 폐기일자/폐기사유

❑ 부적격혈액

<table>
<tr><td colspan="3">채혈 시/채혈 후에 이상이 발견된 혈액 또는 혈액제제로서 보건복지부령이 정하는 혈액/혈액제제</td></tr>
<tr><td>범위</td><td colspan="2">▪ 채혈과정에서 응고 또는 오염된 혈액 및 혈액제제
▪ 혈액선별검사에서 부적격기준에 해당되는 혈액 및 혈액제제
▪ 채혈금지대상자 기준 중 감염병 요인, 약물 요인 및 선별검사결과 부적격 요인에 해당하는 자로부터 채혈된 혈액 및 혈액제제
▪ 심한 혼탁을 보이거나 변색 또는 용혈된 혈액 및 혈액제제
▪ 혈액용기의 밀봉 또는 표지가 파손된 혈액 및 혈액제제
▪ 보존기간이 경과한 혈액 및 혈액제제
▪ 그 밖에 안전성 등의 이유로 부적격 요인에 해당한다고 보건복지부장관이 정하는 혈액 및 혈액제제</td></tr>
<tr><th colspan="3">선별검사</th></tr>
<tr><th colspan="2">검사항목 및 검사방법</th><th>부적격기준</th></tr>
<tr><td>비(B)형간염검사</td><td>HBsAg 검사</td><td>양성</td></tr>
<tr><td rowspan="2">시(C)형간염검사</td><td>Anti-HCV 검사</td><td>양성</td></tr>
<tr><td>HCV 핵산증폭검사</td><td>양성</td></tr>
<tr><td rowspan="2">후천성면역결핍증검사</td><td>Anti-HIV 검사</td><td>양성</td></tr>
<tr><td>HIV 핵산증폭검사</td><td>양성</td></tr>
<tr><td>인체티(T)림프영양성바이러스검사(혈장성분은 제외)</td><td>Anti-HTLV-Ⅰ/Ⅱ</td><td>양성</td></tr>
<tr><td colspan="2">매독검사</td><td>양성</td></tr>
<tr><td colspan="2">간기능검사(ALT검사; 수혈용으로 사용되는 혈액만 해당)</td><td>101 IU/L 이상</td></tr>
</table>

23. 혈액의 안전성을 확보하기 위한 사항 중 적합하지 않은 것은?

1) 혈액원은 채혈한 혈액의 적격여부를 검사하고 확인해야 한다.
2) 부적격혈액은 누출되지 않도록 혈액용기별로 밀포장하여 보건복지부로 이송한다.
3) 검사결과 부적격 혈액을 발견한 때에는 혈액용기 겉면에 그 사실 및 사유를 기재한다.
4) 이송된 부적격 혈액은 예방접종약의 원료, 의학연구 또는 의약품 개발에 사용할 경우를 제외하고는 폐기처분한다.
5) 보건복지부장관은 혈액의 품질관리를 위하여 혈액원에게 필요한 보고와 관계공무원으로 하여금 혈액원의 장부, 서류 및 물건을 검사하게 할 수 있다.

24. 수혈용으로 사용하고자 할 때 혈액의 적격여부 검사에 포함되지 않는 것은?

1) ALT검사　　2) 결핵검사
3) 매독검사　　4) C형 간염검사
5) 후천성면역결핍증검사

25. 혈액의 적격여부를 검사하여야 하는 기관은?

1) 혈액원　　2) 보건소
3) 의료기관　　4) 보건복지부
5) 대한적십자사

26. 부적격혈액을 폐기처분해야 하는 경우는?

1) 의학연구에 사용되는 경우
2) 예방접종약의 원료로 사용되는 경우
3) 성분수혈제로 개발되기 위해 사용되는 경우
4) 의약품의 품질관리를 위한 시험에 사용되는 경우
5) 혈액제제 품질관리를 위한 시험에 사용되는 경우

27. 혈액원은 헌혈자에 대한 혈액정보를 누구에게 보고하여야 하는가?

1) 보건소장　　2) 질병관리본부장
3) 혈액제제제조업자　　4) 대한적십자사 회장
5) 채혈한 의료기관 담당의

28. 혈액원에서 대한적십자사회장에게 혈액정보를 통보할 때 기재해야 하는 것으로 옳지 않은 것은?

1) 헌혈증서번호　　2) 혈액검사결과
3) 혈액제제 종류　　4) 헌혈자 인적사항
5) 채혈자 인적사항

29. 혈액관리업무를 하는 자가 부적격혈액을 발견하여 폐기처분하였을 때 그 결과를 보고해야 하는 대상은?

1) 혈액원장　　2) 보건소장
3) 보건복지부장관　　4) 혈액제제제조업자
5) 시장・군수・구청장

30. 수혈용으로 사용하려고 할 때 채혈한 혈액에 지체 없이 시행하여야 할 검사가 아닌 것은?

1) 매독검사　　2) A형간염검사
3) B형간염검사　　4) ALT검사
5) 후천성면역결핍증 검사

31. 부적격혈액이 아닌 것은?

1) 혈액용기가 파손된 혈액
2) 보존기간이 경과한 혈액제제
3) 간기능검사(ALT검사) 결과 60 IU/L인 혈액
4) 혈액용기의 표지가 파손된 혈액제제
5) AIDS검사 결과, 양성 판정을 받은 혈액

ANSWER 23. 2) 24. 2) 25. 1) 26. 3) 27. 4) 28. 5) 29. 3) 30. 2) 31. 3)

7 특정수혈부작용에 대한 조치

<table>
<tr><td colspan="4">수혈한 혈액제제로 인하여 발생한 부작용으로서 보건복지부령이 정하는 것</td></tr>
<tr><td>유형</td><td colspan="3">▪사망
▪장애
▪입원치료를 요하는 부작용
▪바이러스 등에 의하여 감염되는 질병
▪의료기관의 장이 위의 부작용과 유사하다고 판단하는 부작용</td></tr>
<tr><td rowspan="7">조치</td><td rowspan="2">신고</td><td>시기</td><td>▪특정수혈부작용발생사실을 확인한 날부터 15일 이내
▪사망의 경우에는 지체없이</td></tr>
<tr><td>절차</td><td>의료기관의 장 → 보건소장 → 시·도지사</td></tr>
<tr><td rowspan="2">보고</td><td>시기</td><td>▪다음달 10일까지
▪사망의 경우에는 지체없이</td></tr>
<tr><td>절차</td><td>시·도지사 → 보건복지부장관</td></tr>
<tr><td rowspan="2">실태조사</td><td colspan="2">보건복지부장관은 특정수혈부작용의 발생신고를 받으면 그 발생 원인의 파악 등을 위한 실태조사를 하여야 함 (특정수혈부작용과 관련된 의료기관의 장과 혈액원등은 실태조사에 협조하여야 함)</td></tr>
<tr><td>내용</td><td>▪수혈자의 인적사항, 수혈기록 및 의무기록 조사
▪헌혈자의 헌혈기록 및 과거 헌혈혈액 검사결과 조회
▪수혈자 및 헌혈자의 특정수혈부작용 관련 진료내역 및 검사결과 확인
▪헌혈혈액 보관검체 검사결과 확인
▪헌혈자 채혈혈액 검사결과 확인</td></tr>
<tr><td rowspan="2">보상</td><td>대상</td><td colspan="2">특정수혈부작용 및 채혈부작용에 대한 보상금</td></tr>
<tr><td>범위</td><td colspan="2">▪진료비 ▪장제비
▪일실소득 ▪위자료
▪장애인이 된 자에 대한 일시보상금
▪사망한 자에 대한 일시보상금</td></tr>
</table>

32. 의료기관의 장이 사망이 아닌 특정수혈부작용 발생사실을 확인하였을 때 취해야 할 옳은 조치는?

1) 지체없이 대한적십자사회장에게 신고
2) 지체없이 시장·군수·구청장에게 신고
3) 지체없이 혈액원을 거쳐 보건소장에게 신고
4) 15일 이내에 보건소장을 거쳐 시·도지사에게 신고
5) 15일 이내에 시·도지사를 거쳐 보건복지부장관에게 신고

33. 특정수혈부작용에 대한 조치는?

1) 관련 의료기관의 장과 혈액원은 실태조사에 협조한다.
2) 헌혈혈액 보관검체 검사결과 확인은 실태조사에 포함되지 않는다.
3) 대한적십자사 회장은 특정수혈부작용 발생에 따른 실태조사를 실시한다.
4) 의료기관의 장은 특정수혈부작용으로 환자가 사망한 경우, 15일 이내에 보건소장을 거쳐 시·도지사에게 신고한다.
5) 시·도지사는 특정수혈부작용으로 인한 환자사망 신고를 받은 경우, 매월 말 기준으로 수혈부작용 발생현황보고서를 작성하여 다음 달 10일까지 보건복지부장관에게 제출한다.

34. 혈액관리법에 따른 특정수혈부작용에 해당하지 않는 것은?

1) 사망
2) 장애
3) 외래치료를 요하는 부작용
4) 바이러스 등에 의하여 감염되는 질병
5) 의료기관의 장이 특정수혈부작용과 유사하다고 판단되는 부작용

35. 특정수혈부작용이 발생한 경우에 보건소장에게 신고해야 하는 자는?

1) 의사　2) 혈액원
3) 간호사　4) 의료기관장
5) 임상병리사

36. 수혈을 받은 자가 사망하였다면 의료기관의 장은 특정수혈부작용 발생 사실을 확인한 날로부터 며칠 이내에 신고하여야 하는가?

1) 지체없이　2) 7일 이내
3) 15일 이내　4) 매월 말
5) 다음 달 10일 이내

37. 의료기관장은 특정수혈부작용이 발생한 경우 누구에게 신고하여야 하는가?

1) 구청장　2) 보건소장
3) 혈액원장　4) 대한적십자사 회장
5) 혈액제제제조업자

38. 혈액원이 지급하는 특정수혈부작용 및 채혈부작용에 대한 보상금의 범위에 속하지 않는 것은?

1) 진료비　2) 위자료
3) 간병비　4) 장제비
5) 일시보상금

ANSWER 32. 4) 33. 1) 34. 3) 35. 4) 36. 1) 37. 2) 38. 3)

6 혈액관리법

시행령 · 시행규칙

제1조 [목 적] 이 법은 혈액관리업무에 관하여 필요한 사항을 규정함으로써 수혈자와 헌혈자(獻血者)를 보호하고 혈액관리를 적절하게 하여 국민보건의 향상에 이바지함을 목적으로 한다.

시행령

영제1조 (목 적) 이 영은 「혈액관리법」에서 위임된 사항과 그 시행에 관하여 필요한 사항을 규정함을 목적으로 한다.

시행규칙

칙제1조 (목 적) 이 규칙은 「혈액관리법」 및 동법 시행령에서 위임된 사항과 그 시행에 관하여 필요한 사항을 규정함을 목적으로 한다.

제2조 [정 의] 이 법에서 사용하는 용어의 뜻은 다음과 같다.

1. "혈액"이란 인체에서 채혈(採血)한 혈구(血球) 및 혈장(血漿)을 말한다.
2. "혈액관리업무"란 수혈(輸血)이나 혈액제제(血液製劑)의 제조에 필요한 혈액을 채혈·검사·제조·보존·공급 또는 품질관리하는 업무를 말한다.
3. "혈액원"이란 혈액관리업무를 수행하기 위하여 제6조제3항에 따라 허가를 받은 자를 말한다.
4. "헌혈자"란 자기의 혈액을 혈액원에 무상(無償)으로 제공하는 사람을 말한다.
5. "부적격혈액"이란 채혈 시 또는 채혈 후에 이상이 발견된 혈액 또는 혈액제제로서 보건복지부령으로 정하는 혈액 또는 혈액제제를 말한다.
6. "채혈금지대상자"란 감염병 환자, 약물복용 환자 등 건강기준에 미달하는 사람으로서 헌혈을 하기에 부적합하다고 보건복지부령으로 정하는 사람을 말한다.
7. "특정수혈부작용"이란 수혈한 혈액제제로 인하여 발생한 부작용으로서 보건복지부령으로 정하는 것을 말한다.
8. "혈액제제"란 혈액을 원료로 하여 제조한 「약사법」 제2조에 따른 의약품으로서 다음 각 목의 어느 하나에 해당하는 것을 말한다.
   가. 전혈(全血)
   나. 농축적혈구(濃縮赤血球)
   다. 신선동결혈장(新鮮凍結血漿)
   라. 농축혈소판(濃縮血小板)
   마. 그 밖에 보건복지부령으로 정하는 혈액 관련 의약품
9. "헌혈환급예치금"이란 제14조제4항에 따라 수혈비용을 보상하거나 헌혈사업에 사용할 목적으로 혈액원이 보건복지부장관에게 예치하는 금액을 말한다.
10. "채혈"이란 수혈 등에 사용되는 혈액제제를 제조하기 위하여 헌혈자로부터 혈액을 채취하는 행위를 말한다.
11. "채혈부작용"이란 채혈한 후에 헌혈자에게 나타날 수 있는 혈관미주신경반응 또는 피하출혈 등 미리 예상하지 못한 부작용을 말한다.

시행규칙

칙제2조 (부적격혈액 및 판정기준) 「혈액관리법」(이하 "법"이라 한다) 제2조제5호에 따른 부적격혈액의 범위와 법 제8조제3항에 따른 혈액 및 혈액제제의 적격여부에 관한 판정기준은 별표 1과 같다.

칙제2조의2 (채혈금지대상자) 법 제2조제6호에서 "보건복지부령으로 정하는 사람"이란 별표 1의2에 해당하는 사람을 말한다.

칙제3조 (특정수혈부작용) 법 제2조제7호에 따른 특정수혈부작용은 다음 각호의 1과 같다.

1. 사망
2. 장애(「장애인복지법」 제2조의 규정에 의한 장애를 말한다)
3. 입원치료를 요하는 부작용

4. 바이러스 등에 의하여 감염되는 질병
5. 의료기관의 장이 제1호 내지 제4호의 규정에 의한 부작용과 유사하다고 판단하는 부작용

칙 **제4조 (혈액관련의약품)** 법 제2조제8호마목에 따른 혈액관련의 약품은 별표 2와 같다.

제3조 [혈액 매매행위 등의 금지] ① 누구든지 금전, 재산상의 이익 또는 그 밖의 대가적 급부(給付)를 받거나 받기로 하고 자신의 혈액(제14조에 따른 헌혈증서를 포함한다)을 제공하거나 제공할 것을 약속하여서는 아니 된다.

② 누구든지 금전, 재산상의 이익 또는 그 밖의 대가적 급부를 주거나 주기로 하고 다른 사람의 혈액(제14조에 따른 헌혈증서를 포함한다)을 제공받거나 제공받을 것을 약속하여서는 아니 된다.

③ 누구든지 제1항 및 제2항에 위반되는 행위를 교사(敎唆)·방조 또는 알선하여서는 아니 된다.

④ 누구든지 제1항 및 제2항에 위반되는 행위가 있음을 알았을 때에는 그 행위와 관련되는 혈액을 채혈하거나 수혈하여서는 아니 된다.

제4조 [헌혈 권장 등] ① 보건복지부장관은 건강한 국민에게 헌혈을 권장할 수 있다.

② 보건복지부장관은 혈액원에 혈액관리업무에 필요한 경비의 전부 또는 일부를 보조할 수 있다.

③ 헌혈 권장에 필요한 사항은 대통령령으로 정한다.

시행령

영 **제2조 (헌혈의 권장)** ① 보건복지부장관은 「혈액관리법」(이하 "법"이라 한다) 제4조제3항의 규정에 의하여 혈액의 수급조절의 적정을 기하기 위하여 매년 헌혈권장에 관한 계획을 수립·시행하여야 한다.

② 국가 및 지방자치단체의 기관은 제1항의 제1항에 따른 헌혈권장에 적극 협조해야 하며, 대한적십자사 회장은 혈액의 수급조절을 위하여 공공단체·민간단체 또는 혈액원에 대하여 헌혈권장 등 필요한 협력을 요청할 수 있다. 〈개정 2019.5.28.〉

③ 보건복지부장관은 국민의 헌혈정신을 고취하고 헌혈권장을 위하여 헌혈의 날 또는 헌혈사상 고취기간을 설정할 수 있다.

④ 보건복지부장관은 헌혈에 관하여 특히 공로가 있는 자에게 훈장 또는 포장을 수여할 것을 상신하거나 표창을 행할 수 있다.

제4조의2 [헌혈자 보호와 의무 등] ① 헌혈자는 숭고한 박애정신의 실천자로서 헌혈을 하는 현장에서 존중받아야 한다.

② 헌혈자는 안전한 혈액의 채혈 및 공급을 위하여 신상(身上) 및 병력(病歷)에 대한 정보를 사실대로 성실하게 제공하여야 한다.

③ 혈액원이 헌혈자로부터 채혈할 때에는 쾌적하고 안전한 환경에서 하여야 한다.

④ 혈액원은 헌혈자가 자유의사로 헌혈할 수 있도록 헌혈에 관한 유의 사항을 설명하여야 하며, 헌혈자로부터 채혈에 대한 동의를 받아야 한다.

⑤ 헌혈 적격 여부를 판정하기 위한 문진(問診) 사항의 기록과 면담은 헌혈자의 개인비밀이 보호될 수 있는 환경에서 하여야 한다.

⑥ 혈액원은 채혈부작용의 발생 여부를 세심히 관찰하여야 하며, 채혈부작용을 예방하기 위하여 필요한 조치를 하여야 한다.

⑦ 헌혈자에게 채혈부작용이 나타나는 경우 혈액원은 지체 없이 적절한 조치를 하여야 한다.

⑧ 제1항부터 제7항까지에서 규정한 사항 외에 헌혈자를 보호하기 위하여 필요한 사항은 대통령령으로 정한다.

시행령

영 **제3조 (헌혈자의 보호)** 혈액원은 법 제4조의2제8항의 규정에 의하여 헌혈자에게 채혈직후 필요한 음료를 제공하는 등 헌혈자의 보호를 위한 조치를 하여야 한다.

제4조의3 [혈액관리기본계획의 수립] ① 보건복지부장관은 혈액의 안정적 수급 및 관리에 관한 정책을 효율적으로 추진하기 위하여 제5조에 따른 혈액관리위원회의 심의를 거쳐 혈액관리에 관한 기본계획(이하 "기본계획"이라 한다)을 5년마다 수립하여야 한다.

② 기본계획에는 다음 각 호의 사항이 포함되어야 한다.
1. 헌혈 증진과 혈액관리의 발전 방향 및 목표
2. 혈액관리에 관한 각 부처 및 기관·단체의 협조에 관한 사항
3. 헌혈 및 수혈의 안전성 향상 방안
4. 혈액제제의 안전성 향상, 안정적 수급 및 적정한 사용 방안
5. 그 밖에 보건복지부장관이 혈액관리를 위하여 필요하다고 인정하는 사항

③ 보건복지부장관은 기본계획을 수립할 때에는 미리 관계 중앙행정기관의 장과 협의하여야 한다.

④ 보건복지부장관은 기본계획의 수립 · 시행을 위하여 필요한 경우에는 관계 중앙행정기관의 장, 지방자치단체의 장, 관련 기관 · 단체 등에 필요한 자료 및 정보의 제공을 요청할 수 있다. 이 경우 자료 및 정보의 제공을 요청받은 자는 정당한 사유가 없으면 요청에 따라야 한다.

본조신설 2018.12.11.

제4조의4[헌혈추진협의회의 구성] ① 특별시장 · 광역시장 · 특별자치시장 · 도지사 · 특별자치도지사(이하 "시 · 도지사"라 한다) 또는 시장 · 군수 · 구청장은 헌혈 증진을 위한 홍보 및 적극적인 헌혈기부문화 조성을 위하여 지역사회의 주민 · 단체 또는 공공기관이 참여하는 헌혈추진협의회를 구성할 수 있다.

② 제1항에 따른 헌혈추진협의회의 구성 및 운영 등에 필요한 사항은 해당 특별시 · 광역시 · 특별자치시 · 도 · 특별자치도 또는 시 · 군 · 구의 조례로 정한다.

본조신설 2018.12.11.

제5조 [혈액관리위원회의 설치 및 운영] ① 혈액관리에 관한 다음 각 호의 사항을 심의하기 위하여 보건복지부장관 소속으로 혈액관리위원회(이하 "위원회"라 한다)를 둔다.

1. 혈액관리제도의 개선 및 헌혈 추진 방안
2. 제15조제2항에 따른 헌혈환급적립금의 활용 방안
3. 혈액 수가(酬價)의 조정
4. 혈액제제의 수급(需給) 및 안전성에 관한 사항
5. 혈액원의 개설 및 혈액관리업무의 심사평가에 관한 사항
6. 특정수혈부작용에 관한 사항
7. 기본계획의 수립에 관한 사항 신설 2018.12.11.
8. 그 밖에 혈액관리에 관하여 보건복지부장관이 위원회의 회의에 부치는 사항

② 위원회는 위원장 1명과 부위원장 1명을 포함하여 15명 이내의 위원으로 구성하고, 그 임기는 2년으로 한다. 다만, 공무원인 위원의 임기는 그 재임기간으로 한다.

③ 위원회의 위원장은 혈액관리에 관한 학식과 행정 경험을 두루 갖추고 생명윤리에 대한 인식이 확고한 사람 중에서 보건복지부장관이 위촉한다.

④ 제1항부터 제3항까지에서 규정한 사항 외에 위원회의 구성 및 운영에 필요한 사항은 대통령령으로 정한다.

시행령

영제4조 (혈액관리위원회의 구성) ① 삭제

② 법 제5조의 규정에 의한 혈액관리위원회(이하 "위원회"라 한다)의 부위원장은 보건복지부의 3급 공무원, 고위공무원단에 속하는 일반직공무원 또는 이에 상당하는 공무원 중에서 보건복지부장관이 임명한다.

③ 위원회의 위원은 다음 각 호의 자 중에서 보건복지부장관이 임명 또는 위촉한다.

1. 관계행정기관 소속 2급이나 3급 공무원 또는 이에 상당하는 공무원(고위공무원단에 속하는 공무원을 포함한다)
2. 혈액원에 종사하는 자를 대표하는 자
3. 비영리민간단체지원법 제2조의 규정에 의한 비영리민간단체의 장의 추천을 받은 자
4. 언론계를 대표하는 자
5. 변호사의 자격을 가진 자
6. 혈액관리업무에 관한 학식과 경험이 풍부한 자

영제4조의2 (위원회 위원의 해임 및 해촉) 보건복지부장관은 제4조제3항 각 호에 따른 위원이 다음 각 호의 어느 하나에 해당하는 경우에는 해당 위원을 해임하거나 해촉(解囑)할 수 있다.

1. 심신장애로 인하여 직무를 수행할 수 없게 된 경우
2. 직무와 관련된 비위사실이 있는 경우
3. 직무태만, 품위손상이나 그 밖의 사유로 인하여 위원으로 적합하지 아니하다고 인정되는 경우
4. 위원 스스로 직무를 수행하는 것이 곤란하다고 의사를 밝히는 경우

영제5조 (위원회의 운영) ① 위원회의 위원장(이하 "위원장"이라 한다)은 위원회를 대표하고 위원회의 업무를 총괄하며, 부위원장은 위원장을 보좌하고 위원장이 부득이한 사유로 직무를 수행할 수 없는 때에는 그 직무를 대행한다. 개정 2019.7.2.

② 위원장은 위원회의 회의를 소집하고, 그 의장이 된다.

③ 위원회의 회의는 보건복지부장관 또는 재적위원 3분의 1 이상의 요구가 있거나 위원장이 필요하다고 인정하는 때에 위원장이

소집한다.

④ 위원회의 회의는 재적위원 과반수의 출석으로 개의하고, 출석위원 과반수의 찬성으로 의결한다.

⑤ 위원장은 필요하다고 인정하는 경우에 관계공무원 또는 전문가를 위원회에 출석시켜 그 의견을 들을 수 있다.

⑥ 위원회의 서무를 처리하기 위하여 위원회에 간사 1인을 두되, 간사는 보건복지부장관이 그 소속공무원 중에서 임명한다.

⑦ 위원장은 위원회에서 심의한 사항을 지체없이 보건복지부장관에게 보고하여야 한다.

⑧ 삭제

영제5조의2 (소위원회) ① 위원회는 심의사항을 전문적으로 검토하기 위하여 전문분야별로 소위원회를 둘 수 있다.

② 소위원회는 7인 이내의 위원으로 구성하고, 소위원회의 위원장은 소위원회의 위원 중에서 호선한다.

③ 소위원회의 위원장은 소위원회의 심의결과를 위원회에 보고하여야 하고, 소위원회의 심의를 거친 사항 중 위원장이 경미하다고 인정하는 사항에 대하여는 위원회의 심의를 거친 것으로 본다.

영제5조의3 (수당 등의 지급) 위원회 및 소위원회에 출석한 위원·관계전문가에 대하여는 예산의 범위안에서 수당과 여비를 지급할 수 있다. 다만, 공무원인 위원이 그 소관업무와 직접 관련하여 출석하는 경우에는 그러하지 아니하다.

영제5조의4 (운영세칙) 이 영에서 규정한 것 외에 위원회 및 소위원회의 운영에 관하여 필요한 사항은 위원회의 의결을 거쳐 위원장이 정한다.

제6조 [혈액관리업무] ① 혈액관리업무는 다음 각 호의 어느 하나에 해당하는 자만이 할 수 있다. 다만, 제3호에 해당하는 자는 혈액관리업무 중 채혈을 할 수 없다.

1. 「의료법」에 따른 의료기관(이하 "의료기관"이라 한다)
2. 「대한적십자사 조직법」에 따른 대한적십자사(이하 "대한적십자사"라 한다)
3. 보건복지부령으로 정하는 혈액제제 제조업자

② 제1항제1호 및 제2호에 따라 혈액관리업무를 하는 자는 보건복지부령으로 정하는 기준에 적합한 시설·장비를 갖추어야 한다.

③ 제1항제1호 또는 제2호에 해당하는 자로서 혈액원을 개설하려는 자는 보건복지부령으로 정하는 바에 따라 보건복지부장관의 허가를 받아야 한다. 허가받은 사항 중 보건복지부령으로 정하는 중요한 사항을 변경하려는 경우에도 또한 같다.

④ 혈액관리업무를 하려는 자는 「약사법」 제31조에 따라 의약품 제조업의 허가를 받아야 하며, 품목별로 품목허가를 받거나 품목신고를 하여야 한다.

시행규칙

칙제5조 (혈액제제제조업자) 법 제6조제1항제3호에서 "보건복지부령이 정하는 혈액제제제조업자"라 함은 「약사법」 제31조에 따라 법 제2조제8호에 따른 혈액제제의 제조업허가를 받은 자를 말한다.

칙제5조의2 (시설·장비 등) 법 제6조제2항의 규정에 의하여 혈액관리업무를 행하는 자가 갖추어야 할 시설·장비 등은 별표 4와 같다.

칙제5조의3 (혈액원의 개설허가 및 변경허가) ① 법 제6조제3항의 규정에 의하여 혈액원의 개설허가를 받고자 하는 자는 별지 제1호서식에 의한 신청서에 다음 각 호의 서류를 첨부하여 보건복지부장관에게 제출하여야 한다.

1. 의료기관개설신고필증 또는 의료기관개설허가증 사본(의료기관인 경우에 한한다.)
2. 법 제6조의3제2항의 규정에 의한 혈액제제제조관리자(이하 "제조관리자"라 한다)의 의사면허증 사본(법 제17조의3의 규정에 의하여 혈액제제를 자체에서 소비할 목적으로 공급하는 혈액원을 제외한다.)
3. 혈액원으로 사용하고자 하는 건물 부분의 평면도와 구조설명서
4. 혈액원의 시설·장비 및 인력 현황을 기재한 서류
5. 혈액사업계획서
6. 제조하고자 하는 혈액제제의 품목 현황을 기재한 서류
7. 업무지침서

② 보건복지부장관은 혈액원의 개설허가를 하는 때에는 별지 제1호의2서식에 의한 혈액원 개설신청 및 허가대장에 해당사항을 기재하고, 신청인에게 별지 제1호의3서식에 의한 혈액원개설허가증을 교부하여야 한다.

③ 혈액원의 개설허가를 받은 자가 허가증을 분실 또는 훼손하여 재교부의 신청을 하고자 하는 때에는 별지 제1호의4서식에 의한 혈액원개설허가증 재교부신청서를 보건복지부장관에게 제출하여야 한다.

④ 법 제6조제3항에서 "보건복지부령이 정하는 중요한 사항"이라 함은 다음 각 호의 어느 하나에 해당하는 사항을 말한다.

1. 혈액원의 명칭
2. 혈액원의 소재지

2의2. 혈액원의 개설자 신설 2017.3.20.

2의3. 혈액원의 장 신설 2017.3.20.

3. 제조관리자
4. 혈액제제 제조품목
5. 혈액원 부속 채혈시설

⑤ 혈액원의 개설허가를 받은 자가 제4항 각호의 어느 하나에 해당하는 사항을 변경하기 위하여 변경허가를 받고자 하는 때에는 별지 제1호서식에 따른 신청서에 혈액원개설허가증과 변경내용을 증명하는 서류를 첨부하여 보건복지부장관에게 제출하여야 한다. 이 경우 제4항제5호에 따른 혈액원 부속 채혈시설을 새로 설치하거나 추가할 때에는 다음 각 호에 따른 서류를 제출하여야 한다. 〈개정 2017.3.20.〉

1. 혈액원 부속 채혈시설로 사용되는 건물의 평면도 및 구조설명서 각 1부 〈신설 2017.3.20.〉
2. 혈액원 부속 채혈시설의 시설 · 장비 및 인력 현황을 기재한 서류 1부 〈신설 2017.3.20.〉
3. 혈액원 부속 채혈시설 운영계획서 1부 〈신설 2017.3.20.〉

⑥ 보건복지부장관은 변경허가를 하는 때에는 혈액원개설허가증을 재교부하여야 한다.

제6조의2 [혈액관리업무의 금지 등] ① 제6조제3항에 따라 보건복지부장관의 허가를 받지 아니한 자는 혈액관리업무를 하지 못한다. 다만, 제6조제1항제3호에 해당하는 자는 그러하지 아니하다.

② 이 법에 따라 혈액원으로 허가받지 아니한 자는 혈액원 또는 이와 유사한 명칭을 사용하지 못한다.

제6조의3 [혈액제제 제조관리자 등] ① 혈액원에는 1명 이상의 의사를 두고 혈액의 검사 · 제조 · 보존 등 혈액제제 제조업무를 관리하게 하여야 한다.

② 제1항에 따라 혈액제제의 제조업무를 관리하는 사람(이하 "제조관리자"라 한다)은 혈액제제의 제조업무에 종사하는 사람에 대한 지도 · 감독에 관한 사항과 품질관리, 제조시설의 관리 및 그 밖에 그 제조관리에 관하여 보건복지부령으로 정하는 사항을 준수하여야 한다.

③ 혈액원의 장 등은 제조관리자의 관리업무를 방해하여서는 아니 되며, 제조관리자가 그 의무 이행을 위하여 필요한 사항을 요청하면 정당한 사유 없이 그 요청을 거부하여서는 아니 된다.

시행규칙

칙 **제5조의4 (제조관리자의 준수사항)** 법 제6조의3제2항의 규정에 의하여 혈액원의 제조관리자가 준수하여야 하는 사항은 다음 각 호와 같다.

1. 보건위생상 위해가 없도록 혈액의 검사 · 혈액제제의 제조 · 보존 등 혈액제제의 제조업무에 필요한 시설 및 장비를 위생적으로 관리할 것
2. 혈액제제 제조업무에 종사하는 자에 대한 교육계획을 수립하고 연 2회 이상 교육을 실시할 것
3. 혈액제제 제조업무가 업무지침서에 맞게 수행되는지 여부를 연 1회 이상 점검하고 그 내용을 기록할 것
4. 혈액제제 제조과정에 대한 시험검사를 실시할 것

제6조의4 [혈액원의 휴업 등의 신고] ① 혈액원의 개설자가 그 업무를 휴업 · 폐업 또는 재개업하려는 경우에는 보건복지부령으로 정하는 바에 따라 신고하여야 한다.

② 혈액원의 개설자는 제1항에 따라 폐업 또는 휴업의 신고를 할 때에는 제12조 또는 제12조의2에 따라 기록 · 보존하고 있는 혈액관리업무기록 등을 대한적십자사 회장에게 이관(移管)하여야 한다. 다만, 혈액원의 개설자가 보건복지부령으로 정하는 바에 따라 혈액관리업무기록 등의 보관계획서를 제출하여 보건복지부장관의 허가를 받은 경우에는 이를 직접 보관할 수 있다.

시행규칙

칙 **제5조의5 (혈액원의 휴업 등의 신고 등)** ① 혈액원의 개설자가 법 제6조의4제1항의 규정에 의하여 휴업 · 폐업 또는 재개업하고자 하는 때에는 별지 제1호의5서식에 의한 혈액원 휴 · 폐업 및 재개업신고서를 보건복지부장관에게 제출하여야 한다. 이 경우 휴업 또는 폐업신고시에는 혈액원개설허가증을 첨부하여야 한다.

② 법 제6조의4제2항 본문의 규정에 의하여 혈액원을 폐업 또는 휴업하는 자가 대한적십자사총재에게 이관하여야 하는 서류는 다음 각 호와 같다.

1. 제14조제1항 각 호의 서류
2. 미사용한 헌혈증서
3. 헌혈환급예치금 납부 관련 서류

③ 법 제6조의4제2항 단서의 규정에 의하여 혈액관리업무기록 등을 자체 보관하기 위하여 허가를 받고자 하는 혈액원의 개설자는 별지 제1호의6서식에 의한 혈액관리업무기록 보관계획서를 보건복지부장관에게 제출하여야 한다.

제7조 [헌혈자의 신원 확인 및 건강진단 등] ① 혈액원은 보건복지부령으로 정하는 바에 따라 채혈 전에 헌혈자에 대하여 신원 확인 및 건강진단을 하여야 한다.

② 혈액원은 보건복지부령으로 정하는 감염병 환자 및 건강기준에 미달하는 사람으로부터 채혈을 하여서는 아니 된다.

③ 혈액원은 신원이 확실하지 아니하거나 신원 확인에 필요한 요구에 따르지 아니하는 사람으로부터 채혈을 하여서는 아니 된다.

④ 보건복지부장관은 혈액제제의 안전성을 확보하기 위하여 필요하다고 인정할 때에는 관계 중앙행정기관의 장 또는 공공기관의 장으로 하여금 감염병 환자 또는 약물복용 환자 등의 관련 정보를 혈액원 등에 제공하도록 요청할 수 있다. 이 경우 관계 중앙행정기관의 장 또는 공공기관의 장은 정당한 사유가 없으면 그 요청에 따라야 한다.

⑤ 혈액원은 보건복지부령으로 정하는 바에 따라 헌혈자로부터 채혈하기 전에 채혈금지대상 여부 및 과거 헌혈경력과 그 검사 결과를 조회하여야 한다. 다만, 천재지변, 긴급 수혈 등 보건복지부령으로 정하는 경우에는 그러하지 아니하다.

⑥ 제4항과 제5항에 따른 정보제공의 범위 및 조회 등에 관한 구체적인 사항은 보건복지부령으로 정한다.

시행규칙

칙 **제6조 (헌혈자의 건강진단 등)** ① 법 제7조제1항에 따라 혈액원은 헌혈자로부터 채혈하기 전에 사진이 붙어 있어 본인임을 확인할 수 있는 주민등록증, 여권, 학생증, 그 밖의 신분증명서에 따라 그 신원을 확인하여야 한다. 다만, 학생, 군인 등의 단체헌혈의 경우 그 관리·감독자의 확인으로 갈음할 수 있다.

② 제1항에 따른 신원확인 후에 혈액원은 헌혈자에 대하여 채혈을 실시하기 전에 다음 각 호에 해당하는 건강진단을 실시하여야 한다.
1. 과거의 헌혈경력 및 혈액검사결과와 채혈금지대상자 여부의 조회
2. 문진·시진 및 촉진
3. 체온 및 맥박 측정
4. 체중 측정
5. 혈압 측정
6. 다음 각 목의 어느 하나에 따른 빈혈검사
   가. 황산구리법에 따른 혈액비중검사
   나. 혈색소검사
   다. 적혈구용적률검사
7. 혈소판계수검사(혈소판성분채혈의 경우에만 해당한다)

③ 혈액원은 제2항제1호에 따른 조회를 하려는 때에는 별지 제1호의7서식의 신청서(전자문서를 포함한다)를 대한적십자사총재에게 제출하여야 한다.

④ 대한적십자사총재는 제3항에 따른 신청을 받은 때에는 제2항제1호에 따른 사항을 확인한 후 그 내용을 지체 없이 혈액원에 통지(전자문서를 포함한다)하여야 한다.

⑤ 법 제7조제5항 단서에 따라 제2항제1호에 따른 조회를 하지 아니할 수 있는 경우는 다음 각 호와 같다.
1. 헌혈자 본인에게 수혈하기 위하여 채혈하는 경우
2. 천재지변, 재해, 그 밖에 이에 준하는 사유로 인하여 전산 또는 유선 등의 방법으로 정보조회가 불가능한 경우
3. 긴급하게 수혈하지 아니하면 수혈자의 생명이 위태로운 경우로서 신속한 정보조회가 불가능한 경우

⑥ 법 제7조제6항에 따른 혈액원 등이 제공받을 수 있는 정보의 범위는 다음 각 호와 같다.
1. 감염병환자 및 약물복용환자 등의 주민등록번호 등 인적 사항
2. 진단명 또는 처방약물명
3. 진단일 또는 처방일

칙 **제7조 (채혈금지대상자의 범위)** 법 제7조제2항에 따른 감염병환자 및 건강기준에 미달하는 자는 별표 1의2와 같다. 다만, 헌혈자 본인에게 수혈하기 위하여 채혈을 하려는 때에는 별표 1의2에 따른 기준을 적용하지 아니한다.

제7조의2 [채혈금지대상자의 관리] ① 보건복지부장관은 보건복지부령으로 정하는 바에 따라 채혈금지대상자의 명부를 작성·관리할 수 있다.

② 혈액원은 채혈금지대상자로부터 채혈을 하여서는 아니 된다.

③ 제2항에도 불구하고 혈액원은 보건복지부령으로 정하는 안전성검사를 통과한 채혈금지대상자에 대하여는 채혈을 할 수 있다. 이 경우 그 결과를 보건복지부령으로 정하는 바에 따라 보건복지부장관에게 보고하여야 한다.

④ 보건복지부장관은 채혈금지대상자 명부에 있는 사람에게 명부의 기재 사항 등을 대통령령으로 정하는 바에 따라 개별적

으로 알릴 수 있다.

⑤ 제1항에 따른 채혈금지대상자의 명부를 작성 · 관리하는 업무에 종사하는 사람 또는 종사하였던 사람은 업무상 알게 된 비밀을 정당한 사유 없이 누설하여서는 아니 된다.

시행령

영제5조의5 (채혈금지대상자에 대한 통지) ① 보건복지부장관은 법 제7조의2제4항에 따라 채혈금지대상자 명부에 기재된 자의 요청이 있는 경우 보건복지부령으로 정하는 바에 따라 채혈금지 사유 및 기간 등 관련 사항을 통지할 수 있다.

② 보건복지부장관은 제1항에 따른 통지를 하는 경우 밀봉하는 등의 방법으로 채혈금지대상자 본인 외의 사람은 알 수 없도록 하여야 하며, 채혈금지기간 동안 헌혈하지 않도록 안내하여야 한다.

③ 제1항 및 제2항에서 규정한 사항 외에 채혈금지대상자에 대한 통지에 관하여 필요한 사항은 보건복지부령으로 정한다.

시행규칙

칙제7조의2 (채혈금지대상자의 관리 등) ① 법 제7조의2제1항에 따라 대한적십자사총재는 별표 1의2의 채혈금지대상자 중 감염병 요인, 약물 요인 및 선별검사 결과 부적격 요인에 해당하는 자를 별지 제1호의8서식의 채혈금지대상자 관리대장(전자문서를 포함한다)에 기록하고 관리하여야 한다.

② 법 제7조의2제3항에 따라 혈액원은 별표 1의2 제5호에 따른 선별검사결과 부적격 요인에 해당하는 자 중 같은 표 제2호가목2)에 따른 채혈금지기간이 지난 후 별표 4의2의 안전성 검사를 통과한 자로부터 채혈할 수 있다.

③ 혈액원은 제2항에 따른 안전성 검사를 실시하는 경우 검사 대상자의 명단 및 검사결과 등을 별지 제1호의9서식(전자문서를 포함한다)에 따라 대한적십자사총재를 거쳐 보건복지부장관에게 보고하여야 한다.

④ 대한적십자사총재는 혈액원으로부터 제3항에 따른 보고를 받은 경우 채혈금지대상자 관리대장에서 안전성 검사를 통과한 자를 제외하여야 한다.

⑤ 「혈액관리법 시행령」(이하 "영"이라 한다) 제5조의5제1항에 따른 채혈금지대상자에 대한 통지는 별지 제1호의10서식에 따른다.

제8조 [혈액 등의 안전성 확보] ① 혈액원은 다음 각 호의 방법으로 혈액 및 혈액제제의 적격 여부를 검사하고 그 결과를 확인하여야 한다.

1. 헌혈자로부터 채혈
2. 보건복지부령으로 정하는 헌혈금지약물의 복용 여부 확인

② 혈액원 등 혈액관리업무를 하는 자(이하 "혈액원등"이라 한다)는 제1항에 따른 검사 결과 부적격혈액을 발견하였을 때에는 보건복지부령으로 정하는 바에 따라 이를 폐기처분하고 그 결과를 보건복지부장관에게 보고하여야 한다. 다만, 부적격혈액을 예방접종약의 원료로 사용하는 등 대통령령으로 정하는 경우에는 그러하지 아니하다.

③ 제1항에 따른 혈액 및 혈액제제의 적격 여부에 관한 판정기준은 보건복지부령으로 정한다.

④ 혈액원은 제1항제2호에 따른 확인 결과 부적격혈액을 발견하였으나 그 혈액이 이미 의료기관으로 출고된 경우에는 해당 의료기관에 부적격혈액에 대한 사항을 즉시 알리고, 부적격혈액을 폐기처분하도록 조치를 하여야 한다.

⑤ 혈액원은 부적격혈액의 수혈 등으로 사고가 발생할 위험이 있거나 사고가 발생하였을 때에는 이를 그 혈액을 수혈받은 사람에게 알려야 한다.

⑥ 혈액원은 헌혈자 및 그의 혈액검사에 관한 정보를 보건복지부령으로 정하는 바에 따라 보건복지부장관에게 보고하여야 한다.

⑦ 보건복지부장관은 제6항에 따라 보고받은 헌혈자 및 그의 혈액검사에 관한 정보를 적절히 유지 · 관리하여야 한다.

⑧ 제1항에 따른 혈액 및 혈액제제의 적격 여부 검사와 그 밖에 제4항 및 제5항의 부적격혈액 발생 시의 조치에 필요한 사항은 보건복지부령으로 정한다.

시행령

영제6조 (부적격 혈액 폐기처분의 예외) 법 제8조제2항 단서에 따라 부적격 혈액을 폐기처분하지 아니할 수 있는 경우는 다음 각 호와 같다.

1. 예방접종약의 원료로 사용되는 경우
2. 의학연구 또는 의약품 · 의료기기 개발에 사용되는 경우
3. 혈액제제 등의 의약품이나 의료기기의 품질관리를 위한 시험에 사용되는 경우

시행규칙

칙제8조 (혈액의 적격여부 검사 등) ① 혈액원은 법 제8조제1항에 따라 헌혈자로부터 혈액을 채혈한 때에는 지체 없이 그 혈액에 대한 간기능검사(ALT검사, 수혈용으로 사용되는 혈액만 해당한다), 비(B)형간염검사, 시(C)형간염검사, 매독검사, 후천성면역결핍증검사, 인체티(T)림프영양성바이러스검사(혈장성분은 제외한다), 그 밖에 보건복지부장관이 정하는 검사를 실시하고, 혈액 및 혈액제제의 적격 여부를 확인하여야 한다. 다만, 다음 각 호의 어느 하나에 해당하는 경우로서 별표 1 제2호에 따른 혈액선별검사 중

HBV · HCV · HIV 핵산증폭검사 및 인체티(T)림프영양성바이러스검사를 하는 경우에는 그 결과를 수혈 후에 확인할 수 있다. 〈개정 2017.3.20.〉 〈개정 2017.3.27.〉 〈개정 2018.11.19.〉

1. 도서(島嶼)지역에서 긴급하게 수혈하지 아니하면 생명이 위태로운 상황 또는 기상악화 등으로 적격 여부가 확인된 혈액·혈액제제를 공급받을 수 없는 경우
2. 성분채혈백혈구 또는 성분채혈백혈구혈소판을 수혈하는 경우

② 제1항에도 불구하고 혈액원은 헌혈자 본인에게 수혈하기 위하여 헌혈자로부터 혈액을 채혈한 때에는 제1항에 따른 검사를 실시하지 아니할 수 있다.

③ 제1항에 따른 검사는 의사의 지도하에 「의료기사 등에 관한 법률」 제2조에 따른 임상병리사에 의하여 실시되어야 한다.

④ 혈액원은 제1항에 따른 검사 결과(후천성면역결핍증 검사결과를 제외한다)를 헌혈자에게 통보하여야 한다. 다만, 헌혈자가 적격으로 판정된 검사결과의 통보를 명시적으로 거부하는 경우에는 그러하지 아니하다. 〈개정 2018.11.19.〉

칙제9조 (헌혈금지약물의 범위) 법 제8조제1항제2호에서 "보건복지부령으로 정하는 헌혈금지약물"이란 다음 각 호의 구분에 따른 약물을 말한다.

1. 영구적 헌혈금지약물: 복용한 경우에는 영구적으로 헌혈이 금지되는 다음 각 목의 약물
   가. 에트레티네이트 성분의 약물
   나. 뇌하수체 유래 성장호르몬
   다. 소에서 유래한 인슐린
   라. 변종크로이츠펠트-야콥병(vCJD) 위험지역에서 채혈된 혈액의 혈청으로 제조된 진단시약
   마. 그 밖에 약물의 성분이나 특성 등을 고려하여 영구적 헌혈 제한이 필요하다고 보건복지부장관이 인정하여 고시하는 약물
2. 상대적 헌혈금지약물: 복용한 경우에는 일정기간 동안 헌혈이 금지되는 다음 각 목의 약물
   가. 아시트레틴 성분의 약물
   나. B형간염 면역글로불린 또는 태반주사제
   다. 두타스테라이드 성분의 약물
   라. 이소트레티노인 또는 피나스테라이드 성분의 약물
   마. 그 밖에 약물의 성분이나 특성 등을 고려하여 일정기간 헌혈 제한이 필요하다고 보건복지부장관이 인정하여 고시하는 약물

칙제10조 (부적격혈액의 폐기처분전 처리) ① 법 제8조제2항의 규정에 의하여 혈액원 등 혈액관리업무를 하는 자(이하 "혈액원등"이라 한다)가 부적격혈액을 발견한 때에는 폐기처분 전까지 다음 각 호의 방법에 의하여 처리하여야 한다.

1. 부적격혈액이 발견된 즉시 식별이 용이하도록 혈액용기의 겉면에 그 사실 및 사유를 기재할 것
2. 부적격혈액은 적격혈액과 분리하여 잠금장치가 설치된 별도의 격리공간에 보관할 것

② 삭제

칙제11조 (부적격혈액의 폐기처분등) ① 혈액원등은 제10조제1항에 따른 부적격혈액을 「폐기물관리법 시행규칙」 제14조를 준용하여 폐기처분하여야 한다.

② 혈액원등은 매 연도말 기준으로 별지 제4호서식의 부적격혈액처리현황을 작성하여 다음달 10일까지 보건복지부장관에게 제출하여야 한다.

칙제11조의2 (부적격혈액의 의료기관 통보 등) ① 법 제8조제4항에 따라 혈액원이 부적격혈액의 출고정보를 의료기관에 알리는 경우에는 다음 각 호의 사항이 포함된 별지 제4호의2서식의 부적격혈액 출고정보서(전자문서를 포함한다)에 따른다.

1. 공급혈액원에 관한 사항
2. 부적격혈액 정보에 관한 사항
3. 부적격혈액의 채혈일자 및 공급일자
4. 그 밖에 부적격혈액 출고정보에 대하여 의료기관에 알려야 할 필요가 있다고 보건복지부장관이 정하는 사항

② 제1항에 따라 부적격혈액 출고정보를 통보받은 의료기관은 다음 각 호의 구분에 따라 해당 부적격혈액(사용하지 아니한 부적격혈액만 해당한다)을 처리하여야 한다.

1. 폐기처분 전: 제10조제1항 각 호의 방법에 따라 부적격혈액을 관리할 것
2. 폐기처분 시: 제11조제1항의 방법에 따라 부적격혈액을 폐기처분할 것

③ 제1항에 따라 부적격혈액 출고정보를 통보받은 의료기관은 해당 부적격혈액을 이미 사용하였거나 제2항에 따라 처리한 경우에는 보건복지부장관이 정하는 바에 따라 그 사용내역 또는 처리결과를 혈액원에 지체없이 알려야 한다.

칙제11조의3 (부적격혈액의 수혈자 통보 등) ① 법 제8조제5항에 따라 혈액원이 부적격혈액의 수혈정보를 수혈자에게 알리는 경우에는 다음 각 호의 사항이 포함된 별지 제4호의3서식의 부적격혈액 수혈정보서(전자문서를 포함한다)에 따른다.

1. 공급혈액원에 관한 사항
2. 수혈 의료기관에 관한 사항

3. 수혈자 정보에 관한 사항
4. 부적격혈액 정보에 관한 사항
5. 부적격혈액의 채혈일자, 공급일자 및 수혈일자
6. 그 밖에 부적격혈액 수혈정보에 대하여 수혈자에게 알려야 할 필요가 있다고 보건복지부장관이 정하는 사항

② 혈액원은 법 제8조제5항에 따른 부적격혈액 수혈정보 통보를 위하여 필요하다고 인정하는 경우에는 관계 행정기관 또는 의료기관에 필요한 자료를 요청할 수 있다.

③ 혈액원이 제1항에 따른 부적격혈액의 수혈정보를 수혈자에게 알릴 수 없는 부득이한 사유가 있는 경우에는 지체없이 그 사실을 보건복지부장관에게 알려야 한다.

칙 제11조의4 (헌혈자의 혈액정보 통보) ① 혈액원은 법 제8조제7항에 따라 헌혈자에 대한 다음 각 호의 혈액정보를 채혈일부터 3일 이내에 별지 제4호의4서식의 통보서(전자문서를 포함한다)에 기재하여 대한적십자사총재에게 통보하여야 한다.

1. 헌혈자의 인적사항
2. 혈액 및 혈액제제 종류
3. 헌혈일자 및 헌혈증서번호
4. 혈액검사 결과

② 혈액원은 제1항에 따라 혈액정보를 통보한 혈액을 공급하거나 폐기한 때에는 별지 제4호의4서식의 통보서(전자문서를 포함한다)에 다음 각 호의 어느 하나에 해당하는 사항을 기재하여 공급일 또는 폐기일부터 7일 이내에 대한적십자사 총재에게 통보하여야 한다.

1. 혈액을 혈액제제로 제조하여 공급한 경우 : 혈액제제의 공급일자 및 공급처(자체에서 소비할 목적으로 제조하는 경우를 포함한다)
2. 혈액이 부적격혈액으로 분류되어 폐기처분한 경우 : 혈액제제의 폐기일자 및 폐기사유

제8조의2 [혈액사고 발생 시의 조치 등] ① 보건복지부장관은 부적격혈액의 수혈 등으로 사고가 발생할 위험이 있거나 사고가 발생하였을 때에는 보건복지부령으로 정하는 바에 따라 혈액원등에 대하여 관련 혈액 및 혈액제제의 폐기 등 필요한 조치를 하거나 이를 하도록 명할 수 있다.

② 보건복지부장관은 제1항에 따른 조치를 하거나 이를 하도록 명할 때 필요하다고 인정하면 식품의약품안전처장 등 유관기관에 협조를 요청할 수 있다.

③ 보건복지부장관은 제1항과 제2항의 조치 및 협조에 필요한 유관기관 임무 수행지침을 제정하여 시행할 수 있으며, 해당 기관은 정당한 사유가 없으면 이를 성실히 이행하여야 한다.

제9조 [혈액의 관리 등] ① 혈액원등은 채혈 시의 혈액량, 혈액관리의 적정 온도 등 보건복지부령으로 정하는 기준에 따라 혈액관리업무를 하여야 한다.

② 혈액원은 채혈한 혈액을 안전하고 신속하게 공급하기 위하여 혈액 공급 차량을 운영할 수 있다.

③ 제2항에 따른 혈액 공급 차량의 형태, 표시 및 내부 장치 등에 관한 구체적인 사항은 보건복지부령으로 정한다.

시행규칙

칙 제12조 (혈액관리업무) 혈액원등이 법 제9조에 따른 혈액관리업무를 수행하는 때에는 다음 각 호의 구분에 따라 행하여야 한다.

1. 채혈업무
   가. 의사 또는 간호사는 채혈전에 제6조에 따른 건강진단을 실시하고 보건복지부장관이 고시하는 헌혈기록카드를 작성하여야 한다.
   나. 채혈은 채혈에 필요한 시설을 갖춘 곳에서 의사의 지도하에 행하여야 한다.
   다. 1인 1회 채혈량(항응고제 및 검사용 혈액을 제외한다)은 다음 한도의 110퍼센트를 초과하여서는 아니 된다. 다만, 희귀혈액을 채혈하는 경우에는 그러하지 아니하다.
      (1) 전혈채혈: 400밀리리터
      (2) 성분채혈: 500밀리리터
      (3) 2종류 이상의 혈액성분을 동시에 채혈하는 다종성분채혈: 600밀리리터
   라. 채혈은 항응고제가 포함된 혈액백 또는 성분채혈키트를 사용하여 무균적으로 하여야 한다.
   마. 혈액제제제조를 위하여 채혈된 혈액은 제조하기까지 다음의 방법에 따라 관리하여야 한다.
      (1) 전혈채혈: 섭씨 1도 이상 10도 이하에서 관리할 것. 다만, 혈소판제조용의 경우에는 섭씨 20도 이상 24도 이하에서 관리할 것
      (2) 혈소판성분채혈: 섭씨 20도 이상 24도 이하에서 관리할 것
      (3) 혈장성분채혈: 섭씨 6도 이하에서 관리할 것

바. 삭제

2. 혈액제제의 보존업무
   가. 혈액제제의 보존온도·보존방법 및 보존기간 등은 별표 2의2의 기준에 따라야 한다.
   나. 보존온도를 유지하는 장치와 그 유지온도를 기록하는 장치를 갖추어야 한다.
   다. 혈액제제의 부적격여부를 주기적으로 점검하여야 한다.
   라. 이상이 없는 혈액제제를 보존중에 폐기하거나 변질시키지 말아야 한다.
3. 혈액제제의 공급업무
   가. 혈액제제의 운송거리 및 시간을 고려하여 제2호 가목의 규정에 의한 보존온도를 유지할 수 있는 적절한 용기에 넣어 운송·공급하여야 한다.
   나. 혈액원은 혈액제제를 공급한 때에는 별지 제7호서식에 따른 혈액제제 운송 및 수령확인서를 2부 작성하여 1부는 3년간 보관하고 1부는 혈액제제를 수령한 자에게 내주며, 혈액제제를 수령한 자는 해당 확인서를 3년간 보관하여야 한다.
4. 품질관리 업무: 혈액원 등은 제1호부터 제3호까지의 혈액관리업무를 시행함에 있어 보건복지부장관이 고시하는 업무절차 및 정도관리 등에 관한 표준업무규정을 준수하여야 한다.

칙 제12조의2 (혈액공급차량의 형태 등) 법 제9조제3항의 규정에 의한 혈액공급차량의 형태·표시 및 내부장치 등에 관한 기준은 별표 5와 같다.

제10조 [특정수혈부작용에 대한 조치] ① 의료기관의 장은 특정수혈부작용이 발생한 경우에는 보건복지부령으로 정하는 바에 따라 그 사실을 보건복지부장관에게 신고하여야 한다.

② 보건복지부장관은 제1항에 따라 특정수혈부작용의 발생신고를 받으면 그 발생 원인의 파악 등을 위한 실태조사를 하여야 한다. 이 경우 특정수혈부작용과 관련된 의료기관의 장과 혈액원등은 실태조사에 협조하여야 한다.

시행규칙

칙 제13조 (특정수혈부작용의 신고 등) ① 의료기관의 장은 법 제10조제1항의 규정에 의하여 특정수혈부작용발생사실을 확인한 날부터 15일 이내에 별지 제8호서식에 의하여 당해의료기관 소재지의 보건소장을 거쳐 특별시장·광역시장 또는 도지사(이하 "시·도지사"라 한다)에게 특정수혈부작용발생사실을 신고하여야 한다. 다만, 사망의 경우에는 지체없이 신고하여야 한다.

② 시·도지사는 매월말 기준으로 별지 제9호서식의 특정수혈부작용발생현황보고서를 작성하여 다음달 10일까지 보건복지부장관에게 제출하여야 한다. 다만, 사망의 경우에는 지체없이 제출하여야 한다.

③ 법 제10조제2항에 따른 실태조사에는 다음 각 호의 내용이 포함되어야 한다.
1. 수혈자의 인적사항, 수혈기록 및 의무기록 조사
2. 헌혈자의 헌혈기록 및 과거 헌혈혈액 검사결과 조회
3. 수혈자 및 헌혈자의 특정수혈부작용 관련 진료내역 및 검사결과 확인
4. 헌혈혈액 보관검체 검사결과 확인
5. 헌혈자 채혈혈액 검사결과 확인

제10조의2 [특정수혈부작용 및 채혈부작용의 보상] ① 혈액원은 다음 각 호의 어느 하나에 해당하는 사람에 대하여 특정수혈부작용 및 채혈부작용에 대한 보상금(이하 "보상금"이라 한다)을 지급할 수 있다.
1. 헌혈이 직접적인 원인이 되어 질병이 발생하거나 사망한 채혈부작용자
2. 혈액원이 공급한 혈액이 직접적인 원인이 되어 질병이 발생하거나 사망한 특정수혈부작용자

② 제1항에 따른 보상금은 위원회의 심의에 따라 결정되며, 보상금이 결정된 때에는 위원장은 그 심의 결과를 지체 없이 혈액원에 통보하여야 한다.

③ 제1항에도 불구하고 다음 각 호의 어느 하나에 해당하는 경우에는 보상금을 지급하지 아니할 수 있다.
1. 채혈부작용이 헌혈자 본인의 고의 또는 중대한 과실로 인하여 발생한 경우
2. 채혈부작용이라고 결정된 사람 또는 그 가족이 손해배상청구소송 등을 제기한 경우 또는 소송제기 의사를 표시한 경우

④ 제1항에 따라 지급할 수 있는 보상금의 범위는 다음 각 호와 같다. 다만, 혈액의 공급과정에서 혈액원의 과실이 없는 경우에는 제6호의 위자료만 지급할 수 있다.
1. 진료비
2. 장애인이 된 자에 대한 일시보상금
3. 사망한 자에 대한 일시보상금
4. 장제비

5. 일실(逸失)소득
6. 위자료

⑤ 그 밖에 보상금의 산정 및 지급 등에 필요한 사항은 보건복지부령으로 정한다.

시행규칙

칙제13조의2 (보상금의 산정 및 지급) ① 법 제5조제1항에 따른 혈액관리위원회는 법 제10조의2제1항에 따라 보상금을 산정하는 경우에는 다음 각 호의 사항을 고려하여야 한다.

1. 혈액원 및 헌혈자의 과실 수준
2. 채혈 또는 수혈과 사망 · 질병 등의 부작용 간 직접적 인과관계의 수준
3. 사망 · 질병 등 부작용의 유형 · 성격 및 피해정도
4. 그 밖에 보상금을 산정하는 데 특히 고려할 필요가 있다고 보건복지부장관이 정하는 사항

② 혈액원이 법 제10조의2제1항에 따른 보상금을 지급하는 경우에는 보상금을 받는 사람이 지정하는 예금계좌에 입금하여야 한다. 다만, 예금계좌가 없는 경우 등 부득이한 사유가 있는 경우에는 보상금을 받는 사람과 협의하여 그 지급방법을 별도로 정할 수 있다.

③ 제1항 및 제2항에서 규정한 사항 외에 보상금의 산정 및 지급에 필요한 사항은 보건복지부장관이 정하여 고시한다.

제11조 [혈액제제의 수가] 혈액원이 헌혈자로부터 채혈하여 제조한 혈액제제를 의료기관에 공급하는 가격과 혈액원으로부터 혈액제제를 공급받은 의료기관이 수혈자에게 공급하는 가격은 보건복지부장관이 정하여 고시한다.

제12조 [기록의 작성 등] ① 혈액원등은 보건복지부령으로 정하는 바에 따라 혈액관리업무에 관한 기록을 작성하여 갖추어 두어야 한다.

② 제1항에 따른 기록(제12조의2제1항에 따른 전자혈액관리업무기록을 포함한다)은 기록한 날부터 보건복지부령으로 정하는 기간 동안 보존하여야 한다.

③ 혈액관리업무에 종사하는 자는 이 법 또는 다른 법령에 특별히 규정된 경우를 제외하고는 건강진단 · 채혈 · 검사 등 업무상 알게 된 다른 사람의 비밀을 누설하거나 발표하여서는 아니 된다.

시행규칙

칙제14조 (서류의 작성 등) ① 혈액원 등은 법 제12조제1항에 따라 다음 각 호의 서류를 작성 · 비치하여야 한다.

1. 별지 제1호의7서식에 의한 헌혈경력 및 검사결과 조회서
2. 별지 제4호서식에 의한 부적격혈액처리현황
2의2. 별지 제4호의2서식의 헌혈자 혈액정보 통보기록
3. 보건복지부장관이 고시하는 헌혈기록카드
4. 삭제
5. 별지 제8호서식에 의한 특정수혈부작용발생신고기록

② 법 제12조제2항에서 "보건복지부령이 정하는 기간"이라 함은 10년을 말한다.

제12조의2 [전자혈액관리업무기록 등] ① 혈액원등은 헌혈자 대장(臺帳) 등을 「전자서명법」에 따른 전자서명이 기재된 전자문서 등(이하 "전자혈액관리업무기록"이라 한다)으로 작성 · 보관할 수 있다.

② 혈액원등은 전자혈액관리업무기록을 안전하게 관리 · 보존하는 데에 필요한 시설 및 장비 등을 갖추어야 한다.

③ 누구든지 정당한 사유 없이 전자혈액관리업무기록에 저장된 개인정보를 탐지(探知)하거나 누출 · 변조 또는 훼손하여서는 아니 된다.

제13조 [검사 등] ① 보건복지부장관은 혈액의 품질관리를 위하여 필요하다고 인정하면 혈액원등에 대통령령으로 정하는 바에 따라 필요한 보고를 하도록 명하거나, 관계 공무원에게 혈액원등의 사무실, 사업장, 그 밖에 필요한 장소에 출입하여 장부 · 서류 또는 그 밖의 물건을 검사하게 할 수 있다.

② 제1항에 따라 출입 · 검사를 하는 공무원은 그 권한을 표시하는 증표를 관계인에게 내보여야 한다.

③ 보건복지부장관은 혈액제제의 안전성을 보장하고 효과를 높이기 위하여 대통령령으로 정하는 바에 따라 혈액원의 혈액관리업무에 대한 심사평가를 할 수 있다.

시행령

영제7조 (기록제출) 보건복지부장관은 법 제13조제1항의 규정에 의하여 혈액원에 대하여 법 제12조제1항의 규정에 의한 혈액관리업무에 관한 기록을 제출하게 할 수 있다.

영제7조의2 (혈액관리업무 심사평가) ① 법 제13조제3항의 규정에 의한 심사평가는 정기평가와 수시평가로 구분하여 실시한다.

② 정기평가는 2년마다 실시하고, 수시평가는 정기평가를 받은 혈액원이 그 평가결과에 따른 평가수준을 지속적으로 유지하고 있는지를 확인할 필요가 있는 경우에 실시한다.

③ 심사평가의 기준은 다음 각 호와 같다.

1. 헌혈자 보호 등 채혈과정의 적정성에 관한 사항
2. 혈액검사의 정확성에 관한 사항
3. 혈액제제의 제조·보존·공급 및 품질관리의 안전성에 관한 사항

④ 보건복지부장관은 심사평가업무의 일부를 관계전문기관 또는 단체로 하여금 수행하게 할 수 있다.

⑤ 제3항의 규정에 의한 심사평가의 세부기준 그 밖에 심사평가에 관하여 필요한 사항은 보건복지부장관이 정하여 고시한다.

제14조 [헌혈증서의 발급 및 수혈비용의 보상 등] ① 혈액원이 헌혈자로부터 헌혈을 받았을 때에는 보건복지부령으로 정하는 바에 따라 헌혈증서를 그 헌혈자에게 발급하여야 한다.

② 제1항에 따른 헌혈자 또는 그 헌혈자의 헌혈증서를 양도받은 사람은 의료기관에 그 헌혈증서를 제출하면 무상으로 혈액제제를 수혈받을 수 있다.

③ 제2항에 따라 수혈을 요구받은 의료기관은 정당한 이유 없이 그 요구를 거부하지 못한다.

④ 보건복지부장관은 의료기관이 제2항에 따라 헌혈증서 제출자에게 수혈을 하였을 때에는 보건복지부령으로 정하는 바에 따라 제15조제2항에 따른 헌혈환급적립금에서 그 비용을 해당 의료기관에 보상하여야 한다.

시행규칙

칙제15조 (헌혈증서의 교부) ① 혈액원은 법 제14조제1항의 규정에 의하여 헌혈자로부터 헌혈을 받은 경우에는 별지 제10호서식의 헌혈증서를 지체없이 헌혈자에게 교부하여야 한다.

② 대한적십자사총재는 혈액원이 제1항의 규정에 의한 헌혈증서를 헌혈자에게 교부함에 지장이 없도록 그 용지를 미리 혈액원에 송부하여야 한다.

칙제16조 (헌혈증서에 의한 무상수혈) 법 제14조제2항의 규정에 의하여 무상으로 수혈받을 수 있는 혈액제제량은 헌혈 1회당 혈액제제 1단위로 한다.

칙제17조 (수혈비용의 보상) ① 법 제14조제4항의 규정에 의한 수혈비용의 보상은 혈액원의 의료기관에 대한 혈액공급가액과 의료기관의 혈액관리료 및 수혈수수료를 합한 금액으로 한다. 다만, 수혈을 받은 자가 다른 법령의 규정에 의하여 수혈비용의 일부를 지급받은 경우에는 그 금액을 제외한 금액으로 보상할 수 있다.

② 의료기관은 제1항의 규정에 의한 수혈비용의 보상을 받고자 할 때에는 별지 제11호서식의 수혈비용청구서에 별지 제12호서식의 수혈자내역서를 첨부하여 대한적십자사총재에게 청구하여야 한다.

③ 의료기관은 수혈을 받은 자의 진료비 중 본인이 부담하여야 할 비용에서 제2항의 규정에 의하여 대한적십자사총재에게 청구하는 금액을 공제하여야 한다.

④ 대한적십자사총재는 제2항의 규정에 의한 수혈비용의 보상청구를 받은 때에는 그 청구를 받은 날부터 1월 이내에 이를 보상하여야 한다.

제15조 [헌혈환급예치금 및 헌혈환급적립금] ① 혈액원이 헌혈자로부터 헌혈을 받았을 때에는 보건복지부령으로 정하는 바에 따라 헌혈환급예치금을 보건복지부장관에게 내야 한다. 다만, 헌혈 혈액이 제8조제1항에 따른 검사 결과 부적격혈액으로 판정된 경우에는 헌혈환급예치금의 전부 또는 일부를 돌려주거나 면제할 수 있다.

② 보건복지부장관은 제1항에 따른 헌혈환급예치금으로 헌혈환급적립금(이하 "적립금"이라 한다)을 조성·관리한다.

③ 적립금은 다음 각 호의 어느 하나에 해당하는 용도에만 사용하여야 한다.

1. 제14조제4항에 따른 수혈비용의 보상
2. 헌혈의 장려
3. 혈액관리와 관련된 연구
4. 그 밖에 대통령령으로 정하는 용도

④ 적립금의 관리 및 운영 등에 필요한 사항은 대통령령으로 정한다.

시행령

영제8조 (헌혈환급적립금의 용도) 법 제15조제3항제4호에서 "대통령령으로 정하는 용도"란 다음 각 호의 어느 하나에 해당하는 용도를 말한다.

1. 특정수혈부작용에 대한 실태조사 및 연구
2. 혈액원 혈액관리업무의 전산화에 대한 지원

3. 삭제

제목개정 2019.5.28.

시행규칙

칙제18조 (예치금의 수납) ① 대한적십자사총재는 법 제15조제1항에 따른 헌혈환급예치금(이하 "예치금"이라 한다)을 수납하고자 할 때에는 매월 당해혈액원이 납부하여야 할 예치금을 조사·결정하고 별지 제13호서식에 의하여 납입의 고지를 하여야 한다.

② 제1항의 규정에 의하여 납입의 고지를 받은 혈액원은 그 고지 금액을 영 제9조제2항의 규정에 의한 금융기관에 납입하여야 한다.

③ 예치금을 수납한 금융기관은 예치금의 납입자에게 영수증을 교부하고, 대한적십자사총재에게는 영수필 통지서를 지체없이 송부하여야 한다.

칙제19조 (예치금 납부의 면제) ① 혈액원이 법 제15조제1항 단서의 규정에 의하여 부적격혈액(별표 1 제2호 및 제3호의 규정에 의한 부적격혈액에 한한다)에 대한 예치금의 납부를 면제받고자 하는 때에는 매월말 기준으로 별지 제14호서식의 헌혈환급예치금 납부면제 신청서를 작성하여 다음달 10일까지 대한적십자사총재에게 신청하여야 한다.

② 대한적십자사총재는 제1항의 규정에 의한 예치금납부의 면제신청을 받은 때에는 혈액원이 이미 납부한 예치금 중에서 환불하여야 한다.

③ 보건복지부장관은 법 제15조제1항 단서의 규정에 의하여 매년 예치금납부면제비율을 정하여 고시하여야 한다.

제16조 [군의료기관에 대한 특례] 군의료기관(軍醫療機關)에 설치하는 혈액원의 혈액관리업무에 관하여는 제4조, 제6조, 제8조, 제8조의2, 제9조, 제10조, 제12조, 제12조의2 및 제13조부터 제15조까지의 규정에도 불구하고 국방부장관이 보건복지부장관과 협의한 후 국방부령으로 정한다.

제17조 [권한의 위임 · 위탁 등] ① 보건복지부장관은 이 법에 따른 권한의 일부를 대통령령으로 정하는 바에 따라 시·도지사에게 위임할 수 있다. 개정 2018.12.11.

② 보건복지부장관은 이 법에 따른 다음 각 호의 업무를 대통령령으로 정하는 바에 따라 대한적십자사 회장에게 위탁할 수 있다.

1. 제7조의2제1항 및 제4항에 따른 채혈금지대상자 명부의 작성·관리 및 통지에 관한 업무
2. 제8조제6항 및 제7항에 따른 헌혈자의 혈액정보 관리에 관한 업무
3. 제14조제4항에 따른 보상업무
4. 제15조제1항에 따른 헌혈환급예치금의 수납업무
5. 제15조제2항에 따른 적립금의 조성·관리 업무

③ 보건복지부장관은 제2항에 따라 대한적십자사 총재에게 위탁한 업무 및 대한적십자사 회장이 수행하는 다음 각 호의 어느 하나에 해당하는 업무에 대하여 매년 예산의 범위에서 그 수행에 필요한 경비를 보조할 수 있다.

1. 제6조의4제2항에 따라 혈액원의 개설자로부터 이관받은 혈액관리업무기록(전자혈액관리업무기록을 포함한다)의 보존 업무
2. 헌혈자의 헌혈경력 조회업무
3. 헌혈자의 혈액정보 관리에 관한 업무
4. 제14조에 따른 헌혈증서의 발급 및 수혈비용의 보상 업무

시행령

영제9조 (헌혈환급적립금의 관리 및 운영) ① 제10조제2항제5호에 따라 헌혈환급적립금(이하 "적립금"이라 한다)의 조성·관리업무를 위탁받은 대한적십자사 회장은 적립금을 대한적십자사의 다른 회계와 구분하여 독립된 계정으로 운영해야 한다. 개정 2019.5.28.

② 대한적십자사 회장은 적립금의 수입과 지출을 명확히 하기 위하여 「은행법」에 따른 은행에 적립금 계좌를 설정해야 한다. 개정 2019.5.28.

제목개정 2019.5.28.

영제10조 (권한의 위임 · 위탁) ① 보건복지부장관은 법 제17조제1항의 규정에 의하여 다음 각 호의 업무를 특별시장·광역시장 또는 도지사(이하 "시·도지사"라 한다)에게 위임한다.

1. 법 제10조제1항의 규정에 의한 특정수혈부작용 발생신고의 접수업무
2. 법 제23조제2항의 규정에 의한 과태료의 부과·징수업무(시·도지사에게 위임된 업무의 위반에 따른 과태료의 부과·징수에 한한다)

② 보건복지부장관은 법 제17조제2항에 따라 다음 각 호의 업무를 대한적십자사 회장에게 위탁한다. 개정 2019.5.28.

1. 법 제7조의2제1항 및 제4항에 따른 채혈금지대상자 명부의 작성·관리 및 통지에 관한 업무

2. 법 제8조제6항 및 제7항에 따른 헌혈자 및 그의 혈액검사에 관한 정보의 보고 접수 및 유지·관리에 관한 업무 개정 2019.5.28.
3. 법 제14조제4항의 규정에 의한 보상업무
4. 법 제15조제1항의 규정에 의한 헌혈환급예치금의 수납업무 개정 2019.5.28.
5. 법 제15조제2항의 규정에 의한 적립금의 조성·관리업무

영 제10조의2 (민감정보 및 고유식별정보의 처리) 보건복지부장관(제10조에 따라 보건복지부장관의 권한 등을 위임·위탁받은 자를 포함한다) 또는 혈액원은 다음 각 호의 사무를 수행하기 위하여 불가피한 경우 「개인정보 보호법」 제23조에 따른 건강, 성생활에 관한 정보, 같은 법 시행령 제18조제2호에 따른 범죄경력자료에 해당하는 정보, 같은 영 제19조제1호 또는 제4호에 따른 주민등록번호 또는 외국인등록번호가 포함된 자료를 처리할 수 있다.

1. 법 제6조에 따른 혈액관리업무 및 혈액원 개설 등에 관한 사무
2. 법 제7조에 따른 헌혈자의 신원확인 및 건강진단 등에 관한 사무
3. 법 제7조의2에 따른 채혈금지대상자의 관리에 관한 사무
4. 법 제8조에 따른 혈액의 안전성 확보에 관한 사무
5. 법 제8조의2에 따른 혈액사고발생시 조치 등에 관한 사무
6. 법 제10조에 따른 특정수혈부작용에 대한 조치에 관한 사무
7. 법 제10조의2에 따른 특정수혈부작용 및 채혈부작용의 보상에 관한 사무
8. 법 제12조에 따른 혈액관리업무에 관한 기록의 작성 등에 관한 사무
9. 법 제12조의2에 따른 전자혈액관리업무기록의 작성 등에 관한 사무
10. 법 제13조에 따른 품질관리 검사 등에 관한 사무
11. 법 제14조에 따른 헌혈증서의 발급 및 보상 등에 관한 사무 개정 2019.5.28.
12. 법 제17조의2에 따른 혈액원의 개설허가 취소 등에 관한 사무

영 제11조 (과태료의 부과기준) 법 제23조제1항에 따른 과태료의 부과기준은 별표와 같다.

제17조의2 [개설허가의 취소 등] ① 보건복지부장관은 혈액원이 다음 각 호의 어느 하나에 해당하면 혈액원의 개설허가를 취소하거나 6개월의 범위에서 업무의 정지 또는 위반 사항에 대한 시정을 명할 수 있다.

1. 혈액원 개설허가를 받은 날부터 3개월이 지나도록 정당한 사유 없이 그 업무를 시작하지 아니한 경우
2. 개설허가를 받은 혈액원의 시설이 제6조제2항에 따른 시설·장비 기준에 적합하지 아니한 경우
3. 혈액원이 제조관리자를 두지 아니한 경우
4. 혈액원에 대한 제13조제1항에 따른 검사 또는 같은 조 제3항에 따른 심사평가 결과 혈액관리업무가 부적절하였음이 발견된 경우
5. 그 밖에 이 법 또는 이 법에 따른 명령을 위반한 경우

② 제1항에 따른 행정처분의 세부적인 기준은 보건복지부령으로 정한다.

제17조의3 [적용의 배제] 제6조제1항제1호에 해당하는 자가 개설한 혈액원 중 혈액제제를 자체에서 소비할 목적으로 공급하는 경우에는 같은 조 제4항 및 제6조의3을 적용하지 아니한다.

제18조 [벌 칙] 다음 각 호의 어느 하나에 해당하는 자는 5년 이하의 징역 또는 5천만원 이하의 벌금에 처한다.
개정 2018.12.11.

1. 제3조를 위반하여 혈액 매매행위 등을 한 자
2. 제6조제1항을 위반하여 혈액관리업무를 할 수 있는 자가 아니면서 혈액관리업무를 한 자
3. 제6조제3항을 위반하여 허가받지 아니하고 혈액원을 개설한 자 또는 변경허가를 받지 아니하고 중요 사항을 변경한 자
4. 제6조제4항을 위반하여 의약품 제조업의 허가를 받지 아니하고 혈액관리업무를 한 자 또는 품목별로 품목허가를 받거나 품목신고를 하지 아니하고 혈액관리업무를 한 자
5. 제6조의2제1항을 위반하여 허가받지 아니하고 혈액관리업무를 한 자

제19조 [벌 칙] 다음 각 호의 어느 하나에 해당하는 자는 2년 이하의 징역 또는 2천만원 이하의 벌금에 처한다.
개정 2018.12.11.

1. 제6조제2항을 위반하여 보건복지부령으로 정하는 기준에 적합한 시설·장비를 갖추지 아니한 자

2. 제7조제1항을 위반하여 채혈 전에 헌혈자에 대하여 신원 확인 및 건강진단을 하지 아니한 자
3. 제7조제2항을 위반하여 보건복지부령으로 정하는 감염병 환자 또는 건강기준에 미달하는 사람으로부터 채혈을 한 자
4. 제7조제3항을 위반하여 신원이 확실하지 아니하거나 신원 확인에 필요한 요구에 따르지 아니하는 사람으로부터 채혈을 한 자
5. 제7조제5항을 위반하여 채혈하기 전에 채혈금지대상 여부 및 과거 헌혈경력과 그 검사 결과를 조회하지 아니한 자
6. 제7조의2제2항 및 제3항을 위반하여 보건복지부령으로 정하는 안전성검사를 통과하지 못한 채혈금지대상자로부터 채혈을 하거나 안전성검사를 통과한 채혈금지대상자로부터 채혈을 한 후 그 결과를 보건복지부장관에게 보고하지 아니한 자
7. 제7조의2제5항을 위반하여 채혈금지대상자 명부의 작성·관리 업무상 알게 된 비밀을 정당한 사유 없이 누설한 자
8. 제8조제1항을 위반하여 보건복지부령으로 정하는 바에 따라 혈액과 혈액제제의 적격 여부를 검사하지 아니하거나 검사 결과를 확인하지 아니한 자
9. 제8조제2항을 위반하여 보건복지부령으로 정하는 바에 따라 부적격혈액을 폐기처분하지 아니하거나 폐기처분 결과를 보건복지부장관에게 보고하지 아니한 자

9의2. 제8조제4항을 위반하여 부적격혈액의 정보를 해당 의료기관에 알리지 아니하거나 폐기처분하지 아니한 자

9의3. 제8조제5항을 위반하여 부적격혈액을 수혈받은 사람에게 이를 알리지 아니한 자

10. 제9조제1항을 위반하여 채혈 시의 혈액량, 혈액관리의 적정 온도 등 보건복지부령으로 정하는 기준에 따라 혈액관리 업무를 하지 아니한 자
11. 제12조제3항을 위반하여 건강진단·채혈·검사 등 업무상 알게 된 다른 사람의 비밀을 누설하거나 발표한 자
12. 제12조의2제3항을 위반하여 정당한 사유 없이 전자혈액관리업무기록에 저장된 개인정보를 탐지하거나 누출·변조 또는 훼손한 자

제20조 [벌 칙] 다음 각 호의 어느 하나에 해당하는 자는 1년 이하의 징역 또는 1천만원 이하의 벌금에 처한다.
(개정 2018.12.11.)

1. 제14조제1항 또는 제3항을 위반하여 헌혈자에게 헌혈증서를 발급하지 아니하거나, 의료기관에 헌혈증서를 제출하면서 무상으로 혈액제제 수혈을 요구한 사람에 대하여 정당한 이유 없이 그 요구를 거절한 자
2. 제15조제1항을 위반하여 거짓이나 그 밖의 부정한 방법으로 헌혈환급예치금을 내지 아니한 자

제21조 [벌 칙] 다음 각 호의 어느 하나에 해당하는 자는 100만원 이하의 벌금에 처한다.

1. 제6조의3제2항을 위반한 자
2. 제11조에 따라 고시된 혈액제제의 수가를 위반하여 혈액제제를 공급한 자

제22조 [양벌규정] 법인의 대표자나 법인 또는 개인의 대리인, 사용인, 그 밖의 종업원이 그 법인 또는 개인의 업무에 관하여 제18조부터 제21조까지의 어느 하나에 해당하는 위반행위를 하면 그 행위자를 벌하는 외에 그 법인 또는 개인에게도 해당 조문의 벌금형을 과(科)한다. 다만, 법인 또는 개인이 그 위반행위를 방지하기 위하여 해당 업무에 관하여 상당한 주의와 감독을 게을리하지 아니한 경우에는 그러하지 아니하다.

제23조 [과태료] ① 다음 각 호의 어느 하나에 해당하는 자에게는 200만원 이하의 과태료를 부과한다.

1. 제6조의2제2항을 위반하여 혈액원 또는 이와 유사한 명칭을 사용한 자
2. 제8조제6항을 위반하여 보고를 하지 아니하거나 거짓으로 보고한 자
3. 제10조제1항을 위반하여 신고를 하지 아니한 자
4. 제10조제2항 후단을 위반하여 실태조사에 협조하지 아니한 자
5. 제13조제1항에 따른 보고를 하지 아니하거나 거짓으로 보고한 자 또는 검사를 거부·기피 또는 방해한 자

② 제1항에 따른 과태료는 대통령령으로 정하는 바에 따라 보건복지부장관이 부과·징수한다.

시행령

영 제11조 (과태료의 부과기준) 법 제23조제1항에 따른 과태료의 부과기준은 별표와 같다.

시행령 [별표] 개정 2019.5.28.

과태료 부과기준(제11조 관련)

1. 일반기준

가. 보건복지부장관은 다음의 어느 하나에 해당하는 경우에는 제2호의 개별기준에 따른 과태료의 2분의 1 범위에서 그 금액을 줄일 수 있다. 다만, 과태료를 체납하고 있는 위반행위자의 경우에는 그렇지 않다.

1) 위반행위자가 「질서위반행위규제법 시행령」 제2조의2제1항 각 호의 어느 하나에 해당하는 경우

2) 위반행위가 사소한 부주의나 오류로 인한 것으로 인정되는 경우

3) 위반행위자가 법 위반상태를 시정하거나 해소하기 위하여 노력한 사실이 인정되는 경우

4) 그 밖에 위반행위의 정도, 위반행위의 동기와 그 결과 등을 고려하여 줄일 필요가 있다고 인정되는 경우

나. 보건복지부장관은 다음의 어느 하나에 해당하는 경우에는 제2호의 개별기준에 따른 과태료의 2분의 1 범위에서 그 금액을 늘릴 수 있다. 다만, 늘려 부과하는 경우에도 법 제23조제1항에 따른 과태료의 상한을 넘을 수 없다.

1) 위반의 내용·정도가 중대하여 소비자 등에게 미치는 피해가 크다고 인정되는 경우

2) 법 위반상태의 기간이 6개월 이상인 경우

3) 그 밖에 위반행위의 정도, 위반행위의 동기와 그 결과 등을 고려하여 늘릴 필요가 있다고 인정되는 경우

2. 개별기준

위반행위	근거 법조문	과태료
가. 법 제6조의2제2항을 위반하여 혈액원 또는 이와 유사한 명칭을 사용한 경우	법 제23조제1항제1호	150만원
나. 법 제8조제6항을 위반하여 보고를 하지 않거나 거짓으로 보고한 경우	법 제23조제1항제2호	150만원
다. 법 제10조제1항을 위반하여 신고를 하지 않은 경우	법 제23조제1항제3호	200만원
라. 법 제10조제2항 후단을 위반하여 실태조사에 협조하지 않은 경우	법 제23조제1항제4호	100만원
마. 법 제13조제1항에 따른 보고를 하지 않거나 거짓으로 보고한 경우 또는 검사를 거부·기피 또는 방해한 경우	법 제23조제1항제5호	150만원

시행규칙 [별표 1] 개정 2017.3.20. 개정 2017.3.27. 개정 2018.11.19.

부적격혈액의 범위 및 혈액·혈액제제의 적격여부 판정기준(제2조 관련)

1. 채혈과정에서 응고 또는 오염된 혈액 및 혈액제제
2. 다음의 혈액선별검사에서 부적격기준에 해당되는 혈액 및 혈액제제

검사항목 및 검사방법		부적격기준
비(B)형간염검사	HBsAg 검사	양성
	HBV 핵산증폭검사	양성
시(C)형간염검사	Anti-HCV 검사	양성
	HCV 핵산증폭검사	양성
후천성면역결핍증검사	Anti-HIV 검사	양성
	HIV 핵산증폭검사	양성
인체티(T)림프영양성바이러스검사(혈장성분은 제외한다)	Anti-HTLV-Ⅰ/Ⅱ	양성
매독검사		양성
간기능검사(ALT검사, 수혈용으로 사용되는 혈액만 해당한다)		101 IU/L 이상

※ HBsAg, Anti-HCV, Anti-HIV, Anti-HTLV-Ⅰ/Ⅱ 검사방법은 효소면역측정법(EIA) 또는 이와 동등 이상의 감도를 가진 시험방법에 의하여야 함

비고: 위 검사항목 외에 국민보건을 위하여 긴급하게 필요하다고 판단되는 혈액검사의 부적격 기준은 보건복지부장관이 별도로 정한다.

3. 제7조에 따른 채혈금지대상자 기준 중 감염병 요인, 약물요인 및 중선별검사결과 부적격 요인에 해당하는 자로부터 채혈된 혈액 및 혈액제제
4. 심한 혼탁을 보이거나 변색 또는 용혈된 혈액 및 혈액제제
5. 혈액용기의 밀봉 또는 표지가 파손된 혈액 및 혈액제제
6. 제12조제2호 가목에 따른 보존기간이 경과한 혈액 및 혈액제제
7. 그 밖에 안전성 등의 이유로 부적격 요인에 해당한다고 보건복지부장관이 정하는 혈액 및 혈액제제

시행규칙 [별표 1의2] 개정 2017.3.20.

채혈금지대상자(제2조의2 및 제7조 관련)

Ⅰ. 공통기준

1. 건강진단관련 요인

가. 체중이 남자는 50킬로그램 미만, 여자는 45킬로그램 미만인 자
나. 체온이 섭씨 37.5도를 초과하는 자
다. 수축기혈압이 90밀리미터(수은주압) 미만 또는 180밀리미터(수은주압) 이상인 자
라. 이완기혈압이 100밀리미터(수은주압) 이상인 자
마. 맥박이 1분에 50회 미만 또는 100회를 초과하는 자

2. 질병관련 요인

가. 감염병
1) 만성 B형간염, C형간염, 후천성면역결핍증, 바베스열원충증, 샤가스병 또는 크로이츠펠트-야콥병 등 「감염병의 예방 및 관리에 관한 법률」 제2조에 따른 감염병 중 보건복지부장관이 지정하는 혈액 매개 감염병의 환자, 의사환자, 병원체보유자
2) 일정기간 채혈금지 대상자
가) 말라리아 병력자로 치료종료 후 3년이 경과하지 아니한 자
나) 브루셀라증 병력자로 치료종료 후 2년이 경과하지 아니한 자
다) 매독 병력자로 치료종료 후 1년이 경과하지 아니한 자
라) 만성 B형간염 병력자로 완치 후 6개월이 경과하지 아니한 자
마) 그 밖에 보건복지부장관이 정하는 혈액매개 감염병환자 또는 병력자

나. 그 밖의 질병
1) 발열, 인후통, 설사 등 급성 감염성 질환이 의심되는 증상이 없어진지 3일이 경과하지 아니한 자
2) 암환자, 만성폐쇄성폐질환 등 호흡기질환자, 간경변 등 간질환자, 심장병환자, 당뇨병환자, 류마티즘 등 자가면역질환자, 신부전 등 신장질환자, 혈우병, 적혈구증다증 등 혈액질환자, 한센병환자, 성병환자(매독환자는 제외한다), 알콜중독자, 마약중독자 또는 경련환자. 다만, 의사가 헌혈가능하다고 판정한 경우에는 그러하지 아니하다.

3. 약물 또는 예방접종 관련 요인

가. 약물
1) 혈소판 기능에 영향을 주는 약물인 아스피린을 투여 받은 후 3일, 티클로피딘 등을 투여 받은 후 2주가 경과하지 아니한 자(혈소판 헌혈의 경우에 한한다)
2) 이소트레티노인, 피나스테라이드 성분의 약물을 투여 받고 1개월이 경과하지 아니한 자
3) 두타스테라이드 성분의 약물을 투여 받고 6개월이 경과하지 아니한 자
4) B형간염 면역글로불린, 태반주사제를 투여 받고 1년이 경과하지 아니한 자
5) 아시트레틴 성분의 약물을 투여 받고 3년이 경과하지 아니한 자
6) 제9조제2호마목에 따라 보건복지부장관이 인정하여 고시하는 약물의 투여자로서 해당 약물의 성격, 효과 및 유해성 등을 고려하여 보건복지부장관이 정하는 기간을 경과하지 아니한 자
7) 과거에 에트레티네이트 성분의 약물을 투여 받은 적이 있는 자, 소에서 유래한 인슐린을 투여 받은 적이 있는 자, 뇌하수체 유래 성장호르몬을 투여 받은 적이 있는 자, 변종크로이츠펠트-야콥병의 위험지역에서 채혈된 혈액의 혈청으로 제조된 진단시약 등 투여자, 제9조제1호마목에 따라 보건복지부장관이 인정하여 고시하는 약물의 투여자는 영구 금지

나. 예방접종

1) 콜레라, 디프테리아, 인플루엔자, A형간염, B형간염, 주사용 장티푸스, 주사용 소아마비, 파상풍, 백일해, 일본뇌염, 신증후군출혈열, 탄저, 공수병 예방접종 후 24시간이 경과하지 아니한 자

2) 홍역, 유행성이하선염, 황열, 경구용 소아마비, 경구용 장티푸스 예방접종을 투여 받고 2주가 경과하지 아니한 자

3) 풍진, 수두 예방접종 또는 BCG 접종 후 1개월이 경과하지 아니한 자

4. 진료 및 처치 관련 요인

가. 임신 중인 자, 분만 또는 유산 후 6개월 이내인 자. 다만, 본인이 출산한 신생아에게 수혈하고자 하는 경우에는 그러하지 아니하다.

나. 수혈 후 1년이 경과하지 아니한 자

다. 전혈채혈일로부터 2개월, 혈장성분채혈, 혈소판혈장성분채혈 및 두단위혈소판성분채혈일로부터 14일, 백혈구성분채혈 및 한단위혈소판성분채혈일로부터 72시간, 두단위적혈구성분채혈일로부터 4개월이 경과하지 아니한 자

라. 과거 경막 또는 각막을 이식 받은 경험이 있는 자

5. 선별검사결과 부적격 요인

과거 헌혈검사에서 B형간염검사, C형간염검사, 후천성면역결핍증검사, 인체티(T)림프영양성바이러스검사(혈장성분헌혈의 경우는 제외한다) 및 그 밖에 보건복지부장관이 별도로 정하는 혈액검사 결과 부적격 기준에 해당되는 자

6. 그 밖의 요인

가. 제6조제2항제2호의 문진 결과 헌혈불가로 판정된 자

나. 그 밖에 의사의 진단에 의하여 건강상태가 불량하거나 채혈이 부적당하다고 인정되는 자

II. 개별기준

채혈의 종류	기 준
320밀리리터 전혈채혈	1. 16세 미만인 자 또는 70세 이상인 자 2. 혈액의 비중이 1.053 미만인 자, 혈액 100밀리리터당 혈색소량이 12.5그램 미만인 자 또는 적혈구용적률이 38퍼센트 미만인 자 3. 과거 1년 이내에 전혈채혈횟수가 5회 이상인 자
400밀리리터 전혈채혈	1. 17세 미만인 자 또는 70세 이상인 자 2. 체중이 50킬로그램 미만인 자 3. 혈액의 비중이 1.053 미만인 자, 혈액 100밀리리터당 혈색소량이 12.5그램 미만인 자 또는 적혈구용적률이 38퍼센트 미만인 자 4. 과거 1년 이내에 전혈채혈횟수가 5회 이상인 자
혈장 성분채혈	1. 17세 미만인 자 또는 70세 이상인 자 2. 혈액의 비중이 1.052 미만 또는 혈액 100밀리리터당 혈색소량이 12.0그램 미만인 자 3. 직전 헌혈혈액검사 결과 혈액 100밀리리터당 혈청단백량이 6.0그램 미만인 자
한단위 혈소판 성분채혈	1. 17세 미만인 자 또는 60세 이상인 자 2. 혈액의 비중이 1.052 미만 또는 혈액 100밀리리터당 혈색소량이 12.0그램 미만인 자 3. 혈액 1마이크로리터당 혈소판수가 15만개 미만인 자 4. 한단위 혈소판성분채혈 72시간이 경과하지 아니한 자 5. 과거 1년 이내에 성분채혈횟수가 24회 이상인 자
두단위 혈소판 성분채혈	1. 17세 미만인 자 또는 60세 이상인 자 2. 혈액의 비중이 1.052 미만 또는 혈액 100밀리리터당 혈색소량이 12.0그램 미만인 자 3. 혈액 1마이크로리터당 혈소판수가 25만개 미만인 자 4. 과거 1년 이내에 성분채혈횟수가 24회 이상인 자
혈소판 혈장 성분채혈	1. 17세 미만인 자 또는 60세 이상인 자 2. 혈액의 비중이 1.052 미만 또는 혈액 100밀리리터당 혈색소량이 12.0그램 미만인 자 3. 직전 헌혈혈액검사 결과 혈액 100밀리리터당 혈청단백량이 6.0그램 미만인 자 4. 혈액 1마이크로리터당 혈소판수가 15만개 미만인 자 5. 과거 1년 이내에 성분채혈횟수가 24회 이상인 자

채혈의 종류	기 준
두단위 적혈구 성분채혈	1. 17세 미만인 자 또는 60세 이상인 자 2. 체중이 70킬로그램 미만인 자 3. 혈액 100밀리리터당 혈색소량이 14.0그램 미만인 자 4. 과거 1년 이내에 전혈채혈횟수가 4회이상 또는 성분채혈횟수가 24회 이상 또는 두단위적혈구성분채혈횟수가 2회 이상인 자

비고: 65세 이상인 자의 헌혈은 60세부터 64세까지 헌혈경험이 있는 자에만 가능함.

시행규칙 [별표 2]

혈액관련의약품(제4조 관련)

1. 백혈구제거적혈구
2. 백혈구여과제거적혈구
3. 세척적혈구
4. 동결해동적혈구
5. 농축백혈구
6. 혈소판풍부혈장
7. 백혈구여과제거혈소판
8. 세척혈소판
9. 신선액상혈장
10. 동결혈장
11. 동결침전제제
12. 동결침전물제거혈장
13. 성분채혈적혈구
14. 성분채혈백혈구
15. 성분채혈백혈구혈소판
16. 성분채혈혈소판
17. 백혈구여과제거 성분채혈혈소판
18. 성분채혈혈장

시행규칙 [별표 2의2] 개정 2017.3.20. 개정 2018.11.19.

혈액제제의 보존기준(제12조 관련)

제제종류	보존온도	보존기간	비고
1. 전혈	1~6℃	CPDA 보존액: 채혈 후 21일 CPDA-1 보존액: 채혈 후 35일 ADD/M(SAG/M) 보존액: 채혈 후 35일	
2. 농축적혈구	1~6℃	전혈과 동일	
3. 신선동결혈장	-18℃ 이하	채혈 후 1년	해동 후 3시간 이내 사용. 다만, 1~6℃ 보관하는 경우 24시간까지 사용 가능
4. 농축혈소판	20~24℃	제조 후 120시간	보관시 교반필요
5. 백혈구제거적혈구	1~6℃	제조 후 24시간 폐쇄형은 전혈과 동일	
6. 백혈구여과제거적혈구	1~6℃	폐쇄형여과는 전혈과 동일, 개방형여과는 제조 후 24시간	
7. 세척적혈구	1~6℃	제조 후 24시간	
8. 동결해동적혈구	-65℃ 이하 동결, 해동 후 1~6℃	제조 후 10년, 세척 후 24시간	
9. 농축백혈구	20~24℃	제조 후 24시간	

제제종류	보존온도	보존기간	비고
10. 혈소판풍부혈장	20~24℃	채혈 후 5일	보관시 교반필요
11. 백혈구여과제거혈소판	20~24℃	폐쇄용 여과는 농축혈소판과 동일 개방형 여과는 제조 후 24시간	보관시 교반필요
12. 세척혈소판	20~24℃	제조 후 4시간	
13. 신선액상혈장	1~6℃	제조 후 12시간	
14. 동결혈장	-18℃ 이하	채혈 후 1년	해동 후 3시간 이내 사용. 다만, 1~6℃ 보관하는 경우 24시간까지 사용 가능
15. 동결침전제제	-18℃ 이하	채혈 후 1년	해동 후 1시간 이내 사용. 다만, 20~24℃ 보관하는 경우 6시간까지 사용 가능
16. 동결침전물제거혈장	-18℃ 이하	채혈 후 1년	해동 후 3시간 이내 사용. 다만, 1~6℃ 보관하는 경우 24시간까지 사용 가능
17. 성분채혈적혈구	1~6℃	채혈 후 35일	혈액첨가제 사용시
18. 성분채혈백혈구	20~24℃	채혈 후 24시간	
19. 성분채혈혈소판백혈구	20~24℃	채혈 후 24시간	보관시 교반필요
20. 성분채혈혈소판	20~24℃	제조 후 120시간	
21. 백혈구여과제거 성분채혈혈소판	20~24℃	제조 후 120시간	보관시 교반 필요
22. 성분채혈혈장	-18℃ 이하	채혈 후 1년	

비고: 성분채혈혈장 등을 혈장분획제제의 원료로 사용하기 위하여 보관하는 경우 그 보존기준은 식품의약품안전처장이 따로 고시하는 바에 따른다.

시행규칙 [별표 4] 개정 2018.11.19.

혈액관리업무를 위한 시설 · 장비 등(제5조의2 관련)

1. 채혈업무를 하는 경우에 갖추어야 할 시설 · 장비(혈액원외의 장소에서 채혈하는 경우도 동일기준 적용)

시설	장비	비고
대기실 또는 휴식실	의자 또는 침대	채혈실, 건강진단실과 분리된 독립공간으로 확보하여야 한다.
건강진단실	가. 청진기(자동혈압계 사용시 제외) 나. 체중계 다. 혈압계 라. 체온계 마. 빈혈검사용기구 또는 기기(황산구리법에 따른 혈액비중검사의 경우를 제외한다) 바. 혈소판수검사용기기(혈소판성분헌혈을 하는 경우에 한한다) 사. 과거헌혈경력 및 검사결과조회장비	1. 채혈실과 겸용할 수 있다. 2. 문진 시 헌혈자의 개인비밀이 보호될 수 있는 환경을 갖추어야 한다. 3. 혈소판수검사용기기는 혈액원 건물 내(의료기관의 경우 진단검사의학과 검사실)의 것을 겸용할 수 있다.
채혈실	가. 침대 나. 봉합기 다. 혈액성분채혈기(성분헌혈을 실시하는 경우에 한한다) 라. 전혈혼합기(전혈채혈을 실시하는 경우에 한한다)	차량에서의 채혈 또는 방문채혈시 혈액제제별 보존온도유지 용기와 냉매재를 사용하는 경우 혈액전용냉장고로 갈음할 수 있다.

	마. 혈액전용 냉장고 바. 삭제 <2018.11.19.> 사. 혈액중량측정용저울(제제실의 것을 겸용할 수 있다)	

2. 혈액제제 검사업무를 하는 경우에 갖추어야 할 시설 · 장비

시설	장비	비고
검사실	가. 검체용원심분리기 나. 생화학검사기기(ALT검사가 가능하여야 하며 혈장성분채혈을 하는 혈액원은 총단백 검사도 가능하여야 한다.) 다. B형간염검사기기 : 효소면역측정법검사기기, 핵산증폭검사장비 라. C형간염검사기기 : 효소면역측정법 검사기기, 핵산증폭검사장비 마. 후천성면역결핍증검사기기 : 효소면역측정법 검사기기, 핵산증폭검사장비 바. 매독검사기기 또는 기구 사. 혈액형검사기구(혈청형혈액검사를 포함한다) 및 현미경 아. 시약전용냉장고	가. 핵산증폭검사를 타 기관에 의뢰하는 경우 핵산증폭검사장비는 제외한다. 나. 의료기관의 경우에는 진단의학검사실을 검사실로 겸용할 수 있다. 다. 핵산증폭검사만을 수행하는 혈액원의 경우 해당 장비만 갖추고 업무를 수행할 수 있다. 라. 효소면역측정법 검사기기는 이와 동등이상의 민감도를 갖는 검사기기를 사용할 수 있다.

3. 혈액제제 제조업무를 하는 경우에 갖추어야 할 시설 · 장비

시설	장비	비고
제제실	가. 혈액중량측정용 저울 및 봉합기 나. 혈액전용냉장고 다. 혈액전용냉동고(동결 혈액제제를 제조하는 혈액원에 한한다) 라. 혈액제제제조용원심분리기 및 혈장추출기(전혈로부터 성분분리하여 혈액제제를 제조하는 혈액원에 한한다) 마. 급속동결기(신선동결혈장, 동결해동적혈구등을 제조하는 혈액원에 한한다) 바. 공기청정 장치 또는 시설	1. 공급실이 있는 경우에는 공급실을 제제실로 겸용할 수 있다. 2. 혈액전용냉장고 및 혈액전용냉동고는 채혈실 또는 공급실의 것을 겸용할 수 있다. 3. 의료기관의 경우 급속동결기는 혈액전용냉동고를 겸용할 수 있다.

4. 혈액제제 보존 · 공급업무를 하는 경우에 갖추어야 할 시설 · 장비

시설	장비	비고
보존 · 공급실	가. 혈액전용냉장고 나. 혈액전용냉동고(동결 혈액제제를 공급하는 혈액원에 한한다) 다. 혈소판교반기(혈소판이 포함된 혈액제제를 공급하는 혈액원에 한한다) 라. 현미경 및 교차적합성검사용원심분리기(검사실의 것을 겸용할 수 있으며, 교차적합성검사를 하지 않는 혈액원은 해당하지 않음) 마. 전기항온수조기(신선동결혈장을 해동하여 · 공급하는 혈액원에 한한다) 바. 보존온도 유지장치 사. 유지온도 기록장치	제제실이 있는 경우에는 제제실을 공급실로 겸용할 수 있다. 혈액전용냉장고 및 혈액전용냉동고는 채혈실 또는 제제실의 것을 겸용할 수 있다.

시행규칙 [별표 4의2]

선별검사결과 부적격자에 대한 안전성 검사 및 판정기준(제7조의2 관련)

부적격 요인	안전성 검사 방법	채혈금지대상 해제기준
비(B)형간염	HBsAg	다음 각 호의 어느 하나에 해당할 것 1. 모두 음성일 것 2. Anti-HBc 검사 결과가 양성인 경우에는 다음 각 목의 모두에 해당할 것 가. 완치 후 6개월 경과 나. HBsAg 검사 결과 및 HBV 핵산증폭검사(PCR 포함) 결과가 음성일 것 다. Anti-HBs의 추가 검사결과 100mIU/mL 이상일 것
	Anti-HBc	
	HBV 핵산증폭검사 (PCR 포함)	
시(C)형간염	Anti-HCV	모두 음성일 것
	RIBA	
	HCV 핵산증폭검사 (PCR 포함)	
인체티(T)림프영양성 바이러스 감염증(혈장성분헌혈의 경우는 제외한다)	Anti-HTLV-Ⅰ/Ⅱ	
후천성면역결핍증	Anti-HIV	
	Western Blot	
	HIV 핵산증폭검사 (PCR 포함)	

비고 1. HBsAg, Anti-HBc, Anti-HCV, Anti-HIV 및 Anti-HTLV-Ⅰ/Ⅱ의 검사는 효소면역측정법(EIA) 또는 이와 같은 수준 이상의 감도를 가진 시험방법에 의하여야 한다.

2. 위 검사 방법 외에 국민보건을 위하여 긴급하게 필요하다고 판단되는 안전성 검사 방법 및 채혈금지대상 해제기준은 보건복지부장관이 별도로 정한다.

시행규칙 [별표 5]

혈액공급차량의 형태·표시 및 내부장치 등에 관한 기준(제12조의2관련)

1. 형태 및 표시

가. 「자동차관리법」 제3조의 규정에 의한 승용자동차·승합자동차 또는 화물자동차로서 지붕구조의 덮개가 있을 것

나. 바탕색은 백색으로 하며, 전·후·좌·우면중 2면 이상에 녹색으로 '혈액공급차량'이라는 표시를 할 것

다. 좌·우면중 1면 이상에 혈액공급차량을 운영하는 혈액원의 명칭 및 전화번호를 표시할 것

2. 내부장치

가. 삭제 <2009.1.30>

나. 제12조제3호가목에 따른 보존온도를 유지할 수 있는 적절한 용기와 냉매제를 갖출 것

다. 혈액제제 보존용기 내의 유지온도를 기록하는 장치

3. 그 밖의 기준

혈액공급차량 운행일지를 구비할 것

시행규칙 [별표 6]

행정처분의 기준(제20조 관련)

1. 일반기준

가. 위반행위가 둘 이상인 경우로서 그에 해당하는 각각의 처분기준이 다른 경우에는 그 중 가장 무거운 처분기준에 따른다. 다만, 둘 이상의 처분기준이 모두 업무정지인 경우에는 각 처분기준을 합산한 기간을 넘지 않는 범위에서 무거운 처분기준의 2분의 1의 범위에서 가중할 수 있다.

나. 위반행위의 횟수에 따른 행정처분의 기준은 최근 2년간 같은 위반행위로 행정처분을 받은 경우에 적용한다. 이 경우 위반행위에 대하여 행정처분을 한 날과 다시 같은 위반행위를 적발한 날을 기준으로 하여 위반 횟수를 계산한다.

다. 제2호에 따른 처분기준이 업무정지인 경우에는 위반행위의 정도, 위반행위의 동기와 그 결과 등을 고려하여 그 기간의 2분의 1의 범위에서 가중하거나 감경할 수 있다. 다만, 가중하는 경우에도 법 제17조의2에 따른 업무정지 기간의 상한을 넘을 수 없다.

1. 개별기준

위반행위	근거법조문	행정처분의 기준		
		1차 위반	2차 위반	3차 이상 위반
가. 혈액원 개설허가를 받은 날부터 3개월이 지나도록 정당한 사유 없이 그 업무를 시작하지 아니한 경우	법 제17조의2제1항제1호	허가취소		
나. 개설허가를 받은 혈액원의 시설이 법 제6조제2항에 따른 시설·장비 기준에 적합하지 아니한 경우	법 제17조의2제1항제2호	시정명령	업무정지 6개월	허가취소
다. 혈액원이 제조관리자를 두지 아니한 경우	법 제17조의2제1항제3호	업무정지 3개월	업무정지 6개월	허가취소
라. 혈액원에 대한 법 제13조제1항에 따른 검사 또는 같은 조 제3항에 따른 심사평가 결과 혈액관리업무가 부적절하였음이 발견된 경우	법 제17조의2제1항제4호	시정명령	업무정지 3개월	업무정지 6개월
마. 그 밖에 법 또는 법에 따른 명령을 위반한 경우	법 제17조의2제1항제5호			
1) 법 제6조의4제1항에 따른 휴업 또는 재개업 신고를 하지 아니한 경우		시정명령	업무정지 3개월	업무정지 6개월
2) 폐업 또는 휴업 신고 시 법 제6조의4제2항에 따라 혈액관리업무기록 등을 대한적십자사 총재에게 이관하지 아니한 경우		시정명령	업무정지 3개월	업무정지 6개월
3) 업무정지 명령을 위반하여 업무를 한 경우		업무정지 6개월	허가취소	
4) 시정명령에 따르지 아니한 경우		업무정지 1개월	업무정지 3개월	업무정지 6개월

7 지역보건법

●학습목표

중분류	번호	소분류	국시원 출제 범위	직접 관련	간접 관련
지역보건의료계획	1	지역보건의료계획의 수립과정을 설명한다.	○		○
	2	지역보건의료계획의 내용을 설명한다.	○		○
보건의료기관 운영	3	지역보건의료기관의 설치기준을 설명한다.	○		○
	4	보건소의 기능 및 업무를 설명한다.	○	○	
	5	보건소장 및 보건지소장의 임용 및 업무를 설명한다.	○		○
	6	전문인력의 적정배치를 설명한다.	○		○
지역보건의료서비스의 실시	7	건강검진 등의 신고를 설명한다.			○

[1956.12. 13. 법률 제406호(보건소법) 제정]

지역보건법	일부개정 2019. 1. 15. 법률 제16262호 일부개정 2017. 9. 19. 법률 제14895호 타법개정 2016. 5. 29. 법률 제14197호

[1958. 6. 30. 대통령령 제1378호(보건소법 시행령) 제정]

지역보건법 시행령	타법개정 2018. 12. 18. 대통령령 제29383호 타법개정 2017. 7. 26. 대통령령 제28211호 전부개정 2015. 11. 18. 대통령령 제26651호

[1997. 2. 14. 보건복지부령 제45호 제정]

지역보건법 시행규칙	일부개정 2019. 4. 2. 보건복지부령 제624호 타법개정 2018. 12. 20. 보건복지부령 제604호 전부개정 2015. 11. 18. 보건복지부령 제365호

7 핵심정리 및 예상문제

❑ 제정 목적

1) 보건소 등 지역보건의료기관의 설치·운영에 관한 사항과 보건의료 관련기관·단체와의 연계·협력을 통하여 지역보건의료기관의 기능을 효과적으로 수행하는 데 필요한 사항 규정
2) 지역보건의료정책을 효율적으로 추진
3) 지역주민의 건강 증진에 이바지

❑ 용어 정의

지역보건의료기관	지역주민의 건강을 증진하고 질병을 예방·관리하기 위하여 설치·운영하는 보건소, 보건의료원, 보건지소 및 건강생활지원센터
지역보건의료 서비스	지역주민의 건강을 증진하고 질병을 예방·관리하기 위하여 지역보건의료기관이 직접 제공하거나 보건의료 관련기관·단체를 통하여 제공하는 서비스로서 보건의료인이 행하는 모든 활동
보건의료 관련기관·단체	지역사회 내에서 공중(公衆) 또는 특정 다수인을 위하여 지역보건의료서비스를 제공하는 의료기관, 약국, 보건의료인 단체

❑ 국가와 지방자치단체의 책무

1) 지역보건의료에 관한 조사·연구, 정보의 수집·관리·활용·보호, 인력의 양성·확보 및 고용 안정과 자질 향상 등을 위하여 노력
2) 지역보건의료 업무의 효율적 추진을 위하여 기술적·재정적 지원
3) 지역주민의 건강 상태에 격차가 발생하지 아니하도록 필요한 방안 마련

❑ 지역사회 건강실태조사

국가와 지자체는 지역주민의 건강 상태 및 건강 문제의 원인 등을 파악하기 위하여 매년 지역사회 건강실태조사를 실시해야 한다.

1) 절차

보건복지부장관이 지자체장에게 협조요청 → 보건소를 통해 매년 실시 → 보건복지부장관에게 결과 통보

2) 조사내용

- 흡연, 음주 등 건강 관련 생활습관에 관한 사항
- 건강검진 및 예방접종 등 질병 예방에 관한 사항
- 질병 및 보건의료서비스 이용 실태에 관한 사항
- 사고 및 중독에 관한 사항
- 활동의 제한 및 삶의 질에 관한 사항
- 그 밖에 지역사회 건강실태조사에 포함되어야 한다고 보건복지부장관이 정하는 사항

1. 지역보건법의 목적으로 옳은 것은?

1) 보건의료사업 추진
2) 의료의 적정 기능 유지
3) 보건행정의 효율적 관리
4) 지역보건의료기관의 통제
5) 지역보건의료정책의 효율적 추진

2. 용어의 정의로 옳은 것은?

1) 지역보건의료기관이란 이 법에 따라 설치된 모든 종류의 의료기관을 말한다.
2) 지역보건의료서비스란 지역보건의료기관이 직접 제공하는 서비스만을 의미한다.
3) 지역보건의료기관이란 보건소, 보건의료원, 보건지소 및 건강생활지원센터를 말한다.
4) 보건의료 관련기관이란 지역사회의 일부 특정인만을 위해 보건의료서비스를 제공하는 기관이다.
5) 지역사회에서 지역보건의료서비스를 제공하는 의료기관, 약국, 보건의료인 단체 등은 지역보건의료기관이라 한다.

3. 국가와 지방자치단체가 지역주민의 건강상태와 건강문제의 원인을 파악하기 위해 매년 실시해야 하는 것은?

1) 지역사회 건강상태조사
2) 지역사회 건강문제조사
3) 지역사회 건강실태조사
4) 지역사회 질병실태조사
5) 지역사회주민 영양조사

ANSWER 1. 5) 2. 3) 3. 3)

❑ 지역보건의료업무의 전자화

실시자	보건복지부장관
방법	▪ 지역보건의료기관(보건진료소 포함)의 기능을 수행하는 데 필요한 각종 자료 및 정보의 효율적 처리와 기록 · 관리 업무의 전자화를 위하여 지역보건의료정보시스템을 구축 · 운영 ▪ 지역보건의료정보시스템을 구축 · 운영하는 데 필요한 자료를 수집 · 관리 · 보유 · 활용(실적보고 및 통계산출)
자료	▪ 지역보건의료서비스의 제공에 관한 자료 ▪ 지역보건의료서비스 제공의 신청, 조사 및 실시에 관한 자료 ▪ 지역보건의료기관의 기능을 수행하는 데 필요한 것으로 대통령령으로 정하는 자료
금지	누구든지 정당한 접근 권한 없이 또는 허용된 접근 권한을 넘어 지역보건의료정보시스템의 정보를 훼손 · 멸실 · 변경 · 위조 · 유출하거나 검색 · 복제하여서는 아니 됨

❑ 지역보건의료심의위원회

<table>
<tr><td>기능</td><td colspan="3">시 · 도 및 시 · 군 · 구의 심의기구</td></tr>
<tr><td>심의
내용</td><td colspan="3">▪ 지역사회 건강실태조사 등 지역보건의료의 실태조사에 관한 사항
▪ 지역보건의료계획 및 연차별 시행계획의 수립 · 시행 및 평가에 관한 사항
▪ 지역보건의료계획의 효율적 시행을 위하여 보건의료 관련기관 · 단체, 학교, 직장 등과의 협력이 필요한 사항
▪ 그 밖에 지역보건의료시책의 추진을 위하여 필요한 사항</td></tr>
<tr><td rowspan="4">구성</td><td colspan="3">위원장 1명을 포함한 20인 이내의 위원</td></tr>
<tr><td>위원장</td><td colspan="2">해당 지방자치단체의 부단체장</td></tr>
<tr><td rowspan="2">위원</td><td colspan="2">해당 위원회가 속하는 지방자치단체의 장이 임명하거나 위촉</td></tr>
<tr><td>자격</td><td>지역주민 대표, 학교보건 관계자, 산업안전 · 보건 관계자, 보건의료 관련기관 · 단체의 임직원 및 관계 공무원 중</td></tr>
</table>

4. 지역보건의료기관이 그 기능을 수행하는데 필요한 각종자료 및 정보를 효율적으로 처리, 기록, 관리하는 지역보건의료정보시스템을 구축 · 운영할 수 있는 사람은?

1) 대통령
2) 국무총리
3) 시 · 도지사
4) 보건복지부장관
5) 시장 · 군수 · 구청장

5. 지역보건의료심의위원회에서 심의하는 사항으로 옳지 않은 것은?

1) 지역보건의료의 실태조사에 관한 사항
2) 지역보건의료계획 시행계획에 관한 사항
3) 주요 지역보건의료제도 개선에 관한 사항
4) 보건의료 관련기관과의 협력이 필요한 사항
5) 지역보건의료시책 추진을 위하여 필요한 사항

6. 지역보건의료계획의 수립에 관한 설명으로 옳지 않은 것은?

1) 지역보건의료계획의 수립을 위한 주요내용 공고는 10일 이상 공고하여야 한다.
2) 4년마다 지역보건의료계획을 수립하고 연차별 계획은 1년마다 수립하여야 한다.
3) 시 · 도의 지역보건의료계획은 시행년도 2월말까지 보건복지부장관에게 제출하여야 한다.
4) 시 · 군 · 구의 지역보건의료계획은 시행년도 1월 31일까지 시 · 도지사에게 제출하여야 한다.
5) 규정한 사항 외에 지역보건의료계획의 세부내용 · 방법 · 수립시기 등은 대통령령으로 정한다.

ANSWER 4. 4) 5. 3) 6. 1)

1~2. 지역보건의료계획 수립과정과 내용

❑ 지역보건의료계획

1) 수립과정

(1) 시장・군수・구청장

시・군・구 위원회 심의 → 시・군・구 지역보건의료계획에 따라 연차별 시행계획 수립 → 시・군・구 의회에 보고 → 시・도지사에게 제출

(2) 시・도지사

시・도위원회 심의 → 시・도 지역보건의료계획(연차별 시행계획 포함) 수립 → 시・도 의회 보고 → 보건복지부장관에게 제출

2) 연계/협력 요청

- 사회보장 기본계획, 지역사회보장계획 및 국민건강증진종합계획과 연계되도록 하여야 함
- 지역보건의료계획을 수립하는 데에 필요한 경우 보건의료 관련기관・단체, 학교, 직장 등에 중복・유사 사업의 조정 등에 관한 의견을 듣거나 자료의 제공 및 협력을 요청할 수 있음

3) 시기

- 4년마다 수립
- 연차별 시행계획은 매년 수립

4) 내용

- 보건의료 수요측정
- 지역보건의료서비스에 관한 장기・단기 공급대책
- 인력・조직・재정 등 보건의료자원의 조달 및 관리
- 지역보건의료서비스의 제공을 위한 전달체계 구성 방안
- 지역보건의료에 관련된 통계의 수집 및 정리

(1) 시・도 내용

- 지역보건의료계획의 달성 목표
- 지역현황과 전망
- 지역보건의료기관과 보건의료 관련기관・단체 간의 기능 분담 및 발전 방향
- 보건소의 기능 및 업무의 추진계획과 추진현황
- 지역보건의료기관의 인력・시설 등 자원 확충 및 정비 계획
- 취약계층의 건강관리 및 지역주민의 건강 상태 격차 해소를 위한 추진계획
- 지역보건의료와 사회복지사업 사이의 연계성 확보 계획
- 의료기관의 병상의 수요・공급
- 정신질환 등의 치료를 위한 전문치료시설의 수요・공급
- 특별자치시・특별자치도・시・군・구 지역보건의료기관의 설치・운영 지원
- 시・군・구 지역보건의료기관 인력의 교육훈련
- 지역보건의료기관과 보건의료 관련기관・단체 간의 협력・연계
- 그 밖에 시・도지사 및 특별자치시장・특별자치도지사가 지역보건의료계획을 수립함에 있어서 필요하다고 인정하는 사항

(2) 시・군・구 내용

- 지역보건의료계획의 달성 목표
- 지역현황과 전망
- 지역보건의료기관과 보건의료 관련기관・단체 간의 기능 분담 및 발전 방향
- 보건소의 기능 및 업무의 추진계획과 추진현황
- 지역보건의료기관의 인력・시설 등 자원 확충 및 정비 계획
- 취약계층의 건강관리 및 지역주민의 건강 상태 격차 해소를 위한 추진계획
- 지역보건의료와 사회복지사업 사이의 연계성 확보 계획
- 그 밖에 시장・군수・구청장이 지역보건의료계획을 수립함에 있어서 필요하다고 인정하는 사항

7. 지역보건의료계획의 수립과정으로 옳은 것은?

1) 시장·군수·구청장이 시·군·구 지역의 보건의료 계획 수립 → 지역보건의료심의위원회에 제출 → 보건복지부장관에게 제출
2) 보건복지부장관이 시·군·구 지역의 보건의료 계획 수립 → 지역보건의료심의위원회에 자문 → 시장·군수·구청장에게 통보
3) 보건복지부장관이 시·도 지역의 보건의료 계획 수립 → 시·도지사에게 통보 → 시·도지사가 시·군·구 계획 수립 → 시장·군수·구청장에게 통보
4) 시장·군수·구청장이 시·군·구 지역의 보건의료 계획 수립 → 시·도지사에게 제출 → 시·도지사가 시·도 계획 수립 → 보건복지부장관에게 제출
5) 시장·군수·구청장이 시·군·구 지역의 보건의료 계획 수립 → 시·도지사에게 제출 → 시·도지사가 시·도 계획 수립 → 지역보건의료심의위원회에 제출

8. 지역보건의료계획은 몇 년마다 수립하는가?

1) 1년 2) 2년
3) 3년 4) 4년
5) 5년

9. 지역보건의료계획의 내용으로 옳은 것은?

1) 보건의료수요 측정
2) 취약계층에 대한 보건의료 제공
3) 국민건강증진 관련 통계 및 정보 관리 방안
4) 보건의료에 영향을 미치는 주요 질병관리체계 확립
5) 보건의료기관, 관련단체들이 보유하고 있는 보건의료정보 표준화

10. 지역보건의료계획에 포함되어야 하는 사항으로 옳지 않은 것은?

1) 의료비 절감대책
2) 보건의료수요 측정
3) 지역보건의료의 서비스 제공을 위한 전달체계 구성 방안
4) 지역보건의료에 관련된 통계의 수집 및 정리
5) 지역보건의료서비스에 관한 장기·단기 공급대책

11. 지역보건의료계획에 포함된 공통 내용이 아닌 것은?

1) 보건소의 전문인력 등의 배치기준
2) 지역보건의료서비스에 관한 장·단기 공급대책
3) 지역보건의료에 관련된 통계의 수집 및 정리
4) 인력·조직·재정 등 보건의료자원의 조달·관리
5) 지역보건의료서비스의 제공을 위한 전달체계 구성 방안

12. 시·군·구의 지역보건의료계획에 포함되어야 할 내용으로 옳지 않은 것은?

1) 지역현황과 전망
2) 지역보건의료계획의 달성목표
3) 의료기관의 병상의 수요·공급
4) 보건소의 기능 및 업무의 추진계획과 추진현황
5) 취약계층의 건강관리 및 지역주민의 건강 상태 격차 해소를 위한 추진계획

ANSWER 7. 4) 8. 4) 9. 1) 10. 1) 11. 1) 12. 3)

5) 조정권고

- 내용이 관계법령에 위반한 경우
- 내용이 국가 또는 특별시·광역시·특별자치시·특별자치도·도의 보건의료정책에 부합하지 아니하는 경우
- 생활권역과 행정구역이 서로 다름에도 불구하고 해당 지방자치단체에서 그 사실을 고려하지 아니한 경우
- 2개 이상의 지방자치단체에 걸친 광역보건의료행정에 대하여 해당 지방자치단체에서 그 사정을 고려하지 아니한 경우
- 지방자치단체 간 지역보건의료계획의 내용에 현저한 불균형이 있는 경우

6) 수립방법

- 지역보건의료계획을 수립하기 전 지역 내 보건의료실태와 지역주민의 보건의료의식·행동양상 등에 대하여 조사, 자료수집
- 지역 내 보건의료실태 조사 결과에 따라 해당 지역에 필요한 지역보건의료계힉을 포함하여 수립하되 국가/시·도 보건의료시책에 맞춰 수립
- 주요 내용을 시·도/시군구 홈페이지 등에 2주 이상 공고 지역주민의견수렴

7) 제출시기

- 시장·군수·구청장: 시행년도 1월 31일까지 시·도지사에게
- 시도지사: 시행년도 2월 말까지 보건복지부장관에게

❑ 지역보건의료계획 시행

시·도지사 또는 시장·군수·구청장은 지역보건의료계획을 시행할 때에는 연차별 시행계획에 따라 시행

❑ 지역보건의료계획 평가

보건복지부장관은 시·도의 지역보건의료계획의 시행 결과를, 시·도지사는 시·군·구의 지역보건의료계획의 시행 결과를 평가할 수 있음

1) 보고서 제출시기

- 시장·군수·구청장: 시행년도 다음해 1월 31일까지
- 시·도지사: 시행년도 다음해 2월말까지

2) 평가기준

- 지역보건의료계획 내용의 충실성
- 지역보건의료계획 시행 결과의 목표달성도
- 보건의료자원의 협력 정도
- 지역주민의 참여도와 만족도

13. 지역보건의료계획을 시행해야 하는 의무자가 아닌 자는?

1) 시장　2) 군수
3) 구청장　4) 시·도지사
5) 보건복지부장관

14. 시·군·구가 시행한 지역보건의료계획의 시행결과를 평가자는?

1) 대통령　2) 국무총리
3) 시·도지사　4) 보건복지부장관
5) 시장·군수·구청장

ANSWER 13. 5) 14. 3)

3. 지역보건의료기관 설치기준

<table>
<tr><td rowspan="3">보건소
(보건
의료원)</td><td>설치
규정</td><td colspan="2">▪ 시·군·구에 대통령령이 정하는 기준에 따라 해당 지자체 조례로 설치
▪ 동일한 시·군·구에 2개 이상의 보건소가 설치되어 있는 경우 업무를 총괄하는 보건소를 지정하여 운영할 수 있음</td></tr>
<tr><td rowspan="2">설치
장소</td><td colspan="2">시·군·구별로 1개소씩 설치</td></tr>
<tr><td>추가
설치</td><td>▪ 시장·군수·구청장이 지역주민의 보건의료를 위하여 특별히 필요하다고 인정되는 경우 필요한 지역에 추가로 설치·운영 가능
▪ 추가설치 시 행정안전부장관은 보건복지부장관과 미리 협의</td></tr>
<tr><td rowspan="4">보건
지소</td><td>설치
규정</td><td colspan="2">대통령령으로 정하는 기준에 따라 해당 지방자치단체의 조례</td></tr>
<tr><td rowspan="3">설치
장소</td><td colspan="2">읍·면(보건소가 설치된 읍·면을 제외) 마다 1개소씩</td></tr>
<tr><td>추가
설치</td><td>시장·군수·구청장은 지역주민의 보건의료를 위하여 특히 필요하다고 인정하는 경우에는 필요한 지역에 설치·운영</td></tr>
<tr><td>통합
설치</td><td>수개의 보건지소를 통합하여 1개의 통합보건지소를 설치·운영</td></tr>
<tr><td colspan="2">보건의료원</td><td>요건</td><td>병원의 요건을 갖춘 보건소</td></tr>
<tr><td colspan="2" rowspan="2">건강생활
지원센터</td><td>목적</td><td>보건소의 업무 중에서 특별히 지역주민의 만성질환 예방 및 건강한 생활습관 형성 지원</td></tr>
<tr><td>기준</td><td>읍·면·동(보건소가 설치된 읍·면·동은 제외)마다 1개씩 설치</td></tr>
</table>

❑ 의료법에 대한 특례

- 보건의료원: 병원·치과의원·한의원으로 봄
- 보건소, 보건지소, 건강생활지원센터: 의원·치과의원·한의원으로 봄

15. 보건지소 설치기준에 대한 설명으로 옳지 않은 것은?

1) 읍·면마다 1개소씩 설치한다.
2) 보건소가 설치된 읍·면은 보건지소를 설치하지 아니한다.
3) 필요하다고 인정되는 경우라도 추가로 보건지소를 설치할 수 없다.
4) 대통령령이 정하는 기준에 따라 당해 지방자치단체의 조례로 정한다.
5) 여러 개의 보건지소를 통합하여 통합보건지소를 설치·운영할 수 있다.

16. 보건소를 설치하여야 하는 행정 단위는?

1) 읍·면 2) 시·도
3) 시·군·구 4) 읍·면, 시·군·구
5) 시·군·구, 시·도

17. 지방자치단체가 보건소의 업무수행을 위하여 보건지소가 필요하다고 인정한 경우 설치는?

1) 보건소장이 지자체장의 동의를 얻어 설치한다.
2) 보건복지부령이 정하는 바에 따라 설치한다.
3) 읍 단위 이상 지역 단위별로 1개소씩 설치한다.
4) 지역인구 수 5만명을 기준으로 1개소씩 설치한다.
5) 대통령령이 정하는 기준에 따라 당해 지방자치단체 조례로 설치할 수 있다.

18. 지방자치단체가 지역주민의 만성질환 예방 및 건강한 생활습관 형성을 지원하기 위해 설치하는 시설은?

1) 보건소 2) 보건지소
3) 보건의료원 4) 건강생활지원센터
5) 지역주민건강센터

19. 보건소의 설치기준으로 옳은 것은?

1) 시·도별로 1개소씩 설치한다.
2) 읍·면별로 1개소씩 설치한다.
3) 시·군·구별로 1개소씩 설치한다.
4) 시·군·구별로 2개소씩 설치한다.
5) 관할지역 인구 30만 명당 1개소씩 설치한다.

20. 보건소의 설치 기준은?

1) 농어촌특별조치법에 따라 정한다.
2) 시장·군수·구청장의 명령에 따라 정한다.
3) 대통령령이 정하는 기준에 따라 지방자치단체의 조례로 정한다.
4) 보건복지부령이 정하는 기준에 따라 지방자치단체의 규칙으로 정한다.
5) 행정안전부령이 정하는 기준에 따라 보건복지부장관의 명령으로 정한다.

21. 의료법에 대한 특례에 따라 건강생활지원센터는 어떤 의료기관으로 보는가?

1) 병원, 한의원, 조산원 2) 의원, 한의원, 조산원
3) 병원, 치과의원, 한의원 4) 의원, 치과의원, 한의원
5) 요양병원, 의원, 한의원

22. 보건소를 추가 설치·운영하고자 할 때 누구와 협의하여야 하는가?

1) 행정안전부장관이 보건복지부장관과 미리 협의
2) 행정안전부장관이 관할 시·도지사와 미리 협의
3) 행정안전부장관이 관할 시·도지사와 미리 협의
4) 행정안전부장관이 관할 시장·군수·구청장과 미리 협의
5) 보건복지부장관이 관할 시장·군수·구청장과 미리 협의

ANSWER 15. 3) 16. 3) 17. 5) 18. 4) 19. 3) 20. 3) 21. 4) 22. 1)

4. 보건소의 기능 및 업무

1) 건강 친화적인 지역사회 여건의 조성
2) 지역보건의료정책의 기획, 조사·연구 및 평가
   - 지역보건의료계획 등 보건의료 및 건강증진에 관한 중장기 계획 및 실행계획의 수립·시행 및 평가에 관한 사항
   - 지역사회 건강실태조사 등 보건의료 및 건강증진에 관한 조사·연구에 관한 사항
   - 보건에 관한 실험 또는 검사에 관한 사항
3) 보건의료인/보건의료기관 등에 대한 지도·관리·육성과 국민보건 향상을 위한 지도·관리
   - 의료인 및 의료기관에 대한 지도
   - 의료기사·의무기록사 및 안경사에 대한 지도
   - 응급의료에 관한 사항
   - 「농어촌 등 보건의료를 위한 특별조치법」에 따른 공중보건의사, 보건진료 전담공무원 및 보건진료소에 대한 지도
   - 약사에 관한 사항과 마약·향정신성의약품의 관리
   - 공중위생 및 식품위생에 관한 사항
4) 보건의료 관련기관·단체, 학교, 직장 등과의 협력체계 구축
5) 지역주민의 건강증진 및 질병예방·관리를 위한 지역보건의료서비스의 제공
   - 국민건강증진·구강건강·영양관리사업 및 보건교육
   - 감염병의 예방 및 관리
   - 모성과 영유아의 건강유지·증진
   - 여성·노인·장애인 등 보건의료 취약계층의 건강유지·증진
   - 정신건강증진 및 생명존중에 관한 사항
   - 지역주민에 대한 진료, 건강검진 및 만성질환 등의 질병관리에 관한 사항
   - 가정 및 사회복지시설 등을 방문하여 행하는 보건의료사업

23. 지역보건법에 의하여 보건소가 하는 업무로 옳지 않은 것은?

1) 만성질환 진단, 약처방
2) 수입된 혈액제제 에이즈 감염여부 검사
3) 주민들의 만성질환 관리를 위한 방문간호
4) 중·고등학교와 연계하여 금연 상담 및 관리
5) 주민들의 건강생활 실천을 위한 운동과 영양관리

24. 보건소가 관장하는 업무로 옳지 않은 것은?

1) 보건교육사의 자격관리
2) 보건의료인 지도, 관리, 육성
3) 건강친화적인 지역사회 여건 조성
4) 보건의료관련기관 등과의 협력체계 구축
5) 지역보건의료정책의 기획, 조사, 연구 및 평가

25. 보건소의 관장업무로 옳지 않은 것은?

1) 응급의료
2) 모자보건사업
3) 대형재해 예방
4) 보건에 관한 실험
5) 마약·향정신성의약품의 관리

❑ 지역보건의료기관의 조직

- 지역보건의료기관의 조직기준을 정할 때 행정안전부장관은 미리 보건복지부장관과 협의하여야 함
- 지역보건의료기관의 조직은 당해 시·군·구의 인구규모, 지역특성, 보건의료수요 등을 고려하고 다른 지방자치단체와의 균형을 유지하여 합리적으로 정해야 함
- 지역보건의료기관의 기능과 업무량이 변경될 경우에는 그에 따라 지역보건의료기관의 조직과 정원도 조정해야 함

ANSWER 23. 2) 24. 1) 25. 3)

5. 보건소장 및 보건지소장의 임용 및 업무

보건소장	자격	▪ 의사 ▪ 충원이 곤란한 경우: 보건 · 식품위생 · 의료기술 · 의무 · 약무 · 간호 · 보건진료 직렬(보건등 직렬)의 공무원 → 당해 보건소에서 5년 이상 경력자
	지휘권자	시장 · 군수 · 구청장
	임무	▪ 보건소의 업무 관장 ▪ 소속공무원 지휘 · 감독 ▪ 보건지소, 건강생활지원센터, 보건진료소의 직원 및 업무 지도 · 감독
보건지소장	자격	지방의무직, 임기제공무원
	지휘권자	보건소장
	임무	▪ 보건지소의 업무 관장 ▪ 소속직원 지휘 · 감독 ▪ 보건진료소의 직원 및 업무 지도 · 감독
건강생활지원센터장	자격	보건등 직렬의 공무원, 보건의료인
	지휘권자	보건소장
	임무	건강생활지원센터 업무 관장, 소속 직원 지휘 · 감독

26. 보건의무직군의 공무원으로 보건소장을 임용하고자 할 때, 임용조건으로 가장 적합한 자는?

1) 당해 보건소 내 건강증진계에서 최근 5년간 근무하고 있다.
2) 당해 보건소에서 과거 2년 전에 모자보건계에서 5년간 근무한 적이 있다.
3) 보건소의 보건의료시책에 도움이 되는 체계적인 정보관리능력을 가지고 있다.
4) 당해 보건소에서 재작년부터 예방접종실에서 영유아 건강관리를 담당하고 있다.
5) 보건소 업무를 직접 해 본 경험은 없어도 대학원 과정에서 보건소 업무에 관한 업적을 가지고 있다.

27. 보건소장의 지휘 · 감독 및 업무의 범위에 해당하지 않는 것은?

1) 보건소 업무 관장
2) 소속 공무원 지휘 · 감독
3) 관할 구역의 보건의료기관 지도 감독
4) 보건지소의 직원 및 업무 지도 · 감독
5) 시장 · 군수 · 구청장의 지휘 · 감독을 받음

ANSWER 26. 1) 27. 3)

6. 전문인력의 적정배치

<table>
<tr><td rowspan="11">전문인력</td><td colspan="2">임용자격 기준</td><td>▪ 해당 분야의 면허/자격 또는 전문지식이 있는 자
▪ 당해 분야에 2년 이상 종사한 자를 우선 임용</td></tr>
<tr><td colspan="2">임용분야</td><td>의무, 치무, 약무, 보건, 간호, 의료기술, 식품위생, 영양, 보건통계, 전산 등</td></tr>
<tr><td colspan="2">교류</td><td>시・도지사는 지역보건의료기관의 전문인력을 적정하게 배치하기 위하여 필요 시 지역보건의료기관 간에 전문인력의 교류를 할 수 있음</td></tr>
<tr><td rowspan="2">교육훈련</td><td>교육훈련자</td><td>보건복지부장관, 시・도지사</td></tr>
<tr><td>목적</td><td>지역보건의료기관의 전문인력의 자질 향상(기본교육훈련: 3주 이상, 전문교육훈련: 1주 이상)</td></tr>
<tr><td rowspan="3">배치 /운영 실태조사</td><td>조사자</td><td>보건복지부장관</td></tr>
<tr><td>시기</td><td>2년마다 실시/필요한 경우 수시로</td></tr>
<tr><td>조치</td><td>배치 및 운영이 부적절하다고 판단될 때에는 그 시정을 위하여 시・도지사 또는 시장・군수・구청장에게 권고할 수 있음</td></tr>
</table>

28. 보건소 전문인력 등의 적정배치를 위하여 필요하다고 인정하는 때에 보건소 간에 전문 인력을 교류할 수 있는 자는?

1) 대통령
2) 시・도지사
3) 행정안전부장관
4) 보건복지부장관
5) 시장・군수・구청장

29. 보건소의 전문인력에 대한 기술로 옳지 않은 것은?

1) 재직자의 전문교육훈련기간은 1주 이상이다.
2) 전문인력의 신규 기본교육훈련기간은 3주 이상이다.
3) 보건복지부장관은 보건소의 전문인력에 대하여 배치나 운영실태조사를 1년마다 할 수 있다.
4) 시・도지사는 지역보건의료기관의 전문인력의 적정배치를 위해 지역보건의료기관 간 전문인력의 교류를 할 수 있다.
5) 보건소에 두어야 하는 전문인력으로는 의무・치무・약무・보건・간호・의료기술・식품위생・영양・보건통계・전산 등이다.

30. 보건소에 대한 설명으로 옳지 않은 것은?

1) 보건소에는 보건소장 1인을 두며, 시장・군수・구청장의 지휘・감독을 받는다.
2) 보건지소장은 보건의무직 공무원으로서 보건소장의 지휘・감독을 받고, 보건진료소를 지도・감독한다.
3) 보건소의 시설을 이용할 수 있는 자는 의사・약사・치과의사・한의사 등이며 수수료를 징수할 수 있다.
4) 보건소장은 보건소업무를 관장하면서 소속공무원을 지휘・감독하고 보건지소・보건진료소의 직원 및 업무에 대하여 지도・감독한다.
5) 보건소장은 의사 면허를 가진 자 중에서 임용하는 것이 우선 원칙이나 충원이 곤란한 경우에 보건 등 직렬의 공무원으로서 임용 전 직렬업무에 최근 5년 이상 근무경험이 있는 자도 임용대상이 된다.

ANSWER 28. 2) 29. 3) 30. 2)

❑ 지역보건의료기관의 시설・장비 등

- 보건복지부령으로 정하는 기준에 적합한 시설・장비 등을 갖추어야 함
- 지역보건의료기관의 장은 지역주민이 지역보건의료기관을 쉽게 알아볼 수 있고 이용하기에 편리하도록 보건복지부령으로 정하는 표시를 하여야 함
- 보건에 관한 실험 또는 검사를 위해 의사, 한의사, 치과의사, 약사 등에게 그 시설을 이용하게 하거나 타인의 의뢰를 받아 실험 또는 검사를 할 수 있음

❑ 지역보건의료서비스의 신청 및 실시

구분	내용
지역보건의료서비스	보건복지부령으로 정하는 서비스를 필요로 하는 사람과 그 친족, 그 밖에 관계인에게 제공하는 서비스로, 소득, 재산, 건강상태 등에 따라 선별하여 제공하는 서비스
서비스 신청	▪ 서비스대상자, 그 친족, 그 밖의 관계인 → 시장・군수・구청장 ▪ 정보수집고지(법적 근거, 이용 목적 및 범위, 이용 방법, 보유기간 및 파기방법) 및 동의
신청에 따른 조사	▪ 신청에 따른 조사: 서비스대상자와 부양의무자의 소득・재산 등에 관하여 조사하여야 함 ▪ 필요한 자료 또는 정보의 제출 요구할 수 있음
서비스 제공의 결정 및 실시	예산 상황 등을 고려하여 서비스 제공의 실시 여부를 결정한 후 이를 서면이나 전자문서로 신청인에게 통보하여야 함
정보의 파기	▪ 서비스대상자가 아닌 사람의 정보는 5년을 초과하여 보유할 수 없음 → 시장・군수・구청장은 정보의 보유기한이 지나면 지체 없이 파기하여야 함 ▪ 정보가 지역보건의료정보시스템 등에 수집되어 있는 경우 보건복지부장관에게 해당 정보의 파기를 요청할 수 있음 → 보건복지부장관은 지체 없이 파기하여야 함

31. 지역보건의료서비스가 필요한 자는 필요로 하는 지역보건의료서비스를 신청할 수 있다. 이 경우 신청자는 누구에게 서비스를 신청하여야 하는가?

1) 대통령
2) 보건소장
3) 시・도지사
4) 보건복지부장관
5) 시장・군수・구청장

32. 지역보건의료서비스 신청과 관련하여 수집한 자료가 대상자의 자료가 아닌 경우 일정 기간 이상을 초과해서 그 자료를 보유하고 있을 수 없다. 이때 자료를 보유할 수 있는 최장기간은?

1) 1년
2) 3년
3) 5년
4) 7년
5) 10년

ANSWER 31. 5) 32. 3)

7. 건강검진 등의 신고

사유	▪ 외국의 의료인 면허를 가진 자로서 일정 기간 국내에 체류하는 자, 의과대학, 치과대학, 한의과대학, 의학전문대학원원, 치의학전문대학원, 한의학전문대학원, 종합병원 또는 외국 의료원조기관의 의료봉사 또는 연구 및 시범사업을 위하여 의료행위를 하는 자, 의학·치과의학·한방의학 또는 간호학을 전공하는 학교의 학생 등이 지역주민 다수를 대상으로 건강검진·순회진료 등 주민의 건강에 영향을 미치는 행위를 하고자 하는 경우 ▪ 의료기관이 의료기관외의 장소에서 지역주민 다수를 대상으로 건강진단 등을 하고자 하는 경우
시기	건강검진 등을 실시하기 3일 전까지
신고	관할 보건소장(보건의료원장 포함)에게 신고

33. A시의 종합병원이 B구에 있는 어린이집 어린이들을 대상으로 무료 건강검진을 실시하고자 한다. 이 때, 사전에 하여야 하는 것은?

1) 신고나 허가가 필요 없다.
2) A시 시장에게 신고하여야 한다.
3) A시 시장에게 허가를 받아야 한다.
4) B구 보건소장에게 신고하여야 한다.
5) B구 보건소장에게 허가를 받아야 한다.

ANSWER 33. 4)

7 지역보건법

시행령 · 시행규칙

제1장 총 칙

제1조 [목 적] 이 법은 보건소 등 지역보건의료기관의 설치·운영에 관한 사항과 보건의료 관련기관·단체와의 연계·협력을 통하여 지역보건의료기관의 기능을 효과적으로 수행하는 데 필요한 사항을 규정함으로써 지역보건의료정책을 효율적으로 추진하여 지역주민의 건강 증진에 이바지함을 목적으로 한다.

제2조 [정 의] 이 법에서 사용하는 용어의 뜻은 다음과 같다.

1. "지역보건의료기관"이란 지역주민의 건강을 증진하고 질병을 예방·관리하기 위하여 이 법에 따라 설치·운영하는 보건소, 보건의료원, 보건지소 및 건강생활지원센터를 말한다.
2. "지역보건의료서비스"란 지역주민의 건강을 증진하고 질병을 예방·관리하기 위하여 지역보건의료기관이 직접 제공하거나 보건의료 관련기관·단체를 통하여 제공하는 서비스로서 보건의료인(「보건의료기본법」 제3조제3호에 따른 보건의료인을 말한다. 이하 같다)이 행하는 모든 활동을 말한다.
3. "보건의료 관련기관·단체"란 지역사회 내에서 공중(公衆) 또는 특정 다수인을 위하여 지역보건의료서비스를 제공하는 의료기관, 약국, 보건의료인 단체 등을 말한다.

제3조 [국가와 지방자치단체의 책무]) ① 국가 및 지방자치단체는 지역보건의료에 관한 조사·연구, 정보의 수집·관리·활용·보호, 인력의 양성·확보 및 고용 안정과 자질 향상 등을 위하여 노력하여야 한다.
② 국가 및 지방자치단체는 지역보건의료 업무의 효율적 추진을 위하여 기술적·재정적 지원을 하여야 한다.
③ 국가 및 지방자치단체는 지역주민의 건강 상태에 격차가 발생하지 아니하도록 필요한 방안을 마련하여야 한다.

제4조 [지역사회 건강실태조사] ① 국가와 지방자치단체는 지역주민의 건강 상태 및 건강 문제의 원인 등을 파악하기 위하여 매년 지역사회 건강실태조사를 실시하여야 한다.
② 제1항에 따른 지역사회 건강실태조사의 방법, 내용 등에 관하여 필요한 사항은 대통령령으로 정한다.

시행령

영제2조 (지역사회 건강실태조사의 방법 및 내용) ① 보건복지부장관은 「지역보건법」(이하 "법"이라 한다) 제4조제1항에 따른 지역사회 건강실태조사(이하 "지역사회 건강실태조사"라 한다)를 매년 지방자치단체의 장에게 협조를 요청하여 실시한다.
② 제1항에 따라 협조 요청을 받은 지방자치단체의 장은 매년 보건소(보건의료원을 포함한다. 이하 같다)를 통하여 지역 주민을 대상으로 지역사회 건강실태조사를 실시하여야 한다. 이 경우 지방자치단체의 장은 지역사회 건강실태조사의 결과를 보건복지부장관에게 통보하여야 한다.
③ 지역사회 건강실태조사는 표본조사를 원칙으로 하되, 필요한 경우에는 전수조사를 할 수 있다.
④ 지역사회 건강실태조사의 내용에는 다음 각 호의 사항이 포함되어야 한다.

1. 흡연, 음주 등 건강 관련 생활습관에 관한 사항
2. 건강검진 및 예방접종 등 질병 예방에 관한 사항
3. 질병 및 보건의료서비스 이용 실태에 관한 사항
4. 사고 및 중독에 관한 사항
5. 활동의 제한 및 삶의 질에 관한 사항
6. 그 밖에 지역사회 건강실태조사에 포함되어야 한다고 보건복지부장관이 정하는 사항

제5조 [지역보건의료업무의 전자화] ① 보건복지부장관은 지역보건의료기관(「농어촌 등 보건의료를 위한 특별조치법」 제2조제4호에 따른 보건진료소를 포함한다. 이하 이 조에서 같다)의 기능을 수행하는 데 필요한 각종 자료 및 정보의 효율적 처리와 기록·관리 업무의 전자화를 위하여 지역보건의료정보시스템을 구축·운영할 수 있다.

② 보건복지부장관은 제1항에 따른 지역보건의료정보시스템을 구축·운영하는 데 필요한 자료로서 다음 각 호의 어느 하나에 해당하는 자료를 수집·관리·보유·활용(실적보고 및 통계산출을 말한다)할 수 있으며, 관련 기관 및 단체에 필요한 자료의 제공을 요청할 수 있다. 이 경우 요청을 받은 기관 및 단체는 정당한 사유가 없으면 그 요청에 따라야 한다.

1. 제11조제1항제5호에 따른 지역보건의료서비스의 제공에 관한 자료
2. 제19조부터 제21조까지의 규정에 따른 지역보건의료서비스 제공의 신청, 조사 및 실시에 관한 자료
3. 그 밖에 지역보건의료기관의 기능을 수행하는 데 필요한 것으로서 대통령령으로 정하는 자료

③ 누구든지 정당한 접근 권한 없이 또는 허용된 접근 권한을 넘어 지역보건의료정보시스템의 정보를 훼손·멸실·변경·위조·유출하거나 검색·복제하여서는 아니 된다.

시행규칙

칙 **제11조 (보고 등)** ① 시장·군수·구청장(특별자치시장·특별자치도지사는 제외한다)은 법 제27조에 따라 지역보건의료기관의 설치·운영에 관하여 매년 12월 31일 기준으로 별지 제2호서식의 지역보건의료기관 설치·운영 현황을 작성하여 다음해 3월 31일까지 시·도지사를 거쳐 보건복지부장관에게 보고하여야 한다.

② 특별자치시장·특별자치도지사는 법 제27조에 따라 지역보건의료기관의 설치·운영에 관하여 매년 12월 31일 기준으로 별지 제2호서식의 지역보건의료기관 설치·운영 현황을 작성하여 다음해 3월 31일까지 보건복지부장관에게 보고하여야 한다.

③ 보건복지부장관은 지역보건의료기관의 설치·운영에 관한 지도·감독을 위하여 필요한 경우에는 소속 공무원으로 하여금 실태조사를 하게 할 수 있으며 실태조사 결과 부적절하다고 판단되는 경우에는 해당 지방자치단체의 장에게 시정을 요구하여야 한다.

④ 제1항 및 제2항에 따른 보고는 법 제5조에 따른 지역보건의료정보시스템에 입력 및 제출하는 방법으로 할 수 있다.

제6조 [지역보건의료심의위원회] ① 지역보건의료에 관한 다음 각 호의 사항을 심의하기 위하여 특별시·광역시·도(이하 "시·도"라 한다) 및 특별자치시·특별자치도·시·군·구(구는 자치구를 말하며, 이하 "시·군·구"라 한다)에 지역보건의료심의위원회(이하 "위원회"라 한다)를 둔다.

1. 지역사회 건강실태조사 등 지역보건의료의 실태조사에 관한 사항
2. 지역보건의료계획 및 연차별 시행계획의 수립·시행 및 평가에 관한 사항
3. 지역보건의료계획의 효율적 시행을 위하여 보건의료 관련기관·단체, 학교, 직장 등과의 협력이 필요한 사항
4. 그 밖에 지역보건의료시책의 추진을 위하여 필요한 사항

② 위원회는 위원장 1명을 포함한 20명 이내의 위원으로 구성하며, 위원장은 해당 지방자치단체의 부단체장(부단체장이 2명 이상인 지방자치단체에서는 대통령령으로 정하는 부단체장을 말한다)이 된다. 다만, 제4항에 따라 다른 위원회가 위원회의 기능을 대신하는 경우 위원장은 조례로 정한다.

③ 위원회의 위원은 지역주민 대표, 학교보건 관계자, 산업안전·보건 관계자, 보건의료 관련기관·단체의 임직원 및 관계 공무원 중에서 해당 위원회가 속하는 지방자치단체의 장이 임명하거나 위촉한다.

④ 위원회는 그 기능을 담당하기에 적합한 다른 위원회가 있고 그 위원회의 위원이 제3항에 따른 자격을 갖춘 경우에는 시·도 또는 시·군·구의 조례에 따라 위원회의 기능을 통합하여 운영할 수 있다.

⑤ 제1항부터 제4항까지에서 규정한 사항 외에 위원회의 구성과 운영 등에 필요한 사항은 대통령령으로 정한다.

시행령

영 **제3조 (지역보건의료심의위원회의 구성과 운영)** ① 법 제6조제2항 본문에서 "대통령령으로 정하는 부단체장"이란 「지방자치법 시행령」 제73조제2항에 따른 행정부시장이나 행정부지사를 말한다. 이 경우 행정부시장이나 행정부지사가 2명 있는 지방자치단체는 행정(1)부시장이나 행정(1)부지사를 말한다.

② 법 제6조에 따른 지역보건의료심의위원회(이하 "위원회"라 한다)에 출석한 위원에게는 예산의 범위에서 수당과 여비를 지급할 수 있다. 다만, 공무원인 위원이 그 소관 업무와 직접 관련되어 참석하는 경우에는 그러하지 아니하다.

③ 제1항 및 제2항에서 규정한 사항 외에 위원회의 구성과 운영에 필요한 사항은 해당 지방자치단체의 조례로 정한다.

제 2 장 지역보건의료계획의 수립·시행

제7조 [지역보건의료계획의 수립 등] ① 특별시장·광역시장·도지사(이하 "시·도지사"라 한다) 또는 특별자치시장·특별자치도지사·시장·군수·구청장(구청장은 자치구의 구청장을 말하며, 이하 "시장·군수·구청장"이라 한다)은 지역주민의 건강 증진을 위하여 다음 각 호의 사항이 포함된 지역보건의료계획을 4년마다 제3항 및 제4항에 따라 수립하여야 한다.

1. 보건의료 수요의 측정
2. 지역보건의료서비스에 관한 장기 · 단기 공급대책
3. 인력 · 조직 · 재정 등 보건의료자원의 조달 및 관리
4. 지역보건의료서비스의 제공을 위한 전달체계 구성 방안
5. 지역보건의료에 관련된 통계의 수집 및 정리

② 시 · 도지사 또는 시장 · 군수 · 구청장은 매년 제1항에 따른 지역보건의료계획에 따라 연차별 시행계획을 수립하여야 한다.

③ 시장 · 군수 · 구청장(특별자치시장 · 특별자치도지사는 제외한다. 이하 이 조에서 같다)은 해당 시 · 군 · 구(특별자치시 · 특별자치도는 제외한다. 이하 이 조에서 같다) 위원회의 심의를 거쳐 지역보건의료계획(연차별 시행계획을 포함한다. 이하 이 조에서 같다)을 수립한 후 해당 시 · 군 · 구의회에 보고하고 시 · 도지사에게 제출하여야 한다.

④ 특별자치시장 · 특별자치도지사 및 제3항에 따라 관할 시 · 군 · 구의 지역보건의료계획을 받은 시 · 도지사는 해당 위원회의 심의를 거쳐 시 · 도(특별자치시 · 특별자치도를 포함한다. 이하 이 조에서 같다)의 지역보건의료계획을 수립한 후 해당 시 · 도의회에 보고하고 보건복지부장관에게 제출하여야 한다.

⑤ 제3항 및 제4항에 따른 지역보건의료계획은 「사회보장기본법」 제16조에 따른 사회보장 기본계획, 「사회보장급여의 이용 · 제공 및 수급권자 발굴에 관한 법률」에 따른 지역사회보장계획 및 「국민건강증진법」 제4조에 따른 국민건강증진종합계획과 연계되도록 하여야 한다. 개정 2019.1.15.

⑥ 특별자치시장 · 특별자치도지사, 시 · 도지사 또는 시장 · 군수 · 구청장은 제3항 또는 제4항에 따라 지역보건의료계획을 수립하는 데에 필요하다고 인정하는 경우에는 보건의료 관련기관 · 단체, 학교, 직장 등에 중복 · 유사 사업의 조정 등에 관한 의견을 듣거나 자료의 제공 및 협력을 요청할 수 있다. 이 경우 요청을 받은 해당 기관은 정당한 사유가 없으면 그 요청에 협조하여야 한다.

⑦ 지역보건의료계획의 내용에 관하여 필요하다고 인정하는 경우 보건복지부장관은 특별자치시장 · 특별자치도지사 또는 시 · 도지사에게, 시 · 도지사는 시장 · 군수 · 구청장에게 각각 보건복지부령으로 정하는 바에 따라 그 조정을 권고할 수 있다.

⑧ 제1항부터 제7항까지에서 규정한 사항 외에 지역보건의료계획의 세부 내용, 수립 방법 · 시기 등에 관하여 필요한 사항은 대통령령으로 정한다.

시행령

영제4조 (지역보건의료계획의 세부 내용) ① 특별시장 · 광역시장 · 도지사(이하 "시 · 도지사"라 한다) 및 특별자치시장 · 특별자치도지사는 법 제7조제1항에 따라 수립하는 지역보건의료계획(이하 "지역보건의료계획"이라 한다)에 다음 각 호의 내용을 포함시켜야 한다.

1. 지역보건의료계획의 달성 목표
2. 지역현황과 전망
3. 지역보건의료기관과 보건의료 관련기관 · 단체 간의 기능 분담 및 발전 방향
4. 법 제11조에 따른 보건소의 기능 및 업무의 추진계획과 추진현황
5. 지역보건의료기관의 인력 · 시설 등 자원 확충 및 정비 계획
6. 취약계층의 건강관리 및 지역주민의 건강 상태 격차 해소를 위한 추진계획
7. 지역보건의료와 사회복지사업 사이의 연계성 확보 계획
8. 의료기관의 병상(病床)의 수요 · 공급
9. 정신질환 등의 치료를 위한 전문치료시설의 수요 · 공급
10. 특별자치시 · 특별자치도 · 시 · 군 · 구(구는 자치구를 말하며, 이하 "시 · 군 · 구"라 한다) 지역보건의료기관의 설치 · 운영 지원
11. 시 · 군 · 구 지역보건의료기관 인력의 교육훈련
12. 지역보건의료기관과 보건의료 관련기관 · 단체 간의 협력 · 연계
13. 그 밖에 시 · 도지사 및 특별자치시장 · 특별자치도지사가 지역보건의료계획을 수립함에 있어서 필요하다고 인정하는 사항

② 시장 · 군수 · 구청장(구청장은 자치구의 구청장을 말한다. 이하 같다)은 지역보건의료계획에 다음 각 호의 내용을 포함시켜야 한다.

1. 제1항제1호부터 제7호까지의 내용
2. 그 밖에 시장 · 군수 · 구청장이 지역보건의료계획을 수립함에 있어서 필요하다고 인정하는 사항

영제5조 (지역보건의료계획의 수립 방법 등) ① 시 · 도지사 또는 특별자치시장 · 특별자치도지사 · 시장 · 군수 · 구청장(이하 "시장 ·

군수・구청장"이라 한다)은 지역보건의료계획을 수립하기 전에 지역 내 보건의료실태와 지역주민의 보건의료의식・행동양상 등에 대하여 조사하고 자료를 수집하여야 한다.

② 시・도지사 또는 시장・군수・구청장은 제1항에 따른 지역 내 보건의료실태 조사 결과에 따라 해당 지역에 필요한 사업 계획을 포함하여 지역보건의료계획을 수립하되 국가 또는 특별시・광역시・도(이하 "시・도"라 한다)의 보건의료시책에 맞춰 수립하여야 한다.

③ 시・도지사 또는 시장・군수・구청장은 지역보건의료계획을 수립하는 경우에 그 주요 내용을 시・도 또는 시・군・구의 홈페이지 등에 2주 이상 공고하여 지역주민의 의견을 수렴하여야 한다.

영제6조 (지역보건의료계획의 제출 시기 등) ① 시장・군수・구청장(특별자치시장・특별자치도지사는 제외한다. 이하 이 조 및 제7조에서 같다)은 법 제7조제3항에 따라 지역보건의료계획(연차별 시행계획을 포함한다. 이하 이 조에서 같다)을 계획 시행연도 1월 31일까지 시・도지사에게 제출하여야 한다.

② 시・도지사(특별자치시장・특별자치도지사를 포함한다)는 법 제7조제4항에 따라 지역보건의료계획을 계획 시행연도 2월 말일까지 보건복지부장관에게 제출하여야 한다.

③ 시장・군수・구청장은 지역 내 인구의 급격한 변화 등 예측하지 못한 보건의료환경 변화에 따라 지역보건의료계획을 변경할 필요가 있는 경우에는 시・군・구(특별자치시・특별자치도는 제외한다. 이하 이 조 및 제7조에서 같다) 위원회의 심의를 거쳐 변경한 후 시・군・구 의회에 변경 사실 및 변경 내용을 보고하고, 시・도지사에게 지체 없이 변경 사실 및 변경 내용을 제출하여야 한다.

④ 시・도지사(특별자치시장・특별자치도지사를 포함한다)는 지역 내 인구의 급격한 변화 등 예측하지 못한 보건의료환경 변화에 따라 지역보건의료계획을 변경할 필요가 있는 경우에는 시・도(특별자치시・특별자치도를 포함한다. 이하 이 조 및 제7조에서 같다) 위원회의 심의를 거쳐 변경한 후 시・도 의회에 변경 사실 및 변경 내용을 보고하고, 보건복지부장관에게 지체 없이 변경 사실 및 변경 내용을 제출하여야 한다.

시행규칙

칙제2조 (지역보건의료계획의 조정 권고) ①「지역보건법」(이하 "법"이라 한다) 제7조제7항에 따라 같은 조 제1항에 따른 지역보건의료계획(같은 조 제2항에 따른 연차별 시행계획을 포함한다. 이하 이 조에서 같다)의 내용에 대한 조정 권고가 필요한 경우는 다음 각 호의 어느 하나에 해당하는 경우로 한다.

1. 지역보건의료계획의 내용이 관계 법령을 위반한 경우
2. 지역보건의료계획의 내용이 국가 또는 특별시・광역시・특별자치시・특별자치도・도의 보건의료정책에 부합하지 아니하는 경우
3. 지방자치단체의 생활권역과 행정구역이 서로 다름에도 불구하고 해당 지방자치단체에서 그 사실을 고려하지 아니한 경우
4. 2개 이상의 지방자치단체에 걸친 광역보건의료행정에 대하여 해당 지방자치단체에서 그 사정을 고려하지 아니한 경우
5. 지방자치단체 간 지역보건의료계획의 내용에 현저한 불균형이 있는 경우

② 보건복지부장관 또는 특별시장・광역시장・도지사(이하 "시・도지사"라 한다)는 법 제7조제7항에 따라 지역보건의료계획의 조정 권고를 하는 경우에는 해당 지방자치단체의 장에게 관련 자료의 제출을 요구할 수 있다.

제8조 [지역보건의료계획의 시행] ① 시・도지사 또는 시장・군수・구청장은 지역보건의료계획을 시행할 때에는 제7조제2항에 따라 수립된 연차별 시행계획에 따라 시행하여야 한다.

② 시・도지사 또는 시장・군수・구청장은 지역보건의료계획을 시행하는 데에 필요하다고 인정하는 경우에는 보건의료 관련기관・단체 등에 인력・기술 및 재정 지원을 할 수 있다.

제9조 [지역보건의료계획 시행 결과의 평가] ① 제8조제1항에 따라 지역보건의료계획을 시행한 때에는 보건복지부장관은 특별자치시・특별자치도 또는 시・도의 지역보건의료계획의 시행결과를, 시・도지사는 시・군・구(특별자치시・특별자치도는 제외한다)의 지역보건의료계획의 시행 결과를 대통령령으로 정하는 바에 따라 각각 평가할 수 있다.

② 보건복지부장관 또는 시・도지사는 필요한 경우 제1항에 따른 평가 결과를 제24조에 따른 비용의 보조에 반영할 수 있다.

시행령

영제7조 (지역보건의료계획 시행 결과의 평가) ① 시장・군수・구청장은 법 제9조제1항에 따른 지역보건의료계획 시행 결과의 평가를 위하여 해당 시・군・구 지역보건의료계획의 연차별 시행계획에 따른 시행 결과를 매 시행연도 다음 해 1월 31일까지 시・도지사에게 제출하여야 한다.

② 시・도지사(특별자치시장・특별자치도지사를 포함한다)는 법 제9조제1항에 따른 지역보건의료계획 시행 결과의 평가를 위하여 해당 시・도 지역보건의료계획의 연차별 시행계획에 따른 시행 결과를 매 시행연도 다음 해 2월 말일까지 보건복지부장관에게 제출하여야 한다.

③ 보건복지부장관 또는 시・도지사는 제1항 또는 제2항에 따라 제출받은 지역보건의료계획의 연차별 시행계획에 따른 시행 결

과를 평가하려는 경우에는 다음 각 호의 기준에 따라 평가하여야 한다.
1. 지역보건의료계획 내용의 충실성
2. 지역보건의료계획 시행 결과의 목표달성도
3. 보건의료자원의 협력 정도
4. 지역주민의 참여도와 만족도
5. 그 밖에 지역보건의료계획의 연차별 시행계획에 따른 시행 결과를 평가하기 위하여 보건복지부장관이 필요하다고 정하는 기준

④ 보건복지부장관 또는 시·도지사는 제3항에 따라 지역보건의료계획의 연차별 시행계획에 따른 시행 결과를 평가한 경우에는 그 평가 결과를 공표할 수 있다.

제 3 장 지역보건의료기관의 설치 · 운영

제10조 [보건소 설치] ① 지역주민의 건강을 증진하고 질병을 예방·관리하기 위하여 시·군·구에 대통령령으로 정하는 기준에 따라 해당 지방자치단체의 조례로 보건소(보건의료원을 포함한다. 이하 같다)를 설치한다.

② 동일한 시·군·구에 2개 이상의 보건소가 설치되어 있는 경우 해당 지방자치단체의 조례로 정하는 바에 따라 업무를 총괄하는 보건소를 지정하여 운영할 수 있다.

시행령

영제8조 (보건소의 설치) ① 법 제10조에 따른 보건소는 시·군·구별로 1개씩 설치한다. 다만, 지역주민의 보건의료를 위하여 특별히 필요하다고 인정되는 경우에는 필요한 지역에 보건소를 추가로 설치·운영할 수 있다.

② 제1항 단서에 따라 보건소를 추가로 설치하려는 경우에는 「지방자치법 시행령」 제75조에 따른다. 이 경우 행정안전부장관은 보건복지부장관과 미리 협의하여야 한다. 개정 2017.7.26.

제11조 [보건소의 기능 및 업무] ① 보건소는 해당 지방자치단체의 관할 구역에서 다음 각 호의 기능 및 업무를 수행한다.
1. 건강 친화적인 지역사회 여건의 조성
2. 지역보건의료정책의 기획, 조사·연구 및 평가
3. 보건의료인 및 「보건의료기본법」 제3조제4호에 따른 보건의료기관 등에 대한 지도·관리·육성과 국민보건 향상을 위한 지도·관리
4. 보건의료 관련기관·단체, 학교, 직장 등과의 협력체계 구축
5. 지역주민의 건강증진 및 질병예방·관리를 위한 다음 각 목의 지역보건의료서비스의 제공
   가. 국민건강증진·구강건강·영양관리사업 및 보건교육
   나. 감염병의 예방 및 관리
   다. 모성과 영유아의 건강유지·증진
   라. 여성·노인·장애인 등 보건의료 취약계층의 건강유지·증진
   마. 정신건강증진 및 생명존중에 관한 사항
   바. 지역주민에 대한 진료, 건강검진 및 만성질환 등의 질병관리에 관한 사항
   사. 가정 및 사회복지시설 등을 방문하여 행하는 보건의료 및 건강관리사업 개정 2019.1.15.

② 제1항에 따른 보건소 기능 및 업무 등에 관하여 필요한 세부 사항은 대통령령으로 정한다.

시행령

영제9조 (보건소의 기능 및 업무의 세부 사항) ① 법 제11조제1항제2호에 따른 지역보건의료정책의 기획, 조사·연구 및 평가의 세부 사항은 다음 각 호와 같다.
1. 지역보건의료계획 등 보건의료 및 건강증진에 관한 중장기 계획 및 실행계획의 수립·시행 및 평가에 관한 사항
2. 지역사회 건강실태조사 등 보건의료 및 건강증진에 관한 조사·연구에 관한 사항
3. 보건에 관한 실험 또는 검사에 관한 사항

② 법 제11조제1항제3호에 따른 보건의료인 및 「보건의료기본법」 제3조제4호에 따른 보건의료기관 등에 대한 지도·관리·육성과 국민보건 향상을 위한 지도·관리의 세부 사항은 다음 각 호와 같다.
1. 의료인 및 의료기관에 대한 지도 등에 관한 사항
2. 의료기사·보건의료정보관리사 및 안경사에 대한 지도 등에 관한 사항 개정 2018.12.18.
3. 응급의료에 관한 사항

4. 「농어촌 등 보건의료를 위한 특별조치법」에 따른 공중보건의사, 보건진료 전담공무원 및 보건진료소에 대한 지도 등에 관한 사항
5. 약사에 관한 사항과 마약·향정신성의약품의 관리에 관한 사항
6. 공중위생 및 식품위생에 관한 사항

영 제23조 (업무의 위탁 및 대행) ① 법 제30조제2항에 따라 시·도지사 또는 시장·군수·구청장은 다음 각 호의 업무를 보건의료 관련기관·단체에 위탁할 수 있다.

1. 법 제4조에 따른 지역사회 건강실태조사에 관한 업무
2. 법 제8조에 따른 지역보건의료계획의 시행에 관한 업무
3. 법 제11조제1항제5호나목에 따른 감염병의 예방 및 관리에 관한 업무
4. 법 제11조제1항제5호바목에 따른 지역주민에 대한 진료, 건강검진 및 만성질환 등 질병관리에 관한 사항 중 전문지식 및 기술이 필요한 진료, 실험 또는 검사 업무
5. 법 제11조제1항제5호사목에 따른 가정 및 사회복지시설 등을 방문하여 행하는 보건의료사업에 관한 업무

② 법 제30조제2항에 따라 시·도지사 또는 시장·군수·구청장은 「의료법」 제2조에 따른 의료인에게 법 제11조제1항제5호바목에 따른 지역주민에 대한 진료, 건강검진 및 만성질환 등 질병관리에 관한 사항 중 전문지식 및 기술이 필요한 진료에 관한 업무를 대행하게 할 수 있다.

③ 시·도지사 또는 시장·군수·구청장은 법 제30조제2항에 따라 제1항 각 호에 따른 업무를 위탁하는 경우 그 수탁자 및 위탁 업무 등을 고시하여야 한다.

④ 법 제30조제3항에 따른 비용보조, 실비보조, 그 밖의 업무의 위탁 또는 대행에 필요한 사항은 해당 지방자치단체의 조례로 정한다.

영 제24조 (민감정보 및 고유식별정보의 처리) ① 보건복지부장관(법 제30조제4항에 따라 보건복지부장관의 업무를 대행하는 자를 포함한다)은 다음 각 호의 사무를 수행하기 위하여 불가피한 경우 「개인정보 보호법 시행령」 제19조제1호, 제2호 또는 제4호에 따른 주민등록번호, 여권번호 또는 외국인등록번호가 포함된 자료를 처리할 수 있다.

1. 법 제5조에 따른 지역보건의료업무의 전자화에 관한 사무
2. 법 제27조에 따른 보고 및 지도·감독에 관한 사무

② 지역보건의료기관의 장(법 제30조제2항에 따라 지역보건의료기관의 업무를 위탁받거나 대행하는 자를 포함한다)은 법 제11조에 따른 보건소의 업무에 관한 사무를 수행하기 위하여 불가피한 경우 「개인정보 보호법」 제23조에 따른 건강에 관한 정보, 같은 법 시행령 제19조제1호, 제2호 또는 제4호에 따른 주민등록번호, 여권번호 또는 외국인등록번호가 포함된 자료를 처리할 수 있다.

③ 보건소장은 법 제23조에 따른 건강검진 등의 신고에 관한 사무를 수행하기 위하여 불가피한 경우 「개인정보 보호법 시행령」 제19조제1호, 제2호 또는 제4호에 따른 주민등록번호, 여권번호 또는 외국인등록번호가 포함된 자료를 처리할 수 있다.

시행규칙

칙 제3조 (보건소에서 수행할 수 있는 기능 및 업무의 예시) 법 제11조제1항 및 「지역보건법 시행령」(이하 "영"이라 한다) 제9조에 따라 보건소(보건의료원을 포함한다. 이하 같다)에서 수행할 수 있는 기능 및 업무의 예시는 별표 1과 같다.

제12조 [보건의료원] 보건소 중 「의료법」 제3조제2항제3호가목에 따른 병원의 요건을 갖춘 보건소는 보건의료원이라는 명칭을 사용할 수 있다.

제13조 [보건지소의 설치] 지방자치단체는 보건소의 업무수행을 위하여 필요하다고 인정하는 경우에는 대통령령으로 정하는 기준에 따라 해당 지방자치단체의 조례로 보건소의 지소(이하 "보건지소"라 한다)를 설치할 수 있다.

시행령

영 제10조 (보건지소의 설치) 법 제13조에 따른 보건지소는 읍·면(보건소가 설치된 읍·면은 제외한다)마다 1개씩 설치할 수 있다. 다만, 지역주민의 보건의료를 위하여 특별히 필요하다고 인정되는 경우에는 필요한 지역에 보건지소를 설치·운영하거나 여러 개의 보건지소를 통합하여 설치·운영할 수 있다.

제14조 [건강생활지원센터의 설치] 지방자치단체는 보건소의 업무 중에서 특별히 지역주민의 만성질환 예방 및 건강한 생활습관 형성을 지원하는 건강생활지원센터를 대통령령으로 정하는 기준에 따라 해당 지방자치단체의 조례로 설치할 수 있다.

시행령

영 제11조 (건강생활지원센터의 설치) 법 제14조에 따른 건강생활지원센터는 읍·면·동(보건소가 설치된 읍·면·동은 제외한다)마다 1개씩 설치할 수 있다.

제15조 [지역보건의료기관의 조직] 지역보건의료기관의 조직은 대통령령으로 정하는 사항 외에는 「지방자치법」 제112조에 따

른다.

시행령

영제12조 (지역보건의료기관의 조직 기준) ① 행정안전부장관은 법 제15조에 따라 지역보건의료기관의 조직 기준을 정하는 경우에 미리 보건복지부장관과 협의하여야 한다. 〈개정 2017.7.26.〉

② 행정안전부장관은 제1항에 따른 지역보건의료기관의 조직 기준을 정하는 경우에 해당 시·군·구의 인구 규모, 지역 특성, 보건의료 수요 등을 고려하여야 하고, 다른 지방자치단체와의 균형을 유지하도록 합리적으로 정하여야 한다. 〈개정 2017.7.26.〉

③ 지역보건의료기관의 기능과 업무량이 변경될 경우에는 그에 따라 지역보건의료기관의 조직과 정원도 조정하여야 한다.

영제13조 (보건소장) ① 보건소에 보건소장(보건의료원의 경우에는 원장을 말한다. 이하 같다) 1명을 두되, 의사 면허가 있는 사람 중에서 보건소장을 임용한다. 다만, 의사 면허가 있는 사람 중에서 임용하기 어려운 경우에는 「지방공무원 임용령」 별표 1에 따른 보건·식품위생·의료기술·의무·약무·간호·보건진료(이하 "보건등"이라 한다) 직렬의 공무원을 보건소장으로 임용할 수 있다.

② 제1항 단서에 따라 보건등 직렬의 공무원을 보건소장으로 임용하려는 경우에 해당 보건소에서 실제로 보건등과 관련된 업무를 하는 보건등 직렬의 공무원으로서 보건소장으로 임용되기 이전 최근 5년 이상 보건등의 업무와 관련하여 근무한 경험이 있는 사람 중에서 임용하여야 한다.

③ 보건소장은 시장·군수·구청장의 지휘·감독을 받아 보건소의 업무를 관장하고 소속 공무원을 지휘·감독하며, 관할 보건지소, 건강생활지원센터 및 「농어촌 등 보건의료를 위한 특별조치법」 제2조제4호에 따른 보건진료소(이하 "보건진료소"라 한다)의 직원 및 업무에 대하여 지도·감독한다.

영제14조 (보건지소장) ① 보건지소에 보건지소장 1명을 두되, 지방의무직공무원 또는 임기제공무원을 보건지소장으로 임용한다.

② 보건지소장은 보건소장의 지휘·감독을 받아 보건지소의 업무를 관장하고 소속 직원을 지휘·감독하며, 보건진료소의 직원 및 업무에 대하여 지도·감독한다.

영제15조 (건강생활지원센터장) ① 건강생활지원센터에 건강생활지원센터장 1명을 두되, 보건등 직렬의 공무원 또는 「보건의료기본법」 제3조제3호에 따른 보건의료인을 건강생활지원센터장으로 임용한다.

② 건강생활지원센터장은 보건소장의 지휘·감독을 받아 건강생활지원센터의 업무를 관장하고 소속 직원을 지휘·감독한다.

제16조 [전문인력의 적정배치 등] ① 지역보건의료기관에는 기관의 장과 해당 기관의 기능을 수행하는 데 필요한 면허·자격 또는 전문지식을 가진 인력(이하 "전문인력"이라 한다)을 두어야 한다.

② 시·도지사(특별자치시장·특별자치도지사를 포함한다)는 지역보건의료기관의 전문인력을 적정하게 배치하기 위하여 필요한 경우 「지방공무원법」 제30조의2제2항에 따라 지역보건의료기관 간에 전문인력의 교류를 할 수 있다.

③ 보건복지부장관과 시·도지사(특별자치시장·특별자치도지사를 포함한다)는 지역보건의료기관의 전문인력의 자질 향상을 위하여 필요한 교육훈련을 시행하여야 한다.

④ 보건복지부장관은 지역보건의료기관의 전문인력의 배치 및 운영 실태를 조사할 수 있으며, 그 배치 및 운영이 부적절하다고 판단될 때에는 그 시정을 위하여 시·도지사 또는 시장·군수·구청장에게 권고할 수 있다.

⑤ 제1항에 따른 전문인력의 배치 및 임용자격 기준과 제3항에 따른 교육훈련의 대상·기간·평가 및 그 결과 처리 등에 필요한 사항은 대통령령으로 정한다.

시행령

영제16조 (전문인력의 배치 기준) 법 제16조제1항에 따라 지역보건의료기관에 두어야 하는 전문인력(이하 "전문인력"이라 한다)의 면허 또는 자격의 종류에 따른 최소 배치 기준은 보건복지부령으로 정한다.

영제17조 (전문인력의 임용 자격 기준) 전문인력의 임용 자격 기준은 지역보건의료기관의 기능을 수행하는 데 필요한 면허·자격 또는 전문지식이 있는 사람으로 하되, 해당 분야의 업무에서 2년 이상 종사한 사람을 우선적으로 임용하여야 한다.

영제18조 (전문인력에 대한 교육훈련) ① 보건복지부장관 또는 시·도지사(특별자치시장·특별자치도지사를 포함한다. 이하 이 조에서 같다)는 법 제16조제3항에 따라 전문인력에 대하여 기본교육훈련과 직무분야별 전문교육훈련을 실시하여야 한다.

② 보건복지부장관 또는 시·도지사는 제1항에 따른 교육훈련을 소속 교육훈련기관에서 받게 하거나 다른 행정기관 소속의 교육훈련기관 또는 민간교육기관에 위탁하여 받게 할 수 있다.

제19조 (교육훈련의 대상 및 기간) 법 제16조제3항에 따른 교육훈련 과정별 교육훈련의 대상 및 기간은 다음 각 호의 구분에 따른다.

1. 기본교육훈련: 해당 직급의 공무원으로서 필요한 능력과 자질을 배양할 수 있도록 신규로 임용되는 전문인력을 대상으로 하는 3주 이상의 교육훈련
2. 직무 분야별 전문교육훈련: 보건소에서 현재 담당하고 있거나 담당할 직무 분야에 필요한 전문적인 지식과 기술을 습득할 수 있도록 재직 중인 전문인력을 대상으로 하는 1주 이상의 교육훈련

영제20조 (전문인력 배치 및 운영 실태 조사) ① 보건복지부장관은 법 제16조제4항에 따라 지역보건의료기관의 전문인력 배치 및 운

영 실태를 2년마다 조사하여야 하며, 필요한 경우에는 시·도 또는 시·군·구에 대하여 수시로 조사할 수 있다.

② 보건복지부장관은 제1항에 따른 실태 조사 결과 전문인력의 적절한 배치 및 운영에 필요하다고 판단하는 경우에는 시·도지사(특별자치시장·특별자치도지사를 포함한다)에게 전문인력의 교류를 권고할 수 있다.

영제21조 (전문인력의 결원 보충) 시·도지사(특별자치시장·특별자치도지사를 포함한다) 또는 시장·군수·구청장(특별자치시장·특별자치도지사는 제외한다)은 지역보건의료기관에 전문인력의 결원이 생겼을 때에는 지체 없이 결원 보충에 필요한 조치를 하여야 한다.

시행규칙

칙제4조 (전문인력의 배치) ① 영 제16조에 따른 전문인력의 면허 또는 자격의 종류에 따른 최소 배치 기준은 별표 2와 같다.

② 특별자치시장·특별자치도지사·시장·군수·구청장(구청장은 자치구의 구청장을 말하며, 이하 "시장·군수·구청장"이라 한다)은 제1항의 전문인력 최소 배치 기준에 따른 전문인력의 정원을 확보하기 위하여 해당 특별자치시·특별자치도·시·군·구(구는 자치구를 말한다)의 직제 및 정원에 관한 규칙에 반영하여야 한다.

③ 시장·군수·구청장은 특별한 사유가 없으면 지역보건의료기관의 전문인력을 보유 면허 또는 자격과 관련되는 직위에 보직하여야 한다.

칙제5조 (전문인력에 대한 교육훈련) ① 시장·군수·구청장은 신규로 임용되거나 5급 이상 공무원으로 승진 임용된 전문인력에 대해서는 특별한 사유가 없으면 그 직급과 직무분야에 맞는 영 제18조제1항 및 제19조제1호에 따른 기본교육훈련(이하 "기본교육훈련"이라 한다)을 받게 한 후에 보직하여야 한다. 다만, 보건복지부장관이 인정하는 교육훈련기관에서 정해진 과정을 마친 사람은 보직 후에 기본교육훈련을 받게 할 수 있다.

② 시·도지사(특별자치시장·특별자치도지사를 포함한다)는 영 제18조제2항에 따라 전문인력에 대한 교육훈련을 다른 행정기관 소속의 교육훈련기관 또는 민간교육훈련기관에 위탁하여 받게 한 경우에는 교육훈련비용의 전부 또는 일부를 해당 교육훈련기관에 보조할 수 있다.

③ 전문인력에 대한 교육훈련 과정, 교육훈련 내용, 교육훈련기관의 선정 등에 필요한 사항은 보건복지부장관이 정한다.

칙제6조 (전문인력의 교류 권고) 영 제20조제2항에 따라 보건복지부장관이 시·도지사(특별자치시장·특별자치도지사를 포함한다)에게 전문인력의 적절한 배치 및 운영을 위한 전문인력의 교류를 권고할 수 있는 경우는 다음 각 호의 어느 하나에 해당하는 경우로 한다.

1. 전문인력의 균형 있는 배치를 위하여 교류하는 경우
2. 보건소 간의 협조를 위하여 인접 보건소 간에 교류하는 경우
3. 전문인력의 연고지 배치를 위하여 필요한 경우

제16조의2 [방문건강관리 전담공무원] ① 제11조제1항제5호사목의 방문건강관리사업을 담당하게 하기 위하여 지역보건의료기관에 보건복지부령으로 정하는 전문인력을 방문건강관리 전담공무원으로 둘 수 있다.

② 국가는 제1항에 따른 방문건강관리 전담공무원의 배치에 필요한 비용의 전부 또는 일부를 보조할 수 있다.

본조신설 2019.1.15.

제17조 [지역보건의료기관의 시설·장비 등] ① 지역보건의료기관은 보건복지부령으로 정하는 기준에 적합한 시설·장비 등을 갖추어야 한다.

② 지역보건의료기관의 장은 지역주민이 지역보건의료기관을 쉽게 알아볼 수 있고 이용하기에 편리하도록 보건복지부령으로 정하는 표시를 하여야 한다.

시행규칙

칙제7조 (지역보건의료기관의 시설·장비 및 표시) 법 제17조에 따른 지역보건의료기관의 시설·장비 및 표시의 기준은 별표 3과 같다.

제18조 [시설의 이용] 지역보건의료기관은 보건의료에 관한 실험 또는 검사를 위하여 의사·치과의사·한의사·약사 등에게 그 시설을 이용하게 하거나, 타인의 의뢰를 받아 실험 또는 검사를 할 수 있다.

시행령

영제22조 (시설이용의 편의제공 등) ① 지역보건의료기관의 장은 법 제18조에 따른 지역보건의료기관의 시설 이용, 타인이 의뢰한 실험 또는 검사를 정당한 사유 없이 거부할 수 없으며 편의를 제공하여야 한다.

② 지역보건의료기관의 장은 제1항에 따라 타인의 의뢰를 받아 실험 또는 검사를 하였을 때에는 그 결과를 지체 없이 의뢰인에게 통지하여야 한다.

제 4 장 지역보건의료서비스의 실시

제19조 [지역보건의료서비스의 신청] ① 지역보건의료서비스 중 보건복지부령으로 정하는 서비스를 필요로 하는 사람(이하 "서비스대상자"라 한다)과 그 친족, 그 밖의 관계인은 관할 시장 · 군수 · 구청장에게 지역보건의료서비스의 제공(이하 "서비스 제공"이라 한다)을 신청할 수 있다.

② 시장 · 군수 · 구청장이 제1항에 따른 서비스 제공 신청을 받는 경우 제20조에 따라 조사하려 하거나 제출받으려는 자료 또는 정보에 관하여 서비스대상자와 그 서비스대상자의 1촌 직계혈족 및 그 배우자(이하 "부양의무자"라 한다)에게 다음 각 호의 사항을 알리고, 해당 자료 또는 정보의 수집에 관한 동의를 받아야 한다.

1. 법적 근거, 이용 목적 및 범위
2. 이용 방법
3. 보유기간 및 파기방법

③ 서비스 제공의 신청인은 서비스 제공 신청을 철회하는 경우 시장 · 군수 · 구청장에게 조사하거나 제출한 자료 또는 정보의 반환 또는 삭제를 요청할 수 있다. 이 경우 요청을 받은 시장 · 군수 · 구청장은 특별한 사유가 없으면 그 요청에 따라야 한다.

④ 제1항부터 제3항까지의 규정에 따른 서비스 제공의 신청 · 철회 및 고지 · 동의 방법 등에 관하여 필요한 사항은 보건복지부령으로 정한다.

시행규칙

칙제8조 (지역보건의료서비스 제공의 신청 · 철회 및 고지 · 동의) ① 법 제19조제1항에서 "지역보건의료서비스 중 보건복지부령으로 정하는 서비스"란 소득, 재산, 건강상태 등에 따라 선별하여 제공하는 서비스를 말한다.

② 법 제19조제1항 및 제3항에 따라 지역보건의료서비스의 제공(이하 "서비스 제공"이라 한다)을 신청하거나 철회하려는 자는 지역보건의료서비스 신청서나 철회서(전자문서를 포함한다)에 관련 서류(전자문서를 포함한다)를 첨부하여 시장 · 군수 · 구청장에게 신청하거나 철회하여야 한다. 다만, 첨부하여야 하는 관련 서류 중 「전자정부법」 제36조제1항에 따른 행정정보의 공동이용을 통하여 관련 서류를 확인할 수 있는 경우에는 그 확인으로 첨부서류를 갈음하되, 신청인이 확인에 동의하지 아니하는 경우에는 그 서류를 첨부하여야 한다.

③ 시장 · 군수 · 구청장은 법 제19조제2항에 따라 알리거나 자료 또는 정보의 수집에 관한 동의를 받아야 하는 경우에는 서면 또는 전자적인 방법으로 하여야 한다. 다만, 서면 또는 전자적인 방법으로 알리기 곤란한 경우에는 전화, 담당 공무원의 안내 등의 방법으로 알릴 수 있다.

제20조 [신청에 따른 조사] ① 시장 · 군수 · 구청장은 제19조제1항에 따라 서비스 제공 신청을 받으면 서비스대상자와 부양의무자의 소득 · 재산 등에 관하여 조사하여야 한다.

② 시장 · 군수 · 구청장은 제1항에 따른 조사에 필요한 자료를 확보하기 위하여 서비스대상자 또는 그 부양의무자에게 필요한 자료 또는 정보의 제출을 요구할 수 있다.

③ 제1항에 따른 조사의 실시는 「사회복지사업법」 제33조의3에 따른다.

제21조 [서비스 제공의 결정 및 실시] ① 시장 · 군수 · 구청장은 제20조에 따른 조사를 하였을 때에는 예산 상황 등을 고려하여 서비스 제공의 실시 여부를 결정한 후 이를 서면이나 전자문서로 신청인에게 통보하여야 한다.

② 시장 · 군수 · 구청장은 서비스대상자에게 서비스 제공을 하기로 결정하였을 때에는 서비스 제공기간 등을 계획하여 그 계획에 따라 지역보건의료서비스를 제공하여야 한다.

제22조 [정보의 파기] ① 시장 · 군수 · 구청장은 제20조에 따라 조사하거나 제출받은 정보 중 서비스대상자가 아닌 사람의 정보는 5년을 초과하여 보유할 수 없다. 이 경우 시장 · 군수 · 구청장은 정보의 보유기한이 지나면 지체 없이 이를 파기하여야 한다.

② 시장 · 군수 · 구청장은 제1항에 따른 정보가 지역보건의료정보시스템 또는 「사회복지사업법」 제6조의2에 따른 정보시스템에 수집되어 있는 경우 보건복지부장관에게 해당 정보의 파기를 요청할 수 있다. 이 경우 보건복지부장관은 지체 없이 이를 파기하여야 한다.

제23조 [건강검진 등의 신고] ① 「의료법」 제27조제1항 각 호의 어느 하나에 해당하는 사람이 지역주민 다수를 대상으로 건강검진 또는 순회 진료 등 주민의 건강에 영향을 미치는 행위(이하 "건강검진등"이라 한다)를 하려는 경우에는 보건복지부령으로

정하는 바에 따라 건강검진등을 하려는 지역을 관할하는 보건소장에게 신고하여야 한다.

② 의료기관이 「의료법」 제33조제1항 각 호의 어느 하나에 해당하는 사유로 의료기관 외의 장소에서 지역주민 다수를 대상으로 건강검진등을 하려는 경우에도 제1항에 따른 신고를 하여야 한다.

③ 보건소장은 제1항 및 제2항에 따른 신고를 받은 경우에는 그 내용을 검토하여 이 법에 적합하면 신고를 수리하여야 한다.

신설 2019.1.15.

시행령

영 제24조 (민감정보 및 고유식별정보의 처리) ① 보건복지부장관(법 제30조제4항에 따라 보건복지부장관의 업무를 대행하는 자를 포함한다)은 다음 각 호의 사무를 수행하기 위하여 불가피한 경우 「개인정보 보호법 시행령」 제19조제1호, 제2호 또는 제4호에 따른 주민등록번호, 여권번호 또는 외국인등록번호가 포함된 자료를 처리할 수 있다.

1. 법 제5조에 따른 지역보건의료업무의 전자화에 관한 사무
2. 법 제27조에 따른 보고 및 지도·감독에 관한 사무

② 지역보건의료기관의 장(법 제30조제2항에 따라 지역보건의료기관의 업무를 위탁받거나 대행하는 자를 포함한다)은 법 제11조에 따른 보건소의 업무에 관한 사무를 수행하기 위하여 불가피한 경우 「개인정보 보호법」 제23조에 따른 건강에 관한 정보, 같은 법 시행령 제19조제1호, 제2호 또는 제4호에 따른 주민등록번호, 여권번호 또는 외국인등록번호가 포함된 자료를 처리할 수 있다.

③ 보건소장은 법 제23조에 따른 건강검진 등의 신고에 관한 사무를 수행하기 위하여 불가피한 경우 「개인정보 보호법 시행령」 제19조제1호, 제2호 또는 제4호에 따른 주민등록번호, 여권번호 또는 외국인등록번호가 포함된 자료를 처리할 수 있다.

시행규칙

칙 제9조 (건강검진 등의 신고) 법 제23조에 따른 신고는 건강검진 등을 실시하기 3일 전까지 별지 제1호서식의 건강검진 등 신고서를 관할 보건소장(보건의료원장을 포함한다. 이하 같다)에게 제출하는 방법으로 하여야 한다. 이 경우 관할 보건소장은 「전자정부법」 제36조제1항에 따른 행정정보의 공동이용을 통하여 의료기관 개설허가증 또는 의료기관 개설신고증명서(의료기관만 해당한다)와 의사·치과의사 또는 한의사 면허증을 확인할 수 있는 경우에는 그 확인으로 첨부자료의 제공을 갈음할 수 있고, 신고인이 자료 확인에 동의하지 아니하는 경우에는 해당 자료를 첨부하도록 하여야 한다.

제5장 보 칙

제24조 [비용의 보조] ① 국가와 시·도는 지역보건의료기관의 설치와 운영에 필요한 비용 및 지역보건의료계획의 시행에 필요한 비용의 일부를 보조할 수 있다.

② 제1항에 따라 보조금을 지급하는 경우 설치비와 부대비에 있어서는 그 3분의 2 이내로 하고, 운영비 및 지역보건의료계획의 시행에 필요한 비용에 있어서는 그 2분의 1 이내로 한다.

제25조 [수수료 등] ① 지역보건의료기관은 그 시설을 이용한 자, 실험 또는 검사를 의뢰한 자 또는 진료를 받은 자로부터 수수료 또는 진료비를 징수할 수 있다.

② 제1항에 따른 수수료와 진료비는 보건복지부령으로 정하는 기준에 따라 해당 지방자치단체의 조례로 정한다.

시행규칙

칙 제10조 (수수료 등) 법 제25조제2항에 따라 지역보건의료기관에서 징수하는 수수료와 진료비는 「국민건강보험법」 제45조제4항에 따라 보건복지부장관이 고시하는 요양급여비용 명세의 기준에 따라 지방자치단체의 조례로 정한다.

제26조 [지역보건의료기관의 회계] 지역보건의료기관의 수수료 및 진료비의 수입은 「지방회계법」 제26조에 따른 수입 대체 경비로 직접 지출할 수 있으며, 회계 사무는 해당 지방자치단체의 규칙으로 정하는 바에 따라 간소화할 수 있다.

제27조 [보고 등] 보건복지부장관은 지방자치단체에 대하여 보건복지부령으로 정하는 바에 따라 지역보건의료기관의 설치·운영에 관한 사항을 보고하게 하거나 소속 공무원으로 하여금 지역보건의료기관에 대하여 실태조사 등 지도·감독을 할 수 있다.

시행규칙

칙 제11조 (보고 등) ① 시장·군수·구청장(특별자치시장·특별자치도지사는 제외한다)은 법 제27조에 따라 지역보건의료기관의 설치·운영에 관하여 매년 12월 31일 기준으로 별지 제2호서식의 지역보건의료기관 설치·운영 현황을 작성하여 다음해 3월 31일까지 시·도지사를 거쳐 보건복지부장관에게 보고하여야 한다.

② 특별자치시장·특별자치도지사는 법 제27조에 따라 지역보건의료기관의 설치·운영에 관하여 매년 12월 31일 기준으로 별지

제2호서식의 지역보건의료기관 설치 · 운영 현황을 작성하여 다음해 3월 31일까지 보건복지부장관에게 보고하여야 한다.

③ 보건복지부장관은 지역보건의료기관의 설치 · 운영에 관한 지도 · 감독을 위하여 필요한 경우에는 소속 공무원으로 하여금 실태조사를 하게 할 수 있으며 실태조사 결과 부적절하다고 판단되는 경우에는 해당 지방자치단체의 장에게 시정을 요구하여야 한다.

④ 제1항 및 제2항에 따른 보고는 법 제5조에 따른 지역보건의료정보시스템에 입력 및 제출하는 방법으로 할 수 있다.

제28조 [개인정보의 누설금지] 지역보건의료기관(「농어촌 등 보건의료를 위한 특별조치법」 제2조제4호에 따른 보건진료소를 포함한다)의 기능 수행과 관련한 업무에 종사하였거나 종사하고 있는 사람 또는 지역보건의료정보시스템을 구축 · 운영하였거나 구축 · 운영하고 있는 자(제30조제2항 및 제4항에 따라 위탁받거나 대행하는 업무에 종사하거나 종사하였던 자를 포함한다)는 업무상 알게 된 다음 각 호의 정보를 업무 외의 목적으로 사용하거나 다른 사람에게 제공 또는 누설하여서는 아니 된다.

1. 보건의료인이 진료과정(건강검진을 포함한다)에서 알게 된 개인 및 가족의 진료 정보
2. 제20조에 따라 조사하거나 제출받은 다음 각 호의 정보
   가. 금융정보(「국민기초생활 보장법」 제21조제3항제1호의 금융정보를 말한다. 이하 같다)
   나. 신용정보 또는 보험정보(「국민기초생활 보장법」 제21조제3항제2호 · 제3호의 신용정보 및 보험정보를 말한다. 이하 같다)
3. 제1호 및 제2호를 제외한 개인정보(「개인정보 보호법」 제2조제1호의 개인정보를 말한다. 이하 같다)

제29조 [동일 명칭 사용금지] 이 법에 따른 보건소, 보건의료원, 보건지소 또는 건강생활지원센터가 아닌 자는 각각 보건소, 보건의료원, 보건지소 또는 건강생활지원센터라는 명칭을 사용하지 못한다.

제30조 [권한의 위임 등] ① 이 법에 따른 보건복지부장관의 권한은 대통령령으로 정하는 바에 따라 그 일부를 시 · 도지사 또는 시장 · 군수 · 구청장에게 위임할 수 있다.

② 시 · 도지사 또는 시장 · 군수 · 구청장은 이 법에 따른 지역보건의료기관의 기능 수행에 필요한 업무의 일부를 대통령령으로 정하는 바에 따라 보건의료 관련기관 · 단체에 위탁하거나, 「의료법」 제2조에 따른 의료인에게 대행하게 할 수 있다.

③ 시 · 도지사 또는 시장 · 군수 · 구청장은 제2항에 따라 업무를 위탁한 경우에는 그 비용의 전부 또는 일부를 보조할 수 있고, 의료인에게 그 업무의 일부를 대행하게 한 경우에는 그 업무수행에 드는 실비(實費)를 보조할 수 있다.

④ 보건복지부장관은 지역보건의료정보시스템의 구축 · 운영 등에 관한 업무를 「사회복지사업법」 제6조의3에 따른 전담기구에 대행하게 할 수 있다.

⑤ 보건복지부장관은 제4항에 따라 업무를 대행하게 한 경우에는 예산의 범위에서 그에 필요한 비용을 보조할 수 있다.

시행령

영제23조 (업무의 위탁 및 대행) ① 법 제30조제2항에 따라 시 · 도지사 또는 시장 · 군수 · 구청장은 다음 각 호의 업무를 보건의료 관련기관 · 단체에 위탁할 수 있다.

1. 법 제4조에 따른 지역사회 건강실태조사에 관한 업무
2. 법 제8조에 따른 지역보건의료계획의 시행에 관한 업무
3. 법 제11조제1항제5호나목에 따른 감염병의 예방 및 관리에 관한 업무
4. 법 제11조제1항제5호바목에 따른 지역주민에 대한 진료, 건강검진 및 만성질환 등 질병관리에 관한 사항 중 전문지식 및 기술이 필요한 진료, 실험 또는 검사 업무
5. 법 제11조제1항제5호사목에 따른 가정 및 사회복지시설 등을 방문하여 행하는 보건의료사업에 관한 업무

② 법 제30조제2항에 따라 시 · 도지사 또는 시장 · 군수 · 구청장은 「의료법」 제2조에 따른 의료인에게 법 제11조제1항제5호바목에 따른 지역주민에 대한 진료, 건강검진 및 만성질환 등 질병관리에 관한 사항 중 전문지식 및 기술이 필요한 진료에 관한 업무를 대행하게 할 수 있다.

③ 시 · 도지사 또는 시장 · 군수 · 구청장은 법 제30조제2항에 따라 제1항 각 호에 따른 업무를 위탁하는 경우 그 수탁자 및 위탁 업무 등을 고시하여야 한다.

④ 법 제30조제3항에 따른 비용보조, 실비보조, 그 밖의 업무의 위탁 또는 대행에 필요한 사항은 해당 지방자치단체의 조례로 정한다.

제31조 [「의료법」에 대한 특례] 제12조에 따른 보건의료원은 「의료법」 제3조제2항제3호가목에 따른 병원 또는 같은 항 제1호나목 · 다목에 따른 치과의원 또는 한의원으로 보고, 보건소 · 보건지소 및 건강생활지원센터는 같은 호에 따른 의원 · 치과의

원 또는 한의원으로 본다.

시행령

영제23조 (업무의 위탁 및 대행) ① 법 제30조제2항에 따라 시·도지사 또는 시장·군수·구청장은 다음 각 호의 업무를 보건의료 관련기관·단체에 위탁할 수 있다.

1. 법 제4조에 따른 지역사회 건강실태조사에 관한 업무
2. 법 제8조에 따른 지역보건의료계획의 시행에 관한 업무
3. 법 제11조제1항제5호나목에 따른 감염병의 예방 및 관리에 관한 업무
4. 법 제11조제1항제5호바목에 따른 지역주민에 대한 진료, 건강검진 및 만성질환 등 질병관리에 관한 사항 중 전문지식 및 기술이 필요한 진료, 실험 또는 검사 업무
5. 법 제11조제1항제5호사목에 따른 가정 및 사회복지시설 등을 방문하여 행하는 보건의료사업에 관한 업무

② 법 제30조제2항에 따라 시·도지사 또는 시장·군수·구청장은 「의료법」 제2조에 따른 의료인에게 법 제11조제1항제5호바목에 따른 지역주민에 대한 진료, 건강검진 및 만성질환 등 질병관리에 관한 사항 중 전문지식 및 기술이 필요한 진료에 관한 업무를 대행하게 할 수 있다.

③ 시·도지사 또는 시장·군수·구청장은 법 제30조제2항에 따라 제1항 각 호에 따른 업무를 위탁하는 경우 그 수탁자 및 위탁 업무 등을 고시하여야 한다.

④ 법 제30조제3항에 따른 비용보조, 실비보조, 그 밖의 업무의 위탁 또는 대행에 필요한 사항은 해당 지방자치단체의 조례로 정한다.

제6장 벌 칙

제32조 [벌 칙] ① 다음 각 호의 어느 하나에 해당하는 자는 5년 이하의 징역 또는 5천만원 이하의 벌금에 처한다. 개정 2017.9.19.

1. 제5조제3항을 위반하여 정당한 접근 권한 없이 또는 허용된 접근 권한을 넘어 지역보건의료정보시스템의 정보를 훼손·멸실·변경·위조 또는 유출한 자
2. 제28조를 위반하여 같은 조 제1호, 제2호 또는 제3호에 따른 정보를 사용·제공·누설한 자 및 그 사정을 알면서도 영리 목적 또는 부정한 목적으로 해당 정보를 제공받은 자

② 삭제 〈2017.9.19.〉

③ 제5조제3항을 위반하여 정당한 접근 권한 없이 또는 허용된 접근 권한을 넘어 지역보건의료정보시스템의 정보를 검색 또는 복제한 자는 3년 이하의 징역 또는 3천만원 이하의 벌금에 처한다. 개정 2017.9.19.

1. 삭제 〈2017.9.19.〉
2. 삭제 〈2017.9.19.〉

제33조 [양벌규정] 법인의 대표자나 법인 또는 개인의 대리인·사용인, 그 밖의 종업원이 그 법인 또는 개인의 업무에 관하여 제32조의 위반행위를 하면 그 행위자를 벌하는 외에 그 법인 또는 개인에게도 해당 조문의 벌금형을 과(科)한다. 다만, 법인 또는 개인이 그 위반행위를 방지하기 위하여 해당 업무에 관하여 상당한 주의와 감독을 게을리하지 아니한 경우에는 그러하지 아니하다.

제34조 [과태료] ① 다음 각 호의 어느 하나에 해당하는 자에게는 300만원 이하의 과태료를 부과한다.

1. 제23조에 따른 신고를 하지 아니하거나 거짓으로 신고하고 건강검진등을 한 자
2. 제29조를 위반하여 동일 명칭을 사용한 자

② 제1항에 따른 과태료는 해당 지방자치단체의 조례에서 정하는 바에 따라 해당 시장·군수·구청장이 부과·징수한다.

시행규칙 [별표 1] 개정 2018.12.20.

보건소에서 수행할 수 있는 기능 및 업무의 예시(제3조 관련)

기능	업무	예시
1. 보건의료인 및 「보건의료기본법」 제3조제4호에 따른 보건의료기관 등에 대한 지도·관리·육성과 국민보건 향상을 위한 지도·관리	가. 의료인 및 의료기관에 대한 지도 등에 관한 사항	1) 의료기관의 개설 및 지도에 관한 사항 가) 의원·치과의원·한의원 및 조산원의 개설신고 수리 나) 부속의료기관의 개설신고 수리 다) 의료기관의 진단용 방사선 발생장치 및 특수의료장비의 설치·운영 신고 수리 라) 의료기관의 폐업·휴업 신고 수리 및 진료기록부 등의 이관·보관 등에 관한 사항 마) 의료기관에서 나오는 세탁물 처리업자에 대한 신고 수리 바) 「의료법」 제28조제1항에 따른 중앙회의 지부 또는 분회 설치에 대한 신고 수리 2) 의료에 관한 지도·감독 및 행정 처분 가) 의료기관의 업무개시 명령 나) 의료기관 또는 의료인에 대한 보고 명령 다) 업무상황·시설 또는 진료기록부·간호기록부 등의 검사 라) 의료시설·장비사용의 제한 또는 금지 처분 마) 의료기관에 대한 업무정지·허가취소·폐쇄 처분 및 과징금 부과 등 바) 의료지도원의 임명
	나. 의료기사·보건의료정보관리사 및 안경사에 대한 지도 등에 관한 사항	1) 치과기공소 및 안경업소의 개설 등록 2) 치과기공소 및 안경업소의 폐업·등록사항 변경 신고 수리 3) 치과기공소 및 안경업소의 개설자에 대한 시정명령 4) 치과기공소 및 안경업소의 영업정지 및 등록취소 등
	다. 응급의료에 관한 사항	1) 환자가 여러 명 발생한 경우 응급의료 및 응급환자 이송 등의 업무에 대한 종사 명령 2) 지역응급의료기관 지정 및 지정취소 3) 당직의료기관 지정 4) 응급의료기관 외의 의료기관 내 응급의료시설 설치·운영신고 수리 5) 구급차 등의 운용자에 대한 운용정지 및 말소등록 요청 6) 구급차 등의 운용상황과 실태점검·시정·정지 명령
	라. 「농어촌 등 보건의료를 위한 특별조치법」에 따른 공중보건의사·보건진료 전담공무원 및 보건진료소에 대한 지도 등에 관한 사항	1) 공중보건의사의 시·군·구안의 근무지역·근무기관·근무시설 변경 및 변경 결과 보고 2) 공중보건의사의 시·군·구 파견근무 명령 3) 공중보건의사에 대한 근무지역의 이탈금지 명령 4) 공중보건의사의 복무에 관한 지도·감독 5) 보건진료소의 설치·운영 6) 보건진료 전담공무원의 근무지역 지정·임용 및 징계 7) 보건진료 전담공무원의 관할구역 이탈금지 명령 8) 보건진료소의 업무에 대한 지도·감독
	마. 약사에 관한 사항과 마약·향정신성의약품의 관리에 관한 사항	1) 약국 및 의약품 관리 가) 약국 개설등록 수리 나) 약국 폐업 또는 휴업, 휴업한 약국의 재개 신고 수리 다) 약국제제 또는 조제실제제의 제조 품목 신고 수리 라) 안전상비의약품 판매자 등록 수리 마) 한약업사 및 의약품 도매상 허가

기능	업무	예시
		바) 약국 또는 점포 외 장소 의약품 판매 승인 사) 약국개설자, 의약품 판매업자에 대한 보고명령·시설과 서류의 검사 및 의약품의 수거 아) 약국개설자, 의약품 판매업자의 의약품 생산, 업무 개시 명령 자) 약국개설자, 의약품 판매업자의 의약품 회수·폐기 또는 조치 명령 차) 약국개설자, 의약품 판매업자의 시설 개수 명령 또는 사용 금지 명령 카) 약국개설자의 관리자 변경 명령 타) 약국개설자, 의약품 판매업자의 허가·승인·등록 취소 파) 안전상비의약품 판매자 등록 취소 하) 약사감시원 임명 2) 마약류 취급자 및 마약류 관리 가) 대마 취급자의 허가 및 허가증 교부 나) 대마 재배 면적, 생산 현황 및 수량 보고, 폐기 보고 수리 다) 마약류도매업자, 마약류소매업자, 마약류취급의료업자, 마약류관리자, 대마 재배자의 마약류 취급 감시 및 단속 라) 마약류도매업자, 마약류소매업자, 마약류취급의료업자, 마약류관리자, 대마 재배자의 마약류 폐기 및 조치 명령 마) 마약류도매업자, 마약류소매업자, 마약류취급의료업자, 마약류관리자, 대마 재배자에 대한 관리 및 업무 보고 명령 바) 마약류 감시원 및 마약류 명예지도원 운영
	바. 공중위생 및 식품위생에 관한 사항	1) 공중위생영업자 및 해당 시설에 대한 지도·관리 가) 공중위생영업·폐업·승계에 대한 신고 수리 나) 이용사 및 미용사의 면허 등 교부·취소 등 다) 공중위생영업자 및 공중이용시설의 소유자 등에 대한 보고관리 및 출입·검사 라) 공중위생영업자 및 공중위생시설의 소유자 등에 대한 위생지도 및 개선명령 마) 위생관리등급 공표 등 바) 공중위생감시원 임명 등 2) 식품접객업소 등에 관한 지도·관리 가) 위해평가 결과 등에 관한 보고 등 나) 식품위생 영업소 등에 대한 출입·검사·수거 등의 조치 다) 식품 등의 검사·재검사 수행 및 검사결과 등의 통보 라) 식품위생감시원 임명 및 소비자 식품위생감시원 위촉 마) 식품위생 영업의 허가 및 영업 승계 등에 대한 신고 수리 바) 위해식품 및 식품 등의 이물 등에 대한 신고 수리 및 회수조치·보고·품목 제조정지 등 사) 식품 등의 제조·가공업소, 식품접객업소 또는 집단급식소에 대한 위생등급 관리 및 모범업소 지정 등 아) 조리사의 면허 교부 및 취소 등 자) 식품위생업소 등에 대한 시정명령 및 위해식품에 대한 폐기처분 등 차) 위해식품 등의 공표에 관한 사항 카) 식품위생 영업시설 개수명령 등 타) 식품위생 영업의 허가취소 및 식품위생영업소 등의 폐쇄조치 파) 집단급식소 설치·운영에 대한 신고 수리 하) 어린이 기호식품 조리·판매업소 관리 거) 어린이 기호식품 우수판매업소 지정

기능	업무	예시
		너) 어린이 기호식품에 대한 안전과 영양공급 등에 대한 교육 및 홍보 더) 어린이 기호식품 조리 또는 진열·판매하는 자에 대한 시정명령
2. 지역주민의 건강증진 및 질병예방·관리를 위한 지역보건의료서비스의 제공	가. 국민건강증진·구강건강·영양관리사업 및 보건교육	1) 국민건강증진 가) 건강증진프로그램의 개발 및 실시 나) 주민건강의 증진에 관한 세부계획의 수립 및 시행 다) 담배자판기 설치 단속 등 금연을 위한 조치 라) 금연구역 관리 마) 질병의 조기발견을 위한 검진 등 2) 구강보건 가) 구강건강에 관한 교육사업 나) 수돗물에 대한 불소화사업 다) 충치예방을 위한 치아홈메우기 사업 라) 불소용액 양치사업 3) 영양관리사업 가) 영유아·임산부·수유부·노인·환자 및 성인 등의 영양관리사업 나) 영양 및 식생활 교육·홍보 다) 집단급식시설에 대한 현황 파악 및 급식업무 지도 라) 그 밖에 영양과 식생활개선에 관한 사항 4) 개인 또는 집단에 대한 보건교육 실시 가) 금연·절주·신체활동 등 건강증진에 관한 사항 나) 구강건강에 관한 사항 다) 영양 및 식생활에 관한 사항 라) 만성질환 등 질병의 예방에 관한 사항 마) 공중위생 및 식품위생에 관한 사항 등
	나. 감염병의 예방 및 관리	1) 감염병의 예방·관리 가) 감염병 예방을 위한 교육·홍보 나) 감염병의 신고 수리·보고 다) 관할구역에 거주하는 감염병 환자 또는 의사 환자에 관한 환자 명부의 작성·관리 및 상황 보고 라) 디프테리아·폴리오·백일해·홍역·파상풍·결핵·B형간염 등 기타 보건복지부장관이 지정하는 감염병에 관한 정기·임시 예방접종 실시 마) 예방접종의 공고 및 완료 여부의 확인 바) 예방접종 기록의 보존 및 보고 사) 예방접종 증명서의 교부 아) 감염병관리기관의 지정·관리, 감염병 위기 시 감염병 관리기관의 설치 자) 감염병 환자 등의 파악·관리 및 입원통지 차) 감염병 유행에 대한 방역 조치 및 감염병 예방을 위한 소독 등 카) 소독업 개시·휴업·대행에 대한 신고 접수 및 시정명령·영업정지 등 타) 예방위원의 임명 또는 위촉 2) 후천성면역결핍증 관리 가) 후천성면역결핍증의 진단·검안사실 및 감염인 사망 등에 대한 신고 수리·보고 나) 후천성면역결핍증에 관한 정기 또는 수시검진 다) 후천성면역결핍증에 관한 역학조사 라) 감염인의 전문진료기관 또는 요양시설의 치료 및 요양 권고

기능	업무	예시
		마) 후천성면역결핍증검사확인서 발급 바) 감염자관리명부 작성 및 관리 3) 결핵관리 가) 결핵환자 진단·사망 및 사체 검안에 관한 신고 수리 나) 신고된 결핵환자에 대한 검진 및 잠복결핵감염자에 대한 치료 등의 조치 다) 결핵 집단발생이 의심되는 경우 역학조사·검진·치료 등의 조치 라) 결핵조기발견을 위한 결핵검진 마) 신생아 등에 대한 결핵예방접종 실시 바) 전염성결핵환자에 대한 접객업 등의 업무종사 정지·금지 명령 및 전염성소실 시 정지·금지 명령 취소 사) 결핵환자에 대한 입원명령 아) 전염성결핵환자 접촉자에 대한 결핵검진 및 관리
	다. 모성과 영유아의 건강유지·증진	1) 임산부의 신고 접수 및 보고 2) 모자보건수첩의 발급 3) 미숙아 등에 대한 등록카드 작성·관리 4) 임산부·영유아·미숙아 등의 건강관리 등 5) 피임약제 등의 보급 6) 산후조리업의 개설·승계·폐업·휴업 및 재개에 대한 신고 접수 7) 산후조리원의 보고·출입·검사 및 시정명령, 폐쇄 등 행정조치 등
	라. 여성·노인·장애인의 건강유지·증진	1) 노인에 대한 건강진단·상담 및 보건교육 2) 홀로 사는 노인에 대한 방문요양서비스 등의 서비스와 안전 확인 등의 보호조치 3) 치매검진 및 치매관리사업 4) 치매상담센터 설치 및 운영 5) 장애인의 검진·재활상담 및 재활서비스 등
	마. 정신건강증진 및 생명존중에 관한 사항	1) 정신건강증진 가) 정신질환자의 발견·상담·진료 및 만성 정신질환자의 관리 나) 정신보건센터 설치 다) 사회복귀시설의 설치·운영 라) 사회복귀시설의 폐지·휴지·재개신고 수리 마) 사회복귀시설 폐쇄 또는 정지 명령 바) 정신질환자의 입원·퇴원 및 통지 등에 관한 사항 사) 정신의료기관 입원환자의 퇴원 또는 처우개선 청구 수리, 기초정신보건심의위원회 회부 및 퇴원 또는 처우개선 조치 명령 2) 생명존중에 관한 사항 가) 자살예방센터 및 자살예방용 긴급전화의 설치·운영 나) 자살위험자 조기 발견, 상담 및 치료 등 지원에 관한 사항 다) 자살예방 상담·교육·홍보 등에 관한 사항
	바. 지역주민에 대한 진료, 건강검진 및 만성질환 등의 질병관리에 관한 사항	1) 일반진료 2) 치과진료 3) 한방진료 4) 만성질환 예방 및 관리 프로그램 개발·운영 5) 희귀난치성질환자 의료비 지원 사업 6) 암환자 의료비 지원 사업

시행규칙 [별표 2] 개정 2018.12.20. 개정 2019.4.2.

전문인력의 면허 또는 자격의 종류에 따른 최소 배치 기준(제4조제1항 관련)

1. 보건소 (단위: 명)

구 분 / 직종별	특별시의 구	광역시의 구, 인구 50만명 이상인 시의 구 및 인구 30만명 이상인 시	인구 30만명 미만인 시	도농 복합형태의 시	군	보건의료원이 설치된 군
의사	3	3	2	2	1	6
치과의사	1	1	1	1	1	1
한의사	1	1	1	1	1	1
조산사	(1)	(1)	(1)	(1)	(1)	(1)
간호사	18	14	10	14	10	23
약사	3	2	1	1	1	2
임상병리사	4	4	3	4	2	4
방사선사	2	2	2	2	2	3
물리치료사	1	1	1	1	1	2
작업치료사	1	1	1	1	1	2
치과위생사	1	1	1	1	1	1
영양사	1	1	1	1	1	2
간호조무사	(2)	(2)	(2)	(2)	(2)	(6)
보건의료정보관리사	-	-	-	-	-	1
위생사	(3)	(3)	(2)	(2)	(2)	(2)
보건교육사	1	1	1	1	1	1
정신보건전문요원	1	1	1	1	1	1
정보처리기사 및 정보처리기능사	(1)	(1)	(1)	(1)	(1)	(1)
응급구조사	-	-	-	-	(1)	1

비고: 1. 이 기준은 보건소장을 제외한 기준이며, 해당 지방자치단체의 실정에 따라 이 기준을 초과하여 필요한 전문인력을 배치할 수 있다.
2. 의사, 치과의사, 한의사는 공중보건의사를 포함한다.
3. 조산사 및 간호조무사는 간호사 전체 인력의 범위에서 간호사에 갈음하여 배치할 수 있다.
4. 위생사의 기준은 보건소에서 위생 업무를 관장하는 경우에 한정하여 적용한다.
5. 정보처리기사·정보처리기능사 및 응급구조사의 기준 중 ( )로 표시된 기준은 해당 시·군·구의 여건에 따라 조정할 수 있다.
6. 영양사는 인구 5만명 미만의 군(보건의료원이 설치된 군은 제외한다)의 경우에는 해당 군의 여건에 따라 이 기준을 조정하여 배치할 수 있다.

2. 보건지소 (단위: 명)

구 분	의 사	치과의사	한의사	간호사 또는 간호조무사	치과위생사
보건지소	1	1	1	3	1
통합보건지소	1×관할 읍·면수	1×관할 읍·면수	1×관할 읍·면수	3×관할 읍·면수	1×관할 읍·면수

비고: 1. 치과의사 및 한의사는 공중보건의사로서의 치과의사 및 한의사의 인력 사정에 따라 이 기준을 조정하여 배치할 수 있다.
2. 치과위생사는 치과의사의 배치를 고려하여 이 기준을 조정하여 배치할 수 있다.

3. 건강생활지원센터 (단위: 명)

구 분	의사 또는 한의사	간호사 또는 간호조무사	물리치료사 또는 체육지도자	영양사
건강생활지원센터	1	3	1	1

비고: 1. 의사 또는 한의사는 촉탁 등 비상근으로 배치할 수 있다.
2. 건강생활지원센터 사업 규모, 사업 내용 등에 따라 지방자치단체 여건에 맞게 기준을 조정하여 배치할 수 있다.

시행규칙 [별표 3]

지역보건의료기관의 시설·장비 및 표시 기준(제7조 관련)

Ⅰ. 지역보건의료기관의 시설·장비 기준

1. 시설기준
가. 가. 진료실: 일반진료, 치과진료, 한방진료, 만성질환 상담 등 진료에 필요한 시설
나. 진료지원실: 방사선 촬영, 임상병리검사 등 진료지원에 필요한 시설
다. 보건사업실: 건강증진 사업, 보건교육 등 보건사업에 필요한 시설

2. 장비기준
가. 진료실: 청진기, 진찰대, 혈압계, 체온계 등 진료에 필요한 장비
나. 진료지원실: 방사선 촬영 장비, 임상병리검사 장비 등 진료지원에 필요한 장비
다. 보건사업실: 건강증진 장비, 기초체력측정 장비, 교육용 모형 등 보건사업에 필요한 장비

Ⅱ. 지역보건의료기관의 표시 기준

지역보건의료기관은 다음의 표지와 함께 해당 지역 명을 표시하여야 한다.

<지역보건의료기관 표지>

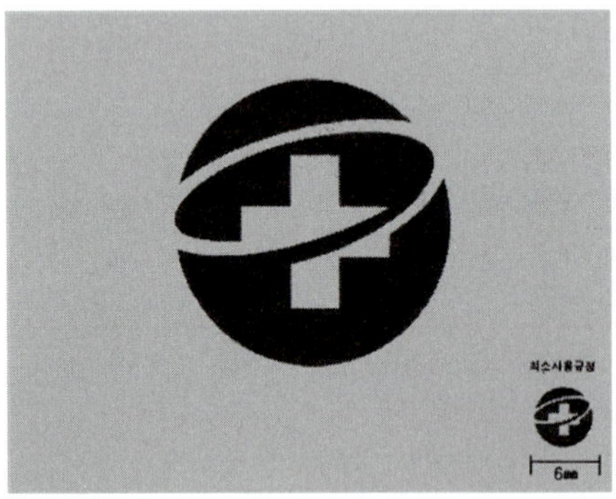

<표시 예>

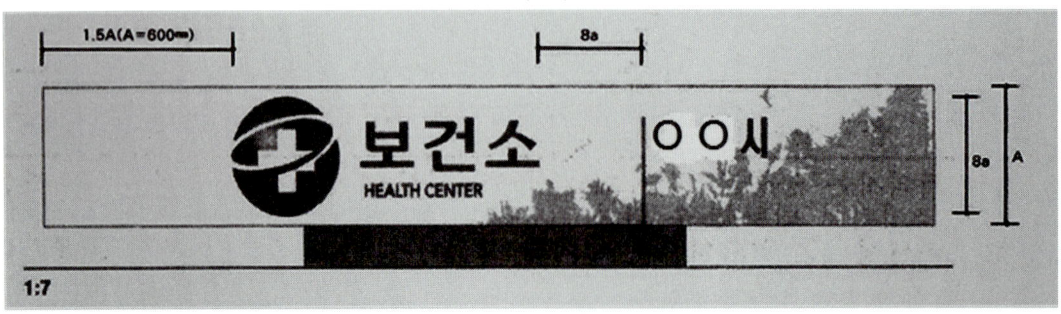

* 색상 No.: 보건그린 PANTONE Color 320 C, 라이트 그린 PANTONE Color 331 C

※ 지방공무원 임용령 [별표 1]

일반직공무원의 직급표(제3조제1항 관련)

직군	직렬	직류	계급								
			1급	2급	3급	4급	5급	6급	7급	8급	9급
2. 기술	보건	보건	지방 관리관	지방 이사관	지방 부이사관	지방 서기관	지방보건 사무관	지방보건 주사	지방보건 주사보	지방보건 서기	지방보건 서기보
	식품위생	식품위생					지방 식품위생 사무관	지방 식품위생 주사	지방 식품위생 주사보	지방 식품위생 서기	지방 식품위생 서기보
	의료기술	의료기술					지방 의료기술 사무관	지방 의료기술 주사	지방 의료기술 주사보	지방 의료기술 서기	지방 의료기술 서기보
	의무	일반의무					지방의무 사무관				
		치무									
	약무	약무					지방약무 사무관	지방약무 주사	지방약무 주사보		
		약제									
	간호	간호					지방간호 사무관	지방간호 주사	지방간호 주사보	지방간호 서기	
	보건진료	보건진료					지방 보건진료 사무관	지방 보건진료 주사	지방 보건진료 주사보	지방 보건진료 서기	

8 국민건강증진법

●학습목표

중분류	번호	소분류	국시원 출제 범위	직접 관련	간접 관련
총칙	1	국민건강증진법 관련 용어를 정의한다.			○
	2	국민건강증진종합계획의 수립을 설명한다.			○
국민건강의 관리	3	금연 및 절주 운동을 설명한다.	○		○
	4	금연구역에 대해 설명한다.	○		○
	5	국민영양조사를 설명한다.	○		○
	6	보건교육의 실시 등을 설명한다.	○	○	
	7	건강증진사업 내용을 설명한다.	○	○	

[1995. 1. 5. 법률 제4914호 제정]

국민건강증진법	일부개정 2017. 12. 30. 법률 제15339호 일부개정 2017. 4. 18. 법률 제14777호 일부개정 2017. 3. 21. 법률 제14692호

[1995. 9. 1. 대통령령 제14757호 제정]

국민건강증진법 시행령	타법개정 2019. 7. 2. 대통령령 제29950호 일부개정 2018. 12. 24. 대통령령 제29421호 타법개정 2018. 12. 18. 대통령령 제29382호

[1995. 9. 11. 보건복지부령 제11호 제정]

국민건강증진법 시행규칙	일부개정 2018. 6. 29. 보건복지부령 제581호 일부개정 2018. 2. 23. 보건복지부령 제558호 일부개정 2017. 11. 29. 보건복지부령 제537호

8 핵심정리 및 예상문제

❑ 제정 목적

1) 국민에게 건강에 대한 가치와 책임의식을 함양하도록 건강에 관한 바른 지식 보급
2) 스스로 건강생활을 실천할 수 있는 여건 조성
3) 국민의 건강을 증진

1. 용어 정의

용어	정의
국민건강증진사업	보건교육, 질병예방, 영양개선, 건강관리 및 건강생활의 실천 등을 통하여 국민의 건강을 증진시키는 사업
보건교육	개인 또는 집단으로 하여금 건강에 유익한 행위를 자발적으로 수행하도록 하는 교육
영양개선	개인 또는 집단이 균형된 식생활을 통하여 건강을 개선시키는 것
건강관리	개인 또는 집단이 건강에 유익한 행위를 지속적으로 수행함으로써 건강한 상태를 유지하는 것

2. 국민건강증진종합계획

<table>
<tr><td rowspan="12">종합계획</td><td>수립자</td><td colspan="4">보건복지부장관</td></tr>
<tr><td rowspan="10">절차</td><td colspan="4">국민건강증진정책심의위원회의 심의를 거쳐 5년마다 수립</td></tr>
<tr><td>절차</td><td colspan="3">보건복지부장관은 미리 종합계획안 작성지침을 전전년도 12월말까지 관계 중앙행정기관의 장에게 통보 → 작성지침에 따라 소관별 계획안을 작성하여 시행 전년도 3월말까지 보건복지부장관에게 제출 → 이를 종합한 종합계획안을 작성하여 국민건강증진정책심의위원회의 심의를 거쳐 확정 → 확정된 종합계획을 관계 중앙행정기관의 장과 특별시장·광역시장·특별자치시장·도지사·특별자치도지사(시·도지사)에게 통보</td></tr>
<tr><td rowspan="8">국민건강증진정책심의위원회</td><td>목적</td><td colspan="2">국민건강증진에 관한 주요사항 심의</td></tr>
<tr><td>소속</td><td colspan="2">보건복지부</td></tr>
<tr><td>심의사항</td><td colspan="2">▪종합계획
▪국민건강증진기금의 연도별 운용계획안·결산 및 평가
▪2 이상의 중앙행정기관이 관련되는 주요 국민건강증진시책에 관한 사항으로서 관계 중앙행정기관의 장이 심의를 요청하는 사항
▪「국민영양관리법」 제9조에 따른 심의사항
▪다른 법령에서 위원회의 심의를 받도록 한 사람
▪그 밖에 위원장이 심의에 부치는 사항</td></tr>
<tr><td rowspan="5">구성</td><td colspan="2">위원장 1인 및 부위원장 1인을 포함한 15인 이내의 위원</td></tr>
<tr><td>위원장</td><td>보건복지부차관</td></tr>
<tr><td>부위원장</td><td>위원장이 공무원이 아닌 위원 중에서 지명한 자</td></tr>
<tr><td rowspan="2">위원</td><td>▪보건복지부장관이 위촉 또는 지명</td></tr>
<tr><td>▪국민건강증진·질병관리에 관한 학식과 경험이 풍부한 자
▪소비자단체 및 비영리민간단체가 추천하는 자</td></tr>
<tr><td>포함사항</td><td colspan="4">▪국민건강증진의 기본목표 및 추진방향
▪국민건강증진을 위한 주요 추진과제 및 추진방법
▪국민건강증진에 관한 인력의 관리 및 소요재원의 조달방안
▪국민건강증진기금의 운용방안
▪아동·여성·노인·장애인 등 건강취약 집단이나 계층에 대한 건강증진 지원방안
▪국민건강증진 관련 통계 및 정보의 관리 방안
▪그 밖에 국민건강증진을 위하여 필요한 사항</td></tr>
</table>

<table>
<tr><td rowspan="4">실행계획</td><td colspan="2">수립 시행자</td><td>보건복지부장관, 관계 중앙행정기관의 장, 특별시장 · 광역시장 · 특별자치시장 · 특별자치도지사 · 도지사(시 · 도지사) 및 시장 · 군수 · 구청장</td></tr>
<tr><td colspan="3">종합계획을 기초로 하여 소관 주요시책의 실행계획을 매년 수립 · 시행</td></tr>
<tr><td rowspan="2">보고</td><td>실행계획</td><td>시장 · 군수 · 구청장은 매년 1월 31일까지 시 · 도지사에게 보고 → 시 · 도지사는 종합하여 매년 2월 10일까지 보건복지부장관에게 보고</td></tr>
<tr><td>추진실적</td><td>시장 · 군수 · 구청장은 다음해 1월 31일까지 시 · 도지사에게 보고 → 시 · 도지사는 종합하여 다음해 2월 10일까지 보건복지부장관에게 보고</td></tr>
<tr><td colspan="2" rowspan="2">한국건강증진개발원</td><td>목적</td><td>▪ 국민건강증진기금의 효율적인 운영과 국민건강증진사업의 원활한 추진을 위하여 필요한 정책 수립의 지원
▪ 사업평가 등의 업무 수행</td></tr>
<tr><td>업무</td><td>▪ 국민건강증진 정책수립을 위한 자료개발 및 정책분석
▪ 국민건강증진 정책수립을 위한 자료개발 및 정책분석
▪ 종합계획 수립의 지원
▪ 위원회의 운영지원
▪ 제24조에 따른 기금의 관리 · 운용의 지원 업무
▪ 제25조제1항제1호부터 제9호까지의 사업에 관한 업무
▪ 국민건강증진사업의 관리, 기술 지원 및 평가
▪ 「지역보건법」 제7조부터 제9조까지에 따른 지역보건의료계획에 대한 기술 지원
▪ 「지역보건법」 제24조에 따른 보건소의 설치와 운영에 필요한 비용의 보조
▪ 국민건강증진과 관련된 연구과제의 기획 및 평가
▪ 「농어촌 등 보건의료를 위한 특별조치법」 제2조의 공중보건의사의 효율적 활용을 위한 지원
▪ 지역보건사업의 원활한 추진을 위한 지원
▪ 그 밖에 국민건강증진과 관련하여 보건복지부장관이 필요하다고 인정한 업무</td></tr>
</table>

1. 국민건강증진법의 목적으로 가장 거리가 먼 것은?

1) 질병 치료
2) 국민의 건강증진
3) 건강에 관한 바른 지식 보급
4) 건강에 대한 가치와 책임의식 함양
5) 스스로 건강생활을 실천할 수 있는 여건 조성

2. 국민건강증진종합계획의 수립자와 수립시기가 올바른 것은?

1) 질병관리본부장 - 3년
2) 질병관리본부장 - 5년
3) 보건복지부장관 - 3년
4) 보건복지부장관 - 4년
5) 보건복지부장관 - 5년

ANSWER 1. 1) 2. 5)

❑ 건강관련 광고금지 사항

<table>
<tr><td>명령권자</td><td colspan="2">보건복지부장관</td></tr>
<tr><td>대상</td><td colspan="2">국민의 건강의식을 잘못 이끄는 광고를 한 자</td></tr>
<tr><td rowspan="4">내용변경/금지대상광고</td><td colspan="2">▪ 주세법에 따른 주류 광고</td></tr>
<tr><td>금지</td><td>▪ 음주행위를 지나치게 미화하는 표현
▪ 음주가 체력·운동능력을 향상시킨다거나 질병의 치료에 도움이 된다는 표현
▪ 음주가 정신건강에 도움이 된다는 표현
▪ 운전이나 작업 중에 음주하는 행위를 묘사하는 표현
▪ 임산부나 미성년자의 인물 또는 목소리를 묘사하는 표현
▪ 텔레비전(종합유선방송 포함): 7시부터 22시까지의 광고방송
▪ 라디오: 17시부터 다음날 8시까지의 광고방송과 8시부터 17시까지 미성년자를 대상으로 하는 프로그램 전후의 광고방송
▪ 주류의 판매촉진을 위하여 광고노래를 방송하거나 경품 및 금품을 제공한다는 내용의 표현
▪ 알콜분 17도 이상의 주류를 광고 방송하는 행위
▪ 경고문구를 주류의 용기에 표기하지 아니하고 광고를 하는 행위
▪ 영화상영관에서 청소년관람 불가 이외 등급으로 분류된 영화의 상영 전후 광고
▪ 도시철도의 역사나 차량에서 이루어지는 동영상 광고 또는 스크린도어에 설치된 광고</td></tr>
<tr><td colspan="2">▪ 의학 또는 과학적으로 검증되지 아니한 건강비법 또는 심령술의 광고</td></tr>
<tr><td colspan="2">▪ 그 밖에 건강에 관한 잘못된 정보를 전하는 광고로서 대통령령이 정하는 광고</td></tr>
</table>

3. 국민의 건강의식을 잘못 이끄는 광고를 한 자에 대하여 내용의 변경 또는 금지를 명할 수 있는 자는?

1) 시·도지사
2) 행정안전부장관
3) 보건복지부장관
4) 시장·군수·구청장
5) 문화체육관광부장관

4. 보건복지부장관이 건강관련 광고내용의 변경 또는 금지를 명할 수 없는 광고는?

1) 주세법에 따른 주류의 광고
2) 건강에 관한 잘못된 정보를 전하는 광고
3) 의학적으로 검증되지 아니한 건강비법 광고
4) 과학적으로 검증되지 아니한 심령술의 광고
5) 음주가 정신건강에 도움이 되지 않는다는 광고

5. 주류광고가 가능한 경우로 옳은 것은?

1) 음주가 체력을 향상시킨다는 표현
2) 음주행위를 지나치게 미화하는 표현
3) 음주가 정신건강에 도움이 된다는 표현
4) 텔레비전에서 밤 11시에 하는 광고 방송
5) 운전이나 작업 중에 음주하는 행위를 묘사하는 표현

❑ 담배에 관한 광고의 금지 또는 제한

<table>
<tr><td rowspan="7">담배에 관한 광고 방법</td><td>지정소매인의 영업소 내부에서 광고물(표시판, 스티커, 포스터)을 전시 또는 부착</td></tr>
<tr><td>제외: 영업소 외부에 광고내용이 보이게 전시 또는 부착</td></tr>
<tr><td>연간 10회 이내(1회당 2쪽 이내)에서 잡지(주 1회 이하 정기적으로 발행되는 정기간행물/신문, 연 1회 이상 발행되는 외국정기간행물)에 광고게재(판매부수 1만부 이하 외국어로 된 외국정기간행물은 제한하지 않음)</td></tr>
<tr><td>제외: 청소년 또는 여성 대상 정기간행물</td></tr>
<tr><td>사회, 문화,음악, 체육 등의 행사를 후원하는 행위: 후원자의 명칭만 사용가능(제품광고는 안됨)</td></tr>
<tr><td>제외: 청소년 또는 여성 대상 행사</td></tr>
<tr><td>국제선의 항공기 및 여객선, 그 밖에 보건복지부령으로 정하는 장소 안에서 하는 광고</td></tr>
<tr><td>준수사항</td><td>▪ 흡연자에게 담배의 품명·종류 및 특징을 알리는 정도를 넘지 아니할 것
▪ 비흡연자에게 직접적 또는 간접적으로 흡연을 권장 또는 유도하거나 여성 또는 청소년의 인물을 묘사하지 아니할 것
▪ 흡연 경고문구의 내용 및 취지에 반하는 내용 또는 형태가 아닐 것
▪ 국민의 건강과 관련하여 검증되지 아니한 내용을 표시하지 아니할 것</td></tr>
</table>

ANSWER 3. 3) 4. 5) 5. 4)

3. 금연 및 절주운동

구분				내용
국가/지자체				▪ 담배의 직접흡연 혹은 간접흡연과 과다한 음주가 국민건강에 해롭다는 것을 교육·홍보해야 함 ▪ 금연 및 절주에 관한 조사·연구를 하는 법인 또는 단체를 지원할 수 있음
주류제조면허자 / 주류수입 판매업자	경고문구표기	대상		대통령령이 정하는 주류(알코올 1도 이상의 음료)의 판매용 용기
		내용		▪ 과다한 음주는 건강에 해롭다. ▪ 임신 중 음주는 태아의 건강을 해칠 수 있다.
담배 제조자 / 담배수입 판매업자	경고문구표기	담배갑포장지	대상	궐련, 파이프담배, 엽궐련, 각련, 냄새 맡는 담배
				▪ 담배갑포장지 앞면·뒷면·옆면(경고그림은 앞면·뒷면만) ▪ 지정소매인의 영업소 내부에 전시 또는 부착하는 스티커, 표시판, 포스터에 의한 광고 ▪ 잡지(정기간행물, 신문, 외국간행물) 광고
			표기내용	▪ 흡연의 폐해를 나타내는 내용의 경고그림(사진포함) ▪ 흡연이 폐암 등 질병의 원인이 될 수 있다는 내용 및 다른 사람의 건강을 위협할 수 있다는 내용의 경고문구 ▪ 타르 흡입량은 흡연자의 흡연 습관에 따라 다르다는 내용의 경고문구 ▪ 담배에 포함된 발암성물질(나프틸아민, 니켈, 벤젠, 비닐 크롤라이드, 비소, 카드뮴) ▪ 보건복지부령으로 정하는 금연상담전화의 전화번호
			표기방법	▪ 경고그림과 경고문구는 담배갑 포장지의 경우 그 넓이의 100분의 50 이상에 해당하는 크기로 표기하여야 함(경고그림은 담배갑포장지 앞면, 뒷면 각각의 넓이의 100분의 30 이상에 해당하는 크기로 하여야 함) ▪ 경고그림은 사실적 근거를 바탕으로 하고, 지나치게 혐오감을 주지 아니하여야 함
담배 제조자 / 담배수입 판매업자	경고문구표기	전자담배	대상	전자담배, 씹는 담배, 물담배, 머금는 담배
			표기내용	▪ 흡연의 폐해, 흡연이 니코틴 의존 및 중독을 유발시킬 수 있다는 사실 ▪ 전자담배: 담배 특이 니트로사민, 포름알데히드 등이 포함되어 있다는 내용 ▪ 씹는 담배 및 머금는 담배: 구강암 등 질병의 원인이 될 수 있다는 내용 ▪ 물담배: 타르 검출 등 궐련과 동일한 위험성이 있다는 내용과 사용 방법에 따라 결핵 등 호흡기 질환에 감염될 위험성이 있다는 내용
	가향물질 함유 표시 제한			가향물질을 포함하는 경우 표시문구나 그림·사진을 제품의 포장이나 광고에 사용하여서는 안됨

6. 금연 및 절주운동에 대한 내용으로 가장 거리가 먼 것은?

1) 담배광고는 흡연자에게 담배의 품명, 종류 및 특징을 알리는 정도를 넘지 않아야 한다.
2) 주류제조업자는 알콜분 5도 이상부터 주류 판매용기에 음주경고문구를 표기하여야 한다.
3) 담배수입판매업자는 담배갑 포장지 앞면·뒷면·옆면에 흡연경고 문구를 표기하여야 한다.
4) 종합유선방송을 포함한 텔레비전 주류광고기준은 7시에서 22시까지 광고방송을 허용하지 않는다.
5) 지방자치단체는 국민에게 담배의 흡연과 과다한 음주가 국민건강에 해롭다는 것을 교육·홍보해야 한다.

7. 담배에 관한 경고문구 표시에 대한 내용으로 옳은 것은?

1) 담배판매처의 전화번호를 표기해야 한다.
2) 담배갑 포장지 넓이의 100분의 50이하에 해당하는 크기로 하여야 한다.
3) 타르 흡입량은 흡연습관에 따라 다르다는 내용의 경고문구를 표기해야 한다.
4) 흡연의 폐해를 나타내는 내용의 경고그림은 담배갑포장지 앞면에만 표기하면 된다.
5) 표기하여야 할 내용 중 담배에 포함된 발암성 물질에 나프틸아민과 염소가 포함되어 있다.

ANSWER 6. 2) 7. 3)

4. 금연을 위한 조치(금연구역)

1) 지정소매인 기타 담배를 판매하는 자는 대통령령이 정하는 장소 외에서 담배자동판매기를 설치하여 담배를 판매하여서는 안 됨

❑ 설치장소

- 미성년자등을 보호하는 법령에서 19세 미만의 자의 출입이 금지되어 있는 장소
- 지정소매인 기타 담배를 판매하는 자가 운영하는 점포 및 영업장의 내부
- 공중이 이용하는 시설 중 흡연자를 위해 설치한 흡연실(담배자동판매기를 설치하는 자가 19세 미만의 자에게 담배자동판매기를 이용하지 못하게 할 수 있는 흡연실로 한정)

2) 담배자동판매기를 설치하여 담배를 판매하는 자는 성인인증장치를 부착하여야 함

❑ 성인인증장치

- 담배자동판매기 이용자의 신분증(주민등록증 또는 운전면허증)을 인식하는 방법에 의하여 이용자가 성인임을 인증할 수 있는 장치
- 담배자동판매기 이용자의 신용카드 · 직불카드 등 금융신용거래를 위한 장치를 이용하여 이용자가 성인임을 인증할 수 있는 장치
- 그 밖에 이용자가 성인임을 인증할 수 있는 장치로서 보건복지부장관이 정하여 고시하는 장치

3) 공중이 이용하는 시설의 소유자 · 점유자 또는 관리자는 다음 시설의 전체를 금연구역으로 지정하고 금연구역을 알리는 표지를 설치하여야 함(흡연자를 위한 흡연실을 설치할 수 있음)

❑ 금연구역

- 국회·정부 및 지방자치단체·법원 및 그 소속 기관·공공기관·지방공기업의 청사
- 유치원, 초중고등학교(교사와 운동장 등 모든 구역 포함), 대학교의 교사
- 어린이집 - 어린이놀이시설 - 어린이운송용 승합자동차
- 청소년수련관, 청소년수련원, 청소년문화의집, 청소년특화시설, 청소년야영장, 유스호스텔, 청소년이용시설 등 청소년활동시설
- 도서관
- 학원 중 학교교과교습학원과 연면적 1천제곱미터 이상의 학원
- 공항 · 여객부두 · 철도역 · 여객자동차터미널 등 교통 관련 시설의 대합실 · 승강장, 지하보도 및 16인승 이상의 교통수단으로서 여객 또는 화물을 유상으로 운송하는 것
- 의료기관, 보건소 · 보건의료원 · 보건지소 - 사회복지시설
- 연면적 1천제곱미터 이상의 사무용건축물, 공장 및 복합용도의 건축물
- 객석수 300석 이상의 공연장
- 대규모점포와 지하도에 있는 상점가
- 관광숙박업소
- 1천명 이상의 관객을 수용할 수 있는 체육시설과 체육시설업에 해당하는 체육시설로서 실내에 설치된 체육시설
- 목욕장
- 청소년게임제공업소, 일반게임제공업소, 인터넷컴퓨터게임시설제공업소 및 복합유통게임제공업소
- 식품접객업 중 휴게음식점영업소, 일반음식점영업소 및 제과점영업소, 실내 휴게공간이 있는 모든 식품자동판매기 영업소
- 만화대여업소
- 휴게시설 중 고속국도에 설치한 휴게시설(주유소, 충전소 및 교통 · 관광안내소 포함) 및 그 부속시설(지붕이 없는 건물 복도나 통로, 계단 포함)

4) 특별자치시장 · 특별자치도지사 · 시장 · 군수 · 구청장은 공동주택의 거주 세대 중 2분의 1 이상이 그 공동주택의 복도, 계단, 엘리베이터 및 지하주차장의 전부 또는 일부를 금연구역으로 지정하여 줄 것을 신청하면 그 구역을 금연구역으로 지정하고, 금연구역임을 알리는 안내표지를 설치하여야 함

5) 특별자치시장 · 특별자치도지사 · 시장 · 군수 · 구청장은 흡연으로 인한 피해 방지와 주민의 건강 증진을 위하여 다음 장소를 금연구역으로 지정하고, 금연구역임을 알리는 안내표지를 설치하여야 함
- 유치원 시설의 경계선으로부터 10미터 이내의 구역
- 어린이집 시설의 경계선으로부터 10미터 이내의 구역

6) 지방자치단체는 흡연으로 인한 피해 방지와 주민의 건강 증진을 위하여 필요하다고 인정하는 경우 조례로 다수인이 모이거나 오고가는 관할 구역 안의 일정한 장소를 금연구역으로 지정할 수 있음

7) 누구든지 금연구역에서 흡연하여서는 안 됨

8) 특별자치시장 · 특별자치도지사 · 시장 · 군수 · 구청장이 시설의 소유자 · 점유자 또는 관리자가 시정명령을 할 수 있는 경우
- 금연구역을 지정하지 않거나 금연구역을 알리는 표지를 설치하지 않은 경우
- 금연구역을 알리는 표지 또는 흡연실의 설치 기준 · 방법 등을 위반한 경우

8. 담배자동판매기의 설치가 허용되는 장소가 아닌 것은?

1) 의료기관 내의 휴게실
2) 19세 미만자의 출입금지 장소
3) 지정 소매인이 운영하는 점포 내부
4) 담배를 판매하는 자가 운영하는 영업장의 내부
5) 공중이용시설에서 흡연구역 중 19세 미만의 자에게 담배자동판매기를 이용하지 못하게 할 수 있는 흡연실

9. 금연을 위한 조치로 가장 거리가 먼 것은?

1) 담배자동판매기 설치 장소의 제한
2) 담배에 관한 광고를 금지 또는 제한
3) 공중이용시설에 대한 금연구역 지정
4) 누구든지 지정된 금연구역에서 흡연금지
5) 담배자동판매기에 지문을 이용한 성인인증장치 부착

10. 공중이 이용하는 시설의 소유자, 점유자 또는 관리자가 해당 시설 전체를 금연구역으로 지정하여야 하는 시설에 해당하지 않는 것은?

1) 어린이집
2) 보건의료원
3) 청소년수련원
4) 대학교의 교사
5) 12인승 이상의 유상 교통수단

11. 공중이용시설 중 전체를 금연구역으로 지정해야 하는 시설로 옳지 않은 것은?

1) 만화대여업소
2) 관광숙박업소
3) 사회복지시설
4) 어린이놀이시설
5) 200석 규모의 공연장

12. 전체 시설이 금연구역에 해당하지 않는 장소는?

1) PC방
2) 정부청사
3) 청소년수련원
4) 중학교 운동장
5) 연면적 500제곱미터 사무용 건축물

5. 국민영양조사

구분		내용	
실시자	보건복지부장관		
통지	관할 시·도지사		
조사대상	▪ 보건복지부장관이 매년 구역과 기준을 정하여 선정한 가구 및 그 가구원 ▪ 노인·임산부등 특히 영양개선이 필요하다고 판단되는 사람(따로 조사기간을 정하여 영양조사 실시 가능)		
조사항목	건강상태조사	▪ 신체상태 ▪ 영양관계 증후 ▪ 그 밖에 건강상태에 관한 사항	급성 또는 만성질환을 앓거나 앓았는지 여부, 질병·사고등으로 인한 활동제한의 정도, 혈압등 신체계측, 흡연·음주 등 건강과 관련된 생활태도
	식품섭취조사	▪ 조사가구의 일반사항 ▪ 일정한 기간의 식사상황 ▪ 일정한 기간의 식품섭취상황	식품의 섭취횟수 및 섭취량 사항, 식품의 재료 등
	식생활조사	▪ 가구원의 식사 일반사항 ▪ 조사가구의 조리시설/환경 ▪ 일정한 기간에 사용한 식품의 가격 및 조달방법	규칙적인 식사여부, 식품섭취의 과다여부, 외식의 횟수, 2세 이하 영유아의 수유기간 및 이유보충식의 종류 등

ANSWER 8. 1) 9. 5) 10. 5) 11. 5) 12. 5)

6. 보건교육

관장	보건복지부장관이 관계중앙행정기관의 장과 협의하여 총괄	
목적	모든 국민이 올바른 보건의료의 이용과 건강한 생활습관을 실천할 수 있도록 함	
내용(대통령령)	▪ 금연·절주 등 건강생활의 실천에 관한 사항 ▪ 만성퇴행성질환 등 질병의 예방에 관한 사항 ▪ 영양 및 식생활에 관한 사항 ▪ 구강건강에 관한 사항 ▪ 공중위생에 관한 사항 ▪ 건강증진을 위한 체육활동에 관한 사항 ▪ 그 밖에 건강증진사업에 관한 사항	
평가	평가자	보건복지부장관
	평가방법	세부계획/추진실적에 기초하여 보건교육의 성과 평가
	평가내용	▪ 건강에 대한 지식, 태도 및 실천 ▪ 주민의 상병유무 등 건강상태
개발	한국보건사회연구원으로 하여금 보건교육에 관한 정보·자료의 수집·개발 및 조사 교육의 평가 등 업무를 대행할 수 있음	

13. 국민건강증진법에 따른 보건교육 내용이 아닌 것은?

1) 구강건강에 관한 사항
2) 산업보건에 관한 사항
3) 영양 및 식생활에 관한 사항
4) 건강생활의 실천에 관한 사항
5) 건강증진을 위한 체육활동에 관한 사항

14. 보건교육에 관한 설명으로 옳지 않은 것은?

1) 보건교육 내용은 대통령령으로 정한다.
2) 보건복지부장관은 정기적으로 국민의 보건교육 성과에 관하여 평가하여야 한다.
3) 보건복지부장관은 국민의 보건교육에 관하여 관계중앙행정기관의 장과 협의하여 이를 총괄한다.
4) 한국보건산업진흥원으로 하여금 보건교육에 관한 정보·자료의 수집·개발 및 조사, 그 교육의 평가 등을 행하게 할 수 있다.
5) 국가 및 지방자치단체는 모든 국민이 올바른 보건의료의 이용과 건강한 생활습관을 실천할 수 있도록 그 대상이 되는 개인 또는 집단의 특성, 건강상태, 건강의식 수준 등에 따라 적절한 보건교육을 실시한다.

7. 건강증진사업

보건복지부장관	기본시책과 건강증진사업 실시지역의 생활여건 등을 감안하여 보건소장이 행하는 건강증진사업을 단계적으로 실시하게 할 수 있음	
국가 및 지방자치단체	국민건강증진사업에 필요한 요원 및 시설을 확보, 시설의 이용에 필요한 시책을 강구하여야 함	
특별자치시장·특별자치도지사·시장·군수·구청장	▪ 지역주민의 건강증진을 위하여 보건소장으로 하여금 다음 사업을 하게 할 수 있음. ▪ 보건교육·영양관리·구강건강관리·건강검진·운동지도(체력측정을 행하는 경우에 한함)등에 필요한 인력을 확보하여야 함.	
	사업내용	▪ 보건교육 및 건강상담 ▪ 영양관리 ▪ 구강건강의 관리 ▪ 질병의 조기발견을 위한 검진 및 처방 ▪ 지역사회의 보건문제에 관한 조사·연구 ▪ 기타 건강교실의 운영 등 건강증진사업에 관한 사항
보건소장	건강증진 사업을 행한 때에는 개인별 건강상태 기록, 유지·관리: 사업내용 중 보건교육 및 건강상담, 영양관리, 구강건강의 관리, 질병의 조기발견을 위한 검진 및 처방	
	확보해야 할 시설 및 장비	▪ 시청각교육실 및 시청각교육 장비 ▪ 건강검진실 및 건강검진에 필요한 장비 ▪ 운동지도실 및 운동부하검사장비(체력측정을 행하는 경우에 한함) ▪ 영양관리·구강건강사업 등 건강증진사업에 필요한 시설 및 장비

15. 국민건강증진법에 따른 건강증진사업의 내용이 아닌 것은?

1) 보건교육
2) 건강상담
3) 영유아 예방접종
4) 영양 및 구강건강관리
5) 지역사회 보건문제에 관한 조사·연구

16. 지역주민의 건강증진을 위하여 보건소장이 실시하는 사업이 아닌 것은?

1) 영양관리
2) 건강교실운영
3) 응급의료활동
4) 구강건강의 관리
5) 질병의 조기발견을 위한 검진 및 처방

ANSWER 13. 2) 14. 4) 15. 3) 16. 3)

❑ 국민건강증진기금의 사용

- 금연교육 및 광고, 흡연피해 예방 및 흡연피해자 지원 등 국민건강관리사업
- 건강생활의 지원사업
- 보건교육 및 그 자료의 개발
- 보건통계의 작성·보급과 보건의료관련 조사·연구 및 개발에 관한 사업
- 질병의 예방·검진·관리 및 암의 치료를 위한 사업
- 국민영양관리사업
- 구강건강관리사업
- 시·도지사 및 시장·군수·구청장이 행하는 건강증진사업
- 공공보건의료 및 건강증진을 위한 시설·장비의 확충
- 기금의 관리·운용에 필요한 경비
- 기타
  - 만성퇴행성질환의 관리사업
  - 담당공무원이나 담당자의 지도·훈련사업
  - 건강증진을 위한 체육활동 지원사업
  - 금연지도원 제도 운영 등 지역사회 금연환경조성사업

17. 국민건강증진기금의 관리·운용자는?

1) 국무총리
2) 기획재정부장관
3) 보건복지부장관
4) 한국보건사회연구원장
5) 국민건강보험관리원장

18. 국민건강증진기금의 용도에 해당하지 않는 것은?

1) 건강생활의 지원사업
2) 암 치료를 위한 사업
3) 아동 구강건강관리사업
4) 재해 등이 발생하였을 때의 의료 지원
5) 공공보건의료 및 건강증진을 위한 시설 확충

19. 국민건강증진기금의 용도 중 가장 거리가 먼 것은?

1) 구강건강관리사업
2) 보건교육 및 그 자료의 개발
3) 건강증진을 위한 체육활동지원사업
4) 민간의료기관장이 행하는 건강증진사업
5) 보건복지부령이 정하는 단체 및 공공기관에 종사하는 담당자의 지도·훈련사업

20. 국민건강증진기금의 용도가 아닌 것은?

1) 금연교육 및 광고 등
2) 건강생활의 지원사업
3) 보건교육 및 그 자료의 개발
4) 질병치료에 관한 조사·연구
5) 보건통계의 작성·보급에 관한 사업

ANSWER 17. 3) 18. 4) 19. 4) 20. 4)

8 국민건강증진법

시행령 · 시행규칙

제1장 총 칙

제1조 [목 적] 이 법은 국민에게 건강에 대한 가치와 책임의식을 함양하도록 건강에 관한 바른 지식을 보급하고 스스로 건강생활을 실천할 수 있는 여건을 조성함으로써 국민의 건강을 증진함을 목적으로 한다.

제2조 [정 의] 이 법에서 사용하는 용어의 정의는 다음과 같다.

1. "국민건강증진사업"이라 함은 보건교육, 질병예방, 영양개선, 건강관리 및 건강생활의 실천 등을 통하여 국민의 건강을 증진시키는 사업을 말한다.
2. "보건교육"이라 함은 개인 또는 집단으로 하여금 건강에 유익한 행위를 자발적으로 수행하도록 하는 교육을 말한다.
3. "영양개선"이라 함은 개인 또는 집단이 균형된 식생활을 통하여 건강을 개선시키는 것을 말한다.
4. "건강관리"란 개인 또는 집단이 건강에 유익한 행위를 지속적으로 수행함으로써 건강한 상태를 유지하는 것을 말한다.

제3조 [책 임] ① 국가 및 지방자치단체는 건강에 관한 국민의 관심을 높이고 국민건강을 증진할 책임을 진다.
② 모든 국민은 자신 및 가족의 건강을 증진하도록 노력하여야 하며, 타인의 건강에 해를 끼치는 행위를 하여서는 아니된다.

제3조의2 [보건의 날] ① 보건에 대한 국민의 이해와 관심을 높이기 위하여 매년 4월 7일을 보건의 날로 정하며, 보건의 날부터 1주간을 건강주간으로 한다.
② 국가와 지방자치단체는 보건의 날의 취지에 맞는 행사 등 사업을 시행하도록 노력하여야 한다.

제4조 [국민건강증진종합계획의 수립] ① 보건복지부장관은 제5조의 규정에 따른 국민건강증진정책심의위원회의 심의를 거쳐 국민건강증진종합계획(이하 "종합계획"이라 한다)을 5년마다 수립하여야 한다. 이 경우 미리 관계중앙행정기관의 장과 협의를 거쳐야 한다.
② 종합계획에 포함되어야 할 사항은 다음과 같다.

1. 국민건강증진의 기본목표 및 추진방향
2. 국민건강증진을 위한 주요 추진과제 및 추진방법
3. 국민건강증진에 관한 인력의 관리 및 소요재원의 조달방안
4. 제22조의 규정에 따른 국민건강증진기금의 운용방안

4의2. 아동 · 여성 · 노인 · 장애인 등 건강취약 집단이나 계층에 대한 건강증진 지원방안

5. 국민건강증진 관련 통계 및 정보의 관리 방안
6. 그 밖에 국민건강증진을 위하여 필요한 사항

시행령

영 제2조 (국민건강증진종합계획의 수립 등) ① 보건복지부장관은 「국민건강증진법」(이하 "법"이라 한다) 제4조에 따른 국민건강증진종합계획(이하 "종합계획"이라 한다)의 효율적인 수립을 위하여 미리 종합계획안 작성지침을 작성하여 종합계획이 시행되는 해의 전전년도 12월말까지 관계 중앙행정기관의 장에게 통보하여야 한다.
② 관계 중앙행정기관의 장은 제1항에 따른 종합계획안 작성지침에 따라 소관별 계획안을 작성하여 종합계획이 시행되는 해의 전년도 3월 말까지 보건복지부장관에게 제출하고, 보건복지부장관은 이를 종합한 종합계획안을 작성하여 법 제5조에 따른 국민건강증진정책심의위원회의 심의를 거쳐 확정한다.
③ 보건복지부장관은 확정된 종합계획을 관계 중앙행정기관의 장과 특별시장 · 광역시장 · 특별자치시장 · 도지사 · 특별자치도지사(이하 "시 · 도지사"라 한다)에게 통보해야 한다. 개정 2018.12.18.

제4조의2 [실행계획의 수립 등] ① 보건복지부장관, 관계중앙행정기관의 장, 특별시장 · 광역시장 · 특별자치시장 · 도지사 ·

특별자치도지사(이하 "시 · 도지사"라 한다) 및 시장 · 군수 · 구청장(자치구의 구청장에 한한다. 이하 같다)은 종합계획을 기초로 하여 소관 주요시책의 실행계획(이하 "실행계획"이라 한다)을 매년 수립 · 시행하여야 한다. 개정 2017.12.30.
② 국가는 실행계획의 시행에 필요한 비용의 전부 또는 일부를 지방자치단체에 보조할 수 있다.

시행령

영제3조 (실행계획의 수립) ① 특별시장 · 광역시장 · 도지사는 통보된 종합계획에 따라 특별시 · 광역시 · 도의 매년도 실행계획을 수립하여 이를 시장 · 군수 · 구청장(자치구의 구청장을 말한다. 이하 같다)에게 통보하고, 시장 · 군수 · 구청장은 통보된 실행계획에 따라 시 · 군 · 구(자치구를 말한다)의 실행계획을 수립 · 시행해야 한다. 개정 2018.12.18.
② 특별자치시장 · 특별자치도지사는 통보된 종합계획에 따라 특별자치시 · 특별자치도의 매년도 실행계획을 수립 · 시행해야 한다. 신설 2018.12.18.

시행규칙

칙제2조 (실행계획의 보고) ① 시장 · 군수 · 구청장(자치구의 구청장에 한한다. 이하 같다)은 「국민건강증진법 시행령」(이하 "영"이라 한다) 제3조에 따라 수립한 당해 시 · 군 · 구(자치구에 한한다. 이하 같다)의 실행계획을 매년 1월 31일까지 특별시장 · 광역시장 · 특별자치시장 · 도지사 또는 특별자치도지사(이하 "시 · 도지사"라 한다)에게 보고하여야 하며, 이를 보고받은 시 · 도지사는 영 제3조에 따라 수립한 당해 특별시 · 광역시 · 특별자치시 · 도 또는 특별자치도(이하 "시 · 도"라 한다)의 실행계획과 관할시 · 군 · 구의 실행계획을 종합하여 매년 2월 10일까지 보건복지부장관에게 보고하여야 한다. 개정 2018.6.29.
② 시장 · 군수 · 구청장은 당해연도의 실행계획추진실적을 다음해 1월 31일까지 시 · 도지사에게 보고하여야 하며, 이를 보고받은 시 · 도지사는 당해 시 · 도의 실행계획추진실적과 관할시 · 군 · 구의 실행계획추진실적을 종합하여 다음해 2월 10일까지 보건복지부장관에게 보고하여야 한다.

제4조의3 [계획수립의 협조] ① 보건복지부장관, 관계중앙행정기관의 장, 시 · 도지사 및 시장 · 군수 · 구청장은 종합계획과 실행계획의 수립 · 시행을 위하여 필요한 때에는 관계 기관 · 단체 등에 대하여 자료 제공 등의 협조를 요청할 수 있다.
② 제1항의 규정에 따른 협조요청을 받은 관계 기관 · 단체 등은 특별한 사유가 없는 한 이에 응하여야 한다.

제5조 [국민건강증진정책심의위원회] ① 국민건강증진에 관한 주요사항을 심의하기 위하여 보건복지부에 국민건강증진정책심의위원회(이하 "위원회"라 한다)를 둔다.
② 위원회는 다음 각 호의 사항을 심의한다.
1. 종합계획
2. 제22조의 규정에 따른 국민건강증진기금의 연도별 운용계획안 · 결산 및 평가
3. 2 이상의 중앙행정기관이 관련되는 주요 국민건강증진시책에 관한 사항으로서 관계중앙행정기관의 장이 심의를 요청하는 사항
4. 「국민영양관리법」 제9조에 따른 심의사항
5. 다른 법령에서 위원회의 심의를 받도록 한 사항
6. 그 밖에 위원장이 심의에 부치는 사항

제5조의2 [위원회의 구성과 운영] ① 위원회는 위원장 1인 및 부위원장 1인을 포함한 15인 이내의 위원으로 구성한다.
② 위원장은 보건복지부차관이 되고, 부위원장은 위원장이 공무원이 아닌 위원 중에서 지명한 자가 된다.
③ 위원은 국민건강증진 · 질병관리에 관한 학식과 경험이 풍부한 자, 「소비자기본법」에 따른 소비자단체 및 「비영리민간단체 지원법」에 따른 비영리민간단체가 추천하는 자, 관계공무원 중에서 보건복지부장관이 위촉 또는 지명한다.
④ 그 밖에 위원회의 구성 · 운영 등에 관하여 필요한 사항은 대통령령으로 정한다.

시행령

영제4조 (국민건강증진정책심의위원회 위원의 임기 및 운영 등) ① 법 제5조에 따른 국민건강증진정책심의위원회(이하 "위원회"라 한다) 위원의 임기는 2년으로 하되, 연임할 수 있다. 다만, 공무원인 위원의 임기는 그 재직기간으로 한다.
② 위원회의 위원장은 위원회를 대표하고 위원회의 사무를 총괄한다.
③ 위원회의 회의는 재적위원 과반수의 출석으로 개의하고 출석위원 과반수의 찬성으로 의결한다.
④ 위원회는 심의사항을 전문적으로 연구 · 검토하기 위하여 분야별로 전문위원회를 둘 수 있다.
⑤ 이 영에서 정한 것 외에 위원회의 운영에 관하여 필요한 사항은 위원회의 의결을 거쳐 위원장이 정한다.

영제4조의2 (위원회 위원의 해촉 등) 보건복지부장관은 법 제5조의2제3항에 따른 위원이 다음 각 호의 어느 하나에 해당하는 경우에는 해당 위원을 해촉(解囑)하거나 지명을 철회할 수 있다.
1. 심신장애로 인하여 직무를 수행할 수 없게 된 경우

2. 직무와 관련된 비위사실이 있는 경우
3. 직무태만, 품위손상이나 그 밖의 사유로 인하여 위원으로 적합하지 아니하다고 인정되는 경우
4. 위원 스스로 직무를 수행하는 것이 곤란하다고 의사를 밝히는 경우

영제5조 (수당의 지급 등) 위원회 회의에 출석한 위원에게 예산의 범위 안에서 수당 및 여비를 지급할 수 있다. 다만, 공무원인 위원이 그 소관업무와 직접 관련하여 출석하는 경우에는 그러하지 아니하다.

영제6조 (간 사) 위원회의 사무를 처리하기 위하여 위원회에 간사 1인을 두되, 간사는 보건복지부 소속공무원 중에서 보건복지부장관이 임명한다.

제5조의3 [한국건강증진개발원의 설립 및 운영] ① 보건복지부장관은 제22조에 따른 국민건강증진기금의 효율적인 운영과 국민건강증진사업의 원활한 추진을 위하여 필요한 정책 수립의 지원과 사업평가 등의 업무를 수행할 수 있도록 한국건강증진개발원(이하 이 조에서 "개발원"이라 한다)을 설립한다.

② 개발원은 다음 각 호의 업무를 수행한다.
1. 국민건강증진 정책수립을 위한 자료개발 및 정책분석
2. 종합계획 수립의 지원
3. 위원회의 운영지원
4. 제24조에 따른 기금의 관리·운용의 지원 업무
5. 제25조제1항제1호부터 제9호까지의 사업에 관한 업무
6. 국민건강증진사업의 관리, 기술 지원 및 평가
7. 「지역보건법」 제7조부터 제9조까지에 따른 지역보건의료계획에 대한 기술 지원
8. 「지역보건법」 제24조에 따른 보건소의 설치와 운영에 필요한 비용의 보조
9. 국민건강증진과 관련된 연구과제의 기획 및 평가
10. 「농어촌 등 보건의료를 위한 특별조치법」 제2조의 공중보건의사의 효율적 활용을 위한 지원
11. 지역보건사업의 원활한 추진을 위한 지원
12. 그 밖에 국민건강증진과 관련하여 보건복지부장관이 필요하다고 인정한 업무

③ 개발원은 법인으로 하고, 주된 사무소의 소재지에 설립등기를 함으로써 성립한다.

④ 개발원은 다음 각 호를 재원으로 한다.
1. 제22조에 따른 기금
2. 정부출연금
3. 기부금
4. 그 밖의 수입금

⑤ 정부는 개발원의 운영에 필요한 예산을 지급할 수 있다.

⑥ 개발원에 관하여 이 법과 「공공기관의 운영에 관한 법률」에서 정한 사항 외에는 「민법」 중 재단법인에 관한 규정을 준용한다.

제 2 장 국민건강의 관리

제6조 [건강생활의 지원 등] ① 국가 및 지방자치단체는 국민이 건강생활을 실천할 수 있도록 지원하여야 한다.

② 국가는 혼인과 가정생활을 보호하기 위하여 혼인전에 혼인 당사자의 건강을 확인하도록 권장하여야 한다.

③ 제2항의 규정에 의한 건강확인의 내용 및 절차에 관하여 필요한 사항은 보건복지부령으로 정한다.

시행규칙

칙제3조 (건강확인의 내용 및 절차) ① 국민건강증진법(이하 "법"이라 한다) 제6조제3항의 규정에 의한 건강확인의 내용은 다음 각 호의 질환으로서 보건복지부장관이 정하는 질환으로 한다.
1. 자녀에게 건강상 현저한 장애를 줄 수 있는 유전성 질환
2. 혼인 당사자 또는 그 가족에게 건강상 현저한 장애를 줄 수 있는 전염성 질환

② 특별자치시장·특별자치도지사·시장·군수·구청장은 혼인하고자 하는 자가 제1항의 규정에 의한 내용을 확인하고자 할 때에는 보건소 또는 시장·군수·구청장이 지정한 의료기관에서 그 내용을 확인받을 수 있도록 하여야 한다. 개정 2018.6.29.

③ 제2항의 규정에 의하여 보건소장 또는 의료기관의 장이 혼인하고자 하는 자의 건강을 확인한 경우에는 「의료법」에 의한 진단

서에 그 확인내용을 기재하여 교부하여야 한다.

제7조 [광고의 금지 등] ① 보건복지부장관은 국민건강의식을 잘못 이끄는 광고를 한 자에 대하여 그 내용의 변경 등 시정을 요구하거나 금지를 명할 수 있다.

② 제1항의 규정에 따라 보건복지부장관이 광고내용의 변경 또는 광고의 금지를 명할 수 있는 광고는 다음 각 호와 같다.

1. 「주세법」에 따른 주류의 광고
2. 의학 또는 과학적으로 검증되지 아니한 건강비법 또는 심령술의 광고
3. 그 밖에 건강에 관한 잘못된 정보를 전하는 광고로서 대통령령이 정하는 광고

③ 삭제

④ 제1항의 규정에 의한 광고내용의 기준, 변경 또는 금지절차 기타 필요한 사항은 대통령령으로 정한다.

시행령

영제10조 (광고내용의 범위) ① 삭제

② 법 제7조제2항제1호에 따른 광고는 별표 1의 광고기준에 따라야 한다.

영제11조 (광고내용의 변경 및 광고의 금지절차 등) 보건복지부장관은 제10조제2항에 따른 광고기준을 위반한 광고를 한 자에 대하여 광고내용의 변경 또는 광고의 금지를 명하려면 미리 관계전문가의 의견을 들어야 한다. 다만, 긴급한 필요가 있거나 경미한 사항의 경우에는 그렇지 않다. 〈개정 2018.12.18.〉

제8조 [금연 및 절주운동 등] ① 국가 및 지방자치단체는 국민에게 담배의 직접흡연 또는 간접흡연과 과다한 음주가 국민건강에 해롭다는 것을 교육·홍보하여야 한다.

② 국가 및 지방자치단체는 금연 및 절주에 관한 조사·연구를 하는 법인 또는 단체를 지원할 수 있다.

③ 삭제

④ 「주세법」에 의하여 주류제조의 면허를 받은 자 또는 주류를 수입하여 판매하는 자는 대통령령이 정하는 주류의 판매용 용기에 과다한 음주는 건강에 해롭다는 내용과 임신 중 음주는 태아의 건강을 해칠 수 있다는 내용의 경고문구를 표기하여야 한다.

⑤ 삭제

⑥ 제4항에 따른 경고문구의 표시내용, 방법 등에 관하여 필요한 사항은 보건복지부령으로 정한다.

시행령

영제13조 (경고문구의 표기대상 주류) 법 제8조제4항에 따라 그 판매용 용기에 과다한 음주는 건강에 해롭다는 내용의 경고문구를 표기해야 하는 주류는 국내에 판매되는 「주세법」에 따른 주류 중 알코올분 1도 이상의 음료를 말한다. 〈개정 2018.12.18.〉

시행규칙

칙제4조 (과음에 관한 경고문구의 표시내용 등) ① 법 제8조제4항에 따른 경고문구 표기는 과다한 음주가 건강에 해롭다는 사실을 명확하게 알릴 수 있도록 하되, 그 구체적인 표시내용은 보건복지부장관이 정하여 고시한다.

② 제1항에 따른 과음에 대한 경고문구의 표시방법은 별표 1과 같다.

③ 보건복지부장관은 제1항에 따른 경고문구와 제2항에 따른 경고문구의 표시방법을 정하거나 이를 변경하려면 6개월 전에 그 내용을 일간지에 공고하거나 관보에 고시하여야 한다.

④ 다음 각 호의 어느 하나에 해당하는 주류는 제3항에 따른 공고 또는 고시를 한 날부터 1년까지는 종전의 경고문구를 표기하여 판매할 수 있다.

1. 공고 또는 고시 이전에 발주·제조 또는 수입된 주류
2. 공고 또는 고시 이후 6월 이내에 제조되거나 수입된 주류

제9조 [금연을 위한 조치] ① 삭제

② 담배사업법에 의한 지정소매인 기타 담배를 판매하는 자는 대통령령이 정하는 장소 외에서 담배자동판매기를 설치하여 담배를 판매하여서는 아니된다.

③ 제2항의 규정에 따라 대통령령이 정하는 장소에 담배자동판매기를 설치하여 담배를 판매하는 자는 보건복지부령이 정하는 바에 따라 성인인증장치를 부착하여야 한다.

④ 다음 각 호의 공중이 이용하는 시설의 소유자·점유자 또는 관리자는 해당 시설의 전체를 금연구역으로 지정하고 금연구역을 알리는 표지를 설치하여야 한다. 이 경우 흡연자를 위한 흡연실을 설치할 수 있으며, 금연구역을 알리는 표지와 흡연실을 설치하는 기준·방법 등은 보건복지부령으로 정한다.

1. 국회의 청사
2. 정부 및 지방자치단체의 청사
3. 「법원조직법」에 따른 법원과 그 소속 기관의 청사
4. 「공공기관의 운영에 관한 법률」에 따른 공공기관의 청사
5. 「지방공기업법」에 따른 지방공기업의 청사
6. 「유아교육법」·「초·중등교육법」에 따른 학교[교사(校舍)와 운동장 등 모든 구역을 포함한다]
7. 「고등교육법」에 따른 학교의 교사
8. 「의료법」에 따른 의료기관, 「지역보건법」에 따른 보건소·보건의료원·보건지소
9. 「영유아보육법」에 따른 어린이집
10. 「청소년활동 진흥법」에 따른 청소년수련관, 청소년수련원, 청소년문화의집, 청소년특화시설, 청소년야영장, 유스호스텔, 청소년이용시설 등 청소년활동시설
11. 「도서관법」에 따른 도서관
12. 「어린이놀이시설 안전관리법」에 따른 어린이놀이시설
13. 「학원의 설립·운영 및 과외교습에 관한 법률」에 따른 학원 중 학교교과교습학원과 연면적 1천제곱미터 이상의 학원
14. 공항·여객부두·철도역·여객자동차터미널 등 교통 관련 시설의 대합실·승강장, 지하보도 및 16인승 이상의 교통수단으로서 여객 또는 화물을 유상으로 운송하는 것
15. 「자동차관리법」에 따른 어린이운송용 승합자동차
16. 연면적 1천제곱미터 이상의 사무용건축물, 공장 및 복합용도의 건축물
17. 「공연법」에 따른 공연장으로서 객석 수 300석 이상의 공연장
18. 「유통산업발전법」에 따라 개설등록된 대규모점포와 같은 법에 따른 상점가 중 지하도에 있는 상점가
19. 「관광진흥법」에 따른 관광숙박업소
20. 「체육시설의 설치·이용에 관한 법률」에 따른 체육시설로서 1천명 이상의 관객을 수용할 수 있는 체육시설과 같은 법 제10조에 따른 체육시설업에 해당하는 체육시설로서 실내에 설치된 체육시설
21. 「사회복지사업법」에 따른 사회복지시설
22. 「공중위생관리법」에 따른 목욕장
23. 「게임산업진흥에 관한 법률」에 따른 청소년게임제공업소, 일반게임제공업소, 인터넷컴퓨터게임시설제공업소 및 복합유통게임제공업소
24. 「식품위생법」에 따른 식품접객업 중 영업장의 넓이가 보건복지부령으로 정하는 넓이 이상인 휴게음식점영업소, 일반음식점영업소 및 제과점영업소와 같은 법에 따른 식품소분·판매업 중 보건복지부령으로 정하는 넓이 이상인 실내 휴게공간을 마련하여 운영하는 식품자동판매기 영업소 개정 2017.12.30.
25. 「청소년보호법」에 따른 만화대여업소
26. 그 밖에 보건복지부령으로 정하는 시설 또는 기관

⑤ 특별자치시장·특별자치도지사·시장·군수·구청장은 「주택법」 제2조제3호에 따른 공동주택의 거주 세대 중 2분의 1 이상이 그 공동주택의 복도, 계단, 엘리베이터 및 지하주차장의 전부 또는 일부를 금연구역으로 지정하여 줄 것을 신청하면 그 구역을 금연구역으로 지정하고, 금연구역임을 알리는 안내표지를 설치하여야 한다. 이 경우 금연구역 지정 절차 및 금연구역 안내표지 설치 방법 등은 보건복지부령으로 정한다. 개정 2017.12.30.

⑥ 특별자치시장·특별자치도지사·시장·군수·구청장은 흡연으로 인한 피해 방지와 주민의 건강 증진을 위하여 다음 각 호에 해당하는 장소를 금연구역으로 지정하고, 금연구역임을 알리는 안내표지를 설치하여야 한다. 이 경우 금연구역 안내표지 설치 방법 등에 필요한 사항은 보건복지부령으로 정한다. 신설 2017.12.30.

1. 「유아교육법」에 따른 유치원 시설의 경계선으로부터 10미터 이내의 구역(일반 공중의 통행·이용 등에 제공된 구역을 말한다)
2. 「영유아보육법」에 따른 어린이집 시설의 경계선으로부터 10미터 이내의 구역(일반 공중의 통행·이용 등에 제공된 구역을 말한다)

⑦ 지방자치단체는 흡연으로 인한 피해 방지와 주민의 건강 증진을 위하여 필요하다고 인정하는 경우 조례로 다수인이 모이거나 오고가는 관할 구역 안의 일정한 장소를 금연구역으로 지정할 수 있다. 개정 2017.12.30.

⑧ 누구든지 제4항부터 제7항까지의 규정에 따라 지정된 금연구역에서 흡연하여서는 아니 된다. 개정 2017.12.30.

⑨ 특별자치시장·특별자치도지사·시장·군수·구청장은 제4항 각 호에 따른 시설의 소유자·점유자 또는 관리자가 다음 각 호의 어느 하나에 해당하면 일정한 기간을 정하여 그 시정을 명할 수 있다. 개정 2017.12.30.

1. 제4항 전단을 위반하여 금연구역을 지정하지 아니하거나 금연구역을 알리는 표지를 설치하지 아니한 경우
2. 제4항 후단에 따른 금연구역을 알리는 표지 또는 흡연실의 설치 기준·방법 등을 위반한 경우

시행령

영제15조 (담배자동판매기의 설치장소) ① 법 제9조제2항에 따라 담배자동판매기의 설치가 허용되는 장소는 다음 각 호와 같다.

1 미성년자등을 보호하는 법령에서 19세 미만의 자의 출입이 금지되어 있는 장소
2. 지정소매인 기타 담배를 판매하는 자가 운영하는 점포 및 영업장의 내부
3. 법 제9조제4항 각 호 외의 부분 후단에 따라 공중이 이용하는 시설 중 흡연자를 위해 설치한 흡연실. 다만, 담배자동판매기를 설치하는 자가 19세 미만의 자에게 담배자동판매기를 이용하지 못하게 할 수 있는 흡연실로 한정한다.

② 제1항의 규정에 불구하고 미성년자등을 보호하는 법령에서 담배자동판매기의 설치를 금지하고 있는 장소에 대하여는 담배자동판매기의 설치를 허용하지 아니한다.

시행규칙

칙제5조의2 (성인인증장치) 법 제9조제3항의 규정에 따라 담배자동판매기에 부착하여야 하는 성인인증장치는 다음 각 호의 1에 해당하는 장치로 한다.

1. 담배자동판매기 이용자의 신분증(주민등록증 또는 운전면허증에 한한다)을 인식하는 방법에 의하여 이용자가 성인임을 인증할 수 있는 장치
2. 담배자동판매기 이용자의 신용카드·직불카드 등 금융신용거래를 위한 장치를 이용하여 이용자가 성인임을 인증할 수 있는 장치
3. 그 밖에 이용자가 성인임을 인증할 수 있는 장치로서 보건복지부장관이 정하여 고시하는 장치

칙제6조 (금연구역 등) ① 법 제9조제4항제24호에 따라 해당 시설의 전체를 금연구역으로 지정하여야 하는 휴게음식점영업소, 일반음식점영업소 및 제과점영업소는 다음 각 호의 구분에 따른 영업소로 한다. 개정 2018.6.29.

1. 2013년 12월 31일까지: 150제곱미터 이상인 영업소
2. 2014년 1월 1일부터 2014년 12월 31일까지: 100제곱미터 이상인 영업소
3. 2015년 1월 1일부터: 모든 영업소

② 법 제9조제4항제24호에 따라 해당 시설의 전체를 금연구역으로 지정하여야 하는 식품자동판매기 영업소는 다음 각 호의 구분에 따른 영업소로 한다. 신설 2018.6.29.

1. 2018년 12월 31일까지: 실내 휴게공간의 넓이가 75제곱미터 이상인 영업소
2. 2019년 1월 1일부터: 실내 휴게공간이 있는 모든 영업소

③ 법 제9조제4항제26호에서 "보건복지부령으로 정하는 시설 또는 기관"이란 「도로법」 제2조제2호가목에 따른 휴게시설 중 고속국도에 설치한 휴게시설(주유소, 충전소 및 교통·관광안내소를 포함한다) 및 그 부속시설(지붕이 없는 건물 복도나 통로, 계단을 포함한다)을 말한다. 개정 2018.6.29.

④ 법 제9조제4항 후단 및 제6항 후단에 따른 금연구역을 알리는 표지와 흡연실을 설치하는 기준·방법은 별표 2와 같다. 개정 2018.6.29.

칙제6조의2 (공동주택 금연구역의 지정) ① 법 제9조제5항 전단에 따라 「주택법」 제2조제3호에 따른 공동주택(이하 "공동주택"이라 한다)의 복도 등에 대하여 금연구역의 지정을 받으려는 경우에는 별지 제1호서식의 공동주택 금연구역 지정 신청서(전자문서로 된 신청서를 포함한다)에 다음 각 호의 서류(전자문서를 포함한다)를 첨부하여 특별자치시장·특별자치도지사·시장·군수·구청장에게 제출하여야 한다. 이 경우 제2호에 따른 서류는 금연구역의 지정 신청일 전 3개월 이내에 동의한 것만 해당한다. 개정 2018.6.29.

1. 해당 공동주택의 세대주 명부에 관한 서류
2. 별지 제1호의2서식의 금연구역 지정 동의서 또는 공동주택 세대주 2분의 1 이상이 금연구역 지정에 동의함을 입증하는 서류(공동주택의 복도·계단·엘리베이터 또는 지하주차장의 구분에 따라 동의한 서류를 말한다)
3. 해당 공동주택의 도면에 관한 서류
4. 해당 공동주택의 복도·계단·엘리베이터 또는 지하주차장의 내역에 관한 서류
5. 그 밖에 보건복지부장관이 공동주택 금연구역 지정을 위하여 필요하다고 인정하여 고시하는 서류

② 특별자치시장·특별자치도지사·시장·군수·구청장은 제1항에 따른 금역구역의 지정 신청을 받은 경우에는 세대주 동의에 대한 진위 여부를 확인하여야 한다. 개정 2018.6.29.

③ 특별자치시장·특별자치도지사·시장·군수·구청장은 제1항에 따른 금연구역의 지정 검토를 위하여 필요한 경우에는 그 신청인에 대하여 제출 서류의 보완 또는 추가 서류의 제출 등을 명할 수 있다. 개정 2018.6.29.

④ 특별자치시장·특별자치도지사·시장·군수·구청장은 법 제9조제5항 전단에 따라 금연구역을 지정한 경우에는 특별자치시·특별자치도·시·군·구의 인터넷 홈페이지와 해당 공동주택의 인터넷 홈페이지(인터넷 홈페이지가 있는 경우만 해당한다) 및 게시판에 다음 각 호의 사항을 공고하여야 한다. 〈개정 2018.6.29.〉

1. 해당 공동주택의 명칭 및 소재지
2. 금연구역 지정 번호
3. 금연구역 지정 범위
4. 금연구역 지정 시행일

⑤ 제1항부터 제4항까지의 규정에 따른 금연구역 지정 신청, 지정 검토 또는 지정 공고 등에 필요한 세부사항은 보건복지부장관이 정하여 고시한다.

⑥ 공동주택의 금연구역 지정 해제에 관하여는 제1항부터 제4항까지의 규정을 준용한다.

칙제6조의3 (공동주택 금연구역 안내표지) ① 특별자치시장·특별자치도지사·시장·군수·구청장은 법 제9조제5항 전단에 따라 금연구역을 지정한 경우에는 해당 공동주택의 출입구 및 금연구역 지정 시설의 출입구 등 보건복지부장관이 정하여 고시하는 장소에 금연구역 안내표지를 설치하여야 한다. 〈개정 2018.6.29.〉

② 제1항에 따른 금연구역 안내표지에는 다음 각 호의 사항이 포함되어야 한다.

1. 금연을 상징하는 그림 또는 문자
2. 금연구역에서 흡연한 경우 법 제34조제3항에 따라 과태료 부과대상이 된다는 사실
3. 위반사항에 대한 신고전화번호
4. 그 밖에 금연구역의 안내를 위하여 보건복지부장관이 필요하다고 인정하는 사항

③ 제1항 및 제2항에 따른 금연구역 안내표지의 설치장소 및 안내내용에 필요한 세부사항은 보건복지부장관이 정하여 고시한다.

제9조의2 [담배에 관한 경고문구 등 표시] ① 「담배사업법」에 따른 담배의 제조자 또는 수입판매업자(이하 "제조자등"이라 한다)는 담배갑포장지 앞면·뒷면·옆면 및 대통령령으로 정하는 광고(판매촉진 활동을 포함한다. 이하 같다)에 다음 각 호의 내용을 인쇄하여 표기하여야 한다. 다만, 제1호의 표기는 담배갑포장지에 한정하되 앞면과 뒷면에 하여야 한다.

1. 흡연의 폐해를 나타내는 내용의 경고그림(사진을 포함한다. 이하 같다)
2. 흡연이 폐암 등 질병의 원인이 될 수 있다는 내용 및 다른 사람의 건강을 위협할 수 있다는 내용의 경고문구
3. 타르 흡입량은 흡연자의 흡연습관에 따라 다르다는 내용의 경고문구
4. 담배에 포함된 다음 각 목의 발암성물질
   가. 나프틸아민
   나. 니켈
   다. 벤젠
   라. 비닐 크롤라이드
   마. 비소
   바. 카드뮴
5. 보건복지부령으로 정하는 금연상담전화의 전화번호

② 제1항에 따른 경고그림과 경고문구는 담배갑포장지의 경우 그 넓이의 100분의 50 이상에 해당하는 크기로 표기하여야 한다. 이 경우 경고그림은 담배갑포장지 앞면, 뒷면 각각의 넓이의 100분의 30 이상에 해당하는 크기로 하여야 한다.

③ 제1항 및 제2항에서 정한 사항 외의 경고그림 및 경고문구 등의 내용과 표기 방법·형태 등의 구체적인 사항은 대통령령으로 정한다. 다만, 경고그림은 사실적 근거를 바탕으로 하고, 지나치게 혐오감을 주지 아니하여야 한다.

④ 제1항부터 제3항까지의 규정에도 불구하고 전자담배 등 대통령령으로 정하는 담배에 제조자등이 표기하여야 할 경고그림 및 경고문구 등의 내용과 그 표기 방법·형태 등은 대통령령으로 따로 정한다.

시행령

영제16조 (담배갑포장지에 대한 경고그림등의 표기내용 및 표기방법) ① 법 제9조의2제1항 및 제3항에 따라 다음 각 호의 담배의 담배갑포장지에 표기하는 경고그림 및 경고문구의 표기내용은 법 제9조의2제1항제1호부터 제3호까지의 내용을 명확하게 알릴 수 있어야 한다.

1. 제27조의2제1호의 궐련
2. 제27조의2제3호의 파이프담배
3. 제27조의2제4호의 엽궐련
4. 제27조의2제5호의 각련
5. 제27조의2제7호의 냄새 맡는 담배

② 제1항에 따른 경고그림 및 경고문구의 구체적 표기내용은 보건복지부장관이 정하여 고시한다. 이 경우 보건복지부장관은 그 표기내용의 사용기준 및 사용방법 등 그 사용에 필요한 세부사항을 함께 고시할 수 있다.

③ 보건복지부장관은 제2항에 따라 경고그림 및 경고문구의 구체적 표기내용을 고시하는 경우에는 다음 각 호의 구분에 따른다. 이 경우 해당 고시의 시행에 6개월 이상의 유예기간을 두어야 한다.

1. 정기 고시: 10개 이하의 경고그림 및 경고문구를 24개월 마다 고시한다.
2. 수시 고시: 경고그림 및 경고문구의 표기내용을 새로 정하거나 변경하는 경우에는 수시로 고시한다.

④ 법 제9조의2제1항 및 제3항에 따라 이 조 제1항 각 호의 담배의 담배갑포장지에 표기하는 경고그림 · 경고문구 · 발암성물질 및 금연상담전화의 전화번호(이하 "경고그림등"이라 한다)의 표기방법은 별표 1의2와 같다.

⑤ 제4항에 따른 경고그림등의 표기방법을 변경하는 경우에는 그 시행에 6개월 이상의 유예기간을 두어야 한다.

⑥ 「담배사업법」에 따른 담배(제1항 각 호의 담배를 말한다)의 제조자 또는 수입판매업자(이하 "제조자등"이라 한다)는 다음 각 호의 어느 하나에 해당하는 담배에 대해서는 제3항에 따른 고시 또는 제5항에 따른 변경이 있는 날부터 1년까지는 종전의 내용과 방법에 따른 경고그림등을 표기하여 판매할 수 있다.

1. 고시 또는 변경 이전에 발주 · 제조 또는 수입된 담배
2. 고시 또는 변경 이후 6개월 이내에 제조되거나 수입된 담배

⑦ 제1항부터 제6항까지에서 규정한 사항 외에 경고그림등의 표기내용 및 표기방법 등에 필요한 세부사항은 보건복지부령으로 정한다.

영 제16조의2 (전자담배 등에 대한 경고그림등의 표기내용 및 표기방법) ① 법 제9조의2제4항에서 "전자담배 등 대통령령으로 정하는 담배"란 다음 각 호의 담배를 말한다.

1. 제27조의2제2호의 전자담배
2. 제27조의2제6호의 씹는 담배
3. 제27조의2제8호의 물담배
4. 제27조의2제9호의 머금는 담배

② 법 제9조의2제4항에 따라 이 조 제1항 각 호에 해당하는 담배의 담배갑포장지에 표기하는 경고그림 및 경고문구의 표기내용은 흡연의 폐해, 흡연이 니코틴 의존 및 중독을 유발시킬 수 있다는 사실과 담배 특성에 따른 다음 각 호의 구분에 따른 사실 등을 명확하게 알릴 수 있어야 한다.

1. 제27조의2제2호의 전자담배: 담배 특이 니트로사민(tobacco specific nitrosamines), 포름알데히드(formaldehyde) 등이 포함되어 있다는 내용
2. 제27조의2제6호의 씹는 담배 및 제27조의2제9호의 머금는 담배: 구강암 등 질병의 원인이 될 수 있다는 내용
3. 제27조의2제8호의 물담배: 타르 검출 등 궐련과 동일한 위험성이 있다는 내용과 사용 방법에 따라 결핵 등 호흡기 질환에 감염될 위험성이 있다는 내용

③ 법 제9조의2제4항에 따라 이 조 제1항 각 호에 해당하는 담배의 담배갑포장지에 표기하는 경고그림등(발암성물질은 제외한다. 이하 이 조에서 같다)의 표기방법은 별표 1의2와 같다.

④ 제1항 각 호에 해당하는 담배의 담배갑포장지에 표기하는 경고그림등의 표기내용, 표기방법 및 시행유예 등에 관하여는 제16조제2항, 제3항 및 제5항부터 제7항까지의 규정을 준용한다.

영 제16조의3 (담배광고에 대한 경고문구등의 표기내용 및 표기방법) ① 법 제9조의2제1항 각 호 외의 부분 본문에서 "대통령령으로 정하는 광고"란 다음 각 호의 광고(판매촉진 활동을 포함한다. 이하 같다)를 말한다.

1. 법 제9조의4제1항제1호에 따라 지정소매인의 영업소 내부에 전시(展示) 또는 부착하는 표시판, 포스터, 스티커(붙임딱지) 및 보건복지부령으로 정하는 광고물에 의한 광고 개정 2019.7.2.
2. 법 제9조의4제1항제2호에 따라 잡지에 게재하는 광고

② 법 제9조의2제1항 각 호 외의 부분 본문 및 같은 조 제3항에 따라 담배광고에 표기하는 경고문구의 표기내용은 다음 각 호의 구분에 따른다. 이 경우 경고문구의 구체적 표기내용은 보건복지부장관이 정하여 고시한다.

1. 담배(제16조의2제1항 각 호에 해당하는 담배는 제외한다)의 경우: 흡연이 건강에 해롭다는 사실, 흡연이 다른 사람의 건강을 위협할 수 있다는 사실 및 타르 흡입량은 흡연자의 흡연습관에 따라 다르다는 사실 등을 명확하게 알릴 수 있을 것
2. 제16조의2제1항 각 호에 해당하는 담배의 경우: 흡연이 니코틴 의존 및 중독을 유발시킬 수 있다는 사실 등을 명확하게 알릴 수 있을 것

③ 보건복지부장관은 제2항 각 호 외의 부분 후단에 따라 경고문구의 구체적 표기내용을 고시하는 경우에는 그 시행에 6개월 이상의 유예기간을 두어야 한다.

④ 법 제9조의2제1항 각 호 외의 부분 본문 및 같은 조 제3항에 따라 담배광고에 표기하는 경고문구 · 발암성물질 및 금연상담전화의 전화번호(이하 "경고문구등"이라 한다)의 표기방법은 별표 1의3과 같다.

⑤ 제4항에 따른 경고문구등의 표기방법을 변경하는 경우에는 그 시행에 6개월 이상의 유예기간을 두어야 한다.

영 제16조의4 (광고내용의 검증 방법 및 절차 등) ① 보건복지부장관은 담배 광고에 국민의 건강과 관련하여 검증되지 아니한 내용이

포함되어 있다고 인정되면 해당 광고내용의 사실 여부에 대한 검증을 실시할 수 있다.

② 제조자등은 담배 광고를 실시하기 전에 보건복지부령으로 정하는 바에 따라 보건복지부장관에게 해당 광고내용의 사실 여부에 대한 검증을 신청할 수 있다.

③ 보건복지부장관은 제1항 또는 제2항에 따라 광고내용의 사실 여부에 대한 검증을 실시하기 위하여 필요한 경우에는 제조자등에게 관련 자료의 제출을 요청할 수 있고, 제출된 자료에 대하여 조사·확인을 할 수 있다.

④ 보건복지부장관은 제1항 또는 제2항에 따라 광고내용의 사실 여부에 대한 검증을 실시한 경우에는 그 결과를 제조자등에게 서면으로 통보하여야 한다.

시행규칙

칙제6조의4 (금연상담전화 전화번호) 법 제9조의2제1항제5호에서 "보건복지부령으로 정하는 금연상담전화의 전화번호"란 1544 - 9030을 말한다.

칙제6조의5 삭제

칙제6조의6 (광고내용의 사실 여부에 대한 검증 신청) 영 제16조의3제2항에 따라 담배 광고내용의 사실 여부에 대한 검증을 신청하려는 자는 별지 제1호의3서식의 담배광고 검증 신청서에 담배광고안과 광고내용을 증명할 수 있는 자료를 첨부하여 보건복지부장관에게 제출하여야 한다.

제9의3 [가향물질 함유 표시 제한] 제조자등은 담배에 연초 외의 식품이나 향기가 나는 물질(이하 "가향물질"이라 한다)을 포함하는 경우 이를 표시하는 문구나 그림·사진을 제품의 포장이나 광고에 사용하여서는 아니 된다.

제9조의4 [담배에 관한 광고의 금지 또는 제한] ① 담배에 관한 광고는 다음 각 호의 방법에 한하여 할 수 있다.

1. 지정소매인의 영업소 내부에서 보건복지부령으로 정하는 광고물을 전시(展示) 또는 부착하는 행위. 다만, 영업소 외부에 그 광고내용이 보이게 전시 또는 부착하는 경우에는 그러하지 아니하다.
2. 품종군별로 연간 10회 이내(1회당 2쪽 이내)에서 잡지[「잡지 등 정기간행물의 진흥에 관한 법률」에 따라 등록 또는 신고되어 주 1회 이하 정기적으로 발행되는 제책(製冊)된 정기간행물 및 「신문 등의 진흥에 관한 법률」에 따라 등록된 주 1회 이하 정기적으로 발행되는 신문과 「출판문화산업 진흥법」에 따른 외국간행물로서 동일한 제호로 연 1회 이상 정기적으로 발행되는 것(이하 "외국정기간행물"이라 한다)을 말하며, 여성 또는 청소년을 대상으로 하는 것은 제외한다]에 광고를 게재하는 행위. 다만, 보건복지부령으로 정하는 판매부수 이하로 국내에서 판매되는 외국정기간행물로서 외국문자로만 쓰여져 있는 잡지인 경우에는 광고게재의 제한을 받지 아니한다.
3. 사회·문화·음악·체육 등의 행사(여성 또는 청소년을 대상으로 하는 행사는 제외한다)를 후원하는 행위. 이 경우 후원하는 자의 명칭을 사용하는 외에 제품광고를 하여서는 아니 된다.
4. 국제선의 항공기 및 여객선, 그 밖에 보건복지부령으로 정하는 장소 안에서 하는 광고

② 제조자등은 제1항에 따른 광고를 「담배사업법」에 따른 도매업자 또는 지정소매인으로 하여금 하게 할 수 있다. 이 경우 도매업자 또는 지정소매인이 한 광고는 제조자등이 한 광고로 본다.

③ 제1항에 따른 광고 또는 그에 사용되는 광고물은 다음 각 호의 사항을 준수하여야 한다.

1. 흡연자에게 담배의 품명·종류 및 특징을 알리는 정도를 넘지 아니할 것
2. 비흡연자에게 직접적 또는 간접적으로 흡연을 권장 또는 유도하거나 여성 또는 청소년의 인물을 묘사하지 아니할 것
3. 제9조의2에 따라 표기하는 흡연 경고문구의 내용 및 취지에 반하는 내용 또는 형태가 아닐 것
4. 국민의 건강과 관련하여 검증되지 아니한 내용을 표시하지 아니할 것. 이 경우 광고내용의 사실 여부에 대한 검증 방법·절차 등 필요한 사항은 대통령령으로 정한다.

④ 제조자등은 담배에 관한 광고가 제1항 및 제3항에 위배되지 아니하도록 자율적으로 규제하여야 한다.

⑤ 보건복지부장관은 문화체육관광부장관에게 제1항 또는 제3항을 위반한 광고가 게재된 외국정기간행물의 수입업자에 대하여 시정조치 등을 할 것을 요청할 수 있다.

시행규칙

칙제7조 (담배에 관한 광고) ① 법 제9조의4제1항제1호 본문 및 영 제16조제1호에서 "보건복지부령으로 정하는 광고물"이란 표시판, 스티커 및 포스터를 말한다.

② 법 제9조의4제1항제2호 본문에서 "여성 또는 청소년을 대상으로 하는 것"이란 잡지의 명칭, 내용, 독자, 그 밖의 그 성격을 고려할 때 여성 또는 청소년이 주로 구독하는 것을 말한다.

③ 법 제9조의4제1항제2호 단서에서 "보건복지부령으로 정하는 판매부수"란 판매부수 1만부를 말한다.

④ 법 제9조의4제1항제3호에서 "여성 또는 청소년을 대상으로 하는 행사"란 행사의 목적, 내용, 참가자, 관람자, 청중, 그 밖의 그

성격을 고려할 때 주로 여성 또는 청소년을 대상으로 하는 행사를 말한다.

제9조의5 [금연지도원] ① 시·도지사 또는 시장·군수·구청장은 금연을 위한 조치를 위하여 대통령령으로 정하는 자격이 있는 사람 중에서 금연지도원을 위촉할 수 있다.

② 금연지도원의 직무는 다음 각 호와 같다.

1. 금연구역의 시설기준 이행 상태 점검
2. 금연구역에서의 흡연행위 감시 및 계도
3. 금연을 위한 조치를 위반한 경우 관할 행정관청에 신고하거나 그에 관한 자료 제공
4. 그 밖에 금연 환경 조성에 관한 사항으로서 대통령령으로 정하는 사항

③ 금연지도원은 제2항의 직무를 단독으로 수행하려면 미리 시·도지사 또는 시장·군수·구청장의 승인을 받아야 하며, 시·도지사 또는 시장·군수·구청장은 승인서를 교부하여야 한다.

④ 금연지도원이 제2항에 따른 직무를 단독으로 수행하는 때에는 승인서와 신분을 표시하는 증표를 지니고 이를 관계인에게 내보여야 한다.

⑤ 제1항에 따라 금연지도원을 위촉한 시·도지사 또는 시장·군수·구청장은 금연지도원이 그 직무를 수행하기 전에 직무 수행에 필요한 교육을 실시하여야 한다.

⑥ 금연지도원은 제2항에 따른 직무를 수행하는 경우 그 권한을 남용하여서는 아니 된다.

⑦ 시·도지사 또는 시장·군수·구청장은 금연지도원이 다음 각 호의 어느 하나에 해당하면 그 금연지도원을 해촉하여야 한다.

1. 제1항에 따라 대통령령으로 정한 자격을 상실한 경우
2. 제2항에 따른 직무와 관련하여 부정한 행위를 하거나 그 권한을 남용한 경우
3. 그 밖에 개인사정, 질병이나 부상 등의 사유로 직무 수행이 어렵게 된 경우

⑧ 금연지도원의 직무범위 및 교육, 그 밖에 필요한 사항은 대통령령으로 정한다.

시행령

영제16조의5 (금연지도원의 자격 등) ① 법 제9조의5제1항에서 "대통령령으로 정하는 자격이 있는 사람"이란 다음 각 호의 어느 하나에 해당하는 사람을 말한다.

1. 「민법」 제32조에 따른 비영리법인 또는 「비영리민간단체 지원법」 제4조에 따라 등록된 비영리민간단체에 소속된 사람으로서 해당 법인 또는 단체의 장이 추천하는 사람
2. 건강·금연 등 보건정책 관련 업무를 수행한 경력이 3개월 이상인 사람 또는 이에 준하는 경력이 있다고 시·도지사 또는 시장·군수·구청장이 인정하는 사람

② 법 제9조의5제2항제4호에서 "대통령령으로 정하는 사항"이란 지역사회 금연홍보 및 금연교육 지원 업무를 말한다.

③ 법 제9조의5제2항에 따른 금연지도원의 직무범위는 별표 1의4와 같다.

④ 시·도지사 또는 시장·군수·구청장은 법 제9조의5제5항에 따라 금연지도원에 대하여 금연 관련 법령, 금연의 필요성, 금연지도원의 자세 등에 대한 교육을 실시하여야 한다. 이 경우 시·도지사 또는 시장·군수·구청장은 효율적인 교육을 위하여 금연지도원에 대한 합동교육을 실시할 수 있다.

⑤ 시·도지사 또는 시장·군수·구청장은 금연지도원의 활동을 지원하기 위하여 예산의 범위에서 수당을 지급할 수 있다.

⑥ 제1항부터 제5항까지에서 규정한 사항 외에 금연지도원 제도 운영에 필요한 사항은 해당 지방자치단체의 조례로 정한다.

제10조 [건강생활실천협의회] ① 시·도지사 및 시장·군수·구청장은 건강생활의 실천운동을 추진하기 위하여 지역사회의 주민·단체 또는 공공기관이 참여하는 건강생활실천협의회를 구성하여야 한다.

② 제1항의 규정에 의한 건강생활실천협의회의 조직 및 운영에 관하여 필요한 사항은 지방자치단체의 조례로 정한다.

제11조 [보건교육의 관장] 보건복지부장관은 국민의 보건교육에 관하여 관계중앙행정기관의 장과 협의하여 이를 총괄한다.

제12조 [보건교육의 실시 등] ① 국가 및 지방자치단체는 모든 국민이 올바른 보건의료의 이용과 건강한 생활습관을 실천할 수 있도록 그 대상이 되는 개인 또는 집단의 특성·건강상태·건강의식수준 등에 따라 적절한 보건교육을 실시한다.

② 국가 또는 지방자치단체는 국민건강증진사업관련 법인 또는 단체 등이 보건교육을 실시할 경우 이에 필요한 지원을 할 수 있다.

③ 보건복지부장관, 시·도지사 및 시장·군수·구청장은 제2항의 규정에 의하여 보건교육을 실시하는 국민건강증진사업관

련 법인 또는 단체 등에 대하여 보건교육의 계획 및 그 결과에 관한 자료를 요청할 수 있다.

④ 제1항의 규정에 의한 보건교육의 내용은 대통령령으로 정한다.

시행령

영제17조 (보건교육의 내용) 법 제12조에 따른 보건교육에는 다음 각 호의 사항이 포함되어야 한다. 개정 2018.12.18.

1. 금연·절주 등 건강생활의 실천에 관한 사항
2. 만성퇴행성질환 등 질병의 예방에 관한 사항
3. 영양 및 식생활에 관한 사항
4. 구강건강에 관한 사항
5. 공중위생에 관한 사항
6. 건강증진을 위한 체육활동에 관한 사항
7. 그 밖에 건강증진사업에 관한 사항 개정 2018.12.18.

시행규칙

칙제8조 (보건교육의 평가방법 및 내용) ③ 영 제17조제7호에서 기타 건강증진사업에 관한 사항이라 함은 「산업안전보건법」에 의한 산업보건에 관한 사항 기타 국민의 건강을 증진시키는 사업에 관한 사항을 말한다.

제12조의2 [보건교육사자격증의 교부 등] ① 보건복지부장관은 국민건강증진 및 보건교육에 관한 전문지식을 가진 자에게 보건교육사의 자격증을 교부할 수 있다.

② 다음 각 호의 1에 해당하는 자는 보건교육사가 될 수 없다.

1. 피성년후견인
2. 삭제
3. 금고 이상의 실형의 선고를 받고 그 집행이 종료되지 아니하거나 그 집행을 받지 아니하기로 확정되지 아니한 자
4. 법률 또는 법원의 판결에 의하여 자격이 상실 또는 정지된 자

③ 제1항의 규정에 의한 보건교육사의 등급은 1급 내지 3급으로 하고, 등급별 자격기준 및 자격증의 교부절차 등에 관하여 필요한 사항은 대통령령으로 정한다.

④ 보건교육사 1급의 자격증을 교부받고자 하는 자는 국가시험에 합격하여야 한다.

⑤ 보건복지부장관은 제1항의 규정에 의하여 보건교육사의 자격증을 교부하는 때에는 보건복지부령이 정하는 바에 의하여 수수료를 징수할 수 있다.

시행령

영제18조 (보건교육사 등급별 자격기준 등) ① 법 제12조의2제3항에 따른 보건교육사의 등급별 자격기준은 별표 2와 같다.

② 보건교육사 자격증을 발급받으려는 자는 보건복지부령으로 정하는 바에 따라 보건교육사 자격증 발급신청서에 그 자격을 증명하는 서류를 첨부하여 보건복지부장관에게 제출하여야 한다.

시행규칙

칙제7조의3 (보건교육사 자격증 발급절차) ① 영 제18조에 따라 보건교육사의 자격증(이하 "자격증"이라 한다)을 발급받으려는 자는 별지 제1호의4서식의 보건교육사 자격증 발급신청서(전자문서로 된 신청서를 포함한다)에 다음 각 호의 서류(전자문서를 포함한다)를 첨부하여 보건복지부장관(영 제32조에 따라 업무를 위탁한 경우에는 위탁받은 보건교육 관련 법인 또는 단체의 장을 말한다. 이하 이 조에서 같다)에게 제출하여야 한다.

1. 6개월 이내에 촬영한 탈모 정면 상반신 반명함판(3×4센티미터) 사진 2매
2. 보건복지부장관이 정하여 고시하는 보건교육 업무 경력을 증명하는 서류 1부(보건교육사 3급 자격을 취득한 자로서 보건교육 업무에 3년 이상 종사하고 보건교육사 2급 자격증 발급을 신청하는 자만 제출한다)
3. 졸업증명서 및 별표 4의 보건교육 관련 교과목 이수를 증명하는 서류 각 1부(시험응시원서 제출 당시 졸업예정자였던 경우에만 제출한다)

② 제1항에 따라 자격증을 발급받은 자가 그 자격증을 잃어버리거나 헐어서 못쓰게 되어 재발급 받으려는 때에는 별지 제2호서식의 보건교육사 자격증 재발급 신청서(전자문서로 된 신청서를 포함한다)에 다음 각 호의 서류(전자문서를 포함한다)를 첨부하여 보건복지부장관에게 제출하여야 한다.

1. 보건교육사 자격증(헐어서 못쓰게 된 경우에만 제출한다) 1부
2. 6개월 이내에 촬영한 탈모 정면 상반신 반명함판(3 × 4센티미터) 사진 1매

③ 보건복지부장관은 제1항 및 제2항에 따라 자격증의 발급 또는 재발급신청을 받은 때에는 별지 제3호서식의 보건교육사 자격증 발급대장에 이를 기재한 후 별지 제4호서식의 보건교육사 자격증을 발급하여야 한다.

④ 보건교육사 3급 자격을 취득하고 보건교육 업무에 3년 이상 종사하여 보건교육사 2급 자격증 발급을 신청하는 자 또는 자격증

을 재발급 받으려는 자는 법 제12조의2제5항에 따라 수수료로 1만원을 납부하여야 한다.

제12조의3 [국가시험] ① 제12조의2제4항의 규정에 의한 국가시험은 보건복지부장관이 시행한다. 다만, 보건복지부장관은 국가시험의 관리를 대통령령이 정하는 바에 의하여 「한국보건의료인국가시험원법」에 따른 한국보건의료인국가시험원에 위탁할 수 있다.

② 보건복지부장관은 제1항 단서의 규정에 의하여 국가시험의 관리를 위탁한 때에는 그에 소요되는 비용을 예산의 범위안에서 보조할 수 있다.

③ 보건복지부장관(제1항 단서의 규정에 의하여 국가시험의 관리를 위탁받은 기관을 포함한다)은 보건복지부령이 정하는 금액을 응시수수료로 징수할 수 있다.

④ 시험과목 · 응시자격 등 자격시험의 실시에 관하여 필요한 사항은 대통령령으로 정한다.

시행령

영 제18조의2 (국가시험의 시행 등) ① 보건복지부장관은 법 제12조의3에 따른 보건교육사 국가시험(이하 "시험"이라 한다)을 매년 1회 이상 실시한다.

② 보건복지부장관은 법 제12조의3제1항 단서에 따라 시험의 관리를 「한국보건의료인국가시험원법」에 따른 한국보건의료인국가시험원에 위탁한다.

③ 제2항에 따라 시험의 관리를 위탁받은 기관(이하 "시험관리기관"이라 한다)의 장은 시험을 실시하려면 미리 보건복지부장관의 승인을 받아 시험일시 · 시험장소 및 응시원서의 제출기간, 합격자 발표의 예정일 및 방법, 그 밖에 시험에 필요한 사항을 시험 90일 전까지 공고하여야 한다. 다만, 시험장소는 지역별 응시인원이 확정된 후 시험 30일 전까지 공고할 수 있다.

④ 법 제12조의3제4항에 따른 시험과목은 별표 3과 같다.

⑤ 시험방법은 필기시험으로 하며, 시험의 합격자는 각 과목 4할 이상, 전과목 총점의 6할 이상을 득점한 자로 한다.

영 제18조의3 (시험의 응시자격 및 시험관리) ① 법 제12조의3제4항에 따른 시험의 응시자격은 별표 4와 같다.

② 시험에 응시하려는 자는 시험관리기관의 장이 정하는 응시원서를 시험관리기관의 장에게 제출(전자문서에 따른 제출을 포함한다)하여야 한다.

③ 시험관리기관의 장은 시험을 실시한 경우 합격자를 결정 · 발표하고, 그 합격자에 대한 다음 각 호의 사항을 보건복지부장관에게 통보하여야 한다.

1. 성명 및 주소
2. 시험 합격번호 및 합격연월일

영 제18조의4 (시험위원) ① 시험관리기관의 장은 시험을 실시하려는 경우 시험과목별로 전문지식을 갖춘 자 중에서 시험위원을 위촉한다.

② 제1항에 따른 시험위원에게는 예산의 범위에서 수당과 여비를 지급할 수 있다.

영 제18조의5 (관계 기관 등에의 협조요청) 시험관리기관의 장은 시험 관리업무를 원활하게 수행하기 위하여 필요하면 국가 · 지방자치단체 또는 관계 기관 · 단체에 대하여 시험장소 제공 및 시험감독 지원 등 협조를 요청할 수 있다.

시행규칙

칙 제7조의2 (보건교육사 관련 교과목) 영 별표 4에서 "보건복지부령으로 정하는 보건교육 관련 교과목"이란 별표 4의 교과목을 말한다.

칙 제7조의4 (응시수수료) ① 법 제12조의3제3항에 따른 보건교육사 국가시험의 응시수수료는 7만8천원으로 한다.

② 보건교육사 국가시험에 응시하려는 사람은 제1항에 따른 응시수수료를 수입인지로 내야 한다. 다만, 시험 시행기관의 장은 이를 현금으로 납부하게 하거나 정보통신망을 이용하여 전자화폐 · 전자결제 등의 방법으로 납부하게 할 수 있다.

③ 제1항에 따른 응시수수료는 다음 각 호의 구분에 따라 반환한다.

1. 응시수수료를 과오납한 경우: 그 과오납한 금액의 전부
2. 시험 시행기관의 귀책사유로 시험에 응시하지 못한 경우: 납입한 응시수수료의 전부
3. 응시원서 접수기간 내에 접수를 취소하는 경우: 납입한 응시수수료의 전부
4. 시험 시행일 전까지 응시자격심사 과정에서 응시자격 결격사유로 접수가 취소된 경우: 납입한 응시수수료의 전부
5. 응시원서 접수 마감일의 다음 날부터 시험 시행 20일 전까지 접수를 취소하는 경우: 납입한 응시수수료의 100분의 60
6. 시험 시행 19일 전부터 시험 시행 10일 전까지 접수를 취소하는 경우: 납입한 응시수수료의 100분의 50

제12조의4 [보건교육사의 채용] 국가 및 지방자치단체는 대통령령이 정하는 국민건강증진사업관련 법인 또는 단체 등에 대하여 보건교육사를 그 종사자로 채용하도록 권장하여야 한다.

제13조 [보건교육의 평가] ① 보건복지부장관은 정기적으로 국민의 보건교육의 성과에 관하여 평가를 하여야 한다.

② 제1항의 규정에 의한 평가의 방법 및 내용은 보건복지부령으로 정한다.

시행규칙

칙제8조 (보건교육의 평가방법 및 내용) ① 보건복지부장관이 법 제13조의 규정에 의하여 국민의 보건교육의 성과에 관한 평가를 할 때에는 세부계획 및 그 추진 실적에 기초하여 평가하여야 한다.

② 보건복지부장관은 필요하다고 인정하는 경우에는 제1항의 규정에 의한 평가 외에 다음 각 호의 사항을 조사하여 평가할 수 있다.

1. 건강에 관한 지식·태도 및 실천
2. 주민의 상병유무 등 건강상태

③ 영 제17조제7호에서 기타 건강증진사업에 관한 사항이라 함은 「산업안전보건법」에 의한 산업보건에 관한 사항 기타 국민의 건강을 증진시키는 사업에 관한 사항을 말한다.

제14조 [보건교육의 개발 등] 보건복지부장관은 정부출연 연구기관 등의 설립·운영 및 육성에 관한 법률에 의한 한국보건사회연구원으로 하여금 보건교육에 관한 정보·자료의 수집·개발 및 조사, 그 교육의 평가 기타 필요한 업무를 행하게 할 수 있다.

제15조 [영양개선] ① 국가 및 지방자치단체는 국민의 영양상태를 조사하여 국민의 영양개선방안을 강구하고 영양에 관한 지도를 실시하여야 한다.

② 국가 및 지방자치단체는 국민의 영양개선을 위하여 다음 각 호의 사업을 행한다.

1. 영양교육사업
2. 영양개선에 관한 조사·연구사업
3. 기타 영양개선에 관하여 보건복지부령이 정하는 사업

시행규칙

칙제9조 (영양개선사업) 법 제15조제2항제3호에서 보건복지부령이 정하는 사업이라 함은 다음 각 호의 사업을 말한다.

1. 국민의 영양상태에 관한 평가사업
2. 지역사회의 영양개선사업

제16조 [국민영양조사 등] ① 보건복지부장관은 국민의 건강상태·식품섭취·식생활조사 등 국민의 영양에 관한 조사(이하 "국민영양조사"라 한다)를 정기적으로 실시한다.

② 특별시·광역시 및 도에는 국민영양조사와 영양에 관한 지도업무를 행하게 하기 위한 공무원을 두어야 한다.

③ 국민영양조사를 행하는 공무원은 그 권한을 나타내는 증표를 관계인에게 내보여야 한다.

④ 국민영양조사의 내용 및 방법 기타 국민영양조사와 영양에 관한 지도에 관하여 필요한 사항은 대통령령으로 정한다.

시행령

영제19조 (국민영양조사시기) 법 제16조제1항에 따른 국민영양조사(이하 "영양조사"라 한다)는 매년 실시한다. 개정 2017.11.7.

영제20조 (조사대상) ① 보건복지부장관은 매년 구역과 기준을 정하여 선정한 가구 및 그 가구원에 대하여 영양조사를 실시한다. 개정 2017.11.7. 개정 2018.12.18.

②보건복지부장관은 노인·임산부등 특히 영양개선이 필요하다고 판단되는 사람에 대해서는 따로 조사기간을 정하여 영양조사를 실시할 수 있다. 개정 2018.12.18.

③ 관할 시·도지사는 제1항에 따라 조사대상으로 선정된 가구와 제2항에 따라 조사대상이 된 사람에게 이를 통지해야 한다. 개정 2018.12.18.

영제21조 (조사항목) ① 영양조사는 건강상태조사·식품섭취조사 및 식생활조사로 구분하여 행한다.

② 건강상태조사는 다음 각 호의 사항에 대하여 행한다.

1. 신체상태
2. 영양관계 증후
3. 그 밖에 건강상태에 관한 사항 개정 2018.12.18.

③ 식품섭취조사는 다음 각 호의 사항에 대하여 행한다.

1. 조사가구의 일반사항
2. 일정한 기간의 식사상황
3. 일정한 기간의 식품섭취상황

④ 식생활조사는 다음 각 호의 사항에 대하여 행한다.

1. 가구원의 식사 일반사항
2. 조사가구의 조리시설과 환경

3. 일정한 기간에 사용한 식품의 가격 및 조달방법

⑤ 제2항부터 제4항까지의 규정에 따른 조사사항의 세부내용은 보건복지부령으로 정한다. 개정 2018.12.18.

영제22조 (영양조사원 및 영양지도원) ① 영양조사를 담당하는 자(이하 "영양조사원"이라 한다)는 보건복지부장관 또는 시·도지사가 다음 각 호의 어느 하나에 해당하는 사람 중에서 임명 또는 위촉한다. 개정 2017.11.7.

1. 의사·치과의사(구강상태에 대한 조사만 해당한다)·영양사 또는 간호사의 자격을 가진 사람 개정 2017.11.7.
2. 전문대학 이상의 학교에서 식품학 또는 영양학의 과정을 이수한 사람 개정 2017.11.7.

② 특별자치시장·특별자치도지사·시장·군수·구청장은 법 제15조 및 법 제16조의 영양개선사업을 수행하기 위한 국민영양지도를 담당하는 사람(이하 "영양지도원"이라 한다)을 두어야 하며 그 영양지도원은 영양사의 자격을 가진 사람으로 임명한다. 다만, 영양사의 자격을 가진 사람이 없는 경우에는 의사 또는 간호사의 자격을 가진 사람 중에서 임명할 수 있다. 개정 2018.12.18.

③ 영양조사원 및 영양지도원의 직무에 관하여 필요한 사항은 보건복지부령으로 정한다.

④ 보건복지부장관, 시·도지사 또는 시장·군수·구청장은 영양조사원 또는 영양지도원의 원활한 업무 수행을 위하여 필요하다고 인정하는 경우에는 그 업무 지원을 위한 구체적 조치를 마련·시행할 수 있다. 신설 2017.11.7.

시행규칙

칙제11조 (조사대상가구의 재선정등) ① 시·도지사는 영 제20조제1항에 따라 조사대상가구가 선정된 때에는 영 제20조제3항에 따라 별지 제5호서식의 국민영양조사가구선정통지서를 해당 가구주에게 송부하여야 한다. 개정 2017.11.29.

② 영 제20조에 따라 선정된 조사가구중 전출·전입등의 사유로 선정된 조사가구에 변동이 있는 경우에는 같은 구역안에서 조사가구를 다시 선정하여 조사할 수 있다.

③ 보건복지부장관은 조사지역의 특성이 변경된 때에는 조사지역을 달리하여 조사할 수 있다.

칙제12조 (조사내용) 영 제21조제5항의 규정에 의한 조사사항의 세부내용은 다음 각 호와 같다.

1. 건강상태조사 : 급성 또는 만성질환을 앓거나 앓았는지 여부에 관한 사항, 질병·사고 등으로 인한 활동제한의 정도에 관한 사항, 혈압 등 신체계측에 관한 사항, 흡연·음주 등 건강과 관련된 생활태도에 관한 사항 기타 보건복지부장관이 정하여 고시하는 사항
2. 식품섭취조사 : 식품의 섭취횟수 및 섭취량에 관한 사항, 식품의 재료에 관한 사항 기타 보건복지부장관이 정하여 고시하는 사항
3. 식생활조사 : 규칙적인 식사여부에 관한 사항, 식품섭취의 과다여부에 관한 사항, 외식의 횟수에 관한 사항, 2세이하 영유아의 수유기간 및 이유보충식의 종류에 관한 사항 기타 보건복지부장관이 정하여 고시하는 사항

칙제13조 (영양조사원) ① 영 제22조제1항에 따른 영양조사원(이하 "영양조사원"이라 한다)은 건강상태조사원·식품섭취조사원 및 식생활조사원으로 구분하되, 각 조사원의 직무는 다음 각 호와 같다. 다만, 보건복지부장관 또는 시·도지사는 필요하다고 인정할 때에는 식품섭취조사원으로 하여금 식생활조사원의 직무를 행하게 할 수 있다. 개정 2017.11.29.

1. 건강상태조사원 : 제12조제1호의 규정에 의한 건강상태에 관한 조사사항의 조사·기록
2. 식품섭취조사원 : 제12조제2호의 규정에 의한 식품섭취에 관한 조사사항의 조사·기록
3. 식생활조사원 : 제12조제3호의 규정에 의한 식생활에 관한 조사사항의 조사·기록

② 삭제 <2017.11.29.>

칙제14조 (조사원증) 법 제16조제3항의 규정에 의한 조사원증은 별지 제9호서식에 의한다.

칙제15조 (조사표 작성 등) 보건복지부장관은 영양조사가 끝난 때에는 지체없이 조사표를 작성하여 분류·집계 등 통계처리를 하고 이를 공표하여야 한다.

칙제16조 (조사자료의 분석과 이용) 보건복지부장관은 영양조사의 시기·대상·세부내용·결과등을 분석하여 이를 국민영양개선을 위한 자료로 활용하여야 한다.

칙제17조 (영양지도원) 영 제22조제2항에 따른 영양지도원의 업무는 다음 각 호와 같다.

1. 영양지도의 기획·분석 및 평가
2. 지역주민에 대한 영양상담·영양교육 및 영양평가
3. 지역주민의 건상상태 및 식생활 개선을 위한 세부 방안 마련
4. 집단급식시설에 대한 현황 파악 및 급식업무 지도
5. 영양교육자료의 개발·보급 및 홍보
6. 그 밖에 제1호부터 제5호까지의 규정에 준하는 업무로서 지역주민의 영양관리 및 영양개선을 위하여 특히 필요한 업무

전문개정 2017.11.29.

제17조 [구강건강사업의 계획수립·시행] 국가 및 지방자치단체는 구강건강에 관한 사업의 계획을 수립·시행하여야 한다.

제18조 [구강건강사업] ① 국가 및 지방자치단체는 국민의 구강질환의 예방과 구강건강의 증진을 위하여 다음 각 호의 사업

을 행한다.

1. 구강건강에 관한 교육사업
2. 수돗물불소농도조정사업
3. 구강건강에 관한 조사·연구사업
4. 기타 구강건강의 증진을 위하여 대통령령으로 정하는 사업

② 제1항 각 호의 사업내용·기준 및 방법은 보건복지부령으로 정한다.

시행령

영제23조 (구강건강사업) 법 제18조제1항제4호에서 "대통령령이 정하는 사업"이란 다음 각 호의 사업을 말한다.

1. 충치예방을 위한 치아홈메우기사업
2. 불소용액양치사업
3. 구강건강의 증진을 위하여 보건복지부령이 정하는 사업

시행규칙

칙제18조 (구강건강사업의 내용 등) ① 시·도지사 또는 시장·군수·구청장은 법 제18조의 규정에 의하여 구강건강실태를 조사하여 지역주민의 구강건강증진을 위한 사업을 시행하여야 한다.

② 시·도지사 또는 시장·군수·구청장이 수돗물에 대한 불소농도조정사업을 시행하고자 할 때에는 미리 보건복지부장관과 협의하여야 한다.

③ 수돗물에 대한 불소농도조정사업·불소용액양치사업 등 구강건강사업의 관리기준 및 운영방법은 보건복지부장관이 정한다.

제19조 [건강증진사업 등] ① 국가 및 지방자치단체는 국민건강증진사업에 필요한 요원 및 시설을 확보하고, 그 시설의 이용에 필요한 시책을 강구하여야 한다.

② 특별자치시장·특별자치도지사·시장·군수·구청장은 지역주민의 건강증진을 위하여 보건복지부령이 정하는 바에 의하여 보건소장으로 하여금 다음 각 호의 사업을 하게 할 수 있다. 개정 2017.12.30.

1. 보건교육 및 건강상담
2. 영양관리
3. 구강건강의 관리
4. 질병의 조기발견을 위한 검진 및 처방
5. 지역사회의 보건문제에 관한 조사·연구
6. 기타 건강교실의 운영 등 건강증진사업에 관한 사항

③ 보건소장이 제2항의 규정에 의하여 제2항제1호 내지 제4호의 업무를 행한 때에는 이용자의 개인별 건강상태를 기록하여 유지·관리하여야 한다.

④ 건강증진사업에 필요한 시설 운영에 관하여는 보건복지부령으로 정한다.

시행규칙

칙제19조 (건강증진사업의 실시 등) ① 법 제19조의 규정에 의하여 건강증진사업을 행하는 특별자치시장·특별자치도지사·시장·군수·구청장은 보건교육·영양관리·구강건강관리·건강검진·운동지도(체력측정을 행하는 경우에 한한다) 등에 필요한 인력을 확보하여야 한다. 개정 2018.6.29.

② 보건복지부장관은 법 제4조의 규정에 의한 기본시책과 건강증진사업 실시지역의 생활여건 등을 감안하여 법 제19조제2항의 규정에 의하여 보건소장이 행하는 건강증진사업을 단계적으로 실시하게 할 수 있다.

③ 법 제19조제3항의 규정에 의하여 보건소장이 개인별 건강상태를 기록한 때에는 보건복지부장관이 정하는 바에 따라 이를 유지·관리하여야 한다.

④ 법 제19조제4항의 규정에 의한 건강증진사업을 행하는 보건소장은 다음 각 호의 시설 및 장비를 확보하여 지역주민에 대한 건강증진사업을 수행하여야 한다.

1. 시청각교육실 및 시청각교육장비
2. 건강검진실 및 건강검진에 필요한 장비
3. 운동지도실 및 운동부하검사장비(체력측정을 행하는 경우에 한한다)
4. 영양관리·구강건강사업 등 건강증진사업에 필요한 시설 및 장비

제20조 [검 진] 국가는 건강증진을 위하여 필요한 경우에 보건복지부령이 정하는 바에 의하여 국민에 대하여 건강검진을 실시할 수 있다.

시행규칙

칙제20조 (건강검진) ① 법 제20조의 규정에 의하여 국가가 건강검진을 실시하는 경우에는 특별자치시장 · 특별자치도지사 · 시장 · 군수 · 구청장으로 하여금 보건소장이 이를 실시하도록 하여야 한다. 다만, 필요한 경우에는 영 제32조제2항제2호 또는 제3호의 기관에 위탁하여 실시하게 할 수 있다. 개정 2018.6.29.

② 제1항의 규정에 의한 건강검진은 연령별 · 대상별로 검진항목을 정하여 실시하여야 한다.

제21조 [검진결과의 공개금지] 제20조의 규정에 의하여 건강검진을 한 자 또는 검진기관에 근무하는 자는 국민의 건강증진사업의 수행을 위하여 불가피한 경우를 제외하고는 정당한 사유없이 검진결과를 공개하여서는 아니된다.

제 3 장 국민건강증진기금

제22조 [기금의 설치 등] ① 보건복지부장관은 국민건강증진사업의 원활한 추진에 필요한 재원을 확보하기 위하여 국민건강증진기금(이하 "기금"이라 한다)을 설치한다.

② 기금은 다음 각 호의 재원으로 조성한다.

1. 제23조제1항의 규정에 의한 부담금
2. 기금의 운용 수익금

시행령

영제제26조 (기금계정) 보건복지부장관은 법 제22조의 규정에 의한 국민건강증진기금(이하 "기금"이라 한다)의 수입과 지출을 명확히 하기 위하여 한국은행에 기금계정을 설치하여야 한다.

제23조 [국민건강증진부담금의 부과 · 징수 등] ① 보건복지부장관은 제조자등이 판매하는 「담배사업법」 제2조에 따른 담배 중 궐련 및 전자담배(「지방세법」 제54조에 따라 담배소비세가 면제되는 것, 같은 법 제63조제1항제1호 및 제2호에 따라 담배소비세액이 공제 또는 환급되는 것은 제외한다. 이하 같다)에 다음 각 호의 구분에 따른 부담금(이하 "부담금"이라 한다)을 부과 · 징수한다.

1. 궐련: 20개비당 841원
2. 전자담배 개정 2017.3.21. 개정 2017.12.30.
   가. 니코틴 용액을 사용하는 경우: 1밀리리터당 525원
   나. 연초 및 연초 고형물을 사용하는 경우:
      1) 궐련형: 20개비당 750원
      2) 기타 유형: 1그램당 73원
3. 파이프담배: 1그램당 30.2원
4. 엽궐련(葉卷煙): 1그램당 85.8원
5. 각련(刻煙): 1그램당 30.2원
6. 씹는 담배: 1그램당 34.4원
7. 냄새 맡는 담배: 1그램당 21.4원
8. 물담배: 1그램당 1050.1원
9. 머금는 담배: 1그램당 534.5원

② 제조자등은 매월 1일부터 말일까지 제조장 또는 보세구역에서 반출된 담배의 수량과 산출된 부담금의 내역에 관한 자료를 다음 달 15일까지 보건복지부장관에게 제출하여야 한다.

③ 보건복지부장관은 제2항의 규정에 의한 자료를 제출 받은 때에는 그 날부터 5일 이내에 부담금의 금액과 납부기한 등을 명시하여 제조자 등에게 납부고지를 하여야 한다.

④ 제조자 등은 제3항의 규정에 의하여 납부고지를 받은 때에는 납부고지를 받은 달의 말일까지 이를 납부하여야 한다.

⑤ 보건복지부장관은 부담금을 납부하여야 할 자가 제4항의 규정에 의한 납부기한 이내에 부담금을 내지 아니하는 경우 납부기한이 지난 후 10일 이내에 30일 이상의 기간을 정하여 독촉장을 발부하여야 하며, 체납된 부담금에 대해서는 「국세징수법」 제21조를 준용하여 가산금을 징수한다.

⑥ 보건복지부장관은 제5항의 규정에 의하여 독촉을 받은 자가 그 기간 이내에 부담금과 가산금을 납부하지 아니한 때에는

국세체납처분의 예에 의하여 이를 징수한다.

⑦ 제1항에 따른 담배의 구분에 관하여는 담배의 성질과 모양, 제조과정 등을 기준으로 하여 대통령령으로 정한다.

> 참고
> ☞ **담배사업법 제2조(정 의)** 이 법에서 사용하는 용어의 뜻은 다음과 같다.
> 1. "담배"란 연초(煙草)의 잎을 원료의 전부 또는 일부로 하여 피우거나, 빨거나, 증기로 흡입하거나, 씹거나, 냄새 맡기에 적합한 상태로 제조한 것을 말한다.
> 2. "저발화성담배"란 담배에 불을 붙인 후 피우지 아니하고 일정시간 이상 방치할 경우 저절로 불이 꺼지는 기능을 가진 담배로서 제11조의5제2항에 따른 인증을 받은 담배를 말한다.

시행령

영제27조 (기금의 회계기관) 보건복지부장관은 기금의 수입과 지출에 관한 사무를 수행하게 하기 위하여 소속 공무원 중에서 기금 수입징수관·기금재무관·기금 지출관 및 기금출납공무원을 임명하여야 한다.

영제27조의2 (담배의 구분) 법 제23조제1항에 따른 담배의 구분은 다음 각 호와 같다.

1. 궐련(卷煙): 잎담배에 향료 등을 첨가하여 일정한 폭으로 썬 후 궐련제조기를 이용하여 궐련지로 말아서 피우기 쉽게 만들어진 담배 및 이와 유사한 형태의 것으로서 흡연용으로 사용될 수 있는 것
2. 전자담배: 니코틴 용액이나 연초 및 연초 고형물을 전자장치를 사용해 호흡기를 통해 체내에 흡입함으로써 흡연과 같은 효과를 낼 수 있도록 만든 담배로서 그 구분은 다음 각 목에 따른다. 개정 2017.5.29. 개정 2018.12.18.
   가. 니코틴 용액을 사용하는 전자담배
   나. 연초 및 연초 고형물을 사용하는 전자담배
      1) 궐련형
      2) 기타 유형
3. 파이프담배: 고급 특수 잎담배를 중가향(重加香) 처리하고 압착·열처리 등 특수가공을 하여 각 폭을 비교적 넓게 썰어서 파이프를 이용하여 피울 수 있도록 만든 담배
4. 엽궐련(葉券煙): 흡연 맛의 주체가 되는 전충엽을 체제와 형태를 잡아 주는 중권엽으로 싸고 겉모습을 아름답게 하기 위하여 외권엽으로 만 잎말음 담배
5. 각련(刻煙): 하급 잎담배를 경가향(輕加香)하거나 다소 고급인 잎담배를 가향하여 가늘게 썰어, 담뱃대를 이용하거나 흡연자가 직접 궐련지로 말아 피울 수 있도록 만든 담배
6. 씹는 담배: 입에 넣고 씹음으로써 흡연과 같은 효과를 낼 수 있도록 가공처리된 담배
7. 냄새 맡는 담배: 특수 가공된 담배 가루를 코 주위 등에 발라 냄새를 맡음으로써 흡연과 같은 효과를 낼 수 있도록 만든 가루 형태의 담배
8. 물담배: 장치를 이용하여 담배연기를 물로 거른 후 흡입할 수 있도록 만든 담배
9. 머금는 담배: 입에 넣고 빨거나 머금으면서 흡연과 같은 효과를 낼 수 있도록 특수가공하여 포장된 담배가루, 니코틴이 포함된 사탕 및 이와 유사한 형태로 만든 담배

제23조의2 [부담금의 납부담보] ① 보건복지부장관은 부담금의 납부 보전을 위하여 대통령령이 정하는 바에 따라 제조자등에게 담보의 제공을 요구할 수 있다.

② 보건복지부장관은 제1항의 규정에 따라 담보제공의 요구를 받은 제조자 등이 담보를 제공하지 아니하거나 요구분의 일부만을 제공한 경우 특별시장·광역시장·시장·군수 및 세관장에게 담배의 반출금지를 요구할 수 있다.

③ 제2항의 규정에 따라 담배의 반출금지 요구를 받은 특별시장·광역시장·시장·군수 및 세관장은 이에 응하여야 한다.

시행령

영제27조의3 (국민건강증진부담금의 납부담보) ① 법 제23조의2에 따라 담배의 제조자 또는 수입판매업자로부터 제공받을 수 있는 국민건강증진부담금(이하 "부담금"이라 한다)의 담보액은 다음 각 호에서 정한 금액의 100분의 120(현금 또는 납부보증보험증권의 경우에는 100분의 110) 이상으로 한다.

1. 담배제조자의 경우에는 다음 각 목의 금액을 합한 금액
   가. 법 제23조제3항에 따라 당해 제조자에게 납부고지할 예정인 부담금의 금액
   나. 납부고지한 부담금 중 납부하지 아니한 금액
2. 담배수입판매업자의 경우에는 다음 각 목의 금액을 합한 금액
   가. 법 제23조제3항에 따라 당해 수입판매업자에게 납부고지할 예정인 부담금의 금액
   나. 납부고지한 부담금 중 납부하지 아니한 금액

② 담보의 종류는 다음 각 호의 어느 하나에 해당하는 것에 한한다.

1. 금전

2. 국채 또는 지방채
3. 보건복지부장관이 정하여 고시하는 유가증권
4. 납부보증보험증권
5. 토지
6. 보험에 든 등기 또는 등록된 건물 · 공장재단 · 광업재단 · 선박 · 항공기나 건설기계

③ 담배수입판매업자가 수입한 담배를 통관하려는 때에는 보건복지부장관이 보건복지부령이 정하는 바에 따라 발행한 국민건강증진부담금 납부담보확인서(이하 "납부담보확인서"라 한다)를 통관지 세관장에게 제출하여야 하며, 세관장은 납부담보확인서에 기재된 담보의 범위 내에서 통관을 허용하여야 한다.

영 제27조의4 (담보의 제공방법 및 평가 등) ① 부담금의 담보제공방법은 다음 각 호와 같다.

1. 부담금담보를 금전 또는 유가증권으로 제공하려는 자는 이를 공탁하고 그 공탁수령증을 보건복지부장관에게 제출하여야 한다. 다만, 등록된 국채 · 지방채 또는 사채의 경우에는 담보 제공의 뜻을 등록하고 그 등록필증을 제출하여야 하다.
2. 납부보증보험증권을 부담금담보로 제공하려는 자는 그 보험증권을 보건복지부장관에게 제출하여야 한다.
3. 토지 · 건물 · 공장재단 · 광업재단 · 선박 · 항공기 또는 건설기계를 부담금담보로 제공하려는 자는 그 등기필증 또는 등록필증을 보건복지부장관에게 제시하여야 하며, 보건복지부장관은 이에 따라 저당권의 설정을 위한 등기 또는 등록절차를 밟아야 한다.

② 납부담보 가액의 평가에 대하여는 「지방세기본법」 제66조를 준용한다. 이 경우 "납세보증보험증권"은 "납부보증보험증권"으로 본다. 개정 2017.3.27.

영 제27조의5 (담보제공요구의 제외) 보건복지부장관은 담배제조업 또는 수입판매업을 3년 이상 계속해서 영위하고 최근 3년간 부담금을 체납하거나 고의로 회피한 사실이 없는 자와 신용평가기관으로부터 보건복지부장관이 정하는 기준 이상의 평가를 받은 자에게는 부담금담보의 제공을 요구하지 아니할 수 있다.

영 제27조의6 (담보에 의한 부담금충당) 제27조의2에 따른 담보를 제공한 자가 기한 내에 부담금을 납부하지 아니하거나 부족하게 납부한 때에는 그 담보물로 부담금 · 가산금 및 체납처분비에 충당할 수 있다. 이 경우 부족액이 있는 때에는 이를 징수하며, 잔액이 있는 때에는 이를 반환한다. 개정 2019.7.2.

시행규칙

칙 제20조의2 (부담금 내역에 관한 자료제출의 서식 등) ① 법 제23조제2항에 따른 부담금의 내역에 관한 자료제출은 별지 제11호서식(전자문서를 포함한다)에 따른다. 이 경우 다음 각 호의 서류(전자문서를 포함한다)를 첨부하여야 한다.

1. 제조담배 출고실적(보세구역 반출실적)을 증명할 수 있는 서류 1부
2. 과오납금을 증명할 수 있는 서류 1부(필요한 경우에 한정한다)

② 법 제23조제3항의 규정에 의한 부담금의 납부고지는 별지 제12호서식에 의한다.

칙 제20조의3 (납부담보확인서 등) ① 영 제27조의2제3항에 따라 수입담배를 통관하려는 담배수입판매업자는 별지 제13호서식의 국민건강증진부담금 납부담보확인신청서에 담보제공사실을 증명할 수 있는 서류를 첨부하여 보건복지부장관에게 제출하여야 한다.

② 보건복지부장관은 제1항에 따라 국민건강증진부담금 납부담보확인신청서를 접수한 때에는 그 내용을 확인하고 별지 제14호서식의 국민건강증진부담금 납부담보확인서를 발급하여야 한다.

제23조의3 [부담금 부과 · 징수의 협조] ① 보건복지부장관은 부담금의 부과 · 징수와 관련하여 필요한 경우에는 중앙행정기관 · 지방자치단체 그 밖의 관계 기관 · 단체 등에 대하여 자료제출 등의 협조를 요청할 수 있다.

② 제1항의 규정에 따른 협조요청을 받은 중앙행정기관 · 지방자치단체 그 밖의 관계 기관 · 단체 등은 특별한 사유가 없는 한 이에 응하여야 한다.

③ 제1항과 제2항의 규정에 따라 보건복지부장관에게 제출되는 자료에 대하여는 사용료 · 수수료 등을 면제한다.

제24조 [기금의 관리 · 운용] ① 기금은 보건복지부장관이 관리 · 운용한다.

② 보건복지부장관은 기금의 운용성과 및 재정상태를 명확히 하기 위하여 대통령령이 정하는 바에 의하여 회계처리하여야 한다. 개정 2017.12.30.

③ 기금의 관리 · 운용 기타 필요한 사항은 대통령령으로 정한다.

제25조 [기금의 사용 등] ① 기금은 다음 각 호의 사업에 사용한다.

1. 금연교육 및 광고, 흡연피해 예방 및 흡연피해자 지원 등 국민건강관리사업
2. 건강생활의 지원사업
3. 보건교육 및 그 자료의 개발
4. 보건통계의 작성 · 보급과 보건의료관련 조사 · 연구 및 개발에 관한 사업

5. 질병의 예방・검진・관리 및 암의 치료를 위한 사업
6. 국민영양관리사업
7. 구강건강관리사업
8. 시・도지사 및 시장・군수 구청장이 행하는 건강증진사업
9. 공공보건의료 및 건강증진을 위한 시설・장비의 확충
10. 기금의 관리・운용에 필요한 경비
11. 그밖에 국민건강증진사업에 소요되는 경비로서 대통령령이 정하는 사업

② 보건복지부장관은 기금을 제1항 각 호의 사업에 사용함에 있어서 아동・청소년・여성・노인・장애인 등에 대하여 특별 배려・지원할 수 있다.

③ 보건복지부장관은 기금을 제1항 각 호의 사업에 사용함에 있어서 필요한 경우에는 보조금으로 교부할 수 있다.

시행령

영제30조 (기금의 사용) 법 제25조제1항제11호에서 "대통령령이 정하는 사업"이란 다음 각 호의 사업을 말한다.
1. 만성퇴행성질환의 관리사업
2. 법 제27조의 규정에 의한 지도・훈련사업
3. 건강증진을 위한 체육활동 지원사업
4. 금연지도원 제도 운영 등 지역사회 금연 환경 조성 사업

제4장 보 칙

제26조 [비용의 보조] 국가 또는 지방자치단체는 매 회계년도마다 예산의 범위 안에서 건강증진사업의 수행에 필요한 비용의 일부를 부담하거나 이를 수행하는 법인 또는 단체에 보조할 수 있다.

제27조 [지도・훈련] ① 보건복지부장관은 보건교육을 담당하거나 국민영양조사 및 영양에 관한 지도를 담당하는 공무원 또는 보건복지부령이 정하는 단체 및 공공기관에서 종사하는 담당자의 자질향상을 위하여 필요한 지도와 훈련을 할 수 있다.
② 제1항의 규정에 의한 훈련에 관하여 필요한 사항은 보건복지부령으로 정한다.

시행규칙

칙제21조 (지도・훈련대상) 법 제27조제1항에서 보건복지부령이 정하는 단체 및 공공기관이라 함은 법 제29조제2항의 규정에 의하여 보건복지부장관의 업무를 위탁받아 건강증진사업을 행하는 단체 및 공공기관을 말한다.

칙제22조 (훈련방법 등) ① 법 제27조의 규정에 의한 훈련은 질병관리본부, 한국보건사회연구원 및 보건복지부장관이 지정한 훈련기관이 행한다.
② 제1항의 규정에 의한 훈련기관의 장이 훈련대상자를 선발할 때에는 보건복지부장관이 정하는 바에 의하여 훈련을 받을 자가 공무원인 경우에는 보건복지부장관 또는 시・도지사, 단체 및 공공기관의 종사자인 경우에는 당해 소속단체 및 공공기관의 장의 추천을 받아야 한다.
③ 기타 이 규칙에서 정한 것 외에 훈련방법・시기 등 훈련에 필요한 사항은 훈련기관의 장이 보건복지부장관의 승인을 얻어 정한다.

제28조 [보고・검사] ① 보건복지부장관, 시・도지사 및 시장・군수・구청장은 필요하다고 인정하는 때에는 제7조제1항, 제8조제4항, 제9조제2항부터 제4항까지, 제9조의2, 제9조의4 또는 제23조제1항의 규정에 해당하는 자에 대하여 당해업무에 관한 보고를 명하거나 관계공무원으로 하여금 그의 사업소 또는 사업장에 출입하여 장부・서류 기타의 물건을 검사하게 할 수 있다.
② 제1항의 규정에 의하여 검사를 하는 공무원은 그 권한을 나타내는 증표를 관계인에게 내보여야 한다.

제29조 [권한의 위임・위탁] ① 이 법에 의한 보건복지부장관의 권한은 대통령령이 정하는 바에 의하여 그 일부를 시・도지사에게 위임할 수 있다.
② 보건복지부장관은 이 법에 의한 업무의 일부를 대통령령이 정하는 바에 의하여 건강증진사업을 행하는 법인 또는 단체에 위탁할 수 있다.

시행령

영제31조 (권한의 위임) ① 법 제29조제1항에 따라 보건복지부장관은 다음 각 호의 사항을 시·도지사에게 위임한다. 개정 2018.12.18.

1. 법 제7조에 따른 광고내용의 변경·금지명령 또는 관련 법령에 따른 시정의 요청(신문·잡지의 경우에는 관할지역에 발행소의 소재지가 있는 것에 한정하되 「신문 등의 진흥에 관한 법률」 제9조제1항제9호에 따라 주된 보급지역이 전국으로 등록된 것은 제외하며, 광고방송의 경우에는 관할지역의 주민을 주된 대상으로 하여 제작되어 방송되는 것에 한정하며, 그 밖의 광고의 경우에는 관할지역에 설치되거나 주로 배포되는 것에 한정한다) 개정 2018.12.18.
2. 법 제9조의4에 따른 담배에 관한 광고의 금지 또는 제한(관할지역에서 행해지는 광고에 한정하며, 잡지에 게재하는 광고는 제외한다) 개정 2018.12.18.

② 삭제

영제32조 (업무위탁) ① 법 제29조제2항에 따라 보건복지부장관은 다음 각 호의 업무를 제2항에 따른 법인 또는 단체에 위탁할 수 있다. 개정 2018.12.18.

1. 법 제6조제1항에 따른 건강생활의 지원사업 개정 2018.12.18.
2. 법 제12조제1항에 따른 보건교육의 실시 개정 2018.12.18.
3. 법 제12조의2제1항에 따른 보건교육사 자격증 교부를 위한 업무
4. 건강증진 및 만성퇴행성질환의 예방을 위한 조사·연구
5. 법 제20조에 따른 건강검진 개정 2018.12.18.
6. 건강증진을 위한 체육활동에 관한 사항
7. 제16조의4제3항에 따른 담배 광고내용의 사실 여부에 대한 검증에 필요한 자료의 조사·확인 업무

② 보건복지부장관이 법 제29조제2항에 따라 그 업무의 일부를 위탁할 수 있는 법인 또는 단체는 다음 각 호의 기관으로 한다.

1. 「국민건강보험법」에 의한 국민건강보험공단
2. 「의료법」에 의한 종합병원 및 병원(치과병원 및 한방병원을 포함한다)
3. 보건복지부장관이 정하여 고시하는 보건교육 관련 법인 또는 단체

3의2. 법 제5조의3에 따른 한국건강증진개발원

4. 기타 건강증진사업을 행하는 법인 또는 단체

③ 보건복지부장관은 제1항 각 호에 따른 업무를 위탁한 때에는 수탁기관 및 위탁업무의 내용을 고시하여야 한다.

영제32조의2 (민감정보 및 고유식별정보의 처리) ① 보건복지부장관(시행령 제18조의2 및 제32조에 따라 보건복지부장관의 권한을 위탁받은 자를 포함한다)은 다음 각 호의 사무를 수행하기 위하여 불가피한 경우 「개인정보 보호법」 제23조에 따른 건강에 관한 정보, 같은 법 시행령 제18조제2호에 따른 범죄경력자료에 해당하는 정보, 같은 영 제19조제1호 또는 제4호에 따른 주민등록번호 또는 외국인등록번호가 포함된 자료를 처리할 수 있다.

1. 법 제12조의2에 따른 보건교육사 자격증 교부 및 결격사유의 확인에 관한 사무
2. 법 제12조의3에 따른 국가시험의 관리 및 합격자 발표에 관한 사무

② 보건복지부장관은 법 제16조에 따른 영양조사에 관한 사무를 수행하기 위하여 불가피한 경우 「개인정보 보호법」 제23조에 따른 건강에 관한 정보나 같은 법 시행령 제19조제1호에 따른 주민등록번호가 포함된 자료를 처리할 수 있다.

제30조 [수수료] ① 지방자치단체의 장은 건강증진사업에 소요되는 경비 중 일부에 대하여 그 이용자로부터 조례가 정하는 바에 의하여 수수료를 징수할 수 있다.

② 제1항의 규정에 의하여 수수료를 징수하는 경우 지방자치단체의 장은 노인, 장애인, 국민기초생활보장법에 의한 수급자 등에 대하여 수수료를 감면하여야 한다.

제5장 벌 칙

제31조 [벌 칙] 제21조를 위반하여 정당한 사유 없이 건강검진의 결과를 공개한 자는 3년 이하의 징역 또는 3천만원 이하의 벌금에 처한다.

제31조의2 [벌 칙] 다음 각 호의 어느 하나에 해당하는 자는 1년 이하의 징역 또는 1천만원 이하의 벌금에 처한다.

1. 제8조제4항을 위반하여 경고문구를 표기하지 아니하거나 이와 다른 경고문구를 표기한 자
2. 제9조의2를 위반하여 경고그림·경고문구·발암성물질·금연상담전화번호를 표기하지 아니하거나 이와 다른 경고그림·경고문구·발암성물질·금연상담전화번호를 표기한 자

3. 제9조의4를 위반하여 담배에 관한 광고를 한 자
4. 삭제

제32조 [벌 칙] 제7조제1항의 규정에 위반하여 정당한 사유없이 광고의 내용변경 또는 금지의 명령을 이행하지 아니한 자는 100만원 이하의 벌금에 처한다.

제33조 [양벌규정] 법인의 대표자나 법인 또는 개인의 대리인, 사용인 그 밖의 종업원이 그 법인 또는 개인의 업무에 관하여 제31조, 제31조의2 또는 제32조의 위반행위를 하면 그 행위자를 벌하는 외에 그 법인 또는 개인에게도 해당 조문의 벌금형을 과(科)한다. 다만, 법인 또는 개인이 그 위반행위를 방지하기 위하여 해당 업무에 관하여 상당한 주의와 감독을 게을리하지 아니한 경우에는 그러하지 아니하다.

제34조 [과태료] ① 다음 각 호의 어느 하나에 해당하는 자에게는 500만원 이하의 과태료를 부과한다.
1. 제9조[금연을 위한 조치]제2항의 규정에 위반하여 담배자동판매기를 설치하여 담배를 판매한 자
2. 제9조제9항에 따른 시정명령을 따르지 아니한 자 개정 2017.12.30.
3. 제9조의3을 위반하여 가향물질을 표시하는 문구나 그림·사진을 제품의 포장이나 광고에 사용한 자
4. 제23조제2항의 규정에 위반하여 자료를 제출하지 아니하거나 허위의 자료를 제출한 자

② 다음 각 호의 1에 해당하는 자는 300만원 이하의 과태료에 처한다.
1. 제9조제3항의 규정에 위반하여 성인인증장치가 부착되지 아니한 담배자동판매기를 설치하여 담배를 판매한 자
2. 삭제
3. 제28조의 규정에 의한 보고를 하지 아니하거나 허위로 보고한 자와 관계공무원의 검사를 거부·방해 또는 기피한 자

③ 제9조제8항을 위반하여 금연구역에서 흡연을 한 자에게는 10만원 이하의 과태료를 부과한다. 개정 2017.12.30.

④ 제1항부터 제3항까지의 규정에 따른 과태료는 대통령령으로 정하는 바에 따라 보건복지부장관, 시·도지사 또는 시장·군수·구청장이 부과·징수한다. 신설 2017.12.30.

시행령

영제33조 (과태료의 부과기준 등) ① 법 제34조에 따른 과태료의 부과기준은 별표 5와 같다.

② 법 제34조에 따른 과태료의 부과권자는 다음 각 호의 구분에 따른다.
1. 법 제34조제1항제1호·제2호, 제2항제1호 및 같은 조 제3항(법 제9조제4항부터 제6항까지의 규정에 따른 금연구역에서 흡연한 경우만 해당한다)의 경우: 특별자치시장·특별자치도지사··시장·군수·구청장 개정 2017.5.29. 개정 2018.12.18.
2. 법 제34조제1항제3호 및 제4호의 경우: 보건복지부장관
3. 법 제34조제2항제3호의 경우: 보건복지부장관, 시·도지사 또는 시장·군수·구청장
4. 법 제34조제3항(법 제9조제7항에 따른 금연구역에서 흡연한 경우만 해당한다)의 경우: 해당 금연구역을 지정한 시·도지사 또는 시장·군수·구청장 개정 2017.5.29. 개정 2018.12.18.

제35조 삭제 〈2017.12.30.〉

제36조 삭제

시행령 [별표 1]

광고의 기준(제10조제2항 관련)

주세법에 의한 주류의 광고를 하는 경우에는 다음 각 호의 1에 해당하는 광고를 하여서는 아니 된다.

1. 음주행위를 지나치게 미화하는 표현
2. 음주가 체력 또는 운동능력을 향상시킨다거나 질병의 치료에 도움이 된다는 표현
3. 음주가 정신건강에 도움이 된다는 표현
4. 운전이나 작업중에 음주하는 행위를 묘사하는 표현
5. 임산부나 미성년자의 인물 또는 목소리를 묘사하는 표현
6. 다음 각 목의 1에 해당하는 광고방송을 하는 행위
   가. 텔레비전(종합유선방송을 포함한다): 7시부터 22시까지의 광고방송
   나. 라디오: 17시부터 다음날 8시까지의 광고방송과 8시부터 17시까지 미성년자를 대상으로 하는 프로그램 전후의 광고방송
7. 주류의 판매촉진을 위하여 광고노래를 방송하거나 경품 및 금품을 제공한다는 내용의 표현
8. 알콜분 17도 이상의 주류를 광고방송하는 행위
9. 법 제8조제4항의 규정에 의한 경고문구를 주류의 용기에 표기하지 아니하고 광고를 하는 행위. 다만, 경고문구가 표기되어 있지 아니한 부분을 이용하여 광고를 하고자 할 때에는 경고문구를 주류의 용기하단에 별도로 표기하여야 한다.
10. 「영화 및 비디오물의 진흥에 관한 법률」에 따른 영화상영관에서 같은법 제29조 제2항제1호부터 제3호까지에 따른 상영등급으로 분류된 영화의 상영 전후에 상영되는 광고
11. 「도시철도법」에 따른 도시철도의 역사나 차량에서 이루어지는 동영상 광고 또는 스크린도어에 설치된 광고

시행령 [별표 1의2]

담배갑포장지에 대한 경고그림등의 표기방법(제16조제4항 및 제16조의2제3항 관련)

1. 위치

가. 담배갑포장지의 앞면·뒷면에 경고그림등을 표기하되, 상단에 표기한다.
나. 담배갑포장지의 옆면에 경고문구를 표기하되, 옆면 넓이의 100분의 30 이상의 크기로 표기한다.

2. 형태

경고그림등은 사각형의 테두리 안에 표기한다. 다만, 담배 제품의 모양이 원통형으로 되어있는 등 불가피한 사유가 있는 경우에는 적절한 형태의 테두리 안에 표기한다.

3. 글자체

경고그림등에 사용되는 글자는 고딕체로 표기한다.

4. 색상

경고그림등에 사용되는 색상은 그 포장지와 보색 대비로 선명하게 표기한다. 다만, 경고그림의 색상은 보건복지부장관이 정하여 고시하는 경고그림의 색상을 그대로 표기한다.

비 고
1. 위 표의 제2호에 따른 사각형의 테두리는 두께 2 밀리미터의 검정색 선으로 만들어야 한다.
2. 위 표의 제2호에 따른 사각형의 테두리 안에는 경고그림등 외의 다른 그림, 문구 등을 표기해서는 안 된다.

시행령 [별표 1의3]

담배광고에 대한 경고문구등의 표기방법(제16조의3제4항 관련)

1. 위치

담배광고의 하단 중앙에 경고문구등을 표기한다.

2. 형태

경고문구등은 사각형의 테두리 안에 표기하되, 테두리 크기는 다음의 기준에 따른다. 다만, 담배광고의 면적이 다음 표에 해당하지 않는 경우에는 표준광고면적에 대한 테두리의 크기에 비례하여 소비자가 명확히 잘 볼 수 있는 크기로 하여야 한다.

(단위: 밀리미터)

표준광고면적	테두리의 크기
B4 초과(257×364 초과)	112×25 초과
B4(257×364)	112×25
A4(210×297)	94×20
B5(182×257)	80×17.5
A5(148×210)	62×15
A5 미만(148×210 미만)	62×15 미만

3. 글자체

경고문구등에 사용되는 글자체는 고딕체로 표기한다.

4. 색상

경고문구등에 사용되는 색상은 담배광고의 도안 색상과 보색 대비로 선명하게 표기한다.

비 고
1. 위 표의 제2호에 따른 사각형의 테두리는 두께 2 밀리미터의 검정색 선으로 만들어야 한다.
2. 위 표의 제2호에 따른 사각형의 테두리 안에는 경고문구등 외의 다른 그림이나 문구 등을 표기해서는 안 된다.

시행령 [별표 1의4] 개정 2018.12.18.

금연지도원의 직무범위(제16조의5제3항 관련)

직 무	직 무 범 위
1. 금연구역의 시설기준 이행 상태 점검	법 제9조제4항에 따른 금연구역의 지정 여부를 점검하기 위한 다음 각 목의 상태 확인 업무 지원 가. 금연구역을 알리는 표지의 설치 위치 및 관리 상태 나. 금연구역의 재떨이 제거 등 금연 환경 조성 상태 다. 흡연실 설치 위치 및 설치 상태 라. 흡연실의 표지 부착 상태 마. 청소년 출입금지 표시 부착 상태
2. 금연구역에서의 흡연행위 감시 및 계도	금연구역에서의 흡연행위를 예방하기 위한 감시 활동 및 금연에 대한 지도·계몽·홍보
3. 금연을 위한 조치를 위반한 경우 관할 행정관청에 신고하거나 그에 관한 자료 제공	법 제9조제8항을 위반한 사람을 발견한 경우 다음 각 목의 조치 가. 금연구역에서의 흡연행위 촬영 등 증거수집 나. 관할 행정관청에 신고를 하기 위한 위반자의 인적사항 확인 등

직 무	직 무 범 위
4. 금연홍보 및 금연교육 지원	가. 금연을 위한 캠페인 등 홍보 활동 나. 청소년 등을 대상으로 한 금연교육 다. 금연시설 점유자 · 소유자 및 관리자에 대한 금연구역 지정 · 관리에 관한 교육 지원

시행령 [별표 2]

보건교육사의 등급별 자격기준(제18조제1항 관련)

등 급	자격기준
보건교육사 1급	보건교육사 1급 시험에 합격한 자
보건교육사 2급	1. 보건교육사 2급 시험에 합격한 자 2. 보건교육사 3급 자격을 취득한 자로서 보건복지부장관이 정하여 고시하는 보건교육 업무에 3년 이상 종사한 자
보건교육사 3급	보건교육사 3급 시험에 합격한 자

시행령 [별표 3]

보건교육사 시험과목(제18조의2제4항 관련)

구 분	시험 과목
보건교육사 1급	보건프로그램 개발 및 평가, 보건교육방법론, 보건사업관리
보건교육사 2급	보건교육학, 보건학, 보건프로그램 개발 및 평가, 보건교육방법론, 조사방법론, 보건사업관리, 보건의사소통, 보건의료법규
보건교육사 3급	보건교육학, 보건학, 보건프로그램 개발 및 평가, 보건의료법규

시행령 [별표 4]

보건교육사 국가시험 응시자격(제18조의3제1항 관련)

등 급	응시자격
보건교육사 1급	1. 보건교육사 2급 자격을 취득한 자로서 시험일 현재 보건복지부장관이 정하여 고시하는 보건교육 업무에 3년 이상 종사한 자 2. 「고등교육법」에 따른 대학원 또는 이와 동등 이상의 교육과정에서 보건복지부령으로 정하는 보건교육 관련 교과목을 이수하고 석사 또는 박사학위를 취득한 자로서 시험일 현재 보건복지부장관이 정하여 고시하는 보건교육 업무에 2년 이상 종사한 자
보건교육사 2급	「고등교육법」 제2조에 따른 학교 또는 이와 동등 이상의 교육과정에서 보건복지부령으로 정하는 보건교육 관련 교과목을 이수하고 전문학사 학위 이상을 취득한 자
보건교육사 3급	1. 시험일 현재 보건복지부장관이 정하여 고시하는 보건교육 업무에 3년 이상 종사한 자 2. 2009년 1월 1일 이전에 보건복지부장관이 정하여 고시하는 민간단체의 보건교육사 양성과정을 이수한 자 3. 「고등교육법」 제2조에 따른 학교 또는 이와 동등 이상의 교육과정에서 보건복지부령으로 정하는 보건교육 관련 교과목 중 필수과목 5과목 이상, 선택과목 2과목 이상을 이수하고 전문학사 학위 이상을 취득한 자

시행령 [별표 5] 〈개정 2017.5.29.〉 〈개정 2017.11.7.〉 〈개정 2018.12.18.〉

과태료의 부과기준(제33조제1항 관련)

1. 일반기준

가. 위반행위의 횟수에 따른 과태료의 부과기준은 최근 2년간 같은 위반행위로 과태료 부과처분을 받은 경우에 적용한다. 이 경우 위반행위에 대하여 과태료 부과처분을 한 날과 그 처분 후 다시 같은 위반행위를 한 날을 기준으로 하여 위반횟수를 계산한다.

나. 가목에 따라 가중된 부과처분을 하는 경우 가중처분의 적용 차수는 그 위반행위 전 부과처분 차수(가목에 따른 기간 내에 과태료 부과처분이 둘 이상 있었던 경우에는 높은 차수를 말한다)의 다음 차수로 한다.

다. 부과권자는 다음의 어느 하나에 해당하는 경우에는 제2호에 따른 과태료 금액의 2분의 1의 범위에서 그 금액을 줄일 수 있다. 다만, 과태료를 체납하고 있는 위반행위자에 대해서는 그렇지 않다.

1) 위반행위자가 「질서위반행위규제법 시행령」 제2조의2제1항 각 호의 어느 하나에 해당하는 경우

2) 그 밖에 위반행위의 정도, 위반행위의 동기와 그 결과 등을 고려하여 그 금액을 줄일 필요가 있다고 인정되는 경우

라. 부과권자는 위반행위의 정도, 위반행위의 동기와 그 결과 등을 고려하여 제2호에 따른 과태료 금액의 2분의 1의 범위에서 그 금액을 늘릴 수 있다. 다만, 늘리는 경우에도 법 제34조에 따른 과태료 금액의 상한을 넘을 수 없다.

2. 개별기준

(단위: 만원)

위반행위	근거 법조문	과태료 금액		
		1차 위반	2차 위반	3차 이상 위반
가. 법 제9조제2항을 위반하여 담배자동판매기를 설치하여 담배를 판매한 경우	법 제34조제1항제1호	170	330	500
나. 법 제9조제3항을 위반하여 성인인증장치가 부착되지 않은 담배자동판매기를 설치하여 담배를 판매한 경우	법 제34조제2항제1호	75	150	300
다. 법 제9조제8항을 위반하여 금연구역에서 흡연을 한 경우	법 제34조제3항			
1) 법 제9조제4항에 따라 공중이 이용하는 시설의 소유자·점유자 또는 관리자가 지정한 금연구역에서 흡연을 한 경우		10	10	10
2) 법 제9조제5항에 따라 특별자치시장·특별자치도지사·시장·군수·구청장이 지정한 공동주택의 금연구역에서 흡연을 한 경우		5	5	5
3) 법 제9조제6항에 따라 특별자치시장·특별자치도지사·시장·군수·구청장이 지정한 금연구역에서 흡연을 한 경우		10	10	10
4) 법 제9조제7항에 따라 지방자치단체가 지정한 금연구역에서 흡연을 한 경우		10만원의 범위에서 해당 지방자치단체의 조례로 정하는 금액		
라. 법 제9조제9항에 따른 시정명령을 따르지 않은 경우	법 제34조제1항제2호	170	330	500
마. 법 제9조의3을 위반하여 가향물질을 표시하는 문구나 그림·사진을 제품의 포장이나 광고에 사용한 경우	법 제34조제1항제3호	170	330	500
바. 법 제23조제2항을 위반하여 자료를 제출하지 않거나 허위의 자료를 제출한 경우	법 제34조제1항제4호	170	330	500
사. 법 제28조에 따른 보고를 하지 않거나 허위로 보고한 경우와 관계공무원의 검사를 거부·방해 또는 기피한 경우	법 제34조제2항제3호	75	150	300

시행규칙 [별표 1]

과음에 대한 경고문구의 표시방법(제4조제2항 관련)

1. 표기방법

경고문구는 사각형의 선안에 한글로 "경고: "라고 표시하고, 보건복지부장관이 정하는 경고문구 중 하나를 선택하여 기재하여야 한다.

2. 글자의 크기 등

가. 경고문구는 판매용 용기에 부착되거나 새겨진 상표 또는 경고문구가 표시된 스티커에 상표면적의 10분의 1 이상에 해당하는 면적의 크기로 표기하여야 한다.

나. 글자의 크기는 상표에 사용된 활자의 크기로 하되, 그 최소크기는 다음과 같다.

(1) 용기의 용량이 300밀리리터 미만인 경우: 7포인트 이상

(2) 용기의 용량이 300밀리리터 이상인 경우: 9포인트 이상

3. 색상

경고문구의 색상은 상표도안의 색상과 보색관계에 있는 색상으로서 선명하여야 한다.

4. 글자체

고딕체

5. 표시위치

상표에 표기하는 경우에는 상표의 하단에 표기하여야 하며, 스티커를 사용하는 경우에는 상표밑의 잘 보이는 곳에 표기하여야 한다.

시행규칙 [별표 2] 개정 2018.6.29.

금연구역을 알리는 표지와 흡연실을 설치하는 기준 · 방법(제6조제4항 관련)

1. 금연구역을 알리는 표지 설치 방법

가. 표지 부착

1) 법 제9조제4항 각 호의 어느 하나에 해당하는 시설의 소유자 · 점유자 또는 관리자는 해당 시설 전체가 금연구역임을 나타내는 표지판 또는 스티커를 달거나 부착하여야 한다.

2) 법 제9조제6항에 따라 금연구역을 지정한 특별자치시장 · 특별자치도지사 · 시장 · 군수 · 구청장은 지정된 장소가 금연구역임을 나타내는 표지판 또는 스티커를 설치하거나 부착하여야 한다.

3) 법 제9조제4항에 따른 해당 시설의 표지판 또는 스티커는 해당 시설을 이용하는 자가 잘 볼 수 있도록 건물 출입구에 부착하여야 하며, 그 외 계단, 화장실 등 주요 위치에 부착한다.

4) 법 제9조제6항에 따른 금연구역의 표지판 또는 스티커는 해당 구역을 이용하는 일반 공중이 잘 볼 수 있도록 건물 담장, 벽면, 보도(步道) 등에 설치하거나 부착하여야 한다.

5) 표지판 또는 스티커는 법 제9조제4항에 따른 해당 시설의 소유자 · 점유자 · 관리자 또는 법 제9조제6항에 따른 특별자치시장 · 특별자치도지사 · 시장 · 군수 · 구청장이 제작하여 부착하여야 한다. 다만, 보건복지부장관, 시 · 도지사 또는 시장 · 군수 · 구청장이 표지판 또는 스티커를 제공하는 경우에는 이를 부착할 수 있다.

나. 표지 내용

1) 각 목에 따른 표지판 또는 스티커에는 다음 사항이 포함되어야 한다.

가) 금연을 상징하는 그림 또는 문자

(예시)

	금 연 건 물	<건물>
	금 연 시 설	<시설>
	금 연	<그 밖의 경우>

나) 위반시 조치사항

(예시)

이 건물 또는 시설은 전체가 금연구역으로, 지정된 장소 외에서는 담배를 피울 수 없습니다. 이를 위반할 경우, 「국민건강증진법」에 따라 10만원 이하의 과태료가 부과됩니다.

2) 건물 또는 시설의 규모나 구조에 따라 표지판 또는 스티커의 크기를 다르게 할 수 있으며, 바탕색 및 글씨 색상 등은 그 내용이 눈에 잘 띄도록 배색하여야 한다.

3) 표지판 또는 스티커의 글자는 한글로 표기하되, 필요한 경우에는 영어, 일본어, 중국어 등 외국어를 함께 표기할 수 있다.

4) 필요한 경우 표지판 또는 스티커 하단에 아래 사항을 추가로 표시할 수 있다.

: 위반사항을 발견하신 분은 전화번호 ○○○ - ○○○○로 신고해주시기 바랍니다.

2. 흡연실을 설치하는 기준 및 방법

가. 흡연실의 설치 위치

1) 법 제9조제4항제6호, 제8호, 제9호, 제10호, 제11호, 제12호 및 제15호에 해당하는 시설의 소유자·점유자 또는 관리자가 흡연실을 설치하는 경우에는 의료기관 등의 이용자 및 어린이·청소년의 간접흡연 피해를 예방하기 위해 실외에 흡연실을 설치하여야 한다. 이 경우 흡연실은 옥상에 설치하거나 각 시설의 출입구로부터 10미터 이상의 거리에 설치하여야 한다.

2) 법 제9조제4항 각 호의 어느 하나에 해당하는 시설 중 1)에 따른 시설 외 시설의 소유자·점유자 또는 관리자는 가급적 실외에 흡연실을 설치하되, 부득이한 경우 건물 내에 흡연실을 설치할 수 있다.

나. 흡연실의 표지 부착

1) 건물 내에 흡연실을 설치한 경우 해당 시설의 소유자·점유자 또는 관리자는 시설 전체가 금연구역이라는 표시와 함께 해당 시설을 이용하는 자가 잘 볼 수 있는 위치에 아래 예시와 같이 흡연실임을 나타내는 표지판을 달거나 부착하여야 한다.

흡 연 실	(예시)

2) 건물 또는 시설의 규모나 구조에 따라 표지판 또는 스티커의 크기를 다르게 할 수 있으며, 바탕색 및 글씨 색상 등은 그 내용이 눈에 잘 띄도록 배색하여야 한다.

3) 표지판 또는 스티커의 글자는 한글로 표기하되, 필요한 경우에는 영어, 일본어, 중국어 등 외국어를 함께 표기할 수 있다.

4) 실외에 흡연실을 설치하는 경우 흡연이 가능한 영역을 명확히 알 수 있도록 그 경계를 표시하거나, 표지판을 달거나 부착하여야 한다.

다. 흡연실의 설치 방법

1) 실외에 흡연실을 설치하는 경우 자연 환기가 가능하도록 하고, 부득이한 경우에는 별도로 환기시설을 설치하여야 한다. 이 경우 해당 흡연실을 덮을 수 있는 지붕 및 바람막이 등을 설치할 수 있다.

2) 건물 내에 흡연실을 설치하는 경우 해당 시설의 규모나 특성 및 이용자 중 흡연자 수 등을 고려하여 담배 연기가 실내로 유입되지 않도록 실내와 완전히 차단된 밀폐 공간으로 하여야 한다. 이 경우 공동으로 이용하는 시설인 사무실, 화장실, 복도, 계단 등의 공간을 흡연실로 사용하여서는 아니 된다.
3) 건물 내 흡연실에는 흡연실의 연기를 실외로 배출할 수 있도록 환풍기 등 환기시설을 설치하여야 한다.
4) 흡연실에 재떨이 등 흡연을 위한 시설 외에 개인용 컴퓨터 또는 탁자 등 영업에 사용되는 시설 또는 설비를 설치하여서는 아니 된다.

시행규칙 [별표 3] 삭제

시행규칙 [별표 4]

보건교육 관련 교과목(제7조의2 관련)

구분	과목명	최소 이수과목 및 학점
필수 과목	보건교육학, 보건학, 보건프로그램 개발 및 평가, 보건교육방법론, 보건교육실습, 조사방법론, 보건사업관리, 보건의사소통, 보건의료법규	총 9과목 및 총 22학점 이수
선택 과목	해부생리, 보건통계, 보건정보, 인간발달론, 사회심리학, 보건윤리, 환경보건, 역학, 질병관리, 안전교육, 생식보건, 재활보건, 식품위생, 정신보건, 보건영양, 건강과 운동, 구강보건, 아동보건, 노인보건, 학교보건, 산업보건, 지역사회보건	총 4과목 및 총 10학점 이수

비고: 교과목의 명칭이 동일하지 아니하더라도 보건복지부장관 또는 보건복지부장관이 정하여 고시하는 보건교육 관련 법인·단체가 교과의 내용이 동일한지 여부를 심사하여 동일하다고 인정하는 경우에는 동일 교과목으로 본다.

9 국민건강보험법

•학습목표

중분류	번호	소분류	국시원 출제 범위	직접 관련	간접 관련
가입자	1	건강보험의 적용대상을 설명한다.	○		○
	2	가입자의 종류와 적용대상을 설명한다.	○		○
	3	가입자 자격의 취득 및 변동, 상실의 시기를 설명한다.	○		○
국민건강보험공단	4	국민건강보험공단의 업무를 설명한다.	○		○
보험급여	5	요양급여 내용을 설명한다.	○	○	
	6	요양기관 종류를 설명한다.	○	○	
	7	비용의 본인 일부 부담금을 설명한다.	○		○
	8	요양비, 부가급여를 설명한다.	○	○	
	9	건강검진을 설명한다.	○	○	
	10	급여의 제한사유를 설명한다.	○		○
	11	급여의 정지사유를 설명한다.	○		○
건강보험심사평가원	12	건강보험심사 평가원의 업무를 설명한다.	○	○	

[1994. 1. 7. 법률 제4730호 제정]

국민건강보험법	일부개정 2019. 4. 23. 법률 제16366호 일부개정 2019. 1. 15. 법률 제16238호 일부개정 2018. 12. 11. 법률 제15874호

[1994. 12. 31. 대통령령 제14496호 제정]

국민건강보험법 시행령	타법개정 2019. 7. 2. 대통령령 제29950호 일부개정 2019. 6. 11. 대통령령 제29830호 일부개정 2019. 4. 2. 대통령령 제29675호

[1995. 1. 4. 보건복지부령 제2호 제정]

국민건강보험법 시행규칙	일부개정 2019. 6. 12. 보건복지부령 제637호 일부개정 2018. 12. 31. 보건복지부령 제607호 일부개정 2018. 12. 18. 보건복지부령 제603호

9 핵심정리 및 예상문제

❑ 국민건강보험 관계도

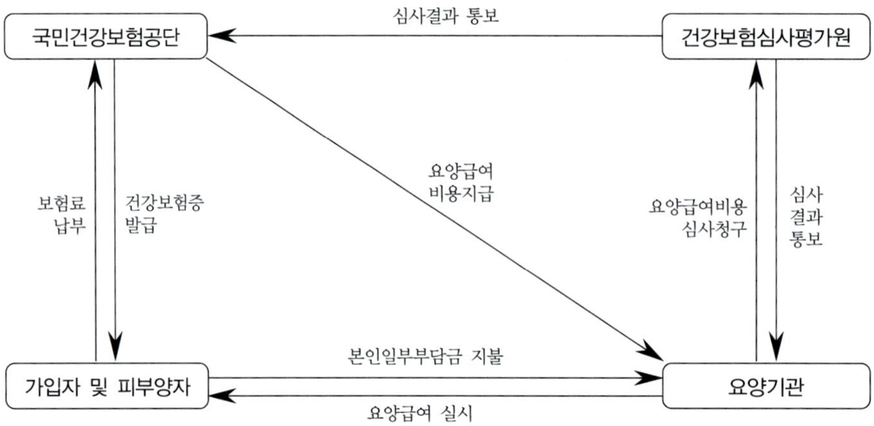

❑ 제정 목적

- 국민의 질병·부상에 대한 예방·진단·치료·재활과 출산·사망 및 건강증진에 대하여 보험급여 실시
- 국민보건 향상과 사회보장 증진에 이바지

❑ 건강보험사업의 관장: 보건복지부장관

❑ 용어 정의

근로자	▪근로의 대가로서 보수를 받아 생활하는 자 (법인의 이사와 기타 임원 포함) ▪공무원과 교직원은 제외
사용자	▪사업장의 사업주 ▪공무원이 소속되어 있는 기관의 장 ▪사립학교를 설립·운영하는 자
사업장	사업소 또는 사무소
공무원	국가 또는 지방자치단체에서 상시 공무에 종사하는 사람
교직원	사립학교 또는 사립학교의 경영기관에서 근무하는 교원과 직원

1. 국민건강보험법상 보험급여의 대상이 아닌 것은?

1) 간병
2) 사망
3) 출산
4) 건강증진
5) 질병예방

2. 국민건강보험법상 용어 정의로 옳지 않은 것은?

1) 근로자는 직업의 종류와 관계없이 근로의 대가로 보수를 받아 생활하는 사람이다.
2) 법인의 이사나 임원은 근로자에 해당한다.
3) 공무원과 교직원도 근로자에 해당한다.
4) 공무원은 국가 또는 지방자치단체에서 상시 공무에 종사하는 사람을 말한다.
5) 사용자는 근로자가 소속되어 있는 사업장의 사업주를 말한다.

3. 국민건강보험법상 근로자에 해당하는 자는?

1) 지방공무원
2) 국가공무원
3) 기업의 상무
4) 사립학교 교사
5) 공립학교 교장

4. 국민건강보험법상 사용자에 해당하는 자는?

1) 병원 의사
2) 중학교 교장
3) 동사무소 직원
4) 초등학교 교사
5) 대학병원 간호사

ANSWER 1. 1) 2. 3) 3. 3) 4. 2)

1.~2. 적용대상, 가입자의 종류

<table>
<tr><td rowspan="9">적용대상
(국내에 거주하는 국민)</td><td rowspan="2">직장가입자</td><td colspan="2">모든 사업장의 근로자 및 사용자와 공무원 및 교직원</td></tr>
<tr><td>예외</td><td>1) 1개월 미만 일용근로자
2) 현역병, 전환복무된 사람 및 군간부후보생
3) 선거에 의하여 취임하는 공무원으로 보수를 받지 않는 자
4) 기타 사업장의 특성 등을 고려하여 대통령령으로 정하는 사업장의 근로자 및 사용자와 공무원 및 교직원
▪ 비상근 근로자/1개월에 60시간 미만인 단시간근로자, 시간제 공무원 및 교직원
▪ 소재지가 일정하지 않은 사업장의 근로자 및 사용자
▪ 근로자가 없거나 단기간근로자만을 고용하고 있는 사업주</td></tr>
<tr><td rowspan="2">피부양자</td><td colspan="2">직장가입자에 의하여 주로 생계를 의존하는 사람으로서 소득 및 재산이 기준 이하인 사람</td></tr>
<tr><td>범위</td><td>▪ 직장가입자의 배우자
▪ 직장가입자의 직계존속(배우자의 직계존속 포함) ⇒ 부모, 장인·장모, 시부모 등
▪ 직장가입자의 직계비속(배우자의 직계비속 포함) 및 그 배우자 ⇒ 자녀, 손자, 손녀, 며느리, 사위 등
▪ 직장가입자의 형제·자매</td></tr>
<tr><td>지역가입자</td><td colspan="2">직장가입자와 그 피부양자를 제외한 가입자</td></tr>
<tr><td colspan="3">유공자 등 의료보호대상자 중 건강보험의 적용을 보험자에게 신청한 사람</td></tr>
<tr><td colspan="3">건강보험의 적용을 받고 있던 자가 유공자 등 의료보호대상자가 되었으나 보험자에게 건강보험의 적용배제신청을 하지 않은 사람</td></tr>
<tr><td>제외자</td><td colspan="2">▪ 의료급여수급권자
▪ 유공자 등 의료보호대상자</td></tr>
</table>

5. 가입자에 대한 설명으로 옳은 것은?

1) 사용자는 직장가입자에 포함되지 않는다.
2) 공무원은 직장가입자에 포함되지 않는다.
3) 비상근 근로자는 직장가입자의 대상이 된다.
4) 직장가입자, 지역가입자, 공무원·사립학교교직원가입자로 구분한다.
5) 지역가입자는 가입자 중 직장가입자와 피부양자를 제외한 사람을 말한다.

6. 직장가입자에 해당하는 자는?

1) 임용된 하사
2) 비상근 교직원
3) 초등학교 외국인 영어강사
4) 보수를 받지 않는 선거에 의해 취임한 공무원
5) 1개월간 근로시간이 60시간 미만인 시간제 공무원

7. 직장가입자에 해당하는 자는?

1) 현역병
2) 일용 근로자
3) 시간제 공무원
4) 사립학교 교원
5) 보수를 받지 않는 선거에 의해 취임한 공무원

8. 국민건강보험의 가입자에 해당하는 자는?

1) 의료급여수급권자
2) 국외에 거주하는 국가유공자
3) 독립유공자로 의료급여를 받는 자
4) 국가유공자로 국민건강보험 적용배제를 신청한 자
5) 건강보험의 적용을 받다가 유공자가 된 자로 건강보험 적용배제신청을 하지 아니한 자

9. 직장가입자의 피부양자가 될 수 <u>없는</u> 사람은?

1) 직장가입자의 자녀
2) 직장가입자의 삼촌
3) 직장가입자의 동생
4) 직장가입자의 배우자
5) 직장가입자의 배우자 부모

10. 직장가입자의 피부양자가 될 수 <u>없는</u> 사람은?

1) 손자　　2) 고모
3) 형제　　4) 며느리
5) 조부모

ANSWER 5. 5) 6. 3) 7. 4) 8. 5) 9. 2) 10. 2)

3. 가입자의 자격취득 및 변동, 상실의 시기

<table>
<tr><td rowspan="7">자격
인정
기준</td><td rowspan="3">자격
취득</td><td rowspan="2">시기</td><td>원칙</td><td>국내에 거주하게 된 날</td></tr>
<tr><td>예외</td><td>▪ 수급권자이었던 사람은 그 대상자에서 제외된 날
▪ 직장가입자의 피부양자이었던 사람은 그 자격을 잃은 날
▪ 유공자 등 의료보호대상자이었던 사람은 그 대상자에서 제외된 날
▪ 건강보험의 적용을 보험자에게 신청한 유공자 등 의료보호대상자는 그 신청한 날</td></tr>
<tr><td>신고</td><td colspan="2">직장가입자의 사용자와 지역가입자의 세대주: 자격취득일부터 14일 이내에 보험자에게 신고</td></tr>
<tr><td rowspan="2">자격
변동</td><td>시기</td><td colspan="2">▪ 지역가입자가 사용자로 되거나 근로자 등으로 사용된 날
▪ 직장가입자가 다른 사업장의 사용자로 되거나 근로자 등으로 사용된 날
▪ 근로자 등이 사용관계가 끝난 날의 다음날
▪ 휴폐업 등 사유가 발생한 날의 다음날
▪ 지역가입자가 다른 세대로 전입한 날</td></tr>
<tr><td>신고</td><td colspan="2">▪ 지역가입자가 직장가입자로 변동 시: 사용자가 14일 이내에 신고
▪ 직장가입자(또는 피부양자가)가 지역가입자로 변동 시: 세대주가 14일 이내에 신고</td></tr>
<tr><td rowspan="2">자격
상실</td><td>시기</td><td colspan="2">▪ 사망한 날의 다음 날
▪ 국적을 잃은 날의 다음 날
▪ 국내에 거주하지 아니하게 된 날의 다음 날
▪ 직장가입자의 피부양자가 된 날
▪ 의료급여수급권자가 된 날
▪ 건강보험의 적용을 받고 있던 사람이 유공자 등 의료보호대상자가 되어 건강보험의 적용배제신청을 한 날</td></tr>
<tr><td>신고</td><td colspan="2">직장가입자의 사용자와 지역가입자의 세대주: 14일 이내에 보험자에게 신고</td></tr>
</table>

11. 가입자의 자격취득과 상실에 대한 내용으로 옳지 않은 것은?

1) 자격취득·변경·상실은 소급하여 효력을 발생한다.
2) 지역가입자 자격취득시 신고의무자는 세대주이다.
3) 직장가입자 자격취득시 신고의무자는 사용자이다.
4) 가입자는 국내에 거주하게 된 다음 날에 자격을 얻는다.
5) 신고의무자가 14일 이내에 보험자에게 신고하여야 한다.

12. 직장가입자의 피부양자 자격취득과 상실에 관한 내용으로 옳지 않은 것은?

1) 신생아는 출생한 날 자격을 취득한다.
2) 사망한 날의 다음 날 자격을 상실한다.
3) 의료급여수급권자가 된 날 자격을 상실한다.
4) 국적을 잃은 날의 다음 날 자격을 상실한다.
5) 직장가입자의 자격을 취득한 다음 날 자격을 취득한다.

13. 국민건강보험 가입자의 자격변동 시기에 관한 사항 중 옳은 것은?

1) 직장가입자인 근로자가 직장을 그만둔 날
2) 지역가입자가 다른 세대로 전입한 다음 날
3) 직장가입자인 사용자의 사업장이 폐업한 날
4) 지역가입자가 적용대상사업장의 사용자로 된 날
5) 직장가입자가 다른 적용대상사업장의 근로자로 사용된 다음 날

14. 의료급여수급권자가 대상에서 제외되었다. 언제부터 국민건강보험 가입자의 자격을 얻는가?

1) 의료급여수급권자에서 제외된 날
2) 의료급여수급권자에서 제외된 다음 날
3) 국민건강보험공단에 보험적용신청을 한 날
4) 의료급여수급권자에서 제외된 날 1주일 뒤
5) 국민건강보험공단에 보험적용신청을 한 다음 날

15. 국민건강보험 가입자의 자격을 상실하는 시기로 옳지 않은 것은?

1) 사망한 날의 다음 날
2) 의료급여수급권자가 된 날
3) 국적을 잃은 날의 다음 날
4) 해외취업으로 국내를 떠난 다음 날
5) 실직으로 남편의 피부양자가 된 다음 날

ANSWER 11. 4) 12. 5) 13. 4) 14. 1) 15. 5)

4. 국민건강보험공단(보험자)의 업무

업무	▪가입자 및 피부양자의 자격관리 ▪보험료 기타 이 법에 의한 징수금의 부과・징수 ▪보험급여의 관리 ▪가입자 및 피부양자의 질병의 조기발견・예방 및 건강관리를 위하여 요양급여 실시 현황과 건강검진 결과 등을 활용하여 실시하는 예방사업으로서 대통령령으로 정하는 사업 ・가입자 및 피부양자의 건강관리를 위한 전자적 건강정보시스템의 구축・운영 ・생애주기별・사업장별・직능별 건강관리 프로그램 또는 서비스의 개발 및 제공 ・연령별・성별・직업별 주요 질환에 대한 정보 수집, 분석・연구 및 관리방안 제공 ・고혈압・당뇨 등 주요 만성질환에 대한 정보 제공 및 건강관리 지원 ・「지역보건법」에 따른 지역보건의료기관과의 연계・협력을 통한 지역별 건강관리 사업 지원 ・가입자 및 피부양자의 건강관리를 위하여 보건복지부장관이 특히 필요하다고 인정하는 사업 ▪보험급여 비용의 지급 ▪자산의 관리・운영 및 증식사업 ▪의료시설의 운영 ▪건강보험에 관한 교육훈련 및 홍보 ▪건강보험에 관한 조사연구 및 국제협력 ▪징수위탁근거법에 따라 위탁받은 업무(4대보험) ▪그 밖에 이 법 또는 다른 법령에 따라 위탁받은 업무(산재, 의료급여) ▪기타 건강보험과 관련하여 보건복지부장관이 필요하다고 인정한 업무

❑ 보험급여

▪보험료의 대가로 가입자와 피부양자에게 제공되는 급여
▪요양급여 뿐만 아니라 국민건강보험법 상의 모든 급여를 총칭

현물급여	요양급여, 건강검진, 부가급여(임신・출산 질료비)
현금급여	요양비, 장애인보장구, 본인부담상한액 사후환급금

16. 국민건강보험공단의 업무에 관한 내용이다. 옳지 않은 것은?

1) 보험급여의 관리　2) 건강보험에 관한 조사연구
3) 의료시설의 운영　4) 보험급여 비용의 지급
5) 보험급여의 적정성에 대한 평가

17. 국민건강보험의 보험자는?

1) 보건복지부　2) 재정운영위원회
3) 국민건강보험공단　4) 건강보험심사평가원
5) 건강보험정책심의위원회

18. 공단은 회계연도마다 결산상의 잉여금 중에서 그 연도의 보험급여에 든 비용의 100분의 5 이상에 상당하는 금액을 그 연도에 든 비용의 얼마에 이를 때까지 준비금으로 적립하여야 하는가?

1) 100분의 10　2) 100분의 20
3) 100분의 30　4) 100분의 40
5) 100분의 50

5.~6. 요양급여(질병・부상・출산), 요양기관의 종류

요양급여(질병・부상・출산)		▪진찰・검사　▪예방・재활 ▪약제・치료재료의 지급　▪입원 ▪간호 ▪처치・수술 및 그 밖의 치료　▪이송 * 간호와 이송은 요양기관에서 실시하는 요양급여에서 제외
요양기관	종류	▪의료기관 ▪약국 ▪한국희귀・필수의약품센터 ▪보건소, 보건의료원, 보건지소, 보건진료소
	제외	▪부속 의료기관 ▪사회복지시설에 수용된 자의 진료를 주된 목적으로 개설된 의료기관 ▪본인일부부담금을 받지 아니하거나 경감하여 받는 등의 방법으로 유인 또는 과잉 진료행위, 부당하게 많은 진료비를 요구하는 행위로 업무정지 처분 등을 받은 의료기관 ・업무정지 또는 과징금 처분을 5년 동안 2회 이상 받은 경우 ・면허정지 처분을 5년 동안 2회 이상 받은 의료인이 개설・운영하는 경우 ▪업무정지 처분의 절차가 진행 중이거나 업무정지 처분을 받은 요양기관의 개설자가 개설한 의료기관 또는 약국

ANSWER 16. 5) 17. 3) 18. 5)

7. 비용의 본인일부부담금과 부담액

1) 입원진료

- 요양급여비용 총액의 20% + 식대의 50%
- 요양병원 입원환자 중 요양시설이나 외래진료를 받는 것이 적합한 환자: 요양급여비용 총액의 40% + 식대의 50%

2) 외래진료 및 보건복지부장관이 정하는 의료장비·치료재료를 이용한 진료의 경우

기관종별	소재지	본인일부부담금
상급종합병원	모든 지역	진찰료 총액+(요양급여비용 총액－진찰료 총액)×60/100 (임산부 40/100, 1세 미만 20/100)
종합병원	동지역	요양급여비용 총액×50/100 (임산부 30/100, 1세 미만 15/100)
	읍·면지역	요양급여비용 총액×45/100 (임산부 30/100, 1세 미만 15/100)
병원급	동지역	요양급여비용 총액×40/100 (임산부 20/100, 1세 미만 10/100)
	읍·면지역	요양급여비용 총액×35/100 (임산부 20/100, 1세 미만 10/100)
의원급, 보건소 등	모든 지역	요양급여비용 총액×30/100 (임산부 10/100, 1세 미만 5/100)
보건소 등	모든 지역	요양급여비용 총액×30/100

3) 약국 또는 한국희귀·필수의약품센터

처방전(+)	▪ 요양급여비용 총액의 100분의 30
처방전(–)	▪ 요양급여비용 총액의 100분의 40
상급종합병원/종합병원 처방전(+) 질병의 중증도를 고려하여 고시한 질병	▪ 상급종합병원: 요양급여비용 총액의 100분의 50 ▪ 종합병원: 요양급여비용 총액의 100분의 40

❑ 건강보험 진료수가(진료행위료) 결정 구조

수가 = 행위점수 (상대가치점수) × 환산지수 (점수당 단가)

- 행위점수(상대가치점수) ↓ 건강보험정책심의위원회의 의결 ↓ 보건복지부 고시
- 환산지수(점수당 단가) ↓ 공단과 의약계 대표자 계약
  - ↓(합의시) 재정운영위원회 ↓ 보건복지부 고시
  - ↓(결렬시) 건강보험정책심의위원회 의결 ↓ 보건복지부 고시

19. 요양기관에서 실시하는 요양급여에 해당하지 않는 것은?

1) 분만　2) 진단　3) 혈당 검사
4) MRI 검사　5) 이송처치료

20. 요양급여에 해당하지 않는 것은?

1) 간호　2) 재활　3) 진찰
4) 건강증진　5) 약제지급

21. 요양급여에 해당하지 않는 것은?

1) 성형 수술비　2) 치질 수술비
3) 고혈압 약제비　4) 응급실 진료비
5) 편마비환자 재활치료비

22. 요양기관에 해당하지 않는 것은?

1) 약국　2) 접골원　3) 보건소
4) 한의원　5) 보건진료소

23. 요양기관에 해당하는 것은?

1) 한의원
2) 부속 의료기관
3) 과잉진료행위로 업무정지처분을 받은 의료기관
4) 사회복지시설 수용자 진료 목적으로 개설한 의료기관
5) 부당하게 많은 진료비 요구행위로 과징금 처분을 5년 동안 2회 이상 받은 의료기관

24. 동지역 한방병원의 본인일부부담금은 용양급여비용 총액의 몇 %인가?

1) 30　2) 35　3) 40　4) 50　5) 60

25. 요양기관에 대한 설명으로 옳지 않은 것은?

1) 부속 의료기관은 요양기관에서 제외된다.
2) 요양기관에서 제외되는 의료기관의 기간은 2년 이하로 한다.
3) 전문요양기관으로 인정된 경우 요양급여비용을 달리 할 수 있다.
4) 요양기관이 정당한 사유없이 요양급여 거부 시 500만원 이하의 벌금에 처한다.
5) 사회복지시설에 수용된자의 진료를 목적으로 개설한 의료기관은 요양기관에서 제외된다.

26. 입원진료환자의 퇴원 시 요양급여비용 총액이 50만원이고 식대가 20만원이었다면 본인일부부담금은 얼마인가?

1) 10만원　2) 20만원　3) 30만원
4) 40만원　5) 50만원

ANSWER 19. 5) 20. 4) 21. 1) 22. 2) 23. 1) 24. 3) 25. 2) 26. 2)

❑ 요양급여비용 산정

<table>
<tr><td rowspan="8">행위료</td><td colspan="4">▪ 자원기준 상대가치방식으로 수가를 결정
▪ 행위별수가제뿐만 아니라 DRG 포괄수가제에 적용되는 의료 및 간호행위들의 수가를 결정</td></tr>
<tr><td rowspan="7">행위별수가제(계약제)</td><td>계약내용</td><td colspan="2">상대가치점수의 점수당 단가</td></tr>
<tr><td rowspan="2">계약자</td><td colspan="2">공단의 이사장(재정운영위원회의 심의·의결을 거쳐야 함)과 의약계 대표자</td></tr>
<tr><td>의약계대표</td><td>▪ 종합병원·병원·한방병원 및 요양병원 단체의 장
▪ 의사·치과의사·한의사, 조산사 또는 간호사 단체의 장
▪ 대한약사회의 장
▪ 보건소·보건의료원·보건지소 및 보건진료소의 경우 보건복지부장관이 지정하는 사람</td></tr>
<tr><td rowspan="2">계약시기</td><td colspan="2">1년</td></tr>
<tr><td colspan="2">▪ 계약은 그 직전 계약기간 만료일이 속하는 연도의 5월 31일까지 체결하여야 함
▪ if not, 보건복지부장관이 6월 30일까지 심의위원회의 의결을 거쳐 정하는 금액(계약으로 정한 요양급여비용으로 간주)</td></tr>
<tr><td>적용</td><td colspan="2">계약이 체결되면 그 계약은 공단과 각 요양기관 간에 체결된 것으로 간주</td></tr>
<tr><td>상대가치점수</td><td>고려요소</td><td>▪ 요양급여에 드는 시간·노력 등 업무량
▪ 인력·시설·장비 등 자원의 양
▪ 요양급여의 위험도
▪ 요양급여에 따른 사회적 편익</td></tr>
<tr><td rowspan="3">행위료</td><td rowspan="3">포괄수가제</td><td rowspan="3">상대가치점수</td><td>1일당</td><td>요양병원 입원진료(증세의 경중도 구분)</td></tr>
<tr><td>입원건당</td><td>▪ 의원, 병원, 요양병원, 종합병원, 상급종합병원 또는 보건의료원에서 보건복지부장관이 정하여 고시하는 질병군에 대한 입원진료</td></tr>
<tr><td>1일당</td><td>말기환자등이 호스피스전문기관에서 받은 호스피스·완화의료</td></tr>
</table>

27. 요양급여비용의 계약기간은?

1) 180일
2) 1년
3) 2년
4) 3년
5) 5년

28. 요양급여비용의 산정을 위하여 의약계를 대표하는 사람들과 계약을 체결하는 당사자는?

1) 보건복지부장관
2) 건강보험정책심의위원회
3) 국민건강보험공단 이사장
4) 건강보험심사평가원 원장
5) 국민건강보험공단 재정운영위원회

ANSWER 27. 2) 28. 3)

8. 요양비와 부가급여

❑ 요양비

구분			내용
지급조건	긴급 기타 부득이한 사유로 요양기관과 비슷한 기능을 하는 기관으로서 보건복지부령으로 정하는 기관에서 질병·부상·출산 등에 대하여 요양을 받은 경우	긴급 기타 부득이한 사유	▪ 요양기관을 이용할 수 없거나 요양기관이 없는 경우 ▪ 만성신부전증환자가 의사의 처방전에 의하여 복막관류액 또는 자동복막투석에 사용되는 소모성 재료를 요양기관외의 의약품판매업소에서 구입·사용한 경우 ▪ 산소치료를 필요로 하는 환자가 의사의 산소치료 처방전에 따라 보건복지부장관이 정하여 고시하는 방법으로 산소치료를 받는 경우 ▪ 당뇨병환자가 의사의 처방전에 따라 혈당검사 또는 인슐린주사에 사용되는 소모성 재료를 요양기관외의 의료기기판매업소에서 구입·사용한 경우 ▪ 신경인성 방광환자가 의사의 처방전에 따라 자가도뇨에 사용되는 소모성 재료를 요양기관 외의 의료기기판매업소에서 구입·사용한 경우 ▪ 인공호흡기 또는 기침유발기를 필요로 하는 환자가 의사의 처방전에 따라 인공호흡기 또는 기침유발기를 대여받아 사용하는 경우 ▪ 수면무호흡증 환자가 의사의 처방전에 따라 양압기를 대여받아 사용하는 경우
		보건복지부령으로 정하는 기관	▪ 요양기관에서 제외된 의료기관 등 ▪ 만성신부전증환자 중 복막투석으로 요양급여를 받고 있는 사람에게 복막관류액, 자동복막투석에 사용되는 소모성 재료를 판매하는 요양기관 외의 의약품판매업소 ▪ 산소치료를 필요로 하는 환자에게 의료용 산소발생기 등으로 산소치료서비스를 제공하는 요양기관 외의 기관으로서 공단에 등록한 기관 ▪ 당뇨병환자에게 혈당검사 또는 인슐린주사에 사용되는 소모성 재료를 판매하는 요양기관 외의 의료기기판매업소로서 공단에 등록한 업소 ▪ 신경인성 방광환자에게 자가도뇨에 사용되는 소모성 재료를 판매하는 요양기관 외의 의료기기판매업소로서 공단에 등록한 업소 ▪ 인공호흡기 또는 기침유발기를 필요로 하는 환자에게 이를 대여하는 요양기관 외의 기관으로서 공단에 등록한 기관 ▪ 양압기를 필요로 하는 환자에게 이를 대여하는 요양기관 외의 기관으로서 공단에 등록한 기관
	요양기관이 아닌 장소에서 출산을 한 경우		

❑ 부가급여(임신·출산 진료비, 장제비, 상병수당, 그 밖의 급여)

임신·출산 진료비: 임신과 출산(유산 및 사산 포함)에 관련된 진료에 드는 비용(이용권 발급)	
지원대상	▪ 임신·출산한 가입자 또는 피부양자 ▪ 1세미만가입자 또는 피부양자의 법정대리인
지원액	▪ 하나의 태아를 임신한 경우: 60만원 ▪ 둘 이상의 태아를 임신한 경우: 100만원
신청·지급 및 이용권 발급	▪ 임신한 가입자 또는 피부양자는 임신한 사실을 증명하는 확인서를 첨부하여 공단에 신청 → 공단은 신청인의 가입자 또는 피부양자 자격과 임신 여부 확인 후 이용권 발급 → 지정된 요양기관에서 이용권을 요양기관에 제시 → 공단은 사용한 금액에 해당하는 임신·출산 진료비를 해당 요양기관에 지급 ▪ 이용권의 경우 출산 또는 출생일로부터 1년이 되는 날까지 사용가능

29. 요양비를 지급할 수 있는 경우로 옳지 않은 것은?

1) 요양기관이 없는 경우
2) 오지에 있는 의료기관에서 출산요양을 받은 경우
3) 산소치료를 필요로 하는 환자가 가정에서 산소치료를 받는 경우
4) 만성신부전증환자가 요양기관 외의 의약품판매업소에서 복막관류액을를 구입·사용한 경우
5) 당뇨병환자가 의사의 처방전에 따라 요양기관 외의 의료기기판매업소에서 소모성 재료를 구입한 경우

30. 집에서 출산한 경우 국민건강보험공단으로부터 지급받을 수 있는 현금성격의 보험급여는?

1) 출산비
2) 요양비
3) 요양급여
4) 부가급여
5) 요양급여비용

31. 국민건강보험법 시행령에서 정하고 있는 부가급여 항목은?

1) 장제비
3) 건강검진비
2) 임신·출산 진료비
4) 장애인보장구 구입비
5) 본인일부부담금보상금

9. 건강검진

종류	일반건강검진, 암검진, 영유아건강검진
대상	▪ 일반건강검진 · 직장가입자 · 세대주인 지역가입자 · 20세 이상인 지역가입자 및 20세 이상인 피부양자 ▪ 암검진: 암의 종류별 검진주기와 연령기준 등에 해당하는 사람 ▪ 영유아건강검진: 6세 미만의 가입자 및 피부양자
횟수	▪ 2년마다 1회 이상 실시 ▪ 비사무직 직장가입자는 1년에 1회 실시

❑ 암의 종류별 검진주기와 연령기준(암관리법 시행령)

암의 종류	검진주기	연령 기준 등
위암	2년	40세 이상의 남·여
간암	6개월	40세 이상의 남·여 중 간암 발생 고위험군
대장암	1년	50세 이상의 남·여
유방암	2년	40세 이상의 남·여
자궁경부암	2년	20세 이상의 남·여
폐암	2년	54세 이상 74세 이하의 남·여 중 폐암 발생 고위험군

32. 사무직에 종사하지 아니하는 직장가입자의 건강검진 주기는?

1) 1개월에 1회
2) 6개월에 1회
3) 1년에 1회
4) 2년에 1회
5) 3년에 1회

33. 일반건강검진을 받을 수 있는 대상으로 옳지 않은 것은?

1) 직장가입자
2) 50세 피부양자
3) 70세 지역가입자
4) 10세 지역가입자
5) 세대주인 지역가입자

34. 일반건강검진 대상자로 옳은 것은?

1) 6세 미만의 가입자
2) 10세 미만의 가입자
3) 6세 미만의 피부양자
4) 20세 이상인 피부양자
5) 암종별 특성을 고려하여 검진이 필요한 자

ANSWER 29. 2) 30. 2) 31. 3) 32. 3) 33. 4) 34. 4)

10. 급여의 제한: 보험급여를 실시하지 않음

- 다음에 해당하는 때(강제)
  - 고의/중대한 과실로 인한 범죄행위에 기인하거나 고의로 사고를 일으킨 경우
  - 고의/중대한 과실로 공단이나 요양기관의 요양에 관한 지시에 따르지 아니한 경우
  - 고의 또는 중대한 과실로 문서와 기타 물건의 제출을 거부하거나 질문 또는 진단을 기피한 경우
  - 업무/공무로 생긴 질병·부상·재해로 다른 법령에 따른 보험급여나 보상 또는 보상을 받게 되는 경우
- 보험료를 체납한 경우 체납보험료를 완납할 때까지(임의):
  - 월별보험료의 체납횟수가 6회 미만인 경우 또는 소득·재산 등이 일정기준 미만인 경우 미적용
  - 공단으로부터 분할납부 승인을 받고 보험료를 1회 이상 낸 경우 보험급여 가능

11. 급여의 정지: 그 기간 중 보험급여를 하지 않음

- 국외에 여행 중인 경우
- 국외에서 업무에 종사하고 있는 경우
- 현역병(지원에 의하지 아니하고 임용된 하사를 포함), 전환복무된 사람 및 군간부후보생에 해당하게 된 경우
  - 현역병 등에 대한 요양급여비용과 요양비 지급: 법무부장관·국방부장관·경찰청장·소방청장 또는 해양경찰청장으로부터 예탁받아 지급
- 교도소, 그 밖에 이에 준하는 시설에 수용되어 있는 경우

⇒ 보험료 면제: 국외업무종사(단 국내에 거주하는 피부양자가 없는 경우), 현역병 등, 교소도 등 수용

35. 국민건강보험에 대한 급여제한의 사유에 해당하지 않는 것은?

1) 고의로 사고를 발생 시
2) 국외에 여행 중인 경우
3) 중대한 과실로 범죄행위에 기인한 경우
4) 고의로 요양기관의 지시에 따르지 아니한 경우
5) 업무상 재해로 인하여 다른 법령에 의한 보험급여를 받았을 경우

36. 보험급여의 제한사유로 옳은 것은?

1) 입원한 경우
2) 재활치료를 받은 경우
3) 장애인인 가입자가 보장구를 구입한 경우
4) 고의로 공단의 요양에 관한 지시에 따르지 않은 경우
5) 만성신부전증환자가 복막관류액을 의약품판매업소에서 구입한 경우

37. 보험급여의 제한사유로 옳은 것은?

1) 정상분만한 경우
2) 재활치료를 한 경우
3) 내시경 검사를 한 경우
4) 만성신부전으로 재입원한 경우
5) 자살을 시도하여 위세척을 한 경우

38. 보험급여의 제한사유로 옳지 않은 것은?

1) 요양기관이 없는 경우
2) 업무상 부상으로 보상을 받은 경우
3) 고의로 요양기관의 요양지시에 따르지 않은 경우
4) 다른 법령에 의하여 보험급여에 상당한 비용을 지급받은 경우
5) 고의로 인한 범죄행위에 기인하거나 고의로 사고를 발생시킨 경우

39. 보험급여의 정지사유로 옳지 않은 것은?

1) 현역병
2) 교도소 수용
3) 해외근무 중
4) 군간부후보생
5) 질병으로 휴직 중

40. 보험급여의 정지사유로 옳은 것은?

1) 농업인
2) 장애인
3) 65세 이상
4) 국외 여행 중
5) 도서·벽지거주자

41. 보험급여의 정지사유로 옳지 않은 것은?

1) 해외여행 중
2) 교도소 수용
3) 보험료 체납
4) 군간부후보생
5) 해외업무 종사 중

ANSWER 35. 2) 36. 4) 37. 5) 38. 1) 39. 5) 40. 4) 41. 3)

12. 건강보험심사평가원(심평원)

구분	내용
설립 목적	요양급여비용을 심사하고 요양급여의 적정성을 평가
업무 내용	▪ 요양급여비용의 심사 ▪ 요양급여의 적정성 평가 ▪ 심사 및 평가기준의 개발 ▪ 조사연구 및 국제협력 ▪ 다른 법률에 따라 지급되는 급여비용의 심사 또는 의료의 적정성 평가에 관하여 위탁받은 업무 ▪ 건강보험과 관련하여 보건복지부장관이 필요하다고 인정한 업무 ▪ 기타 보험급여비용의 심사와 보험급여의 적정성 평가와 관련하여 대통령령이 정하는 업무 · 요양급여비용의 심사청구와 관련된 소프트웨어의 개발 · 공급 · 검사 등 전산 관리 · 요양비 중 보건복지부령으로 정하는 기관에서 받은 요양비에 대한 심사 · 요양급여의 적정성 평가 결과의 공개 · 심평원의 업무와 관련된 환자 분류체계의 개발 · 관리 · 심평원의 업무와 관련된 교육 · 홍부

42. 요양급여비용 청구 시 심사청구를 하는 곳은?

1) 보건복지부
2) 진료심사위원회
3) 국민건강보험공단
4) 국민의료보험공단
5) 건강보험심사평가원

43. 건강보험심사평가원의 업무로 옳지 않은 것은?

1) 심사기준의 개발
2) 평가기준의 개발
3) 요양급여비용의 심사
4) 요양급여의 적정성 평가
5) 요양급여비용에 관한 사항 심의

44. 건강보험심사평가원의 관장업무로 옳은 것은?

1) 보험급여의 관리
2) 의료시설의 운영
3) 보험급여비용의 지급
4) 요양급여비용의 심사
5) 가입자 및 피부양자의 자격관리

ANSWER 42. 5) 43. 5) 44. 4)

❑ 보험료

<table>
<tr><td>징수</td><td colspan="5">공단이 납부의무자로부터 징수</td></tr>
<tr><td>징수기간</td><td colspan="5">▪ 가입자의 자격을 취득한 날이 속하는 달의 다음 달부터 가입자 자격을 잃은 날의 전날이 속하는 달까지
▪ 가입자의 자격을 매월 1일에 취득한 경우 그 달부터 징수</td></tr>
<tr><td>자격변동</td><td colspan="5">▪ 변동된 날이 속하는 달의 보험료는 변동되기 전의 자격을 기준으로 징수
▪ 가입자의 자격이 매월 1일에 변동된 경우 변동된 자격을 기준으로 징수</td></tr>
<tr><td rowspan="8">보험료</td><td rowspan="5">직장가입자</td><td rowspan="3">보수월액보험료</td><td colspan="3">보수월액 × 보험료율(646/10000, 1천분의 80 범위)</td></tr>
<tr><td rowspan="2">보수</td><td colspan="2">근로의 대가로 받은 봉급 · 급료 · 보수 · 세비 · 임금 · 상여 · 수당과 이와 유사한 성질의 금품</td></tr>
<tr><td>제외</td><td>▪ 퇴직금
▪ 현상금, 번역료 및 원고료
▪ 소득세법에 따른 비과세 근로소득</td></tr>
<tr><td colspan="2">소득월액보험료</td><td colspan="2">소득월액 × 보험료율</td></tr>
<tr><td colspan="4">▪ 국외에서 업무에 종사하고 있는 직장가입자: 보험료율의 100분의 50 ⇒ 국내에 거주하는 피부양자가 있는 경우</td></tr>
<tr><td rowspan="2">지역가입자</td><td colspan="4">▪ 세대단위로 산정
▪ 보험료 부과점수 × 보험료 부과 점수 당 금액(189.7원)</td></tr>
<tr><td>보험료부과점수</td><td colspan="3">소득 및 재산을 기준으로 산정</td></tr>
</table>

45. 지역가입자의 보험료부과점수를 산정할 때 고려해야 하는 기준은?

1) 소득
2) 재산
3) 소득 및 재산
4) 경제활동참가율
5) 근로의 제공으로 받은 보수

46. 직장가입자의 보수월액 산정 시 보수에 포함되지 않는 것은?

1) 임금　2) 세비　3) 상여
4) 수당　5) 현상금

47. 보험료에 대한 설명으로 옳지 않은 것은?

1) 직장가입자의 보험료율은 모두에게 동일하다.
2) 지역가입자의 보험료는 세대단위로 산정한다.
3) 보험료율은 1,000분의 60의 범위 안에서 정해진다.
4) 직장가입자의 보수월액 보험료는 보수월액과 보험료율을 곱하여 정해진다.
5) 지역가입자의 보험료는 보험료부과점수에 보험료부과점수당 금액을 곱하여 정해진다.

ANSWER 45. 3) 46. 5) 47. 3)

<table>
<tr><td rowspan="7">보험료 부담</td><td rowspan="6">직장 가입자</td><td colspan="3">가입자</td><td>50%</td></tr>
<tr><td rowspan="5">사용자</td><td rowspan="2">사립 학교 교원</td><td>학교설립 · 운영하는 자</td><td>30%</td></tr>
<tr><td>국가 또는 지방자치단체</td><td>20%</td></tr>
<tr><td>사립 학교 직원</td><td>학교설립 · 운영하는 자</td><td>50%</td></tr>
<tr><td>공무원</td><td>국가 또는 지방자치단체</td><td rowspan="2">50%</td></tr>
<tr><td>근로자</td><td>사업주</td></tr>
<tr><td>지역 가입자</td><td colspan="4">그 가입자가 속한 세대의 지역가입자 전원이 연대하여 부담(소득 및 재산 기준 이하 미성년자 제외)</td></tr>
<tr><td rowspan="3">납부 의무자</td><td rowspan="2">직장 가입자</td><td colspan="2">보수월액 보험료</td><td colspan="2">• 사용자
• 사용자가 2인 이상: 연대하여 납부</td></tr>
<tr><td colspan="2">소득월액 보험료</td><td colspan="2">직장가입자</td></tr>
<tr><td>지역 가입자</td><td colspan="4">그 가입자가 속한 세대의 지역가입자 전원이 연대하여 납부</td></tr>
</table>

48. 보험료 부담에 대한 내용으로 옳지 않은 것은?

1) 직장가입자 보수월액 보험료는 가입자가 납부한다.
2) 교원은 가입자가 50%, 사용자가 30%, 국가가 20%를 부담한다.
3) 직장가입자의 보수월액 보험료는 근로자와 사용자가 50%씩 부담한다.
4) 지역가입자의 보험료는 가입자가 속한 세대의 지역가입자 전원이 연대하여 납부한다.
5) 보험료 납부의무가 있는 자는 해당 월의 보험료를 다음 달 10일까지 납부하여야 한다.

49. 직장가입자가 교원인 경우 보험료 부담액은 그 직장가입자가 ( )%, 사립학교 설립운영자가 ( )%, 국가가 ( )%를 각각 부담한다. 괄호 안을 차례대로 채운 것은?

1) 50－20－30
2) 60－30－20
3) 50－30－20
4) 60－50－40
5) 50－40－30

50. 가입자는 보험료를 언제까지 납부하여야 하는가?

1) 즉시
2) 해당 월 10일 이내
3) 해당 월 말일까지
4) 다음 달 10일 이내
5) 다음 달 말일까지

ANSWER 48. 1) 49. 3) 50. 4)

❑ 보험료 일부경감자

- 섬 · 벽지 · 농어촌 등 대통령령으로 정하는 지역에 거주하는 자
- 65세 이상인 사람
- 장애인
- 국가유공자
- 휴직자

❑ 이의신청 및 심판청구

<table>
<tr><td rowspan="12">유형</td><td rowspan="7">이의
신청</td><td rowspan="2">사유</td><td>공단</td><td colspan="2">가입자 및 피부양자의 자격, 보험료 등, 보험급여, 보험급여비용에 이의</td></tr>
<tr><td>심평원</td><td colspan="2">요양급여비용 및 요양급여의 적정성에 대한 평가에 이의</td></tr>
<tr><td rowspan="2">시기</td><td colspan="3">처분이 있음을 안 날부터 90일 이내, 처분이 있은 날부터 180일 경과시 제기 못함</td></tr>
<tr><td colspan="2">요양기관이 심평원의 요양급여 대상 여부의 확인에 대하여 이의신청을 하는 경우</td><td>통보받은 날로부터 30일 이내</td></tr>
<tr><td>신청</td><td colspan="3">이의신청위원회</td></tr>
<tr><td rowspan="2">결정</td><td>기간</td><td colspan="2">▪ 60일 이내
▪ 30일 범위 안에 연장 가능</td></tr>
<tr><td>연장
통지</td><td colspan="2">결정기간 만료일 7일 전까지</td></tr>
<tr><td rowspan="3">심판
청구</td><td>사유</td><td colspan="3">이의신청 결정에 불복하는 경우</td></tr>
<tr><td>시기</td><td colspan="3">처분이 있음을 안 날부터 90일, 처분이 있은 날부터 180일 경과시 제기하지 못함</td></tr>
<tr><td>신청</td><td colspan="3">▪ 건강보험분쟁조정위원회(보건복지부)</td></tr>
<tr><td rowspan="2">행정
소송</td><td>사유</td><td colspan="3">▪ 공단 또는 심평원의 처분에 이의가 있는 자
▪ 이의신청 또는 심판청구에 대한 결정에 불복하는 자</td></tr>
<tr><td>신청</td><td colspan="3">사법부(행정법원)</td></tr>
<tr><td>절차</td><td colspan="5">이의신청→심판청구→행정소송
이의신청→행정소송
행정소송</td></tr>
</table>

51. 보험료 경감대상자에 해당하는 자는?

1) 퇴직자
2) 현역병
3) 미성년자
4) 벽지에 거주하는 자
5) 국외에 여행 중인 자

52. 보험료 경감대상이 아닌 경우는?

1) 현역병
2) 장애인
3) 휴직자
4) 국가유공자
5) 65세 이상인 자

53. 건강보험심사평가원에 이의신청을 할 수 있는 경우는?

1) 보험료
2) 보험급여
3) 가입자 자격
4) 피부양자 자격
5) 요양급여의 적정성 평가

❑ 권리의 소멸시효

<table>
<tr><td rowspan="2">소멸시효
완성</td><td>3년간 행사하지 아니하면 소멸시효 완성</td></tr>
<tr><td>▪ 보험료 · 연체금 및 가산금을 징수할 권리
▪ 과오납부한 금액을 환급받을 권리
▪ 보험급여를 받을 권리
▪ 보험급여비용을 받을 권리
▪ 과다납부된 본인일부부담금 돌려받을 권리
▪ 근로복지공단의 권리</td></tr>
<tr><td>소멸시효
중단사유</td><td>▪ 보험료의 고지 또는 독촉
▪ 보험급여 또는 보험급여비용의 청구</td></tr>
</table>

54. 보험급여를 받을 수 있는 권리는?

1) 양도가 가능하다.
2) 압류가 가능하다.
3) 압류나 양도할 수 없다.
4) 양도와 압류가 가능하다.
5) 압류는 가능하나 양도는 안 된다.

ANSWER 51. 4) 52. 1) 53. 5) 54. 3)

9 국민건강보험법

시행령 · 시행규칙

제1장 총 칙

제1조 [목 적] 이 법은 국민의 질병·부상에 대한 예방·진단·치료·재활과 출산·사망 및 건강증진에 대하여 보험급여를 실시함으로써 국민보건 향상과 사회보장 증진에 이바지함을 목적으로 한다.

제2조 [관 장] 이 법에 따른 건강보험사업은 보건복지부장관이 맡아 주관한다.

제3조 [정 의] 이 법에서 사용하는 용어의 뜻은 다음과 같다.

1. "근로자"란 직업의 종류와 관계없이 근로의 대가로 보수를 받아 생활하는 사람(법인의 이사와 그 밖의 임원을 포함한다)으로서 공무원 및 교직원을 제외한 사람을 말한다.
2. "사용자"란 다음 각 목의 어느 하나에 해당하는 자를 말한다.
   가. 근로자가 소속되어 있는 사업장의 사업주
   나. 공무원이 소속되어 있는 기관의 장으로서 대통령령으로 정하는 사람
   다. 교직원이 소속되어 있는 사립학교(「사립학교교직원 연금법」 제3조에 규정된 사립학교를 말한다. 이하 이 조에서 같다)를 설립·운영하는 자
3. "사업장"이란 사업소나 사무소를 말한다.
4. "공무원"이란 국가나 지방자치단체에서 상시 공무에 종사하는 사람을 말한다.
5. "교직원"이란 사립학교나 사립학교의 경영기관에서 근무하는 교원과 직원을 말한다.

시행령

영제2조 (사용자인 기관장) 「국민건강보험법」(이하 "법"이라 한다) 제3조제2호나목에서 "대통령령으로 정하는 사람"이란 별표 1에 따른 기관장을 말한다. 다만, 법 제13조에 따른 국민건강보험공단(이하 "공단"이라 한다)은 소관 업무를 능률적으로 처리하기 위하여 필요하다고 인정할 때에는 기관의 소재지, 인원, 그 밖의 사정을 고려하여 별표 1에 따른 기관장에게 소속되어 있는 기관의 장을 사용자인 기관의 장으로 따로 지정할 수 있다.

제3조의2 [국민건강보험종합계획의 수립 등] ① 보건복지부장관은 이 법에 따른 건강보험(이하 "건강보험"이라 한다)의 건전한 운영을 위하여 제4조에 따른 건강보험정책심의위원회(이하 이 조에서 "건강보험정책심의위원회"라 한다)의 심의를 거쳐 5년마다 국민건강보험종합계획(이하 "종합계획"이라 한다)을 수립하여야 한다. 수립된 종합계획을 변경할 때도 또한 같다.
② 종합계획에는 다음 각 호의 사항이 포함되어야 한다.

1. 건강보험정책의 기본목표 및 추진방향
2. 건강보험 보장성 강화의 추진계획 및 추진방법
3. 건강보험의 중장기 재정 전망 및 운영
4. 보험료 부과체계에 관한 사항
5. 요양급여비용에 관한 사항
6. 건강증진 사업에 관한 사항
7. 취약계층 지원에 관한 사항
8. 건강보험에 관한 통계 및 정보의 관리에 관한 사항
9. 그 밖에 건강보험의 개선을 위하여 필요한 사항으로 대통령령으로 정하는 사항

③ 보건복지부장관은 종합계획에 따라 매년 연도별 시행계획(이하 "시행계획"이라 한다)을 건강보험정책심의위원회의 심의를 거쳐 수립·시행하여야 한다.

④ 보건복지부장관은 매년 시행계획에 따른 추진실적을 평가하여야 한다.

⑤ 보건복지부장관은 다음 각 호의 사유가 발생한 경우 관련 사항에 대한 보고서를 작성하여 지체 없이 국회 소관 상임위원회에 보고하여야 한다.

1. 제1항에 따른 종합계획의 수립 및 변경
2. 제3항에 따른 시행계획의 수립
3. 제4항에 따른 시행계획에 따른 추진실적의 평가

⑥ 보건복지부장관은 종합계획의 수립, 시행계획의 수립·시행 및 시행계획에 따른 추진실적의 평가를 위하여 필요하다고 인정하는 경우 관계 기관의 장에게 자료의 제출을 요구할 수 있다. 이 경우 자료의 제출을 요구받은 자는 특별한 사유가 없으면 이에 따라야 한다.

⑦ 그 밖에 제1항에 따른 종합계획의 수립 및 변경, 제3항에 따른 시행계획의 수립·시행 및 제4항에 따른 시행계획에 따른 추진실적의 평가 등에 필요한 사항은 대통령령으로 정한다.

시행령

영 제2조의2 (국민건강보험종합계획의 수립 등) ① 보건복지부장관은 법 제3조의2제1항 전단에 따른 국민건강보험종합계획(이하 "종합계획"이라 한다) 및 같은 조 제3항에 따른 연도별 시행계획(이하 "시행계획"이라 한다)을 수립하는 경우에는 다음 각 호의 구분에 따른 시기까지 수립하여야 한다.

1. 종합계획: 시행 연도 전년도의 9월 30일까지
2. 시행계획: 시행 연도 전년도의 12월 31일까지

② 보건복지부장관은 종합계획 및 시행계획을 수립하거나 변경한 경우에는 다음 각 호의 구분에 따른 방법으로 공표하여야 한다.

1. 종합계획: 관보에 고시
2. 시행계획: 보건복지부 인터넷 홈페이지에 게시

③ 보건복지부장관은 종합계획 및 시행계획을 수립하거나 변경한 경우에는 관계 중앙행정기관의 장, 공단의 이사장 및 법 제62조에 따른 건강보험심사평가원(이하 "심사평가원"이라 한다)의 원장에게 그 내용을 알려야 한다.

④ 보건복지부장관은 법 제3조의2제4항에 따라 시행계획에 따른 추진실적을 평가한 경우에는 그 평가결과를 다음에 수립하는 종합계획 및 시행계획에 각각 반영하여야 한다.

⑤ 제1항부터 제4항까지에서 규정한 사항 외에 종합계획 또는 시행계획의 수립·시행·평가 등에 필요한 세부사항은 보건복지부장관이 정하여 고시한다.

영 제2조의3 (종합계획에 포함될 사항) 법 제3조의2제2항제9호에서 "대통령령으로 정하는 사항"이란 다음 각 호의 사항을 말한다.

1. 건강보험의 제도적 기반 조성에 관한 사항
2. 건강보험과 관련된 국제협력에 관한 사항
3. 그 밖에 건강보험의 개선을 위하여 보건복지부장관이 특히 필요하다고 인정하는 사항

제4조 [건강보험정책심의위원회] ① 건강보험정책에 관한 다음 각 호의 사항을 심의·의결하기 위하여 보건복지부장관 소속으로 건강보험정책심의위원회(이하 "심의위원회"라 한다)를 둔다.

1. 제3조의2제1항 및 제3항에 따른 종합계획 및 시행계획에 관한 사항(심의에 한정한다)
2. 제41조제3항에 따른 요양급여의 기준
3. 제45조제3항 및 제46조에 따른 요양급여비용에 관한 사항
4. 제73조제1항에 따른 직장가입자의 보험료율
5. 제73조제3항에 따른 지역가입자의 보험료부과점수당 금액
6. 그 밖에 건강보험에 관한 주요 사항으로서 대통령령으로 정하는 사항

② 심의위원회는 위원장 1명과 부위원장 1명을 포함하여 25명의 위원으로 구성한다.

③ 심의위원회의 위원장은 보건복지부차관이 되고, 부위원장은 제4항제4호의 위원 중에서 위원장이 지명하는 사람이 된다.

④ 심의위원회의 위원은 다음 각 호에 해당하는 사람을 보건복지부장관이 임명 또는 위촉한다.

1. 근로자단체 및 사용자단체가 추천하는 각 2명
2. 시민단체(「비영리민간단체지원법」 제2조에 따른 비영리민간단체를 말한다. 이하 같다), 소비자단체, 농어업인단체 및 자영업자단체가 추천하는 각 1명
3. 의료계를 대표하는 단체 및 약업계를 대표하는 단체가 추천하는 8명
4. 다음 각 목에 해당하는 8명

   가. 대통령령으로 정하는 중앙행정기관 소속 공무원 2명

나. 국민건강보험공단의 이사장 및 건강보험심사평가원의 원장이 추천하는 각 1명

다. 건강보험에 관한 학식과 경험이 풍부한 4명

⑤ 심의위원회 위원(제4항제4호가목에 따른 위원은 제외한다)의 임기는 3년으로 한다. 다만, 위원의 사임 등으로 새로 위촉된 위원의 임기는 전임위원 임기의 남은 기간으로 한다.

⑥ 심의위원회의 운영 등에 필요한 사항은 대통령령으로 정한다.

시행령

영제3조 (심의위원회의 심의 · 의결사항) 법 제4조제1항제6호에서 "대통령령으로 정하는 사항"이란 다음 각 호의 사항을 말한다.

1. 제21조제2항에 따른 요양급여 각 항목에 대한 상대가치점수
2. 제22조에 따른 약제 · 치료재료별 요양급여비용의 상한
3. 그 밖에 제23조에 따른 부가급여에 관한 사항 등 법 제5조제1항에 따른 건강보험에 관한 주요사항으로서 법 제4조에 따른 건강보험정책심의위원회(이하 "심의위원회"라 한다)의 위원장이 회의에 부치는 사항

영제4조 (공무원인 위원) 법 제4조제4항제4호가목에서 "대통령령으로 정하는 중앙행정기관 소속 공무원"이란 기획재정부와 보건복지부 소속의 3급 공무원 또는 고위공무원단에 속하는 일반직공무원 중에서 그 소속 기관의 장이 1명씩 지명하는 사람을 말한다.

영제4조의2 (심의위원회 위원의 해임 및 해촉) 보건복지부장관은 법 제4조제4항 각 호에 따른 심의위원회 위원이 다음 각 호의 어느 하나에 해당하는 경우에는 해당 심의위원회 위원을 해임하거나 해촉(解囑)할 수 있다.

1. 심신장애로 인하여 직무를 수행할 수 없게 된 경우
2. 직무와 관련된 비위사실이 있는 경우
3. 직무태만, 품위손상이나 그 밖의 사유로 인하여 위원으로 적합하지 아니하다고 인정되는 경우
4. 위원 스스로 직무를 수행하는 것이 곤란하다고 의사를 밝히는 경우

영제5조 (심의위원회의 위원장 등) ① 심의위원회의 위원장은 심의위원회를 대표하며, 그 업무를 총괄한다.

② 심의위원회의 부위원장은 위원장을 보좌하며, 위원장이 부득이한 사유로 직무를 수행할 수 없을 때에는 그 직무를 대행한다.

영제6조 (심의위원회의 회의) ① 심의위원회의 위원장은 심의위원회의 회의를 소집하고, 그 의장이 된다.

② 심의위원회의 회의는 재적위원 3분의 1 이상이 요구할 때 또는 위원장이 필요하다고 인정할 때에 소집한다.

③ 심의위원회의 회의는 재적위원 과반수의 출석으로 개의(開議)하고, 출석위원 과반수의 찬성으로 의결한다.

④ 심의위원회의 위원장은 제3항에 따른 의결에 참여하지 아니한다. 다만, 가부동수(可否同數)일 때에는 위원장이 정한다.

⑤ 심의위원회는 효율적인 심의를 위하여 필요한 경우에는 분야별로 소위원회를 구성할 수 있다.

⑥ 제1항부터 제5항까지에서 규정한 사항 외에 심의위원회와 소위원회의 운영 등에 필요한 사항은 심의위원회의 의결을 거쳐 위원장이 정한다.

영제7조 (심의위원회의 간사) ① 심의위원회의 사무를 처리하기 위하여 심의위원회에 간사 1명을 둔다.

② 간사는 보건복지부 소속 4급 이상 공무원 또는 고위공무원단에 속하는 일반직공무원 중에서 위원장이 지명한다.

영제8조 (심의위원회 위원의 수당 등) 심의위원회의 회의에 출석한 위원에게는 예산의 범위에서 수당 · 여비, 그 밖에 필요한 경비를 지급할 수 있다. 다만, 공무원인 위원이 소관 업무와 직접 관련하여 출석하는 경우에는 그러하지 아니하다.

제 2 장 가입자

제5조 [적용 대상 등] ① 국내에 거주하는 국민은 건강보험의 가입자(이하 "가입자"라 한다) 또는 피부양자가 된다. 다만, 다음 각 호의 어느 하나에 해당하는 사람은 제외한다.

1. 「의료급여법」에 따라 의료급여를 받는 사람(이하 "수급권자"라 한다)
2. 「독립유공자예우에 관한 법률」 및 「국가유공자 등 예우 및 지원에 관한 법률」에 따라 의료보호를 받는 사람(이하 "유공자등 의료보호대상자"라 한다). 다만, 다음 각 목의 어느 하나에 해당하는 사람은 가입자 또는 피부양자가 된다.
   가. 유공자등 의료보호대상자 중 건강보험의 적용을 보험자에게 신청한 사람
   나. 건강보험을 적용받고 있던 사람이 유공자등 의료보호대상자로 되었으나 건강보험의 적용배제신청을 보험자에게 하지 아니한 사람

② 제1항의 피부양자는 다음 각 호의 어느 하나에 해당하는 사람 중 직장가입자에게 주로 생계를 의존하는 사람으로서 소득 및 재산이 보건복지부령으로 정하는 기준 이하에 해당하는 사람을 말한다. 개정 2017.4.18.

1. 직장가입자의 배우자
2. 직장가입자의 직계존속(배우자의 직계존속을 포함한다)
3. 직장가입자의 직계비속(배우자의 직계비속을 포함한다)과 그 배우자

4. 직장가입자의 형제·자매

③ 제2항에 따른 피부양자 자격의 인정 기준, 취득·상실시기 및 그 밖에 필요한 사항은 보건복지부령으로 정한다.

시행규칙

칙 **제2조 (피부양자 자격의 인정기준 등)** ①「국민건강보험법」(이하 "법"이라 한다) 제5조제2항에 따른 피부양자 자격의 인정기준은 다음 각 호의 요건을 모두 충족하는 것으로 한다.

1. 별표 1에 따른 부양요건에 해당할 것
2. 별표 1의2에 따른 소득 및 재산요건에 해당할 것 개정 2018.3.6.

② 피부양자는 다음 각 호의 어느 하나에 해당하는 날에 그 자격을 취득한다.

1. 신생아의 경우: 출생한 날
2. 직장가입자의 자격 취득일 또는 가입자의 자격 변동일부터 90일 이내에 피부양자의 자격취득 신고를 한 경우: 직장가입자의 자격 취득일 또는 해당 가입자의 자격 변동일
3. 직장가입자의 자격 취득일 또는 가입자의 자격 변동일부터 90일을 넘겨 피부양자 자격취득 신고를 한 경우: 법 제13조에 따른 국민건강보험공단(이하 "공단"이라 한다)에 별지 제1호서식의 피부양자 자격(취득·상실) 신고서를 제출한 날. 다만, 천재지변, 질병·사고 등 공단이 정하는 본인의 책임이 없는 부득이한 사유로 90일을 넘겨 피부양자 자격취득 신고를 한 경우에는 직장가입자의 자격 취득일 또는 가입자의 자격 변동일로 한다.

③ 피부양자는 다음 각 호의 어느 하나에 해당하게 된 날에 그 자격을 상실한다.

1. 사망한 날의 다음 날
2. 대한민국의 국적을 잃은 날의 다음 날
3. 국내에 거주하지 아니하게 된 날의 다음 날
4. 직장가입자가 자격을 상실한 날
5. 법 제5조제1항제1호에 따른 수급권자가 된 날
6. 법 제5조제1항제2호에 따른 유공자등 의료보호대상자인 피부양자가 공단에 건강보험의 적용배제 신청을 한 날의 다음 날
7. 직장가입자 또는 다른 직장가입자의 피부양자 자격을 취득한 경우에는 그 자격을 취득한 날
8. 피부양자 자격을 취득한 사람이 본인의 신고에 따라 피부양자 자격 상실 신고를 한 경우에는 신고한 날의 다음 날
9. 제1항에 따른 요건을 충족하지 아니하는 경우에는 공단이 그 요건을 충족하지 아니한다고 확인한 날의 다음 날

④ 직장가입자가 피부양자 자격 취득 또는 상실 신고를 하거나 피부양자가 제3항제8호에 따른 자격 상실 신고를 하려면 별지 제1호서식의 피부양자 자격(취득·상실) 신고서에 다음 각 호의 서류(자격 취득 신고의 경우만 해당한다)를 첨부하여 공단에 제출하여야 한다. 다만, 공단이 법 제96조에 따라 국가 등으로부터 제공받은 자료로 피부양자 자격 취득 또는 상실 대상자를 확인할 수 있는 경우에는 신고서를 제출하지 아니한다.

1. 가족관계등록부의 증명서 1부(주민등록표 등본으로 제1항 각 호의 요건 충족 여부를 확인할 수 없는 경우만 해당한다) 개정 2018.6.29.
2. 「장애인복지법」 제32조에 따라 등록된 장애인, 「국가유공자 등 예우 및 지원에 관한 법률」 제4조·제73조 및 제74조에 따른 국가유공자 등(법률 제11041호로 개정되기 전의 「국가유공자 등 예우 및 지원에 관한 법률」 제73조의2에 따른 국가유공자 등을 포함한다)으로서 같은 법 제6조의4에 따른 상이등급 판정을 받은 사람과 「보훈보상대상자 지원에 관한 법률」 제2조에 따른 보훈보상대상자로서 같은 법 제6조에 따른 상이등급 판정을 받은 사람임을 증명할 수 있는 서류 1부(장애인, 국가유공자 등 또는 보훈보상대상자의 경우만 해당한다)
3. 폐업 사실을 입증할 수 있는 서류, 「도시 및 주거환경정비법」에 따른 주택재건축사업의 사업자등록증 사본 등 별표 1의2 제1호다목에 해당하는 사실을 확인하기 위하여 공단이 요구하는 서류(피부양자가 별표 1의2 제1호다목에 따른 인정을 받으려는 경우만 해당한다) 개정 2018.3.6.

⑤ 삭제

제6조 [가입자의 종류] ① 가입자는 직장가입자와 지역가입자로 구분한다.

② 모든 사업장의 근로자 및 사용자와 공무원 및 교직원은 직장가입자가 된다. 다만, 다음 각 호의 어느 하나에 해당하는 사람은 제외한다.

1. 고용 기간이 1개월 미만인 일용근로자
2. 「병역법」에 따른 현역병(지원에 의하지 아니하고 임용된 하사를 포함한다), 전환복무된 사람 및 군간부후보생
3. 선거에 당선되어 취임하는 공무원으로서 매월 보수 또는 보수에 준하는 급료를 받지 아니하는 사람
4. 그 밖에 사업장의 특성, 고용 형태 및 사업의 종류 등을 고려하여 대통령령으로 정하는 사업장의 근로자 및 사용자와 공무원 및 교직원

③ 지역가입자는 직장가입자와 그 피부양자를 제외한 가입자를 말한다.

④ 삭제 〈2018.12.11.〉

시행령

영 제9조 (직장가입자에서 제외되는 사람) 법 제6조제2항제4호에서 "대통령령으로 정하는 사업장의 근로자 및 사용자와 공무원 및 교직원"이란 다음 각 호의 어느 하나에 해당하는 사람을 말한다.

1. 비상근 근로자 또는 1개월 동안의 소정(所定)근로시간이 60시간 미만인 단시간근로자
2. 비상근 교직원 또는 1개월 동안의 소정근로시간이 60시간 미만인 시간제공무원 및 교직원
3. 소재지가 일정하지 아니한 사업장의 근로자 및 사용자
4. 근로자가 없거나 제1호에 해당하는 근로자만을 고용하고 있는 사업장의 사업주

제7조 [사업장의 신고] 사업장의 사용자는 다음 각 호의 어느 하나에 해당하게 되면 그 때부터 14일 이내에 보건복지부령으로 정하는 바에 따라 보험자에게 신고하여야 한다. 제1호에 해당되어 보험자에게 신고한 내용이 변경된 경우에도 또한 같다.

1. 제6조제2항에 따라 직장가입자가 되는 근로자 · 공무원 및 교직원을 사용하는 사업장(이하 "적용대상사업장"이라 한다)이 된 경우
2. 휴업 · 폐업 등 보건복지부령으로 정하는 사유가 발생한 경우

제8조 [자격의 취득 시기 등] ① 가입자는 국내에 거주하게 된 날에 직장가입자 또는 지역가입자의 자격을 얻는다. 다만, 다음 각 호의 어느 하나에 해당하는 사람은 그 해당되는 날에 각각 자격을 얻는다.

1. 수급권자이었던 사람은 그 대상자에서 제외된 날
2. 직장가입자의 피부양자이었던 사람은 그 자격을 잃은 날
3. 유공자등 의료보호대상자이었던 사람은 그 대상자에서 제외된 날
4. 제5조제1항제2호가목에 따라 보험자에게 건강보험의 적용을 신청한 유공자등 의료보호대상자는 그 신청한 날

② 제1항에 따라 자격을 얻은 경우 그 직장가입자의 사용자 및 지역가입자의 세대주는 그 명세를 보건복지부령으로 정하는 바에 따라 자격을 취득한 날부터 14일 이내에 보험자에게 신고하여야 한다.

제9조 [자격의 변동 시기 등] ① 가입자는 다음 각 호의 어느 하나에 해당하게 된 날에 그 자격이 변동된다.

1. 지역가입자가 적용대상사업장의 사용자로 되거나, 근로자 · 공무원 또는 교직원(이하 "근로자등"이라 한다)으로 사용된 날
2. 직장가입자가 다른 적용대상사업장의 사용자로 되거나 근로자등으로 사용된 날
3. 직장가입자인 근로자등이 그 사용관계가 끝난 날의 다음 날
4. 적용대상사업장에 제7조제2호에 따른 사유가 발생한 날의 다음 날
5. 지역가입자가 다른 세대로 전입한 날

② 제1항에 따라 자격이 변동된 경우 직장가입자의 사용자와 지역가입자의 세대주는 다음 각 호의 구분에 따라 그 명세를 보건복지부령으로 정하는 바에 따라 자격이 변동된 날부터 14일 이내에 보험자에게 신고하여야 한다.

1. 제1항제1호 및 제2호에 따라 자격이 변동된 경우: 직장가입자의 사용자
2. 제1항제3호부터 제5호까지의 규정에 따라 자격이 변동된 경우: 지역가입자의 세대주

③ 법무부장관 및 국방부장관은 직장가입자나 지역가입자가 제54조제3호 또는 제4호에 해당하면 보건복지부령으로 정하는 바에 따라 그 사유에 해당된 날부터 1개월 이내에 보험자에게 알려야 한다.

시행규칙

칙 제3조 (사업장의 적용 · 변경 · 탈퇴 신고) ① 사용자는 해당 사업장이 법 제6조제2항에 따라 직장가입자가 되는 근로자 · 공무원 및 교직원을 사용하는 사업장이 된 경우에는 그 때부터 14일 이내에 별지 제2호서식의 사업장(기관) 적용신고서에 통장 사본 1부(자동이체를 신청하는 경우만 해당한다)를 첨부하여 공단에 제출하여야 한다. 이 경우 공단은 「전자정부법」 제36조제2항에 따른 행정정보의 공동이용을 통하여 사업자등록증 및 법인 등기사항증명서를 확인하여야 하며, 신고인이 사업자등록증을 확인하는 것에 동의하지 아니하는 경우에는 그 사본을 첨부하도록 하여야 한다.

② 사용자는 제1항에 따라 공단에 신고한 내용이 변경된 경우에는 변경된 날부터 14일 이내에 별지 제3호서식의 사업장(기관)변경신고서를 공단에 제출하여야 한다. 이 경우 공단은 「전자정부법」 제36조제2항에 따른 행정정보의 공동이용을 통하여 사업자등록증 및 법인 등기사항증명서를 확인하여야 하며, 신고인이 사업자등록증을 확인하는 것에 동의하지 아니하는 경우에는 그 사본을 첨부하도록 하여야 한다.

③ 사용자는 사업장이 다음 각 호의 어느 하나에 해당하게 된 경우에는 그 날부터 14일 이내에 별지 제4호서식의 사업장 탈퇴신고서에 사업장 탈퇴 사실을 증명할 수 있는 서류를 첨부하여 공단에 제출하여야 한다. 이 경우 공단은 「전자정부법」 제36조제

2항에 따른 행정정보의 공동이용을 통하여 휴업·폐업 사실 증명원(사업장이 휴업·폐업한 경우만 해당한다) 및 법인 등기사항증명서를 확인하여야 하며, 신고인이 휴업·폐업 사실 증명원을 확인하는 것에 동의하지 아니하는 경우에는 이를 첨부하도록 하여야 한다.

1. 사업장이 휴업·폐업되는 경우
2. 사업장이 합병되는 경우
3. 사업장이 폐쇄되는 경우
4. 사업장에 근로자가 없게 되거나 「국민건강보험법 시행령」(이하 "영"이라 한다) 제9조제1호에 따른 근로자만을 고용하게 되는 경우

제9조의2 [자격 취득·변동 사항의 고지] 공단은 제96조제1항에 따라 제공받은 자료를 통하여 가입자 자격의 취득 또는 변동 여부를 확인하는 경우에는 자격 취득 또는 변동 후 최초로 제79조에 따른 납부의무자에게 보험료 납입 고지를 할 때 보건복지부령으로 정하는 바에 따라 자격 취득 또는 변동에 관한 사항을 알려야 한다.

본조신설 2019.1.15.

제10조 [자격의 상실 시기 등] ① 가입자는 다음 각 호의 어느 하나에 해당하게 된 날에 그 자격을 잃는다.

1. 사망한 날의 다음 날
2. 국적을 잃은 날의 다음 날
3. 국내에 거주하지 아니하게 된 날의 다음 날
4. 직장가입자의 피부양자가 된 날
5. 수급권자가 된 날
6. 건강보험을 적용받고 있던 사람이 유공자등 의료보호대상자가 되어 건강보험의 적용배제신청을 한 날

② 제1항에 따라 자격을 잃은 경우 직장가입자의 사용자와 지역가입자의 세대주는 그 명세를 보건복지부령으로 정하는 바에 따라 자격을 잃은 날부터 14일 이내에 보험자에게 신고하여야 한다.

시행규칙

칙 제4조 (가입자 자격의 취득·변동·상실의 신고) ① 세대주는 그 세대의 구성원이 법 제6조제3항·제8조제1항 및 제9조제1항에 따라 지역가입자의 자격을 취득한 경우 또는 지역가입자로 자격이 변동된 경우에는 별지 제5호서식의 지역가입자 자격 취득·변동 신고서에 보험료 감면 증명자료를 첨부(법 제74조 및 제75조에 따라 보험료가 면제되거나 일부를 경감받는 사람만 해당하며, 공단이 법 제96조에 따라 국가 등으로부터 제공받은 자료로 보험료 감면 대상자임을 확인할 수 있는 경우에는 첨부하지 아니한다)해 공단에 제출해야 한다. 다만, 제4항제2호에 따라 사용자가 별지 제8호서식의 직장가입자 자격상실 신고서를 공단에 제출한 경우에는 별지 제5호서식의 지역가입자자격취득·변동신고서를 제출한 것으로 본다. 개정 2018.12.18.

② 사용자는 법 제6조제2항·제4항, 제8조제1항 및 제9조제1항에 따라 근로자·공무원 및 교직원이 다음 각 호의 어느 하나에 해당하는 경우에는 별지 제6호서식의 직장가입자 자격취득 신고서를 공단에 제출해야 한다. 이 경우 제2조제1항 각 호의 요건을 갖추었는지 여부를 주민등록표 등본으로 확인할 수 없을 때에는 가족관계등록부의 증명서 1부를 첨부해야 한다. 개정 2018.12.18.

1. 직장가입자가 아닌 사람이 직장가입자인 근로자·사용자·공무원 및 교직원이 된 경우
2. 직장가입자인 근로자·사용자가 다른 사업장의 직장가입자가 되거나 직장가입자인 공무원·교직원이 된 경우
3. 직장가입자인 공무원·교직원이 직장가입자인 근로자·사용자가 되거나 소속 기관장을 달리하는 기관으로 전출된 경우

③ 법 제9조제3항에 따라 국방부장관 또는 법무부장관이 공단에 통지해야 할 사항은 다음 각 호와 같다. 개정 2018.12.18.

1. 국방부장관: 법 제54조제3호에 해당하는 사람의 성명·주민등록번호·입대일·전역일 및 전환복무일
2. 법무부장관: 법 제54조제4호에 해당하는 사람의 성명·주민등록번호·입소일·출소일·수용기관명칭·코드 및 신분 구분

④ 법 제10조제2항에 따른 자격상실의 신고는 다음 각 호의 구분에 따라 해야 한다. 개정 2018.12.18.

1. 지역가입자: 세대주가 별지 제7호서식의 지역가입자 자격상실 신고서를 공단에 제출
2. 직장가입자: 사용자가 별지 제8호서식의 직장가입자 자격상실 신고서를 공단에 제출

⑤ 사용자는 제2항에 따라 공단에 신고한 직장가입자의 내용이 변경된 경우에는 변경된 날부터 14일 이내에 별지 제9호서식의 직장가입자 내용변경 신고서를 공단에 제출해야 한다. 개정 2018.12.18.

칙 제4조의2 (가입자 자격의 취득·변동의 고지사항) 공단은 법 제9조의2에 따라 자격 취득 또는 변동에 관한 사항을 알리는 경우에는 제48조에 따른 납입고지서에 다음 각 호의 사항을 명시해야 한다.

1. 가입자 자격의 취득 또는 변동이 발생한 가입자의 성명
2. 취득 또는 변동이 발생한 자격

본조신설 2019.6.12.

제11조 [자격취득 등의 확인] ① 가입자 자격의 취득 · 변동 및 상실은 제8조부터 제10조까지의 규정에 따른 자격의 취득 · 변동 및 상실의 시기로 소급하여 효력을 발생한다. 이 경우 보험자는 그 사실을 확인할 수 있다.

② 가입자나 가입자이었던 사람 또는 피부양자나 피부양자이었던 사람은 제1항에 따른 확인을 청구할 수 있다.

제12조 [건강보험증] ① 국민건강보험공단은 가입자 또는 피부양자가 신청하는 경우 건강보험증을 발급하여야 한다. 개정 2018.12.11.

② 가입자 또는 피부양자가 요양급여를 받을 때에는 제1항의 건강보험증을 제42조제1항에 따른 요양기관(이하 "요양기관"이라 한다)에 제출하여야 한다. 다만, 천재지변이나 그 밖의 부득이한 사유가 있으면 그러하지 아니하다.

③ 가입자 또는 피부양자는 제2항 본문에도 불구하고 주민등록증, 운전면허증, 여권, 그 밖에 보건복지부령으로 정하는 본인 여부를 확인할 수 있는 신분증명서(이하 "신분증명서"라 한다)로 요양기관이 그 자격을 확인할 수 있으면 건강보험증을 제출하지 아니할 수 있다.

④ 가입자 · 피부양자는 제10조제1항에 따라 자격을 잃은 후 자격을 증명하던 서류를 사용하여 보험급여를 받아서는 아니 된다.

⑤ 누구든지 건강보험증이나 신분증명서를 다른 사람에게 양도(讓渡)하거나 대여하여 보험급여를 받게 하여서는 아니 된다.

⑥ 누구든지 건강보험증이나 신분증명서를 양도 또는 대여를 받거나 그 밖에 이를 부정하게 사용하여 보험급여를 받아서는 아니 된다.

⑦ 제1항에 따른 건강보험증의 신청 절차와 방법, 서식과 그 교부 및 사용 등에 필요한 사항은 보건복지부령으로 정한다. 개정 2018.12.11.

시행규칙

칙**제5조 (건강보험증의 발급 신청 등)** ① 가입자 또는 피부양자는 법 제12조제1항에 따른 건강보험증을 발급받으려면 별지 제10호서식의 건강보험증 발급 신청서를 공단에 제출해야 한다. 이 경우 「정보통신망 이용촉진 및 정보보호 등에 관한 법률」 제2조제1항제1호에 따른 정보통신망(이하 "정보통신망"이라 한다)을 통하여 해당 서류를 제출할 수 있다.

② 공단은 제1항에 따른 신청을 받으면 지체 없이 별지 제11호서식의 건강보험증을 신청인에게 발급해야 한다.

③ 공단은 법 제96조에 따라 제공받은 자료를 이용하여 가입자 또는 피부양자의 자격 취득 · 변동 사실을 확인한 경우에는 제2항에도 불구하고 가입자 또는 피부양자의 신청 없이 별지 제11호서식의 건강보험증을 발급할 수 있다.

④ 제2항 또는 제3항에 따라 건강보험증을 발급받은 가입자 또는 피부양자는 건강보험증에 기재된 내용이 변경된 경우에는 변경된 날부터 30일 이내에 별지 제10호서식의 건강보험증 기재사항 변경 신청서를 공단에 제출해야 한다.

전문개정 2019.6.12.

칙**제7조 (건강보험증을 대체하는 신분증명서)** 법 제12조제3항에서 "보건복지부령으로 정하는 본인 여부를 확인할 수 있는 신분증명서"란 다음 각 호의 증명서 또는 서류를 말한다. 이 경우 그 증명서 또는 서류에 유효기간이 적혀 있는 경우에는 그 유효기간이 지나지 아니하여야 한다.

1. 행정기관이나 공공기관이 발행한 증명서로서 사진이 붙어 있어 본인임을 확인할 수 있는 공무원증, 국가유공자증, 장애인 등록증, 외국인 등록증, 국가기술자격증, 그 밖에 신분을 확인할 수 있는 증명서
2. 행정기관이나 공공기관이 기록 · 관리하는 것으로서 사진이 붙어 있어 본인을 확인할 수 있는 서류

제 3 장 국민건강보험공단

제13조 [보험자] 건강보험의 보험자는 국민건강보험공단(이하 "공단"이라 한다)으로 한다.

제14조 [업무 등] ① 공단은 다음 각 호의 업무를 관장한다.

1. 가입자 및 피부양자의 자격 관리
2. 보험료와 그 밖에 이 법에 따른 징수금의 부과 · 징수
3. 보험급여의 관리
4. 가입자 및 피부양자의 질병의 조기발견 · 예방 및 건강관리를 위하여 요양급여 실시 현황과 건강검진 결과 등을 활용하여 실시하는 예방사업으로서 대통령령으로 정하는 사업 개정 2017.2.8.
5. 보험급여비용의 지급
6. 자산의 관리 · 운영 및 증식사업

7. 의료시설의 운영
8. 건강보험에 관한 교육훈련 및 홍보
9. 건강보험에 관한 조사연구 및 국제협력
10. 이 법에서 공단의 업무로 정하고 있는 사항
11. 「국민연금법」, 「고용보험 및 산업재해보상보험의 보험료징수 등에 관한 법률」, 「임금채권보장법」 및 「석면피해구제법」(이하 "징수위탁근거법"이라 한다)에 따라 위탁받은 업무
12. 그 밖에 이 법 또는 다른 법령에 따라 위탁받은 업무
13. 그 밖에 건강보험과 관련하여 보건복지부장관이 필요하다고 인정한 업무

② 제1항제6호에 따른 자산의 관리·운영 및 증식사업은 안정성과 수익성을 고려하여 다음 각 호의 방법에 따라야 한다.

1. 체신관서 또는 「은행법」에 따른 은행에의 예입 또는 신탁
2. 국가·지방자치단체 또는 「은행법」에 따른 은행이 직접 발행하거나 채무이행을 보증하는 유가증권의 매입
3. 특별법에 따라 설립된 법인이 발행하는 유가증권의 매입
4. 「자본시장과 금융투자업에 관한 법률」에 따른 신탁업자가 발행하거나 같은 법에 따른 집합투자업자가 발행하는 수익증권의 매입
5. 공단의 업무에 사용되는 부동산의 취득 및 일부 임대
6. 그 밖에 공단 자산의 증식을 위하여 대통령령으로 정하는 사업

③ 공단은 특정인을 위하여 업무를 제공하거나 공단 시설을 이용하게 할 경우 공단의 정관으로 정하는 바에 따라 그 업무의 제공 또는 시설의 이용에 대한 수수료와 사용료를 징수할 수 있다.

④ 공단은 「공공기관의 정보공개에 관한 법률」에 따라 건강보험과 관련하여 보유·관리하고 있는 정보를 공개한다.

시행령

영제9조의2 (공단의 업무) 법 제14조제1항제4호에서 "대통령령으로 정하는 사업"이란 다음 각 호의 사업을 말한다.

1. 가입자 및 피부양자의 건강관리를 위한 전자적 건강정보시스템의 구축·운영
2. 생애주기별·사업장별·직능별 건강관리 프로그램 또는 서비스의 개발 및 제공
3. 연령별·성별·직업별 주요 질환에 대한 정보 수집, 분석·연구 및 관리방안 제공
4. 고혈압·당뇨 등 주요 만성질환에 대한 정보 제공 및 건강관리 지원
5. 「지역보건법」 제2조제1호에 따른 지역보건의료기관과의 연계·협력을 통한 지역별 건강관리 사업 지원
6. 그 밖에 제1호부터 제5호까지에 준하는 사업으로서 가입자 및 피부양자의 건강관리를 위하여 보건복지부장관이 특히 필요하다고 인정하는 사업

본조신설 2017.8.1.

제15조 [법인격 등] ① 공단은 법인으로 한다.

② 공단은 주된 사무소의 소재지에서 설립등기를 함으로써 성립한다.

제16조 [사무소] ① 공단의 주된 사무소의 소재지는 정관으로 정한다.

② 공단은 필요하면 정관으로 정하는 바에 따라 분사무소를 둘 수 있다.

제17조 [정 관] ① 공단의 정관에는 다음 각 호의 사항을 적어야 한다.

1. 목적
2. 명칭
3. 사무소의 소재지
4. 임직원에 관한 사항
5. 이사회의 운영
6. 재정운영위원회에 관한 사항
7. 보험료 및 보험급여에 관한 사항
8. 예산 및 결산에 관한 사항
9. 자산 및 회계에 관한 사항
10. 업무와 그 집행

11. 정관의 변경에 관한 사항
12. 공고에 관한 사항

② 공단은 정관을 변경하려면 보건복지부장관의 인가를 받아야 한다.

제18조 [등 기] 공단의 설립등기에는 다음 각 호의 사항을 포함하여야 한다.

1. 목적
2. 명칭
3. 주된 사무소 및 분사무소의 소재지
4. 이사장의 성명 · 주소 및 주민등록번호

제19조 [해 산] 공단의 해산에 관하여는 법률로 정한다.

제20조 [임 원] ① 공단은 임원으로서 이사장 1명, 이사 14명 및 감사 1명을 둔다. 이 경우 이사장, 이사 중 5명 및 감사는 상임으로 한다.

② 이사장은 「공공기관의 운영에 관한 법률」 제29조에 따른 임원추천위원회(이하 "임원추천위원회"라 한다)가 복수로 추천한 사람 중에서 보건복지부장관의 제청으로 대통령이 임명한다.

③ 상임이사는 보건복지부령으로 정하는 추천 절차를 거쳐 이사장이 임명한다.

④ 비상임이사는 다음 각 호의 사람을 보건복지부장관이 임명한다.

1. 노동조합 · 사용자단체 · 시민단체 · 소비자단체 · 농어업인단체 및 노인단체가 추천하는 각 1명
2. 대통령령으로 정하는 바에 따라 추천하는 관계 공무원 3명

⑤ 감사는 임원추천위원회가 복수로 추천한 사람 중에서 기획재정부장관의 제청으로 대통령이 임명한다.

⑥ 제4항에 따른 비상임이사는 정관으로 정하는 바에 따라 실비변상(實費辨償)을 받을 수 있다.

⑦ 이사장의 임기는 3년, 이사(공무원인 이사는 제외한다)와 감사의 임기는 각각 2년으로 한다.

시행령

영제10조 (공무원인 임원) 법 제20조제4항제2호에 따라 기획재정부장관, 보건복지부장관 및 인사혁신처장은 해당 기관 소속의 3급 공무원 또는 고위공무원단에 속하는 일반직공무원 중에서 각 1명씩을 지명하는 방법으로 공단의 비상임이사를 추천한다.

시행규칙

칙제8조 (상임이사 후보 추천 절차 등) ① 법 제20조제3항에 따른 상임이사 후보를 추천하기 위하여 공단에 상임이사추천위원회(이하 "상임이사추천위원회"라 한다)를 둔다.

② 상임이사추천위원회는 위원장을 포함한 5명의 위원으로 구성한다. 이 경우 위원장은 공단의 인사업무를 담당하는 상임이사(인사업무를 담당하는 상임이사 후보를 추천하는 경우에는 이사장이 지명하는 이사)로 하고, 위원은 이사장이 위촉하는 다음 각 호의 사람으로 한다.

1. 공단의 비상임이사 2명
2. 공단의 업무에 관한 전문지식과 경험이 풍부한 사람으로서 공단의 임직원이 아닌 사람 2명

③ 제1항과 제2항에서 규정한 사항 외에 후보자 심사 및 추천 방법, 위원의 제척(除斥) · 기피 · 회피 등 상임이사추천위원회 운영 등에 필요한 사항은 공단의 정관 또는 내규(內規)로 정한다.

제21조 [징수이사] ① 상임이사 중 제14조제1항제2호 및 제11호의 업무를 담당하는 이사(이하 "징수이사"라 한다)는 경영, 경제 및 사회보험에 관한 학식과 경험이 풍부한 사람으로서 보건복지부령으로 정하는 자격을 갖춘 사람 중에서 선임한다.

② 징수이사 후보를 추천하기 위하여 공단에 이사를 위원으로 하는 징수이사추천위원회(이하 "추천위원회"라 한다)를 둔다. 이 경우 추천위원회의 위원장은 이사장이 지명하는 이사로 한다.

③ 추천위원회는 주요 일간신문에 징수이사 후보의 모집 공고를 하여야 하며, 이와 별도로 적임자로 판단되는 징수이사 후보를 조사하거나 전문단체에 조사를 의뢰할 수 있다.

④ 추천위원회는 제3항에 따라 모집한 사람을 보건복지부령으로 정하는 징수이사 후보 심사기준에 따라 심사하여야 하며, 징수이사 후보로 추천될 사람과 계약 조건에 관하여 협의하여야 한다.

⑤ 이사장은 제4항에 따른 심사와 협의 결과에 따라 징수이사 후보와 계약을 체결하여야 하며, 이 경우 제20조제3항에 따른 상임이사의 임명으로 본다.

⑥ 제4항에 따른 계약 조건에 관한 협의, 제5항에 따른 계약 체결 등에 필요한 사항은 보건복지부령으로 정한다.

시행규칙

칙제9조 (징수이사 후보의 자격기준 및 심사기준 등) ① 법 제21조제1항에서 "보건복지부령으로 정하는 자격을 갖춘 사람"이란 법 제21조제2항에 따른 징수이사추천위원회(이하 "징수이사추천위원회"라 한다)가 정하는 단위 부서장 이상의 경력이 있는 사람으로서 법 제14조제1항제2호 및 제11호에 따른 업무에 관한 전문지식 및 경험을 갖추고 경영혁신을 추진할 수 있는 사람을 말한다.

② 법 제21조제4항에 따른 심사는 징수이사추천위원회가 징수이사 후보가 다음 각 호의 요소를 갖추고 있는지를 평가하여 이를 점수로 환산하는 방법으로 한다. 이 경우 각 호의 요소별 배점이나 그 밖에 심사에 필요한 사항은 징수이사추천위원회가 정한다.

1. 경영, 경제 및 사회보험에 관한 학식
2. 문제에 대한 예측 및 예방조치 능력
3. 조직관리 능력
4. 그 밖에 징수이사로서의 자질과 능력을 평가할 수 있는 것으로서 징수이사추천위원회가 정하는 요소

③ 징수이사추천위원회는 법 제21조제4항에 따라 징수이사 후보로 추천될 사람과 다음 각 호의 계약 조건에 대하여 협의하여야 한다.

1. 법에 따라 징수하는 보험료, 「국민연금법」, 「고용보험 및 산업재해보상보험의 보험료징수 등에 관한 법률」, 「임금채권보장법」, 「석면피해구제법」의 위탁에 따라 징수하는 연금보험료, 고용보험료, 산업재해보상보험료, 부담금 및 분담금 등의 징수 목표 및 민원관리에 관한 사항
2. 보수와 상벌 등 근로 조건에 관한 사항
3. 해임 사유에 관한 사항
4. 그 밖에 고용관계의 성립·소멸 등에 필요한 사항

④ 징수이사추천위원회의 회의는 재적위원 과반수의 출석으로 개의(開議)하고, 출석위원 과반수의 찬성으로 의결한다.

제22조 [임원의 직무] ① 이사장은 공단을 대표하고 업무를 총괄하며, 임기 중 공단의 경영성과에 대하여 책임을 진다.

② 상임이사는 이사장의 명을 받아 공단의 업무를 집행한다.

③ 이사장이 부득이한 사유로 그 직무를 수행할 수 없을 때에는 정관으로 정하는 바에 따라 상임이사 중 1명이 그 직무를 대행하고, 상임이사가 없거나 그 직무를 대행할 수 없을 때에는 정관으로 정하는 임원이 그 직무를 대행한다.

④ 감사는 공단의 업무, 회계 및 재산 상황을 감사한다.

제23조 [임원 결격사유] 다음 각 호의 어느 하나에 해당하는 사람은 공단의 임원이 될 수 없다.

1. 대한민국 국민이 아닌 사람
2. 「공공기관의 운영에 관한 법률」 제34조제1항 각 호의 어느 하나에 해당하는 사람

제24조 [임원의 당연퇴임 및 해임] ① 임원이 제23조 각 호의 어느 하나에 해당하게 되거나 임명 당시 그에 해당하는 사람으로 확인되면 그 임원은 당연퇴임한다.

② 임명권자는 임원이 다음 각 호의 어느 하나에 해당하면 그 임원을 해임할 수 있다.

1. 신체장애나 정신장애로 직무를 수행할 수 없다고 인정되는 경우
2. 직무상 의무를 위반한 경우
3. 고의나 중대한 과실로 공단에 손실이 생기게 한 경우
4. 직무 여부와 관계없이 품위를 손상하는 행위를 한 경우
5. 이 법에 따른 보건복지부장관의 명령을 위반한 경우

제25조 [임원의 겸직 금지 등] ① 공단의 상임임원과 직원은 그 직무 외에 영리를 목적으로 하는 사업에 종사하지 못한다.

② 공단의 상임임원이 임명권자 또는 제청권자의 허가를 받거나 공단의 직원이 이사장의 허가를 받은 경우에는 비영리 목적의 업무를 겸할 수 있다.

제26조 [이사회] ① 공단의 주요 사항(「공공기관의 운영에 관한 법률」 제17조제1항 각 호의 사항을 말한다)을 심의·의결하기 위하여 공단에 이사회를 둔다.

② 이사회는 이사장과 이사로 구성한다.

③ 감사는 이사회에 출석하여 발언할 수 있다.

④ 이사회의 의결 사항 및 운영 등에 필요한 사항은 대통령령으로 정한다.

시행령

영제11조 (이사회의 심의 · 의결사항) 법 제26조제4항에 따라 다음 각 호의 사항은 공단의 이사회(이하 "이사회"라 한다)의 심의 · 의결을 거쳐야 한다. 다만, 법 제4조제1항에 따른 심의위원회의 심의 · 의결사항 및 법 제33조에 따른 재정운영위원회(이하 "재정운영위원회"라 한다)의 심의 · 의결사항은 제외한다.

1. 사업운영계획 등 공단 운영의 기본방침에 관한 사항
2. 예산 및 결산에 관한 사항
3. 정관 변경에 관한 사항
4. 규정의 제정 · 개정 및 폐지에 관한 사항
5. 보험료와 그 밖의 법에 따른 징수금(이하 "보험료등"이라 한다) 및 보험급여에 관한 사항
6. 법 제37조에 따른 차입금에 관한 사항
7. 법 제38조에 따른 준비금, 그 밖에 중요재산의 취득 · 관리 및 처분에 관한 사항
8. 그 밖에 공단 운영에 관한 중요 사항

영제12조 (이사회의 회의) ① 이사회의 회의는 정기회의와 임시회의로 구분한다.

② 정기회의는 매년 2회 정관으로 정하는 시기에 이사회의 의장이 소집한다.

③ 임시회의는 재적이사(이사장을 포함한다. 이하 같다) 3분의 1 이상이 요구할 때 또는 이사장이 필요하다고 인정할 때에 이사회의 의장이 소집한다.

④ 이사회의 회의는 재적이사 과반수의 출석으로 개의하고, 재적이사 과반수의 찬성으로 의결한다.

⑤ 이사회의 의장은 이사장이 된다.

⑥ 이사회의 회의 소집 절차 등 이사회 운영에 필요한 그 밖의 사항은 공단의 정관으로 정한다.

제27조 [직원의 임면] 이사장은 정관으로 정하는 바에 따라 직원을 임면(任免)한다.

제28조 [벌칙 적용 시 공무원 의제] 공단의 임직원은 「형법」 제129조부터 제132조까지의 규정을 적용할 때 공무원으로 본다.

제29조 [규정 등] 공단의 조직 · 인사 · 보수 및 회계에 관한 규정은 이사회의 의결을 거쳐 보건복지부장관의 승인을 받아 정한다.

제30조 [대리인의 선임] 이사장은 공단 업무에 관한 모든 재판상의 행위 또는 재판 외의 행위를 대행하게 하기 위하여 공단의 이사 또는 직원 중에서 대리인을 선임할 수 있다.

제31조 [대표권의 제한] ① 이사장은 공단의 이익과 자기의 이익이 상반되는 사항에 대하여는 공단을 대표하지 못한다. 이 경우 감사가 공단을 대표한다.

② 공단과 이사장 사이의 소송은 제1항을 준용한다.

제32조 [이사장 권한의 위임] 이 법에 규정된 이사장의 권한 중 급여의 제한, 보험료의 납입고지 등 대통령령으로 정하는 사항은 정관으로 정하는 바에 따라 분사무소의 장에게 위임할 수 있다.

시행령

영제13조 (이사장 권한의 위임) 법 제32조에서 "대통령령으로 정하는 사항"이란 다음 각 호의 권한을 말한다.

1. 법 제5조 및 제8조부터 제10조까지의 규정에 따른 자격 관리에 관한 권한
2. 법 제7조에 따른 사업장 관리에 관한 권한
3. 법 제53조에 따른 보험급여의 제한에 관한 권한
4. 법 제57조 · 제69조 · 제79조 및 제81조에 따른 보험료 등의 부과 · 징수, 납입 고지, 독촉 및 국세체납 처분의 예에 따른 징수에 관한 권한
5. 법 제58조에 따른 손해배상을 청구할 권리의 행사에 관한 권한
6. 법 제75조에 따른 보험료의 경감에 관한 권한
7. 법 제82조에 따른 분할납부 승인 및 승인취소에 관한 권한
8. 법 제109조 및 제110조에 따른 가입자 및 피부양자의 자격관리, 보험급여 제한 및 보험료의 부과 · 징수에 관한 권한
9. 「국민연금법」, 「고용보험 및 산업재해보상보험의 보험료징수 등에 관한 법률」, 「임금채권보장법」 및 「석면피해구제법」(이하 "징수위탁근거법"이라 한다)에 따라 위탁받은 연금보험료, 고용보험료, 산업재해보상보험료, 부담금 및 분담금 등(이하 "징수위탁보험료등"이라 한다)의 납입 고지 및 독촉 · 체납처분 등 징수에 관한 권한
10. 그 밖에 법에 따른 공단 업무의 효율적인 수행을 위하여 공단의 정관으로 정하는 권한

제33조 [재정운영위원회] ① 제45조제1항에 따른 요양급여비용의 계약 및 제84조에 따른 결손처분 등 보험재정에 관련된 사항을 심의·의결하기 위하여 공단에 재정운영위원회를 둔다.

② 재정운영위원회의 위원장은 제34조제1항제3호에 따른 위원 중에서 호선(互選)한다.

제34조 [재정운영위원회의 구성 등] ① 재정운영위원회는 다음 각 호의 위원으로 구성한다.

1. 직장가입자를 대표하는 위원 10명
2. 지역가입자를 대표하는 위원 10명
3. 공익을 대표하는 위원 10명

② 제1항에 따른 위원은 다음 각 호의 사람을 보건복지부장관이 임명하거나 위촉한다.

1. 제1항제1호의 위원은 노동조합과 사용자단체에서 추천하는 각 5명
2. 제1항제2호의 위원은 대통령령으로 정하는 바에 따라 농어업인 단체·도시자영업자단체 및 시민단체에서 추천하는 사람
3. 제1항제3호의 위원은 대통령령으로 정하는 관계 공무원 및 건강보험에 관한 학식과 경험이 풍부한 사람

③ 재정운영위원회 위원(공무원인 위원은 제외한다)의 임기는 2년으로 한다. 다만, 위원의 사임 등으로 새로 위촉된 위원의 임기는 전임위원 임기의 남은 기간으로 한다.

④ 재정운영위원회의 운영 등에 필요한 사항은 대통령령으로 정한다.

시행령

영제14조 (재정운영위원회의 구성) ① 법 제34조제2항제2호에 따라 농어업인 단체, 도시자영업자단체 및 시민단체는 다음 각 호의 구분에 따라 같은 조 제1항제2호에 따른 위원을 추천한다.

1. 농어업인 단체 및 도시자영업자단체: 각각 3명씩 추천
2. 시민단체: 4명 추천

② 법 제34조제2항제3호에서 "대통령령으로 정하는 관계 공무원"이란 기획재정부장관 및 보건복지부장관이 해당 기관 소속의 4급 이상 공무원 또는 고위공무원단에 속하는 일반직공무원 중에서 각각 1명씩 지명하는 사람을 말한다.

영제15조 (재정운영위원회의 운영) ① 재정운영위원회의 회의는 정기회의와 임시회의로 구분한다.

② 정기회의는 매년 1회 정관으로 정하는 시기에 재정운영위원회의 위원장이 소집한다.

③ 임시회의는 공단 이사장 또는 재적위원 3분의 1 이상이 요구할 때 또는 재정운영위원회의 위원장이 필요하다고 인정할 때에 위원장이 소집한다.

④ 재정운영위원회의 위원장은 재정운영위원회 회의의 의장이 되며, 회의는 재적위원 과반수의 출석으로 개의하고, 출석위원 과반수의 찬성으로 의결한다.

⑤ 재정운영위원회의 회의 소집 절차 등 재정운영위원회 운영에 필요한 그 밖의 사항은 공단의 정관으로 정한다.

영제16조 (재정운영위원회의 간사) ① 재정운영위원회의 사무를 처리하기 위하여 재정운영위원회에 간사 1명을 둔다.

② 간사는 공단 소속 직원 중에서 위원장이 지명한다.

영제17조 (재정운영위원회의 회의록) ① 위원장은 재정운영위원회의 회의록을 작성하여 보관하여야 한다.

② 제1항에 따른 회의록에는 회의 경과, 심의사항 및 의결사항을 기록하고 위원장과 출석한 위원이 서명하거나 날인하여야 한다.

제35조 [회 계] ① 공단의 회계연도는 정부의 회계연도에 따른다.

② 공단은 직장가입자와 지역가입자의 재정을 통합하여 운영한다.

③ 공단은 건강보험사업 및 징수위탁근거법의 위탁에 따른 국민연금사업·고용보험사업·산업재해보상보험사업·임금채권보장사업에 관한 회계를 공단의 다른 회계와 구분하여 각각 회계처리하여야 한다. 개정 2018.1.16.

제36조 [예 산] 공단은 회계연도마다 예산안을 편성하여 이사회의 의결을 거친 후 보건복지부장관의 승인을 받아야 한다. 예산을 변경할 때에도 또한 같다.

제37조 [차입금] 공단은 지출할 현금이 부족한 경우에는 차입할 수 있다. 다만, 1년 이상 장기로 차입하려면 보건복지부장관의 승인을 받아야 한다.

제38조 [준비금] ① 공단은 회계연도마다 결산상의 잉여금 중에서 그 연도의 보험급여에 든 비용의 100분의 5 이상에 상당하는 금액을 그 연도에 든 비용의 100분의 50에 이를 때까지 준비금으로 적립하여야 한다.

② 제1항에 따른 준비금은 부족한 보험급여비용에 충당하거나 지출할 현금이 부족할 때 외에는 사용할 수 없으며, 현금 지출

에 준비금을 사용한 경우에는 해당 회계연도 중에 이를 보전(補塡)하여야 한다.
③ 제1항에 따른 준비금의 관리 및 운영 방법 등에 필요한 사항은 보건복지부장관이 정한다.

제39조 [결 산] ① 공단은 회계연도마다 결산보고서와 사업보고서를 작성하여 다음해 2월 말일까지 보건복지부장관에게 보고하여야 한다.
② 공단은 제1항에 따라 결산보고서와 사업보고서를 보건복지부장관에게 보고하였을 때에는 보건복지부령으로 정하는 바에 따라 그 내용을 공고하여야 한다.

시행규칙

칙 **제10조 (결산보고서 등의 공고)** 공단은 법 제39조제2항에 따라 결산보고서 및 사업보고서를 작성하여 보건복지부장관에게 보고한 경우에는 그 개요를 「신문 등의 진흥에 관한 법률」 제9조제1항제9호에 따른 보급지역을 전국으로 하여 등록한 1개 이상의 일반일간신문에 공고하여야 한다.

제39조의2 [재난적의료비 지원사업에 대한 출연] 공단은 「재난적의료비 지원에 관한 법률」에 따른 재난적의료비 지원사업에 사용되는 비용에 충당하기 위하여 매년 예산의 범위에서 출연할 수 있다. 이 경우 출연 금액의 상한 등에 필요한 사항은 대통령령으로 정한다.
본조신설 2018.1.16.

제40조 [「민법」의 준용] 공단에 관하여 이 법과 「공공기관의 운영에 관한 법률」에서 정한 사항 외에는 「민법」 중 재단법인에 관한 규정을 준용한다.

제 4 장 보험급여

제41조 [요양급여] ① 가입자와 피부양자의 질병, 부상, 출산 등에 대하여 다음 각 호의 요양급여를 실시한다.
1. 진찰 · 검사
2. 약제(藥劑) · 치료재료의 지급
3. 처치 · 수술 및 그 밖의 치료
4. 예방 · 재활
5. 입원
6. 간호
7. 이송(移送)

② 제1항에 따른 요양급여(이하 "요양급여"라 한다)의 범위(이하 "요양급여대상"이라 한다)는 다음 각 호와 같다.
1. 제1항 각 호의 요양급여(제1항제2호의 약제는 제외한다): 제4항에 따라 보건복지부장관이 비급여대상으로 정한 것을 제외한 일체의 것
2. 제1항제2호의 약제: 제41조의3에 따라 요양급여대상으로 보건복지부장관이 결정하여 고시한 것

③ 요양급여의 방법 · 절차 · 범위 · 상한 등의 기준은 보건복지부령으로 정한다.
④ 보건복지부장관은 제3항에 따라 요양급여의 기준을 정할 때 업무나 일상생활에 지장이 없는 질환에 대한 치료 등 보건복지부령으로 정하는 사항은 요양급여대상에서 제외되는 사항(이하 "비급여대상"이라 한다)으로 정할 수 있다.

제41조의2 [약제에 대한 요양급여비용 상한금액의 감액 등] ① 보건복지부장관은 「약사법」 제47조제2항의 위반과 관련된 제41조제1항제2호의 약제에 대하여는 요양급여비용 상한금액(제41조제3항에 따라 약제별 요양급여비용의 상한으로 정한 금액을 말한다. 이하 같다)의 100분의 20을 넘지 아니하는 범위에서 그 금액의 일부를 감액할 수 있다. 신설 2018.3.27.
② 보건복지부장관은 제1항에 따라 요양급여비용의 상한금액이 감액된 약제가 감액된 날부터 5년의 범위에서 대통령령으로 정하는 기간 내에 다시 제1항에 따른 감액의 대상이 된 경우에는 요양급여비용 상한금액의 100분의 40을 넘지 아니하는 범위에서 요양급여비용 상한금액의 일부를 감액할 수 있다. 신설 2018.3.27.
③ 보건복지부장관은 제2항에 따라 요양급여비용의 상한금액이 감액된 약제가 감액된 날부터 5년의 범위에서 대통령령으로 정하는 기간 내에 다시 「약사법」 제47조제2항의 위반과 관련된 경우에는 해당 약제에 대하여 1년의 범위에서 기간을 정하여 요양급여의 적용을 정지할 수 있다. 개정 2018.3.27.

④ 제1항부터 제3항까지의 규정에 따른 요양급여비용 상한금액의 감액 및 요양급여 적용 정지의 기준, 절차, 그 밖에 필요한 사항은 대통령령으로 정한다. 〈개정 2018.3.27.〉

〈제목개정 2018.3.27.〉

시행령

영 제18조의2 (약제에 대한 요양급여비용 상한금액의 감액 및 요양급여의 적용 정지 기준 등) ① 보건복지부장관은 법 제41조의2에 따라 약제에 대한 요양급여비용의 상한금액(법 제41조제3항에 따라 약제별 요양급여비용의 상한으로 정한 금액을 말한다. 이하 "상한금액"이라 한다)을 감액하거나 요양급여의 적용을 정지한 경우에는 그 사실을 공단과 심사평가원에 통보하여 상한금액 감액 및 요양급여의 적용 정지 내역을 기록·관리하도록 하여야 한다.

② 법 제41조의2제2항 및 제3항에서 "대통령령으로 정하는 기간"이란 각각 5년을 말한다. 〈개정 2019.6.11.〉

③ 보건복지부장관은 법 제41조의2제1항 또는 제2항에 따른 상한금액 감액의 대상이 되는 약제 중 다음 각 호의 어느 하나에 해당하는 약제에 대해서는 상한금액을 감액하지 아니할 수 있다.

1. 퇴장방지의약품(환자의 진료에 반드시 필요하나 경제성이 없어 「약사법」에 따른 제조업자·위탁제조판매업자·수입자가 생산 또는 수입을 기피하는 약제로서 보건복지부장관이 지정·고시하는 의약품을 말한다. 이하 같다)
2. 희귀의약품(적절한 대체의약품이 없어 긴급히 생산 또는 수입하여야 하는 약제로서 식품의약품안전처장이 정하는 의약품을 말한다. 이하 같다)
3. 저가의약품(상한금액이 보건복지부장관이 정하여 고시하는 기준금액 이하인 약제로서 보건복지부장관이 정하여 고시하는 의약품을 말한다)

④ 법 제41조의2제1항부터 제3항까지의 규정에 따른 약제에 대한 상한금액의 감액 및 요양급여의 적용 정지 기준은 별표 4의2와 같다.

〈전문개정 2018.9.28.〉

제41조의3 [행위·치료재료 및 약제에 대한 요양급여대상 여부의 결정] ① 제42조에 따른 요양기관, 치료재료의 제조업자·수입업자 등 보건복지부령으로 정하는 자는 요양급여대상 또는 비급여대상으로 결정되지 아니한 제41조제1항제1호·제3호·제4호의 요양급여에 관한 행위 및 제41조제1항제2호의 치료재료(이하 "행위·치료재료"라 한다)에 대하여 요양급여대상 여부의 결정을 보건복지부장관에게 신청하여야 한다.

② 「약사법」에 따른 약제의 제조업자·수입업자 등 보건복지부령으로 정하는 자는 요양급여대상에 포함되지 아니한 제41조제1항제2호의 약제(이하 이 조에서 "약제"라 한다)에 대하여 보건복지부장관에게 요양급여대상 여부의 결정을 신청할 수 있다.

③ 제1항 및 제2항에 따른 신청을 받은 보건복지부장관은 정당한 사유가 없으면 보건복지부령으로 정하는 기간 이내에 요양급여대상 또는 비급여대상의 여부를 결정하여 신청인에게 통보하여야 한다.

④ 보건복지부장관은 제1항 및 제2항에 따른 신청이 없는 경우에도 환자의 진료상 반드시 필요하다고 보건복지부령으로 정하는 경우에는 직권으로 행위·치료재료 및 약제의 요양급여대상의 여부를 결정할 수 있다.

⑤ 제1항 및 제2항에 따른 요양급여대상 여부의 결정 신청의 시기, 절차, 방법 및 업무의 위탁 등에 필요한 사항과 제3항과 제4항에 따른 요양급여대상 여부의 결정 절차 및 방법 등에 관한 사항은 보건복지부령으로 정한다.

제41조의4 [선별급여] ① 요양급여를 결정함에 있어 경제성 또는 치료효과성 등이 불확실하여 그 검증을 위하여 추가적인 근거가 필요하거나, 경제성이 낮아도 가입자와 피부양자의 건강회복에 잠재적 이득이 있는 등 대통령령으로 정하는 경우에는 예비적인 요양급여인 선별급여로 지정하여 실시할 수 있다.

② 보건복지부장관은 대통령령으로 정하는 절차와 방법에 따라 제1항에 따른 선별급여(이하 "선별급여"라 한다)에 대하여 주기적으로 요양급여의 적합성을 평가하여 요양급여 여부를 다시 결정하고, 제41조제3항에 따른 요양급여의 기준을 조정하여야 한다.

시행령

영 제18조의4 (선별급여) ① 법 제41조의4제1항에 따른 선별급여(이하 "선별급여"라 한다)를 실시할 수 있는 경우는 다음 각 호와 같다.

1. 경제성 또는 치료효과성 등이 불확실하여 그 검증을 위하여 추가적인 근거가 필요한 경우
2. 경제성이 낮아도 가입자와 피부양자의 건강회복에 잠재적 이득이 있는 경우
3. 제1호 또는 제2호에 준하는 경우로서 요양급여에 대한 사회적 요구가 있거나 국민건강 증진의 강화를 위하여 보건복지부장관이 특히 필요하다고 인정하는 경우

② 법 제41조의4제2항에 따른 선별급여의 적합성평가(이하 "적합성평가"라 한다)는 다음 각 호의 구분에 따른다.
1. 평가주기: 선별급여를 실시한 날부터 5년마다 평가할 것. 다만, 보건복지부장관은 해당 선별급여의 내용 · 성격 또는 효과 등을 고려하여 신속한 평가가 필요하다고 인정하는 경우에는 그 평가주기를 달리 정할 수 있다.
2. 평가항목: 다음 각 목의 사항을 평가할 것
가. 치료 효과 및 치료 과정의 개선에 관한 사항
나. 비용 효과에 관한 사항
다. 다른 요양급여와의 대체가능성에 관한 사항
라. 국민건강에 대한 잠재적 이득에 관한 사항
마. 그 밖에 가목부터 라목까지의 규정에 준하는 사항으로서 보건복지부장관이 적합성평가를 위하여 특히 필요하다고 인정하는 사항
3. 평가방법: 서면평가의 방법으로 실시할 것. 다만, 보건복지부장관이 필요하다고 인정하는 경우에는 현장조사 · 문헌조사 또는 설문조사 등의 방법을 추가하여 실시할 수 있다.

③ 보건복지부장관은 적합성평가와 관련하여 전문적 · 심층적 검토가 필요하다고 인정하는 경우에는 보건의료 관련 연구기관 · 단체 또는 전문가 등에게 그 평가를 의뢰하여 실시할 수 있다.
④ 보건복지부장관은 적합성평가를 위하여 필요하다고 인정하는 경우에는 관계 중앙행정기관, 지방자치단체, 「공공기관의 운영에 관한 법률」에 따른 공공기관 또는 보건의료 관련 법인 · 단체 · 전문가 등에게 필요한 자료 또는 의견의 제출을 요청할 수 있다.
⑤ 제2항부터 제4항까지에서 규정한 사항 외에 적합성평가의 절차 및 방법 등에 필요한 사항은 보건복지부장관이 정하여 고시한다.
[본조신설 2017.3.20.]

제41조의5 [방문요양급여] 가입자 또는 피부양자가 질병이나 부상으로 거동이 불편한 경우 등 보건복지부령으로 정하는 사유에 해당하는 경우에는 가입자 또는 피부양자를 직접 방문하여 제41조에 따른 요양급여를 실시할 수 있다.
[본조신설 2018.12.11.]

제42조 [요양기관] ① 요양급여(간호와 이송은 제외한다)는 다음 각 호의 요양기관에서 실시한다. 이 경우 보건복지부장관은 공익이나 국가정책에 비추어 요양기관으로 적합하지 아니한 대통령령으로 정하는 의료기관 등은 요양기관에서 제외할 수 있다.
1. 「의료법」에 따라 개설된 의료기관
2. 「약사법」에 따라 등록된 약국
3. 「약사법」 제91조에 따라 설립된 한국희귀 · 필수의약품센터 [개정 2018.3.27.]
4. 「지역보건법」에 따른 보건소 · 보건의료원 및 보건지소
5. 「농어촌 등 보건의료를 위한 특별조치법」에 따라 설치된 보건진료소

② 보건복지부장관은 효율적인 요양급여를 위하여 필요하면 보건복지부령으로 정하는 바에 따라 시설 · 장비 · 인력 및 진료과목 등 보건복지부령으로 정하는 기준에 해당하는 요양기관을 전문요양기관으로 인정할 수 있다. 이 경우 해당 전문요양기관에 인정서를 발급하여야 한다.
③ 보건복지부장관은 제2항에 따라 인정받은 요양기관이 다음 각 호의 어느 하나에 해당하는 경우에는 그 인정을 취소한다.
1. 제2항 전단에 따른 인정기준에 미달하게 된 경우
2. 제2항 후단에 따라 발급받은 인정서를 반납한 경우

④ 제2항에 따라 전문요양기관으로 인정된 요양기관 또는 「의료법」 제3조의4에 따른 상급종합병원에 대하여는 제41조제3항에 따른 요양급여의 절차 및 제45조에 따른 요양급여비용을 다른 요양기관과 달리 할 수 있다.
⑤ 제1항 · 제2항 및 제4항에 따른 요양기관은 정당한 이유 없이 요양급여를 거부하지 못한다.

시행령

영제18조 (요양기관에서 제외되는 의료기관 등) ① 법 제42조제1항 각 호 외의 부분 후단에서 "대통령령으로 정하는 의료기관 등"이란 다음 각 호의 의료기관 또는 약국을 말한다.
1. 「의료법」 제35조에 따라 개설된 부속 의료기관
2. 「사회복지사업법」 제34조에 따른 사회복지시설에 수용된 사람의 진료를 주된 목적으로 개설된 의료기관
3. 제19조제1항에 따른 본인일부부담금을 받지 아니하거나 경감하여 받는 등의 방법으로 가입자나 피부양자를 유인(誘引)하는 행위 또는 이와 관련하여 과잉 진료행위를 하거나 부당하게 많은 진료비를 요구하는 행위를 하여 다음 각 목의 어느 하나

에 해당하는 업무정지 처분 등을 받은 의료기관 개정 2017.3.20.

가. 법 제98조에 따른 업무정지 또는 법 제99조에 따른 과징금 처분을 5년 동안 2회 이상 받은 의료기관

나. 「의료법」 제66조에 따른 면허자격정지 처분을 5년 동안 2회 이상 받은 의료인이 개설·운영하는 의료기관

4. 법 제98조에 따른 업무정지 처분 절차가 진행 중이거나 업무정지 처분을 받은 요양기관의 개설자가 개설한 의료기관 또는 약국

② 제1항제1호 및 제2호에 따른 의료기관은 요양기관에서 제외되려면 보건복지부장관이 정하는 바에 따라 요양기관 제외신청을 하여야 한다.

③ 의료기관 등이 요양기관에서 제외되는 기간은 제1항제3호의 경우에는 1년 이하로 하고, 제1항제4호의 경우에는 해당 업무정지 기간이 끝나는 날까지로 한다.

시행규칙

칙 **제11조 (요양기관의 인정 등)** ① 법 제42조제2항에 따른 전문요양기관의 인정기준은 별표 2와 같다.

② 법 제42조제2항에 따라 전문요양기관으로 인정받으려는 요양기관은 별지 제12호서식의 전문요양기관 인정신청서에 다음 각 호의 서류를 첨부하여 보건복지부장관에게 제출하여야 한다.

1. 시설, 장비 및 진료과목별 인력 현황 1부
2. 최근 6개월 동안의 입원환자 진료실적 1부

③ 보건복지부장관은 요양기관을 전문요양기관으로 인정한 경우에는 별지 제13호서식의 전문요양기관 인정서를 발급하여야 한다.

④ 제1항부터 제3항까지의 규정에 따른 인정기준의 세부 내용, 그 밖에 전문요양기관의 인정에 필요한 사항은 보건복지부장관이 정하여 고시한다.

제42조의2 [요양기관의 선별급여 실시에 대한 관리] ① 제42조제1항에도 불구하고, 선별급여 중 자료의 축적 또는 의료 이용의 관리가 필요한 경우에는 보건복지부장관이 해당 선별급여의 실시 조건을 사전에 정하여 이를 충족하는 요양기관만이 해당 선별급여를 실시할 수 있다.

② 제1항에 따라 선별급여를 실시하는 요양기관은 제41조의4제2항에 따른 해당 선별급여의 평가를 위하여 필요한 자료를 제출하여야 한다.

③ 보건복지부장관은 요양기관이 제1항에 따른 선별급여의 실시 조건을 충족하지 못하거나 제2항에 따른 자료를 제출하지 아니할 경우에는 해당 선별급여의 실시를 제한할 수 있다.

④ 제1항에 따른 선별급여의 실시 조건, 제2항에 따른 자료의 제출, 제3항에 따른 선별급여의 실시 제한 등에 필요한 사항은 보건복지부령으로 정한다.

제43조 [요양기관 현황에 대한 신고] ① 요양기관은 제47조에 따라 요양급여비용을 최초로 청구하는 때에 요양기관의 시설·장비 및 인력 등에 대한 현황을 제62조에 따른 건강보험심사평가원(이하 "심사평가원"이라 한다)에 신고하여야 한다.

② 요양기관은 제1항에 따라 신고한 내용(제45조에 따른 요양급여비용의 증감에 관련된 사항만 해당한다)이 변경된 경우에는 그 변경된 날부터 15일 이내에 보건복지부령으로 정하는 바에 따라 심사평가원에 신고하여야 한다.

③ 제1항 및 제2항에 따른 신고의 범위, 대상, 방법 및 절차 등에 필요한 사항은 보건복지부령으로 정한다.

시행규칙

칙 **제12조 (요양기관 현황 신고 등)** ① 요양기관은 법 제43조제1항에 따라 시설·장비 및 인력 등에 대한 현황을 신고하려면 별지 제14호서식의 요양기관 현황신고서[약국 및 「약사법」 제91조제1항에 따라 설립된 한국희귀·필수의약품센터(이하 "한국희귀·필수의약품센터"라 한다)의 경우에는 별지 제15호서식의 요양기관 현황 신고서(약국 및 한국희귀·필수의약품센터용)를 말한다] 및 별지 제16호서식의 의료장비 현황(변경) 신고서에 다음 각 호의 구분에 따른 서류를 첨부하여 건강보험심사평가원(이하 "심사평가원"이라 한다)에 제출하여야 한다. 다만, 법 제42조제1항제4호 및 제5호에 따른 요양기관은 다음 각 호의 구분에 따른 서류를 첨부하지 아니한다. 개정 2018.6.29.

1. 요양기관 현황 신고서의 경우에는 다음 각 목의 서류

가. 의료기관 개설신고증, 의료기관 개설허가증, 약국 개설등록증 또는 한국희귀·필수의약품센터 설립허가증 사본 1부

나. 삭제 <2018.9.28.>

다. 요양기관의 인력에 관한 면허나 자격을 확인할 수 있는 서류

라. 통장 사본 1부

2. 의료장비 현황 신고서의 경우에는 다음 각 목의 서류

가. 장비의 허가·신고·등록을 확인할 수 있는 서류

나. 장비의 검사나 검사면제에 관한 사항을 확인할 수 있는 서류
다. 장비를 구입하였거나 임차한 사실을 확인할 수 있는 서류

② 요양기관은 법 제43조제2항에 따라 요양기관의 인력 · 시설 · 장비 등의 내용이 변경된 경우에는 별지 16호서식의 의료장비 현황(변경) 신고서 및 별지 제17호서식의 요양기관 현황 변경신고서에 변경된 사항을 증명하는 서류를 첨부하여 심사평가원에 제출하여야 한다. 다만, 요양급여비용 수령 계좌를 변경하려는 경우에는 개설자나 대표자의 인감증명서(법인인 경우에는 법인 인감증명서를 말한다) 또는 「본인서명사실 확인 등에 관한 법률」 제2조제3호에 따른 본인서명사실확인서를 첨부하여야 하며, 별지 제17호서식의 요양기관 현황 변경신고서에 그 등록된 인감을 날인하거나 본인서명사실확인서와 동일한 서명을 하여야 한다. 개정 2018.6.29.

③ 제1항 및 제2항에 따른 신고서를 제출받은 심사평가원은 「전자정부법」 제36조제2항에 따른 행정정보의 공동이용을 통하여 사업자등록증(신고인이 법 제42조제1항제4호 및 제5호에 따른 요양기관인 경우는 제외한다) 및 법인 등기사항증명서(법인인 경우만 해당한다)를 확인하여야 하며, 신고인이 사업자등록증을 확인하는 것에 동의하지 아니하는 경우에는 그 사본을 첨부하도록 하여야 한다. 신설 2018.9.28.

④ 제1항 및 제2항에도 불구하고 심사평가원은 특별시장 · 광역시장 · 도지사 · 특별자치도지사(이하 "시 · 도지사"라 한다) 또는 시장 · 군수 · 구청장(자치구의 구청장을 말한다. 이하 같다)으로부터 다음 각 호의 사항을 통보받은 경우에는 요양기관이 별표 2의2 각 호의 구분에 따라 요양기관 현황(변경) 신고서 또는 의료장비 현황(변경) 신고서 및 첨부 서류를 심사평가원에 제출한 것으로 본다. 개정 2018.6.29.

1. 「의료법 시행규칙」 제30조의2제2항에 따라 처리한 사항
2. 「약사법 시행규칙」 제9조의2제2항에 따라 처리한 사항
3. 「진단용 방사선 발생장치의 안전관리에 관한 규칙」 제3조의2제2항에 따라 처리한 사항
4. 「특수의료장비의 설치 및 운영에 관한 규칙」 제4조의2제2항에 따라 처리한 사항
5. 「약사법」 제23조제5항에 따라 보건복지부장관이 정하는 의료기관이 없는 지역 또는 약국이 없는 지역에 해당한다는 사실

⑤ 심사평가원은 제2항에 따라 제출받은 요양기관 현황 변경 신고사항 중 다음 각 호의 사항을 소관 시 · 도지사 또는 시장 · 군수 · 구청장에게 통보하여야 한다.

1. 「의료법」 제33조제5항 및 같은 법 시행규칙 제26조제1항제2호에 따른 의료기관 개설자가 입원, 해외 출장 등으로 다른 의사 · 치과의사 · 한의사 또는 조산사에게 진료하게 할 경우 그 기간 및 해당 의사 등의 인적 사항
2. 「의료법」 제33조제5항 및 같은 법 시행규칙 제26조제1항제6호에 따른 의료기관의 의료인 수
3. 「의료법」 제33조제5항 및 같은 법 시행규칙 제28조제1항제5호에 따른 의료기관의 의료인 수

⑥ 심사평가원은 제1항과 제2항에 따라 신고받은 사항 중 요양급여비용 지급을 위하여 필요한 다음 각 호의 사항을 공단에 통보하여야 한다.

1. 요양기관의 명칭, 기호 및 소재지
2. 대표자의 성명 및 주민등록번호
3. 개설 신고(허가 · 등록)일, 폐업일
4. 사업자등록번호
5. 금융기관의 계좌명세 등

⑦ 요양기관이 제1항 및 제2항에 따라 심사평가원에 신고하여야 하는 장비 등 요양기관의 현황을 관리하는 데에 필요한 사항은 보건복지부장관이 정하여 고시한다.

칙 제12조의2 (보건의료자원 통합신고포털의 설치 · 운영) ① 심사평가원은 제12조에 따른 요양기관 현황신고 등과 관련된 업무를 처리하기 위하여 「전자정부법」 제9조제2항에 따른 전자민원창구(이하 "보건의료자원 통합신고포털"이라 한다)를 설치하여 운영할 수 있다.

② 요양기관은 보건의료자원 통합신고포털을 통하여 제12조제1항부터 제3항까지의 규정에 따른 요양기관 현황 등에 대하여 신고하거나 그 내역 등을 확인할 수 있다.

③ 보건복지부장관, 시 · 도지사, 시장 · 군수 · 구청장 및 심사평가원은 보건의료자원 통합신고포털과 보건복지부장관 및 각 지방자치단체가 운영하는 정보시스템을 연계하여 다음 각 호의 업무를 처리할 수 있다.

1. 시 · 도지사 및 시장 · 군수 · 구청장이 제12조제3항에 따라 심사평가원에 하는 통보
2. 심사평가원이 제12조제4항에 따라 시 · 도지사 및 시장 · 군수 · 구청장에 하는 통보
3. 심사평가원이 법 제96조제2항 및 영 제69조의2에 따라 요청하는 영 별표 4의3 제2호마목 · 카목 및 타목에 해당하는 자료의 제공
4. 그 밖에 요양기관의 시설 · 장비 및 인력 등 보건의료자원의 통합신고를 위하여 필요하다고 심사평가원이 보건복지부장관의 승인을 받아 정한 사항

④ 보건복지부장관, 시 · 도지사, 시장 · 군수 · 구청장 및 심사평가원은 제3항 각 호의 업무를 위하여 불가피한 경우 「개인정보 보호법 시행령」 제19조제1호 또는 제4호에 따른 주민등록번호 또는 외국인등록번호가 포함된 자료를 처리할 수 있다.

⑤ 보건의료자원 통합신고포털의 설치·운영 방법, 정보시스템의 연계 운영 방법, 그 밖에 보건의료자원 통합신고포털을 관리하는 데에 필요한 사항은 보건복지부장관이 정하여 고시한다.

제44조 [비용의 일부부담] ① 요양급여를 받는 자는 대통령령으로 정하는 바에 따라 비용의 일부(이하 "본인일부부담금"이라 한다)를 본인이 부담한다. 이 경우 선별급여에 대해서는 다른 요양급여에 비하여 본인일부부담금을 상향 조정할 수 있다.

② 제1항에 따라 본인이 연간 부담하는 본인일부부담금의 총액이 대통령령으로 정하는 금액(이하 이 조에서 "본인부담상한액"이라 한다)을 초과한 경우에는 공단이 그 초과 금액을 부담하여야 한다.

③ 제2항에 따른 본인부담상한액은 가입자의 소득수준 등에 따라 정한다.

④ 제2항에 따른 본인일부부담금 총액 산정 방법, 본인부담상한액을 넘는 금액의 지급 방법 및 제3항에 따른 가입자의 소득수준 등에 따른 본인부담상한액 설정 등에 필요한 사항은 대통령령으로 정한다.

시행령

영제19조 (비용의 본인부담) ① 법 제44조제1항에 따른 본인일부부담금(이하 "본인일부부담금"이라 한다)의 부담률 및 부담액은 별표 2와 같다.

② 본인일부부담금은 요양기관의 청구에 따라 요양급여를 받는 사람이 요양기관에 납부한다. 이 경우 요양기관은 법 제41조제3항 및 제4항에 따라 보건복지부령으로 정하는 요양급여사항 또는 비급여사항 외에 입원보증금 등 다른 명목으로 비용을 청구해서는 아니 된다.

③ 법 제44조제2항에 따른 본인일부부담금의 총액은 요양급여를 받는 사람이 연간 부담하는 본인일부부담금을 모두 더한 금액으로 한다. 다만, 다음 각 호의 어느 하나에 해당하는 본인일부부담금은 더하지 않는다. 〈개정 2018.6.26.〉 〈개정 2019.4.2.〉

1. 별표 2 제1호가목1)에 따라 상급종합병원·종합병원·병원·한방병원 일반입원실의 2인실·3인실 및 정신과 폐쇄병실의 2인실·3인실을 이용한 경우 그 입원료로 부담한 금액 〈개정 2019.6.11.〉
2. 별표 2 제3호라목5)·6)·9) 및 10)에 따라 부담한 금액 〈개정 2019.4.2.〉
3. 별표 2 제3호사목 및 거목에 따라 부담한 금액 〈개정 2019.4.2.〉
4. 별표 2 제4호에 따라 부담한 금액
5. 별표 2 제6호에 따라 부담한 금액

④ 법 제44조제2항에 따른 본인부담상한액(이하 "본인부담상한액"이라 한다)은 별표 3의 산정방법에 따라 산정된 금액을 말한다.

⑤ 법 제44조제2항에 따라 공단이 본인부담상한액을 넘는 금액을 지급하는 경우에는 요양급여를 받은 사람이 지정하는 예금계좌(「우체국예금·보험에 관한 법률」에 따른 체신관서 및 「은행법」에 따른 은행에서 개설된 예금계좌 등 보건복지부장관이 정하는 예금계좌를 말한다)로 지급해야 한다. 다만, 해당 예금계좌로 입금할 수 없는 불가피한 사유가 있는 경우에는 보건복지부장관이 정하는 방법으로 지급할 수 있다. 〈개정 2019.6.11.〉

⑥ 제2항 및 제5항에서 정한 사항 외에 본인일부부담금의 납부방법이나 본인부담상한액을 넘는 금액의 지급방법 등에 필요한 사항은 보건복지부장관이 정하여 고시한다.

〈전문개정 2017.3.20.〉

시행규칙

칙제13조 (외래진료 등의 경우 요양급여비용 총액에 관한 조건 등) ① 외래진료 및 고가(高價)의 특수 의료장비를 이용한 진료의 경우에 영 별표 2 제1호나목에 따른 요양급여비용 총액에 관한 조건 및 본인부담액은 별표 3과 같다. 〈개정 2018.6.29.〉

② 약국 또는 한국희귀·필수의약품센터를 이용한 경우에 영 별표 2 제1호나목 및 제3호파목에 따른 요양급여비용 총액에 관한 조건 및 본인부담액은 별표 4와 같다. 〈개정 2018.6.29.〉

칙제14조 (본인부담액 경감 인정) ① 영 별표 2 제3호라목에 따라 본인부담액을 경감받을 수 있는 요건을 갖춘 희귀난치성질환자등은 본인부담액 경감 인정을 받으려면 경감 인정 신청서(전자문서를 포함한다)에 다음 각 호의 서류(전자문서를 포함한다)를 첨부하여 특별자치도지사·시장·군수·구청장에게 제출하여야 한다.

1. 영 별표 2 제3호라목에 따른 부양의무자(이하 "부양의무자"라 한다)와의 관계를 확인할 수 있는 가족관계등록부의 증명서(세대별 주민등록표 등본으로 부양의무자와의 관계를 확인할 수 없는 경우만 해당한다)
2. 임대차계약서(주택을 임대하거나 임차하고 있는 사람만 해당한다)
3. 요양기관이 발급한 진단서 1부(6개월 이상 치료를 받고 있거나 6개월 이상 치료가 필요한 사람만 해당한다)

② 제1항에 따른 신청인의 가족, 친족, 이해관계인 또는 「사회복지사업법」 제14조에 따른 사회복지 전담공무원은 신청인이 신체적·정신적인 이유로 신청을 할 수 없는 경우에는 신청인을 대신하여 제1항에 따른 신청을 할 수 있다. 이 경우 다음 각 호의 구분에 따른 서류를 제시하거나 제출하여야 한다.

1. 신청인의 가족·친족 또는 이해관계인: 신청인과의 관계를 증명하는 서류
2. 사회복지 전담공무원: 공무원임을 증명하는 신분증

③ 제1항과 제2항에 따른 신청을 받은 특별자치도지사·시장·군수·구청장은 신청인이 제15조에 따른 기준에 해당하는지를 확

인하여 부득이한 사유가 없으면 그 결과를 신청일부터 30일 이내에 공단에 통보하여야 한다. 다만, 다음 각 호의 어느 하나에 해당하는 경우에는 신청일부터 60일 이내에 통보할 수 있다.

1. 부양의무자의 소득 조사에 시간이 걸리는 특별한 사유가 있는 경우
2. 제1항에 따른 경감 인정 신청서를 제출한 희귀난치성질환자등 또는 부양의무자가 같은 항 또는 관계 법령에 따른 조사나 자료제출 요구를 거부 · 방해 또는 기피하는 경우

④ 공단은 제3항에 따른 확인 결과를 통보받았을 때에는 부득이한 사유가 없으면 통보를 받은 날부터 7일 이내에 영 별표 2 제3호라목에 따른 인정 여부를 결정하여 그 결과를 신청인에게 통보하여야 한다.

⑤ 제1항부터 제4항까지에서 규정한 사항 외에 본인부담액의 경감 인정 절차 등에 관하여 필요한 사항은 보건복지부장관이 정한다.

㉿제15조 (본인부담액 경감 대상자의 기준) 영 별표 2 제3호라목에 따른 소득인정액 산정의 기준이 되는 세대의 범위, 소득 및 재산의 범위, 소득인정액 산정방법 및 부양의무자가 부양능력이 없거나 부양을 받을 수 없는 경우의 구체적인 기준은 별표 5와 같다.

㉿제16조 (요양급여비용의 본인부담) 영 별표 2 제6호에 따라 본인이 요양급여비용을 부담하는 항목 및 부담률은 별표 6과 같다.

㉿제17조 (본인부담액 경감 적용 시기) 공단은 제14조제4항에 따라 본인부담액 경감 인정 결정을 한 사람에 대해서는 경감 인정 결정을 한 날부터 발생하는 본인부담액부터 경감한다.

제45조 [요양급여비용의 산정 등] ① 요양급여비용은 공단의 이사장과 대통령령으로 정하는 의약계를 대표하는 사람들의 계약으로 정한다. 이 경우 계약기간은 1년으로 한다.

② 제1항에 따라 계약이 체결되면 그 계약은 공단과 각 요양기관 사이에 체결된 것으로 본다.

③ 제1항에 따른 계약은 그 직전 계약기간 만료일이 속하는 연도의 5월 31일까지 체결하여야 하며, 그 기한까지 계약이 체결되지 아니하는 경우 보건복지부장관이 그 직전 계약기간 만료일이 속하는 연도의 6월 30일까지 심의위원회의 의결을 거쳐 요양급여비용을 정한다. 이 경우 보건복지부장관이 정하는 요양급여비용은 제1항 및 제2항에 따라 계약으로 정한 요양급여비용으로 본다.

④ 제1항 또는 제3항에 따라 요양급여비용이 정해지면 보건복지부장관은 그 요양급여비용의 명세를 지체 없이 고시하여야 한다.

⑤ 공단의 이사장은 제33조에 따른 재정운영위원회의 심의 · 의결을 거쳐 제1항에 따른 계약을 체결하여야 한다.

⑥ 심사평가원은 공단의 이사장이 제1항에 따른 계약을 체결하기 위하여 필요한 자료를 요청하면 그 요청에 성실히 따라야 한다.

⑦ 제1항에 따른 계약의 내용과 그 밖에 필요한 사항은 대통령령으로 정한다.

시행령

영제20조 (요양급여비용계약의 당사자) 법 제45조제1항에 따른 요양급여비용의 계약 당사자인 의약계를 대표하는 사람은 다음 각 호와 같다.

1. 「의료법」 제3조제2항제1호가목에 따른 의원에 대한 요양급여비용: 같은 법 제28조제1항에 따른 의사회의 장
2. 「의료법」 제3조제2항제1호나목 및 제3호나목에 따른 치과의원 및 치과병원에 대한 요양급여비용: 같은 법 제28조제1항에 따른 치과의사회의 장
3. 「의료법」 제3조제2항제1호다목 및 제3호다목에 따른 한의원 및 한방병원에 대한 요양급여비용: 같은 법 제28조제1항에 따른 한의사회의 장
4. 「의료법」 제3조제2항제2호에 따른 조산원에 대한 요양급여비용: 같은 법 제28조제1항에 따른 조산사회 또는 간호사회의 장 중 1명
5. 「의료법」 제3조제2항제3호가목 · 라목 및 마목에 따른 병원 · 요양병원 및 종합병원에 대한 요양급여비용: 같은 법 제52조에 따른 단체의 장
6. 「약사법」 제2조제3호에 따른 약국 및 같은 법 제91조에 따른 한국희귀 · 필수의약품센터에 대한 요양급여비용: 같은 법 제11조제1항에 따른 대한약사회의 장 개정 2018.6.26.
7. 「지역보건법」에 따른 보건소 · 보건의료원 및 보건지소와 「농어촌 등 보건의료를 위한 특별조치법」에 따라 설치된 보건진료소에 대한 요양급여비용: 보건복지부장관이 지정하는 사람

영제21조 (계약의 내용 등) ① 법 제45조제1항에 따른 계약은 공단의 이사장과 제20조 각 호에 따른 사람이 유형별 요양기관을 대표하여 체결하며, 계약의 내용은 요양급여의 각 항목에 대한 상대가치점수의 점수당 단가를 정하는 것으로 한다.

② 제1항에 따른 요양급여 각 항목에 대한 상대가치점수는 요양급여에 드는 시간 · 노력 등 업무량, 인력 · 시설 · 장비 등 자원의 양, 요양급여의 위험도 및 요양급여에 따른 사회적 편익 등을 고려하여 산정한 요양급여의 가치를 각 항목 사이에 상대적인 점수로 나타낸 것으로 하며, 보건복지부장관이 심의위원회의 심의 · 의결을 거쳐 보건복지부령으로 정하는 바에 따라

고시한다. 개정 2017.3.20.

③ 제2항에도 불구하고 다음 각 호의 경우에는 다음 각 호의 구분에 따른 방법으로 요양급여의 상대가치점수를 산정할 수 있다.

1. 「의료법」 제3조제2항제3호라목에 따른 요양병원에서 입원진료를 받는 경우: 해당 진료에 필요한 요양급여 각 항목의 점수와 약제·치료재료의 비용을 합산하여 증세의 경중도(輕重度)의 구분에 따른 1일당 상대가치점수로 산정
2. 「의료법」 제3조제2항제1호가목에 따른 의원, 같은 항 제3호가목에 따른 병원, 같은 호 라목에 따른 요양병원, 같은 호 마목에 따른 종합병원, 같은 법 제3조의4에 따른 상급종합병원 또는 「지역보건법」 제12조에 따른 보건의료원에서 보건복지부장관이 정하여 고시하는 질병군[진단명, 시술명, 중증도(重症度), 나이 등을 기준으로 분류한 환자집단을 말한다]에 대하여 입원진료를 받는 경우: 해당 진료에 필요한 요양급여 각 항목의 점수와 약제·치료재료의 비용을 포괄하여 입원 건당 하나의 상대가치점수로 산정 개정 2019.7.2.
3. 「호스피스·완화의료 및 임종과정에 있는 환자의 연명의료결정에 관한 법률」 제28조에 따라 호스피스·완화의료를 받는 경우: 해당 진료에 필요한 요양급여 각 항목의 점수와 약제·치료재료의 비용을 합산하여 1일당 상대가치점수로 산정 개정 2017.7.24.

④ 제1항에 따라 계약을 체결할 때 상대가치점수가 고시되지 아니한 새로운 요양급여 항목의 비용에 대한 계약은 제2항에 따라 보건복지부장관이 같은 항목의 상대가치점수를 고시하는 날에 체결된 것으로 본다. 이 경우 그 계약은 그 고시일 이후 최초로 실시된 해당 항목의 요양급여부터 적용한다.

제46조 [약제·치료재료에 대한 요양급여비용의 산정] 제41조제1항제2호의 약제·치료재료(이하 "약제·치료재료"라 한다)에 대한 요양급여비용은 제45조에도 불구하고 요양기관의 약제·치료재료 구입금액 등을 고려하여 대통령령으로 정하는 바에 따라 달리 산정할 수 있다.

시행령

영제22조 (약제·치료재료의 요양급여비용) ① 법 제46조에 따라 법 제41조제1항제2호의 약제·치료재료(제21조제2항 및 제3항에 따른 상대가치점수가 적용되는 약제·치료재료는 제외한다. 이하 이 조에서 같다)에 대한 요양급여비용은 다음 각 호의 구분에 따라 결정한다. 이 경우 구입금액(요양기관이 해당 약제 및 치료재료를 구입한 금액을 말한다. 이하 같다)이 상한금액(보건복지부장관이 심의위원회의 심의를 거쳐 해당 약제 및 치료재료별 요양급여비용의 상한으로 고시하는 금액을 말한다. 이하 같다)보다 많을 때에는 구입금액은 상한금액과 같은 금액으로 한다.

1. 한약제: 상한금액
2. 한약제 외의 약제: 구입금액
3. 삭제
4. 치료재료: 구입금액

② 제1항에 따른 약제 및 치료재료에 대한 요양급여비용의 결정 기준·절차, 그 밖에 필요한 사항은 보건복지부장관이 정하여 고시한다.

제47조 [요양급여비용의 청구와 지급 등] ① 요양기관은 공단에 요양급여비용의 지급을 청구할 수 있다. 이 경우 제2항에 따른 요양급여비용에 대한 심사청구는 공단에 대한 요양급여비용의 청구로 본다.

② 제1항에 따라 요양급여비용을 청구하려는 요양기관은 심사평가원에 요양급여비용의 심사청구를 하여야 하며, 심사청구를 받은 심사평가원은 이를 심사한 후 지체 없이 그 내용을 공단과 요양기관에 알려야 한다.

③ 제2항에 따라 심사 내용을 통보받은 공단은 지체 없이 그 내용에 따라 요양급여비용을 요양기관에 지급한다. 이 경우 이미 낸 본인일부부담금이 제2항에 따라 통보된 금액보다 더 많으면 요양기관에 지급할 금액에서 더 많이 낸 금액을 공제하여 해당 가입자에게 지급하여야 한다.

④ 공단은 제3항에 따라 가입자에게 지급하여야 하는 금액을 그 가입자가 내야 하는 보험료와 그 밖에 이 법에 따른 징수금(이하 "보험료등"이라 한다)과 상계(相計)할 수 있다.

⑤ 공단은 심사평가원이 제63조에 따른 요양급여의 적정성을 평가하여 공단에 통보하면 그 평가 결과에 따라 요양급여비용을 가산하거나 감액 조정하여 지급한다. 이 경우 평가 결과에 따라 요양급여비용을 가산하거나 감액하여 지급하는 기준은 보건복지부령으로 정한다.

⑥ 요양기관은 제2항에 따른 심사청구를 다음 각 호의 단체가 대행하게 할 수 있다.

1. 「의료법」 제28조제1항에 따른 의사회·치과의사회·한의사회·조산사회 또는 같은 조 제6항에 따라 신고한 각각의 지부 및 분회
2. 「의료법」 제52조에 따른 의료기관 단체
3. 「약사법」 제11조에 따른 약사회 또는 같은 법 제14조에 따라 신고한 지부 및 분회

⑦ 제1항부터 제6항까지의 규정에 따른 요양급여비용의 청구·심사·지급 등의 방법과 절차에 필요한 사항은 보건복지부령으로 정한다.

시행규칙

칙 **제18조 (요양급여비용의 가감지급 기준)** 법 제47조제5항 후단에 따라 요양급여의 적정성 평가 결과에 따라 요양급여비용을 가산하거나 감액하여 지급하는 금액은 평가대상 요양기관의 평가연도(평가기간이 2개년 이상인 경우에는 마지막 연도를 말한다)에 대한 심사결정 공단부담액의 100분의 10 범위에서 보건복지부장관이 정하여 고시한 기준에 따라 산정한 금액으로 한다.

칙 **제19조 (요양급여비용의 청구)** ① 법 제47조제1항에 따라 요양기관 또는 같은 조 제6항에 따른 대행청구단체가 요양급여비용을 청구하려면 요양급여비용 심사청구서에 급여를 받은 사람에 대한 요양급여비용 명세서를 첨부하여 심사평가원에 제출하여야 한다.

② 요양기관 또는 대행청구단체는 제1항에 따른 요양급여비용 명세서에 다음 각 호의 사항을 적어야 한다.

1. 가입자(지역가입자의 경우에는 세대주를 말한다)의 성명 및 건강보험증 번호
2. 요양급여를 받은 사람의 성명 및 주민등록번호
3. 질병명 또는 부상명
4. 요양 개시 연월일 및 요양 일수
5. 요양급여비용의 내용
6. 본인부담금 및 비용청구액
7. 처방전 내용 등

③ 요양급여비용의 청구방법, 요양급여비용 심사청구서 및 요양급여비용 명세서의 서식·작성요령, 그 밖에 요양급여비용의 청구에 필요한 사항은 보건복지부장관이 정하여 고시한다.

칙 **제20조 (요양급여비용의 심사 · 지급)** ① 심사평가원은 요양급여비용에 대한 심사청구를 받으면 그 심사청구 내용이 법 제41조제3항 및 제4항에 따른 요양급여의 기준 및 법 제45조제4항에 따라 보건복지부장관이 고시한 요양급여비용의 명세에 적합한지를 심사한다. 이 경우 심사평가원의 원장은 제12조, 제19조 및 법 제96조에 따라 제공받은 자료의 사실 여부를 확인할 필요가 있는 경우에는 소속 직원으로 하여금 현장 조사를 통하여 해당 사항을 확인하게 할 수 있다.

② 심사평가원의 원장은 제1항에 따라 심사를 하는 경우에는 요양급여비용에 대한 심사청구를 받은 날부터 40일(정보통신망을 통하여 통보하는 경우에는 15일) 이내에 심사하여 그 내용이 기재된 요양급여비용 심사결과통보서를 공단 및 해당 요양기관에 각각 송부해야 하며, 요양급여비용 심사결과통보서를 받은 공단은 지체 없이 요양급여비용 지급명세가 기재된 요양급여비용 지급통보서에 따른 요양급여비용을 해당 요양기관에 지급해야 한다. 이 경우 심사기간을 산정할 때 심사평가원의 원장이 요양급여비용에 대한 심사를 청구한 요양기관에 심사에 필요한 자료를 요청한 경우 등 특별한 사유가 있는 경우에는 그에 걸리는 기간은 제외한다.

③ 공단은 법 제47조제3항에 따라 요양기관에 지급할 요양급여비용에서 과다하게 납부된 본인부담액을 공제한 경우에는 그 공제 내용을 요양기관에 통보하여야 한다.

④ 요양급여비용 심사결과통보서 및 요양급여비용 지급통보서의 서식과 요양급여비용의 심사·지급에 필요한 사항은 보건복지부장관이 정하여 고시한다.

칙 **제21조 (요양급여비용 지급 등의 특례)** ① 보건복지부장관은 제19조제1항에 따른 요양기관 또는 대행청구단체의 요양급여비용 청구가 있음에도 불구하고 천재지변·파업 등 특별한 사유로 심사평가원이 제20조제2항에 따른 기간 내에 요양급여비용 심사를 하는 것이 불가능하거나 현저히 곤란하다고 판단하는 경우에는 공단으로 하여금 요양급여비용의 전부 또는 일부를 요양기관에 우선 지급하게 할 수 있다.

② 심사평가원은 공단이 제1항에 따라 요양급여비용을 요양기관에 우선 지급한 후 그 요양급여비용에 대하여 심사한 경우에는 요양급여비용 심사결과통보서를 공단 및 해당 요양기관에 각각 송부하여야 한다. 이 경우 공단은 심사평가원의 심사결과에 따라 제1항에 따라 요양기관에 지급한 요양급여비용을 정산하여야 한다.

③ 제1항과 제2항에 따른 요양급여비용의 청구, 지급 및 정산의 방법·절차 등에 관하여 필요한 사항은 보건복지부장관이 정하여 고시한다.

칙 **제22조 (정보통신망 등에 의한 통보)** ① 요양기관은 요양급여비용 심사청구서 및 명세서 등의 서류를 전산매체 또는 정보통신망을 통하여 공단 또는 심사평가원에 제출할 수 있다. 이 경우 영 제28조제2항에 따라 전산 관리에 관하여 보건복지부장관이 고시한 기준에 따라 적정하다고 결정된 소프트웨어를 사용해야 한다. 개정 2017.9.7. 개정 2019.6.12.

② 심사평가원은 요양급여비용 심사결과통보서 등을, 공단은 요양급여비용 지급통보서 등을 전산매체 또는 정보통신망을 이용하여 요양기관에 송부할 수 있다.

제47조의2 [요양급여비용의 지급 보류] ① 제47조제3항에도 불구하고 공단은 요양급여비용의 지급을 청구한 요양기관이 「의료법」 제33조제2항 또는 「약사법」 제20조제1항을 위반하였다는 사실을 수사기관의 수사 결과로 확인한 경우에는 해당 요양기관이 청구한 요양급여비용의 지급을 보류할 수 있다.

② 공단은 제1항에 따라 요양급여비용의 지급을 보류하기 전에 해당 요양기관에 의견 제출의 기회를 주어야 한다.

③ 법원의 무죄 판결이 확정되는 등 대통령령으로 정하는 사유로 제1항에 따른 요양기관이 「의료법」 제33조제2항 또는 「약사법」 제20조제1항을 위반한 혐의가 입증되지 아니한 경우에는 공단은 지급 보류된 요양급여비용에 지급 보류된 기간 동안의 이자를 가산하여 해당 요양기관에 지급하여야 한다.

④ 제1항 및 제2항에 따른 지급 보류 절차 및 의견 제출의 절차 등에 필요한 사항, 제3항에 따른 지급 보류된 요양급여비용 및 이자의 지급 절차와 이자의 산정 등에 필요한 사항은 대통령령으로 정한다.

시행령

영제22조의2 (요양급여비용의 지급 보류 등) ① 공단은 법 제47조의2제1항에 따라 요양급여비용의 지급을 보류하려는 경우에는 해당 요양기관에 미리 다음 각 호의 사항을 적은 문서로 통지하여야 한다.

1. 해당 요양기관의 명칭, 대표자 및 주소
2. 지급 보류의 원인이 되는 사실과 지급 보류의 대상이 되는 요양급여비용 및 법적 근거
3. 제2호의 사항에 대하여 의견을 제출할 수 있다는 뜻과 의견을 제출하지 아니하는 경우의 처리방법

② 제1항에 따라 통지를 받은 요양기관은 지급 보류에 이의가 있는 경우에는 통지를 받은 날부터 7일 이내에 요양급여비용의 지급 보류에 대한 의견서에 이의 신청의 취지와 이유를 적고 필요한 자료를 첨부하여 공단에 제출하여야 한다.

③ 공단은 제2항에 따라 요양기관이 제출한 의견서를 검토한 후 그 결과를 문서로 통보하여야 한다.

④ 법 제47조의2제3항에서 "법원의 무죄 판결이 확정되는 등 대통령령으로 정하는 사유"란 다음 각 호의 어느 하나에 해당하는 사유를 말한다.

1. 무죄 판결의 확정
2. 불기소처분(혐의없음 또는 죄가 안됨 처분에 한정한다. 이하 같다)

⑤ 법 제47조의2제1항에 따라 요양급여비용의 지급 보류 결정을 받은 요양기관은 무죄판결 또는 불기소처분을 받은 경우 그 사실을 공단에 통지하여야 한다.

⑥ 제5항에 따라 통지를 받은 공단은 지체 없이 지급 보류된 요양급여비용과 지급 보류된 기간 동안의 이자를 지급하여야 한다. 이 경우 이자는 지급 보류된 요양급여비용에 지급 보류한 날부터 지급하는 날까지의 기간에 대한 「국세기본법 시행령」 제43조의3제2항에 따른 국세환급가산금의 이자율을 곱하여 산정한 금액으로 한다.

⑦ 제1항부터 제6항까지에서 규정한 사항 외에 요양급여비용의 지급 보류 등에 필요한 해당 요양기관에 통지할 의견서 서식과 의견이 제출된 경우의 처리방법 등 세부사항은 공단이 정한다.

제48조 [요양급여 대상 여부의 확인 등] ① 가입자나 피부양자는 본인일부부담금 외에 자신이 부담한 비용이 제41조제4항에 따라 요양급여 대상에서 제외되는 비용인지 여부에 대하여 심사평가원에 확인을 요청할 수 있다.

② 제1항에 따른 확인 요청을 받은 심사평가원은 그 결과를 요청한 사람에게 알려야 한다. 이 경우 확인을 요청한 비용이 요양급여 대상에 해당되는 비용으로 확인되면 그 내용을 공단 및 관련 요양기관에 알려야 한다.

③ 제2항 후단에 따라 통보받은 요양기관은 받아야 할 금액보다 더 많이 징수한 금액(이하 "과다본인부담금"이라 한다)을 지체 없이 확인을 요청한 사람에게 지급하여야 한다. 다만, 공단은 해당 요양기관이 과다본인부담금을 지급하지 아니하면 해당 요양기관에 지급할 요양급여비용에서 과다본인부담금을 공제하여 확인을 요청한 사람에게 지급할 수 있다.

제49조 [요양비] ① 공단은 가입자나 피부양자가 보건복지부령으로 정하는 긴급하거나 그 밖의 부득이한 사유로 요양기관과 비슷한 기능을 하는 기관으로서 보건복지부령으로 정하는 기관(제98조제1항에 따라 업무정지기간 중인 요양기관을 포함한다)에서 질병·부상·출산 등에 대하여 요양을 받거나 요양기관이 아닌 장소에서 출산한 경우에는 그 요양급여에 상당하는 금액을 보건복지부령으로 정하는 바에 따라 가입자나 피부양자에게 요양비로 지급한다.

② 제1항에 따라 요양을 실시한 기관은 보건복지부장관이 정하는 요양비 명세서나 요양 명세를 적은 영수증을 요양을 받은 사람에게 내주어야 하며, 요양을 받은 사람은 그 명세서나 영수증을 공단에 제출하여야 한다.

시행규칙

칙제23조 (요양비) ① 법 제49조제1항에서 "보건복지부령으로 정하는 긴급하거나 그 밖의 부득이한 사유"란 다음 각 호의 어느 하나에 해당하는 경우를 말한다.

1. 요양기관을 이용할 수 없거나 요양기관이 없는 경우
2. 만성신부전증 환자가 의사의 처방전에 따라 복막관류액 또는 자동복막투석에 사용되는 소모성 재료를 요양기관 외의 의약품판매업소에서 구입·사용한 경우
3. 산소치료를 필요로 하는 환자가 의사의 산소치료 처방전에 따라 보건복지부장관이 정하여 고시하는 방법으로 산소치료를

받는 경우

4. 당뇨병 환자가 의사의 처방전에 따라 혈당검사 또는 인슐린주사에 사용되는 소모성 재료를 요양기관 외의 의료기기판매업소에서 구입·사용한 경우
5. 신경인성 방광환자가 의사의 처방전에 따라 자가도뇨에 사용되는 소모성 재료를 요양기관 외의 의료기기판매업소에서 구입·사용한 경우
6. 보건복지부장관이 정하여 고시하는 질환이 있는 사람으로서 인공호흡기 또는 기침유발기를 필요로 하는 환자가 의사의 처방전에 따라 인공호흡기 또는 기침유발기를 대여받아 사용하는 경우
7. 수면무호흡증 환자가 의사의 처방전에 따라 양압기(수면 중 좁아진 기도에 지속적으로 공기를 불어 넣어 기도를 확보해 주는 기구를 말한다)를 대여 받아 사용하는 경우 신설 2018.6.29.

② 법 제49조제1항에서 "보건복지부령으로 정하는 기관"이란 다음 각 호의 어느 하나에 해당하는 기관을 말한다.

1. 법 제42조제1항 후단에 따라 요양기관에서 제외된 의료기관 등
2. 만성신부전증 환자 중 복막투석으로 요양급여를 받고 있는 사람에게 다음 각 목의 물품을 판매하는 요양기관 외의 의약품판매업소(나목의 경우 공단에 등록한 의약품판매업소만 해당한다)
   가. 복막관류액
   나. 자동복막투석에 사용되는 소모성 재료
3. 산소치료를 필요로 하는 환자에게 의료용 산소발생기 등으로 산소치료 서비스를 제공하는 요양기관 외의 기관으로서 공단에 등록한 기관(해당 환자가 제공받는 경우만 해당한다)
4. 당뇨병 환자에게 혈당검사 또는 인슐린주사에 사용되는 소모성 재료를 판매하는 요양기관 외의 의료기기판매업소로서 공단에 등록한 업소
5. 신경인성 방광환자에게 자가도뇨에 사용되는 소모성 재료를 판매하는 요양기관 외의 의료기기판매업소로서 공단에 등록한 업소
6. 인공호흡기 또는 기침유발기를 필요로 하는 환자에게 이를 대여하는 요양기관 외의 기관으로서 공단에 등록한 기관
7. 양압기를 필요로 하는 환자에게 이를 대여하는 요양기관 외의 기관으로서 공단에 등록한 기관 신설 2018.6.29.

③ 가입자나 피부양자가 법 제49조제1항에 따른 요양비를 지급받으려면 다음 각 호의 서류를 공단에 제출해야 한다. 다만, 제1항제3호·제6호 및 제7호에 해당하여 요양비를 지급받은 사람이 같은 종류의 요양비를 지급받으려는 경우로서 이미 제출한 처방전의 처방기간이 지나지 않은 경우에는 처방전을 제출하지 않을 수 있다. 개정 2018.6.29. 개정 2019.6.12.

1. 제1항제1호에 해당하는 사유로 질병·부상·출산[사산(死産)의 경우에는 임신 16주 이상인 경우를 말한다]에 대하여 요양을 받은 경우에는 별지 제18호서식의 요양비 지급청구서와 다음 각 목의 서류
   가. 요양비 명세서 또는 세금계산서(약국의 경우에는 처방전과 세금계산서를 말한다) 사본 1부
   나. 요양기관에서 요양을 받을 수 없었던 사유를 증명할 수 있는 서류 1부
2. 제1항제2호 또는 제5호에 해당하는 경우에는 별지 제18호서식의 요양비 지급청구서와 다음 각 목의 서류
   가. 의사의 처방전 1부
   나. 세금계산서 1부
3. 제1항제3호에 해당하는 경우에는 별지 제19호서식의 요양비 지급청구서와 다음 각 목의 서류
   가. 의사의 처방전 1부 개정 2019.6.12.
   나. 산소치료를 하였음을 증명할 수 있는 서류 1부
   다. 세금계산서 1부
4. 제1항제4호에 해당하는 경우에는 별지 제19호의2서식의 요양비 지급청구서와 다음 각 목의 서류
   가. 의사의 처방전 1부
   나. 세금계산서 1부
5. 제1항제6호에 해당하는 경우에는 별지 제19호의3서식의 요양비지급청구서와 다음 각 목의 서류
   가. 의사의 처방전 1부
   나. 인공호흡기 또는 기침유발기를 대여하였음을 증명할 수 있는 서류 1부
   다. 세금계산서 1부
6. 제1항제7호에 해당하는 경우에는 별지 제19호의4서식의 요양비 지급청구서와 다음 각 목의 서류 신설 2018.6.29.
   가. 의사의 처방전 1부
   나. 양압기를 대여하였음을 증명할 수 있는 서류 1부
   다. 세금계산서 1부
7. 요양기관 외의 장소에서 출산한 경우에는 별지 제18호서식의 요양비 지급청구서와 출산 사실을 증명할 수 있는 서류 1부 개정 2018.6.29.

④ 요양비의 지급금액은 보건복지부장관이 정하여 고시하는 금액으로 한다.

⑤ 공단은 제3항에 따른 요양비의 지급청구를 받으면 제1항 각 호의 사유에 해당하는지 등을 지체 없이 확인한 후 요양비를 지급하여야 한다. 다만, 공단은 제2항제1호에 따른 의료기관 등 및 법 제98조제1항에 따라 업무정지 중인 요양기관에서 요양을 받은 경우의 요양비에 대해서는 심사평가원의 심사를 거쳐 지급하여야 한다.

⑥ 공단은 제3항에 따라 요양비 지급을 청구하는 사람이 제2항제2호부터 제7호까지의 규정에 따른 판매자 또는 기관에 요양비를 지급할 것을 신청한 경우에는 그 판매자 또는 기관에 요양비를 직접 지급할 수 있다. 개정 2018.6.29.

⑦ 제1항부터 제6항까지에서 규정한 사항 외에 요양비의 지급 기준, 절차, 방법, 의약품판매업소 등의 등록기준, 등록절차, 등록취소, 그 밖에 필요한 사항은 보건복지부장관이 정하여 고시한다.

제50조 [부가급여] 공단은 이 법에서 정한 요양급여 외에 대통령령으로 정하는 바에 따라 임신·출산 진료비, 장제비, 상병수당, 그 밖의 급여를 실시할 수 있다.

시행령

영 제23조 (부가급여) ① 법 제50조에 따른 부가급여는 임신·출산(유산 및 사산을 포함한다. 이하 같다) 진료비로 한다. 개정 2017.9.19.

② 제1항에 따른 임신·출산 진료비 지원 대상은 다음 각 호와 같다. 개정 2017.9.19. 개정 2018.12.24.

1. 임신·출산한 가입자 또는 피부양자
2. 1세 미만인 가입자 또는 피부양자(이하 "1세 미만 영유아"라 한다)의 법정대리인(출산한 가입자 또는 피부양자가 사망한 경우에 한정한다)

③ 공단은 제2항 각 호의 어느 하나에 해당하는 사람에게 다음 각 호의 구분에 따른 비용을 결제할 수 있는 임신·출산 진료비 이용권(이하 "이용권"이라 한다)을 발급할 수 있다.

1. 임신·출산과 관련된 진료에 드는 비용
2. 1세 미만 영유아의 진료에 드는 비용
3. 1세 미만 영유아에게 처방된 약제·치료재료의 구입에 드는 비용

④ 이용권을 발급받으려는 사람(이하 이 조에서 "신청인"이라 한다)은 보건복지부령으로 정하는 발급 신청서에 제2항 각 호의 어느 하나에 해당한다는 사실을 확인할 수 있는 증명서를 첨부해 공단에 제출해야 한다. 개정 2018.12.24.

⑤ 제4항에 따라 이용권 발급 신청을 받은 공단은 신청인이 제2항 각 호의 어느 하나에 해당하는지를 확인한 후 신청인에게 이용권을 발급해야 한다. 개정 2018.12.24.

⑥ 이용권을 사용할 수 있는 기간은 제5항에 따라 이용권을 발급받은 날부터 다음 각 호의 구분에 따른 날까지로 한다. 개정 2018.12.24.

1. 임신·출산한 가입자 또는 피부양자: 출산일(유산 및 사산의 경우 그 해당일)부터 1년이 되는 날
2. 1세 미만 영유아의 법정대리인: 1세 미만 영유아의 출생일부터 1년이 되는 날

⑦ 이용권으로 결제할 수 있는 금액의 상한은 다음 각 호의 구분에 따른다. 다만, 보건복지부장관이 필요하다고 인정하여 고시하는 경우에는 다음 각 호의 상한을 초과하여 결제할 수 있다. 개정 2018.12.24.

1. 하나의 태아를 임신·출산한 경우: 60만원
2. 둘 이상의 태아를 임신·출산한 경우: 100만원

⑧ 제2항부터 제7항까지에서 규정한 사항 외에 임신·출산 진료비의 지급 절차와 방법, 이용권의 발급과 사용 등에 필요한 사항은 보건복지부령으로 정한다.

시행규칙

칙 제24조 (임신·출산 진료비 이용권의 신청 및 발급 등) ① 영 제23조제4항에 따라 임신·출산 진료비 이용권(이하 "이용권"이라 한다)의 발급을 신청하려는 사람은 산부인과전문의 또는 「의료법」 제6조에 따른 조산사가 임신·출산 사실을 확인한 신청서를 공단에 제출해야 한다. 이 경우 임신 사실은 산부인과전문의만 확인할 수 있다.

② 영 제23조제5항에 따라 이용권을 발급받은 사람은 영 제23조제3항 각 호의 비용을 결제하려는 경우 요양기관에 이용권을 제시해야 한다.

③ 공단은 임신·출산과 관련된 진료 등의 사실을 확인한 후 지체 없이 요양기관에게 제2항에 따라 결제된 비용을 지급해야 한다.

④ 제1항부터 제3항까지에서 규정한 사항 외에 이용권의 신청 및 발급 등에 필요한 세부적인 사항은 보건복지부장관이 정하여 고시한다.

전문개정 2018.12.31.

제51조 [장애인에 대한 특례] ① 공단은 「장애인복지법」에 따라 등록한 장애인인 가입자 및 피부양자에게는 「장애인·노인 등을 위한 보조기기 지원 및 활용촉진에 관한 법률」 제3조제2호에 따른 보조기기(이하 이 조에서 "보조기기"라 한다)에 대하여 보험급여를 할 수 있다. 개정 2019.4.23.

② 제1항에 따른 보조기기에 대한 보험급여의 범위 · 방법 · 절차와 그 밖에 필요한 사항은 보건복지부령으로 정한다. 개정 2019.4.23.

시행규칙

칙제26조 (장애인보장구에 대한 보험급여기준 등) ① 법 제51조제2항에 따른 장애인보장구(소모품을 포함하며, 이하 "보장구"라 한다)에 대한 보험급여의 범위 및 공단의 부담금액 등은 별표 7과 같다.

② 보장구[활동형 수동휠체어, 틸팅형 수동휠체어(등받이 및 좌석 경사 조절형 수동휠체어를 말한다), 리클라이닝형 수동휠체어(등받이 경사 조절형 수동휠체어를 말한다), 전동휠체어, 전동스쿠터, 자세보조용구 및 이동식전동리프트는 제외한다]에 대한 보험급여를 받으려는 사람은 별지 제21호서식의 보장구급여비 지급청구서에 다음 각 호의 서류를 첨부하여 공단에 제출하여야 한다. 다만, 지팡이 · 목발 · 흰지팡이 또는 보장구의 소모품에 대한 보험급여를 받으려는 경우에는 제1호의 서류를 첨부하지 아니하고, 일반형 수동휠체어, 욕창예방방석, 욕창예방매트리스 및 전 · 후방보행보조차에 대한 보험급여를 받으려는 경우에는 제1호의 서류 중 별지 제23호서식을 첨부하지 아니한다. 개정 2018.6.29. 개정 2018.12.31.

1. 「의료법」 제77조제3항 및 「전문의의 수련 및 자격 인정 등에 관한 규정」 제3조에 따른 전문과목 중 보장구 유형별로 보건복지부장관이 정하여 고시하는 과목의 전문의가 발행한 별지 제22호서식의 보장구 처방전 및 별지 제23호서식의 보장구 검수확인서 각 1부
2. 별표 7 제1호나목 전단에 따른 보장구에 대한 보험급여를 받으려는 경우에는 표준코드와 바코드를 확인할 수 있는 보장구 사진 1장 신설 2018.12.31.
3. 별표 7 제1호다목에 따라 공단에 등록한 보장구 업소에서 발행한 세금계산서 1부

③ 보장구 중 활동형 수동휠체어, 틸팅형 수동휠체어, 리클라이닝형 수동휠체어, 전동휠체어, 전동스쿠터, 자세보조용구 및 이동식전동리프트에 대한 보험급여를 받으려는 사람은 별지 제24호서식의 보장구급여 신청서에 별지 제22호서식의 보장구 처방전과 해당 검사 결과 관련 서류를 첨부하여 공단에 보장구급여 신청을 하여야 한다. 개정 2018.6.29.

④ 공단은 제3항에 따른 신청을 받으면 해당 처방전에 적힌 장애상태 등을 확인하여 신청인이 급여 대상에 해당하는지를 결정 · 통보하여야 하고, 급여 대상으로 통보받은 신청인은 별지 제21호서식의 보장구급여비 지급청구서에 다음 각 호의 서류를 첨부하여 공단에 제출하여야 한다.

1. 별지 제23호서식의 보장구 검수확인서(자세보조용구만 해당한다)
2. 별표 7 제1호다목에 따라 공단에 등록한 보장구 업소에서 발행한 세금계산서 1부

⑤ 공단은 제2항 또는 제4항에 따라 보험급여의 지급을 청구하는 사람이 보장구의 제조 · 판매자에게 지급할 것을 신청하는 경우에는 그 제조 · 판매자에게 해당 보장구에 대한 급여비를 직접 지급할 수 있다. 이 경우 보험급여의 지급을 청구하는 사람은 다음 각 호의 어느 하나에 해당하는 경우를 제외하고는 해당 보장구의 제조 · 판매자가 「장애인복지법」에 따라 개설된 의지(義肢) · 보조기 제조 · 수리업자이거나 「의료기기법」에 따라 허가받은 수입 · 제조 · 판매업자[보장구 소모품 중 전동휠체어 및 전동스쿠터용 전지(電池)의 경우는 「의료기기법」에 따라 신고한 수리업자를 말한다]임을 증명하는 서류를 제2항 각 호 또는 제4항 각 호의 서류와 함께 제출하여야 한다.

1. 별표 7 제1호다목에 따라 공단에 등록한 보장구 업소에서 구입한 경우
2. 지체장애 및 뇌병변장애에 대한 보행보조를 위하여 지팡이 또는 목발을 구입하거나 시각장애에 대한 보행보조를 위하여 흰지팡이를 구입한 경우
3. 보장구를 제조 또는 수입한 업소에서 해당 보장구의 소모품 중 전동휠체어 및 전동스쿠터용 전지를 구입한 경우

⑥ 공단은 제2항, 제4항 및 제5항에 따른 지급청구를 받으면 장애인의 보장구 구입 여부 등을 지체 없이 확인한 후 지급청구를 한 사람 또는 보장구의 제조 · 판매자에게 제1항에 따른 공단의 부담금액을 지급하여야 한다.

⑦ 제1항부터 제6항까지에서 규정한 사항 외에 보장구의 급여 기준 및 방법에 관한 세부적인 사항은 보건복지부장관이 정하여 고시한다.

제52조 [건강검진] ① 공단은 가입자와 피부양자에 대하여 질병의 조기 발견과 그에 따른 요양급여를 하기 위하여 건강검진을 실시한다.

② 제1항에 따른 건강검진의 종류 및 대상은 다음 각 호와 같다. 신설 2018.12.11.

1. 일반건강검진: 직장가입자, 세대주인 지역가입자, 20세 이상인 지역가입자 및 20세 이상인 피부양자
2. 암검진: 「암관리법」 제11조제2항에 따른 암의 종류별 검진주기와 연령 기준 등에 해당하는 사람
3. 영유아건강검진: 6세 미만의 가입자 및 피부양자

③ 제1항에 따른 건강검진의 검진항목은 성별, 연령 등의 특성 및 생애 주기에 맞게 설계되어야 한다. 신설 2018.12.11.

④ 제1항에 따른 건강검진의 횟수 · 절차와 그 밖에 필요한 사항은 대통령령으로 정한다. 개정 2018.12.11.

시행령

영제25조 (건강검진) ① 법 제52조에 따른 건강검진(이하 "건강검진"이라 한다)은 2년마다 1회 이상 실시하되, 사무직에 종사하지 않

는 직장가입자에 대해서는 1년에 1회 실시한다. 다만, 암검진은 「암관리법 시행령」에서 정한 바에 따르며, 영유아건강검진은 영유아의 나이 등을 고려하여 보건복지부장관이 정하여 고시하는 바에 따라 검진주기와 검진횟수를 다르게 할 수 있다.

② 건강검진은 「건강검진기본법」 제14조에 따라 지정된 건강검진기관(이하 "검진기관"이라 한다)에서 실시해야 한다.

③ 공단은 건강검진을 실시하려면 건강검진의 실시에 관한 사항을 다음 각 호의 구분에 따라 통보해야 한다.

1. 일반건강검진 및 암검진: 직장가입자에게 실시하는 건강검진의 경우에는 해당 사용자에게, 직장가입자의 피부양자 및 지역가입자에게 실시하는 건강검진의 경우에는 검진을 받는 사람에게 통보
2. 영유아건강검진: 직장가입자의 피부양자인 영유아에게 실시하는 건강검진의 경우에는 그 직장가입자에게, 지역가입자인 영유아에게 실시하는 건강검진의 경우에는 해당 세대주에게 통보

④ 건강검진을 실시한 검진기관은 공단에 건강검진의 결과를 통보해야 하며, 공단은 이를 건강검진을 받은 사람에게 통보해야 한다. 다만, 검진기관이 건강검진을 받은 사람에게 직접 통보한 경우에는 공단은 그 통보를 생략할 수 있다.

⑤ 건강검진의 검사항목, 방법, 그에 드는 비용, 건강검진 결과 등의 통보 절차, 그 밖에 건강검진을 실시하는 데 필요한 사항은 보건복지부장관이 정하여 고시한다.

전문개정 2018.12.24.

제53조 [급여의 제한] ① 공단은 보험급여를 받을 수 있는 사람이 다음 각 호의 어느 하나에 해당하면 보험급여를 하지 아니한다.

1. 고의 또는 중대한 과실로 인한 범죄행위에 그 원인이 있거나 고의로 사고를 일으킨 경우
2. 고의 또는 중대한 과실로 공단이나 요양기관의 요양에 관한 지시에 따르지 아니한 경우
3. 고의 또는 중대한 과실로 제55조에 따른 문서와 그 밖의 물건의 제출을 거부하거나 질문 또는 진단을 기피한 경우
4. 업무 또는 공무로 생긴 질병·부상·재해로 다른 법령에 따른 보험급여나 보상(報償) 또는 보상(補償)을 받게 되는 경우

② 공단은 보험급여를 받을 수 있는 사람이 다른 법령에 따라 국가나 지방자치단체로부터 보험급여에 상당하는 급여를 받거나 보험급여에 상당하는 비용을 지급받게 되는 경우에는 그 한도에서 보험급여를 하지 아니한다.

③ 공단은 가입자가 대통령령으로 정하는 기간 이상 다음 각 호의 보험료를 체납한 경우 그 체납한 보험료를 완납할 때까지 그 가입자 및 피부양자에 대하여 보험급여를 실시하지 아니할 수 있다. 다만, 월별 보험료의 총체납횟수(이미 납부된 체납보험료는 총체납횟수에서 제외하며, 보험료의 체납기간은 고려하지 아니한다)가 대통령령으로 정하는 횟수 미만이거나 가입자 및 피부양자의 소득·재산 등이 대통령령으로 정하는 기준 미만인 경우에는 그러하지 아니하다. 개정 2018.12.11.

1. 제69조제4항제2호에 따른 소득월액보험료
2. 제69조제5항에 따른 세대단위의 보험료

④ 공단은 제77조제1항제1호에 따라 납부의무를 부담하는 사용자가 제69조제4항제1호에 따른 보수월액보험료를 체납한 경우에는 그 체납에 대하여 직장가입자 본인에게 귀책사유가 있는 경우에 한하여 제3항의 규정을 적용한다. 이 경우 해당 직장가입자의 피부양자에게도 제3항의 규정을 적용한다. 개정 2019.4.23.

⑤ 제3항 및 제4항에도 불구하고 제82조에 따라 공단으로부터 분할납부 승인을 받고 그 승인된 보험료를 1회 이상 낸 경우에는 보험급여를 할 수 있다. 다만, 제82조에 따른 분할납부 승인을 받은 사람이 정당한 사유 없이 5회(같은 조 제1항에 따라 승인받은 분할납부 횟수가 5회 미만인 경우에는 해당 분할납부 횟수를 말한다. 이하 이 조에서 같다) 이상 그 승인된 보험료를 내지 아니한 경우에는 그러하지 아니하다. 개정 2019.4.23.

⑥ 제3항 및 제4항에 따라 보험급여를 하지 아니하는 기간(이하 이 항에서 "급여제한기간"이라 한다)에 받은 보험급여는 다음 각 호의 어느 하나에 해당하는 경우에만 보험급여로 인정한다.

1. 공단이 급여제한기간에 보험급여를 받은 사실이 있음을 가입자에게 통지한 날부터 2개월이 지난 날이 속한 달의 납부기한 이내에 체납된 보험료를 완납한 경우
2. 공단이 급여제한기간에 보험급여를 받은 사실이 있음을 가입자에게 통지한 날부터 2개월이 지난 날이 속한 달의 납부기한 이내에 제82조에 따라 분할납부 승인을 받은 체납보험료를 1회 이상 낸 경우. 다만, 제82조에 따른 분할납부 승인을 받은 사람이 정당한 사유 없이 5회 이상 그 승인된 보험료를 내지 아니한 경우에는 그러하지 아니하다.

개정 2019.4.23.

시행령

영 제26조 (급여의 제한) ① 법 제53조제3항 각 호 외의 부분 본문에서 "대통령령으로 정하는 기간"이란 1개월을 말한다.

② 법 제53조제3항 각 호 외의 부분 단서에서 "대통령령으로 정하는 횟수"란 6회를 말한다.

③ 법 제53조제3항 각 호 외의 부분 단서에서 "대통령령으로 정하는 기준 미만인 경우"란 다음 각 호의 요건을 모두 충족한 경우를 말한다. 이 경우 소득은 제41조제1항에 따른 소득을 말하고, 재산은 제42조제3항제1호에 따른 재산을 말한다.
신설 2019.6.11.

1. 법 제53조제3항제2호의 보험료를 체납한 가입자가 속한 세대의 소득이 100만원 미만이고, 그 세대의 재산에 대한 「지방세법」 제10조에 따른 과세표준(이하 "과세표준"이라 한다)이 100만원 미만일 것. 다만, 가입자가 미성년자, 65세 이상인 사람 또는 「장애인복지법」에 따라 등록한 장애인인 경우에는 그 소득 및 재산에 대한 과세표준이 각각 공단이 정하는 금액 미만일 것
2. 법 제53조제3항제2호의 보험료를 체납한 가입자가 「소득세법」 제168조제1항에 따른 사업자등록을 한 사업에서 발생하는 소득이 없을 것

④ 제3항에 따른 소득 및 재산의 확인 절차, 방법 및 시기 등에 관한 구체적인 사항은 공단이 정한다. 신설 2019.6.11.
제목개정 2019.6.11.

시행규칙

칙제27조 (급여 제한에 관한 통지) ① 공단은 법 제53조에 따라 보험급여를 제한하는 경우에는 문서로 그 내용과 사유를 가입자에게 알려야 한다.
② 공단은 법 제79조에 따라 보험료의 납입고지를 할 때에는 법 제53조제3항에 따른 급여 제한의 내용을 안내하여야 한다.

제54조 [급여의 정지] 보험급여를 받을 수 있는 사람이 다음 각 호의 어느 하나에 해당하면 그 기간에는 보험급여를 하지 아니한다. 다만, 제3호 및 제4호의 경우에는 제60조에 따른 요양급여를 실시한다.

1. 국외에 여행 중인 경우
2. 국외에서 업무에 종사하고 있는 경우
3. 제6조제2항제2호에 해당하게 된 경우
4. 교도소, 그 밖에 이에 준하는 시설에 수용되어 있는 경우

제55조 [급여의 확인] 공단은 보험급여를 할 때 필요하다고 인정되면 보험급여를 받는 사람에게 문서와 그 밖의 물건을 제출하도록 요구하거나 관계인을 시켜 질문 또는 진단하게 할 수 있다.

제56조 [요양비 등의 지급] 공단은 이 법에 따라 지급의무가 있는 요양비 또는 부가급여의 청구를 받으면 지체 없이 이를 지급하여야 한다.

제56조의2 [요양비등수급계좌] ① 공단은 이 법에 따른 보험급여로 지급되는 현금(이하 "요양비등"이라 한다)을 받는 수급자의 신청이 있는 경우에는 요양비등을 수급자 명의의 지정된 계좌(이하 "요양비등수급계좌"라 한다)로 입금하여야 한다. 다만, 정보통신장애나 그 밖에 대통령령으로 정하는 불가피한 사유로 요양비등수급계좌로 이체할 수 없을 때에는 직접 현금으로 지급하는 등 대통령령으로 정하는 바에 따라 요양비등을 지급할 수 있다.
② 요양비등수급계좌가 개설된 금융기관은 요양비등수급계좌에 요양비등만이 입금되도록 하고, 이를 관리하여야 한다.
③ 제1항 및 제2항에 따른 요양비등수급계좌의 신청 방법·절차와 관리에 필요한 사항은 대통령령으로 정한다.

시행령

영제26조의2 (요양비등수급계좌의 신청 방법 및 절차 등) ① 법 제56조의2제1항 본문에 따라 요양비등을 수급자 명의의 지정된 계좌(이하 "요양비등수급계좌"라 한다)로 받으려는 사람은 요양비 지급청구서와 보조기기급여비 지급청구서 등에 요양비등수급계좌의 계좌번호를 기재하고, 예금통장(계좌번호가 기록되어 있는 면을 말한다) 사본을 첨부하여 공단에 제출해야 한다. 요양비등수급계좌를 변경하는 경우에도 또한 같다. 개정 2019.6.11.
② 공단은 법 제56조의2제1항 단서에 따라 수급자가 요양비등수급계좌를 개설한 금융기관이 폐업 또는 업무정지나 정보통신장애 등으로 정상영업이 불가능하거나 이에 준하는 불가피한 사유로 이체할 수 없을 때에는 직접 현금으로 지급한다.

제57조 [부당이득의 징수] ① 공단은 속임수나 그 밖의 부당한 방법으로 보험급여를 받은 사람이나 보험급여비용을 받은 요양기관에 대하여 그 보험급여나 보험급여비용에 상당하는 금액의 전부 또는 일부를 징수한다.
② 공단은 제1항에 따라 속임수나 그 밖의 부당한 방법으로 보험급여비용을 받은 요양기관이 다음 각 호의 어느 하나에 해당하는 경우에는 해당 요양기관을 개설한 자에게 그 요양기관과 연대하여 같은 항에 따른 징수금을 납부하게 할 수 있다.

1. 「의료법」 제33조제2항을 위반하여 의료기관을 개설할 수 없는 자가 의료인의 면허나 의료법인 등의 명의를 대여받아 개설·운영하는 의료기관

2. 「약사법」 제20조제1항을 위반하여 약국을 개설할 수 없는 자가 약사 등의 면허를 대여받아 개설·운영하는 약국

③ 사용자나 가입자의 거짓 보고나 거짓 증명(제12조제5항을 위반하여 건강보험증이나 신분증명서를 양도·대여하여 다른 사람이 보험급여를 받게 하는 것을 포함한다) 또는 요양기관의 거짓 진단에 따라 보험급여가 실시된 경우 공단은 이들에게 보험급여를 받은 사람과 연대하여 제1항에 따른 징수금을 내게 할 수 있다. 개정 2018.12.11.

④ 공단은 속임수나 그 밖의 부당한 방법으로 보험급여를 받은 사람과 같은 세대에 속한 가입자(속임수나 그 밖의 부당한 방법으로 보험급여를 받은 사람이 피부양자인 경우에는 그 직장가입자를 말한다)에게 속임수나 그 밖의 부당한 방법으로 보험급여를 받은 사람과 연대하여 제1항에 따른 징수금을 내게 할 수 있다.

⑤ 요양기관이 가입자나 피부양자로부터 속임수나 그 밖의 부당한 방법으로 요양급여비용을 받은 경우 공단은 해당 요양기관으로부터 이를 징수하여 가입자나 피부양자에게 지체 없이 지급하여야 한다. 이 경우 공단은 가입자나 피부양자에게 지급하여야 하는 금액을 그 가입자 및 피부양자가 내야 하는 보험료등과 상계할 수 있다.

제58조 [구상권] ① 공단은 제3자의 행위로 보험급여사유가 생겨 가입자 또는 피부양자에게 보험급여를 한 경우에는 그 급여에 들어간 비용 한도에서 그 제3자에게 손해배상을 청구할 권리를 얻는다.

② 제1항에 따라 보험급여를 받은 사람이 제3자로부터 이미 손해배상을 받은 경우에는 공단은 그 배상액 한도에서 보험급여를 하지 아니한다.

시행규칙

칙 **제28조 (제3자의 행위로 인한 급여 통보)** 법 제58조에 따라 가입자(지역가입자의 경우에는 세대주를 포함한다)는 자신이나 피부양자에 대한 보험급여 사유가 제3자의 행위로 인한 것인 경우에는 별지 제25호서식의 제3자의 행위로 인한 급여 통보서를 지체 없이 공단에 제출하여야 한다.

제59조 [수급권 보호] ① 보험급여를 받을 권리는 양도하거나 압류할 수 없다.

② 제56조의2제1항에 따라 요양비등수급계좌에 입금된 요양비등은 압류할 수 없다.

제60조 [현역병 등에 대한 요양급여비용의 지급] ① 공단은 제54조제3호 및 제4호에 해당하는 사람이 요양기관에서 대통령령으로 정하는 치료 등(이하 이 조에서 "요양급여"이라 한다)과 제49조에 따른 요양비를 받은 경우 그에 따라 공단이 부담하는 비용(이하 이 조에서 "요양급여비용"이라 한다)을 법무부장관·국방부장관·경찰청장·소방청장 또는 해양경찰청장으로부터 예탁 받아 지급할 수 있다. 이 경우 법무부장관·국방부장관·경찰청장·소방청장 또는 해양경찰청장은 예산상 불가피한 경우 외에는 연간(年間) 들어갈 것으로 예상되는 요양급여비용과 요양비를 대통령령으로 정하는 바에 따라 미리 공단에 예탁하여야 한다. 개정 2017.7.26. 개정 2018.12.11.

② 요양급여, 요양급여비용 및 요양비 등에 관한 사항은 제41조, 제41조의4, 제42조, 제42조의2, 제44조부터 제47조까지, 제47조의2, 제48조, 제49조, 제55조, 제56조, 제56조의2 및 제59조제2항을 준용한다. 개정 2018.12.11.

시행령

영 **제27조 (현역병 등에 대한 요양급여비용 등의 지급)** 제27조 (현역병 등에 대한 요양급여비용 등의 지급) ① 법 제60조제1항 전단에서 "대통령령으로 정하는 치료 등"이란 법 제41조제1항제1호부터 제3호까지 및 제5호에 따른 요양급여를 말한다.

② 법 제60조제1항 후단에 따라 법무부장관·국방부장관·경찰청장·소방청장 또는 해양경찰청장(이하 이 조에서 "기관장"이라 한다)은 해당 기관에서 연간 들어갈 것으로 예상되는 요양급여비용과 법 제49조에 따른 요양비(이하 "요양비"라 한다)를 공단이 지정한 계좌에 예탁해야 한다. 개정 2017.7.26. 개정 2019.6.11.

③ 공단은 예탁금 집행 현황을 분기별로 보건복지부장관 및 해당 기관장에게 통보하여야 한다.

④ 공단은 제2항에 따라 기관장이 예탁한 요양급여비용과 요양비가 공단이 부담해야 할 요양급여비용과 요양비에 미치지 못할 때에는 기관장에게 이를 즉시 청구하고, 기관장은 공단의 청구에 따라 요양급여비용과 요양비를 공단에 지급해야 한다. 개정 2019.6.11.

⑤ 공단은 제2항에 따라 기관장이 예탁한 요양급여비용과 요양비에서 발생한 이자를 공단이 부담해야 할 요양급여비용에 사용할 수 있다. 개정 2019.6.11.

제목개정 2019.6.11.

제61조 [요양급여비용의 정산] 공단은 「산업재해보상보험법」 제10조에 따른 근로복지공단이 이 법에 따라 요양급여를 받을 수 있는 사람에게 「산업재해보상보험법」 제40조에 따른 요양급여를 지급한 후 그 지급결정이 취소되어 해당 요양급여의 비용을 청구하는 경우에는 그 요양급여가 이 법에 따라 실시할 수 있는 요양급여에 상당한 것으로 인정되면 그 요양급여에 해

당하는 금액을 지급할 수 있다.

제 5 장 건강보험심사평가원

제62조 [설 립] 요양급여비용을 심사하고 요양급여의 적정성을 평가하기 위하여 건강보험심사평가원을 설립한다.

제63조 [업무 등] ① 심사평가원은 다음 각 호의 업무를 관장한다.

1. 요양급여비용의 심사
2. 요양급여의 적정성 평가
3. 심사기준 및 평가기준의 개발
4. 제1호부터 제3호까지의 규정에 따른 업무와 관련된 조사연구 및 국제협력
5. 다른 법률에 따라 지급되는 급여비용의 심사 또는 의료의 적정성 평가에 관하여 위탁받은 업무
6. 건강보험과 관련하여 보건복지부장관이 필요하다고 인정한 업무
7. 그 밖에 보험급여비용의 심사와 보험급여의 적정성 평가와 관련하여 대통령령으로 정하는 업무

② 제1항제2호 및 제7호에 따른 요양급여 등의 적정성 평가의 기준 · 절차 · 방법 등에 필요한 사항은 보건복지부장관이 정하여 고시한다.

시행령

영제28조 (업 무) ① 법 제63조제1항제7호에서 "대통령령으로 정하는 업무"란 다음 각 호의 업무를 말한다.

1. 법 제47조에 따른 요양급여비용의 심사청구와 관련된 소프트웨어의 개발 · 공급 · 검사 등 전산 관리
2. 법 제49조제1항에 따라 지급되는 요양비 중 보건복지부령으로 정하는 기관에서 받은 요양비에 대한 심사
3. 법 제63조제1항제2호에 따른 요양급여의 적정성 평가 결과의 공개
4. 법 제63조제1항제1호부터 제6호까지 및 이 항 제1호부터 제3호까지의 업무를 수행하기 위한 환자 분류체계의 개발 · 관리
5. 법 제63조제1항제1호부터 제6호까지 및 이 항 제1호부터 제4호까지의 업무와 관련된 교육 · 홍보

② 제1항제1호 · 제3호 · 제4호에 따른 전산 관리, 적정성 평가 결과의 공개 및 환자 분류체계의 개발 · 관리의 절차 · 기준 · 방법과 그 밖에 필요한 사항은 보건복지부장관이 정하여 고시한다.

시행규칙

칙제29조 (요양급여 등의 적정성 평가) ① 심사평가원은 법 제63조제1항에 따른 요양급여 등의 적정성에 대한 평가를 하는 경우에는 의약학적 측면과 비용효과적 측면에서 요양급여를 적정하게 하였는지를 평가하여야 한다.

② 제1항에 따른 평가는 요양기관별 · 진료과목별 또는 상병(傷病)별로 구분하여 평가한다.

칙제30조 (요양비의 심사 대상) 영 제28조제1항제2호에서 "보건복지부령으로 정하는 기관"이란 법 제98조제1항에 따라 업무정지 중인 요양기관 및 영 제18조제1항에 따라 요양기관에서 제외된 의료기관을 말한다.

제64조 [법인격 등] ① 심사평가원은 법인으로 한다.

② 심사평가원은 주된 사무소의 소재지에서 설립등기를 함으로써 성립한다.

제65조 [임 원] ① 심사평가원에 임원으로서 원장, 이사 15명 및 감사 1명을 둔다. 이 경우 원장, 이사 중 4명 및 감사는 상임으로 한다.

② 원장은 임원추천위원회가 복수로 추천한 사람 중에서 보건복지부장관의 제청으로 대통령이 임명한다.

③ 상임이사는 보건복지부령으로 정하는 추천 절차를 거쳐 원장이 임명한다.

④ 비상임이사는 다음 각 호의 사람 중에서 10명과 대통령령으로 정하는 바에 따라 추천한 관계 공무원 1명을 보건복지부장관이 임명한다.

1. 공단이 추천하는 1명
2. 의약관계단체가 추천하는 5명
3. 노동조합 · 사용자단체 · 소비자단체 및 농어업인단체가 추천하는 각 1명

⑤ 감사는 임원추천위원회가 복수로 추천한 사람 중에서 기획재정부장관의 제청으로 대통령이 임명한다.

⑥ 제4항에 따른 비상임이사는 정관으로 정하는 바에 따라 실비변상을 받을 수 있다.

⑦ 원장의 임기는 3년, 이사(공무원인 이사는 제외한다)와 감사의 임기는 각각 2년으로 한다.

시행령

영 제29조 (공무원인 임원) 법 제65조제4항에 따라 보건복지부장관은 보건복지부의 3급 공무원 또는 고위공무원단에 속하는 공무원 중에서 1명을 지명하는 방법으로 심사평가원의 비상임이사를 추천한다.

시행규칙

칙 제31조 (상임이사 후보의 추천 절차 등) 법 제65조제3항에 따른 심사평가원의 상임이사 추천 등에 관하여는 제8조를 준용한다. 이 경우 "공단"은 "심사평가원"으로, "이사장"은 "원장"으로 본다.

제66조 [진료심사평가위원회] ① 심사평가원의 업무를 효율적으로 수행하기 위하여 심사평가원에 진료심사평가위원회(이하 "심사위원회"라 한다)를 둔다.

② 심사위원회는 위원장을 포함하여 90명 이내의 상근 심사위원과 1천명 이내의 비상근 심사위원으로 구성하며, 진료과목별 분과위원회를 둘 수 있다.

③ 제2항에 따른 상근 심사위원은 심사평가원의 원장이 보건복지부령으로 정하는 사람 중에서 임명한다.

④ 제2항에 따른 비상근 심사위원은 심사평가원의 원장이 보건복지부령으로 정하는 사람 중에서 위촉한다.

⑤ 심사평가원의 원장은 심사위원이 다음 각 호의 어느 하나에 해당하면 그 심사위원을 해임 또는 해촉할 수 있다.

1. 신체장애나 정신장애로 직무를 수행할 수 없다고 인정되는 경우
2. 직무상 의무를 위반하거나 직무를 게을리한 경우
3. 고의나 중대한 과실로 심사평가원에 손실이 생기게 한 경우
4. 직무 여부와 관계없이 품위를 손상하는 행위를 한 경우

⑥ 제1항부터 제5항까지에서 규정한 사항 외에 심사위원회 위원의 자격·임기 및 심사위원회의 구성·운영 등에 필요한 사항은 보건복지부령으로 정한다.

시행규칙

칙 제32조 (심사위원회 위원의 자격) 법 제66조제1항에 따른 진료심사평가위원회(이하 "심사위원회"라 한다)의 위원은 법 제23조 각 호에 해당하지 아니하는 사람으로서 다음 각 호의 어느 하나에 해당하는 사람이어야 한다.

1. 의사 면허를 취득한 후 10년이 지난 사람으로서 의과대학 또는 의료기관에서 종사한 사람
2. 치과의사 면허를 취득한 후 10년이 지난 사람으로서 치과대학 또는 의료기관에서 종사한 사람
3. 한의사 면허를 취득한 후 10년이 지난 사람으로서 한의과대학 또는 의료기관에서 종사한 사람
4. 약사 면허를 취득한 후 10년이 지난 사람으로서 약학대학·의료기관·약국 또는 한국희귀·필수의약품센터에서 종사한 사람 개정 2018.6.29.
5. 「고등교육법」 제2조제1호부터 제3호까지의 학교에서 전임강사 이상의 경력을 가진 사람으로서 보건의약관련 분야에 10년 이상 종사한 사람
6. 보건의약 또는 건강보험과 관련된 분야에 10년 이상 종사한 사람 중 보건복지부장관이 심사위원 자격이 있다고 인정하는 사람

칙 제33조 (심사위원의 임명 및 위촉) ① 법 제66조제3항에서 "보건복지부령으로 정하는 사람"이란 다음 각 호의 사람을 말한다.

1. 심사평가원 원장이 공개경쟁의 방법으로 선발한 사람
2. 공단 또는 의약계단체가 추천한 사람

② 법 제66조제4항에서 "보건복지부령으로 정하는 사람"이란 관련 의약분야별 전문학회 또는 의약계단체, 공단, 소비자단체 및 심사평가원 이사회가 추천하는 사람을 말한다.

③ 제1항제1호에 따라 공개경쟁의 방법으로 상근 심사위원을 임명하는 절차·방법 등은 심사평가원의 정관으로 정한다.

칙 제34조 (심사위원의 임기) 법 제66조제6항에 따라 심사위원의 임기는 2년으로 한다.

칙 제35조 (심사위원회의 위원장) ① 심사위원회에는 위원장 1명을 둔다.

② 심사위원회의 위원장은 심사평가원의 원장이 임명한다.

③ 심사위원회의 위원장이 부득이한 사유로 그 직무를 수행할 수 없을 때에는 심사평가원의 원장이 지명하는 위원이 그 직무를 대행한다.

④ 심사위원회 위원장의 임기는 2년으로 한다. 신설 2017.4.10.

칙 제36조 (심사위원회의 회의 등) ① 심사위원회와 법 제66조제2항에 따른 진료과목별 분과위원회의 회의는 재적위원 3분의 1 이상이 요구할 때 또는 심사평가원 원장이나 심사위원회 위원장이 요구할 때에 소집한다.

② 위원장 및 분과위원회의 위원장은 제1항에 따른 각 회의의 의장이 되며, 각 회의는 재적위원 과반수의 출석으로 개의하고, 출석위원 과반수의 찬성으로 의결한다.

③ 제1항과 제2항에서 규정한 사항 외에 심사위원회와 분과위원회의 구성·운영 등에 필요한 사항은 심사평가원의 정관으로 정

한다.

제67조 [자금의 조달 등] ① 심사평가원은 제63조제1항에 따른 업무(같은 항 제5호에 따른 업무는 제외한다)를 하기 위하여 공단으로부터 부담금을 징수할 수 있다.

② 심사평가원은 제63조제1항제5호에 따라 급여비용의 심사 또는 의료의 적정성 평가에 관한 업무를 위탁받은 경우에는 위탁자로부터 수수료를 받을 수 있다.

③ 제1항과 제2항에 따른 부담금 및 수수료의 금액 · 징수 방법 등에 필요한 사항은 보건복지부령으로 정한다.

시행규칙

칙제38조 (부담금 등) ① 법 제67조제1항에 따른 부담금(이하 이 조에서 "부담금"이라 한다)은 법 제36조 및 제68조에 따라 보건복지부장관이 승인한 심사평가원의 예산에 계상(計上)된 금액으로 하되, 공단의 전전년도 보험료 수입의 1천분의 30을 넘을 수 없다.

② 법 제67조제2항에 따른 수수료는 심사평가원 원장이 업무를 위탁한 자와 계약으로 정하는 금액으로 하되, 의료급여비용 심사에 관한 비용은 보건복지부장관이 정하는 바에 따른다.

③ 심사평가원은 부담금이 회계연도가 시작되기 전까지 확정되지 아니한 경우에는 전년도 부담금에 준하여 해당 연도 부담금을 징수하고 부담금 확정 후 정산한다.

④ 심사평가원은 부담금을 분기별로 징수하고, 제2항에 따른 수수료는 월별로 징수한다.

⑤ 부담금 및 수수료의 징수 · 납부 절차 및 방법 등에 관하여 필요한 사항은 보건복지부장관이 정하는 바에 따른다.

제68조 [준용 규정] 심사평가원에 관하여 제14조제3항 · 제4항, 제16조, 제17조 (같은 조 제1항제6호 및 제7호는 제외한다), 제18조, 제19조, 제22조부터 제32조까지, 제35조제1항, 제36조, 제37조, 제39조 및 제40조를 준용한다. 이 경우 "공단"은 "심사평가원"으로, "이사장"은 "원장"으로 본다.

시행령

영제30조 (원장 권한의 위임) 법 제68조에 따라 준용되는 법 제32조에 따라 심사평가원의 원장이 분사무소의 장에게 위임할 수 있는 사항은 다음 각 호의 요양기관을 제외한 요양기관의 법 제47조제2항에 따른 요양급여비용에 대한 심사 권한과 법 제87조제2항에 따른 이의신청에 대한 결정 권한으로 한다.

1. 「의료법」 제3조의4에 따른 상급종합병원
2. 그 밖에 심사평가원의 정관으로 정하는 요양기관

영제31조 (준용 규정) 심사평가원 이사회의 심의 · 의결사항 및 회의에 관하여는 제11조 (제5호는 제외한다) 및 제12조를 준용한다. 이 경우 "공단"은 "심사평가원"으로, "이사장"은 "원장"으로 본다.

시행규칙

칙제39조 (준용 규정) 심사평가원의 결산보고서 등의 공고에 관하여는 제10조를 준용한다. 이 경우 "공단"은 "심사평가원"으로 본다.

제 6 장 보험료

제69조 [보험료] ① 공단은 건강보험사업에 드는 비용에 충당하기 위하여 제77조에 따른 보험료의 납부의무자로부터 보험료를 징수한다.

② 제1항에 따른 보험료는 가입자의 자격을 취득한 날이 속하는 달의 다음 달부터 가입자의 자격을 잃은 날의 전날이 속하는 달까지 징수한다. 다만, 가입자의 자격을 매월 1일에 취득한 경우에는 그 달부터 징수한다.

③ 제1항 및 제2항에 따라 보험료를 징수할 때 가입자의 자격이 변동된 경우에는 변동된 날이 속하는 달의 보험료는 변동되기 전의 자격을 기준으로 징수한다. 다만, 가입자의 자격이 매월 1일에 변동된 경우에는 변동된 자격을 기준으로 징수한다.

④ 직장가입자의 월별 보험료액은 다음 각 호에 따라 산정한 금액으로 한다.

1. 보수월액보험료: 제70조에 따라 산정한 보수월액에 제73조제1항 또는 제2항에 따른 보험료율을 곱하여 얻은 금액
2. 소득월액보험료: 제71조에 따라 산정한 소득월액에 제73조제1항 또는 제2항에 따른 보험료율을 곱하여 얻은 금액 개정 2017.4.18.

⑤ 지역가입자의 월별 보험료액은 세대 단위로 산정하되, 지역가입자가 속한 세대의 월별 보험료액은 제72조에 따라 산정한 보험료부과점수에 제73조제3항에 따른 보험료부과점수당 금액을 곱한 금액으로 한다.

⑥ 제4항 및 제5항에 따른 월별 보험료액은 가입자의 보험료 평균액의 일정비율에 해당하는 금액을 고려하여 대통령령으로 정하는 기준에 따라 상한 및 하한을 정한다. 신설 2017.4.18.

시행령

영제32조(월별 보험료액의 상한과 하한) 법 제69조제6항에 따른 월별 보험료액의 상한 및 하한은 다음 각 호의 구분에 따른다.

1. 월별 보험료액의 상한은 다음 각 목과 같다.
   가. 직장가입자의 보수월액보험료: 보험료가 부과되는 연도의 전전년도 직장가입자 평균 보수월액보험료(이하 이 조에서 "전전년도 평균 보수월액보험료"라 한다)의 30배에 해당하는 금액을 고려하여 보건복지부장관이 정하여 고시하는 금액
   나. 직장가입자의 소득월액보험료 및 지역가입자의 월별 보험료액: 보험료가 부과되는 연도의 전전년도 평균 보수월액보험료의 15배에 해당하는 금액을 고려하여 보건복지부장관이 정하여 고시하는 금액
2. 월별 보험료액의 하한은 다음 각 목과 같다.
   가. 직장가입자의 보수월액보험료: 보험료가 부과되는 연도의 전전년도 평균 보수월액보험료의 1천분의 80 이상 1천분의 85 미만의 범위에서 보건복지부장관이 정하여 고시하는 금액
   나. 지역가입자의 월별 보험료액: 보험료가 부과되는 연도의 전전년도 평균 보수월액보험료의 1천분의 60 이상 1천분의 65 미만의 범위에서 보건복지부장관이 정하여 고시하는 금액

전문개정 2018.3.6.

제70조[보수월액] ① 제69조제4항제1호에 따른 직장가입자의 보수월액은 직장가입자가 지급받는 보수를 기준으로 하여 산정한다. 개정 2017.4.18.

② 휴직이나 그 밖의 사유로 보수의 전부 또는 일부가 지급되지 아니하는 가입자(이하 "휴직자등"이라 한다)의 보수월액보험료는 해당 사유가 생기기 전 달의 보수월액을 기준으로 산정한다.

③ 제1항에 따른 보수는 근로자등이 근로를 제공하고 사용자·국가 또는 지방자치단체로부터 지급받는 금품(실비변상적인 성격을 갖는 금품은 제외한다)으로서 대통령령으로 정하는 것을 말한다. 이 경우 보수 관련 자료가 없거나 불명확한 경우 등 대통령령으로 정하는 사유에 해당하면 보건복지부장관이 정하여 고시하는 금액을 보수로 본다.

④ 제1항에 따른 보수월액의 산정 및 보수가 지급되지 아니하는 사용자의 보수월액의 산정 등에 필요한 사항은 대통령령으로 정한다.

시행령

영제33조(보수에 포함되는 금품 등) ① 법 제70조제3항 전단에서 "대통령령으로 정하는 것"이란 근로의 대가로 받은 봉급, 급료, 보수, 세비(歲費), 임금, 상여, 수당, 그 밖에 이와 유사한 성질의 금품으로서 다음 각 호의 것을 제외한 것을 말한다.

1. 퇴직금
2. 현상금, 번역료 및 원고료
3. 「소득세법」에 따른 비과세 근로소득. 다만, 다음 각 목의 것은 제외한다.
   가. 「소득세법」 제12조제3호차목·파목 및 거목에 따라 비과세되는 소득
   나. 직급보조비 또는 이와 유사한 성질의 금품

② 법 제70조제3항 후단에서 "보수 관련 자료가 없거나 불명확한 경우 등 대통령령으로 정하는 사유"란 다음 각 호의 어느 하나에 해당하는 경우를 말한다.

1. 보수 관련 자료가 없거나 불명확한 경우
2. 「최저임금법」 제5조에 따른 최저임금액 등을 고려할 때 보수 관련 자료의 신뢰성이 없다고 공단이 인정하는 경우

③ 보수의 전부 또는 일부가 현물(現物)로 지급되는 경우에는 그 지역의 시가(時價)를 기준으로 공단이 정하는 가액(價額)을 그에 해당하는 보수로 본다.

④ 법 제70조제3항 후단에 따라 보건복지부장관이 고시하는 금액이 적용되는 기간 중에 사업장 근로자의 보수가 확인되는 경우에는 공단이 확인한 날이 속하는 달의 다음 달부터 그 고시 금액을 적용하지 아니한다.

영제34조(직장가입자에 대한 보수월액보험료 부과의 원칙) ① 법 제70조제1항에 따라 직장가입자에 대한 보수월액보험료는 매년 다음 각 호의 구분에 따라 산정된 보수월액을 기준으로 하여 부과하고, 다음 해에 확정되는 해당 연도의 보수 총액을 기준으로 제39조에 따라 보수월액을 다시 산정하여 정산한다. 다만, 법 제70조제3항 후단에 따라 보건복지부장관이 고시하는 금액이 적용되는 직장가입자에 대해서는 그 고시하는 금액이 적용되는 기간 동안 부과한 보수월액보험료의 정산을 생략할 수 있다.

1. 직장가입자의 자격을 취득하거나, 다른 직장가입자로 자격이 변동되거나, 지역가입자에서 직장가입자로 자격이 변동된 사람: 제37조에 따른 자격 취득 또는 변동 시의 보수월액
2. 제1호에 해당하지 아니하는 직장가입자: 전년도에 받은 보수의 총액을 기준으로 제36조에 따라 산정한 보수월액

② 제1항 각 호에 따른 보수월액의 적용기간은 다음 각 호와 같다.

1. 제1항제1호의 가입자: 자격 취득 또는 변동일이 속하는 달(매월 2일 이후에 자격이 변동된 경우에는 그 자격 변동일이 속한 달의 다음 달을 말한다)부터 다음 해 3월까지
2. 제1항제2호의 가입자: 매년 4월부터 다음 해 3월까지

영 제35조 (보수월액 산정을 위한 보수 등의 통보) ① 사용자는 법 제70조제1항에 따른 보수월액의 산정을 위하여 매년 3월 10일까지 전년도 직장가입자에게 지급한 보수의 총액(법 제70조 및 이 영 제33조에 따라 산정된 금액으로서 가입자별로 1월부터 12월까지 지급한 보수의 총액을 말한다. 이하 같다)과 직장가입자가 해당 사업장 · 국가 · 지방자치단체 · 사립학교 또는 그 학교경영기관(이하 "사업장등"이라 한다)에 종사한 기간 등 보수월액 산정에 필요한 사항을 공단에 통보하여야 한다. 이 경우 법 제70조제3항 후단의 적용을 받는 직장가입자에 대해서는 통보를 생략할 수 있다.

② 사용자는 법 제70조제1항에 따른 보수월액 산정을 위하여 그 사업장이 다음 각 호의 어느 하나에 해당하면 그때까지 사용 · 임용 또는 채용한 모든 직장가입자(제3호의 경우에는 해당 직장가입자를 말한다)에게 지급한 보수의 총액 등 보수월액 산정에 필요한 사항을 공단에 통보하여야 한다.

1. 사업장이 폐업 · 도산하거나 이에 준하는 사유가 발생한 경우
2. 사립학교가 폐교된 경우
3. 일부 직장가입자가 퇴직한 경우

영 제36조 (보수월액의 결정 등) ① 공단은 제35조에 따라 통보받은 보수의 총액을 전년도 중 직장가입자가 그 사업장등에 종사한 기간의 개월수로 나눈 금액을 매년 보수월액으로 결정한다. 다만, 사용자가 그 사업장등의 해당 연도 보수의 평균 인상률 또는 인하율을 공단에 통보한 경우에는 본문에 따라 계산한 금액에 그 평균 인상률 또는 인하율을 반영하여 산정한 금액을 매년 보수월액으로 결정한다.

② 사용자는 해당 직장가입자의 보수가 인상되거나 인하되었을 때에는 공단에 보수월액의 변경을 신청할 수 있다. 다만, 상시 100명 이상의 근로자가 소속되어 있는 사업장의 사용자는 다음 각 호에 따라 공단에 그 보수월액의 변경을 신청하여야 한다.

1. 해당 월의 보수가 14일 이전에 변경된 경우: 해당 월의 15일까지
2. 해당 월의 보수가 15일 이후에 변경된 경우: 해당 월의 다음 달 15일까지

③ 공단은 사용자가 제35조에 따른 통보를 하지 아니하거나 통보 내용이 사실과 다른 경우에는 법 제94조에 따라 그 사실을 조사하여 보수월액을 산정 · 변경할 수 있으며, 제2항에 따른 보수월액의 변경신청을 받은 경우에는 보수가 인상된 달 또는 인하된 달부터 보수월액을 변경할 수 있다.

④ 직장가입자가 둘 이상의 건강보험 적용 사업장에서 보수를 받고 있는 경우에는 각 사업장에서 받고 있는 보수를 기준으로 각각 보수월액을 결정한다.

⑤ 직장가입자의 보수월액을 제33조부터 제38조까지의 규정에 따라 산정하기 곤란하거나 보수를 확인할 수 있는 자료가 없는 경우 보수월액의 산정방법과 보수의 인상 · 인하 시 보수월액의 변경신청 등 필요한 사항은 재정운영위원회의 의결을 거쳐 공단의 정관으로 정한다.

영 제37조 (직장가입자의 자격 취득 · 변동 시 보수월액의 결정) 공단은 직장가입자의 자격을 취득하거나, 다른 직장가입자로 자격이 변동되거나, 지역가입자에서 직장가입자로 자격이 변동된 사람이 있을 때에는 다음 각 호의 구분에 따른 금액을 해당 직장가입자의 보수월액으로 결정한다.

1. 연 · 분기 · 월 · 주 또는 그 밖의 일정기간으로 보수가 정해지는 경우: 그 보수액을 그 기간의 총 일수로 나눈 금액의 30배에 상당하는 금액
2. 일(日) · 시간 · 생산량 또는 도급(都給)으로 보수가 정해지는 경우: 직장가입자의 자격을 취득하거나 자격이 변동된 달의 전 1개월 동안에 그 사업장에서 해당 직장가입자와 같은 업무에 종사하고 같은 보수를 받는 사람의 보수액을 평균한 금액
3. 제1호 및 제2호에 따라 보수월액을 산정하기 곤란한 경우: 직장가입자의 자격을 취득하거나 자격이 변동된 달의 전 1개월 동안 같은 업무에 종사하고 있는 사람이 받는 보수액을 평균한 금액

영 제38조(보수가 지급되지 아니하는 사용자의 보수월액 결정) ① 법 제70조제4항에 따른 보수가 지급되지 아니하는 사용자의 보수월액은 다음 각 호의 방법으로 산정한다. 이 경우 사용자는 매년 5월 31일까지[「소득세법」 제70조의2에 따라 세무서장에게 성실신고확인서를 제출한 사용자(이하 이 항에서 "성실신고사용자"라 한다)인 경우에는 6월 30일까지] 수입을 증명할 수 있는 자료를 제출하거나 수입금액을 공단에 통보하여야 하며, 산정된 보수월액은 매년 6월부터 다음 해 5월까지(성실신고사용자의 경우에는 매년 7월부터 다음 해 6월까지) 적용한다.

1. 해당 연도 중 해당 사업장에서 발생한 보건복지부령으로 정하는 수입으로서 객관적인 자료를 통하여 확인된 금액
2. 수입을 확인할 수 있는 객관적인 자료가 없는 경우에는 사용자의 신고금액

② 보수가 지급되지 아니하는 사용자의 보수월액을 결정하거나 변경하는 절차 등에 관하여는 제34조제1항, 제35조제2항 및 제36조를 준용한다.

③ 제1항 및 제2항에도 불구하고 제1항제1호 및 제2호에 따른 확인금액 또는 신고금액이 해당 사업장에서 가장 높은 보수월액을 적용받는 근로자의 보수월액보다 낮은 경우에는 그 근로자의 보수월액을 해당 사용자의 보수월액으로 한다.

영 제39조 (보수월액보험료의 정산 및 분할납부) ① 공단은 원래 산정 · 징수한 보수월액보험료의 금액이 제34조부터 제38조까지의 규정에 따라 다시 산정한 보수월액보험료의 금액을 초과하는 경우에는 그 초과액을 사용자에게 반환하여야 하며, 부족한 경우에는 그 부족액을 사용자로부터 추가로 징수하여야 한다.

② 사용자는 직장가입자의 사용 · 임용 · 채용 관계가 끝난 경우에는 해당 직장가입자가 납부한 보수월액보험료를 다시 산정하여

근로자와 정산한 후 공단과 정산 절차를 거쳐야 한다. 다만, 법 제70조제3항 후단에 따라 보건복지부장관이 고시하는 금액이 적용되는 직장가입자에 대해서는 그 고시하는 금액이 적용되는 기간에 부과한 보수월액보험료의 정산을 생략할 수 있다.

③ 사용자는 제1항에 따라 반환받은 금액 또는 추가 납부한 금액 중 직장가입자가 반환받을 금액 및 부담하여야 할 금액에 대해서는 해당 직장가입자와 정산하여야 한다.

④ 공단은 제1항에 따라 추가로 징수하여야 할 금액(이하 "추가징수금액"이라 한다) 중 직장가입자가 부담하는 금액이 해당 직장가입자가 부담하는 보수월액보험료(추가징수금액을 고지하는 날이 속하는 달의 보수월액보험료를 말한다) 이상인 경우에는 다음 각 호의 구분에 따라 납부하게 할 수 있다. 신설 2018.3.20.

1. 제34조제1항 본문에 따라 다음 해에 확정되는 해당 연도의 보수 총액을 기준으로 한 정산(이하 "연말정산"이라 한다)에 따른 추가징수금액: 5회로 분할하여 납부. 다만, 사용자의 신청에 따라 1회에 전액 납부하거나 10회 이내의 범위에서 분할하여 납부할 수 있다.
2. 연말정산을 제외한 정산에 따른 추가징수금액: 1회에 전액 납부. 다만, 사용자의 신청에 따라 10회 이내의 범위에서 분할하여 납부할 수 있다.

⑤ 제1항부터 제4항까지에서 규정한 사항 외에 보수월액보험료의 정산 및 분할납부에 필요한 세부 사항은 공단의 정관으로 정한다. 개정 2018.3.20.

영제40조 (공무원의 전출 시의 보수월액보험료 납부) 공무원인 직장가입자가 다른 기관으로 전출된 경우 전출된 날이 속하는 달의 보수월액보험료는 전출 전 기관의 장이 전출된 공무원에게 지급할 보수에서 이를 공제하여 납부한다. 다만, 전출한 기관의 장이 전출한 날이 속하는 달의 보수를 지급하지 아니한 경우에는 전입받은 기관의 장이 보수에서 공제하여 납부한다.

시행규칙

칙제40조 (보수 총액 등의 통보) 사용자는 영 제35조에 따라 직장가입자의 보수 총액 및 종사기간 등을 공단에 통보할 때에는 다음 각 호의 구분에 따른 서류를 공단에 제출하여야 한다.

1. 사용관계가 계속되는 경우: 별지 제26호서식의 직장가입자 보수 총액 통보서
2. 연도 중 영 제35조제2항 각 호의 어느 하나에 해당하게 된 경우: 별지 제8호서식의 직장가입자 자격상실 신고서

칙제41조 (보수월액의 변경신청) 사용자는 영 제36조에 따라 직장가입자의 보수월액 변경을 신청하려면 별지 제27호서식의 직장가입자 보수월액 변경신청서를 공단에 제출하여야 한다.

칙제42조 (보수월액의 결정 · 변경 등의 통지) 공단은 영 제36조부터 제40조까지의 규정에 따라 가입자의 보수월액을 결정 · 변경한 경우 또는 보수월액보험료의 초과액을 반환하거나 보수월액보험료의 부족액을 추가 징수하는 경우에는 지체 없이 그 사실을 문서로 사용자에게 알려야 하며, 통지를 받은 사용자는 지체 없이 직장가입자에게 알려야 한다.

칙제43조 (보수가 지급되지 아니하는 사용자의 소득) 영 제38조제1항제1호에서 "보건복지부령으로 정하는 수입"이란 「소득세법」 제19조에 따른 사업소득을 말한다

제71조 [소득월액] ① 소득월액은 제70조에 따른 보수월액의 산정에 포함된 보수를 제외한 직장가입자의 소득(이하 "보수외소득"이라 한다)이 대통령령으로 정하는 금액을 초과하는 경우 다음의 계산식에 따라 산정한다.

(연간 보수외소득 − 대통령령으로 정하는 금액) × 1/12

개정 2017.4.18.

② 소득월액을 산정하는 기준, 방법 등 소득월액의 산정에 필요한 사항은 대통령령으로 정한다.

시행령

영제41조 (소득월액) ① 법 제71조제1항에 따른 소득월액(이하 "소득월액"이라 한다) 산정에 포함되는 소득은 다음 각 호와 같다. 이 경우 「소득세법」에 따른 비과세소득은 제외한다.

1. 이자소득: 「소득세법」 제16조에 따른 소득
2. 배당소득: 「소득세법」 제17조에 따른 소득
3. 사업소득: 「소득세법」 제19조에 따른 소득
4. 근로소득: 「소득세법」 제20조에 따른 소득. 다만, 같은 법 제47조에 따른 근로소득공제는 적용하지 아니한다.
5. 연금소득: 「소득세법」 제20조의3에 따른 소득. 다만, 같은 법 제20조의3제2항 및 제47조의2는 적용하지 아니한다.
6. 기타소득: 「소득세법」 제21조에 따른 소득

② 법 제71조제1항 계산식 외의 부분 및 같은 항의 계산식에서 "대통령령으로 정하는 금액"이란 각각 연간 3,400만원을 말한다. 개정 2018.3.6.

③ 소득월액은 법 제71조제1항의 계산식을 적용하여 산출한 금액을 보건복지부령으로 정하는 방법에 따라 평가하여 산정한다. 개정 2018.3.6.

④ 제1항부터 제3항까지에서 규정한 사항 외에 소득월액의 산정에 포함되는 제1항 각 호의 소득자료의 반영 시기 등 소득월액의

산정에 필요한 세부 사항은 공단의 정관으로 정한다. 개정 2018.3.6.

시행규칙

칙제44조 (소득 평가기준) ① 영 제41조제3항에 따라 소득월액(법 제71조제1항에 따른 소득월액을 말한다)은 다음 각 호의 구분에 따라 평가한 금액을 합산한 금액으로 한다. 이 경우 각 호의 구분에 따른 소득은 법 제71조제1항의 계산식을 적용하여 산출한 금액에 법 제71조제1항에 따른 연간 보수외소득에서 각 호의 구분에 따른 소득이 차지하는 비율을 곱하여 산출한 금액으로 한다. 개정 2018.3.6.

1. 영 제41조제1항제1호부터 제3호까지 및 제6호의 소득: 해당 소득 전액
2. 영 제41조제1항제4호 및 제5호의 소득: 해당 소득의 100분의 30 개정 2018.3.6.

② 영 별표 4 제1호가목에 따라 영 제42조제2항에 따른 소득을 평가하는 방법에 관하여는 제1항 전단을 준용한다. 개정 2018.3.6.

제72조 [보험료부과점수] ① 제69조제5항에 따른 보험료부과점수는 지역가입자의 소득 및 재산을 기준으로 산정한다. 개정 2017.4.18.

② 제1항에 따라 보험료부과점수의 산정방법과 산정기준을 정할 때 법령에 따라 재산권의 행사가 제한되는 재산에 대하여는 다른 재산과 달리 정할 수 있다.

③ 보험료부과점수의 산정방법 · 산정기준 등에 필요한 사항은 대통령령으로 정한다.

시행령

영제42조 (보험료부과점수의 산정기준) ① 법 제72조제1항에 따른 보험료부과점수는 다음 각 호의 사항을 고려하여 산정하되, 구체적인 산정방법은 별표 4와 같다.

1. 소득
2. 재산
3. 삭제 <2018.3.6.>

② 제1항제1호에 따른 소득의 구체적인 종류 및 범위에 관하여는 제41조제1항을 준용한다.

③ 제1항제2호에 따른 재산은 다음 각 호와 같다. 개정 2018.3.6.

1. 「지방세법」 제105조에 따른 재산세의 과세대상이 되는 토지, 건축물, 주택, 선박 및 항공기. 다만, 종중재산(宗中財産), 마을 공동재산, 그 밖에 이에 준하는 공동의 목적으로 사용하는 건축물 및 토지는 제외한다.
2. 주택을 소유하지 아니한 지역가입자의 경우에는 임차주택에 대한 보증금 및 월세금액
3. 「지방세법 시행령」 제123조제1호에 따른 승용자동차 및 같은 조 제2호에 따른 그 밖의 승용자동차. 다만, 다음 각 목의 어느 하나에 해당하는 경우에는 제외한다. 개정 2018.3.6.
   가. 사용연수가 9년 이상인 경우 신설 2018.3.6.
   나. 배기량이 1,600시시 이하인 경우. 다만, 과세표준에 「지방세법 시행령」 제4조제1항제3호에 따른 차량의 경과연수별 잔존가치율을 고려하여 보건복지부장관이 고시한 비율을 적용하여 산정된 차량의 가액이 4천만원 이상인 경우는 제외한다. 신설 2018.3.6. 개정 2019.6.11.
   다. 「국가유공자 등 예우 및 지원에 관한 법률」 제4조 · 제73조 및 제74조에 따른 국가유공자 등(법률 제11041호로 개정되기 전의 「국가유공자 등 예우 및 지원에 관한 법률」 제73조의2에 따른 국가유공자 등을 포함한다)으로서 같은 법 제6조의4에 따른 상이등급 판정을 받은 사람과 「보훈보상대상자 지원에 관한 법률」 제2조에 따른 보훈보상대상자로서 같은 법 제6조에 따른 상이등급 판정을 받은 사람이 소유한 자동차
   라. 「장애인복지법」에 따라 등록한 장애인이 소유한 자동차
   마. 「지방세특례제한법」 제4조에 따라 과세하지 아니하는 자동차
   바. 「지방세법 시행령」 제122조에 따른 영업용 자동차

④ 제1항부터 제3항까지에서 규정한 사항 외에 보험료부과점수의 산정에 포함되는 제1항 각 호의 사항에 관한 자료의 반영 시기 등 보험료부과점수의 산정에 필요한 세부 사항은 공단의 정관으로 정한다. 개정 2018.3.6.

제72조의2 [보험료부과제도개선위원회] ① 보험료부과와 관련된 제도 개선을 위하여 보건복지부장관 소속으로 관계 중앙행정기관 소속 공무원 및 민간전문가로 구성된 보험료부과제도개선위원회(이하 "제도개선위원회"라 한다)를 둔다.

② 제도개선위원회는 다음 각 호의 사항을 심의한다.

1. 가입자의 소득 파악 실태에 관한 조사 및 연구에 관한 사항
2. 가입자의 소득 파악 및 소득에 대한 보험료 부과 강화를 위한 개선 방안에 관한 사항
3. 그 밖에 보험료부과와 관련된 제도 개선 사항으로서 위원장이 회의에 부치는 사항

③ 보건복지부장관은 제1항에 따른 제도개선위원회 운영 결과를 국회에 보고하여야 한다.

④ 제도개선위원회의 구성·운영 등에 관하여 필요한 사항은 대통령령으로 정한다.

본조신설 2017.4.18.

시행령

영제42조의2 (보험료부과제도개선위원회의 구성 등) ① 법 제72조의2에 따른 보험료부과제도개선위원회(이하 "제도개선위원회"라 한다)는 성별을 고려하여 위원장 1명과 부위원장 1명을 포함하여 19명 이내의 위원으로 구성한다.

② 제도개선위원회 위원장은 보건복지부차관이 되고, 부위원장은 위원 중에서 위원장이 지명하는 사람이 된다.

③ 제도개선위원회 위원장은 제도개선위원회를 대표하며, 그 업무를 총괄한다.

④ 제도개선위원회 부위원장은 위원장을 보좌하며, 위원장이 부득이한 사유로 직무를 수행할 수 없을 때에는 그 직무를 대행한다.

⑤ 제도개선위원회 위원은 다음 각 호의 구분에 따라 보건복지부장관이 임명 또는 위촉한다.

1. 기획재정부, 보건복지부, 고용노동부, 국토교통부, 국무조정실, 인사혁신처, 금융위원회 및 국세청 소속의 3급 공무원 또는 고위공무원단에 속하는 일반직공무원 중에서 그 소속 기관의 장이 1명씩 지명하는 사람
2. 보험료 부과체계, 조세, 주택, 금융 또는 연금제도 등에 관한 학식과 경험이 풍부한 사람 9명 이내
3. 공단의 이사장이 추천하는 사람 1명

⑥ 제도개선위원회 위원(제5항제1호에 따른 위원은 제외한다)의 임기는 2년으로 하며, 두 차례만 연임할 수 있다.

⑦ 제도개선위원회 위원(제5항제1호에 따른 위원은 제외한다)의 사임 등으로 새로 위촉된 제도개선위원회 위원의 임기는 전임위원 임기의 남은 기간으로 한다.

본조신설 2018.3.6.

영제42조의3 (제도개선위원회 위원의 해임 및 해촉) 보건복지부장관은 제도개선위원회 위원이 다음 각 호의 어느 하나에 해당하는 경우에는 해당 위원을 해임하거나 해촉할 수 있다.

1. 심신장애로 인하여 직무를 수행할 수 없게 된 경우
2. 직무와 관련된 비위사실이 있는 경우
3. 직무태만, 품위손상이나 그 밖의 사유로 인하여 위원으로 적합하지 아니하다고 인정되는 경우
4. 위원 스스로 직무를 수행하는 것이 곤란하다고 의사를 밝히는 경우

본조신설 2018.3.6.

영제42조의4 (제도개선위원회의 회의) ① 제도개선위원회 위원장은 제도개선위원회의 회의를 소집하고, 그 의장이 된다.

② 제도개선위원회의 회의는 재적위원 3분의 1 이상이 요구할 때 또는 위원장이 필요하다고 인정할 때에 소집한다.

③ 제도개선위원회의 회의는 재적위원 과반수의 출석으로 개의(開議)하고 출석위원 과반수의 찬성으로 의결한다.

④ 제도개선위원회의 효율적인 심의를 위하여 필요한 경우에는 전문위원회를 구성·운영할 수 있다.

⑤ 제1항부터 제4항까지에서 규정한 사항 외에 제도개선위원회와 전문위원회의 구성·운영 등에 필요한 사항은 제도개선위원회의 의결을 거쳐 위원장이 정한다.

본조신설 2018.3.6.

영제42조의5 (간사) ① 제도개선위원회의 사무를 처리하기 위하여 제도개선위원회에 간사 1명을 둔다.

② 간사는 보건복지부 소속 3급 또는 4급 공무원 중에서 보건복지부장관이 임명한다.

본조신설 2018.3.6.

제72조의3 [보험료 부과제도에 대한 적정성 평가] ① 보건복지부장관은 제5조에 따른 피부양자 인정기준(이하 이 조에서 "인정기준"이라 한다)과 제69조부터 제72조까지의 규정에 따른 보험료, 보수월액, 소득월액 및 보험료부과점수의 산정 기준 및 방법 등(이하 이 조에서 "산정기준"이라 한다)에 대하여 적정성을 평가하고, 이 법 시행일로부터 4년이 경과한 때 이를 조정하여야 한다.

② 보건복지부장관은 제1항에 따른 적정성 평가를 하는 경우에는 다음 각 호를 종합적으로 고려하여야 한다.

1. 제72조의2제2항제2호에 따라 제도개선위원회가 심의한 가입자의 소득 파악 현황 및 개선방안
2. 공단의 소득 관련 자료 보유 현황
3. 「소득세법」 제4조에 따른 종합소득(종합과세되는 종합소득과 분리과세되는 종합소득을 포함한다) 과세 현황
4. 직장가입자에게 부과되는 보험료와 지역가입자에게 부과되는 보험료 간 형평성
5. 제1항에 따른 인정기준 및 산정기준의 조정으로 인한 보험료 변동
6. 그 밖에 적정성 평가 대상이 될 수 있는 사항으로서 보건복지부장관이 정하는 사항

③ 제1항에 따른 적정성 평가의 절차, 방법 및 그 밖에 적정성 평가를 위하여 필요한 사항은 대통령령으로 정한다.

본조신설 2017.4.18.

시행령

영제42조의6 (보험료 부과제도에 대한 적정성 평가) ① 보건복지부장관은 법 제72조의3제1항에 따른 적정성 평가(이하 "적정성 평가"라 한다)를 위한 조사 및 연구를 실시할 수 있다.

② 보건복지부장관은 제1항에 따라 실시하는 조사 및 연구를 보험료 부과제도에 관한 전문성을 갖춘 연구기관, 대학, 비영리법인 또는 단체 등에 의뢰하여 실시할 수 있다.

③ 보건복지부장관은 관계 중앙행정기관, 지방자치단체 및 「공공기관의 운영에 관한 법률」에 따른 공공기관 등에 대하여 적정성 평가에 관한 의견 또는 자료의 제출을 요청할 수 있다.

④ 보건복지부장관은 제1항에 따른 적정성 평가를 실시한 경우 그 결과를 제도개선위원회에 알려야 한다.

본조신설 2018.3.6.

영제43조 (지역가입자의 세대 분리) 공단은 지역가입자가 다음 각 호의 어느 하나의 사람에 해당하는 경우에는 그 가입자를 해당 세대에서 분리하여 별도 세대로 구성할 수 있다.

1. 해당 세대와 가계단위 및 생계를 달리하여 공단에 세대 분리를 신청한 사람
2. 별표 2 제3호라목에 따른 본인일부부담금의 적용을 받는 사람 개정 2017.3.20.
3. 「병역법」 제21조 또는 제26조에 따라 소집되어 상근예비역 또는 사회복무요원으로 복무하는 사람

제73조 [보험료율 등] ① 직장가입자의 보험료율은 1천분의 80의 범위에서 심의위원회의 의결을 거쳐 대통령령으로 정한다.

② 국외에서 업무에 종사하고 있는 직장가입자에 대한 보험료율은 제1항에 따라 정해진 보험료율의 100분의 50으로 한다.

③ 지역가입자의 보험료부과점수당 금액은 심의위원회의 의결을 거쳐 대통령령으로 정한다.

시행령

영제44조 (보험료율 및 보험료부과점수당 금액) ① 법 제73조제1항에 따른 직장가입자의 보험료율은 1만분의 646으로 한다.

개정 2017.12.29. 개정 2018.12.24.

② 법 제73조제3항에 따른 지역가입자의 보험료부과점수당 금액은 189.7원으로 한다. 개정 2017.12.29. 개정 2018.12.24.

제74조 [보험료의 면제] ① 공단은 직장가입자가 제54조제2호부터 제4호까지의 어느 하나에 해당하면 그 가입자의 보험료를 면제한다. 다만, 제54조제2호에 해당하는 직장가입자의 경우에는 국내에 거주하는 피부양자가 없을 때에만 보험료를 면제한다.

② 지역가입자가 제54조제2호부터 제4호까지의 어느 하나에 해당하면 그 가입자가 속한 세대의 보험료를 산정할 때 그 가입자의 제72조에 따른 보험료부과점수를 제외한다.

③ 제1항에 따른 보험료의 면제나 제2항에 따라 보험료의 산정에서 제외되는 보험료부과점수에 대하여는 제54조제2호부터 제4호까지의 어느 하나에 해당하는 급여정지 사유가 생긴 날이 속하는 달의 다음 달부터 사유가 없어진 날이 속하는 달까지 적용한다. 다만, 급여정지 사유가 매월 1일에 없어진 경우에는 그 달의 보험료를 면제하지 아니하거나 보험료의 산정에서 보험료부과점수를 제외하지 아니한다.

제75조 [보험료의 경감 등] ① 다음 각 호의 어느 하나에 해당하는 가입자 중 보건복지부령으로 정하는 가입자에 대하여는 그 가입자 또는 그 가입자가 속한 세대의 보험료의 일부를 경감할 수 있다.

1. 섬 · 벽지(僻地) · 농어촌 등 대통령령으로 정하는 지역에 거주하는 사람
2. 65세 이상인 사람
3. 「장애인복지법」에 따라 등록한 장애인
4. 「국가유공자 등 예우 및 지원에 관한 법률」 제4조제1항제4호, 제6호, 제12호, 제15호 및 제17호에 따른 국가유공자
5. 휴직자
6. 그 밖에 생활이 어렵거나 천재지변 등의 사유로 보험료를 경감할 필요가 있다고 보건복지부장관이 정하여 고시하는 사람

② 제77조에 따른 보험료 납부의무자가 다음 각 호의 어느 하나에 해당하는 경우에는 대통령령으로 정하는 바에 따라 보험료를 감액하는 등 재산상의 이익을 제공할 수 있다.

1. 제79조제2항에 따라 보험료의 납입 고지를 전자문서로 받는 경우
2. 보험료를 계좌 또는 신용카드 자동이체의 방법으로 내는 경우 개정 2019.4.23.

③ 제1항에 따른 보험료 경감의 방법 · 절차 등에 필요한 사항은 보건복지부장관이 정하여 고시한다.

시행령

영제45조 (보험료 경감 대상지역) 법 제75조제1항제1호에서 "섬 · 벽지(僻地) · 농어촌 등 대통령령으로 정하는 지역"이란 다음 각 호

의 어느 하나에 해당하는 지역을 말한다.

1. 요양기관까지의 거리가 멀거나 대중교통으로 이동하는 시간이 오래 걸리는 지역으로서 보건복지부장관이 정하여 고시하는 섬·벽지 지역
2. 다음 각 목의 어느 하나에 해당하는 농어촌지역
   가. 군 및 도농복합 형태 시의 읍·면 지역
   나. 「지방자치법」 제2조제1항제2호에 따른 시와 군의 지역 중 동(洞) 지역으로서 「국토의 계획 및 이용에 관한 법률」 제36조제1항제1호에 따라 지정된 주거지역·상업지역 및 공업지역을 제외한 지역
   다. 「농어촌주민의 보건복지 증진을 위한 특별법」 제33조에 해당하는 지역
3. 요양기관의 이용이 제한되는 근무지의 특성을 고려하여 보건복지부장관이 인정하는 지역

영제45조의2 (계좌이체자 등에 대한 보험료 감액 등) 공단은 법 제75조제2항에 따라 전자문서로 납입 고지를 받거나 자동계좌이체의 방법으로 보험료를 내는 납부의무자에 대해서는 그에 따라 절감되는 우편요금 등 행정비용의 범위에서 공단의 정관으로 정하는 바에 따라 보험료를 감액하거나 감액하는 금액에 상당하는 금품을 제공할 수 있다.

시행규칙

칙제46조 (보험료 경감 대상자) 법 제75조제1항 각 호 외의 부분에서 "보건복지부령으로 정하는 가입자"란 다음 각 호의 어느 하나에 해당하는 사람을 말한다.

1. 영 제45조제1호에 해당하는 지역에 거주하는 가입자
2. 영 제45조제2호에 해당하는 지역에 거주하는 지역가입자로서 다음 각 목의 어느 하나에 해당하는 사람. 다만, 영 제45조제2호나목 및 다목에 해당하는 지역의 경우 라목에 해당하는 사람은 제외한다.
   가. 「농어업·농어촌 및 식품산업 기본법」 제3조제2호에 따른 농어업인
   나. 「수산업법」 제2조제12호에 따른 어업인
   다. 「광업법」 제3조제2호에 따른 광업에 종사하는 사람
   라. 「소득세법」 제19조에 따른 사업소득이 연간 500만원 이하인 사람
3. 영 제45조제3호에 해당하는 지역에 거주하는 직장가입자로서 보건복지부장관이 정하여 고시하는 사람
4. 법 제75조제1항제2호부터 제4호까지에 해당하는 지역가입자
5. 법 제75조제1항제5호에 해당하는 직장가입자 중 휴직기간이 1개월 이상인 사람
6. 법 제75조제1항제6호에 해당하는 가입자

제76조 [보험료의 부담] ① 직장가입자의 보수월액보험료는 직장가입자와 다음 각 호의 구분에 따른 자가 각각 보험료액의 100분의 50씩 부담한다. 다만, 직장가입자가 교직원으로서 사립학교에 근무하는 교원이면 보험료액은 그 직장가입자가 100분의 50을, 제3조제2호다목에 해당하는 사용자가 100분의 30을, 국가가 100분의 20을 각각 부담한다.

1. 직장가입자가 근로자인 경우에는 제3조제2호가목에 해당하는 사업주
2. 직장가입자가 공무원인 경우에는 그 공무원이 소속되어 있는 국가 또는 지방자치단체
3. 직장가입자가 교직원(사립학교에 근무하는 교원은 제외한다)인 경우에는 제3조제2호다목에 해당하는 사용자

② 직장가입자의 소득월액보험료는 직장가입자가 부담한다.

③ 지역가입자의 보험료는 그 가입자가 속한 세대의 지역가입자 전원이 연대하여 부담한다.

④ 직장가입자가 교직원인 경우 제3조제2호다목에 해당하는 사용자가 부담액 전부를 부담할 수 없으면 그 부족액을 학교에 속하는 회계에서 부담하게 할 수 있다.

제77조 [보험료 납부의무] ① 직장가입자의 보험료는 다음 각 호의 구분에 따라 그 각 호에서 정한 자가 납부한다.

1. 보수월액보험료: 사용자. 이 경우 사업장의 사용자가 2명 이상인 때에는 그 사업장의 사용자는 해당 직장가입자의 보험료를 연대하여 납부한다.
2. 소득월액보험료: 직장가입자

② 지역가입자의 보험료는 그 가입자가 속한 세대의 지역가입자 전원이 연대하여 납부한다. 다만, 소득 및 재산이 없는 미성년자와 소득 및 재산 등을 고려하여 대통령령으로 정하는 기준에 해당하는 미성년자는 납부의무를 부담하지 아니한다. 개정 2017.4.18.

③ 사용자는 보수월액보험료 중 직장가입자가 부담하여야 하는 그 달의 보험료액을 그 보수에서 공제하여 납부하여야 한다. 이 경우 직장가입자에게 공제액을 알려야 한다.

시행령

영제46조 (지역가입자의 보험료 연대납부의무 면제 대상 미성년자) 법 제77조제2항 단서에서 "대통령령으로 정하는 기준에 해당하는

미성년자"란 다음 각 호의 어느 하나에 해당하는 미성년자를 말한다. 다만, 제41조제1항제2호의 배당소득 또는 같은 항 제3호의 사업소득으로서 「소득세법」 제168조제1항에 따른 사업자등록을 한 사업에서 발생하는 소득이 있는 미성년자는 제외한다.
개정 2018.12.24.

1. 다음 각 목의 요건을 모두 갖춘 미성년자
   가. 제42조제1항제1호에 따른 소득의 합이 연간 100만원 이하일 것
   나. 제42조제1항제2호에 따른 재산 중 같은 조 제3항제1호 및 제3호에 해당하는 재산이 없을 것
2. 부모가 모두 사망한 미성년자로서 제1호가목의 요건을 갖춘 미성년자

제77조의2 [제2차 납부의무] ① 법인의 재산으로 그 법인이 납부하여야 하는 보험료, 연체금 및 체납처분비를 충당하여도 부족한 경우에는 해당 법인에게 보험료의 납부의무가 부과된 날 현재의 무한책임사원 또는 과점주주([국세기본법] 제39조 각 호의 어느 하나에 해당하는 자를 말한다)가 그 부족한 금액에 대하여 제2차 납부의무를 진다. 다만, 과점주주의 경우에는 그 부족한 금액을 그 법인의 발행주식 총수(의결권이 없는 주식은 제외한다) 또는 출자총액으로 나눈 금액에 해당 과점주주가 실질적으로 권리를 행사하는 주식 수(의결권이 없는 주식은 제외한다) 또는 출자액을 곱하여 산출한 금액을 한도로 한다.

② 사업이 양도 · 양수된 경우에 양도일 이전에 양도인에게 납부의무가 부과된 보험료, 연체금 및 체납처분비를 양도인의 재산으로 충당하여도 부족한 경우에는 사업의 양수인이 그 부족한 금액에 대하여 양수한 재산의 가액을 한도로 제2차 납부의무를 진다. 이 경우 양수인의 범위 및 양수한 재산의 가액은 대통령령으로 정한다.

시행령

영 제46조의2 (사업의 양도 · 양수에 따른 제2차 납부의무) ① 법 제77조의2제2항 후단에 따라 제2차 납부의무를 지는 사업의 양수인은 사업장별로 그 사업에 관한 모든 권리(미수금에 관한 것은 제외한다)와 모든 의무(미지급금에 관한 것은 제외한다)를 포괄적으로 승계한 자로 한다.

② 법 제77조의2제2항 후단에 따라 제2차 납부의무의 한도가 되는 사업양수 재산의 가액은 다음 각 호의 금액으로 한다. 다만, 제2호에 따른 금액은 제1호에 따른 금액이 없거나 불분명한 경우에 한정하여 적용한다.

1. 양수인이 양도인에게 지급하였거나 지급하여야 할 금액이 있는 경우에는 그 금액
2. 양수한 자산 및 부채를 공단이 「상속세 및 증여세법」 제60조부터 제66조까지의 규정을 준용하여 평가한 후 그 자산총액에서 부채총액을 뺀 가액

③ 제2항에도 불구하고 다음 각 호의 어느 하나에 해당하는 경우에 사업양수 재산의 가액은 같은 항 제1호의 방법에 따라 산정한 금액과 제2호의 방법에 따라 산정한 금액 중 큰 금액으로 한다.

1. 제2항제1호에 따른 금액과 「상속세 및 증여세법」 제60조에 따른 시가의 차액이 3억원 이상인 경우
2. 제2항제1호에 따른 금액과 「상속세 및 증여세법」 제60조에 따른 시가의 차액이 그 시가의 100분의 30에 상당하는 금액 이상인 경우

제78조 [보험료의 납부기한] ① 제77조제1항 및 제2항에 따라 보험료 납부의무가 있는 자는 가입자에 대한 그 달의 보험료를 그 다음 달 10일까지 납부하여야 한다. 다만, 직장가입자의 소득월액보험료 및 지역가입자의 보험료는 보건복지부령으로 정하는 바에 따라 분기별로 납부할 수 있다.

② 공단은 제1항에도 불구하고 납입 고지의 송달 지연 등 보건복지부령으로 정하는 사유가 있는 경우 납부의무자의 신청에 따라 제1항에 따른 납부기한부터 1개월의 범위에서 납부기한을 연장할 수 있다. 이 경우 납부기한 연장을 신청하는 방법, 절차 등에 필요한 사항은 보건복지부령으로 정한다.

시행규칙

칙 제47조 (보험료의 분기별 납부) ① 법 제78조제1항 단서에 따라 보험료(직장가입자의 경우에는 소득월액보험료를 말한다. 이하 이 조에서 같다)를 분기별로 납부하려는 직장가입자 및 지역가입자는 분기가 시작되는 달의 전달 말일까지 별지 제28호서식의 건강보험료 분기납부 신청서를 공단에 제출하여야 한다.

② 법 제78조제1항 단서에 따라 분기별로 납부하는 보험료의 납부기한은 해당 분기가 끝나는 달의 다음 달 10일로 한다.

③ 공단은 분기별로 납부하는 보험료의 납부의무자가 제2항에 따른 납부기한까지 보험료를 내지 아니하면 공단의 정관으로 정하는 절차에 따라 납부 의사를 확인한 후 분기별 납부를 제한할 수 있다.

제78조의2 [가산금] ① 사업장의 사용자가 대통령령으로 정하는 사유에 해당되어 직장가입자가 될 수 없는 자를 제8조제2항 또는 제9조제2항을 위반하여 거짓으로 보험자에게 직장가입자로 신고한 경우 공단은 제1호의 금액에서 제2호의 금액을 뺀 금액의 100분의 10에 상당하는 가산금을 그 사용자에게 부과하여 징수한다.

1. 사용자가 직장가입자로 신고한 사람이 직장가입자로 처리된 기간 동안 그 가입자가 제69조제5항에 따라 부담하여야

하는 보험료의 총액

2. 제1호의 기간 동안 공단이 해당 가입자에 대하여 제69조제4항에 따라 산정하여 부과한 보험료의 총액

② 제1항에도 불구하고, 공단은 가산금이 소액이거나 그 밖에 가산금을 징수하는 것이 적절하지 아니하다고 인정되는 등 대통령령으로 정하는 경우에는 징수하지 아니할 수 있다.

시행령

영제46조의3 (가산금) ① 법 제78조의2제1항 각 호 외의 부분에서 "대통령령으로 정하는 사유"란 다음 각 호의 어느 하나에 해당하는 경우를 말한다.

1. 근로자, 공무원 또는 교직원이 아닌 경우
2. 법 제6조제2항 각 호의 어느 하나에 해당하는 경우

② 법 제78조의2제2항에서 "가산금이 소액이거나 그 밖에 가산금을 징수하는 것이 적절하지 아니하다고 인정되는 등 대통령령으로 정하는 경우"란 다음 각 호의 어느 하나에 해당하는 경우를 말한다.

1. 가산금(법 제78조의2제1항에 따른 가산금을 말한다. 이하 같다)이 3천원 미만인 경우
2. 가산금을 징수하는 것이 적절하지 아니하다고 공단이 인정하는 부득이한 사유가 있는 경우

제79조 [보험료등의 납입 고지] ① 공단은 보험료등을 징수하려면 그 금액을 결정하여 납부의무자에게 다음 각 호의 사항을 적은 문서로 납입 고지를 하여야 한다.

1. 징수하려는 보험료등의 종류
2. 납부해야 하는 금액
3. 납부기한 및 장소

② 공단은 제1항에 따른 납입 고지를 할 때 납부의무자의 신청이 있으면 전자문서교환방식 등에 의하여 전자문서로 고지할 수 있다. 이 경우 전자문서 고지에 대한 신청 방법·절차 등에 필요한 사항은 보건복지부령으로 정한다.

③ 공단이 제2항에 따라 전자문서로 고지하는 경우에는 전자문서가 보건복지부령으로 정하는 정보통신망에 저장되거나 납부의무자가 지정한 전자우편주소에 입력된 때에 납입 고지가 그 납부의무자에게 도달된 것으로 본다.

④ 직장가입자의 사용자가 2명 이상인 경우 또는 지역가입자의 세대가 2명 이상으로 구성된 경우 그 중 1명에게 한 고지는 해당 사업장의 다른 사용자 또는 세대 구성원인 다른 지역가입자 모두에게 효력이 있는 것으로 본다.

⑤ 휴직자등의 보험료는 휴직 등의 사유가 끝날 때까지 보건복지부령으로 정하는 바에 따라 납입 고지를 유예할 수 있다.

⑥ 공단은 제77조의2에 따른 제2차 납부의무자에게 납입의 고지를 한 경우에는 해당 법인인 사용자 및 사업 양도인에게 그 사실을 통지하여야 한다.

시행규칙

칙제48조 (보험료등의 납입고지 기한) 공단은 법 제79조에 따라 보험료와 그 밖에 법에 따른 징수금(이하 "보험료등"이라 한다)의 납입고지를 할 때에는 납부의무자에게 보험료등의 납부기한 10일 전까지 납입고지서를 발급하여야 한다.

칙제48조의2 (납부기한의 연장) ① 법 제78조제2항 전단에서 "납입 고지의 송달 지연 등 보건복지부령으로 정하는 사유가 있는 경우"란 다음 각 호의 어느 하나에 해당하는 경우를 말한다.

1. 납부의무자의 책임 없는 사유로 납입고지서가 납부기한이 지나서 송달된 경우
2. 자동 계좌이체의 방법으로 보험료를 내는 경우로서 정보통신망의 장애 등 납부의무자의 책임 없는 사유로 납부기한까지 이체되지 아니한 경우
3. 그 밖에 보건복지부장관이 인정하는 부득이한 사유가 있는 경우

② 제1항 각 호의 사유로 납부기한의 연장을 신청하려는 사람은 해당 보험료의 납부기한으로부터 1개월 이내에 별지 제28호의2서식의 보험료 납부기한 연장신청서를 공단에 제출하여야 한다.

③ 공단은 제2항에 따른 납부기한 연장 신청을 받으면 그 연장 여부를 결정하여 지체 없이 납부의무자에게 문서 등으로 통지하여야 한다.

칙제49조 (납입고지서의 전자고지 등) ① 법 제79조제2항에 따른 전자문서를 통한 납입고지(이하 "전자고지"라 한다)를 신청·변경·해지하려는 사람은 별지 제29호서식의 전자고지 서비스 신규·변경·해지 신청서를 공단에 제출하여야 한다. 다만, 제3조제1항에 따라 사업장 적용신고를 하거나 제4조제1항에 따라 지역가입자의 자격 취득 또는 변동 신고를 할 때에 전자고지를 신청한 경우에는 신청서를 제출한 것으로 본다.

② 공단은 제1항에 따른 전자고지의 신청을 접수한 경우에는 전자고지를 받으려는 자가 적은 전자우편주소, 휴대전화번호 또는 공단이 관리하는 전자문서교환시스템이나 인터넷 홈페이지에 가입한 아이디(컴퓨터시스템이나 통신망의 정당한 이용자임을 알아보기 위한 이용자 식별부호를 말한다)로 전자고지를 하여야 한다. 다만, 공단은 정보통신망의 장애 등으로 전자고지가 불가능한 경우에는 문서로 보험료등에 대한 납입고지를 할 수 있다.

③ 전자고지의 개시 및 해지는 제1항에 따른 신청서를 접수한 날의 다음 날부터 적용한다.
④ 전자고지의 신청을 해지한 사람은 해지한 날부터 30일이 지난 날 이후에 전자고지를 다시 신청할 수 있다.
⑤ 법 제79조제3항에서 "보건복지부령으로 정하는 정보통신망"이란 「정보통신망 이용촉진 및 정보보호 등에 관한 법률」 제2조제1항제1호에 따른 정보통신망 중 건강보험 업무를 수행하기 위하여 사용하는 정보통신망을 말한다.

칙제50조 (보수월액보험료 납입고지 유예와 그 해지 신청 등) ① 사용자는 법 제79조제5항에 따라 휴직이나 그 밖의 사유로 보수의 전부 또는 일부가 지급되지 아니하는 직장가입자(이하 "휴직자등"이라 한다)의 보수월액보험료에 대한 납입고지를 유예받으려면 휴직 등의 사유가 발생한 날부터 14일 이내에 별지 제30호서식의 휴직자등 직장가입자 보험료 납입고지 유예(유예 해지) 신청서를 공단에 제출하여야 한다.
② 사용자는 제1항에 따른 신청서가 제출된 후 납입 고지 유예 사유가 없어진 경우에는 그 사유가 없어진 날부터 14일 이내에 별지 제30호서식의 휴직자등 직장가입자 보험료 납입고지 유예(유예 해지) 신청서를 공단에 제출하여야 한다.
③ 제1항의 신청에 따라 납입고지가 유예되는 보수월액보험료는 그 사유가 발생한 날이 속하는 달의 다음 달(사유가 발생한 날이 매월 1일인 경우에는 그 사유가 발생한 날이 속하는 달을 말한다)부터 그 사유가 없어진 날이 속하는 달(사유가 없어진 날이 매월 1일인 경우에는 그 사유가 없어진 날이 속하는 달의 직전 달을 말한다)까지에 해당하는 보수월액보험료 및 그 기간 중 영 제39조제1항에 따른 추가 징수 보수월액보험료로 한다.
④ 공단은 제3항에 따라 납입고지가 유예된 보수월액보험료를 법 제70조제2항에 따른 보수월액과 납입고지 유예기간 중의 보험료율을 적용하여 산정한다.
⑤ 사용자는 제3항에 따라 납입고지가 유예된 보수월액보험료를 그 사유가 없어진 후 보수가 지급되는 최초의 달의 보수에서 공제하여 납부하여야 한다. 다만, 납입고지가 유예된 보수월액보험료가 해당 직장가입자의 월 보수월액보험료의 3배 이상이고 해당 직장가입자가 원하는 경우에는 제2항에 따른 납입 고지 유예 해지 신청을 할 때에 해당 보수월액보험료의 분할납부를 함께 신청하여야 한다.
⑥ 사용자가 제5항 단서에 따라 분할납부를 신청한 경우에는 10회의 범위에서 해당 보수월액보험료를 균등하게 분할하여 납부할 수 있다. 이 경우 매월 분할납부하는 금액은 해당 직장가입자의 월 보수월액보험료 이상이어야 한다.

제79조의2 [신용카드등으로 하는 보험료등의 납부] ① 공단이 납입 고지한 보험료등을 납부하는 자는 보험료등의 납부를 대행할 수 있도록 대통령령으로 정하는 기관 등(이하 이 조에서 "보험료등납부대행기관"이라 한다)을 통하여 신용카드, 직불카드 등(이하 이 조에서 "신용카드등"이라 한다)으로 납부할 수 있다. 개정 2017.2.8.
② 제1항에 따라 신용카드등으로 보험료등을 납부하는 경우에는 보험료등납부대행기관의 승인일을 납부일로 본다.
③ 보험료등납부대행기관은 보험료등의 납부자로부터 보험료등의 납부를 대행하는 대가로 수수료를 받을 수 있다.
④ 보험료등납부대행기관의 지정 및 운영, 수수료 등에 필요한 사항은 대통령령으로 정한다.

시행령

영제46조의4 (신용카드등에 의한 보험료등의 납부) ① 삭제 <2017.3.20.>
② 법 제79조의2제1항에서 "대통령령으로 정하는 기관 등"이란 다음 각 호의 기관을 말한다.
1. 「민법」 제32조에 따라 금융위원회의 허가를 받아 설립된 금융결제원
2. 정보통신망을 이용하여 신용카드, 직불카드 등(이하 이 조에서 "신용카드등"이라 한다)에 의한 결제를 수행하는 기관 중 시설, 업무수행능력 및 자본금 규모 등을 고려하여 공단이 지정하는 기관
③ 법 제79조의2제3항에 따른 납부대행 수수료는 공단이 납부대행기관의 운영경비 등을 종합적으로 고려하여 승인한다. 이 경우 납부대행 수수료는 해당 보험료등 납부금액의 1천분의 10을 초과할 수 없다.
④ 공단은 신용카드등에 의한 보험료등의 납부에 필요한 사항을 정할 수 있다.

제80조 [연체금] ① 공단은 보험료등의 납부의무자가 납부기한까지 보험료등을 내지 아니하면 그 납부기한이 지난 날부터 매 1일이 경과할 때마다 체납된 보험료등의 1천분의 1에 해당하는 금액을 가산한 연체금을 징수한다. 이 경우 연체금은 체납된 보험료등의 1천분의 30을 넘지 못한다.
② 공단은 보험료등의 납부의무자가 체납된 보험료등을 내지 아니하면 납부기한 후 30일이 지난 날부터 매 1일이 경과할 때마다 체납된 보험료등의 3천분의 1에 해당하는 연체금을 제1항에 따른 연체금에 더하여 징수한다. 이 경우 연체금은 체납된 보험료등의 1천분의 90을 넘지 못한다.
③ 공단은 제1항 및 제2항에도 불구하고 천재지변이나 그 밖에 보건복지부령으로 정하는 부득이한 사유가 있으면 제1항 및 제2항에 따른 연체금을 징수하지 아니할 수 있다.

제80조 [연체금] ① 공단은 보험료등의 납부의무자가 납부기한까지 보험료등을 내지 아니하면 그 납부기한이 지난 날부터

매 1일이 경과할 때마다 다음 각 호에 해당하는 연체금을 징수한다. 〈개정 2019.1.15.〉
1. 제69조에 따른 보험료 또는 제53조제3항에 따른 보험급여 제한 기간 중 받은 보험급여에 대한 징수금을 체납한 경우: 해당 체납금액의 1천500분의 1에 해당하는 금액. 이 경우 연체금은 해당 체납금액의 1천분의 20을 넘지 못한다.
2. 제1호 외에 이 법에 따른 징수금을 체납한 경우: 해당 체납금액의 1천분의 1에 해당하는 금액. 이 경우 연체금은 해당 체납금액의 1천분의 30을 넘지 못한다.

② 공단은 보험료등의 납부의무자가 체납된 보험료등을 내지 아니하면 납부기한 후 30일이 지난 날부터 매 1일이 경과할 때마다 다음 각 호에 해당하는 연체금을 제1항에 따른 연체금에 더하여 징수한다. 〈개정 2019.1.15.〉
1. 제69조에 따른 보험료 또는 제53조제3항에 따른 보험급여 제한 기간 중 받은 보험급여에 대한 징수금을 체납한 경우: 해당 체납금액의 6천분의 1에 해당하는 금액. 이 경우 연체금은 해당 체납금액의 1천분의 50을 넘지 못한다.
2. 제1호 외에 이 법에 따른 징수금을 체납한 경우: 해당 체납금액의 3천분의 1에 해당하는 금액. 이 경우 연체금은 해당 체납금액의 1천분의 90을 넘지 못한다.

③ 공단은 제1항 및 제2항에도 불구하고 천재지변이나 그 밖에 보건복지부령으로 정하는 부득이한 사유가 있으면 제1항 및 제2항에 따른 연체금을 징수하지 아니할 수 있다.

〈시행일 2020.1.16.〉

시행규칙

칙제51조 (연체금 징수의 예외) 법 제80조제3항에서 "보건복지부령으로 정하는 부득이한 사유"란 다음 각 호의 어느 하나에 해당하는 경우를 말한다.
1. 전쟁 또는 사변으로 인하여 체납한 경우
2. 연체금의 금액이 공단의 정관으로 정하는 금액 이하인 경우
3. 사업장 또는 사립학교의 폐업·폐쇄 또는 폐교로 체납액을 징수할 수 없는 경우
4. 화재로 피해가 발생해 체납한 경우 〈신설 2018.12.18.〉
5. 그 밖에 보건복지부장관이 연체금을 징수하기 곤란한 부득이한 사유가 있다고 인정하는 경우

제81조 [보험료등의 독촉 및 체납처분] ① 공단은 제57조, 제77조, 제77조의2, 제78조의2 및 제101조에 따라 보험료등을 내야 하는 자가 보험료등을 내지 아니하면 기한을 정하여 독촉할 수 있다. 이 경우 직장가입자의 사용자가 2명 이상인 경우 또는 지역가입자의 세대가 2명 이상으로 구성된 경우에는 그 중 1명에게 한 독촉은 해당 사업장의 다른 사용자 또는 세대 구성원인 다른 지역가입자 모두에게 효력이 있는 것으로 본다.

② 제1항에 따라 독촉할 때에는 10일 이상 15일 이내의 납부기한을 정하여 독촉장을 발부하여야 한다.

③ 공단은 제1항에 따른 독촉을 받은 자가 그 납부기한까지 보험료등을 내지 아니하면 보건복지부장관의 승인을 받아 국세 체납처분의 예에 따라 이를 징수할 수 있다.

④ 공단은 제3항에 따라 체납처분을 하기 전에 보험료등의 체납 내역, 압류 가능한 재산의 종류, 압류 예정 사실 및 「국세징수법」 제31조제14호에 따른 소액금융재산에 대한 압류금지 사실 등이 포함된 통보서를 발송하여야 한다. 다만, 법인 해산 등 긴급히 체납처분을 할 필요가 있는 경우로서 대통령령으로 정하는 경우에는 그러하지 아니하다. 〈신설 2018.3.27.〉

⑤ 공단은 제3항에 따른 국세 체납처분의 예에 따라 압류한 재산의 공매에 대하여 전문지식이 필요하거나 그 밖에 특수한 사정으로 직접 공매하는 것이 적당하지 아니하다고 인정하는 경우에는 「금융회사부실자산 등의 효율적 처리 및 한국자산관리공사의 설립에 관한 법률」에 따라 설립된 한국자산관리공사(이하 "한국자산관리공사"라 한다)에 공매를 대행하게 할 수 있다. 이 경우 공매는 공단이 한 것으로 본다. 〈개정 2018.3.27.〉

⑥ 공단은 제5항에 따라 한국자산관리공사가 공매를 대행하면 보건복지부령으로 정하는 바에 따라 수수료를 지급할 수 있다. 〈개정 2018.3.27.〉

시행령

영제46조의5 (보험료등의 체납처분 전 통보 예외) 법 제81조제4항 단서에서 "대통령령으로 정하는 경우"란 보험료등을 체납한 자가 다음 각 호의 어느 하나에 해당하는 경우를 말한다.
1. 국세의 체납으로 체납처분을 받는 경우
2. 지방세 또는 공과금의 체납으로 체납처분을 받는 경우
3. 강제집행을 받는 경우
4. 「어음법」 및 「수표법」에 따른 어음교환소에서 거래정지처분을 받는 경우
5. 경매가 시작된 경우

6. 법인이 해산한 경우
7. 재산의 은닉·탈루, 거짓 계약이나 그 밖의 부정한 방법으로 체납처분의 집행을 면하려는 행위가 있다고 인정되는 경우

본조신설 2018.9.28.

시행규칙

칙제52조 (체납자에 대한 공매대행의 통지 등) ① 공단은 법 제81조제5항에 따라 압류재산의 공매를 대행하게 하는 경우에는 다음 각 호의 사항을 적어 「금융회사부실자산 등의 효율적 처리 및 한국자산관리공사의 설립에 관한 법률」에 따라 설립된 한국자산관리공사(이하 "한국자산관리공사"라 한다)에 공매대행을 의뢰하여야 한다. 개정 2018.9.28.

1. 체납자의 성명, 주소 또는 거소
2. 공매할 재산의 종류·수량·품질 및 소재지
3. 압류에 관계되는 보험료등의 납부 연도·금액 및 납부기한
4. 그 밖에 공매대행에 필요한 사항

② 공단은 제1항에 따라 공매대행을 의뢰한 경우에는 그 사실을 체납자, 담보물 소유자 및 그 재산에 전세권·질권·저당권 또는 그 밖의 권리를 가진 자와 압류한 재산을 보관하고 있는 자에게 알려야 한다.

③ 공단이 점유하고 있거나 제3자로 하여금 보관하게 한 압류재산은 한국자산관리공사에 인도할 수 있으며, 이를 인수한 한국자산관리공사는 인계·인수서를 작성하여야 한다. 다만, 제3자로 하여금 보관하게 한 재산에 대해서는 그 제3자가 발행하는 그 재산의 보관증을 인도함으로써 압류재산의 인도를 갈음할 수 있다.

칙제53조 (공매대행 수수료) 법 제81조제6항에 따른 수수료 산정에 관하여는 「국세징수법 시행규칙」 제41조의5를 준용한다.

개정 2018.9.28.

칙제54조 (공매대행의 세부 사항) 이 규칙에서 규정한 사항 외에 한국자산관리공사가 공매를 대행하는 데에 필요한 사항은 공단이 한국자산관리공사와 협의하여 정한다.

제81조의2 [체납 또는 결손처분 자료의 제공] ① 공단은 보험료 징수 또는 공익목적을 위하여 필요한 경우에 「신용정보의 이용 및 보호에 관한 법률」 제25조제2항제1호의 종합신용정보집중기관이 다음 각 호의 어느 하나에 해당하는 체납자 또는 결손처분자의 인적사항·체납액 또는 결손처분액에 관한 자료(이하 이 조에서 "체납등 자료"라 한다)를 요구할 때에는 그 자료를 제공할 수 있다. 다만, 체납된 보험료나 이 법에 따른 그 밖의 징수금과 관련하여 행정심판 또는 행정소송이 계류 중인 경우, 그 밖에 대통령령으로 정하는 사유가 있을 때에는 그러하지 아니하다.

1. 이 법에 따른 납부기한의 다음 날부터 1년이 지난 보험료, 이 법에 따른 그 밖의 징수금과 체납처분비의 총액이 500만원 이상인 자
2. 제84조에 따라 결손처분한 금액의 총액이 500만원 이상인 자

② 체납등 자료의 제공절차에 필요한 사항은 대통령령으로 정한다.

③ 제1항에 따라 체납등 자료를 제공받은 자는 이를 업무 외의 목적으로 누설하거나 이용하여서는 아니 된다.

시행령

영제47조 (체납 또는 결손처분 자료 제공의 제외 사유) 법 제81조의2제1항 각 호 외의 부분 단서에서 "대통령령으로 정하는 사유가 있을 때"란 다음 각 호의 어느 하나에 해당하는 때를 말한다.

1. 체납자가 「채무자 회생 및 파산에 관한 법률」 제243조에 따른 회생계획인가의 결정에 따라 체납액의 징수를 유예받고 그 유예기간 중에 있거나 체납액을 회생계획의 납부일정에 따라 내고 있는 때
2. 체납자가 다음 각 목의 어느 하나에 해당하는 사유로 체납액을 낼 수 없다고 공단이 인정하는 때
   가. 재해 또는 도난으로 재산이 심하게 손실되었을 때
   나. 사업이 현저하게 손실을 입거나 중대한 위기에 처하였을 때

영제47조의2 (체납 또는 결손처분 자료의 제공절차) ① 「신용정보의 이용 및 보호에 관한 법률」 제25조제2항제1호의 종합신용정보집중기관(이하 "신용정보집중기관"이라 한다)은 법 제81조의2제1항에 따라 보험료등의 체납자 또는 결손처분자의 인적사항·체납액 또는 결손처분액에 관한 자료(이하 "체납등 자료"라 한다)를 공단에 요구하려면 다음 각 호의 사항을 적은 문서로 하여야 한다.

1. 신용정보집중기관의 명칭 및 주소
2. 요구하는 체납등 자료의 내용 및 용도

② 공단은 제1항의 요구에 따라 신용정보집중기관에 체납등 자료를 제공할 때에는 문서로 제공하거나 정보통신망을 이용하여 전자적인 형태의 파일(자기테이프, 자기디스크, 그 밖에 이와 유사한 매체에 체납등 자료가 기록·보관된 것을 말한다)로 제공할 수 있다.

③ 공단은 제2항에 따라 체납등 자료를 제공한 후 체납액의 납부, 결손처분의 취소 등의 사유가 발생한 경우에는 해당 사실을 그 사유가 발생한 날부터 15일 이내에 해당 체납등 자료를 제공한 신용정보집중기관에 알려야 한다.

④ 제1항부터 제3항까지에서 규정한 사항 외에 체납등 자료의 제공에 필요한 사항은 공단이 정한다.

제81조의3 [보험료의 납부증명] ① 제77조에 따른 보험료의 납부의무자(이하 이 조에서 "납부의무자"라 한다)는 국가, 지방자치단체 또는 「공공기관의 운영에 관한 법률」 제4조에 따른 공공기관(이하 이 조에서 "공공기관"이라 한다)으로부터 공사·제조·구매·용역 등 대통령령으로 정하는 계약의 대가를 지급받는 경우에는 보험료와 그에 따른 연체금 및 체납처분비의 납부사실을 증명하여야 한다. 다만, 납부의무자가 계약대금의 전부 또는 일부를 체납한 보험료로 납부하려는 경우 등 대통령령으로 정하는 경우에는 그러하지 아니하다.

② 납부의무자가 제1항에 따라 납부사실을 증명하여야 할 경우 제1항의 계약을 담당하는 주무관서 또는 공공기관은 납부의무자의 동의를 받아 공단에 조회하여 보험료와 그에 따른 연체금 및 체납처분비의 납부여부를 확인하는 것으로 제1항에 따른 납부증명을 갈음할 수 있다.

시행령

영 제47조의3 (보험료의 납부증명 등) ① 법 제81조의3제1항 본문에서 "공사·제조·구매·용역 등 대통령령으로 정하는 계약"이란 다음 각 호의 어느 하나에 해당하는 계약을 말한다.

1. 「국가를 당사자로 하는 계약에 관한 법률」 제2조에 따른 계약. 다만, 「국고금 관리법 시행령」 제31조에 따른 관서운영경비로 그 대가를 지급받는 계약은 제외한다.
2. 「지방자치단체를 당사자로 하는 계약에 관한 법률」 제2조에 따른 계약. 다만, 「지방회계법 시행령」 제38조에 따른 일상경비로 그 대가를 지급받는 계약은 제외한다.
3. 「공공기관의 운영에 관한 법률」에 따른 공공기관이 체결하는 계약. 다만, 일상경비적 성격의 자금으로서 보건복지부장관이 정하여 고시하는 자금으로 그 대가를 지급받는 계약은 제외한다.

② 법 제81조의3제1항 단서에서 "납부의무자가 계약대금의 전부 또는 일부를 체납한 보험료로 납부하려는 경우 등 대통령령으로 정하는 경우"란 다음 각 호의 어느 하나에 해당하는 경우를 말한다.

1. 납부의무자가 지급받는 대가의 전부를 보험료와 그에 따른 연체금 및 체납처분비로 납부하거나 그 대가의 일부를 보험료와 그에 따른 연체금 및 체납처분비 전액으로 납부하려는 경우
2. 법 제81조에 따른 체납처분에 따라 공단이 그 계약 대가를 지급받는 경우
3. 「채무자 회생 및 파산에 관한 법률」에 따른 파산관재인이 납부증명을 하지 못하여 관할법원이 파산절차를 원활하게 진행하기 곤란하다고 인정하는 경우로서 파산관재인이 공단에 납부증명의 예외를 요청하는 경우
4. 「채무자 회생 및 파산에 관한 법률」에 따른 회생계획에서 보험료와 그에 따른 연체금 및 체납처분비의 징수를 유예하거나 체납처분에 의한 재산의 환가를 유예하는 내용을 정한 경우. 이 경우 납부사실을 증명하지 아니하여도 되는 보험료와 그에 따른 연체금 및 체납처분비는 해당 징수유예 또는 환가유예된 금액만 해당한다.

③ 법 제77조에 따른 보험료 납부의무자가 법 제81조의3제1항 본문에 따라 보험료와 그에 따른 연체금 및 체납처분비 납부사실의 증명을 받으려는 경우에는 보건복지부장관이 정하여 고시하는 바에 따라 공단에 그 증명을 요청하여야 한다. 다만, 계약 대가를 지급받는 자가 원래의 계약자가 아닌 경우에는 다음 각 호의 구분에 따른 자가 납부사실의 증명을 요청하여야 한다.

1. 채권양도로 인한 경우: 양도인과 양수인
2. 법원의 전부명령(轉付命令)에 따르는 경우: 압류채권자
3. 「하도급거래 공정화에 관한 법률」 제14조제1항제1호 및 제2호에 따라 건설공사의 하도급대금을 직접 지급받는 경우: 수급사업자

제81조의4 [서류의 송달] 제79조 및 제81조에 관한 서류의 송달에 관하여는 「국세기본법」 제8조(같은 조 제2항 단서는 제외한다)부터 제12조까지의 규정을 준용한다. 다만, 우편송달에 의하는 경우 그 방법은 대통령령으로 정하는 바에 따른다.
본조신설 2019.4.23.

제82조 [체납보험료의 분할납부] ① 공단은 보험료를 3회 이상 체납한 자가 신청하는 경우 보건복지부령으로 정하는 바에 따라 분할납부를 승인할 수 있다. 개정 2018.3.27.

② 공단은 보험료를 3회 이상 체납한 자에 대하여 제81조제3항에 따른 체납처분을 하기 전에 제1항에 따른 분할납부를 신청할 수 있음을 알리고, 보건복지부령으로 정하는 바에 따라 분할납부 신청의 절차·방법 등에 관한 사항을 안내하여야 한다. 신설 2018.3.27.

③ 공단은 제1항에 따라 분할납부 승인을 받은 자가 정당한 사유 없이 5회(제1항에 따라 승인받은 분할납부 횟수가 5회 미만인 경우에는 해당 분할납부 횟수를 말한다) 이상 그 승인된 보험료를 납부하지 아니하면 그 분할납부의 승인을 취소한다.
개정 2018.3.27. 개정 2019.4.23.

④ 분할납부의 승인과 취소에 관한 절차·방법·기준 등에 필요한 사항은 보건복지부령으로 정한다. 개정 2018.3.27.

시행규칙

칙제55조 (체납보험료 분할납부의 승인 등) ① 법 제82조에 따라 보험료를 3회 이상 체납한 자가 보험료 분할납부의 승인을 받으려는 경우에는 별지 제31호서식의 건강보험 체납보험료 분할납부 신청서를 공단에 제출하여야 한다.

② 공단은 법 제82조제2항에 따라 체납 보험료 분할납부 신청의 절차·방법 등에 관한 사항을 법 제79조에 따라 보험료등을 징수할 때 납입 고지하는 문서와 법 제81조제4항에 따라 체납처분을 하기 전에 발송하는 통보서에 적어 안내하여야 하며, 필요한 경우에는 별도의 문서에 적거나 전화 통화, 휴대전화 문자전송 등의 방법으로 추가 안내할 수 있다. 신설 2018.9.28.

③ 공단은 제1항에 따라 분할납부를 신청한 자가 법 제82조제3항에 따라 승인이 취소된 적이 있으면 분할납부의 승인을 하지 아니할 수 있다. 개정 2018.9.28.

④ 공단은 제1항에 따라 분할납부를 신청한 자가 제3항에 해당하지 아니하는 경우에는 특별한 사유가 없으면 분할납부를 승인하여야 한다. 이 경우 분할납부하는 횟수는 24회 이내로 정하고, 매월 납부할 금액(이하 "분할보험료"라 한다)은 해당 월별로 고지된 보험료(연체금을 포함한다) 이상으로 정하여 신청인에게 통보하여야 한다. 개정 2018.9.28.

⑤ 공단은 제4항에 따라 분할납부 승인을 받은 자(이하 "분할납부자"라 한다)에게 매회 납부기일 10일 전까지 분할보험료 납입고지서를 발급하여야 한다. 다만, 분할납부자가 분할납부 승인을 신청할 때에 분할횟수에 해당하는 납입고지서를 모두 발급해 줄 것을 요청하면 이를 한꺼번에 발급할 수 있다. 개정 2018.9.28.

⑥ 공단은 법 제82조제3항에 따라 분할납부의 승인을 취소한 경우에는 지체 없이 그 사실을 해당 분할납부자에게 통보하여야 한다. 개정 2018.9.28.

제83조 [고액·상습체납자의 인적사항 공개] ① 공단은 이 법에 따른 납부기한의 다음 날부터 1년이 경과한 보험료, 연체금과 체납처분비(제84조에 따라 결손처분한 보험료, 연체금과 체납처분비로서 징수권 소멸시효가 완성되지 아니한 것을 포함한다)의 총액이 1천만원 이상인 체납자가 납부능력이 있음에도 불구하고 체납한 경우 그 인적사항·체납액 등(이하 이 조에서 "인적사항등" 이라 한다)을 공개할 수 있다. 다만, 체납된 보험료, 연체금과 체납처분비와 관련하여 제87조에 따른 이의신청, 제88조에 따른 심판청구가 제기되거나 행정소송이 계류 중인 경우 또는 그 밖에 체납된 금액의 일부 납부 등 대통령령으로 정하는 사유가 있는 경우에는 그러하지 아니하다. 개정 2019.4.23.

② 제1항에 따른 체납자의 인적사항등에 대한 공개 여부를 심의하기 위하여 공단에 보험료정보공개심의위원회를 둔다.

③ 공단은 보험료정보공개심의위원회의 심의를 거친 인적사항등의 공개대상자에게 공개대상자임을 서면으로 통지하여 소명의 기회를 부여하여야 하며, 통지일부터 6개월이 경과한 후 체납액의 납부이행 등을 감안하여 공개대상자를 선정한다.

④ 제1항에 따른 체납자 인적사항등의 공개는 관보에 게재하거나 공단 인터넷 홈페이지에 게시하는 방법에 따른다.

⑤ 제1항부터 제4항까지의 규정에 따른 체납자 인적사항등의 공개와 관련한 납부능력의 기준, 공개절차 및 위원회의 구성·운영 등에 필요한 사항은 대통령령으로 정한다.

시행령

영제48조 (고액·상습체납자의 인적사항 공개 및 공개 제외 사유 등) ① 법 제83조제1항 단서에서 "체납된 금액의 일부 납부 등 대통령령으로 정하는 사유가 있는 경우"란 다음 각 호의 어느 하나에 해당하는 경우를 말한다.

1. 법 제83조제3항에 따른 통지 당시 체납된 보험료, 연체금 및 체납처분비(이하 "체납액"이라 한다)의 100분의 30 이상을 그 통지일부터 6개월 이내에 납부한 경우
2. 「채무자 회생 및 파산에 관한 법률」 제243조에 따른 회생계획인가의 결정에 따라 체납액의 징수를 유예받고 그 유예기간 중에 있거나 체납액을 회생계획의 납부일정에 따라 내고 있는 경우
3. 재해 등으로 재산에 심한 손실을 입었거나 사업이 중대한 위기에 처한 경우 등으로서 법 제83조제2항에 따른 보험료정보공개심의위원회(이하 "보험료정보공개심의위원회"라 한다)가 체납자의 인적사항·체납액 등(이하 "인적사항등"이라 한다)을 공개할 실익이 없다고 인정하는 경우

② 공단과 보험료정보공개심의위원회는 법 제83조제3항에 따른 인적사항등의 공개대상자를 선정할 때에는 체납자의 재산상태, 소득수준, 미성년자 여부, 그 밖의 사정을 종합적으로 고려하여 납부능력이 있는지를 판단하여야 한다.

③ 공단은 법 제83조제3항에 따라 인적사항등 공개대상자임을 통지할 때에는 체납액의 납부를 촉구하고, 같은 조 제1항 단서에 따른 인적사항등의 공개 제외 사유에 해당하면 그에 관한 소명자료를 제출하도록 안내하여야 한다.

④ 공단은 법 제83조제4항에 따라 인적사항등을 공개할 때에는 체납자의 성명, 상호(법인의 명칭을 포함한다), 나이, 주소, 체납액의 종류·납부기한·금액, 체납요지 등을 공개하여야 하고, 체납자가 법인인 경우에는 법인의 대표자를 함께 공개하여야 한다.

영제49조 (보험료정보공개심의위원회의 구성 및 운영) ① 위원회는 위원장 1명을 포함한 11명의 위원으로 구성한다.

② 보험료정보공개심의위원회의 위원장은 공단의 임원 중 해당 업무를 담당하는 상임이사가 되고, 위원은 공단의 이사장이 임명하거나 위촉하는 다음 각 호의 사람으로 한다.

1. 공단 소속 직원 4명
2. 보험료 징수에 관한 사무를 담당하는 보건복지부 소속 3급 또는 4급 공무원 1명

3. 국세청의 3급 또는 4급 공무원 1명
4. 법률, 회계 또는 사회보험에 관한 학식과 경험이 풍부한 사람 4명

③ 제2항제4호에 따른 위원의 임기는 2년으로 한다.
④ 보험료정보공개심의위원회의 회의는 재적위원 과반수의 출석으로 개의하고, 출석위원 과반수의 찬성으로 의결한다.
⑤ 제1항부터 제4항까지에서 규정한 사항 외에 보험료정보공개심의위원회의 구성 및 운영에 필요한 사항은 공단이 정한다.

제84조 [결손처분] ① 공단은 다음 각 호의 어느 하나에 해당하는 사유가 있으면 재정운영위원회의 의결을 받아 보험료등을 결손처분할 수 있다.
1. 체납처분이 끝나고 체납액에 충당될 배분금액이 그 체납액에 미치지 못하는 경우
2. 해당 권리에 대한 소멸시효가 완성된 경우
3. 그 밖에 징수할 가능성이 없다고 인정되는 경우로서 대통령령으로 정하는 경우

② 공단은 제1항제3호에 따라 결손처분을 한 후 압류할 수 있는 다른 재산이 있는 것을 발견한 때에는 지체 없이 그 처분을 취소하고 체납처분을 하여야 한다.

시행령

영제50조 (결손처분) 법 제84조제1항제3호에서 "대통령령으로 정하는 경우"란 다음 각 호의 경우를 말한다.
1. 체납자의 재산이 없거나 체납처분의 목적물인 총재산의 견적가격이 체납처분비에 충당하고 나면 남을 여지가 없음이 확인된 경우
2. 체납처분의 목적물인 총재산이 보험료등보다 우선하는 국세, 지방세, 전세권·질권·저당권 또는 「동산·채권 등의 담보에 관한 법률」에 따른 담보권에 따라 담보된 채권 등의 변제에 충당하고 나면 남을 여지가 없음이 확인된 경우
3. 그 밖에 징수할 가능성이 없다고 재정운영위원회에서 의결한 경우

제85조 [보험료등의 징수 순위] 보험료등은 국세와 지방세를 제외한 다른 채권에 우선하여 징수한다. 다만, 보험료등의 납부기한 전에 전세권·질권·저당권 또는 「동산·채권 등의 담보에 관한 법률」에 따른 담보권의 설정을 등기 또는 등록한 사실이 증명되는 재산을 매각할 때에 그 매각대금 중에서 보험료등을 징수하는 경우 그 전세권·질권·저당권 또는 「동산·채권 등의 담보에 관한 법률」에 따른 담보권으로 담보된 채권에 대하여는 그러하지 아니하다.

제86조 [보험료등의 충당과 환급] ① 공단은 납부의무자가 보험료등·연체금 또는 체납처분비로 낸 금액 중 과오납부(過誤納付)한 금액이 있으면 즉시 그 과오납금을 환급금으로 결정하여야 한다.
② 제1항에 따른 환급금은 대통령령으로 정하는 바에 따라 납부의무자가 내야 할 보험료등·연체금 또는 체납처분비에 충당하여야 하며, 충당하고 남은 금액은 제1항에 따른 결정일부터 30일 이내에 납부자에게 지급하여야 한다. 이 경우 공단이 환급금을 충당하거나 지급할 때에는 환급금에 대통령령으로 정하는 이자를 가산하여야 한다.

시행령

영제51조 (환급금의 충당 순서) ① 공단은 법 제86조제2항 전단에 따라 같은 조 제1항에 따른 환급금을 다음 각 호의 구분에 따라 각 목의 순서대로 충당하여야 한다.
1. 보험료와 그에 따른 연체금을 과오납부(過誤納付)한 경우
   가. 체납처분비
   나. 체납된 보험료와 그에 따른 연체금
   다. 앞으로 내야 할 1개월분의 보험료(법 제86조제2항 전단에 따라 충당하고 남은 금액을 받을 수 있는 사람이 동의한 경우만 해당한다)
2. 법 제57조에 따른 징수금(이하 이 호에서 "징수금"이라 한다)과 그에 따른 연체금을 과오납부한 경우
   가. 체납처분비
   나. 체납된 징수금과 그에 따른 연체금
3. 가산금과 그에 따른 연체금을 과오납부한 경우
   가. 체납처분비
   나. 체납된 가산금과 그에 따른 연체금

② 공단은 제1항제1호부터 제3호까지의 규정에 따라 충당한 후 남은 금액이 있는 경우에는 다음 각 호의 구분에 따라 충당할 수 있다.
1. 제1항제1호에 따라 충당하고 남은 금액이 있는 경우: 같은 항 제2호 각 목의 순서에 따라 충당하고, 그 다음에 같은 항 제3호 각 목의 순서에 따라 충당할 것

2. 제1항제2호에 따라 충당하고 남은 금액이 있는 경우: 같은 항 제1호 각 목의 순서에 따라 충당하고, 그 다음에 같은 항 제3호 각 목의 순서에 따라 충당할 것
3. 제1항제3호에 따라 충당하고 남은 금액이 있는 경우: 같은 항 제1호 각 목의 순서에 따라 충당하고, 그 다음에 같은 항 제2호 각 목의 순서에 따라 충당할 것

영 제52조 (환급금의 충당 · 지급 시 가산 이자 등) ① 법 제86조제2항 후단에서 "대통령령으로 정하는 이자"란 다음 각 호의 구분에 따른 날부터 환급금을 보험료등 · 연체금 또는 체납처분비에 충당하는 날(지급의 경우에는 지급통지서를 발송한 날)까지의 기간에 대하여 법 제86조제1항에 따른 환급금에 「국세기본법 시행령」 제43조의3제2항에 따른 국세환급가산금의 이자율을 곱하여 산정한 금액을 말한다.

1. 보험료등, 연체금 또는 체납처분비가 2회 이상 분할 납부된 경우에는 다음 각 목의 구분에 따른 분할납부일의 다음 날
   가. 해당 환급금이 최종 분할납부된 금액보다 적거나 같은 경우: 최종 분할납부일
   나. 해당 환급금이 최종 분할납부된 금액보다 많은 경우: 해당 환급금이 가목의 경우에 해당될 때까지 최근 분할납부일의 순서로 소급하여 산정한 각 분할납부일
2. 공단이 제39조제1항에 따라 그 초과액을 사용자에게 반환하는 경우에는 다음 각 목의 구분에 따른 날
   가. 사용자가 제35조 및 제38조에 따라 직장가입자에게 지급한 보수의 총액 등을 그 통보기한까지 공단에 통보한 경우 그 통보기한일부터 7일이 지난 날. 다만, 그 통보기한을 지나서 통보한 경우에는 통보일부터 7일이 지난 날
   나. 사용자가 제36조제2항(제38조제2항에서 준용하는 경우를 포함한다)에 따라 공단에 보수월액 변경을 신청한 경우 그 신청일부터 7일이 지난 날
3. 제38조제2항에서 준용하는 제35조제2항 각 호의 사유로 사용자의 보수월액보험료를 정산하는 경우나 직장가입자의 사용 · 임용 · 채용 관계가 끝나 공단이 제39조제2항에 따라 사용자와 보수월액보험료를 다시 정산하여 반환하는 경우에는 다음 각 목의 구분에 따른 날
   가. 법 제9조제1항에 따른 자격 변동이 있는 경우: 자격 변동 신고를 한 날부터 7일이 지난 날
   나. 법 제10조제1항에 따른 자격 상실이 있는 경우: 자격 상실 신고를 한 날부터 7일이 지난 날
4. 제1호부터 제3호까지의 규정 외의 경우에는 과오납부한 날의 다음 날

② 공단은 법 제86조제2항에 따라 환급금을 보험료등 · 연체금 또는 체납처분비에 충당하거나 충당 후 남은 금액을 지급하려면 그 사실을 문서로 납부자에게 알려야 한다.

제 7 장 이의신청 및 심판청구 등

제87조 [이의신청] ① 가입자 및 피부양자의 자격, 보험료등, 보험급여, 보험급여비용에 관한 공단의 처분에 이의가 있는 자는 공단에 이의신청을 할 수 있다.

② 요양급여비용 및 요양급여의 적정성 평가 등에 관한 심사평가원의 처분에 이의가 있는 공단, 요양기관 또는 그 밖의 자는 심사평가원에 이의신청을 할 수 있다.

③ 제1항 및 제2항에 따른 이의신청(이하 "이의신청"이라 한다)은 처분이 있음을 안 날부터 90일 이내에 문서(전자문서를 포함한다)로 하여야 하며 처분이 있은 날부터 180일을 지나면 제기하지 못한다. 다만, 정당한 사유로 그 기간에 이의신청을 할 수 없었음을 소명한 경우에는 그러하지 아니하다.

④ 제3항 본문에도 불구하고 요양기관이 제48조에 따른 심사평가원의 확인에 대하여 이의신청을 하려면 같은 조 제2항에 따라 통보받은 날부터 30일 이내에 하여야 한다.

⑤ 제1항부터 제4항까지에서 규정한 사항 외에 이의신청의 방법 · 결정 및 그 결정의 통지 등에 필요한 사항은 대통령령으로 정한다.

시행령

영 제53조 (이의신청위원회) 법 제87조제1항 및 제2항에 따른 이의신청을 효율적으로 처리하기 위하여 공단 및 심사평가원에 각각 이의신청위원회를 설치한다.

영 제54조 (이의신청위원회의 구성 등) ① 제53조에 따른 이의신청위원회(이하 "이의신청위원회"라 한다)는 각각 위원장 1명을 포함한 25명의 위원으로 구성한다.

② 공단에 설치하는 이의신청위원회의 위원장은 공단의 이사장이 지명하는 공단의 상임이사가 되고, 위원은 공단의 이사장이 임명하거나 위촉하는 다음 각 호의 사람으로 한다.

1. 공단의 임직원 1명
2. 사용자단체 및 근로자단체가 각각 4명씩 추천하는 8명
3. 시민단체, 소비자단체, 농어업인단체 및 자영업자단체가 각각 2명씩 추천하는 8명

4. 변호사, 사회보험 및 의료에 관한 학식과 경험이 풍부한 사람 7명

③ 심사평가원에 설치하는 이의신청위원회의 위원장은 심사평가원의 원장이 지명하는 심사평가원의 상임이사가 되고, 위원은 심사평가원의 원장이 임명하거나 위촉하는 다음 각 호의 사람으로 한다.

1. 심사평가원의 임직원 1명
2. 가입자를 대표하는 단체(시민단체를 포함한다)가 추천하는 사람 5명
3. 변호사, 사회보험에 관한 학식과 경험이 풍부한 사람 4명
4. 의약 관련 단체가 추천하는 사람 14명

④ 제2항과 제3항에 따라 위촉된 위원의 임기는 3년으로 한다.

영제55조 (이의신청위원회의 운영) ① 이의신청위원회의 위원장은 이의신청위원회 회의를 소집하고, 그 의장이 된다. 이 경우 위원장이 부득이한 사유로 직무를 수행할 수 없을 때에는 위원장이 지명하는 위원이 그 직무를 대행한다.

② 이의신청위원회의 회의는 위원장과 위원장이 회의마다 지명하는 6명의 위원으로 구성한다.

③ 이의신청위원회의 회의는 제2항에 따른 구성원 과반수의 출석으로 개의하고, 출석위원 과반수의 찬성으로 의결한다.

④ 이의신청위원회의 회의에 출석한 위원장 및 소속 임직원을 제외한 나머지 위원에게는 예산의 범위에서 수당과 여비, 그 밖에 필요한 경비를 지급할 수 있다.

⑤ 이의신청위원회의 회의에 부치는 안건의 범위, 그 밖에 이의신청위원회의 운영에 필요한 사항은 이의신청위원회의 의결을 거쳐 위원장이 정한다.

영제56조 (이의신청 등의 방식) 법 제87조제1항 및 제2항에 따른 이의신청 및 그에 대한 결정은 보건복지부령으로 정하는 서식에 따른다.

영제57조 (이의신청 결정의 통지) 공단과 심사평가원은 이의신청에 대한 결정을 하였을 때에는 지체 없이 신청인에게 결정서의 정본(正本)을 보내고, 이해관계인에게는 그 사본을 보내야 한다.

영제58조 (이의신청 결정기간) ① 공단과 심사평가원은 이의신청을 받은 날부터 60일 이내에 결정을 하여야 한다. 다만, 부득이한 사정이 있는 경우에는 30일의 범위에서 그 기간을 연장할 수 있다.

② 공단과 심사평가원은 제1항 단서에 따라 결정기간을 연장하려면 결정기간이 끝나기 7일 전까지 이의신청을 한 자에게 그 사실을 알려야 한다.

시행규칙

칙제56조 (이의신청의 서식 등) 법 제87조제1항·제2항 및 영 제56조에 따라 공단의 처분에 대한 이의신청과 그 결정은 별지 제32호서식 및 별지 제33호서식에 따르고, 심사평가원의 처분 중 요양급여비용의 심사에 대한 이의신청과 그 결정은 별지 제34호서식 및 별지 제35호서식, 요양급여의 적정성 평가에 대한 이의신청과 그 결정은 별지 제36호서식 및 별지 제37호서식에 따른다.

제88조 [심판청구] ① 이의신청에 대한 결정에 불복하는 자는 제89조에 따른 건강보험분쟁조정위원회에 심판청구를 할 수 있다. 이 경우 심판청구의 제기기간 및 제기방법에 관하여는 제87조제3항을 준용한다.

② 제1항에 따라 심판청구를 하려는 자는 대통령령으로 정하는 심판청구서를 제87조제1항 또는 제2항에 따른 처분을 한 공단 또는 심사평가원에 제출하거나 제89조에 따른 건강보험분쟁조정위원회에 제출하여야 한다.

③ 제1항 및 제2항에서 규정한 사항 외에 심판청구의 절차·방법·결정 및 그 결정의 통지 등에 필요한 사항은 대통령령으로 정한다.

시행령

영제59조 (심판청구서의 제출 등) ① 법 제88조제1항에 따라 심판청구를 하려는 자는 다음 각 호의 사항을 적은 심판청구서를 공단, 심사평가원 또는 법 제89조에 따른 건강보험분쟁조정위원회(이하 "분쟁조정위원회"라 한다)에 제출하여야 한다. 이 경우 정당한 권한이 없는 자에게 심판청구서가 제출되었을 때에는 심판청구서를 받은 자는 그 심판청구서를 정당한 권한이 있는 자에게 보내야 한다.

1. 청구인과 처분을 받은 자의 성명·주민등록번호 및 주소(법인인 경우에는 법인의 명칭, 법인등록번호 및 주사무소의 소재지를 말한다. 이하 제60조제1호에서 같다)
2. 처분을 한 자(공단 이사장 또는 심사평가원 원장의 위임을 받아 분사무소의 장이 처분을 한 경우에는 그 분사무소의 장을 말한다. 이하 같다)
3. 처분의 요지 및 처분이 있음을 안 날
4. 심판청구의 취지 및 이유
5. 청구인이 처분을 받은 자가 아닌 경우에는 처분을 받은 자와의 관계
6. 첨부서류의 표시
7. 심판청구에 관한 고지의 유무 및 그 내용

② 공단과 심사평가원은 제1항에 따라 심판청구서를 받으면 그 심판청구서를 받은 날부터 10일 이내에 그 심판청구서에 처분을

한 자의 답변서 및 이의신청 결정서 사본을 첨부하여 분쟁조정위원회에 제출하여야 한다.

③ 분쟁조정위원회는 제1항에 따라 심판청구서를 받으면 지체 없이 그 사본 또는 부본(副本)을 공단 또는 심사평가원 및 이해관계인에게 보내고, 공단 또는 심사평가원은 그 사본 또는 부본을 받은 날부터 10일 이내에 처분을 한 자의 답변서 및 이의신청 결정서 사본을 분쟁조정위원회에 제출하여야 한다.

④ 제1항 후단에 따라 심판청구서를 정당한 권한이 있는 자에게 보냈을 때에는 지체 없이 그 사실을 청구인에게 알려야 한다.

⑤ 법 제88조제1항 후단에 따른 심판청구 제기기간을 계산할 때에는 제1항에 따라 공단, 심사평가원, 분쟁조정위원회 또는 정당한 권한이 없는 자에게 심판청구서가 제출된 때에 심판청구가 제기된 것으로 본다.

영제60조 (심판청구 결정의 통지) 분쟁조정위원회의 위원장은 심판청구에 대하여 결정을 하였을 때에는 다음 각 호의 사항을 적은 결정서에 서명 또는 기명날인하여 지체 없이 청구인에게는 결정서의 정본을 보내고, 처분을 한 자 및 이해관계인에게는 그 사본을 보내야 한다.

1. 청구인의 성명 · 주민등록번호 및 주소
2. 처분을 한 자
3. 결정의 주문(主文)
4. 심판청구의 취지
5. 결정 이유
6. 결정 연월일

영제61조 (심판청구 결정기간) ① 분쟁조정위원회는 제59조제1항에 따라 심판청구서가 제출된 날부터 60일 이내에 결정을 하여야 한다. 다만, 부득이한 사정이 있는 경우에는 30일의 범위에서 그 기간을 연장할 수 있다.

② 제1항 단서에 따라 결정기간을 연장하려면 결정기간이 끝나기 7일 전까지 청구인에게 그 사실을 알려야 한다.

제89조 [건강보험분쟁조정위원회] ① 제88조에 따른 심판청구를 심리 · 의결하기 위하여 보건복지부에 건강보험분쟁조정위원회(이하 "분쟁조정위원회"라 한다)를 둔다.

② 분쟁조정위원회는 위원장을 포함하여 60명 이내의 위원으로 구성하고, 위원장을 제외한 위원 중 1명은 당연직위원으로 한다. 이 경우 공무원이 아닌 위원이 전체 위원의 과반수가 되도록 하여야 한다. 개정 2018.12.11.

③ 분쟁조정위원회의 회의는 위원장, 당연직위원 및 위원장이 매 회의마다 지정하는 7명의 위원을 포함하여 총 9명으로 구성하되, 공무원이 아닌 위원이 과반수가 되도록 하여야 한다. 개정 2018.12.11.

④ 분쟁조정위원회는 제3항에 따른 구성원 과반수의 출석과 출석위원 과반수의 찬성으로 의결한다.

⑤ 분쟁조정위원회를 실무적으로 지원하기 위하여 분쟁조정위원회에 사무국을 둔다.

⑥ 제1항부터 제5항까지에서 규정한 사항 외에 분쟁조정위원회 및 사무국의 구성 및 운영 등에 필요한 사항은 대통령령으로 정한다.

⑦ 분쟁조정위원회의 위원 중 공무원이 아닌 사람은 「형법」 제129조부터 제132조까지의 규정을 적용할 때 공무원으로 본다.

시행령

영제62조 (분쟁조정위원회의 구성 등) ① 분쟁조정위원회의 위원장은 보건복지부장관의 제청으로 대통령이 임명하고, 위원은 다음 각 호의 사람 중에서 보건복지부장관이 임명하거나 위촉한다.

1. 4급 이상 공무원 또는 고위공무원단에 속하는 일반직공무원으로 재직 중이거나 재직하였던 사람
2. 판사 · 검사 또는 변호사 자격이 있는 사람
3. 「고등교육법」 제2조제1호부터 제3호까지의 규정에 따른 학교에서 사회보험 또는 의료와 관련된 분야에 부교수 이상으로 재직하고 있는 사람
4. 사회보험 또는 의료에 관한 학식과 경험이 풍부한 사람

② 법 제89조제2항에 따른 당연직위원은 제1항제1호의 위원 중 법 제88조에 따른 심판청구에 관한 업무를 담당하는 공무원으로 한다.

영제62조의2 (분쟁조정위원회 위원의 해임 및 해촉) 보건복지부장관은 제62조제1항 각 호에 따른 분쟁조정위원회 위원이 다음 각 호의 어느 하나에 해당하는 경우에는 해당 분쟁조정위원회 위원을 해임하거나 해촉할 수 있다.

1. 심신장애로 인하여 직무를 수행할 수 없게 된 경우
2. 직무와 관련된 비위사실이 있는 경우
3. 직무태만, 품위손상이나 그 밖의 사유로 인하여 위원으로 적합하지 아니하다고 인정되는 경우
4. 제65조의2제1항 각 호의 어느 하나에 해당하는 데에도 불구하고 회피하지 아니한 경우
5. 위원 스스로 직무를 수행하는 것이 곤란하다고 의사를 밝히는 경우

영제63조 (분쟁조정위원회 위원장의 직무) ① 분쟁조정위원회의 위원장은 분쟁조정위원회를 대표하고, 분쟁조정위원회의 사무를 총괄한다.

② 분쟁조정위원회의 위원장이 부득이한 사유로 직무를 수행할 수 없을 때에는 위원장이 지명하는 위원이 그 직무를 대행한다.

영 제64조 (분쟁조정위원회 위원의 임기) 분쟁조정위원회 위원의 임기는 3년으로 한다. 다만, 제62조제1항제1호에 따른 위원 중 공무원인 위원의 임기는 그 직위에 재임하는 기간으로 한다.

영 제65조 (분쟁조정위원회의 회의) ① 분쟁조정위원회의 위원장은 분쟁조정위원회의 회의를 소집하고, 그 의장이 된다.

② 이 영에서 규정한 사항 외에 분쟁조정위원회 운영에 필요한 사항은 분쟁조정위원회의 의결을 거쳐 위원장이 정한다.

영 제65조의2 (분쟁조정위원회 위원의 제척 · 기피 · 회피) ① 분쟁조정위원회의 위원(이하 이 조에서 "위원"이라 한다)이 다음 각 호의 어느 하나에 해당하는 경우에는 분쟁조정위원회의 심리 · 의결에서 제척(除斥)된다.

1. 위원 또는 그 배우자나 배우자였던 사람이 해당 안건의 당사자가 되거나 그 안건의 당사자와 공동권리자 또는 공동의무자인 경우
2. 위원이 해당 안건의 당사자와 친족이거나 친족이었던 경우
3. 위원이 해당 안건에 대하여 증언 · 진술 · 자문 · 연구 또는 용역을 한 경우
4. 위원이나 위원이 속한 법인이 해당 안건의 당사자의 대리인이거나 대리인이었던 경우
5. 위원이 해당 안건의 원인이 된 처분이나 부작위에 관여하거나 관여하였던 경우

② 당사자는 위원에게 공정한 심리 · 의결을 기대하기 어려운 사정이 있는 경우에는 분쟁조정위원회에 기피(忌避) 신청을 할 수 있고, 분쟁조정위원회는 의결로 이를 결정한다. 이 경우 기피 신청의 대상인 위원은 그 의결에 참여하지 못한다.

③ 위원은 제1항 각 호에 따른 제척 사유에 해당하는 경우에는 스스로 해당 안건의 심리 · 의결에서 회피(回避)하여야 한다.

영 제66조 (분쟁조정위원회의 간사) ① 분쟁조정위원회의 사무를 처리하기 위하여 분쟁조정위원회에 간사 1명을 둔다.

② 간사는 보건복지부 소속 공무원 중에서 보건복지부장관이 지명한다.

영 제67조 (분쟁조정위원회 위원의 수당) 분쟁조정위원회에 출석한 위원에게는 예산의 범위에서 수당과 여비, 그 밖에 필요한 경비를 지급할 수 있다. 다만, 공무원인 위원이 소관 업무와 직접 관련하여 출석하는 경우에는 그러하지 아니하다

제90조 [행정소송] 공단 또는 심사평가원의 처분에 이의가 있는 자와 제87조에 따른 이의신청 또는 제88조에 따른 심판청구에 대한 결정에 불복하는 자는 「행정소송법」에서 정하는 바에 따라 행정소송을 제기할 수 있다.

제8장 보 칙

제91조 [시 효] ① 다음 각 호의 권리는 3년 동안 행사하지 아니하면 소멸시효가 완성된다.

1. 보험료 · 연체금 및 가산금을 징수할 권리
2. 보험료 · 연체금 및 가산금으로 과오납부한 금액을 환급받을 권리
3. 보험급여를 받을 권리
4. 보험급여비용을 받을 권리
5. 제47조제3항 후단에 따라 과다납부된 본인일부부담금을 돌려받을 권리
6. 제61조에 따른 근로복지공단의 권리

② 제1항에 따른 시효는 다음 각 호의 어느 하나의 사유로 중단된다.

1. 보험료의 고지 또는 독촉
2. 보험급여 또는 보험급여비용의 청구

③ 휴직자등의 보수월액보험료를 징수할 권리의 소멸시효는 제79조제5항에 따라 고지가 유예된 경우 휴직 등의 사유가 끝날 때까지 진행하지 아니한다.

④ 제1항에 따른 소멸시효기간, 제2항에 따른 시효 중단 및 제3항에 따른 시효 정지에 관하여 이 법에서 정한 사항 외에는 「민법」에 따른다.

제92조 [기간 계산] 이 법이나 이 법에 따른 명령에 규정된 기간의 계산에 관하여 이 법에서 정한 사항 외에는 「민법」의 기간에 관한 규정을 준용한다.

제93조 [근로자의 권익 보호] 제6조제2항 각 호의 어느 하나에 해당하지 아니하는 모든 사업장의 근로자를 고용하는 사용자는 그가 고용한 근로자가 이 법에 따른 직장가입자가 되는 것을 방해하거나 자신이 부담하는 부담금이 증가되는 것을 피할 목적으로 정당한 사유 없이 근로자의 승급 또는 임금 인상을 하지 아니하거나 해고나 그 밖의 불리한 조치를 할 수 없다.

제94조 [신고 등] ① 공단은 사용자, 직장가입자 및 세대주에게 다음 각 호의 사항을 신고하게 하거나 관계 서류(전자적 방법으로 기록된 것을 포함한다. 이하 같다)를 제출하게 할 수 있다.

1. 가입자의 거주지 변경
2. 가입자의 보수 · 소득
3. 그 밖에 건강보험사업을 위하여 필요한 사항

② 공단은 제1항에 따라 신고한 사항이나 제출받은 자료에 대하여 사실 여부를 확인할 필요가 있으면 소속 직원이 해당 사항에 관하여 조사하게 할 수 있다.

③ 제2항에 따라 조사를 하는 소속 직원은 그 권한을 표시하는 증표를 지니고 관계인에게 보여주어야 한다.

제95조 [소득 축소 · 탈루 자료의 송부 등] ① 공단은 제94조제1항에 따라 신고한 보수 또는 소득 등에 축소 또는 탈루(脫漏)가 있다고 인정하는 경우에는 보건복지부장관을 거쳐 소득의 축소 또는 탈루에 관한 사항을 문서로 국세청장에게 송부할 수 있다.

② 국세청장은 제1항에 따라 송부받은 사항에 대하여 「국세기본법」 등 관련 법률에 따른 세무조사를 하면 그 조사 결과 중 보수 · 소득에 관한 사항을 공단에 송부하여야 한다.

③ 제1항 및 제2항에 따른 송부 절차 등에 필요한 사항은 대통령령으로 정한다.

시행령

영제68조 (소득 축소 · 탈루 자료의 송부 절차) ① 공단은 법 제95조제1항에 따라 다음 각 호의 어느 하나에 해당하는 경우에는 제2항에 따른 소득축소탈루심사위원회의 심사를 거쳐 관련 자료를 보건복지부장관에게 제출하고 국세청장에게 송부하여야 한다.

1. 법 제94조제1항에 따라 사용자, 직장가입자 및 세대주가 신고한 보수 또는 소득 등(이하 "소득등"이라 한다)이 다음 각 목의 어느 하나에 해당하는 경우
   가. 국세청에 신고한 소득등과 차이가 있는 경우
   나. 해당 업종 · 직종별 평균 소득등보다 낮은 경우
   다. 임금대장이나 그 밖의 소득 관련 서류 또는 장부 등의 내용과 다른 경우
2. 다음 각 목의 어느 하나에 해당하는 경우로서 소득등의 축소 또는 탈루가 있다고 인정되는 경우
   가. 법 제94조제1항에 따른 자료 제출을 하지 아니하거나 3개월 이상 늦게 제출한 경우
   나. 법 제94조제2항에 따른 조사를 3회 이상 거부 · 방해 · 기피한 경우

② 법 제95조제1항에 따른 소득등의 축소 또는 탈루 여부에 관한 사항을 심사하기 위하여 공단에 소득축소탈루심사위원회(이하 "소득축소탈루심사위원회"라 한다)를 둔다.

③ 소득축소탈루심사위원회는 위원장 1명을 포함한 5명의 위원으로 구성한다.

④ 소득축소탈루심사위원회의 위원장은 공단 소속 임직원 중에서 공단의 이사장이 임명한다.

⑤ 소득축소탈루심사위원회의 위원은 공단의 이사장이 임명하거나 위촉하는 다음 각 호의 사람으로 한다.

1. 공단의 직원 1명
2. 보건복지부 및 국세청 소속의 5급 이상 공무원 또는 고위공무원단에 속하는 일반직공무원 중에서 소속 기관의 장이 각각 1명씩 지명하는 사람 2명
3. 세무사 또는 공인회계사 1명

⑥ 제3항부터 제5항까지에서 규정한 사항 외에 소득축소탈루심사위원회 운영에 필요한 사항은 공단의 이사장이 정한다.

영제69조 (국세청 회신자료의 반영) 법 제95조제2항에 따라 국세청장으로부터 보수 · 소득에 관한 사항을 송부받은 공단은 그 결과를 해당 가입자의 보수 또는 소득에 반영하여야 한다.

시행규칙

칙제57조 (소득 축소 · 탈루 자료 송부의 서식 등) 공단이 법 제95조제1항에 따라 국세청장에게 소득 축소 · 탈루 자료를 송부할 때에는 별지 제38호서식의 소득 축소 · 탈루 협의자료 통보서에 따른다. 이 경우 사용자나 세대주가 공단에 신고하거나 제출한 보수 또는 소득에 관한 자료와 공단이 조사한 증명자료를 첨부하여야 한다.

제96조 [자료의 제공] ① 공단은 국가, 지방자치단체, 요양기관, 「보험업법」에 따른 보험회사 및 보험료율 산출 기관, 「공공기관의 운영에 관한 법률」에 따른 공공기관, 그 밖의 공공단체 등에 대하여 다음 각 호의 업무를 수행하기 위하여 주민등록 · 가족관계등록 · 국세 · 지방세 · 토지 · 건물 · 출입국관리 등의 자료로서 대통령령으로 정하는 자료를 제공하도록 요청할 수 있다.

1. 가입자 및 피부양자의 자격 관리, 보험료의 부과 · 징수, 보험급여의 관리 등 건강보험사업의 수행

2. 제14조제1항제11호에 따른 업무의 수행

② 심사평가원은 국가, 지방자치단체, 요양기관, 「보험업법」에 따른 보험회사 및 보험료율 산출 기관, 「공공기관의 운영에 관한 법률」에 따른 공공기관, 그 밖의 공공단체 등에 대하여 요양급여비용을 심사하고 요양급여의 적정성을 평가하기 위하여 주민등록・출입국관리・진료기록・의약품공급 등의 자료로서 대통령령으로 정하는 자료를 제공하도록 요청할 수 있다.

③ 보건복지부장관은 관계 행정기관의 장에게 제41조의2에 따른 약제에 대한 요양급여비용 상한금액의 감액 및 요양급여의 적용 정지를 위하여 필요한 자료를 제공하도록 요청할 수 있다. 신설 2018.3.27.

④ 제1항부터 제3항까지의 규정에 따라 자료 제공을 요청받은 자는 성실히 이에 따라야 한다. 개정 2018.3.27.

⑤ 공단 또는 심사평가원은 요양기관, 「보험업법」에 따른 보험회사 및 보험료율 산출 기관에 제1항 또는 제2항에 따른 자료의 제공을 요청하는 경우 자료 제공 요청 근거 및 사유, 자료 제공 대상자, 대상기간, 자료 제공 기한, 제출 자료 등이 기재된 자료제공요청서를 발송하여야 한다. 개정 2018.3.27.

⑥ 제1항 및 제2항에 따른 국가, 지방자치단체, 요양기관, 「보험업법」에 따른 보험료율 산출 기관 그 밖의 공공기관 및 공공단체가 공단 또는 심사평가원에 제공하는 자료에 대하여는 사용료와 수수료 등을 면제한다. 개정 2018.3.27.

시행령

영 **제69조의2 (제공 요청 자료 등)** ① 법 제96조제1항에서 "대통령령으로 정하는 자료"란 별표 4의3 제1호에 따른 자료를 말한다.

② 법 제96조제2항에서 "대통령령으로 정하는 자료"란 별표 4의3 제2호에 따른 자료를 말한다.

③ 법 제96조제1항 또는 제2항에 따라 자료의 제공을 요청받은 국가, 지방자치단체, 요양기관, 「보험업법」에 따른 보험회사 및 보험료율 산출 기관, 「공공기관의 운영에 관한 법률」에 따른 공공기관, 그 밖의 공공단체 등은 제1항 또는 제2항의 자료가 디스켓, 자기테이프, 마이크로필름, 광디스크 등 전산기록장치 또는 전산프로그램을 이용하여 저장되어 있는 경우에는 해당 형태로 자료를 제공할 수 있다.

제96조의2 [서류의 보존] ① 요양기관은 요양급여가 끝난 날부터 5년간 보건복지부령으로 정하는 바에 따라 제47조에 따른 요양급여비용의 청구에 관한 서류를 보존하여야 한다. 다만, 약국 등 보건복지부령으로 정하는 요양기관은 처방전을 요양급여비용을 청구한 날부터 3년간 보존하여야 한다.

② 사용자는 3년간 보건복지부령으로 정하는 바에 따라 자격 관리 및 보험료 산정 등 건강보험에 관한 서류를 보존하여야 한다.

시행규칙

칙 **제58조(서류의 보존)** ① 요양기관이 법 제96조의2제1항에 따라 보존하여야 하는 서류는 다음 각 호와 같다.

1. 요양급여비용 심사청구서 및 요양급여비용 명세서
2. 약제・치료재료, 그 밖의 요양급여의 구성 요소의 구입에 관한 서류
3. 개인별 투약기록 및 처방전(약국 및 한국희귀・필수의약품센터의 경우만 해당한다) 개정 2018.6.29.
4. 그 밖에 간호관리 등급료의 산정자료 등 요양급여비용 산정에 필요한 서류 및 이를 증명하는 서류
5. 제1호부터 제4호까지의 서류 등을 디스켓, 마그네틱테이프 등 전산기록장치를 이용하여 자기매체에 저장하고 있는 경우에는 해당 자료

② 법 제96조의2제1항 단서에서 "약국 등 보건복지부령으로 정하는 요양기관"이란 약국 및 한국희귀・필수의약품센터를 말한다. 개정 2018.6.29.

③ 사용자가 법 제96조의2제2항에 따라 보존하여야 하는 서류는 다음 각 호와 같다.

1. 사업장의 현황, 직장가입자의 자격 취득・변동・상실 및 보험료 산정과 관련하여 관련 규정에 따라 공단에 신고 또는 통보한 내용을 입증할 수 있는 서류
2. 제1호의 서류를 디스켓, 마그네틱테이프 등 전산기록장치를 이용하여 자기매체에 저장하고 있는 경우에는 그 자료

제97조 [보고와 검사] ① 보건복지부장관은 사용자, 직장가입자 또는 세대주에게 가입자의 이동・보수・소득이나 그 밖에 필요한 사항에 관한 보고 또는 서류 제출을 명하거나, 소속 공무원이 관계인에게 질문하게 하거나 관계 서류를 검사하게 할 수 있다.

② 보건복지부장관은 요양기관(제49조에 따라 요양을 실시한 기관을 포함한다)에 대하여 요양・약제의 지급 등 보험급여에 관한 보고 또는 서류 제출을 명하거나, 소속 공무원이 관계인에게 질문하게 하거나 관계 서류를 검사하게 할 수 있다.

③ 보건복지부장관은 보험급여를 받은 자에게 해당 보험급여의 내용에 관하여 보고하게 하거나, 소속 공무원이 질문하게 할 수 있다.

④ 보건복지부장관은 제47조제6항에 따라 요양급여비용의 심사청구를 대행하는 단체(이하 "대행청구단체"라 한다)에 필요한 자료의 제출을 명하거나, 소속 공무원이 대행청구에 관한 자료 등을 조사·확인하게 할 수 있다.

⑤ 보건복지부장관은 제41조의2에 따른 약제에 대한 요양급여비용 상한금액의 감액 및 요양급여의 적용 정지를 위하여 필요한 경우에는 「약사법」 제47조제2항에 따른 의약품공급자에 대하여 금전, 물품, 편익, 노무, 향응, 그 밖의 경제적 이익등 제공으로 인한 의약품 판매 질서 위반 행위에 관한 보고 또는 서류 제출을 명하거나, 소속 공무원이 관계인에게 질문하게 하거나 관계 서류를 검사하게 할 수 있다. [신설 2018.3.27.]

⑥ 제1항부터 제5항까지의 규정에 따라 질문·검사·조사 또는 확인을 하는 소속 공무원은 그 권한을 표시하는 증표를 지니고 관계인에게 보여주어야 한다. [개정 2018.3.27.]

제98조 [업무정지] ① 보건복지부장관은 요양기관이 다음 각 호의 어느 하나에 해당하면 그 요양기관에 대하여 1년의 범위에서 기간을 정하여 업무정지를 명할 수 있다.

1. 속임수나 그 밖의 부당한 방법으로 보험자·가입자 및 피부양자에게 요양급여비용을 부담하게 한 경우
2. 제97조제2항에 따른 명령에 위반하거나 거짓 보고를 하거나 거짓 서류를 제출하거나, 소속 공무원의 검사 또는 질문을 거부·방해 또는 기피한 경우
3. 정당한 사유 없이 요양기관이 제41조의3제1항에 따른 결정을 신청하지 아니하고 속임수나 그 밖의 부당한 방법으로 행위·치료재료를 가입자 또는 피부양자에게 실시 또는 사용하고 비용을 부담시킨 경우

② 제1항에 따라 업무정지 처분을 받은 자는 해당 업무정지기간 중에는 요양급여를 하지 못한다.

③ 제1항에 따른 업무정지 처분의 효과는 그 처분이 확정된 요양기관을 양수한 자 또는 합병 후 존속하는 법인이나 합병으로 설립되는 법인에 승계되고, 업무정지 처분의 절차가 진행 중인 때에는 양수인 또는 합병 후 존속하는 법인이나 합병으로 설립되는 법인에 대하여 그 절차를 계속 진행할 수 있다. 다만, 양수인 또는 합병 후 존속하는 법인이나 합병으로 설립되는 법인이 그 처분 또는 위반사실을 알지 못하였음을 증명하는 경우에는 그러하지 아니하다.

④ 제1항에 따른 업무정지 처분을 받았거나 업무정지 처분의 절차가 진행 중인 자는 행정처분을 받은 사실 또는 행정처분절차가 진행 중인 사실을 보건복지부령으로 정하는 바에 따라 양수인 또는 합병 후 존속하는 법인이나 합병으로 설립되는 법인에 지체 없이 알려야 한다.

⑤ 제1항에 따른 업무정지를 부과하는 위반행위의 종류, 위반 정도 등에 따른 행정처분기준이나 그 밖에 필요한 사항은 대통령령으로 정한다.

시행령

영제70조 (행정처분기준) ① 법 제98조제1항 및 제99조제1항에 따른 요양기관에 대한 업무정지 처분 및 과징금 부과의 기준은 별표 5와 같다.

② 제1항에 따른 과징금의 징수 절차는 보건복지부령으로 정한다.

시행규칙

칙제60조 (행정처분 사실 등의 통지) 법 제98조제4항에 따라 업무정지 처분을 받았거나 업무정지 처분의 절차가 진행 중인 자는 행정처분을 받은 사실 또는 행정처분절차가 진행 중인 사실을 「우편법 시행규칙」 제25조제1항제4호가목에 따른 내용증명으로 양수인 또는 합병 후 존속하는 법인이나 합병으로 설립되는 법인에 지체 없이 알려야 한다.

제99조 [과징금] ① 보건복지부장관은 요양기관이 제98조제1항제1호 또는 제3호에 해당하여 업무정지 처분을 하여야 하는 경우로서 그 업무정지 처분이 해당 요양기관을 이용하는 사람에게 심한 불편을 주거나 보건복지부장관이 정하는 특별한 사유가 있다고 인정되면 업무정지 처분을 갈음하여 속임수나 그 밖의 부당한 방법으로 부담하게 한 금액의 5배 이하의 금액을 과징금으로 부과·징수할 수 있다. 이 경우 보건복지부장관은 12개월의 범위에서 분할납부를 하게 할 수 있다.

② 보건복지부장관은 제41조의2제3항에 따라 약제를 요양급여에서 적용 정지하는 경우 국민 건강에 심각한 위험을 초래할 것이 예상되는 등 특별한 사유가 있다고 인정되는 때에는 요양급여의 적용 정지에 갈음하여 대통령령으로 정하는 바에 따라 해당 약제에 대한 요양급여비용 총액의 100분의 60을 넘지 아니하는 범위에서 과징금을 부과·징수할 수 있다. 이 경우 보건복지부장관은 12개월의 범위에서 분할납부를 하게 할 수 있다. [개정 2018.3.27.]

③ 보건복지부장관은 제2항 전단에 따라 과징금 부과 대상이 된 약제가 과징금이 부과된 날부터 5년의 범위에서 대통령령으로 정하는 기간 내에 다시 제2항 전단에 따른 과징금 부과 대상이 되는 경우에는 대통령령으로 정하는 바에 따라 해당 약제에 대한 요양급여비용 총액의 100분의 100을 넘지 아니하는 범위에서 과징금을 부과·징수할 수 있다.
[신설 2018.3.27.]

④ 제2항 및 제3항에 따라 대통령령으로 해당 약제에 대한 요양급여비용 총액을 정할 때에는 그 약제의 과거 요양급여 실적 등을 고려하여 1년간의 요양급여 총액을 넘지 않는 범위에서 정하여야 한다. 개정 2018.3.27.

⑤ 보건복지부장관은 제1항에 따른 과징금을 납부하여야 할 자가 납부기한까지 이를 내지 아니하면 대통령령으로 정하는 절차에 따라 그 과징금 부과 처분을 취소하고 제98조제1항에 따른 업무정지 처분을 하거나 국세 체납처분의 예에 따라 이를 징수한다. 다만, 요양기관의 폐업 등으로 제98조제1항에 따른 업무정지 처분을 할 수 없으면 국세 체납처분의 예에 따라 징수한다. 개정 2018.3.27.

⑥ 보건복지부장관은 제2항 또는 제3항에 따른 과징금을 납부하여야 할 자가 납부기한까지 이를 내지 아니하면 국세 체납처분의 예에 따라 징수한다. 개정 2018.3.27.

⑦ 보건복지부장관은 과징금을 징수하기 위하여 필요하면 다음 각 호의 사항을 적은 문서로 관할 세무관서의 장 또는 지방자치단체의 장에게 과세정보의 제공을 요청할 수 있다. 개정 2018.3.27.

1. 납세자의 인적사항
2. 사용 목적
3. 과징금 부과 사유 및 부과 기준

⑧ 제1항부터 제3항까지의 규정에 따라 징수한 과징금은 다음 각 호 외의 용도로는 사용할 수 없다. 개정 2018.3.27.

1. 제47조제3항에 따라 공단이 요양급여비용으로 지급하는 자금
2. 「응급의료에 관한 법률」에 따른 응급의료기금의 지원
3. 「재난적의료비 지원에 관한 법률」에 따른 재난적의료비 지원사업에 대한 지원 신설 2018.3.27.

⑨ 제1항부터 제3항까지의 규정에 따른 과징금의 금액과 그 납부에 필요한 사항 및 제8항에 따른 과징금의 용도별 지원 규모, 사용 절차 등에 필요한 사항은 대통령령으로 정한다. 개정 2018.3.27.

시행령

영제70조의2 (과징금의 부과기준) ① 보건복지부장관은 법 제41조의2제3항에 따른 요양급여의 적용 정지 대상인 약제가 다음 각 호의 어느 하나에 해당하는 경우에는 법 제99조제2항 또는 제3항에 따라 요양급여의 적용 정지를 갈음하여 과징금을 부과할 수 있다. 개정 2018.9.28.

1. 퇴장방지의약품 개정 2018.9.28.
2. 희귀의약품 개정 2018.9.28.
3. 법 제41조제3항에 따라 요양급여의 대상으로 고시한 약제가 단일 품목으로서 동일제제(투여경로·성분·함량 및 제형이 동일한 제품을 말한다)가 없는 의약품
4. 그 밖에 보건복지부장관이 특별한 사유가 있다고 인정한 약제

② 법 제99조제3항에서 "대통령령으로 정하는 기간"이란 5년을 말한다. 신설 2018.9.28.

③ 제1항에 따른 과징금의 부과기준은 별표 4의2와 같다.

영제70조의3 (과징금의 부과 및 납부) ① 보건복지부장관은 법 제99조제1항부터 제3항까지의 규정에 따라 과징금을 부과하려는 때에는 과징금 부과대상이 되는 위반행위, 과징금의 금액, 납부기한 및 수납기관 등을 명시하여 이를 납부할 것을 서면으로 통지하여야 한다. 개정 2018.9.28.

② 제1항에 따라 통지를 받은 자는 과징금 납입고지서에 기재된 납부기한까지 과징금을 수납기관에 납부하여야 한다. 다만, 천재지변이나 그 밖에 부득이한 사유로 인하여 그 기간 내에 과징금을 납부할 수 없는 경우에는 그 사유가 해소된 날부터 7일 이내에 납부하여야 한다.

③ 제2항에 따른 수납기관은 과징금을 받은 경우 납부자에게 영수증을 내어주고, 지체 없이 납부사실을 보건복지부장관에게 통보하여야 한다.

영제70조의4 (과징금 미납자에 대한 처분) ① 보건복지부장관은 법 제99조제1항에 따라 과징금을 납부하여야 할 자가 납부기한까지 과징금을 내지 아니하면 같은 조 제5항 본문에 따라 납부기한이 지난 후 15일 이내에 독촉장을 발급하여야 한다. 이 경우 납부기한은 독촉장을 발급하는 날부터 10일 이내로 하여야 한다. 개정 2018.9.28.

② 보건복지부장관은 과징금을 납부하여야 할 자가 제1항에 따른 독촉장을 받고도 그 납부기한까지 과징금을 내지 아니하면 법 제99조제5항 본문에 따라 과징금 부과처분을 취소하고 법 제98조제1항에 따른 업무정지 처분을 하거나 국세 체납처분의 예에 따라 징수하여야 한다. 개정 2018.9.28.

③ 보건복지부장관은 법 제99조제5항 본문에 따라 과징금 부과처분을 취소하고 법 제98조제1항에 따른 업무정지 처분을 하는 경우에는 처분대상자에게 서면으로 그 내용을 통지하여야 한다. 이 경우 그 서면에는 처분의 변경사유와 업무정지 처분의 기간 등 업무정지 처분에 필요한 사항이 포함되어야 한다. 개정 2018.9.28.

영제71조(과징금의 지원 규모 등) ① 법 제99조제8항에 따른 과징금의 용도별 지원 규모는 다음 각 호와 같다. 〈개정 2018.5.1. 개정 2018.9.28.〉

1. 법 제47조제3항에 따라 공단이 요양급여비용으로 지급하는 자금 지원: 과징금 수입의 100분의 50 〈개정 2018.5.1.〉
2. 「응급의료에 관한 법률」에 따른 응급의료기금 지원: 과징금 수입의 100분의 35 〈개정 2018.5.1.〉
3. 「재난적의료비 지원에 관한 법률」에 따른 재난적의료비 지원사업에 대한 지원: 과징금 수입의 100분의 15 〈신설 2018.5.1.〉

② 공단의 이사장과 「응급의료에 관한 법률」 제19조제2항에 따라 응급의료기금의 관리·운용을 위탁받은 자는 제1항에 따라 지원받은 과징금의 다음 해 운용계획서와 전년도 사용실적을 매년 4월 30일까지 보건복지부장관에게 제출하여야 한다.

③ 보건복지부장관은 제2항에 따라 제출받은 과징금 운용계획서와 과징금 사용실적을 고려하여 다음 해 과징금 지원액을 정한 후 이를 국가재정법령에서 정하는 바에 따라 예산에 반영하여야 한다.

제100조 [위반사실의 공표] ① 보건복지부장관은 관련 서류의 위조·변조로 요양급여비용을 거짓으로 청구하여 제98조 또는 제99조에 따른 행정처분을 받은 요양기관이 다음 각 호의 어느 하나에 해당하면 그 위반 행위, 처분 내용, 해당 요양기관의 명칭·주소 및 대표자 성명, 그 밖에 다른 요양기관과의 구별에 필요한 사항으로서 대통령령으로 정하는 사항을 공표할 수 있다. 이 경우 공표 여부를 결정할 때에는 그 위반행위의 동기, 정도, 횟수 및 결과 등을 고려하여야 한다.

1. 거짓으로 청구한 금액이 1천 500만원 이상인 경우
2. 요양급여비용 총액 중 거짓으로 청구한 금액의 비율이 100분의 20 이상인 경우

② 보건복지부장관은 제1항에 따른 공표 여부 등을 심의하기 위하여 건강보험공표심의위원회(이하 이 조에서 "공표심의위원회"라 한다)를 설치·운영한다.

③ 보건복지부장관은 공표심의위원회의 심의를 거친 공표대상자에게 공표대상자인 사실을 알려 소명자료를 제출하거나 출석하여 의견을 진술할 기회를 주어야 한다.

④ 보건복지부장관은 공표심의위원회가 제3항에 따라 제출된 소명자료 또는 진술된 의견을 고려하여 공표대상자를 재심의한 후 공표대상자를 선정한다.

⑤ 제1항부터 제4항까지에서 규정한 사항 외에 공표의 절차·방법, 공표심의위원회의 구성·운영 등에 필요한 사항은 대통령령으로 정한다.

시행령

영제72조 (공표 사항) 법 제100조제1항 각 호 외의 부분 전단에서 "대통령령으로 정하는 사항"이란 다음 각 호의 사항을 말한다.

1. 해당 요양기관의 종류와 그 요양기관 대표자의 면허번호·성별
2. 의료기관의 개설자가 법인인 경우에는 의료기관의 장의 성명
3. 그 밖에 다른 요양기관과의 구별을 위하여 법 제100조제2항에 따른 건강보험공표심의위원회(이하 "공표심의위원회"라 한다)가 필요하다고 인정하는 사항

영제73조 (공표심의위원회의 구성·운영 등) ① 공표심의위원회는 위원장 1명을 포함한 9명의 위원으로 구성한다.

② 공표심의위원회의 위원장은 제1호부터 제4호까지의 위원 중에서 호선(互選)하고, 위원은 보건복지부장관이 임명하거나 위촉하는 다음 각 호의 사람으로 한다.

1. 소비자단체가 추천하는 사람 1명
2. 언론인 1명
3. 변호사 등 법률 전문가 1명
4. 건강보험에 관한 학식과 경험이 풍부한 사람으로서 의약계를 대표하는 단체가 추천하는 사람 3명
5. 보건복지부의 고위공무원단에 속하는 일반직공무원 1명
6. 공단의 이사장 및 심사평가원의 원장이 각각 1명씩 추천하는 사람 2명

③ 공표심의위원회 위원(제2항제5호의 위원은 제외한다)의 임기는 2년으로 한다.

④ 공표심의위원회의 위원장은 공표심의위원회를 대표하고, 공표심의위원회의 업무를 총괄한다.

⑤ 공표심의위원회의 위원장이 부득이한 사유로 직무를 수행할 수 없을 때에는 위원장이 지명하는 위원이 그 직무를 대행한다.

⑥ 공표심의위원회의 회의는 재적위원 과반수의 출석으로 개의하고, 출석위원 과반수의 찬성으로 의결한다.

⑦ 제1항부터 제6항까지에서 규정한 사항 외에 공표심의위원회의 구성·운영 등에 필요한 사항은 공표심의위원회의 의결을 거쳐 위원장이 정한다.

영제73조의2 (공표심의위원회 위원의 해임 및 해촉) 보건복지부장관은 제73조제2항 각 호에 따른 공표심의위원회 위원이 다음 각 호의 어느 하나에 해당하는 경우에는 해당 공표심의위원회 위원을 해임하거나 해촉할 수 있다.

1. 심신장애로 인하여 직무를 수행할 수 없게 된 경우
2. 직무와 관련된 비위사실이 있는 경우

3. 직무태만, 품위손상이나 그 밖의 사유로 인하여 위원으로 적합하지 아니하다고 인정되는 경우
4. 위원 스스로 직무를 수행하는 것이 곤란하다고 의사를 밝히는 경우

영제74조 (공표 절차 및 방법 등) ① 보건복지부장관은 법 제100조제3항에 따라 공표대상자인 사실을 통지받은 요양기관에 대하여 그 통지를 받은 날부터 20일 동안 소명자료를 제출하거나 출석하여 의견을 진술할 기회를 주어야 한다.

② 보건복지부장관은 법 제100조제4항에 따라 공표대상자로 선정된 요양기관에 대하여 보건복지부, 공단, 심사평가원, 관할 특별시·광역시·도·특별자치도와 시·군·자치구 및 보건소의 홈페이지에 6개월 동안 같은 조 제1항에 따른 공표 사항을 공고하여야 하며, 추가로 게시판 등에도 공고할 수 있다.

③ 보건복지부장관은 법 제100조제4항에 따라 공표대상자로 선정된 요양기관이 같은 조 제1항 각 호에 해당하는 거짓 청구를 반복적으로 하거나 그 거짓 청구가 중대한 위반행위에 해당하는 경우 등 추가 공표가 필요하다고 인정하는 경우에는 제2항에 따른 공고 외에 「신문 등의 진흥에 관한 법률」에 따른 신문 또는 「방송법」에 따른 방송에 추가로 공표할 수 있다.

④ 제2항에 따른 공고 대상인 요양기관을 관할하는 특별시장·광역시장·도지사·특별자치도지사, 시장·군수·구청장 또는 보건소의 장은 「의료법」 제33조제5항에 따른 변경허가·변경신고 등으로 제2항에 따른 공고기간 중 법 제100조제1항에 따른 공표 사항이 변경된 사실이 확인되었을 때에는 지체 없이 보건복지부장관에게 그 사실을 알려야 한다. 이 경우 보건복지부장관은 그 변경 사항이 제2항에 따른 공고 내용에 즉시 반영되도록 필요한 조치를 하여야 한다.

⑤ 제1항부터 제4항까지에서 규정한 사항 외에 공표 절차 및 방법, 공표 사항의 변경 등에 필요한 사항은 보건복지부장관이 정한다.

제101조 [제조업자 등의 금지행위 등] ① 「약사법」에 따른 의약품의 제조업자·위탁제조판매업자·수입자·판매업자 및 「의료기기법」에 따른 의료기기 제조업자·수입업자·수리업자·판매업자·임대업자(이하 "제조업자등"이라 한다)는 약제·치료재료와 관련하여 제41조의3에 따라 요양급여대상 여부를 결정하거나 제46조에 따라 요양급여비용을 산정할 때에 다음 각 호의 행위를 하여 보험자·가입자 및 피부양자에게 손실을 주어서는 아니 된다.

1. 제98조제1항제1호에 해당하는 요양기관의 행위에 개입
2. 보건복지부, 공단 또는 심사평가원에 거짓 자료의 제출
3. 그 밖에 속임수나 보건복지부령으로 정하는 부당한 방법으로 요양급여대상 여부의 결정과 요양급여비용의 산정에 영향을 미치는 행위

② 보건복지부장관은 제조업자등이 제1항에 위반한 사실이 있는지 여부를 확인하기 위하여 그 제조업자등에게 관련 서류의 제출을 명하거나, 소속 공무원이 관계인에게 질문을 하게 하거나 관계 서류를 검사하게 하는 등 필요한 조사를 할 수 있다. 이 경우 소속 공무원은 그 권한을 표시하는 증표를 지니고 이를 관계인에게 보여주어야 한다.

③ 공단은 제1항을 위반하여 보험자·가입자 및 피부양자에게 손실을 주는 행위를 한 제조업자등에 대하여 손실에 상당하는 금액(이하 이 조에서 "손실 상당액"이라 한다)을 징수한다.

④ 공단은 제3항에 따라 징수한 손실 상당액 중 가입자 및 피부양자의 손실에 해당되는 금액을 그 가입자나 피부양자에게 지급하여야 한다. 이 경우 공단은 가입자나 피부양자에게 지급하여야 하는 금액을 그 가입자 및 피부양자가 내야하는 보험료등과 상계할 수 있다.

⑤ 제3항에 따른 손실 상당액의 산정, 부과·징수절차 및 납부방법 등에 관하여 필요한 사항은 대통령령으로 정한다.

시행령

영제74조의2 (손실 상당액 산정기준 등) ① 법 제101조제3항에 따라 공단이 「약사법」에 따른 의약품의 제조업자·위탁제조판매업자·수입자·판매업자 및 「의료기기법」에 따른 의료기기 제조업자·수입업자·수리업자·판매업자·임대업자(이하 "제조업자등"이라 한다)에 대하여 징수하는 손실에 상당하는 금액(이하 이 조에서 "손실 상당액"이라 한다)은 같은 조 제1항제1호부터 제3호까지의 위반행위로 보험자·가입자 및 피부양자가 부당하게 부담하게 된 요양급여비용 전액으로 한다.

② 공단은 제조업자등이 동일한 약제·치료재료에 대하여 법 제101조제1항제1호부터 제3호까지의 위반행위 중 둘 이상의 위반행위를 한 경우에는 각 위반행위에 따른 손실 상당액 중 가장 큰 금액을 손실 상당액으로 징수한다.

③ 공단은 법 제101조제3항에 따라 손실 상당액을 징수하려는 경우에는 다음 각 호의 사항을 포함한 문서로 약제·치료재료의 제조업자등에게 알려야 한다.

1. 위반행위의 내용 및 법적근거에 관한 사항
2. 징수금액 및 산정내역 등에 관한 사항
3. 납부기한, 납부방법 및 납부장소 등 납부에 필요한 사항

제102조 [정보의 유지 등] 공단, 심사평가원 및 대행청구단체에 종사하였던 사람 또는 종사하는 사람은 다음 각 호의 행위를 하여서는 아니 된다.

1. 가입자 및 피부양자의 개인정보(「개인정보 보호법」 제2조제1호의 개인정보를 말한다. 이하 "개인정보"라 한다)를 누설

하거나 직무상 목적 외의 용도로 이용 또는 정당한 사유 없이 제3자에게 제공하는 행위 [개정 2019.4.23.]

2. 업무를 수행하면서 알게 된 정보(제1호의 개인정보는 제외한다)를 누설하거나 직무상 목적 외의 용도로 이용 또는 제3자에게 제공하는 행위 [개정 2019.4.23.]

제103조 [공단 등에 대한 감독 등] ① 보건복지부장관은 공단과 심사평가원의 경영목표를 달성하기 위하여 다음 각 호의 사업이나 업무에 대하여 보고를 명하거나 그 사업이나 업무 또는 재산상황을 검사하는 등 감독을 할 수 있다.

1. 제14조제1항제1호부터 제13호까지의 규정에 따른 공단의 업무 및 제63조제1항제1호부터 제7호까지의 규정에 따른 심사평가원의 업무
2. 「공공기관의 운영에 관한 법률」 제50조에 따른 경영지침의 이행과 관련된 사업
3. 이 법 또는 다른 법령에서 공단과 심사평가원이 위탁받은 업무
4. 그 밖에 관계 법령에서 정하는 사항과 관련된 사업

② 보건복지부장관은 제1항에 따른 감독상 필요한 경우에는 정관이나 규정의 변경 또는 그 밖에 필요한 처분을 명할 수 있다.

제104조 [포상금 등의 지급] ① 공단은 속임수나 그 밖의 부당한 방법으로 보험급여를 받은 사람이나 보험급여비용을 지급받은 요양기관을 신고한 사람에 대하여 포상금을 지급할 수 있다. [개정 2018.12.11.]

② 공단은 건강보험 재정을 효율적으로 운영하는 데에 이바지한 요양기관에 대하여 장려금을 지급할 수 있다.

③ 제1항 및 제2항에 따른 포상금 및 장려금의 지급 기준과 범위, 절차 및 방법 등에 필요한 사항은 대통령령으로 정한다.

시행령

영 제75조 (포상금의 지급 기준 등) ① 법 제104조제1항에 따라 속임수나 그 밖의 부당한 방법으로 보험급여를 받은 사람이나 보험급여비용을 받은 요양기관을 신고하려는 사람은 공단이 정하는 바에 따라 공단에 신고해야 한다. 이 경우 2명 이상이 공동명의로 신고할 때에는 대표자를 지정해야 한다. [개정 2019.6.11.]

② 공단은 제1항에 따라 신고를 받으면 그 내용을 확인한 후 포상금 지급 여부를 결정하여 신고인(2명 이상이 공동명의로 신고한 경우에는 제1항 후단에 따른 대표자를 말한다. 이하 이조에서 같다)에게 통보하여야 한다.

③ 제2항에 따라 포상금 지급 결정을 통보받은 신고인은 공단이 정하는 바에 따라 공단에 포상금 지급을 신청하여야 한다.

④ 공단은 제3항에 따라 포상금 지급 신청을 받은 날부터 1개월 이내에 신고인에게 별표 6의 포상금 지급 기준에 따른 포상금을 지급하여야 한다.

⑤ 제1항에 따른 신고를 받은 후에 신고된 내용과 같은 내용의 신고를 한 사람에게는 포상금을 지급하지 아니한다.

⑥ 제1항부터 제5항까지에서 규정한 사항 외에 포상금의 지급 기준과 방법 · 절차 등에 관하여 필요한 사항은 공단이 정한다.

영 제75조의2 (장려금의 지급 등) ① 공단은 법 제104조제2항에 따라 다음 각 호의 어느 하나에 해당하는 방법으로 건강보험 재정 지출을 절감하는 데에 이바지한 요양기관에 장려금을 지급한다.

1. 성분 또는 효능이 같아 대체사용이 가능한 약제 중 요양급여비용이 보다 저렴한 약제를 처방하거나 조제하였을 것
2. 제70조의2제1항제1호에 따라 퇴장방지의약품으로 지정 · 고시된 약제 중에서 다른 약제에 비하여 저가이면서 약제의 특성상 다른 약제를 대체하는 효과가 있는 약제를 처방하거나 조제하였을 것
3. 보건복지부장관이 정하여 고시하는 기간 동안 의약품을 상한금액보다 저렴하게 구입하거나 전년도 약제 사용량보다 사용량을 줄였을 것

② 장려금은 제1항에 따른 처방 또는 조제로 인하여 건강보험 재정 지출에서 절감된 금액의 100분의 70을 넘지 아니하는 금액으로 한다.

③ 제1항제1호 및 제2호에 따라 장려금을 지급받으려는 요양기관은 법 제47조제2항에 따라 심사평가원에 요양급여비용의 심사청구를 할 때 함께 장려금 지급을 청구하여야 한다.

④ 제1항제3호에 따라 지급하는 장려금은 심사평가원이 그 금액을 산출하여 보건복지부장관의 승인을 받아 공단에 통보한다.

⑤ 제1항부터 제4항까지에서 규정한 사항 외에 장려금의 지급 기준과 방법 · 절차 등에 관하여 필요한 사항은 보건복지부장관이 정하여 고시한다.

제105조 [유사명칭의 사용금지] ① 공단이나 심사평가원이 아닌 자는 국민건강보험공단, 건강보험심사평가원 또는 이와 유사한 명칭을 사용하지 못한다.

② 이 법으로 정하는 건강보험사업을 수행하는 자가 아닌 자는 보험계약 또는 보험계약의 명칭에 국민건강보험이라는 용어를 사용하지 못한다.

제106조 [소액 처리] 공단은 징수하여야 할 금액이나 반환하여야 할 금액이 1건당 2천원 미만인 경우(제47조제4항, 제57조제5항 후단 및 제101조제4항 후단에 따라 각각 상계 처리할 수 있는 본인일부부담금 환급금 및 가입자나 피부양자에게 지급하여야 하는 금액은 제외한다)에는 징수 또는 반환하지 아니한다.

제107조 [끝수 처리] 보험료등과 보험급여에 관한 비용을 계산할 때 「국고금관리법」 제47조에 따른 끝수는 계산하지 아니한다.

제108조 [보험재정에 대한 정부지원] ① 국가는 매년 예산의 범위에서 해당 연도 보험료 예상 수입액의 100분의 14에 상당하는 금액을 국고에서 공단에 지원한다.
② 공단은 「국민건강증진법」에서 정하는 바에 따라 같은 법에 따른 국민건강증진기금에서 자금을 지원받을 수 있다.
③ 공단은 제1항에 따라 지원된 재원을 다음 각 호의 사업에 사용한다.
1. 가입자 및 피부양자에 대한 보험급여
2. 건강보험사업에 대한 운영비
3. 제75조 및 제110조제4항에 따른 보험료 경감에 대한 지원
④ 공단은 제2항에 따라 지원된 재원을 다음 각 호의 사업에 사용한다.
1. 건강검진 등 건강증진에 관한 사업
2. 가입자와 피부양자의 흡연으로 인한 질병에 대한 보험급여
3. 가입자와 피부양자 중 65세 이상 노인에 대한 보험급여

[법률 제11141호(2011.12.31) 부칙 제2조의 규정에 의하여 이 조는 2022년 12월 31일까지 유효함]

제109조 [외국인 등에 대한 특례] ① 정부는 외국 정부가 사용자인 사업장의 근로자의 건강보험에 관하여는 외국 정부와 한 합의에 따라 이를 따로 정할 수 있다.
② 국내에 체류하는 재외국민 또는 외국인(이하 "국내체류 외국인등"이라 한다)이 적용대상사업장의 근로자, 공무원 또는 교직원이고 제6조제2항 각 호의 어느 하나에 해당하지 아니하면서 다음 각 호의 어느 하나에 해당하는 경우에는 제5조에도 불구하고 직장가입자가 된다.
1. 「주민등록법」 제6조제1항제3호에 따라 등록한 사람
2. 「재외동포의 출입국과 법적 지위에 관한 법률」 제6조에 따라 국내거소신고를 한 사람
3. 「출입국관리법」 제31조에 따라 외국인등록을 한 사람

③ 제2항에 따른 직장가입자에 해당하지 아니하는 국내체류 외국인등이 다음 각 호의 요건을 모두 갖춘 경우에는 제5조에도 불구하고 지역가입자가 된다. 개정 2019.1.15.
1. 보건복지부령으로 정하는 기간 동안 국내에 거주하였거나 해당 기간 동안 국내에 지속적으로 거주할 것으로 예상할 수 있는 사유로서 보건복지부령으로 정하는 사유에 해당될 것
2. 다음 각 목의 어느 하나에 해당할 것
가. 제2항제1호 또는 제2호에 해당하는 사람
나. 「출입국관리법」 제31조에 따라 외국인등록을 한 사람으로서 보건복지부령으로 정하는 체류자격이 있는 사람

④ 제2항 각 호의 어느 하나에 해당하는 국내체류 외국인등이 다음 각 호의 요건을 모두 갖춘 경우에는 제5조에도 불구하고 공단에 신청하면 피부양자가 될 수 있다.
1. 직장가입자와의 관계가 제5조제2항 각 호의 어느 하나에 해당할 것
2. 제5조제3항에 따른 피부양자 자격의 인정 기준에 해당할 것

⑤ 제2항부터 제4항까지의 규정에도 불구하고 다음 각 호에 해당되는 경우에는 가입자 및 피부양자가 될 수 없다.
1. 국내체류가 법률에 위반되는 경우로서 대통령령으로 정하는 사유가 있는 경우
2. 국내체류 외국인등이 외국의 법령, 외국의 보험 또는 사용자와의 계약 등에 따라 제41조에 따른 요양급여에 상당하는 의료보장을 받을 수 있어 사용자 또는 가입자가 보건복지부령으로 정하는 바에 따라 가입 제외를 신청한 경우 개정 2019.1.15.

⑥ 제2항부터 제5항까지의 규정에서 정한 사항 외에 국내체류 외국인등의 가입자 또는 피부양자 자격의 취득 및 상실에 관

한 시기 · 절차 등에 필요한 사항은 제5조부터 제11조까지의 규정을 준용한다. 다만, 국내체류 외국인등의 특성을 고려하여 특별히 규정해야 할 사항은 대통령령으로 다르게 정할 수 있다.

⑦ 가입자인 국내체류 외국인등이 매월 2일 이후 지역가입자의 자격을 취득하고 그 자격을 취득한 날이 속하는 달에 보건복지부장관이 고시하는 사유로 해당 자격을 상실한 경우에는 제69조제2항 본문에도 불구하고 그 자격을 취득한 날이 속하는 달의 보험료를 부과하여 징수한다.

⑧ 국내체류 외국인등(제9항 단서의 적용을 받는 사람에 한정한다)에 해당하는 지역가입자의 보험료는 제78조제1항 본문에도 불구하고 그 직전 월 25일까지 납부하여야 한다. 다만, 다음 각 호에 해당되는 경우에는 공단이 정하는 바에 따라 납부하여야 한다. 〈개정 2019.1.15.〉

1. 자격을 취득한 날이 속하는 달의 보험료를 징수하는 경우
2. 매월 26일 이후부터 말일까지의 기간에 자격을 취득한 경우

⑨ 제7항과 제8항에서 정한 사항 외에 가입자인 국내체류 외국인등의 보험료 부과 · 징수에 관한 사항은 제69조부터 제86조까지의 규정을 준용한다. 다만, 대통령령으로 정하는 국내체류 외국인등의 보험료 부과 · 징수에 관한 사항은 그 특성을 고려하여 보건복지부장관이 다르게 정하여 고시할 수 있다.

⑩ 공단은 지역가입자인 국내체류 외국인등(제9항 단서의 적용을 받는 사람에 한정한다)이 보험료를 체납한 경우에는 제53조제3항에도 불구하고 체납일부터 체납한 보험료를 완납할 때까지 보험급여를 하지 아니한다. 이 경우 제53조제3항 각 호 외의 부분 단서 및 같은 조 제5항 · 제6항은 적용하지 아니한다. 〈신설 2019.1.15.〉

시행령

영제76조 (외국인 등의 가입자 및 피부양자 자격취득 제한) 법 제109조제5항제1호에서 "대통령령으로 정하는 사유"란 다음 각 호의 어느 하나에 해당하는 경우를 말한다.

1. 「출입국관리법」 제25조 및 「재외동포의 출입국과 법적 지위에 관한 법률」 제10조제2항에 따라 체류기간 연장허가를 받지 아니하고 체류하는 경우
2. 「출입국관리법」 제59조제3항에 따라 강제퇴거명령서를 발급받은 경우

영제76조의2 (외국인 등의 가입자 자격취득 시기 등) ① 국내에 체류하는 재외국민 또는 외국인(이하 "국내체류 외국인등"이라 한다)은 법 제109조제6항 단서에 따라 다음 각 호의 구분에 따른 날에 지역가입자의 자격을 얻는다.

1. 법 제109조제3항제2호에 해당하는 사람으로서 같은 항 제1호에 따른 기간 동안 국내에 거주한 경우: 해당 기간이 경과한 날
2. 법 제109조제3항제2호에 해당하는 사람으로서 같은 항 제1호에 따라 국내에 지속적으로 거주할 것으로 예상할 수 있는 사유에 해당하는 경우: 국내에 입국한 날
3. 그 밖에 보건복지부장관이 체류자격, 체류기간 및 체류경위 등을 고려하여 그 자격취득 시기를 국내거주 국민과 다르게 정할 필요가 있다고 인정하여 고시하는 경우: 해당 고시에서 정하는 날

② 국내체류 외국인등은 법 제109조제6항 본문에서 준용하는 법 제10조에 따라 같은 조 제1항제1호 · 제4호 및 제5호에 따른 날에 가입자의 자격을 잃는다. 다만, 법 제109조제6항 단서에 따라 다음 각 호의 구분에 따른 날에도 그 자격을 잃는다.

1. 직장가입자: 다음 각 목의 어느 하나에 해당하는 날
   가. 「출입국관리법」 제10조의2제1항제2호 및 「재외동포의 출입국과 법적 지위에 관한 법률」 제10조제1항에 따른 체류기간이 종료된 날의 다음 날 〈개정 2019.6.11.〉
   나. 「출입국관리법」 제59조제3항에 따른 강제퇴거명령서를 발급받은 날의 다음 날
   다. 법 제109조제5항제2호에 따라 사용자가 직장가입자의 가입 제외를 신청한 날. 다만, 법 제8조제2항에 따라 직장가입자 자격취득 신고를 한 날부터 14일 이내에 가입 제외를 신청한 경우에는 그 자격취득일로 한다.
   라. 그 밖에 보건복지부장관이 체류자격, 체류기간 및 체류경위 등을 고려하여 그 자격상실 시기를 국내거주 국민과 다르게 정할 필요가 있다고 인정하여 고시하는 경우: 해당 고시에서 정하는 날
2. 지역가입자: 다음 각 목의 어느 하나에 해당하는 날
   가. 제1호가목 및 나목에 따른 날
   나. 재외국민 또는 체류기간이 종료되지 아니한 외국인이 출국 후 1개월이 지난 경우: 그 출국한 날의 다음 날
   다. 법 제109조제8항에 따른 납부기한이 속하는 달의 말일까지 보험료를 납부하지 아니한 경우: 그 납부기한이 속하는 달의 다음 달 1일
   라. 그 밖에 보건복지부장관이 체류자격, 체류기간 및 체류경위 등을 고려하여 그 자격상실 시기를 국내 거주 국민과 다르게 정할 필요가 있다고 인정하여 고시하는 경우: 해당 고시에서 정하는 날

영제76조의3 (외국인 등의 피부양자 자격취득 시기 등) ① 국내체류 외국인등은 법 제109조제6항 단서에 따라 다음 각 호의 구분에 따른 날에 피부양자의 자격을 얻는다.

1. 신생아의 경우: 출생한 날
2. 법 제109조제2항 각 호에 따른 주민등록, 국내거소신고 또는 외국인등록(이하 이 조에서 "주민등록등"이라 한다)을 한 날부터 90일 이내에 피부양자 자격취득을 신청한 경우: 해당 주민등록등을 한 날. 다만, 주민등록등을 한 이후에 직장가입이 된 경우에는 해당 직장가입이 된 날로 한다.
3. 주민등록등을 한 날부터 90일이 경과하여 피부양자 자격취득을 신청한 경우: 그 자격취득을 신청한 날. 다만, 주민등록등을 한 이후에 직장가입이 된 경우로서 해당 직장가입이 된 날부터 90일 이내에 신청이 있는 때에는 그 직장가입이 된 날로 한다.
4. 그 밖에 보건복지부장관이 체류자격, 체류기간 및 체류경위 등을 고려하여 그 자격취득 시기를 국내거주 국민과 다르게 정할 필요가 있다고 인정하여 고시하는 경우: 해당 고시에서 정하는 날

② 국내체류 외국인등은 법 제109조제6항 본문에서 준용하는 법 제5조에 따라 같은 조 제3항에서 정한 날(사망, 부양자의 직장가입자 자격상실 또는 의료급여를 받는 경우만 해당한다)에 피부양자의 자격을 잃는다. 다만, 법 제109조제6항 단서에 따라 다음 각 호의 어느 하나에 해당하는 날에도 그 자격을 잃는다.

1. 「출입국관리법」 제10조의2제1항제2호 및 「재외동포의 출입국과 법적 지위에 관한 법률」 제10조제1항에 따른 체류기간이 종료된 날의 다음 날 개정 2019.6.11.
2. 「출입국관리법」 제59조제3항에 따른 강제퇴거명령서를 발급받은 날의 다음 날
3. 그 밖에 보건복지부장관이 체류자격, 체류기간 및 체류경위 등을 고려하여 그 자격상실 시기를 국내거주 국민과 다르게 정할 필요가 있다고 인정하여 고시하는 경우: 해당 고시에서 정하는 날

영 제76조의4 (보험료 부과 · 징수 특례 대상 외국인) 법 제109조제9항 단서에서 "대통령령으로 정하는 국내체류 외국인등"이란 지역가입자인 국내체류 외국인등 중에서 다음 각 호의 어느 하나에 해당하지 않는 사람을 말한다.

1. 「출입국관리법 시행령」 별표 1의2에 따른 결혼이민(F-6)의 체류자격이 있는 사람
2. 「출입국관리법 시행령」 별표 1의3에 따른 영주(F-5)의 체류자격이 있는 사람
3. 그 밖에 보건복지부장관이 체류경위, 체류목적 및 체류기간 등을 고려하여 국내거주 국민과 같은 보험료 부과 · 징수 기준을 적용할 필요가 있다고 인정하여 고시하는 체류자격이 있는 사람

전문개정 2018.12.24.

시행규칙

칙 제61조 (외국인 등의 직장가입자 자격취득 신고 등) ① 사용자는 법 제109조제2항에 따라 국내에 체류하는 재외국민 또는 외국인(이하 "국내체류 외국인등"이라 한다)이 직장가입자가 되는 경우에는 그 직장가입자가 된 날부터 14일 이내에 별지 제6호서식의 건강보험 직장가입자 자격취득 신고서에 다음 각 호의 구분에 따른 서류를 첨부하여 공단에 제출하여야 한다. 다만, 공단이 법 제96조에 따라 국가 등으로부터 제공받은 자료로 주민등록, 국내거소신고 및 외국인등록 사실을 확인할 수 있는 경우에는 해당 서류를 첨부하지 아니한다.

1. 재외국민: 주민등록표 등본 1부
2. 외국인: 다음 각 목의 구분에 따른 서류
   가. 「재외동포의 출입국과 법적지위에 관한 법률」 제2조제2호에 따른 외국국적동포: 국내거소신고증 사본 또는 국내거소신고 사실증명 1부
   나. 그 밖의 외국인: 외국인등록증 사본 또는 외국인등록 사실증명 1부

② 사용자는 법 제109조제2항에 따라 직장가입자가 된 국내체류 외국인등이 직장가입자의 자격을 잃은 경우에는 그 자격을 잃은 날부터 14일 이내에 별지 제8호서식의 건강보험 직장가입자 자격상실 신고서를 공단에 제출하여야 한다.

③ 제1항 및 제2항에 따른 국내체류 외국인등의 직장가입자 자격 취득 및 상실 신고의 절차 및 방법 등에 필요한 세부 사항은 보건복지부장관이 정하여 고시한다.

칙 제61조의2 (외국인 등의 지역가입자 자격취득 신고 등) ① 법 제109조제3항제1호에서 "보건복지부령으로 정하는 기간"이란 6개월 이상의 기간을 말하고, "보건복지부령으로 정하는 사유"란 다음 각 호의 어느 하나에 해당하는 사유를 말한다. 개정 2018.12.18.

1. 「출입국관리법 시행령」별표 1 제28호의4에 따른 결혼이민의 체류자격을 받은 경우
2. 보건복지부장관이 정하여 고시하는 유학을 하게 되는 경우

② 법 제109조제3항제2호나목에서 "보건복지부령으로 정하는 체류자격"이란 별표 9에 따른 체류자격을 말한다.

③ 법 제109조제3항에 따라 국내체류 외국인등이 지역가입자의 자격을 얻으려는 경우에는 별지 제5호서식의 건강보험 지역가입자 자격취득신고서에 다음 각 호의 구분에 따른 서류를 첨부하여 공단에 제출하여야 한다. 다만, 공단이 법 제96조에 따라 국가 등으로부터 제공받은 자료로 주민등록, 국내거소신고, 외국인등록 사실 및 보험료 부과에 필요한 사항을 확인할 수 있는 경우에는 그 확인으로 제출을 갈음한다. 개정 2018.12.31.

1. 재외국민: 다음 각 목의 서류
   가. 주민등록표 등본 1부
   나. 소득명세서 등 보험료 부과에 필요한 서류로서 보건복지부장관이 정하여 고시하는 서류 각 1부
2. 외국인: 다음 각 목의 서류

가. 제61조제1항제2호의 서류 1부

나. 소득명세서 등 보험료 부과에 필요한 서류로서 보건복지부장관이 정하여 고시하는 서류 각 1부 개정 2018.12.31.

④ 법 제109조제3항에 따라 지역가입자의 자격을 잃은 국내 체류 외국인등은 그 자격을 잃은 날부터 14일 이내에 별지 제7호서식의 건강보험 지역가입자 자격상실 신고서를 공단에 제출하여야 한다.

⑤ 제1항부터 제4항까지에서 규정한 사항 외에 외국인등의 지역가입자 자격 취득 및 상실의 신청에 필요한 세부적인 사항은 보건복지부장관이 정해 고시한다. 개정 2018.12.18.

칙제61조의3 (외국인 등의 피부양자 자격취득 신고 등) ① 법 제109조제4항에 따라 국내체류 외국인등이 피부양자의 자격을 얻으려는 경우에는별지 제1호서식의 건강보험 피부양자 자격(취득 · 상실)신고서에 다음 각 호의 서류를 첨부하여 공단에 제출하여야 한다. 다만, 공단이 법 제96조에 따라 국가 등으로부터 제공받은 자료로 주민등록, 국내거소신고 및 외국인등록 사실을 확인할 수 있는 경우에는 해당 서류를 첨부하지 아니한다.

1. 제61조제1항 각 호의 구분에 따른 서류 1부
2. 직장가입자와의 관계를 확인할 수 있는 서류로서 보건복지부장관이 정하여 고시하는 서류 1부

② 법 제109조제4항에 따라 피부양자의 자격을 얻은 국내체류 외국인등이 그 자격을 잃은 경우에는 별지 제1호서식의 건강보험 피부양자 자격(취득 · 상실)신고서에 그 상실 사유를 입증하는 서류를 첨부하여 공단에 제출하여야 한다.

③ 제1항 및 제2항에 따른 국내체류 외국인등의 피부양자 자격취득 및 상실의 신고 절차 및 방법 등에 필요한 세부 사항은 보건복지부장관이 정하여 고시한다.

칙제61조의4 (외국인등의 직장가입자 제외 신청 등) ① 사용자가 법 제109조제5항제2호에 따라 국내체류 외국인등의 직장가입자 가입 제외를 신청하는 경우에는 별지 제8호서식의 건강보험 직장가입자 자격상실 신고서에 다음 각 호의 구분에 따른 서류를 첨부하여 공단에 제출하여야 한다.

1. 외국의 법령 또는 외국의 보험에 따라 의료보장을 받는 경우: 다음 각 목의 서류
   가. 외국 법령의 적용 대상 여부에 대한 확인서나 보험계약서 등 의료보장을 받을 수 있음을 증명하는 서류
   나. 국내체류 외국인등이 건강보험에 가입하지 아니하겠다는 취지를 적은 서류
2. 사용자와의 계약 등에 따라 의료보장을 받는 경우: 다음 각 목의 서류
   가. 근로계약서 등 의료보장을 받을 수 있음을 증명하는 서류
   나. 사용자가 의료비를 지급한 사실을 증명하는 서류
   다. 국내체류 외국인등이 건강보험에 가입하지 아니하겠다는 취지를 적은 서류

② 제1항에 따른 국내체류 외국인등의 직장가입자 제외 신고의 절차 및 방법 등에 필요한 세부 사항은 보건복지부장관이 정하여 고시한다.

제110조 [실업자에 대한 특례] ① 사용관계가 끝난 사람 중 직장가입자로서의 자격을 유지한 기간이 보건복지부령으로 정하는 기간 동안 통산 1년 이상인 사람은 지역가입자가 된 이후 최초로 제79조에 따라 지역가입자 보험료를 고지받은 날부터 그 납부기한에서 2개월이 지나기 이전까지 공단에 직장가입자로서의 자격을 유지할 것을 신청할 수 있다. 개정 2018.1.16.

② 제1항에 따라 공단에 신청한 가입자(이하 "임의계속가입자"라 한다)는 제9조에도 불구하고 대통령령으로 정하는 기간 동안 직장가입자의 자격을 유지한다. 다만, 제1항에 따른 신청 후 최초로 내야 할 직장가입자 보험료를 그 납부기한부터 2개월이 지난 날까지 내지 아니한 경우에는 그 자격을 유지할 수 없다.

③ 임의계속가입자의 보수월액은 보수월액보험료가 산정된 최근 12개월간의 보수월액을 평균한 금액으로 한다. 개정 2018.1.16.

④ 임의계속가입자의 보험료는 보건복지부장관이 정하여 고시하는 바에 따라 그 일부를 경감할 수 있다.

⑤ 임의계속가입자의 보수월액보험료는 제76조제1항 및 제77조제1항제1호에도 불구하고 그 임의계속가입자가 전액을 부담하고 납부한다.

⑥ 임의계속가입자가 보험료를 납부기한까지 내지 아니하는 경우 그 급여제한에 관하여는 제53조제3항 · 제5항 및 제6항을 준용한다. 이 경우 "제69조제5항에 따른 세대단위의 보험료"는 "제110조제5항에 따른 보험료"로 본다.

⑦ 임의계속가입자의 신청 방법 · 절차 등에 필요한 사항은 보건복지부령으로 정한다.

시행령

영제77조 (임의계속가입자 적용기간) ① 법 제110조제2항 본문에서 "대통령령으로 정하는 기간"이란 사용관계가 끝난 날의 다음 날부터 기산(起算)하여 36개월이 되는 날을 넘지 아니하는 범위에서 다음 각 호의 구분에 따른 기간을 말한다.

1. 법 제110조제1항에 따라 공단에 신청한 가입자(이하 "임의계속가입자"라 한다)가 법 제9조제1항제2호에 따라 자격이 변동되기 전날까지의 기간
2. 임의계속가입자가 법 제10조제1항에 따라 그 자격을 잃기 전날까지의 기간

② 「의료급여법」 제3조제1항제2호에 따른 수급권자가 되어 법 제10조제1항제5호에 따라 가입자의 자격이 상실된 임의계속가입자가 법 제8조제1항제1호에 따라 가입자의 자격을 다시 취득한 경우로서 다시 취득한 날이 제1항에 따른 사용관계가 끝난 날의 다음 날부터 36개월 이내이면 공단이 정하는 기간 안에 임의계속가입의 재적용을 신청할 수 있다. 이 경우 신청자는 가입자의 자격을 다시 취득한 날부터 제1항에 따른 기간 동안 임의계속가입자로서의 자격을 유지한다.

③ 제2항에서 규정한 사항 외에 임의계속가입의 재적용 신청에 필요한 신청기간, 절차, 방법 등은 공단이 정하는 바에 따른다.

전문개정 2018.6.26.

시행규칙

칙제62조 (임의계속가입을 위한 직장가입자 자격 유지 기간) 법 제110조제1항에서 "보건복지부령으로 정하는 기간"이란 사용관계가 끝난 날 이전 18개월간을 말한다.

전문개정 2018.6.29.

칙제63조 (임의계속가입 · 탈퇴 및 자격 변동 시기 등) ① 법 제110조제2항에 따른 임의계속가입자(이하 "임의계속가입자"라 한다)가 되려는 사람은 별지 제39호서식의 임의계속가입 신청서에 다음 각 호의 서류를 첨부하여 공단에 제출하여야 한다.

1. 제2조제4항제1호에 따른 서류(주민등록표 등본으로 피부양자와 해당 임의계속가입자의 관계를 확인할 수 없는 경우만 해당한다)
2. 제2조제4항제2호에 따른 서류(피부양자가 장애인, 국가유공자 등 또는 보훈보상대상자의 경우만 해당한다)
3. 제2조제4항제3호에 따른 서류(피부양자가 별표 1의2 제1호다목에 따른 인정을 받으려는 경우만 해당한다)
   개정 2018.3.6.
4. 제61조제1항제1호 또는 제2호에 따른 서류 1부(재외국민 또는 외국인인 경우만 해당한다)

② 임의계속가입자로서의 자격을 더 이상 유지하지 않으려는 사람은 별지 제39호서식의 임의계속탈퇴 신청서를 공단에 제출하여야 한다.

③ 임의계속가입자는 다음 각 호의 어느 하나에 해당하는 날에 지역가입자 또는 직장가입자로 그 자격이 변동된다.

1. 영 제77조에 따른 기간이 끝나는 날의 다음 날
2. 제2항에 따른 임의계속탈퇴 신청서가 접수된 날의 다음 날
3. 직장가입자인 사용자, 근로자, 공무원 또는 교직원이 된 날

제111조 [권한의 위임 및 위탁] ① 이 법에 따른 보건복지부장관의 권한은 대통령령으로 정하는 바에 따라 그 일부를 특별시장 · 광역시장 · 도지사 또는 특별자치도지사에게 위임할 수 있다.

② 제97조제2항에 따른 보건복지부장관의 권한은 대통령령으로 정하는 바에 따라 공단이나 심사평가원에 위탁할 수 있다.

제112조 [업무의 위탁] ① 공단은 대통령령으로 정하는 바에 따라 다음 각 호의 업무를 체신관서, 금융기관 또는 그 밖의 자에게 위탁할 수 있다.

1. 보험료의 수납 또는 보험료납부의 확인에 관한 업무
2. 보험급여비용의 지급에 관한 업무
3. 징수위탁근거법의 위탁에 따라 징수하는 연금보험료, 고용보험료, 산업재해보상보험료, 부담금 및 분담금 등(이하 "징수위탁보험료등"이라 한다)의 수납 또는 그 납부의 확인에 관한 업무

② 공단은 그 업무의 일부를 국가기관, 지방자치단체 또는 다른 법령에 따른 사회보험 업무를 수행하는 법인이나 그 밖의 자에게 위탁할 수 있다. 다만, 보험료와 징수위탁보험료등의 징수 업무는 그러하지 아니하다.

③ 제2항에 따라 공단이 위탁할 수 있는 업무 및 위탁받을 수 있는 자의 범위는 보건복지부령으로 정한다.

시행령

영제78조 (업무의 위탁) 공단은 법 제112조제1항에 따라 같은 항 각 호의 업무를 체신관서, 금융기관 또는 그 밖의 자에게 위탁하려면 위탁받을 기관의 선정 및 위탁계약의 내용에 관하여 공단 이사회의 의결을 거쳐야 한다.

시행규칙

칙제64조 (업무의 위탁) ① 공단은 법 제112조제2항에 따라 국가기관 · 지방자치단체 · 심사평가원 및 「국민연금법」에 따른 국민연금공단에 다음 각 호의 업무를 위탁할 수 있다.

1. 가입자의 자격 취득 · 변경 및 상실 신고의 접수 및 처리
2. 건강보험증의 발급 및 가입자의 민원접수 및 처리
3. 요양급여비용의 지급에 관한 업무
4. 체납된 보험료등, 연체금 및 체납처분비의 조회 및 납부 사실 확인에 관한 업무 신설 2018.12.18.

② 공단은 제1항에 따라 업무를 위탁하려면 수탁 기관 및 위탁 업무에 대하여 보건복지부장관의 승인을 받아야 한다.

③ 공단은 법 제112조제2항에 따라 임신 · 출산 진료비의 신청과 지급에 관한 업무를 다음 각 호의 구분에 따라 위탁한다.

1. 영 제23조제4항 및 제5항에 따른 이용권의 발급 신청 접수 및 발급에 관한 업무: 「금융산업의 구조개선에 관한 법률」 제2조제1호에 따른 금융기관 또는 「우체국예금 · 보험에 관한 법률」에 따른 체신관서 개정 2018.12.31.
2. 제24조제3항에 따른 비용의 지급 및 정산에 관한 업무: 「사회보장급여의 이용 · 제공 및 수급권자 발굴에 관한 법률」 제29조에 따른 사회보장정보원 및 보건복지부장관이 정하여 고시하는 기관 또는 단체 개정 2018.12.31.

④ 공단은 부득이한 경우를 제외하고는 매년 임신 · 출산 진료비의 지급에 들어갈 것으로 예상되는 비용을 제3항제2호에 따른 기관 또는 단체에 미리 예탁(預託)하여야 한다.

칙제65조 (전자문서를 이용한 업무 처리 등) ① 공단 및 심사평가원은 법 · 영 및 이 규칙에 따른 청구 · 신청 · 신고 등을 전자문서로 하도록 할 수 있고, 통지 등의 업무를 전산매체 또는 정보통신망을 이용하여 전자문서로 처리할 수 있다.
② 제1항에 따라 전자문서로 처리하는 경우에는 「전자정부법」 제2조제7호 및 제7조를 준용한다.

제113조 [징수위탁보험료등의 배분 및 납입 등] ① 공단은 자신이 징수한 보험료와 그에 따른 징수금 또는 징수위탁보험료등의 금액이 징수하여야 할 총액에 부족한 경우에는 대통령령으로 정하는 기준, 방법에 따라 이를 배분하여 납부 처리하여야 한다. 다만, 납부의무자가 다른 의사를 표시한 때에는 그에 따른다.
② 공단은 징수위탁보험료등을 징수한 때에는 이를 지체 없이 해당 보험별 기금에 납입하여야 한다.

시행령

영제79조 (보험료 및 징수위탁보험료등의 배분 등) 공단이 납부의무자의 신청에 따라 보험료 및 징수위탁보험료등을 1개의 납입고지서로 통합하여 징수한 경우(법 제81조 및 징수위탁근거법에 따라 체납처분의 방법으로 징수한 경우는 제외한다)에 징수한 보험료와 그에 따른 징수금 또는 징수위탁보험료등의 금액이 징수하여야 할 총액에 미치지 못하는 경우로서 납부의무자가 이를 납부하는 날까지 특별한 의사를 표시하지 아니한 경우에는 법 제113조제1항 본문에 따라 공단이 징수하려는 각 보험별 금액(법 및 징수위탁근거법에 따른 연체금 및 가산금을 제외한 금액을 말한다)의 비율로 배분하여 납부 처리하여야 한다.

제114조 [출연금의 용도 등] ① 공단은 「국민연금법」, 「산업재해보상보험법」, 「고용보험법」 및 「임금채권보장법」에 따라 국민연금기금, 산업재해보상보험 및 예방기금, 고용보험기금 및 임금채권보장기금으로부터 각각 지급받은 출연금을 제14조제1항제11호에 따른 업무에 소요되는 비용에 사용하여야 한다.
② 제1항에 따라 지급받은 출연금의 관리 및 운용 등에 필요한 사항은 대통령령으로 정한다.

시행령

영제80조 (출연금의 관리) 공단은 법 제114조제1항에 따른 출연금을 각각 별도의 계정을 설정하여 관리하여야 한다.

영제81조 (민감정보 및 고유식별정보의 처리) ① 공단(법 제112조에 따라 공단의 업무를 위탁받은 자를 포함한다)은 다음 각 호의 사무를 수행하기 위하여 불가피한 경우 「개인정보 보호법」 제23조에 따른 건강에 관한 정보, 같은 법 시행령 제18조제2호에 따른 범죄경력자료에 해당하는 정보, 같은 영 제19조 각 호에 따른 주민등록번호, 여권번호, 운전면허의 면허번호 또는 외국인등록번호가 포함된 자료를 처리할 수 있다.

1. 법 제7조에 따른 사업장의 신고에 관한 사무
2. 법 제14조제1항에 따른 업무에 관한 사무
3. 법 제60조에 따른 현역병 등에 대한 요양급여비용 지급에 관한 사무
4. 법 제61조에 따른 요양급여비용의 정산에 관한 사무

4의2. 법 제81조의2에 따른 자료의 제공에 관한 사무

5. 법 제83조에 따른 체납자 인적사항등의 공개에 관한 사무
6. 법 제87조 및 제90조에 따른 이의신청 및 행정소송에 관한 사무
7. 법 제94조에 따른 신고 등에 관한 사무
8. 법 제95조에 따른 소득 축소 · 탈루 자료의 송부에 관한 사무

8의2. 법 제96조에 따른 자료의 제공 요청에 관한 사무

9. 법 제104조에 따른 포상금 지급에 관한 사무
10. 법 제112조에 따른 업무의 위탁에 관한 사무

② 심사평가원은 다음 각 호의 사무를 수행하기 위하여 불가피한 경우 「개인정보 보호법」 제23조에 따른 건강에 관한 정보, 같은 법 시행령 제19조에 따른 주민등록번호, 여권번호, 운전면허의 면허번호 또는 외국인등록번호가 포함된 자료를 처리할 수 있다. 개정 2017.3.27.

1. 법 제43조에 따른 요양기관의 시설 · 장비 및 인력 등의 현황 신고에 관한 사무

1의2. 법 제48조에 따른 요양급여 대상 여부의 확인 등에 관한 사무

2. 법 제63조제1항에 따른 업무에 관한 사무
3. 법 제87조 및 제90조에 따른 이의신청 및 행정소송에 관한 사무

4. 법 제96조에 따른 자료의 제공 요청에 관한 사무

③ 요양기관(제2호의 경우에는 법 제47조제6항에 따라 요양기관을 대행하는 단체를 포함한다)은 다음 각 호의 사무를 수행하기 위하여 불가피한 경우 「개인정보 보호법」 제23조에 따른 건강에 관한 정보나 같은 법 시행령 제19조에 따른 주민등록번호, 여권번호, 운전면허의 면허번호 또는 외국인등록번호가 포함된 자료를 처리할 수 있다. 신설 2017.3.27.

1. 법 제41조제1항에 따른 요양급여의 실시에 관한 사무
2. 법 제47조제1항 또는 제2항에 따른 요양급여비용의 청구에 관한 사무

④ 보건복지부장관(법 제111조에 따라 보건복지부장관의 권한을 위임받거나 위탁받은 자를 포함한다)은 다음 각 호의 사무를 수행하기 위하여 불가피한 경우 제1항에 따른 자료를 처리할 수 있다. 개정 2017.3.27.

1. 법 제81조제3항에 따른 체납처분 승인에 관한 사무
2. 법 제88조에 따른 심판청구에 관한 사무
3. 법 제97조에 따른 보고와 검사 등에 관한 사무
4. 법 제98조에 따른 업무정지 처분에 관한 사무
5. 법 제99조에 따른 과징금 부과·징수에 관한 사무
6. 법 제100조에 따른 위반사실 공표에 관한 사무

영 제81조의2 (규제의 재검토) 보건복지부장관은 별표 4의2에 대하여 2014년 7월 2일을 기준으로 5년마다(매 5년이 되는 해의 기준일과 같은 날 전까지를 말한다) 그 타당성을 검토하여 개선 등의 조치를 하여야 한다.

시행규칙

칙 제66조 (규제의 재검토) ① 보건복지부장관은 제2조에 따른 피부양자 자격의 인정기준 등에 대하여 2014년 1월 1일을 기준으로 3년마다(매 3년이 되는 해의 1월 1일 전까지를 말한다) 그 타당성을 검토하여 개선 등의 조치를 하여야 한다.

② 보건복지부장관은 제5조에 따른 건강보험증 발급(기재사항 변경) 신청서의 내용에 대하여 2015년 1월 1일을 기준으로 2년마다(매 2년이 되는 해의 기준일과 같은 날 전까지를 말한다) 그 타당성을 검토하여 개선 등의 조치를 해야 한다. 개정 2019.6.12.

1. 제5조에 따른 건강보험증 기재사항 변경(추가 발급) 신청서의 내용: 2015년 1월 1일
2. 제6조에 따른 건강보험증의 재발급 사유: 2015년 1월 1일
3. 삭제
4. 삭제

제114조의2 [벌칙 적용에서 공무원 의제] 제4조제1항에 따른 심의위원회 및 제100조제2항에 따른 건강보험공표심의위원회 위원 중 공무원이 아닌 사람은 「형법」 제127조 및 제129조부터 제132조까지의 규정을 적용할 때에는 공무원으로 본다. 본조신설 2019.1.15.

제 9 장 벌 칙

제115조 [벌 칙] ① 제102조제1호를 위반하여 가입자 및 피부양자의 개인정보를 누설하거나 직무상 목적 외의 용도로 이용 또는 정당한 사유 없이 제3자에게 제공한 자는 5년 이하의 징역 또는 5천만원 이하의 벌금에 처한다. 개정 2019.4.23.

② 다음 각 호의 어느 하나에 해당하는 자는 3년 이하의 징역 또는 3천만원 이하의 벌금에 처한다. 개정 2019.4.23.

1. 대행청구단체의 종사자로서 거짓이나 그 밖의 부정한 방법으로 요양급여비용을 청구한 자
2. 제102조제2호를 위반하여 업무를 수행하면서 알게 된 정보를 누설하거나 직무상 목적 외의 용도로 이용 또는 제3자에게 제공한 자

③ 거짓이나 그 밖의 부정한 방법으로 보험급여를 받거나 타인으로 하여금 보험급여를 받게 한 사람은 2년 이하의 징역 또는 2천만원 이하의 벌금에 처한다. 신설 2019.4.23.

④ 다음 각 호의 어느 하나에 해당하는 자는 1년 이하의 징역 또는 1천만원 이하의 벌금에 처한다.

1. 제42조의2제1항 및 제3항을 위반하여 선별급여를 제공한 요양기관의 개설자
2. 제47조제6항을 위반하여 대행청구단체가 아닌 자로 하여금 대행하게 한 자
3. 제93조를 위반한 사용자
4. 제98조제2항을 위반한 요양기관의 개설자
5. 삭제 〈2019.4.23.〉

제116조 [벌 칙] 제97조제2항을 위반하여 보고 또는 서류 제출을 하지 아니한 자, 거짓으로 보고하거나 거짓 서류를 제출한 자, 검사나 질문을 거부 · 방해 또는 기피한 자는 1천만원 이하의 벌금에 처한다.

제117조 [벌 칙] 제42조제5항을 위반한 자 또는 제49조제2항을 위반하여 요양비 명세서나 요양 명세를 적은 영수증을 내주지 아니한 자는 500만원 이하의 벌금에 처한다.

제118조 [양벌 규정] ① 법인의 대표자나 법인 또는 개인의 대리인, 사용인, 그 밖의 종사자가 그 법인 또는 개인의 업무에 관하여 제115조부터 제117조까지의 규정 중 어느 하나에 해당하는 위반행위를 하면 그 행위자를 벌하는 외에 그 법인 또는 개인에게도 해당 조문의 벌금형을 과(科)한다. 다만, 법인 또는 개인이 그 위반행위를 방지하기 위하여 해당 업무에 관하여 상당한 주의와 감독을 게을리하지 아니한 경우에는 그러하지 아니하다.

제119조 [과태료] ① 삭제

② 삭제

③ 다음 각 호의 어느 하나에 해당하는 자에게는 500만원 이하의 과태료를 부과한다.

1. 제7조를 위반하여 신고를 하지 아니하거나 거짓으로 신고한 사용자
2. 정당한 사유 없이 제94조제1항을 위반하여 신고 · 서류제출을 하지 아니하거나 거짓으로 신고 · 서류제출을 한 자
3. 정당한 사유 없이 제97조제1항, 제3항, 제4항, 제5항을 위반하여 보고 · 서류제출을 하지 아니하거나 거짓으로 보고 · 서류제출을 한 자 (개정 2018.3.27.)
4. 제98조제4항을 위반하여 행정처분을 받은 사실 또는 행정처분절차가 진행 중인 사실을 지체 없이 알리지 아니한 자
5. 정당한 사유 없이 제101조제2항을 위반하여 서류를 제출하지 아니하거나 거짓으로 제출한 자

④ 다음 각 호의 어느 하나에 해당하는 자에게는 100만원 이하의 과태료를 부과한다.

1. 삭제
2. 삭제 〈2018.12.11.〉
3. 삭제
4. 제96조의2를 위반하여 서류를 보존하지 아니한 자
5. 제103조에 따른 명령을 위반한 자
6. 제105조를 위반한 자

⑤ 제3항 및 제4항에 따른 과태료는 대통령령으로 정하는 바에 따라 보건복지부장관이 부과 · 징수한다.

시행령

영제82조 (과태료의 부과기준) 법 제119조에 따른 과태료의 부과기준은 별표 7과 같다.

시행령 [별표 1]

사용자인 기관장(제2조 관련)

구 분	기관장
1. 입법부	국회사무총장, 국회도서관장
2. 행정부	가. 감사원장, 대통령비서실장, 국가정보원장, 방송통신위원회위원장 나. 국무조정실장, 공정거래위원회 위원장, 금융위원회 위원장, 국민권익위원회 위원장 다. 중앙행정기관의 장 라. 특별시장, 광역시장, 도지사, 특별자치도지사, 시장, 군수, 구청장(자치구의 구청장을 말한다) 마. 대학교 및 대학의 장, 전문대학의 장 바. 교육감, 교육장
3. 사법부	법원행정처장, 각급 법원 및 법원 지원(支院)의 장
4. 헌법재판소	사무처장
5. 선거관리위원회	중앙선거관리위원회 사무총장, 특별시·광역시·도선거관리위원회, 선거관리위원회 사무처장

시행령 [별표 2] 개정 2017.3.20. 개정 2017.6.13. 개정 2017.9.29. 개정 2018.1.23. 개정 2018.6.26. 개정 2018.12.24. 개정 2019.4.2. 개정 2019.6.11.

본인일부부담금의 부담률 및 부담액(제19조제1항 관련)

1. 가입자 또는 피부양자는 요양급여비용 중 다음 각 목의 어느 하나에 해당하는 금액(100원 미만은 제외한다)을 부담한다. 다만, 입원진료의 경우에는 100원 미만의 금액도 부담한다.
   가. 입원진료(나목의 표 중 보건복지부장관이 정하는 의료장비를 이용한 진료의 경우는 제외한다) 및 보건복지부장관이 정하는 요양급여를 받은 경우(약국 또는 한국희귀·필수의약품센터인 요양기관에서 처방전에 따라 의약품을 조제받는 경우를 포함한다)는 다음의 구분에 따라 계산한 금액
      1) 요양급여비용 총액(보건복지부장관이 정하여 고시하는 식대와 장애인 치과진료에 대한 가산금액은 제외한다)의 100분의 20에 입원기간 중 식대[입원환자의 식사의 질과 서비스에 영향을 미치는 부가적 요소에 드는 비용에 해당하는 가산금액(이하 "식대가산금액"이라 한다)을 포함한다. 이하 이 호, 제2호 및 제3호가목·나목·아목에서 같다]의 100분의 50을 더한 금액. 다만, 상급종합병원에서 법 제43조에 따라 신고한 입원병실 중 일반입원실의 2인실·3인실·4인실 및 정신과 폐쇄병실의 2인실·3인실·4인실을 이용한 경우에는 그 입원료에 한정하여 각각 100분의 50·100분의 40·100분의 30으로 하고, 종합병원·병원·한방병원에서 법 제43조에 따라 신고한 입원병실 중 일반입원실의 2인실·3인실 및 정신과 폐쇄병실의 2인실·3인실을 이용한 경우에는 그 입원료에 한정하여 각각 100분의 40·100분의 30으로 하며, 보건복지부장관이 정하여 고시하는 격리 입원에 대해서는 그 입원료에 한정하여 100분의 10으로 한다.
      2) 「의료법」 제3조제2항제3호라목에 따른 요양병원에서 입원진료를 받는 사람 중 입원치료보다는 요양시설이나 외래진료를 받는 것이 적합한 환자로서 보건복지부장관이 정하여 고시하는 환자군에 해당하는 경우에는 요양급여비용 총액의 100분의 40에 입원기간 중 식대의 100분의 50을 더한 금액
   나. 외래진료의 경우 및 보건복지부장관이 정하는 의료장비·치료재료를 이용한 진료의 경우에는 다음 표의 구분에 따라 계산한 금액

기관 종류	소재지	환자 구분	본인일부부담금
상급종합병원	모든 지역	일반환자	진찰료 총액+(요양급여비용 총액－진찰료총액)×60/100. 다만, 임신부 외래진료의 경우에는 요양급여비용 총액의 40/100, 1세 미만 영유아 외래진료의 경우에는 요양급여비용 총액의 20/100으로 한다.
		의약분업 예외환자	진찰료 총액+(요양급여비용 총액－약값 총액－진찰료 총액)×60/100+약값 총액×30/100. 다만, 임신부 외래진료의 경우에는 (요양급여비용 총액－약값 총액)×40/100+약값 총액×30/100, 1세 미만 영유아 외래진료의 경우에는 (요양급여비용 총액－약값 총액)×20/100+약값 총액×21/100로 한다.

기관 종류	소재지	환자 구분	본인일부부담금
종합병원	동지역	일반환자	요양급여비용 총액 × 50/100(임신부 외래진료의 경우에는 30/100, 1세 미만 영유아 외래진료의 경우에는 15/100)
		의약분업 예외환자	(요양급여비용 총액 − 약값 총액) × 50/100(임신부 외래진료의 경우에는 30/100, 1세 미만 영유아 외래진료의 경우에는 15/100) + 약값 총액 × 30/100(1세 미만 영유아의 경우에는 21/100)
	읍 · 면 지역	일반환자	요양급여비용 총액 × 45/100(임신부 외래진료의 경우에는 30/100, 1세 미만 영유아 외래진료의 경우에는 15/100)
		의약분업 예외환자	(요양급여비용 총액 − 약값 총액) × 45/100(임신부 외래진료의 경우에는 30/100, 1세 미만 영유아 외래진료의 경우에는 15/100) + 약값 총액 × 30/100(1세 미만 영유아의 경우에는 21/100)
병원, 치과병원, 한방병원, 요양병원	동지역	일반환자	요양급여비용 총액 × 40/100(임신부 외래진료의 경우에는 20/100, 1세 미만 영유아 외래진료의 경우에는 10/100)
		의약분업 예외환자	(요양급여비용 총액 − 약값 총액) × 40/100(임신부 외래진료의 경우에는 20/100, 1세 미만 영유아 외래진료의 경우에는 10/100)+약값 총액 × 30/100(1세 미만 영유아의 경우에는 21/100)
	읍 · 면 지역	일반환자	요양급여비용 총액 × 35/100(임신부 외래진료의 경우에는 20/100, 1세 미만 영유아 외래진료의 경우에는 10/100)
		의약분업 예외환자	(요양급여비용 총액 − 약값 총액) × 35/100(임신부 외래진료의 경우에는 20/100, 1세 미만 영유아 외래진료의 경우에는 10/100)+약값 총액 × 30/100(1세 미만 영유아의 경우에는 21/100)
의원, 치과의원, 한의원, 보건의료원	모든 지역	일반환자	요양급여비용 총액 × 30/100(임신부 외래진료의 경우에는 10/100, 1세 미만 영유아 외래진료의 경우에는 5/100). 다만, 요양급여를 받는 사람이 65세 이상이면서 해당 요양급여비용 총액이 보건복지부령으로 정하는 금액을 넘지 않으면 보건복지부령으로 정하는 금액을 본인일부부담금으로 한다.
		의약분업 예외환자	(요양급여비용 총액 − 약값 총액) × 30/100(임신부 외래진료의 경우에는 10/100, 1세 미만 영유아 외래진료의 경우에는 5/100)+약값 총액 × 30/100(1세 미만 영유아의 경우에는 21/100). 다만, 요양급여를 받는 사람이 65세 이상이면서 해당 요양급여비용 총액이 보건복지부령으로 정하는 금액을 넘지 않으면 보건복지부령으로 정하는 금액을 본인일부부담금으로 한다.
보건소, 보건지소, 보건진료소	모든 지역		요양급여비용 총액 × 30/100. 다만, 요양급여비용 총액이 보건복지부령으로 정하는 금액을 넘지 않으면 보건복지부령으로 정하는 금액을 본인일부부담금으로 한다.

비고: 1. 위 표에서 "의약분업 예외환자"란 「약사법」 제23조제4항제3호 중 조현병(調絃病) 또는 조울증 등으로 자신 또는 타인을 해칠 우려가 있는 정신질환자, 같은 항 제4호 중 「감염병의 예방 및 관리에 관한 법률」에 따른 제1군감염병환자 및 같은 항 제8호 · 제9호에 해당하는 환자를 말한다. 다만, 제1호가목에 따라 요양급여비용 총액의 100분의 20을 적용받는 사람은 제외한다.

2. 위 표에서 "약값 총액"이란 요양기관이 해당 약제를 구입한 금액의 총액을 말한다.

3. 보건복지부장관이 정하는 의료장비를 이용한 입원진료인 경우의 요양급여비용 총액은 의료장비를 이용한 비용의 총액으로 한정한다.

4. 요양기관의 외래진료를 통하여 주기적으로 의사의 처방에 따라 구입(사용)하여야 하는 치료재료 중 보건복지부장관이 정하여 고시하는 치료재료의 경우에는 해당 치료재료 비용 및 관련 행위(교체를 위한 직접적 행위에 한정한다. 이하 같다) 비용을 제외한 요양급여비용 총액을 위 표의 요양급여비용 총액으로 하여 위 표에 따라 산정한 금액에 해당 치료재료 비용 및 관련 행위 비용의 100분의 20(1세 미만 영유아의 경우에는 14/100)을 더한 금액을 본인일부부담금으로 한다. 다만, 제3호마목이 적용되는 중증질환자는 제외한다.

5. 보건복지부장관이 정하는 질병의 환자가 요양기관(의원으로 한정한다)에 보건복지부장관이 정하는 절차 또는 방법에 따라 외래진료를 지속적으로 받겠다는 의사를 표시한 경우에는 해당 질병에 대하여 그 다음 진료부터 (진찰료 총액 × 20/100) + [(요양급여비용 총액 - 진찰료 총액) × 30/100]에 해당하는 금액을 본인일부부담금으로 한다. 다만, 요양급여를 받는 사람이 65세 이상인 경우에는 요양급여비용 총액이 보건복지부령으로 정하는 금액을 넘지 않으면 보건복지부령으로 정하는 금액을 본인일부부담금으로 한다.

6. 임신부가 유산 또는 사산을 한 경우 해당 유산 또는 사산에 따른 외래진료는 위 표에 따른 임신부 외래진료에 포함한다.

다. 약국 또는 한국희귀·필수의약품센터의 경우

1) 진료를 담당한 의사 또는 치과의사가 발행한 처방전에 따라 의약품을 조제받은 경우에는 요양급여비용 총액의 100분의 30(요양급여를 받는 사람이 65세 이상인 경우 요양급여비용 총액이 보건복지부령으로 정하는 금액을 넘지 않으면 보건복지부령으로 정하는 금액). 다만, 제1호가목 중 보건복지부장관이 정하는 요양급여를 받은 경우(약국 또는 한국희귀·필수의약품센터인 요양기관에서 처방전에 따라 의약품을 조제받는 경우를 포함한다)는 제외한다.

2) 「약사법」 제23조제3항제1호에 따라 의료기관이 없는 지역에서 조제하는 경우로서 진료를 담당한 의사 또는 치과의사가 발행한 처방전에 따르지 않고 의약품을 조제받은 경우에는 다음의 구분에 따라 산정한 금액

가) 요양급여비용 총액이 보건복지부령으로 정하는 금액을 넘는 경우에는 요양급여비용 총액의 100분의 40

나) 요양급여비용 총액이 보건복지부령으로 정하는 금액을 넘지 않는 경우에는 보건복지부령으로 정하는 금액

3) 1)에도 불구하고 상급종합병원 또는 종합병원의 의사가 발행한 처방전에 따라 질병의 중증도를 고려하여 보건복지부장관이 정하여 고시하는 질병에 대한 의약품을 조제받은 경우[읍·면 지역 소재 종합병원의 의사가 발행한 처방전에 따라 의약품을 조제받거나 「한국보훈복지의료공단법」에 따른 보훈병원의 의사나 「독립유공자예우에 관한 법률」, 「국가유공자 등 예우 및 지원에 관한 법률」, 「보훈보상대상자 지원에 관한 법률」, 「5·18민주유공자예우에 관한 법률」, 「참전유공자예우 및 단체설립에 관한 법률」, 「고엽제후유의증 등 환자지원 및 단체설립에 관한 법률」, 「특수임무유공자 예우 및 단체설립에 관한 법률」 및 「제대군인지원에 관한 법률」에 따라 국가보훈처장이 진료를 위탁한 상급종합병원 또는 종합병원의 의사가 해당 법률에서 정한 의료지원대상자에게 발행한 처방전에 따라 의약품을 조제받은 경우는 제외한다]에는 다음의 금액

가) 상급종합병원의 의사가 발행한 처방전에 따라 의약품을 조제받은 경우: 요양급여비용 총액의 100분의 50

나) 종합병원의 의사가 발행한 처방전에 따라 의약품을 조제받은 경우: 요양급여비용 총액의 100분의 40

2. 제1호에도 불구하고 제21조제3항제2호에 따라 보건복지부장관이 정하여 고시하는 질병군에 대하여 입원진료를 받는 경우에는 다음 각 목의 구분에 따라 계산한 금액에 입원기간 중 식대의 100분의 50을 더한 금액을 부담한다. 이 경우 질병군 분류번호 결정 요령, 고정비율, 평균 입원 일수, 입원실 이용 비용 등 해당 질병군의 본인일부부담금 산정에 필요한 사항은 보건복지부장관이 정하여 고시한다.

가. 다음 계산식에 따라 계산한 금액의 100분의 20

[{질병군별 상대가치점수 × 고정비율} + {질병군별 상대가치점수 × (1 − 고정비율) × 입원 일수 ÷ 질병군별 평균 입원 일수}] × 제21조제1항에 따라 정해진 상대가치점수의 점수당 단가

비고: 위 표에서 "고정비율"이란 요양급여비용 총액 중 입원 일수와는 관계없이 평균적으로 발생하는 비용이 차지하는 비율을 말한다.

나. 가목에도 불구하고 보건복지부장관이 정하여 고시하는 입원실을 이용한 경우에는 가목에 따라 계산한 금액에 보건복지부장관이 정하여 고시하는 입원료 계산식에 따라 계산한 금액을 더한 금액

다. 가목과 나목에도 불구하고 그 질병군이 보건복지부장관이 정하여 고시하는 요양급여비용 열외군인 경우에는 가목 또는 나목에 따라 계산한 금액에 그 고시에서 정한 금액의 100분의 20에 해당하는 금액을 더한 금액

3. 제1호와 제2호에도 불구하고 다음 각 목의 어느 하나에 해당하는 경우에는 그 각 목에서 정하는 금액을 부담한다. 다만, 상급종합병원·종합병원·병원·한방병원에서 법 제43조에 따라 신고한 입원병실 중 일반입원실의 2인실·3인실 및 정신과 폐쇄병실의 2인실·3인실을 이용한 경우는 그 입원료에 한정하여 제1호가목1) 단서에서 정하는 금액을 부담한다.

가. 다음의 경우에는 입원기간 중 식대의 100분의 50

1) 자연분만에 대한 요양급여

2) 「모자보건법」 제2조제4호에 따른 신생아 및 보건복지부장관이 정하는 기준에 해당하는 영유아에 대한 입원진료로서 보건복지부장관이 정하는 요양급여

3) 보건복지부장관이 정하여 고시하는 결핵 질환을 가진 사람에 대하여 보건복지부장관이 정하는 요양급여

4) 「장기등 이식에 관한 법률」 제4조제2호에 따른 장기등기증자(뇌사자 또는 사망한 사람만 해당한다)의 장기등(같은 법 제4조제1호에 따른 장기등을 말한다) 적출에 대하여 보건복지부장관이 정하는 요양급여

나. 다음의 경우(라목에 해당하는 사람에 대한 요양급여는 제외한다)에는 요양급여비용 총액의 100분의 10에 입원기간 중 식대의 100분의 50을 더한 금액

1) 삭제 <2017. 9. 29.>

2) 보건복지부장관이 정하여 고시하는 희귀난치성 질환을 가진 사람에 대하여 보건복지부장관이 정하는 요양급여

3) 보건복지부장관이 정하여 고시하는 고위험 임신부에 대한 입원진료로서 보건복지부장관이 정하는 요양급여

4) 삭제 <2018. 12. 24.>

다. 다음의 경우에는 본인이 부담할 비용의 부담률의 100분의 70에 해당하는 금액

1) 1세 이상 6세 미만인 가입자 또는 피부양자가 상급종합병원, 종합병원, 병원, 치과병원, 한방병원, 요양병원, 의원, 치과의원, 한의원 및 보건의료원에서 외래진료를 받는 경우
2) 6세 미만인 가입자 또는 피부양자가 보건소, 보건지소 및 보건진료소에서 외래진료를 받는 경우로서 요양급여비용 총액이 보건복지부령으로 정하는 금액을 넘는 경우. 다만, 요양급여비용 총액이 보건복지부령으로 정하는 금액을 넘지 않는 경우에는 제1호 나목 표에 따른 금액을 부담한다.
3) 6세 미만인 가입자 또는 피부양자가 약국 또는 한국희귀·필수의약품센터인 요양기관에서 처방전에 따라 의약품을 조제받는 경우

라. 보건복지부장관이 정하여 고시하는 희귀난치성질환 또는 중증질환(이하 "희귀난치성질환등"이라 한다)을 가진 사람, 희귀난치성질환등 외의 질환으로 6개월 이상 치료를 받고 있거나 6개월 이상 치료가 필요한 사람 또는 18세 미만의 아동(이하 "희귀난치성질환자등"이라 한다) 중 희귀난치성질환자등이 속한 세대(배우자를 포함한다)의 소득 및 재산을 더하여 계산한 가액(이하 "소득인정액"이라 한다)이 「국민기초생활 보장법」 제2조제11호에 따른 기준 중위소득의 100분의 50 이하이고, 희귀난치성질환자등의 1촌의 직계혈족 및 그 배우자(이하 "부양의무자"라 한다)가 없거나 부양의무자가 있어도 부양능력이 없거나 부양을 받을 수 없는 사람으로서 보건복지부령으로 정하는 바에 따라 공단의 본인일부부담금 경감 인정 신청을 하여 그 경감 인정을 받은 사람에 대한 요양급여의 경우에는 다음의 구분에 따라 계산한 금액. 이 경우 소득인정액 산정의 기준이 되는 세대의 범위, 소득 및 재산의 범위, 소득인정액 산정방법 등 소득인정액의 산정에 필요한 사항 및 부양의무자가 부양능력이 없거나 부양을 받을 수 없는 경우의 구체적인 기준은 보건복지부령으로 정한다.

1) 희귀난치성질환등을 가진 사람인 경우에는 입원기간 중 식대(식대가산금액은 제외한다. 이하 이 목에서 같다)의 100분의 20
2) 희귀난치성질환등 외의 질환으로 6개월 이상 치료를 받고 있거나 6개월 이상 치료가 필요한 사람 또는 18세 미만의 아동인 경우에는 다음 표에 해당하는 금액에 입원기간 중 식대의 100분의 20을 더한 금액. 다만, 가목에 해당하거나 6세 미만 아동의 입원진료 또는 보건복지부장관이 정하여 고시하는 중증질환으로 요양급여를 받는 경우에는 입원기간 중 식대의 100분의 20만을 부담한다.

<table>
<tr><th>기관 종류</th><th colspan="2">구분</th><th>본인일부부담금</th></tr>
<tr><td>상급종합
병원</td><td colspan="2">외래진료 및 입원진료</td><td>요양급여비용 총액의 100분의 14에 해당하는 금액. 다만, 다음의 어느 하나에 해당하는 경우에는 그 다음의 구분에 따라 계산한 금액을 부담한다.
가) 정신건강의학과 입원진료 또는 나목2)(치매는 제외한다)에 따라 보건복지부장관이 정하는 요양급여를 받는 경우에는 해당 요양급여비용 총액의 100분의 10
나) 제1호나목(임신부 외래진료만 해당한다), 이 호 나목2)(치매만 해당한다)·3), 마목, 차목 또는 하목2)·3)에 따라 보건복지부장관이 정하는 요양급여를 받는 경우에는 해당 요양급여비용 총액의 100분의 5
다) 자목(6세 이상 15세 이하 아동의 입원진료만 해당한다)에 따라 보건복지부장관이 정하는 요양급여를 받는 경우에는 해당 요양급여비용 총액의 100분의 3
라) 1세 미만 영유아 외래진료의 경우에는 요양급여비용 총액의 100분의 5</td></tr>
<tr><td rowspan="2">종합병원,
병원,
치과병원,
한방병원,
요양병원</td><td rowspan="2">「의료급여법 시행령」 별표 1 제2호가목2)가)에 따른 만성질환자에 해당하는 사람이 그 만성질환에 대하여 외래진료를 받거나 해당 만성질환자가 나목2) (치매를 제외한다) 또는 마목에 따른 외래진료에 대하여 보건복지부장관이 정하는 요양급여를 받는 경우</td><td>「약사법」 제23조제4항에 따라 의사 또는 치과의사가 의약품을 직접 조제하는 경우와 법률 제8365호 약사법 전부개정법률 부칙 제8조에 따라 한의사가 한약 및 한약제제를 직접 조제하는 경우</td><td>1,500원. 다만, 1세 미만 영유아 외래진료의 경우에는 본인일부부담금 없음</td></tr>
<tr><td>그 밖의 외래진료</td><td>1,000원. 다만, 1세 미만 영유아 외래진료의 경우에는 본인일부부담금 없음</td></tr>
</table>

<table>
<tr><th>기관 종류</th><th colspan="2">구분</th><th>본인일부부담금</th></tr>
<tr><td></td><td colspan="2">그 밖의 외래진료 및 입원진료</td><td>요양급여비용 총액의 100분의 14에 해당하는 금액. 다만, 다음의 어느 하나에 해당하는 경우에는 그 다음의 구분에 따라 계산한 금액을 부담한다.
가) 정신건강의학과 입원진료 또는 나목2)(치매는 제외한다)에 따라 보건복지부장관이 정하는 요양급여를 받는 경우에는 해당 요양급여비용 총액의 100분의 10
나) 제1호나목(임신부 외래진료만 해당한다), 이 호 나목2)(치매만 해당한다)·3), 마목, 차목 또는 하목2)·3)에 따라 보건복지부장관이 정하는 요양급여를 받는 경우에는 해당 요양급여비용 총액의 100분의 5
다) 자목(6세 이상 15세 이하 아동의 입원진료만 해당한다)에 따라 보건복지부장관이 정하는 요양급여를 받는 경우에는 해당 요양급여비용 총액의 100분의 3
라) 1세 미만 영유아 외래진료의 경우에는 요양급여비용 총액의 100분의 5</td></tr>
<tr><td rowspan="3">의원,
치과의원,
한의원,
보건의료원</td><td rowspan="2">외래진료</td><td>「약사법」 제23조제4항에 따라 의사 또는 치과의사가 의약품을 직접 조제하는 경우와 법률 제8365호 약사법 전부개정법률 부칙 제8조에 따라 한의사가 한약 및 한약제제를 직접 조제하는 경우</td><td>1,500원. 다만, 1세 미만 영유아 외래진료의 경우에는 본인일부부담금 없음</td></tr>
<tr><td>그 밖의 외래진료</td><td>1,000원. 다만, 1세 미만 영유아 외래진료의 경우에는 본인일부부담금 없음</td></tr>
<tr><td colspan="2">입원진료</td><td>요양급여비용 총액의 100분의 14에 해당하는 금액. 다만, 다음의 어느 하나에 해당하는 경우에는 그 다음의 구분에 따라 계산한 금액을 부담한다.
가) 정신건강의학과 입원진료 또는 나목2)(치매는 제외한다)에 따라 보건복지부장관이 정하는 요양급여를 받는 경우에는 해당 요양급여비용 총액의 100분의 10
나) 나목2)(치매만 해당한다)·3), 마목 또는 차목(입원진료만 해당한다)에 따라 보건복지부장관이 정하는 요양급여를 받는 경우에는 해당 요양급여비용 총액의 100분의 5
다) 자목(6세 이상 15세 이하 아동의 입원진료만 해당한다)에 따라 보건복지부장관이 정하는 요양급여를 받는 경우에는 해당 요양급여비용 총액의 100분의 3</td></tr>
<tr><td>보건소,
보건지소,
보건진료소</td><td colspan="2">외래진료 및 입원진료</td><td>없음</td></tr>
<tr><td rowspan="2">약국,
한국희귀
·필수의
약품센터</td><td colspan="2">「약사법」 제23조제3항 단서에 따라 처방전에 따르지 않고 직접 조제한 경우</td><td>900원</td></tr>
<tr><td colspan="2">보건소, 보건지소 및 보건진료소를 제외한 요양기관에서 발급한 처방전에 따라 조제한 경우</td><td>500원</td></tr>
</table>

기관 종류	구분	본인일부부담금
	보건소, 보건지소 및 보건진료소에서 발급한 처방전에 따라 조제한 경우	없음

비고: 1. 「약사법」 제23조제4항에 따라 의사 또는 치과의사가 의약품을 직접 조제하거나 법률 제8365호 약사법 전부개정법률 부칙 제8조에 따라 한의사가 한약 및 한약제제를 직접 조제하고 처방전을 함께 발급하는 경우에는 1,000원을 부담한다.

2. 외래진료로서 전산화단층촬영(CT), 자기공명영상진단(MRI) 등 보건복지부장관이 정하여 고시하는 장비를 이용한 진료에 대해서는 그 의료장비를 이용한 비용 총액의 100분의 14[나목2)(치매는 제외한다)에 따른 환자의 경우에는 100분의 10, 나목2)(치매만 해당한다), 마목, 하목 또는 제1호나목(임신부 외래진료만 해당한다)에 따른 환자 및 1세 미만 영유아 외래진료의 경우에는 100분의 5]를 부담한다.

3. 제21조제3항제2호에 따른 질병군에 대한 입원 진료의 경우 본인일부부담금은 제2호가목 또는 나목에 따라 계산한 금액에 위 표의 해당 기관 종류별 입원진료에 해당하는 본인부담률을 곱한 금액으로 한다. 다만, 같은 호 다목에 따른 요양급여비용 열외군인 경우 본인일부부담금은 같은 호 가목 또는 나목에 따라 계산한 금액에 다목에 따른 고시에서 정한 금액을 더한 금액에 위 표의 해당 기관 종류별 입원진료에 해당하는 본인부담률을 곱한 금액으로 한다.

4. 보건복지부장관이 정하여 고시하는 격리 입원에 대해서는 그 입원료에 한정하여 해당 입원료의 100분의 5를 부담한다.

5. 임신부가 유산 또는 사산을 한 경우 해당 유산 또는 사산에 따른 외래진료는 위 표에 따른 임신부 외래진료에 포함한다.

3) 희귀난치성질환등을 가진 사람 중 65세 이상인 사람이 틀니 요양급여를 받는 경우에는 해당 요양급여비용 총액의 100분의 5

4) 희귀난치성질환등 외의 질환으로 6개월 이상 치료를 받고 있거나 6개월 이상 치료가 필요한 사람 중 65세 이상인 사람이 틀니 요양급여를 받는 경우에는 해당 요양급여비용 총액의 100분의 15

5) 희귀난치성질환등을 가진 사람 중 65세 이상인 사람이 치과임플란트 요양급여를 받는 경우에는 해당 요양급여비용 총액의 100분의 10

6) 희귀난치성질환등 외의 질환으로 6개월 이상 치료를 받고 있거나 6개월 이상 치료가 필요한 사람 중 65세 이상인 사람이 치과임플란트 요양급여를 받는 경우에는 해당 요양급여비용 총액의 100분의 20

7) 2)에도 불구하고 희귀난치성질환등 외의 질환으로 6개월 이상 치료를 받고 있거나 6개월 이상 치료가 필요한 사람 또는 18세 미만의 아동이 상급종합병원 또는 종합병원의 의사가 발행한 처방전에 따라 질병의 중증도를 고려하여 보건복지부장관이 정하여 고시하는 질병에 대한 의약품을 조제받은 경우[읍·면 지역 소재 종합병원의 의사가 발행한 처방전에 따라 의약품을 조제받거나 「한국보훈복지의료공단법」에 따른 보훈병원의 의사나 「독립유공자예우에 관한 법률」, 「국가유공자 등 예우 및 지원에 관한 법률」, 「보훈보상대상자 지원에 관한 법률」, 「5·18민주유공자예우에 관한 법률」, 「참전유공자예우 및 단체설립에 관한 법률」, 「고엽제후유의증 등 환자지원 및 단체설립에 관한 법률」, 「특수임무유공자 예우 및 단체설립에 관한 법률」 및 「제대군인지원에 관한 법률」에 따라 국가보훈처장이 진료를 위탁한 상급종합병원 또는 종합병원의 의사가 해당 법률에서 정한 의료지원대상자에게 발행한 처방전에 따라 의약품을 조제받은 경우는 제외한다]에는 요양급여비용 총액의 100분의 3. 다만, 본인일부부담금이 500원 미만이 되는 경우에는 500원을 본인일부부담금으로 한다.

8) 2)에도 불구하고 희귀난치성질환등 외의 질환으로 6개월 이상 치료를 받고 있거나 6개월 이상 치료가 필요한 사람 또는 18세 미만 아동의 입원진료로서 제왕절개분만에 대한 요양급여를 받는 경우에는 입원기간 중 식대의 100분의 20

9) 희귀난치성질환등을 가진 사람이 보건복지부장관이 정하여 고시하는 추나요법에 대하여 보건복지부장관이 정하는 요양급여를 받는 경우에는 해당 요양급여비용의 100분의 30. 다만, 보건복지부장관이 따로 정하여 고시하는 추나요법에 대하여 요양급여를 받는 경우에는 해당 요양급여비용의 100분의 80으로 한다.

10) 희귀난치성질환등 외의 질환으로 6개월 이상 치료를 받고 있거나 6개월 이상 치료가 필요한 사람 또는 18세 미만 아동이 보건복지부장관이 정하여 고시하는 추나요법에 대하여 보건복지부장관이 정하는 요양급여를 받는 경우에는 해당 요양급여비용의 100분의 40. 다만, 보건복지부장관이 따로 정하여 고시하는 추나요법에 대하여 요양급여를 받는 경우에는 해당 요양급여비용의 100분의 80으로 한다.

마. 보건복지부장관이 정하여 고시하는 중증질환자에 대하여 보건복지부장관이 정하는 요양급여(라목에 해당하는 사람에 대한 요양급여는 제외한다)의 경우에는 요양급여비용 총액의 100분의 5에 입원기간 중 식대의 100분의 50을 더한 금액

바. 65세 이상인 사람이 틀니 요양급여(라목에 해당하는 사람에 대한 요양급여는 제외한다)를 받는 경우에는 그 요양급여비용 총액의 100분의 30

사. 65세 이상인 사람이 치과임플란트 요양급여(라목에 해당하는 사람에 대한 요양급여는 제외한다)를 받는 경우에는 해당 요양급여비용 총액의 100분의 30

아. 제왕절개분만을 위한 입원진료에 대하여 요양급여[라목8)에 해당하는 사람에 대한 요양급여는 제외한다]를 받는 경

우에는 요양급여비용 총액의 100분의 5에 입원기간 중 식대의 100분의 50을 더한 금액

자. 15세 이하 아동의 입원진료에 대하여 보건복지부장관이 정하는 요양급여[가목2) 및 라목에 해당하는 사람에 대한 요양급여는 제외한다]를 받는 경우에는 해당 요양급여비용 총액의 100분의 5에 입원기간 중 식대의 100분의 50을 더한 금액

차. 18세 이하 아동의 치아홈메우기 외래진료 또는 16세 이상 18세 이하 아동의 치아홈메우기 입원진료에 대하여 보건복지부장관이 정하는 요양급여(라목에 해당하는 사람에 대한 요양급여는 제외한다)를 받는 경우에는 해당 요양급여비용 총액의 100분의 10

카. 보건복지부장관이 정하여 고시하는 난임진료(인공수정 및 체외수정시술을 포함한다)에 대하여 보건복지부장관이 정하는 요양급여(라목에 해당하는 사람에 대한 요양급여는 제외한다)를 받는 경우에는 해당 요양급여비용 총액의 100분의 30

타. 제25조제2항제1호에 따른 일반건강검진 결과에 따라 보건복지부장관이 정하여 고시하는 질환이나 질병에 대하여 추가적인 진료 또는 검사의 필요성이 인정되는 사람이 그 질환이나 질병에 대하여 일반건강검진을 받은 날이 속하는 연도의 다음 연도 1월 31일까지 보건복지부장관이 정하여 고시하는 요양급여(의원 및 병원만 해당한다)를 받은 경우에는 본인일부부담금액은 없는 것으로 한다.

파. 보건복지부장관이 정하여 고시하는 항목에 대해 정신건강의학과 외래진료를 받은 경우(라목에 해당하는 사람에 대한 요양급여는 제외한다)에는 다음 표에 따라 계산한 금액에 제1호나목에 따라 계산한 금액(다음 표에 따라 보건복지부장관이 정하여 고시하는 항목에 대한 요양급여비용을 계산한 금액은 제외한다)을 더한 금액. 다만, 6세 미만의 경우에는 본인이 부담할 비용의 부담률(제1호나목 및 다음 표에 따른 부담률을 말한다)의 100분의 70에 해당하는 금액으로 하고, 65세 이상인 경우에는 요양급여비용 총액이 보건복지부령으로 정하는 금액을 넘지 않으면 보건복지부령으로 정하는 금액으로 한다.

기관 종류	본인일부부담금
상급종합병원	보건복지부장관이 정하여 고시하는 항목에 대한 요양급여비용 × 40/100
종합병원	보건복지부장관이 정하여 고시하는 항목에 대한 요양급여비용 × 30/100
병원, 치과병원, 한방병원, 요양병원	보건복지부장관이 정하여 고시하는 항목에 대한 요양급여비용 × 20/100
의원, 치과의원, 한의원, 보건의료원	보건복지부장관이 정하여 고시하는 항목에 대한 요양급여비용 × 10/100

하. 보건복지부장관이 정하여 고시하는 조산아(早産兒)와 저체중아의 외래진료(출생일부터 3년이 되는 날까지의 외래진료를 말한다)에 대한 요양급여로서 보건복지부장관이 정하는 요양급여의 경우에는 다음의 구분에 따른 금액

1) 1세 미만 영유아가 의원, 치과의원, 한의원 및 보건의료원에서 외래진료를 받는 경우에는 요양급여비용 총액의 100분의 5

2) 1세 미만 영유아가 1) 외의 외래진료를 받는 경우에는 요양급여비용 총액의 100분의 10

3) 1세 이상인 가입자 또는 피부양자가 외래진료를 받는 경우에는 요양급여비용 총액의 100분의 10

거. 가목1)·2)·3), 나목, 다목1), 마목, 자목 및 하목에도 불구하고 보건복지부장관이 정하여 고시하는 추나요법에 대하여 보건복지부장관이 정하는 요양급여를 받는 경우에는 해당 요양급여비용의 100분의 50. 다만, 보건복지부장관이 따로 정하여 고시하는 추나요법에 대하여 요양급여를 받는 경우에는 해당 요양급여비용의 100분의 80으로 한다.

4. 제1호부터 제3호까지의 규정에도 불구하고 법 제41조의4 및 이 영 제18조의4에 따른 선별급여 항목의 경우에는 요양급여비용의 100분의 100의 범위에서 보건복지부장관이 정하여 고시하는 금액을 부담한다.

5. 제1호 및 제3호에도 불구하고 「의료법」 제3조제2항제3호라목에 따른 요양병원 외의 요양기관에서 입원진료를 받는 경우로서, 법 제43조에 따라 신고한 입원병실 중 일반입원실에 16일 이상 연속하여 입원하는 환자의 경우에는 요양급여비용 총액 중 입원료에 한정하여 입원일수가 16일 이상 30일 이하인 경우 16일부터 30일까지 입원료의 100분의 25를, 31일 이상인 경우 31일부터 입원료의 100분의 30을 부담한다. 다만, 상급종합병원의 2인실·3인실·4인실을 이용한 경우, 종합병원의 2인실·3인실을 이용한 경우, 제21조제3항제2호에 따라 보건복지부장관이 정하여 고시하는 질병군에 대하여 입원진료를 받는 경우 및 질병 또는 환자 특성상 16일 이상 장기입원이 불가피한 경우로 보건복지부장관이 정하여 고시하는 경우는 제외한다.

구분	본인일부부담금	
	입원일수 16일 이상 30일 이하	입원일수 31일 이상
가. 상급종합병원의 5인실 이상, 요양기관의 4인실 이상	16일째 입원일부터 30일째 입원일까지의 입원료 × 25/100	31일째 입원일부터의 입원료 × 30/100
나. 상급종합병원의 4인실, 종합병원·병원·한방병원의 3인실	16일째 입원일부터 30일째 입원일까지의 입원료 × 35/100	31일째 입원일부터의 입원료 × 40/100
다. 상급종합병원의 3인실, 종합병원·병원·한방병원의 2인실	16일째 입원일부터 30일째 입원일까지의 입원료 × 45/100	31일째 입원일부터의 입원료 × 50/100
라. 상급종합병원의 2인실	16일째 입원일부터 30일째 입원일까지의 입원료 × 55/100	31일째 입원일부터의 입원료 × 60/100

6. 제1호부터 제5호까지의 규정에도 불구하고 다음 각 목의 어느 하나에 해당하는 경우에는 보건복지부령으로 정하는 항목의 요양급여비용의 100분의 100의 범위에서 보건복지부령으로 정하는 금액을 부담한다.
   가. 법 제53조제3항에 따라 급여가 제한되는 경우
   나. 법 제54조제3호 및 제4호에 따라 급여가 정지되는 경우
   다. 「학교폭력 예방 및 대책에 관한 법률」 제2조제1호에 따른 학교폭력 중 학생 간의 폭행에 의한 경우
   라. 보험재정에 상당한 부담을 준다고 인정되는 경우
   마. 그 밖에 보건복지부령으로 정하는 경우

시행령 [별표 3] 개정 2017.3.20. 개정 2017.12.29. 개정 2019.2.12.

본인부담상한액 산정방법(제19조제4항 관련)

1. 본인부담상한액은 지역가입자의 세대별 보험료 부담수준 또는 직장가입자의 개인별 보험료 부담수준(이하 "상한액기준보험료"라 한다)에 따라 그 금액을 달리한다. 이 경우 상한액기준보험료의 구체적인 산정 기준·방법 등에 관하여 필요한 사항은 보건복지부장관이 정하여 고시한다.

2. 가입자 또는 피부양자의 본인부담상한액은 나목에 따른 상한액기준보험료의 구간별로 가목의 산정 방법에 따라 산정한다.
   가. 본인부담상한액 산정 방법
      1) 계산식
         해당 연도 본인부담상한액 = 전년도 본인부담상한액 × (1 + 전국소비자물가변동률)
      2) 전국소비자물가변동률은 「통계법」 제3조에 따라 통계청장이 매년 고시하는 전전년도와 대비한 전년도 전국소비자물가변동률을 적용하되, 그 전국소비자물가변동률이 100분의 5를 넘는 경우에는 100분의 5를 적용한다.
      3) 1)의 계산식에 따라 해당 연도 본인부담상한액을 산정한 경우에 1만원 미만의 금액은 버린다.
   나. 본인부담상한액 산정 단위 상한액기준보험료의 구간
      1) 지역가입자인 경우. 이 경우 상한액기준보험료가 제32조제2호나목에 따른 월별 보험료액의 하한과 같은 경우에는 가)에 해당하는 것으로 본다.
         가) 상한액기준보험료가 전체 지역가입자의 하위 100분의 10에 상당하는 금액으로서 보건복지부장관이 정하여 고시하는 금액을 넘지 않는 경우
         나) 상한액기준보험료가 전체 지역가입자의 하위 100분의 10에 상당하는 금액으로서 보건복지부장관이 정하여 고시하는 금액을 넘고 하위 100분의 30에 상당하는 금액으로서 보건복지부장관이 고시하는 금액을 넘지 않는 경우
         다) 상한액기준보험료가 전체 지역가입자의 하위 100분의 30에 상당하는 금액으로서 보건복지부장관이 정하여 고시하는 금액을 넘고 하위 100분의 50에 상당하는 금액으로서 보건복지부장관이 고시하는 금액을 넘지 않는 경우
         라) 상한액기준보험료가 전체 지역가입자의 하위 100분의 50에 상당하는 금액으로서 보건복지부장관이 정하여

고시하는 금액을 넘고 하위 100분의 70에 상당하는 금액으로서 보건복지부장관이 고시하는 금액을 넘지 않는 경우

마) 상한액기준보험료가 전체 지역가입자의 하위 100분의 70에 상당하는 금액으로서 보건복지부장관이 정하여 고시하는 금액을 넘고 하위 100분의 80에 상당하는 금액으로서 보건복지부장관이 고시하는 금액을 넘지 않는 경우

바) 상한액기준보험료가 전체 지역가입자의 하위 100분의 80에 상당하는 금액으로서 보건복지부장관이 정하여 고시하는 금액을 넘고 하위 100분의 90에 상당하는 금액으로서 보건복지부장관이 고시하는 금액을 넘지 않는 경우

사) 상한액기준보험료가 전체 지역가입자의 하위 100분의 90에 상당하는 금액으로서 보건복지부장관이 정하여 고시하는 금액을 넘는 경우

2) 직장가입자 또는 피부양자인 경우

가) 상한액기준보험료가 전체 직장가입자의 하위 100분의 10에 상당하는 금액으로서 보건복지부장관이 정하여 고시하는 금액을 넘지 않는 경우

나) 상한액기준보험료가 전체 직장가입자의 하위 100분의 10에 상당하는 금액으로서 보건복지부장관이 정하여 고시하는 금액을 넘고 하위 100분의 30에 상당하는 금액으로서 보건복지부장관이 고시하는 금액을 넘지 않는 경우

다) 상한액기준보험료가 전체 직장가입자의 하위 100분의 30에 상당하는 금액으로서 보건복지부장관이 정하여 고시하는 금액을 넘고 하위 100분의 50에 상당하는 금액으로서 보건복지부장관이 고시하는 금액을 넘지 않는 경우

라) 상한액기준보험료가 전체 직장가입자의 하위 100분의 50에 상당하는 금액으로서 보건복지부장관이 정하여 고시하는 금액을 넘고 하위 100분의 70에 상당하는 금액으로서 보건복지부장관이 고시하는 금액을 넘지 않는 경우

마) 상한액기준보험료가 전체 직장가입자의 하위 100분의 70에 상당하는 금액으로서 보건복지부장관이 정하여 고시하는 금액을 넘고 하위 100분의 80에 상당하는 금액으로서 보건복지부장관이 고시하는 금액을 넘지 않는 경우

바) 상한액기준보험료가 전체 직장가입자의 하위 100분의 80에 상당하는 금액으로서 보건복지부장관이 정하여 고시하는 금액을 넘고 하위 100분의 90에 상당하는 금액으로서 보건복지부장관이 고시하는 금액을 넘지 않는 경우

사) 상한액기준보험료가 전체 직장가입자의 하위 100분의 90에 상당하는 금액으로서 보건복지부장관이 정하여 고시하는 금액을 넘는 경우

3. 본인부담상한액은 「의료법」 제3조제2항제3호라목에 따른 요양병원에 120일을 초과하여 입원한 경우(이하 "120일 초과 입원"이라 한다)와 그 밖의 경우로 나누어 다음 각 목에 따라 적용한다.

가. 지역가입자인 경우

구분	본인부담상한액	
	120일 초과 입원	그 밖의 경우
1) 제2호나목1)가)의 경우	125만원	81만원
2) 제2호나목1)나)의 경우	157만원	101만원
3) 제2호나목1)다)의 경우	211만원	152만원
4) 제2호나목1)라)의 경우	280만원	
5) 제2호나목1)마)의 경우	350만원	
6) 제2호나목1)바)의 경우	430만원	
7) 제2호나목1)사)의 경우	580만원	

나. 직장가입자 또는 피부양자인 경우

구분	본인부담상한액	
	120일 초과 입원	그 밖의 경우
1) 제2호나목1)가)의 경우	125만원	81만원
2) 제2호나목1)나)의 경우	157만원	101만원
3) 제2호나목1)다)의 경우	211만원	152만원
4) 제2호나목1)라)의 경우	280만원	
5) 제2호나목1)마)의 경우	350만원	
6) 제2호나목1)바)의 경우	430만원	
7) 제2호나목1)사)의 경우	580만원	

시행령 [별표 4] 개정 2017.8.1. 개정 2018.3.6.

보험료부과점수의 산정방법(제42조제1항 관련)

1. 제42조제1항에 따른 보험료부과점수는 지역가입자가 속한 세대의 보험료 부담능력을 표시하는 점수로서, 가목부터 다목까지의 규정에 따른 소득·재산 및 자동차에 부과하는 점수를 합하여 산정한다. 다만, 가목에 따른 소득금액이 연 100만원 이하인 경우에는 가목에 따른 소득에 부과하는 점수가 아닌 제32조제2호나목에 따른 지역가입자의 월별 보험료액의 하한액을 제44조제2항에 따른 보험료부과점수당 금액으로 나누어 얻은 값에 나목 및 다목의 규정에 따른 재산 및 자동차에 부과하는 점수를 합하여 산정한다.
   가. 소득에 부과하는 점수는 제42조제2항에 따른 소득을 보건복지부령으로 정하는 바에 따라 평가하여 합산한 소득금액을 등급별로 구분하여 산정한다. 이 경우 소득의 등급별 점수는 제2호의 표와 같다.
   나. 재산(자동차는 제외한다. 이하 이 표에서 같다)에 부과하는 점수는 다음의 금액을 합산한 금액에서 다음 표에 따른 기본공제액을 뺀 금액을 등급별로 구분하여 산정한다. 이 경우 재산의 등급별 점수는 제3호의 표와 같다.
      1) 제42조제3항제1호에 따른 토지, 건축물, 주택, 선박 및 항공기의 재산세 과세표준금액
      2) 제42조제3항제2호에 따른 임차주택에 대한 보증금 및 월세금액을 보건복지부령으로 정하는 기준에 따라 평가한 금액

1), 2)의 합산액	1,200만원 이하	1,200만원 초과 2,700만원 이하	2,700만원 초과 5,000만원 이하	5,000만원 초과
기본공제액	1), 2)의 합산액 전액	850만원	500만원	2)에 따른 금액이 500만원 이상인 경우 2)에 따른 금액 중 500만원. 다만, 2)에 따른 금액이 500만원 미만인 경우 2)에 따른 금액 전액

   다. 자동차에 부과하는 점수는 제42조제3항제3호에 따른 자동차에 사용연수에 따른 감액률을 반영하여 자동차 종류별 배기량에 따라 등급별로 구분하여 산정한다. 이 경우 자동차의 등급별 점수는 제4호의 표와 같으며, 자동차가 2대 이상인 세대는 각각의 자동차에 대한 등급별 점수를 합산한다.

2. 소득등급별 점수

등급	소득금액(만원)	점수	등급	소득금액(만원)	점수
1	100 초과 ~ 120 이하	82	50	7,380 초과 ~ 7,840 이하	2,161
2	120 초과 ~ 140 이하	91	51	7,840 초과 ~ 8,320 이하	2,294
3	140 초과 ~ 160 이하	100	52	8,320 초과 ~ 8,820 이하	2,434
4	160 초과 ~ 180 이하	109	53	8,820 초과 ~ 9,360 이하	2,581

등급	소득금액(만원)	점수	등급	소득금액(만원)	점수
5	180 초과 ~ 200 이하	118	54	9,360 초과 ~ 9,930 이하	2,739
6	200 초과 ~ 240 이하	132	55	9,930 초과 ~ 10,600 이하	2,915
7	240 초과 ~ 280 이하	150	56	10,600 초과 ~ 11,200 이하	3,095
8	280 초과 ~ 320 이하	168	57	11,200 초과 ~ 11,900 이하	3,280
9	320 초과 ~ 360 이하	186	58	11,900 초과 ~ 12,600 이하	3,479
10	360 초과 ~ 400 이하	204	59	12,600 초과 ~ 13,400 이하	3,692
11	400 초과 ~ 440 이하	222	60	13,400 초과 ~ 14,200 이하	3,919
12	440 초과 ~ 500 이하	245	61	14,200 초과 ~ 15,000 이하	4,146
13	500 초과 ~ 600 이하	281	62	15,000 초과 ~ 15,800 이하	4,373
14	600 초과 ~ 700 이하	326	63	15,800 초과 ~ 16,600 이하	4,600
15	700 초과 ~ 800 이하	371	64	16,600 초과 ~ 17,400 이하	4,827
16	800 초과 ~ 900 이하	416	65	17,400 초과 ~ 18,300 이하	5,069
17	900 초과 ~ 1,000 이하	462	66	18,300 초과 ~ 19,200 이하	5,324
18	1,000 초과 ~ 1,100 이하	507	67	19,200 초과 ~ 20,100 이하	5,580
19	1,100 초과 ~ 1,200 이하	552	68	20,100 초과 ~ 21,100 이하	5,850
20	1,200 초과 ~ 1,300 이하	580	69	21,100 초과 ~ 22,100 이하	6,134
21	1,300 초과 ~ 1,400 이하	609	70	22,100 초과 ~ 23,200 이하	6,432
22	1,400 초과 ~ 1,500 이하	637	71	23,200 초과 ~ 24,400 이하	6,758
23	1,500 초과 ~ 1,600 이하	666	72	24,400 초과 ~ 25,600 이하	7,099
24	1,600 초과 ~ 1,700 이하	695	73	25,600 초과 ~ 26,800 이하	7,440
25	1,700 초과 ~ 1,800 이하	723	74	26,800 초과 ~ 28,200 이하	7,809
26	1,800 초과 ~ 1,900 이하	752	75	28,200 초과 ~ 29,500 이하	8,192
27	1,900 초과 ~ 2,020 이하	780	76	29,500 초과 ~ 31,000 이하	8,590
28	2,020 초과 ~ 2,140 이하	809	77	31,000 초과 ~ 32,500 이하	9,016
29	2,140 초과 ~ 2,270 이하	838	78	32,500 초과 ~ 34,100 이하	9,456
30	2,270 초과 ~ 2,410 이하	866	79	34,100 초과 ~ 35,800 이하	9,925
31	2,410 초과 ~ 2,560 이하	895	80	35,800 초과 ~ 37,600 이하	10,421
32	2,560 초과 ~ 2,710 이하	923	81	37,600 초과 ~ 39,400 이하	10,933
33	2,710 초과 ~ 2,880 이하	952	82	39,400 초과 ~ 41,300 이하	11,458
34	2,880 초과 ~ 3,050 이하	981	83	41,300 초과 ~ 43,300 이하	12,012
35	3,050 초과 ~ 3,240 이하	1,009	84	43,300 초과 ~ 45,400 이하	12,594
36	3,240 초과 ~ 3,430 이하	1,038	85	45,400 초과 ~ 47,600 이하	13,204
37	3,430 초과 ~ 3,640 이하	1,066	86	47,600 초과 ~ 49,900 이하	13,843
38	3,640 초과 ~ 3,860 이하	1,095	87	49,900 초과 ~ 52,400 이하	14,525
39	3,860 초과 ~ 4,100 이하	1,130	88	52,400 초과 ~ 55,200 이하	15,277
40	4,100 초과 ~ 4,350 이하	1,200	89	55,200 초과 ~ 58,400 이하	16,129

등급	소득금액(만원)	점수	등급	소득금액(만원)	점수
41	4,350 초과 ~ 4,610 이하	1,272	90	58,400 초과 ~ 62,200 이하	17,123
42	4,610 초과 ~ 4,890 이하	1,349	91	62,200 초과 ~ 66,800 이하	18,316
43	4,890 초과 ~ 5,190 이하	1,431	92	66,800 초과 ~ 72,400 이하	19,764
44	5,190 초과 ~ 5,500 이하	1,518	93	72,400 초과 ~ 79,200 이하	21,524
45	5,500 초과 ~ 5,840 이하	1,610	94	79,200 초과 ~ 87,500 이하	23,668
46	5,840 초과 ~ 6,190 이하	1,708	95	87,500 초과 ~ 97,500 이하	26,267
47	6,190 초과 ~ 6,560 이하	1,810	96	97,500 초과 ~ 114,000 이하	30,029
48	6,560 초과 ~ 6,960 이하	1,920	97	114,000 초과	32,372
49	6,960 초과 ~ 7,380 이하	2,036			

3. 재산등급별 점수

등급	재산금액(만원)	점수	등급	재산금액(만원)	점수
1	450 이하	22	31	38,800 초과 ~ 43,200 이하	757
2	450 초과 ~ 900 이하	44	32	43,200 초과 ~ 48,100 이하	785
3	900 초과 ~ 1,350 이하	66	33	48,100 초과 ~ 53,600 이하	812
4	1,350 초과 ~ 1,800 이하	97	34	53,600 초과 ~ 59,700 이하	841
5	1,800 초과 ~ 2,250 이하	122	35	59,700 초과 ~ 66,500 이하	881
6	2,250 초과 ~ 2,700 이하	146	36	66,500 초과 ~ 74,000 이하	921
7	2,700 초과 ~ 3,150 이하	171	37	74,000 초과 ~ 82,400 이하	961
8	3,150 초과 ~ 3,600 이하	195	38	82,400 초과 ~ 91,800 이하	1,001
9	3,600 초과 ~ 4,050 이하	219	39	91,800 초과 ~ 103,000 이하	1,041
10	4,050 초과 ~ 4,500 이하	244	40	103,000 초과 ~ 114,000 이하	1,091
11	4,500 초과 ~ 5,020 이하	268	41	114,000 초과 ~ 127,000 이하	1,141
12	5,020 초과 ~ 5,590 이하	294	42	127,000 초과 ~ 142,000 이하	1,191
13	5,590 초과 ~ 6,220 이하	320	43	142,000 초과 ~ 158,000 이하	1,241
14	6,220 초과 ~ 6,930 이하	344	44	158,000 초과 ~ 176,000 이하	1,291
15	6,930 초과 ~ 7,710 이하	365	45	176,000 초과 ~ 196,000 이하	1,341
16	7,710 초과 ~ 8,590 이하	386	46	196,000 초과 ~ 218,000 이하	1,391
17	8,590 초과 ~ 9,570 이하	412	47	218,000 초과 ~ 242,000 이하	1,451
18	9,570 초과 ~ 10,700 이하	439	48	242,000 초과 ~ 270,000 이하	1,511
19	10,700 초과 ~ 11,900 이하	465	49	270,000 초과 ~ 300,000 이하	1,571
20	11,900 초과 ~ 13,300 이하	490	50	300,000 초과 ~ 330,000 이하	1,641
21	13,300 초과 ~ 14,800 이하	516	51	330,000 초과 ~ 363,000 이하	1,711
22	14,800 초과 ~ 16,400 이하	535	52	363,000 초과 ~ 399,300 이하	1,781
23	16,400 초과 ~ 18,300 이하	559	53	399,300 초과 ~ 439,230 이하	1,851
24	18,300 초과 ~ 20,400 이하	586	54	439,230 초과 ~ 483,153 이하	1,921
25	20,400 초과 ~ 22,700 이하	611	55	483,153 초과 ~ 531,468 이하	1,991

등급	재산금액(만원)	점수	등급	재산금액(만원)	점수
26	22,700 초과 ~ 25,300 이하	637	56	531,468 초과 ~ 584,615 이하	2,061
27	25,300 초과 ~ 28,100 이하	659	57	584,615 초과 ~ 643,077 이하	2,131
28	28,100 초과 ~ 31,300 이하	681	58	643,077 초과 ~ 707,385 이하	2,201
29	31,300 초과 ~ 34,900 이하	706	59	707,385 초과 ~ 778,124 이하	2,271
30	34,900 초과 ~ 38,800 이하	731	60	778,124 초과	2,341

4. 자동차등급별 점수

구분			사용연수별 감액률 및 결정 점수		
등급	자동차 종류 및 가액	배기량 등	3년 미만	3년 이상 6년 미만	6년 이상 9년 미만
			100%	80%	60%
1	4천만원 이상 승용자동차	800시시 이하	18	14	11
2	4천만원 미만 그 밖의 승용자동차	모든 차량	20	16	12
3	4천만원 이상 승용자동차	800시시 초과 1,000시시 이하	28	23	17
	4천만원 이상 그 밖의 승용자동차	모든 차량			
4	4천만원 이상 승용자동차	1,000시시 초과 1,600시시 이하	59	47	35
5	4천만원 미만 승용자동차	1,600시시 초과 2,000시시 이하	79	63	48
6	4천만원 이상 승용자동차		113	90	68
7	4천만원 미만 승용자동차	2,000시시 초과 2,500시시 이하	109	87	65
8	4천만원 이상 승용자동차		155	124	93
9	4천만원 미만 승용자동차	2,500시시 초과 3,000시시 이하	130	104	78
10	4천만원 이상 승용자동차		186	149	111
11	승용자동차	3,000시시 초과	217	173	130

비고: 1. 사용연수는 자동차 최초 등록일부터 월 단위로 계산하여 적용한다.
2. 자동차 가액은 「지방세법」 제10조에 따른 과세표준에 「지방세법 시행령」 제4조제1항제3호에 따른 차량의 경과연수별 잔존가치율을 고려하여 보건복지부장관이 고시한 비율을 적용하여 산정된 금액을 말한다.
3. 2등급 및 3등급 중 "그 밖의 승용자동차"란 「지방세법 시행령」 제123조제2호에 따른 그 밖의 승용자동차를 말한다.

시행령 [별표 4의2] 개정 2018.9.28.

약제의 상한금액의 감액, 요양급여의 적용 정지 및 과징금 부과 기준(제18조의2제4항 및 제70조의2제3항 관련)

1. 일반기준

가. 「약사법」 제47조제2항에 따른 의약품공급자가 같은 법 제76조제1항제5호의2에 따라 행정처분을 받았거나, 같은 법 제94조제1항제5호의2에 따라 벌금 이상의 형(집행유예를 포함한다)을 선고 받은 경우에 적용한다. 다만, 「약사법」 제45조제1항에 따라 허가를 받은 의약품 도매상은 같은 법 제31조제2항에 따라 품목허가를 받은 자 또는 같은 법 제42조제1항에 따라 허가를 받거나 신고를 한 수입자와 공동으로 같은 법 제47조제2항을 위반한 경우로 한정한다.

나. 위반행위의 횟수에 따른 약제의 상한금액의 감액 및 요양급여의 적용 정지 기준은 약제의 상한금액이 감액된 날 또

는 요양급여의 적용이 정지된 날(과징금이 부과된 날을 포함한다)부터 5년간 동일한 약제에 대한 위반행위로 약제의 상한금액의 감액 또는 요양급여의 적용 정지 처분이나 그에 갈음하는 과징금을 부과(이하 "상한금액 감액처분등"이라 한다)받은 경우에 적용한다. 이 경우 기간의 계산은 상한금액 감액처분등을 한 날(약제의 상한금액의 감액 및 요양급여 적용 정지 처분일 또는 과징금 부과일)과 그 상한금액 감액처분등 후 다시 동일한 약제에 대한 위반행위를 하여 적발된 날을 기준으로 한다.

다. 나목에 따라 상한금액 감액처분등을 하는 경우 적용 차수는 그 위반 행위 전 상한금액 감액처분등 차수(나목에 따른 기간 내에 상한금액 감액처분등이 둘 이상 있었던 경우에는 높은 차수를 말한다)의 다음 차수로 한다.

라. 동일한 약제에 대한 위반행위가 둘 이상인 경우에는 각각의 위반행위에 대한 처분기준에 따른 상한금액의 감액 및 요양급여의 적용 정지기간을 합산하여 처분한다.

2. 약제의 상한금액의 감액 및 요양급여의 적용 정지 기준

부당금액	상한금액의 감액(%)		요양급여의 적용 정지	
	1차 위반	2차 위반	3차 위반	4차 위반 이상
500만원 미만	경고	2	15일	1개월
500만원 이상 1,000만원 미만	1			2개월
1,000만원 이상 2,000만원 미만	2	4	1개월	3개월
2,000만원 이상 3,000만원 미만	4	8	2개월	4개월
3,000만원 이상 4,000만원 미만	6	12	3개월	5개월
4,000만원 이상 5,000만원 미만	8	16	4개월	6개월
5,000만원 이상 6,000만원 미만	10	20	5개월	7개월
6,000만원 이상 7,000만원 미만	12	24	6개월	8개월
7,000만원 이상 8,000만원 미만	14	28	7개월	9개월
8,000만원 이상 9,000만원 미만	16	32	8개월	10개월
9,000만원 이상 1억원 미만	18	36	9개월	11개월
1억원 이상	20	40	10개월	12개월

비고: 1. "부당금액"이란 「약사법」 제47조제2항을 위반하여 해당 품목의 판매촉진을 목적으로 제공된 금전, 물품, 편익, 노무, 향응, 그 밖의 경제적 이익을 보건복지부장관이 정하는 방법에 따라 환산한 금액을 말한다.

2. 「약사법」 제47조제2항의 위반과 관련된 약제에 대한 부당금액이 약제의 품목별로 구분되지 않고 총부당금액만 확인되는 경우 약제의 품목별 부당금액은 다음 각 목의 구분에 따라 계산한다.

가. 위반 약제가 모두 요양급여 대상인 경우: 총부당금액을 위반 약제의 품목 수로 나눈 금액

나. 위반 약제에 비급여대상 약제(법 제41조제1항제2호에 따른 요양급여 대상이 아닌 약제를 말한다. 이하 같다)가 포함되어 있는 경우: 총부당금액에서 전체 약제의 품목 수에 대한 비급여대상 약제 품목의 비율에 해당하는 금액을 빼고 요양급여 대상 약제의 품목 수로 나눈 금액

3. 약제의 상한금액의 감액은 처분 당시 상한금액(저가의약품의 기준금액을 포함한다)을 기준으로 감액한다. 다만, 약제별 상한금액이 보건복지부장관이 정하여 고시하는 저가의약품의 기준금액 이하로 감액되는 경우 저가의약품의 기준금액까지만 감액한다.

4. 1차 위반에 대한 약제의 상한금액 감액처분 이후 1차 위반의 경우와 동일한 약제에 대하여 부당금액을 달리하는 위반 행위가 있는 경우에는 해당 약제의 부당금액에 대한 2차 위반으로 본다. 2차 위반 후의 위반행위에 대한 경우에도 같다.

5. 3차 위반에 대한 요양급여의 적용 정지 처분 이후 3차 위반의 경우와 동일한 약제에 대하여 부당금액을 달리하는 위반행위가 있는 경우에는 해당 약제의 부당금액에 대한 4차 위반으로 본다. 4차 위반 후의 위반행위에 대한 경우에도 같다.

3. 과징금 부과기준

과징금은 약제의 요양급여의 적용 정지 처분을 결정한 날의 전년도 1년간 해당 약제로 인해 발생한 요양급여비용의 심사결정 총액에 다음 표에 따른 적용 정지 기간별 과징금 부과 비율을 곱한 금액으로 한다. 이 경우 해당 약제에 대한 요양급여의 적용 기간이 1년 미만인 경우에는 해당 약제를 법 제41조제2항에 따라 요양급여의 대상으로 보건복지부장관이 정하여 고시한 날(고시한 날이 2개 이상인 경우에는 최근 고시한 날을 말한다)부터 약제의 요양급여 적용 정지 처분을 결정한 날까지 요양급여로 제공하여 발생한 요양급여비용의 심사결정액을 연 요양급여비용으로 환산한 금액을 요양급여비용의 심사결정 총액으로 한다.

적용 정지 기간	부과 비율(%)	
	3차 위반	4차 위반 이상
15일	11	
1개월	15	55
2개월	19	59
3개월	23	63
4개월	27	67
5개월	31	71
6개월	35	75
7개월	39	79
8개월	43	83
9개월	47	87
10개월	51	91
11개월		95
12개월		97

시행령 [별표 4의3] 〈개정 2017.3.27.〉 〈개정 2017.9.19.〉 〈개정 2018.3.20.〉 〈개정 2018.6.26.〉 〈개정 2018.12.18.〉 〈개정 2018.12.24.〉 〈개정 2019.6.11.〉

제공 요청 자료(제69조의2제1항 및 제2항 관련)

1. 법 제96조제1항에서 "대통령령으로 정하는 자료"란 다음 각 목의 자료를 말한다.

가. 「주민등록법」에 따른 주민등록자료

나. 가족관계의 등록 등에 관한 법률」에 따른 가족관계등록 전산정보자료와 가족관계기록사항에 관한 증명서

다. 「출입국관리법」에 따른 외국인등록자료 및 국민·외국인의 출입국자료

라. 「재외동포의 출입국과 법적 지위에 관한 법률」에 따른 재외국민 및 외국국적동포의 국내거소신고자료

마. 「병역법」에 따른 병역 복무자료

바. 「형의 집행 및 수용자의 처우에 관한 법률」, 「보호소년 등의 처우에 관한 법률」, 「치료감호 등에 관한 법률」에 따른 시설의 입·출소(원)자 성명 및 주민등록번호, 입·출소(원)일, 수용여부 자료

사. 「국세기본법」, 「국세징수법」, 「소득세법」, 「법인세법」, 「상속세 및 증여세법」, 「부가가치세법」, 「지방세기본법」, 「지방세징수법」, 「지방세법」, 「수출용 원재료에 대한 관세 등 환급에 관한 특례법」에 따른 과세·환급자료

아. 「부동산등기법」에 따른 토지등기사항증명서·건물등기사항증명서, 「선박등기법」에 따른 선박등기사항증명서, 「동산·채권 등의 담보에 관한 법률」에 따른 담보등기부 및 「상업등기법」, 「비송사건절차법」 등에 따른 법인등기사항증명서

자. 「농지법」에 따른 농지원부, 「자동차관리법」에 따른 자동차등록원부, 「건설기계관리법」에 따른 건설기계등록원부, 「선박법」에 따른 선박원부, 「항공법」에 따른 항공기등록원부 및 「특허권 등의 등록령」에 따른 등록원부

차. 「공간정보의 구축 및 관리 등에 관한 법률」에 따른 지적공부, 부동산종합공부

카. 「의료법」 제22조에 따른 진료기록부등과 처방전

타. 「약사법」에 따른 조제기록부

파. 법 제41조에 따른 요양급여비용 계산서·영수증과 본인부담금수납대장, 약제·치료재료·의료기기 등 요양급여 구성요소의 구입에 관한 자료

하. 「도로교통법 시행령」 제32조 본문에 따른 교통사고의 조사에 관한 서류 등 경찰청, 해양경찰청 등이 사건사고 내역을 확인할 수 있도록 발급하는 자료

거. 요양기관, 「의료급여법」에 따른 의료급여기관, 「의료법」에 따른 의료기관, 「건강검진기본법」에 따른 건강검진기관, 「약사법」에 따른 의약품도매상, 의약품·의약외품의 제조업자·품목허가를 받은 자·수입자·판매업자, 「의료기기법」

에 따른 의료기기취급자, 「식품위생법」에 따른 집단급식소 운영자, 「마약류 관리에 관한 법률」에 따른 마약류취급자 등에 대한 업무정지·허가취소 등 처분에 대한 자료

너. 「119구조·구급에 관한 법률」에 따른 구조·구급활동자료 등 화재·재난·재해 관련 자료

더. 법 제51조에 따른 보조기기의 기준액·가격의 결정 및 조정, 신청·지급내역 등 관련자료

러. 노인틀니, 임플란트 및 치석제거 등록자료 등 치과분야 관련 자료

머. 본인일부부담산정특례 등록자료

버. 임신·출산 진료비, 희귀난치성질환자 의료비 관련 자료

서. 「건강검진기본법」에 따른 건강검진기관의 지정·승인·평가 관련 자료, 「지역보건법」에 따른 건강진단등 신고서 접수내역

어. 「국민연금법」에 따른 가입자에 관한 자료, 「고용보험 및 산업재해보상보험의 보험료징수 등에 관한 법률」에 따른 보험가입자에 관한 자료, 「임금채권보장법」에 따른 체불임금에 관한 자료, 「석면피해구제법」에 따른 석면피해구제분담금에 관한 자료

저. 「사회복지사업법」 제2조제1호 각 목의 법률, 「국가유공자 등 예우 및 지원에 관한 법률」 등 다른 법령에 따라 받는 급여, 보상 또는 지원 관련 자료

처. 요양기관 및 「노인장기요양보험법」에 따른 장기요양기관의 시설·장비·인력 등 요양기관 현황 자료

커. 「약사법」, 「의료기기법」 및 「장애인·노인 등을 위한 보조기기 지원 및 활용촉진에 관한 법률」에 따른 약제·치료재료·의료기기·보조기기의 제조·수입·판매·도매 업무를 하는 자의 제조·수입·판매·도매 현황 및 관련 서류, 원가 관련 자료 등 보험급여비용의 결정·조정과 관련한 자료

터. 「근로기준법」,「산업재해보상보험법」,「선원법」,「어선원 및 어선 재해보상보험법」,「국민연금법」, 「공무원연금법」,「군인연금법」,「사립학교교직원 연금법」, 「별정우체국법」 등 다른 법령에 의하여 받는 급여나 보상(報償) 또는 보상(補償) 관련 자료

퍼. 「의료급여법」등 다른 법령에 따라 공단이 수탁한 사업 또는 건강보험과 관련하여 보건복지부장관이 필요하다고 인정한 업무 수행에 필요한 자료

허. 「여신전문금융업법」 제64조제6호에 따라 관리하는 신용카드 가맹점 여부의 확인에 관한 자료

고. 「공익사업을 위한 토지 등의 취득 및 보상에 관한 법률」 제40조에 따라 지급하는 보상금에 관한 자료

노. 「공탁법」 제4조에 따른 법원공탁금 자료(건강보험료 등의 체납이 있는 자만 해당한다)

도. 「산업재해보상보험법」 제125조에 따른 특수형태근로종사자에 관한 자료

로. 「노인장기요양보험법 시행령」 제9조에 따라 수급자의 일상생활·신체활동 지원 및 인지기능의 유지·향상에 필요한 용구로서 보건복지부장관이 정하여 고시하는 것의 제조·수입·판매·도매 업무를 하는 자의 제조·수입·판매·도매 현황 및 관련 서류, 원가 관련 자료 등 보험급여 비용의 결정·조정과 관련한 자료

모. 「주택임대차보호법」 제3조의6에 따른 확정일자 부여에 관한 자료

보. 「민간임대주택에 관한 특별법」에 따른 임대사업자 등록자료 및 임대주택 관련 통계 자료

소. 「외국인근로자의 고용 등에 관한 법률」 제17조에 따른 외국인근로자와의 근로계약 해지 및 그 밖에 고용과 관련된 중요 사항 등에 관한 자료와 「출입국관리법」 제19조에 따른 외국인 해고, 퇴직 및 고용계약의 중요한 변경 내용 등에 관한 자료

오. 「국적법」에 따른 국적 취득 및 국적 상실 등에 관한 자료

조. 그 밖에 국가, 지방자치단체, 요양기관, 「보험업법」에 따른 보험회사 및 보험료율 산출 기관, 「공공기관의 운영에 관한 법률」에 따른 공공기관, 그 밖의 공공단체 등이 보유한 자료로서 법 제14조제1항 각 호의 업무를 위해 필요한 자료

2. 법 제96조제2항에서 "대통령령으로 정하는 자료"란 다음 각 목의 자료를 말한다.

가. 법 제96조의2에 따라 요양기관이 보존하여야 하는 서류

나. 「의료법」 제22조에 따라 보존하여야 하는 진료에 관한 기록

다. 「약사법」 제29조 및 제30조에 따라 보존하여야 하는 처방전 및 조제기록부

라. 가목부터 다목까지에서 규정한 사항 외에 요양급여의 내용에 관한 자료 및 이를 증명하는 서류

마. 법 제43조에 따른 신고사항 등 요양기관의 현황과 관련한 사실을 확인하기 위해 필요한 자료

바. 「약사법」 및 「의료기기법」에 따른 약제·치료재료·의료기기의 제조·수입·판매·도매 업무를 하는 자의 제조·수입·판매·도매 현황 및 관련 서류, 원가 관련 자료 등 요양급여비용의 결정·조정과 관련한 자료

사. 「주민등록법」에 따른 주민등록자료

아. 「출입국관리법」에 따른 출입국자료

자. 「국세기본법」또는「지방세기본법」에 따른 과세자료

차. 「국민건강보험법」,「의료급여법」,「보훈보상대상자 지원에 관한 법률」,「산업재해보상보험법」 등에 따른 자격, 급여제공 또는 비용지원, 급여의 제한·정지에 대한 자료

카. 다음 각 목의 자에 대한 면허, 자격 및 행정처분 등에 대한 자료

1) 「의료법」에 따른 의사, 치과의사, 한의사, 조산사, 간호사 및 간호조무사
2) 「약사법」에 따른 약사 및 한약사
3) 「의료기사 등에 관한 법률」에 따른 임상병리사, 방사선사, 물리치료사, 작업치료사, 치과기공사, 치과위생사 및 보건의료정보관리사
4) 「사회복지사업법」에 따른 사회복지사
5) 「국민영양관리법」에 따른 영양사
6) 「식품위생법」에 따른 조리사
7) 「정신건강증진 및 정신질환자 복지서비스 지원에 관한 법률」에 따른 정신건강전문요원
8) 「원자력안전법」에 따른 방사성동위원소취급자 및 방사선취급감독자
9) 그 밖에 다른 법령에 따라 면허를 받거나 자격을 인정받은 자로서 요양급여 관련 업무에 종사하는 자

타. 요양기관, 「의료급여법」에 따른 의료급여기관, 「의료법」에 따른 의료기관, 「약사법」에 따른 의약품도매상, 의약품·의약외품의 제조업자·품목허가를 받은 자·수입자·판매업자, 「의료기기법」에 따른 의료기기취급자, 「식품위생법」에 따른 집단급식소 운영자, 「마약류 관리에 관한 법률」에 따른 마약류취급자 등에 대한 업무정지·허가취소 등 처분에 대한 자료

파. 그 밖에 국가, 지방자치단체, 요양기관, 「보험업법」에 따른 보험회사 및 보험료율 산출 기관, 「공공기관의 운영에 관한 법률」에 따른 공공기관, 그 밖의 공공단체 등이 보유한 자료로서 법 제63조제1항 각 호의 업무를 위해 필요한 자료

시행령 [별표 5] 〈개정 2018.6.26.〉 〈개정 2018.9.28.〉

업무정지 처분 및 과징금 부과의 기준(제70조제1항 관련)

1. 업무정지 처분기준

가. 요양기관이 법 제98조제1항제1호 또는 제3호에 해당하는 경우의 업무정지기간은 다음 표와 같다.

(단위: 일)

월평균 부당금액	부당비율				
	0.5% 이상 1% 미만	1% 이상 2% 미만	2% 이상 3% 미만	3% 이상 4% 미만	4% 이상 5% 미만
20만원 이상~25만원 미만			10	20	30
25만원 이상~40만원 미만		10	20	30	40
40만원 이상~80만원 미만	10	20	30	40	50
80만원 이상~160만원 미만	15	25	35	45	55
160만원 이상~320만원 미만	20	30	40	50	60
320만원 이상~640만원 미만	25	35	45	55	65
640만원 이상~1,000만원 미만	30	40	50	60	70
1,000만원 이상~2,000만원 미만	35	45	55	65	75
2,000만원 이상~3,000만원 미만	40	50	60	70	80
3,000만원 이상~4,000만원 미만	45	55	65	75	85
4,000만원 이상~5,000만원 미만	50	60	70	80	90
5,000만원 이상~1억원 미만	55	65	75	85	95
1억원 이상	60	70	80	90	100

비고: 1. 월평균 부당금액은 조사대상 기간(요양기관이 속임수나 그 밖의 부당한 방법으로 요양급여비용을 청구하였는지 확인하기 위하여 6개월부터 36개월까지의 범위에서 보건복지부장관이 정하는 기간을 말한다. 이하 같다) 동안 요양기관이 속임수나 그 밖의 부당한 방법으로 공단에 요양급여비용을 부담하게 한 금액과 가입자 또는 피부양자에게 본인부담액을 부담하게 한 금액을 합산한 금액(이하 "총부당금액"이라 한다)을 조사대상 기간의 개월 수로 나눈 금액으로 한다.

2. 부당비율은 (총부당금액/요양급여비용 총액 + 요양급여비용 총액에 포함되지 않은 부당금액) × 100으로 산출한다.

3. "요양급여비용 총액"이란 조사대상 기간에 해당되는 심사결정된 요양급여비용(법 제47조제2항에 따라 심사청구된 요양급여비용에 대하여 심사평가원이 심사결정한 요양급여비용을 말한다)을 합산한 금액을 말한다.
4. "요양급여비용 총액에 포함되지 않은 부당금액"이란 조사대상 기간 동안 해당 요양기관의 요양급여비용 총액에는 포함되지 않으나 속임수나 그 밖의 부당한 방법으로 공단에 요양급여비용을 부담하게 한 금액과 가입자 또는 피부양자에게 본인부담액을 부담하게 한 금액을 말한다.
5. 부당비율이 5% 이상인 경우에는 초과 1%마다 업무정지기간을 3일씩 가산하되, 소수점 이하의 부당비율은 올림한다.
6. 월평균 부당금액이 40만원 미만인 경우에 위 표에 따라 계산한 업무정지기간이 50일을 초과하는 경우 50일로 보며, 위 표에 따라 계산한 업무정지기간이 365일을 초과하는 경우 365일로 본다.

나. 요양기관이 법 제97조제2항에 따른 관계 서류(컴퓨터 등 전산기록장치로 저장·보존하는 경우에는 그 전산기록을 포함한다. 이하 같다)의 제출명령을 위반하거나 거짓 보고를 하거나 거짓 서류를 제출하거나, 관계 공무원의 검사 또는 질문을 거부·방해 또는 기피하였을 때에는 업무정지기간을 1년으로 한다. 다만, 관계 서류 중 진료기록부, 투약기록, 진료비계산서 및 본인부담액 수납대장을 제외한 서류의 전부 또는 일부의 제출명령에 위반한 경우에는 업무정지기간을 180일로 한다.

다. 가목과 나목 모두에 해당되는 요양기관의 업무정지기간은 해당 기간을 합한 기간으로 한다. 다만, 업무정지기간을 합하는 경우에도 법 제98조제1항에 따른 기간을 넘을 수 없다.

2. 과징금 부과기준

가. 과징금은 업무정지기간이 10일인 경우에는 총부당금액의 2배, 업무정지기간이 10일을 초과하여 30일까지에 해당하는 경우에는 총부당금액의 3배, 30일을 초과하여 50일까지에 해당하는 경우에는 총부당금액의 4배, 업무정지기간이 50일을 초과하는 경우에는 총부당금액의 5배로 한다.

나. 요양기관이 과징금의 분할납부를 신청하는 경우 보건복지부장관은 12개월의 범위에서 과징금의 분할납부를 허용할 수 있다.

3. 가중처분

가. 요양기관이 법 제98조제1항·제5항 및 제99조제1항·제9항에 따른 업무정지 또는 과징금 처분을 받은 이후 5년 이내에 법 제98조제1항 각 호의 위반행위를 하였을 경우에는 해당 위반행위에 대한 업무정지기간 또는 과징금(같은 항 제2호의 위반행위를 한 경우는 제외한다. 이하 이 목에서 같다)의 2배에 해당하는 처분을 할 수 있다. 이 경우 업무정지기간은 1년을 넘을 수 없으며 과징금은 총부당금액의 5배를 넘을 수 없다.

나. 가목에 따른 5년 이내의 기간 산정은 위반사실이 확인된 날부터 그 직전에 업무정지 또는 과징금 처분서를 송달받은 날까지로 한다.

4. 감면처분

다음 각 목의 어느 하나에 해당하는 경우에는 업무정지기간 또는 과징금 금액을 감경하거나 면제할 수 있다. 다만, 속임수를 사용하여 공단·가입자 및 피부양자에게 요양급여비용을 부담하게 하였을 때에는 그러하지 아니하다.

가. 요양급여비용을 부당청구한 요양기관이 그 부당청구 사실이 적발되기 전에 보건복지부장관 등의 감독관청에 부당청구 사실을 자진하여 신고한 경우

나. 요양기관의 대표자가 인지할 수 없었던 불가항력적인 사유로 요양급여비용 부당청구가 발생한 사실이 객관적으로 증명된 경우

다. 그 밖에 위반행위의 동기·목적·정도 및 위반횟수 등을 고려하여 보건복지부장관이 정하여 고시하는 감면기준에 해당하는 경우

시행령 [별표 6] 개정 2019.6.11.

포상금 지급 기준(제75조제4항 관련)

신고인 유형	지급기준	
	징수금	포상금
1. 속임수나 그 밖의 부당한 방법으로 보험급여를 받은 사람을 신고한 경우	1만원 이상 1천만원 이하	징수금 × 20/100
	1천만원 초과 2천만원 이하	200만원 + [(징수금 – 1천만원) × 15/100]
	2천만원 초과	350만원 + [(징수금 – 2천만원) × 10/100] 다만, 500만원을 넘는 경우에는 500만원으로 한다.
2. 속임수나 그 밖의 부당한 방법으로 보험급여 비용을 지급받은 요양기관을 신고한 경우 가. 요양기관 관련자 1) 요양기관에 근무하거나 근무하였던 의사, 약사, 간호사, 의료기사 및 그 밖의 직원 등이 그 요양기관을 신고한 경우 2) 약제·치료재료의 제조업자·판매업자에게 고용되어 있거나 고용되었던 사람이 요양기관을 신고하는 경우	15만원 이상 1천만원 이하	징수금 × 30/100
	1천만원 초과 5천만원 이하	300만원 + [(징수금 – 1천만원) × 20/100]
	5천만원 초과	1,100만원 + [(징수금 – 5천만원) × 10/100] 다만, 10억원을 넘는 경우에는 10억원으로 한다.
나. 요양기관 이용자: 요양기관에서 진료를 받은 사람, 그 배우자 및 직계존비속이 해당 진료와 관련된 요양급여비용에 대하여 요양기관을 신고하는 경우	2천원 이상 2만5천원 이하	1만원
	2만5천원 초과	징수금 × 40/100 다만, 500만원을 넘는 경우에는 500만원으로 한다.
다. 그 밖의 신고인: 가목 및 나목에 해당하지 않는 사람이 요양기관을 신고한 경우	10만원 이상 1천만원 이하	징수금 × 20/100
	1천만원 초과 2천만원 이하	200만원 + [(징수금 – 1천만원) × 15/100]
	2천만원 초과	350만원 + [(징수금 – 2천만원) × 10/100)] 다만, 500만원을 넘는 경우에는 500만원으로 한다.

비고: 1. "징수금"이란 공단이 신고인의 신고 사실과 관련하여 속임수나 그 밖의 부당한 방법으로 보험급여를 받은 사람 또는 보험급여비용을 받은 요양기관에 대하여 징수한 금액을 말한다.
2. 위 표의 징수금의 금액에 해당되지 않는 경우는 신고 대상에서 제외한다.
3. 포상금으로 지급할 금액 중 1천원 미만의 금액은 지급하지 않는다.

시행령 [별표 7] 개정 2018.9.28. 개정 2018.12.24. 개정 2019.6.11.

과태료 부과기준(제82조 관련)

1. 일반기준

가. 위반행위의 횟수에 따른 과태료의 부과기준은 최근 1년간 같은 위반행위로 과태료 부과처분을 받은 경우에 적용한다. 이 경우 기간의 계산은 위반행위에 대하여 과태료 부과처분을 받은 날과 그 처분 후 다시 같은 위반행위를 하여 적발된 날을 기준으로 한다.

나. 가목에 따라 가중된 부과처분을 하는 경우 가중처분의 적용 차수는 그 위반행위 전 부과처분 차수(가목에 따른 기간 내에 과태료 부과처분이 둘 이상 있었던 경우에는 높은 차수를 말한다)의 다음 차수로 한다.

다. 보건복지부장관은 다음의 어느 하나에 해당하는 경우에는 제2호의 개별기준에 따른 과태료 금액의 2분의 1 범위에서 그 금액을 줄일 수 있다. 다만, 과태료를 체납하고 있는 위반행위자에 대해서는 그렇지 않다.

1) 위반행위자가 「질서위반행위규제법 시행령」 제2조의2제1항 각 호의 어느 하나에 해당하는 경우

2) 위반행위가 사소한 부주의나 오류로 인한 것으로 인정되는 경우
3) 위반행위자가 스스로 신고하였거나 조사에 협조하였다고 인정되는 경우
4) 그 밖에 위반행위의 정도, 위반행위의 동기와 그 결과 등을 고려하여 과태료 금액을 줄일 필요가 있다고 인정되는 경우

라. 보건복지부장관은 다음의 어느 하나에 해당하는 경우에는 제2호에 따른 과태료 금액의 2분의 1 범위에서 그 금액을 늘릴 수 있다. 다만, 늘리는 경우에도 법 제119조에 따른 과태료 금액의 상한을 넘을 수 없다.
1) 위반행위가 고의나 중대한 과실로 인한 것으로 인정되는 경우
2) 법 위반상태의 기간이 6개월 이상인 경우
3) 그 밖에 위반행위의 정도, 위반행위의 동기와 그 결과 등을 고려하여 과태료를 늘릴 필요가 있다고 인정되는 경우

2. 개별기준

위반행위	근거 법조문	과태료 금액(단위: 만원)		
		1차 위반	2차 위반	3차 이상 위반
가. 법 제7조를 위반하여 신고를 하지 않거나 거짓으로 신고한 경우	법 제119조제3항제1호	150	300	500
나. 삭제 <2019.6.11.>				
다. 정당한 사유 없이 법 제94조제1항을 위반하여 신고·서류제출을 하지 않거나 거짓으로 신고·서류제출을 한 경우	법 제119조제3항제2호	150	300	500
라. 법 제96조의2를 위반하여 서류를 보존하지 않은 경우	법 제119조제4항제4호	30	60	100
마. 정당한 사유 없이 법 제97조제1항, 제3항부터 제5항까지의 규정을 위반하여 보고·서류제출을 하지 않거나 거짓으로 보고·서류제출을 한 경우	법 제119조제3항제3호	150	300	500
바. 법 제98조제4항을 위반하여 행정처분을 받은 사실 또는 행정처분절차가 진행 중인 사실을 지체없이 알리지 않은 경우	법 제119조제3항제4호	500	500	500
사. 정당한 사유 없이 법 제101조제2항을 위반하여 서류를 제출하지 않거나 거짓으로 제출한 경우	법 제119조제3항제5호	150	300	500
아. 법 제103조에 따른 명령을 위반한 경우	법 제119조제4항제5호	30	60	100
자. 법 제105조를 위반한 경우	법 제119조제4항제6호	30	60	100

시행규칙 [별표 1] 개정 2018.3.6.

피부양자 자격의 인정기준 중 부양요건(제2조제1항제1호 관련)

가입자와의 관계	부양요건	
	동거 시	비동거 시
1. 배우자	○부양 인정	○부양 인정
2. 부모인 직계존속		
가. 부모(아버지 또는 어머니와 재혼한 배우자 포함)	○부양 인정	○부모(아버지 또는 어머니와 재혼한 배우자 포함)와 동거하고 있는 형제자매가 없거나, 있어도 보수 또는 소득이 없는 경우 부양 인정

가입자와의 관계	부양요건	
	동거 시	비동거 시
나. 법률상의 부모가 아닌 친생부모(이하 "친생부모"라 한다)	○부양 인정	○친생부모의 배우자 또는 동거하고 있는 직계비속이 없거나, 있어도 보수 또는 소득이 없는 경우 부양 인정
3. 자녀(법률상의 자녀가 아닌 친생자녀 포함)인 직계비속	○부양 인정	○미혼(이혼·사별한 경우 포함)인 경우 부양 인정. 다만, 이혼·사별한 경우 자녀인 직계비속이 없거나, 있어도 보수 또는 소득이 없는 경우 부양 인정
4. 조부모·외조부모 이상인 직계존속	○부양 인정	○조부모·외조부모 이상인 직계존속과 동거하고 있는 직계비속이 없거나, 있어도 보수 또는 소득이 없는 경우 부양 인정
5. 손·외손 이하인 직계비속	○부모가 없거나, 아버지 또는 어머니가 있어도 보수 또는 소득이 없는 경우 부양 인정	○미혼(이혼·사별한 경우 포함)으로서 부모가 없는 경우 부양 인정. 다만, 이혼·사별한 경우 자녀인 직계비속이 없거나, 있어도 보수 또는 소득이 없는 경우 부양 인정
6. 직계비속의 배우자	○부양 인정	○부양 불인정
7. 배우자의 부모인 직계존속(배우자의 아버지 또는 어머니와 재혼한 배우자 포함)	○부양 인정	○배우자의 부모(아버지 또는 어머니와 재혼한 배우자 포함)와 동거하고 있는 배우자의 형제자매가 없거나, 있어도 보수 또는 소득이 없는 경우 부양 인정
8. 배우자의 조부모·외조부모 이상인 직계존속	○부양 인정	○배우자의 조부모·외조부모 이상인 직계존속과 동거하고 있는 직계비속이 없거나, 있어도 보수 또는 소득이 없는 경우 부양 인정
9. 배우자의 직계비속	○미혼(이혼·사별한 경우 포함)인 경우 부양 인정. 다만, 이혼·사별한 경우 자녀인 직계비속이 없거나, 있어도 보수 또는 소득이 없는 경우 부양 인정	○부양 불인정
10. 다음 각 목의 어느 하나에 해당하는 형제·자매 가. 30세 미만 나. 65세 이상 다. 「장애인복지법」 제32조에 따라 등록한 장애인 라. 「국가유공자 등 예우 및 지원에 관한 법률」 제4조·제73조 및 제74조에 따른 국가유공자 등(법률 제11041호로 개정되기 전의 「국가유공자 등 예우 및 지원에 관한 법률」 제73조의2에 따른 국가유공자 등을 포함한다)으로서 같은 법 제6조의4에 따른 상이등급 판정을 받은 사람 마. 「보훈보상대상자 지원에 관한 법률」 제2조에 따른 보훈보상대상자로서 같은 법 제6조에 따른 상이등급 판정을 받은 사람	○미혼(이혼·사별한 경우 포함)으로 부모가 없거나, 있어도 부모가 보수 또는 소득이 없는 경우 부양 인정. 다만, 이혼·사별한 경우 자녀인 직계비속이 없거나, 있어도 보수 또는 소득이 없는 경우 부양 인정	○미혼(이혼·사별한 경우 포함)으로 부모 및 직장가입자 외의 다른 형제·자매가 없거나, 있어도 부모 및 동거하고 있는 형제·자매가 보수 또는 소득이 없는 경우 부양 인정. 다만, 이혼·사별한 경우 자녀인 직계비속이 없거나, 있어도 보수 또는 소득이 없는 경우 부양 인정

시행규칙 [별표 1의2] 개정 2018.3.6.

피부양자 자격의 인정기준 중 소득 및 재산요건(제2조제1항제2호 관련)

1. 직장가입자의 피부양자가 되려는 사람은 다음 각 목에서 정하는 소득요건을 모두 충족하여야 한다.

가. 영 제41조제1항 각 호에 따른 소득의 합계액이 연간 3,400만원 이하일 것

나. 영 제41조제1항제3호의 사업소득(이하 이 표에서 “사업소득”이라 한다)이 없을 것. 다만, 피부양자가 되려는 사람이 다음의 어느 하나에 해당하는 경우 해당되는 사업소득 요건을 충족하면 사업소득이 없는 것으로 본다.

1) 사업자등록이 되어 있지 않은 경우: 사업소득의 합계액이 연간 500만원 이하일 것

2) 「장애인복지법」 제32조에 따라 장애인으로 등록한 사람, 「국가유공자 등 예우 및 지원에 관한 법률」 제4조 · 제73조 및 제74조에 따른 국가유공자 등(법률 제11041호로 개정되기 전의 「국가유공자 등 예우 및 지원에 관한 법률」 제73조의2에 따른 국가유공자 등을 포함한다)으로서 같은 법 제6조의4에 따른 상이등급 판정을 받은 사람과 「보훈보상대상자 지원에 관한 법률」 제2조에 따른 보훈보상대상자로서 같은 법 제6조에 따른 상이등급 판정을 받은 사람인 경우: 사업소득의 합계액이 연간 500만원 이하일 것

다. 피부양자가 되려는 사람이 폐업 등에 따른 사업중단 등의 사유로 소득이 발생하지 않게 된 경우, 「도시 및 주거환경정비법」에 따른 주택재건축사업으로 발생한 사업소득을 제외하면 가목 및 나목의 요건을 충족하는 경우 등 관계자료에 의하여 공단이 인정한 경우에는 가목 및 나목의 요건을 충족하는 것으로 본다.

라. 피부양자가 되려는 사람이 기혼자인 경우에는 부부 모두 가목부터 다목까지의 요건을 충족하여야 한다.

2. 직장가입자의 피부양자가 되려는 사람은 각 목에서 정하는 재산요건 중 어느 하나에 해당하여야 한다.

가. 별표 1의 제1호부터 제9호까지에 해당하는 경우: 다음의 어느 하나에 해당할 것

1) 영 제42조제3항제1호에 따른 재산에 대한 「지방세법」 제110조에 따른 재산세 과세표준의 합이 5억 4천만원을 초과하면서 9억원 이하이고, 영 제41조제1항 각 호에 따른 소득의 합계액이 연간 1천만원 이하일 것

2) 영 제42조제3항제1호에 따른 재산에 대한 「지방세법」 제110조에 따른 재산세 과세표준의 합이 5억4천만원 이하일 것

나. 별표 1의 제10호에 해당하는 경우: 영 제42조제3항제1호에 따른 재산에 대한 「지방세법」 제110조에 따른 재산세 과세표준의 합이 1억8천만원 이하일 것

시행규칙 [별표 2]

전문요양기관의 인정기준(제11조제1항 관련)

전문요양기관은 다음 각 호의 어느 하나에 해당하는 요건을 갖추어야 한다.

1. 「의료법」 제3조 · 제36조에 따른 병원급 이상의 시설 · 장비 · 인력 등을 갖추고 결핵, 한센병, 정신질환, 심장질환, 재활치료, 그 밖에 보건복지부장관이 정하는 감염성 질환 및 만성질환 중 1개의 질환을 전문적으로 진료하는 의료기관으로서 해당 특정질환의 진료실적이 총 진료실적의 100분의 80 이상(심장질환을 전문적으로 진료하는 의료기관의 경우에는 심장수술 실적이 연간 300건 이상)이어야 한다.
2. 「전문의의 수련 및 자격 인정 등에 관한 규정 시행규칙」 제7조제1항 · 제2항 및 제4항에 따른 인턴 수련병원 지정기준 또는 레지던트 수련병원 지정기준을 충족하는 의료기관으로서 해당 과목의 진료실적이 총 진료실적의 100분의 50 이상이어야 한다.

시행규칙 [별표 2의2] 개정 2018.6.29.

요양기관 및 의료장비 현황(변경) 신고 관련 신고서 및 서류를 제출한 것으로 보는 기준(제12조제3항 관련)

1. 요양기관이 제12조제1항제1호가목에 따른 의료기관(또는 부속 의료기관) 개설신고증, 의료기관(또는 부속 의료기관) 개설허가증 또는 약국 개설등록증을 심사평가원에 제출한 것으로 보는 경우는 다음 각 목과 같다.

가. 의료기관 개설신고증을 제출한 것으로 보는 경우: 심사평가원이 시장 · 군수 · 구청장으로부터 「의료법」 제33조제3항 및 같은 법 시행규칙 제25조제1항에 따른 별지 제14호서식의 의료기관 개설신고서와 같은 조 제3항에 따른 별지 제15호서식의 의료기관 개설신고증명서를 통보받은 경우

나. 의료기관 개설허가증을 제출한 것으로 보는 경우: 심사평가원이 시·도지사로부터 「의료법」 제33조제4항 및 같은 법 시행규칙 제27조제1항에 따른 별지 제16호서식의 의료기관 개설허가신청서와 같은 조 제3항에 따른 별지 제17호서식의 의료기관 개설허가증을 통보받은 경우

다. 부속 의료기관 개설신고증을 제출한 것으로 보는 경우: 심사평가원이 시장·군수·구청장으로부터 「의료법」 제35조제1항 및 같은 법 시행규칙 제32조제1항에 따른 별지 제20호서식의 부속 의료기관 개설신고서와 같은 조 제2항에 따른 별지 제15호의2서식의 부속 의료기관 개설신고증명서를 통보받은 경우

라. 부속 의료기관 개설허가증을 제출한 것으로 보는 경우: 심사평가원이 시·도지사로부터 「의료법」 제35조제1항 및 같은 법 시행규칙 제32조제1항에 따른 별지 제20호서식의 부속 의료기관 개설허가신청서와 같은 조 제2항에 따른 별지 제17호의2서식의 부속 의료기관 개설허가증을 통보받은 경우

마. 약국 개설등록증을 제출한 것으로 보는 경우: 심사평가원이 시장·군수·구청장으로부터 「약사법」 제20조제2항 및 같은 법 시행규칙 제7조제1항에 따른 별지 제5호서식의 약국개설등록 신청서(신규등록인 경우에 한정한다)와 「약사법」 제20조제2항 및 같은 법 시행규칙 제8조에 따른 별지 제6호서식의 약국개설등록증을 통보받은 경우

2. 요양기관이 제12조제2항에 따른 별지 제17호서식의 요양기관 현황 변경신고서 및 변경된 사항을 증명하는 서류(개설 장소의 이전, 의료기관의 종류 또는 개설자 변경의 경우에는 제12조제1항에 따른 별지 제14호서식의 요양기관 현황 신고서를 포함한다)를 심사평가원에 제출한 것으로 보는 경우는 다음 각 목과 같다.

가. 심사평가원이 시장·군수·구청장으로부터 「의료법」 제33조제5항 및 같은 법 시행규칙 제26조제1항에 따른 별지 제14호서식의 신고사항 변경신고서(「의료법 시행규칙」 제26조제1항 각 호 외의 부분에 따른 개설 장소의 이전 또는 같은 항 제1호·제3호·제4호 및 제5호 중 하나 이상에 해당하는 개설신고사항에 대하여 변경 사항이 있는 경우에 한정한다)와 같은 조 제3항에 따른 별지 제15호서식의 의료기관 개설신고증명서를 통보받은 경우

나. 심사평가원이 시·도지사로부터 「의료법」 제33조제5항 및 같은 법 시행규칙 제28조제1항에 따른 별지 제16호서식의 허가사항 변경신청서(「의료법 시행규칙」 제28조제1항 각 호 외의 부분에 따른 개설 장소의 이전 또는 같은 항 제1호·제2호·제3호 및 제4호 중 하나 이상에 해당하는 개설허가 사항에 대하여 변경 사항이 있는 경우에 한정한다)와 같은 조 제3항에 따른 별지 제17호서식의 의료기관 개설허가증을 통보받은 경우

다. 심사평가원이 시장·군수·구청장으로부터 「의료법」 제35조제1항 및 같은 법 시행규칙 제32조제1항에 따른 별지 제20호서식의 부속 의료기관(「의료법」 제35조제1항에 따른 부속 의료기관 중 「국민건강보험법 시행령」 제18조제1항에 따라 요양기관에서 제외되지 아니한 것을 말한다. 이하 같다) 개설 변경신고서와 같은 조 제2항에 따른 별지 제15호의2서식의 부속 의료기관 개설신고증명서를 통보받은 경우. 이 경우 개설신고사항에 대한 변경사항에 대해서는 가목을 준용한다.

라. 심사평가원이 시·도지사로부터 「의료법」 제35조제1항 및 같은 법 시행규칙 제32조제1항에 따른 별지 제20호서식의 부속 의료기관 개설 변경허가신청과 같은 조 제2항에 따른 제17호의2서식의 부속 의료기관 개설허가증을 통보받은 경우. 이 경우 개설허가사항에 대한 변경사항에 대해서는 나목을 준용한다.

마. 심사평가원이 시장·군수·구청장으로부터 「약사법」 제20조제2항 및 같은 법 시행규칙 제7조제1항에 따른 별지 제5호서식의 약국개설등록 신청서(개설자 변경인 경우에 한정한다)와 「약사법」 제20조제2항 및 같은 법 시행규칙 제8조에 따른 별지 제6호서식의 약국개설등록증을 통보받은 경우

바. 심사평가원이 시장·군수·구청장으로부터 「약사법」 제20조제2항 및 같은 법 시행규칙 제9조제1항에 따른 별지 제7호서식의 약국등록사항 변경신청서(「약사법 시행규칙」 제9조제1항제1호 또는 제2호의 어느 하나에 해당하는 등록사항을 변경등록 하는 경우에 한정한다)와 같은 조 제3항에 따른 별지 제6호서식의 약국개설등록증을 통보받은 경우

사. 심사평가원이 시장·군수·구청장으로부터 「의료법」 제40조제1항 및 같은 법 시행규칙 제30조제1항에 따른 별지 제18호서식의 의료기관 폐업 또는 휴업 신고서를 통보받은 경우

아. 심사평가원이 시장·군수·구청장으로부터「약사법」 제22조 및 같은 법 시행규칙 제12조제1항에 따른 별지 제8호서식의 약국 폐업, 휴업 또는 업무재개 신고서를 통보받은 경우

자. 심사평가원이 시장·군수·구청장으로부터 「약사법」 제23조제5항에 따라 보건복지부장관이 정하는 의료기관이 없는 지역 또는 약국이 없는 지역에 해당한다는 사실을 통보받은 경우

3. 요양기관이 제12조제1항 본문에 따른 별지 제16호서식의 의료장비 현황(변경) 신고서 및 같은 항 제2호 각 목의 서류(「원자력안전법」 제56조제1항에 따른 검사 결과는 제외한다)를 심사평가원에 제출한 것으로 보는 경우는 다음 각 목과 같다.

가. 심사평가원이 시장·군수·구청장으로부터 「의료법」 제37조제1항 및 「진단용 방사선 발생장치의 안전관리에 관한 규칙」 제3조제1항에 따른 별지 제1호서식의 설치, 사용, 또는 재사용 신고서와 같은 조 제2항에 따른 별지 제3호서식의 신고증명서를 통보받은 경우

나. 「의료법」 제38조제1항 및 「특수의료장비의 설치 및 운영에 관한 규칙」 제2조제2항에 따른 별지 제1호서식의 특수의료장비 등록신청서와 같은 조 제3항에 따른 별지 제3호서식의 특수의료장비 등록증명서를 통보 받은 경우

4. 요양기관이 제12조제2항 본문에 따른 별지 제16호서식의 의료장비 현황(변경) 신고서 및 변경된 사항을 증명하는 서류를 심사평가원에 제출한 것으로 보는 경우는 다음 각 목과 같다.
   가. 심사평가원이 시장 · 군수 · 구청장으로부터 「의료법」 제37조제1항 및 「진단용 방사선 발생장치의 안전관리에 관한 규칙」 제3조제1항에 따른 별지 제2호서식의 사용중지, 양도, 이전 또는 폐기 신고서와 같은 조 제2항에 따른 별지 제3호서식의 신고증명서를 통보받은 경우
   나. 심사평가원이 시장 · 군수 · 구청장으로부터 「의료법」 제37조제1항 및 「진단용 방사선 발생장치의 안전관리에 관한 규칙」 제3조제4항에 따른 별지 제5호서식의 진단용 방사선 발생장치의 신고사항 변경신고서와 같은 조 제5항에 따른 별지 제3호서식의 신고증명서를 통보받은 경우
   다. 심사평가원이 시장 · 군수 · 구청장으로부터 「의료법」 제38조제1항 및 「특수의료장비의 설치 및 운영에 관한 규칙」 제4조제1항에 따른 별지 제6호서식의 특수의료장비 시설등록사항, 개설자/의료기관명칭 또는 용도/설치장소(주소) 변경통보서, 같은 조 제2항에 따른 별지 제3호서식의 특수의료장비 등록증명서를 통보받은 경우
   라. 심사평가원이 시장 · 군수 · 구청장으로부터 「의료법」 제38조제1항 및 「특수의료장비의 설치 및 운영에 관한 규칙」 제4조제3항에 따른 별지 제7호서식의 특수의료장비 양도, 폐기 또는 사용중지 통보서를 통보받은 경우

시행규칙 [별표 3] 개정 2017.12.29. 개정 2018.6.29.

외래진료 등의 요양급여비용 총액에 관한 조건 및 본인부담액(제13조제1항 관련)

1. 영 별표 2 제1호나목 및 제3호파목에 따라 65세 이상인 가입자 및 피부양자가 의원, 치과의원, 한의원 및 보건의료원에서 요양급여를 받는 경우의 본인부담액은 다음과 같다.

<table>
<tr><th>기관 종류</th><th colspan="2">요양급여비용 총액에 관한 조건</th><th>본인부담액</th></tr>
<tr><td rowspan="3">의원 · 치과의원(의약분업 예외지역은 제외한다) 및 보건의료원(한방과는 제외한다)</td><td colspan="2">요양급여비용 총액이 15,000원을 넘지 않는 경우</td><td>1,500원</td></tr>
<tr><td colspan="2">요양급여비용 총액이 15,000원을 넘고 20,000원을 넘지 않는 경우</td><td>요양급여비용 총액 × 10/100</td></tr>
<tr><td colspan="2">요양급여비용 총액이 20,000원을 넘고 25,000원을 넘지 않는 경우</td><td>요양급여비용 총액 × 20/100</td></tr>
<tr><td rowspan="6">의원 · 치과의원(의약분업 예외지역만 해당한다), 보건의료원(한방과만 해당한다) 및 한의원</td><td rowspan="3">투약 처방을 하는 경우</td><td>요양급여비용 총액이 15,000원을 넘지 않는 경우</td><td>1,500원</td></tr>
<tr><td>요양급여비용 총액이 15,000원을 넘고 25,000원을 넘지 않는 경우</td><td>요양급여비용 총액 × 10/100</td></tr>
<tr><td>요양급여비용 총액이 25,000원을 넘고 30,000원을 넘지 않는 경우</td><td>요양급여비용 총액 × 20/100</td></tr>
<tr><td rowspan="3">투약 처방을 하지 않는 경우</td><td>요양급여비용 총액이 15,000원을 넘지 않는 경우</td><td>1,500원</td></tr>
<tr><td>요양급여비용 총액이 15,000원을 넘고 20,000원을 넘지 않는 경우</td><td>요양급여비용 총액 × 10/100</td></tr>
<tr><td>요양급여비용 총액이 20,000원을 넘고 25,000원을 넘지 않는 경우</td><td>요양급여비용 총액 × 20/100</td></tr>
</table>

비고: 위 표 중 본인부담액이 "요양급여비용 총액 × 20/100"에 해당하는 경우로서, 영 별표 2 제3호파목에 따라 보건복지부장관이 정하여 고시하는 항목(이하 이 비고에서 "고시항목"이라 한다)에 대해 요양급여를 하는 경우 본인부담액은 (요양급여비용 총액 - 고시항목에 대한 요양급여비용) × 20/100 + 고시항목에 대한 요양급여비용 × 10/100으로 한다.

2. 영 별표 2 제1호나목에 따라 보건소, 보건지소, 보건진료소에서 요양급여를 받는 경우 해당 요양급여비용 총액이 12,000원을 넘지 않을 때의 본인부담액은 다음과 같다.

기관 종류	진료내용 또는 투약일수		본인부담액
보건소	의과 치과	처방전만을 발급한 경우	500원
		1일분 이상 3일분 이하의 투약을 한 경우	1,100원
		4일분 이상 6일분 이하의 투약을 한 경우	1,300원
		7일분 이상 투약을 한 경우	1,600원
	한방과	침・뜸(灸)・부항 등의 시술만 한 경우	1,100원
		1일분 투약만 한 경우	1,100원
		2일분 투약만 한 경우	1,300원
		3일분 투약만 한 경우	1,600원
		4일분 이상 투약만 한 경우	2,000원
		침・뜸(灸)・부항 등의 시술과 1일분 투약을 한 경우	1,300원
		침・뜸・부항 등의 시술과 2일분 투약을 한 경우	1,600원
		침・뜸・부항 등의 시술과 3일분 투약을 한 경우	1,800원
		침・뜸・부항 등의 시술과 4일분 이상 투약을 한 경우	2,200원
보건지소	의과 치과	처방전만을 발급한 경우	500원
		1일분 이상 3일분 이하 투약을 한 경우	900원
		4일분 이상 6일분 이하 투약을 한 경우	1,100원
		7일분 이상 투약을 한 경우	1,400원
	한방과	침・뜸・부항 등의 시술만 한 경우	1,100원
		1일분 투약만 한 경우	1,100원
		2일분 투약만 한 경우	1,300원
		3일분 투약만 한 경우	1,600원
		4일분 이상 투약만 한 경우	2,000원
		침・뜸・부항 등의 시술과 1일분 투약을 한 경우	1,300원
		침・뜸・부항 등의 시술과 2일분 투약을 한 경우	1,600원
		침・뜸・부항 등의 시술과 3일분 투약을 한 경우	1,800원
		침・뜸・부항 등의 시술과 4일분 이상 투약을 한 경우	2,200원
보건진료소	모든 경우		900원

비고: 보건소 또는 보건지소의 의과 및 치과에서 재활 및 물리치료를 받고 요양급여비용 총액이 12,000원을 넘지 않는 경우의 본인부담액은 위 표의 진료내용 또는 투약일수에 따른 본인부담액에 1일당 500원(재활 및 물리치료 본인부담액)을 더한 금액으로 한다.

시행규칙 [별표 4] 개정 2017.12.29.

약국 또는 한국희귀·필수의약품센터를 이용한 경우의 요양급여비용 총액에 관한 조건 및 본인부담액
(제13조제2항 관련)

<table>
<tr><th colspan="3">요양급여비용 총액에 관한 조건</th><th>본인부담액</th></tr>
<tr><td rowspan="2">1. 65세 이상인 가입자 또는 피부양자가 처방전에 따라 의약품을 조제받는 경우</td><td colspan="2">요양급여비용 총액이 10,000원을 넘지 않는 경우</td><td>1,000원</td></tr>
<tr><td colspan="2">요양급여비용 총액이 10,000원을 넘고 12,000원을 넘지 않는 경우</td><td>요양급여비용 총액 × 20/100</td></tr>
<tr><td rowspan="4">2. 처방전 없이 의약품을 조제받는 경우</td><td>요양급여비용 총액이 4,000원을 넘는 경우</td><td></td><td>요양급여비용 총액×40/100</td></tr>
<tr><td rowspan="3">요양급여비용 총액이 4,000원을 넘지 않는 경우</td><td>투약일수 1일</td><td>1,400원</td></tr>
<tr><td>투약일수 2일</td><td>1,600원</td></tr>
<tr><td>투약일수 3일 이상</td><td>2,000원</td></tr>
</table>

시행규칙 [별표 5]

본인부담액 경감 대상자 기준(제15조 관련)

1. 소득인정액 기준

영 별표 2 제3호라목에 따른 소득인정액은 영 별표 2 제3호라목에 따른 희귀난치성질환자등이 속한 세대(이하 "소득인정액 산정기준세대"라 한다)의 소득평가액과 재산의 소득환산액을 더하여 산정한다.

가. 소득인정액 산정기준세대의 범위

구 분	구체적 범위
소득인정액 산정기준세대에 포함되는 사람	1) 「주민등록법」 제6조제1항제1호에 따른 거주자 중 같은 법 시행령 제6조제1항에 따른 세대별 주민등록표에 기재된 사람(동거인은 제외한다) 2) 1) 외의 사람으로서 다음 각 항목의 어느 하나에 해당하는 사람 가) 1)에 해당하는 사람의 배우자(사실상 혼인관계에 있는 사람을 포함한다) 나) 1)에 해당하는 사람의 미혼자녀 중 30세 미만인 사람
소득인정액 산정기준세대에서 제외되는 사람	1) 현역군인 등 법률상 의무를 이행하기 위하여 다른 곳에서 거주하면서 의무 이행과 관련하여 생계를 보장받고 있는 사람 2) 외국에 3개월 이상 체류하는 사람 3) 「형의 집행 및 수용자의 처우에 관한 법률」 및 「치료감호법」 등에 따른 교도소·구치소·치료감호시설 등에 수용 중인 사람 4) 「국민기초생활 보장법」 제32조에 따른 보장시설에서 급여를 받고 있는 사람 5) 실종선고 절차가 진행 중인 사람 6) 가출 또는 행방불명의 사유로 경찰서 등 행정관청에 신고되어 1개월이 지난 사람

나. 소득평가액의 범위 및 산정기준은 「국민기초생활 보장법 시행령」 제5조의2를 준용한다. 이 경우 실제소득의 구체적인 범위는 같은 법 시행령 제5조에서 정하는 바에 따르되, 같은 조 제1항제4호나목에 해당하는 금액은 포함하지 아니한다.

다. 재산의 소득환산액은 지원세대의 재산(일반재산, 금융재산, 자동차) 가액(價額)에 소득환산율을 곱하여 산정하되, 소득환산의 대상이 되는 재산의 구체적인 범위, 소득환산액 산정방법, 재산가액 산정기준 및 소득환산율은 각각 다음 항목과 같다.

1) 소득환산의 대상이 되는 재산의 구체적인 범위는 「국민기초생활 보장법 시행령」 제5조의3제1항 각 호에서 정하는 바에 따른다. 다만, 「지방세법」 제124조에 따른 자동차 중 배기량 2,000cc 미만인 차령(車齡) 10년 이상의 자동차는 「국민기초생활 보장법 시행령」 제5조의3제1항제1호에 따른 일반재산에 포함시키고, 제1호가목의 소득인정액 산정기준세대에서 제외되는 사람의 재산을 소득인정액 산정기준세대에 포함되는 사람이 사용・수익하는 경우에는 이를 그 소득인정액 산정기준세대의 재산으로 본다.
2) 재산의 종류에 따른 구체적인 소득환산액 산정방법은 「국민기초생활 보장법 시행령」 제5조의4제1항에서 정하는 바에 따른다. 다만, 일반재산의 소득환산액을 산정하는 경우 같은 항 제1호가목의 경우에는 그 금액의 100분의 250에 해당하는 금액을 뺀다.
3) 재산가액 산정기준 및 소득환산율은 「국민기초생활 보장법 시행령」 제5조의3제3항 및 제5조의4제2항에서 정하는 바에 따른다.

2. 부양의무자 기준

가. 부양의무자가 있어도 부양능력이 없는 경우
1) 부양의무자가 부양해야 하는 본인부담액 경감 대상자가 1명인 경우: 부양의무자의 제1호나목에 따른 실제소득이 「국민기초생활 보장법」 제2조제11호에 따른 기준 중위소득의 100분의 120에 해당하는 금액 미만일 것
2) 부양의무자가 부양해야 하는 본인부담액 경감 대상자가 2명 이상인 경우: 부양의무자의 제1호나목에 따른 실제소득이 「국민기초생활 보장법」 제2조제11호에 따른 기준 중위소득의 100분의 120에 해당하는 금액에 본인부담액 경감 대상자 1명을 초과하는 인원당 기준 중위소득의 100분의 10에 해당하는 금액을 합한 금액 미만일 것

나. 부양의무자가 있어도 부양을 받을 수 없는 경우
1) 「병역법」에 따라 징집되거나 소집된 경우
2) 「해외이주법」 제2조에 따른 해외이주자에 해당하는 경우
3) 제1호가목의 소득인정액 산정기준세대에서 제외되는 자에 해당하는 경우

시행규칙 [별표 6] 〈개정 2017.4.10.〉 〈개정 2017.8.4.〉 〈개정 2018.6.29.〉 〈개정 2019.6.12.〉

요양급여비용의 본인부담 항목 및 부담률(제16조 관련)

1. 요양급여비용의 본인부담 항목

가. 다음에 해당하는 경우에는 그에 든 비용 총액(나목 및 라목부터 사목까지의 규정에 해당하는 비용이 있는 경우에는 그 비용을 포함한다)
1) 가입자 또는 피부양자가 「국민건강보험 요양급여의 기준에 관한 규칙」 제2조에 따른 요양급여의 절차에 따르지 않고 요양기관을 이용한 경우
2) 「병역법」에 따른 현역병(지원에 의하지 않고 임용된 하사를 포함한다), 전환복무된 사람 또는 군간부후보생으로 군에 복무 중인 가입자 또는 피부양자 및 교도소 또는 그 밖에 이에 준하는 시설에 수용되어 있는 가입자 또는 피부양자가 요양기관을 이용한 경우
3) 법 제53조제3항 및 제4항에 따라 가입자 또는 피부양자가 보험료 체납으로 급여제한을 받은 기간에 요양기관을 이용한 경우
4) 「학교폭력 예방 및 대책에 관한 법률」 제2조제1호에 따른 학교폭력 중 학생 간의 폭행에 의한 부상 또는 질병으로 요양기관을 이용한 경우
5) 「의료법」 제3조제2항제3호라목의 요양병원 중 「정신건강증진 및 정신질환자 복지서비스 지원에 관한 법률」 제3조제5호가목에 따른 정신병원과 「장애인복지법」 제58조제1항제4호의 장애인 의료재활시설을 제외한 요양병원에서 입원진료를 받는 가입자 또는 피부양자가 「국민건강보험 요양급여의 기준에 관한 규칙」 제6조제1항에 따라 요양급여를 의뢰하지 않고 다른 요양기관에서 진료를 받는 경우
6) 법 제109조제10항에 따라 보험급여를 하지 않는 기간에 요양기관을 이용한 경우

나. 다음에 해당하는 경우에는 보건복지부장관이 정하여 고시하는 공단이 부담하는 요양급여비용의 상한금액을 초과하는 비용
1) 요양급여의 필요성이 의학적으로 인정되는 약제・치료재료로서 해당 약제・치료재료의 상한금액이 대체 가능한 약제・치료재료의 상한금액의 2배 이상인 경우
2) 약제・치료재료에 대한 요양급여비용이 연간 200억원 이상 들어 보험재정에 상당한 부담을 줄 우려가 있는 약제

· 치료재료의 경우

다. 다음의 어느 하나에 해당하는 보험급여 항목의 경우에는 해당 보험급여 항목의 성격, 유형 및 빈도 등을 고려하여 보건복지부장관이 정하여 고시하는 비용

1) 보건복지부장관이 정하여 고시하는 고가의 의료장비 또는 의료용품 등을 사용하는 보험급여 항목으로서 해당 항목의 요양급여 비용이 보험재정에 상당한 부담을 준다고 인정되는 경우

2) 대체가능한 다른 요양급여 항목에 비하여 상대적으로 보험급여 비용이 높아 보험재정에 상당한 부담을 준다고 인정되는 경우

라. 삭제 <2018.6.29.>

마. 혈액성분 채집술을 위한 혈액 제공 적합성 검사에서 부적합으로 판정되어 혈액성분 채집술을 하지 않은 경우 든 검사비용

바. 요양기관의 과실이 없는 상태에서 가입자 또는 피부양자가 기피하여 준비된 혈액을 폐기하였을 경우의 혈액비용과 미리 채혈한 자기혈소판을 수혈하지 못한 경우 이에 든 비용

사. 「응급의료에 관한 법률」에 따라 요양기관의 구급차를 이용하여 이송되었을 경우의 이송처치료 및 응급의료수가(應急醫療酬價) 기준에서 정한 응급의료관리료 산정 대상이 아닌 환자의 응급의료관리료. 다만, 본문에 따른 응급의료관리료 산정 대상이 아닌 환자가 「공공보건의료에 관한 법률」 제12조제2항에 따라 보건복지부장관이 정하여 고시하는 의료취약지에 위치한 「응급의료에 관한 법률」 제31조에 따라 지정된 지역응급의료기관에 내원하는 경우에는 요양급여비용 중 「국민건강보험법」 제44조에 따른 본인일부부담금을 말한다.

아. 삭제

자. 영 별표 2 제2호에 따라 보건복지부장관이 정하여 고시하는 질병군에 대한 입원진료의 경우에는 가목에 해당하는 비용 및 사목 중 이송처치료에 해당하는 비용

차. 「호스피스·완화의료 및 임종과정에 있는 환자의 연명의료결정에 관한 법률」 제28조에 따라 호스피스전문기관으로 지정된 요양기관에서 호스피스·완화의료의 입원진료를 받는 경우에는 가목에 해당하는 비용 및 사목 중 이송처치료에 해당하는 비용

2. 요양급여비용의 본인부담률: 요양급여비용의 100분의 100. 다만, 제1호다목의 경우에는 100분의 70에서 100분의 100 범위에서 보건복지부장관이 정하여 고시하는 부담률을 적용한다.

시행규칙 [별표 7] 개정 2018.6.29. 개정 2018.12.31.

장애인보장구에 대한 보험급여기준(제26조제1항 관련)

1. 일반원칙

가. 보장구는 제2호에서 정한 것으로서, 의지(義肢)·보조기는 「장애인복지법」에 따라 의지·보조기 기사가 제조·수리한 것(팔보조기는 「의료기사 등에 관한 법률」에 따라 의사의 지도를 받아 작업치료사가 제조한 것을 포함한다)이어야 하고, 의료기기는 「의료기기법」에 따라 신고하거나 허가받은 것이어야 하며, 자세보조용구는 공단이 정하는 품질 및 안전에 관한 기준을 충족하는 것이어야 하고, 그 밖의 보장구는 관련 법령 등에 따라 제조·수입 또는 판매된 것이어야 한다.

나. 가목의 보장구 중 수동휠체어, 보청기, 전동휠체어, 전동스쿠터, 자세보조용구, 욕창예방방석, 욕창예방매트리스, 이동식전동리프트 및 전·후방보행보조차는 공단에 등록된 제품으로서 공단이 부여한 제품을 식별하기 위하여 각 제품마다 부여된 코드로서 표준화된 체계에 따라 표기된 영문자와 숫자(이하 "표준코드"라 한다)와 바코드가 표시된 것이어야 한다. 이 경우 전동휠체어, 전동스쿠터, 자세보조용구, 욕창예방방석, 욕창예방매트리스, 이동식전동리프트 및 전·후방보행보조차를 등록하려면 보험급여 대상으로서의 적정성, 적정가격 등에 대한 평가(이하 이 표에서 "급여평가"라 한다)를 거쳐야 하며, 품목 등록의 기준·절차, 급여평가, 등록취소 등에 필요한 사항은 보건복지부장관이 정하여 고시한다.

다. 의지·보조기, 맞춤형 교정용 신발, 수동휠체어, 보청기, 전동휠체어, 전동스쿠터, 자세보조용구, 욕창예방방석, 욕창예방매트리스, 이동식전동리프트 및 전·후방보행보조차에 대해서는 공단에 등록한 보장구 업소에서 구입한 경우에만 보험급여를 한다. 이 경우 보장구 업소의 등록기준, 등록절차 및 등록취소 등에 필요한 사항은 보건복지부장관이 정하여 고시한다.

라. 보장구는 재료의 재질·형태·기능 및 종류에 관계없이 같은 보장구의 유형별로 내구연한(耐久年限) 내에 1인당 한 번만 보험급여를 한다. 다만, 다음의 어느 하나에 해당하는 경우에는 각각을 1회로 본다.

1) 같은 유형의 팔 의지, 다리 의지, 팔 보조기, 다리 보조기, 의안(義眼) 또는 보청기를 양쪽에 장착하는 경우

2) 손가락 의지를 2개 이상 장착하는 경우
3) 몸통 및 골반 지지대를 다음 자세보조용구 중 하나 이상과 동시에 장착한 경우나 몸통 및 골반 지지대를 장착한 후 그 내구연한 내에서 다음 자세보조용구의 하나 이상을 추가로 장착한 경우
가) 머리 및 목 지지대
나) 팔 지지대 및 랩트레이(lap tray)
다) 다리 및 발 지지대

마. 진료담당 의사가 훼손, 마모 또는 장애인의 성장·신체변형 등으로 계속 장착하기 부적절하거나 그 밖의 부득이한 사유로 교체하여야 할 필요가 있다고 판단하여 별지 제22호서식에 따른 처방전을 발행한 경우에는 제2호에 따른 내구연한 내라도 보험급여를 할 수 있다. 다만, 제2호에 따른 보험급여 대상 소모품은 제외한다.

바. 보장구 중 실리콘형 다리 의지는 절단 후 남아 있는 신체부분(stump)이 불안정하여 실리콘형 소켓이 필요하다는 진료담당의사의 의학적 소견이 있는 경우에만 보험급여를 한다.

사. 보장구에 대한 보험급여는 해당 보장구의 기준액(제2호에 따른 기준액을 말하며, 이하 이 표에서 같다), 고시금액(보건복지부장관이 공단의 급여평가 결과를 고려하여 제품별로 고시하는 금액을 말하며, 이하 이 표에서 같다), 실구입금액 중에서 제3호에서 정하는 기준에 따라 실시한다.

아. 뇌병변장애인, 심장 및 호흡기 장애인에 대한 수동휠체어는 보행이 불가능하거나 현저하게 제한된 경우에만 보험급여를 한다.

자. 제2호에 따른 수동휠체어, 보청기, 전동휠체어, 전동스쿠터, 자세보조용구, 욕창예방방석, 욕창예방매트리스, 이동식전동리프트 및 전·후방보행보조차의 보험급여 대상자 및 진료과목 등 급여기준에 관한 세부적인 사항은 보건복지부장관이 정하여 고시한다.

차. 보장구 소모품 중 전동휠체어 및 전동스쿠터용 전지에 대한 보험급여는 전동휠체어 또는 전동스쿠터에 대한 보험급여 또는 「의료급여법」 제13조에 따른 급여를 받은 사람이 해당 보장구를 지속적으로 사용하고, 해당 보장구를 구입한 날부터 1년 6개월이 지난 때부터 지급한다.

카. 「장애인복지법」에 따라 장애인 등록을 한 가입자 및 피부양자가 그 장애인 등록 전 6개월 이내에 구입한 보장구(해당 장애와 관련하여 해당 과목 전문의가 발행한 보장구처방전에 따라 구입한 것으로 한정한다)에 대해서도 보험급여를 한다. 다만, 활동형 수동휠체어, 틸딩형 수동휠체어, 리클라이닝형 수동휠체어, 전동휠체어, 전동스쿠터, 자세보조용구 및 이동식전동리프트는 제외한다.

타. 자세보조용구에 대한 보험급여는 스스로 앉기 어렵고 독립적으로 앉은 자세를 유지하지 못하는 장애인의 앉은 자세를 고정하거나 유지하기 위하여 해당 장애인의 체형에 맞게 제작된 몸통 및 골반 지지대에 대하여 실시한다. 이 경우 앉은 자세를 고정하거나 유지하기 위하여 머리, 팔 또는 다리를 고정할 필요가 있는 경우에는 다음의 자세보조용구에 대하여도 추가로 보험급여를 실시할 수 있다.
1) 머리 및 목 지지대
2) 팔 지지대 및 랩트레이(lap tray)
3) 다리 및 발 지지대

파. 보청기에 대한 급여는 다음의 구분에 따라 실시한다.
1) 2019년 1월 1일부터 12월 31일까지 처방되는 보청기: 보청기 구입 후 1개월이 경과한 날 이후에 그 보청기를 착용한 상태에서 청력개선 효과가 있다고 의사가 검수확인한 경우에 실시
2) 2020년 1월 1일부터 처방되는 보청기: 보청기 구입 후 1개월이 경과한 날 이후에 그 보청기를 착용한 상태에서 음장검사한 결과 청력개선 효과가 있다고 의사가 검수확인한 경우에 실시

2. 보험급여 대상 장애인보장구의 유형·기준액 및 내구연한

분류	유형	용도	구분	기준액(원)	내구연한(년)
가. 팔 의지	1) 어깨가슴 의지 (fore-quarter amputation prosthesis)	어깨뼈 및 어깨관절을 포함한 팔 전체가 상실된 경우 사용	미관형	720,000	4
			기능형	1,400,000	4
	2) 어깨관절 의지 (shoulder disarticulation amputation prosthesis)	어깨뼈를 제외하고 어깨관절부터 팔 전체가 상실된 경우 또는 어깨관절부터 위팔뼈 길이의 30% 이하를 남기고 팔이 상실된 경우 사용	미관형	790,000	4
			기능형	1,470,000	4
	3) 짧은 위팔 의지	어깨관절부터 위팔뼈 길이의 30%~50%를	미관형	570,000	4

분류	유 형	용 도	구분	기준액(원)	내구연한(년)
	(short above-elbow amputation prosthesis)	남기고 팔이 상실된 경우 사용	기능형	1,250,000	4
	4) 표준 위팔 의지 (standard above-elbow amputation prosthesis)	어깨관절부터 위팔뼈 길이의 50%~90%를 남기고 팔이 상실된 경우 사용	미관형	570,000	4
			기능형	1,250,000	4
	5) 팔꿈치관절 의지 (elbow disarticulation amputation prosthesis)	어깨관절부터 위팔뼈 길이가 90% 이상 남았거나 또는 팔꿈치관절이 절단된 경우 사용	미관형	560,000	3
			기능형	1,240,000	3
	6) 아주 짧은 아래팔 의지 (very short below-elbow amputation prosthesis)	팔꿈치관절부터 아래팔뼈 길이의 35% 이하를 남기고 팔이 상실된 경우 사용	미관형	560,000	3
			기능형	860,000	3
	7) 짧은 아래팔 의지 (short below-elbow amputation prosthesis)	팔꿈치관절부터 아래팔뼈 길이의 35%~55%를 남기고 팔이 상실된 경우 사용	미관형	450,000	3
			기능형	750,000	3
	8) 표준 아래팔 의지 (long below-elbow amputation prosthesis)	팔꿈치관절부터 아래팔뼈 길이가 55% 이상 남았거나 또는 손목관절의 직상 근위부를 남기고(손목관절은 상실) 팔이 상실된 경우 사용	미관형	450,000	3
			기능형	750,000	3
	9) 손목관절 의지 (wrist disarticulation amputation prosthesis)	손목관절면을 남기고 손 전체가 상실된 경우 사용	미관형	450,000	3
			기능형	750,000	3
	10) 손 의지 (cosmetic partial hand amputation prosthesis or functional partial hand amputation prosthesis)	손목뼈 또는 손바닥뼈 이하의 일부 또는 전부가 상실된 경우 사용	미관형	250,000	1
			기능형	590,000	2
	11) 손가락 의지 (cosmetic thumb or fingers amputation prosthesis)	엄지손가락 또는 그 밖의 손가락의 근위지골 이하가 상실된 경우 사용	미관형	120,000	1
나. 다리 의지	1) 한쪽 골반 의지 (hind-quarter amputation prosthesis)	골반 한쪽 및 엉덩이관절을 포함하여 다리 전체가 상실된 경우 사용하며 보통의족을 포함		1,740,000	4
	2) 엉덩이관절 의지 (hip disarticulation prosthesis)	골반을 제외하고 엉덩이관절부터 다리 전체가 상실된 경우 또는 엉덩이관절부터 넓적다리뼈 길이의 25% 이하를 남기고 다리가 상실된 경우 사용하며 보통의족을 포함		1,740,000	4
	3) 넓적다리 의지 (above knee prosthesis)	엉덩이관절부터 넓적다리뼈 길이의 25%~80%를 남기고 다리가 상실된 경우 사용하며 보통의족을 포함	일반형	1,560,000	3
			실리콘형	2,270,000	5
	4) 넓적다리 체중부하 의지 (above knee end-bearing prosthesis)	엉덩이관절부터 넓적다리뼈 길이의 90% 이상을 남기고 다리가 상실된 경우 사용하며 보통의족을 포함	일반형	1,560,000	3
			실리콘형	2,270,000	5
	5) 무릎관절 의지 (knee disarticula tion prosthesis)	무릎관절이 절단된 경우 사용하며 보통의족을 포함	일반형	1,490,000	3
			실리콘형	2,010,000	5
	6) 종아리 굴곡 체중부하 의지	무릎관절부터 종아리뼈 길이의 15% 이하를	일반형	1,290,000	3

분류	유 형	용 도	구분	기준액(원)	내구연한(년)
	(bent-knee end bearing prosthesis)	남기고 다리가 상실된 경우 사용하며 보통 의족을 포함	실리콘형	1,810,000	3
	7) 짧은 종아리 의지 (very short below-knee amputation prosthesis)	무릎관절부터 종아리뼈 길이의 15%~20%를 남기고 다리가 상실된 경우 사용하며 보통 의족을 포함	일반형	860,000	3
			실리콘형	1,520,000	3
	8) 종아리 의지 (conventional or patellar tendon bearing below-knee amputation prosthesis)	무릎관절부터 종아리뼈 길이의 20% 이상을 남기고 다리가 상실된 경우 사용하며 보통 의족을 포함	일반형	740,000	3
			실리콘형	1,480,000	3
	9) 사임식 발목관절 의지 (Syme amputation prosthesis)	발목관절 직상 근위 정강뼈 부위를 남기고 (발목관절은 상실) 다리가 상실된 경우 사용하며 보통의족을 포함	일반형	530,000	2
			실리콘형	1,040,000	3
	10) 의족 (foot amputation prosthesis)	발이 상실된 경우 사용	일반형	220,000	1
			실리콘형	720,000	2
다. 팔 보조기	1) 어깨뼈 외전(外轉) 보조기 (airplane splint)	어깨 부위의 뼈나 근육이 손상되어 어깨관절과 위팔을 받쳐주어 손상 부위를 보호하기 위한 경우 사용		290,000	3
	2) 긴 팔 보조기 - 일반형(long arm brace)	팔꿈치관절 운동을 제한하거나 고정하는 경우 또는 팔꿈치관절과 손목관절을 동시에 고정하는 경우에 사용하며 2차적으로 관절운동의 제한범위를 재조정할 필요가 없는 경우 사용		240,000	3
	3) 긴 팔 보조기 - 각도 조절형	손목의 관절운동을 제한하거나 고정하는 경우 또는 팔꿈치관절과 손목관절을 동시에 고정하는 경우에 사용하며 착용 과정에서 2차적인 관절운동의 제한범위 조정이 필요한 경우 사용		260,000	3
	4) 짧은 팔 보조기 (short arm brace)	손목의 관절운동을 제한하거나 고정하는 경우 사용		90,000	3
	5) 손가락관절 보조기 (universal cuff)	손가락이 마비된 경우 기능발휘를 위한 경우 사용		50,000	3
라. 척추 보조기	1) 목뼈 보조기 - 필라델피아(Philadelphia)	머리와 목뼈의 회전 또는 굽히는 것을 제한하는 경우에 중등도 환자에게 사용하는 소형 칼라식 보조기		70,000	3
	2) 목뼈 보조기 - 토머스 소프트 칼라 (Thomas Soft Collar)	목을 굽히고 펼 수 있는 경증 환자에 사용하는 소형 칼라식 보조기		60,000	3
	3) 목뼈 보조기 - (Cervical Jacket)	중증환자를 위한 가슴, 어깨, 머리위 전체를 덮는 플라스틱으로 성형된 보조기		380,000	3
	4) 척추 보조기 - 나이트-테일러식(knight taylor type dorsal lumbar spinal brace)	등·허리뼈의 관절운동을 모두 제한하거나 고정하는 경우 사용		150,000	3
	5) 허리·엉치뼈 보조기 - 윌리엄식(William type lumbar sacral spinal brace)	허리·엉치뼈의 관절운동을 제한하거나 고정하는 경우 사용		190,000	3

분류	유 형	용 도	구분	기준액 (원)	내구연한(년)
	6) 등 · 허리 · 엉치뼈 보조기 - 등 · 허리 · 엉치뼈 재킷 (TLSO식 Jacket)	등 · 허리 또는 허리 · 엉치뼈의 관절운동을 모두 제한하거나 고정하는 경우 사용하는 플라스틱으로 성형된 보조기		400,000	3
	7) 코르셋 (corset)	허리뼈 관절운동을 제한하거나 고정하는 경우 사용하는 것으로서 뒷면이 천으로 된 보조기		80,000	3
마. 골반 보조기	골반 보조기 (pelvic band)	골반운동, 특히 엉덩뼈 · 엉치뼈의 관절운동을 제한하거나 고정하는 경우 사용		120,000	2
바. 다리 보조기	1) 긴 다리 보조기(long leg brace) - 골반 보조기 부착(long leg brace with pelvic band)	골반 보조기를 부착한 긴 다리 보조기로서 엉덩이관절을 포함하여 무릎 및 발목의 관절운동을 제한하거나 고정하는 경우 사용		540,000	3
	2) 긴 다리 보조기 - 골반 보조기 미부착 (long leg brace without pelvic band)	골반 보조기를 부착하지 않은 긴 다리 보조기로서 엉덩이관절을 제외한 무릎 및 발목의 관절운동을 제한하거나 고정하는 경우 사용		410,000	3
	3) 양쪽 긴 다리 보조기 (bilateral long leg brace for paraplegics)	팔 · 다리 마비일 때 양쪽에 장착하는 긴 다리 보조기로서 골반 보조기가 부착되며 다리의 엉덩이관절 · 무릎관절 및 발목관절의 운동을 제한하거나 고정하는 경우 사용		790,000	3
	4) 무릎관절 보조기 - 관절운동 제한장치 부착	무릎관절 또는 넓적다리 무릎뼈관절의 운동을 견고하게 제한하거나 고정하는 경우 사용		190,000	3
	5) 무릎관절 보조기 - 레녹스힐(Lenox-Hill)	무릎인대 손상 시 무릎관절 축 회전운동을 방지하기 위한 경우 사용		160,000	3
	6) 무릎관절 보조기 - 무릎 안쪽 및 바깥쪽 곁인대 손상 및 앞 십자인대 손상용	무릎 안쪽 및 바깥쪽 곁인대 손상 및 앞 십자인대 손상 시 무릎관절축의 회전운동을 방지하기 위하여 경증 환자에게 사용하는 보조기		80,000	3
	7) 짧은 다리 보조기 (short leg brace) - 무릎관절 체중부하식 (patellar tendon bearing)	종아리 또는 발목관절의 안정을 위해 플라스틱형 브림을 사용한 체중부하용 보조기		370,000	3
	8) 짧은 다리 플라스틱형 보조기 (plastic ankle foot orthosis)	발목관절의 발등 굽힘 근육과 발바닥 굽힘 근육의 안정을 위해 전체를 플라스틱으로 제작한 보조기 ※ 크렌자크식은 스프링이 들어 있는 금속 발목관절인 크렌자크 발목관절 장치를 사용한 플라스틱 재질(스트럽, 업라이트, 장딴지밴드 포함)의 보조기로 근력이 약한 발목관절을 보조하는데 사용	일체형	120,000	3
			고정형(90도 고정형)	310,000	
			크렌자크식	360,000	
	9) 짧은 다리 금속형 보조기 (metal ankle foot orthosis)	발목의 관절운동을 고정하는 경우 사용	고정형(90도 고정형)	300,000	3
			크렌자크식	350,000	

분류	유 형	용 도	구분	기준액(원)	내구연한(년)
사. 교정용 신발류	맞춤형 교정용 신발 (orthopedic shoes)	19세 이상인 사람으로서 발에 기능장애가 있거나(발에 변형이 없는 사람은 제외) 다리 길이의 차이가 있어 맞춤형 교정용 신발이 필요한 경우 사용		250,000	2
		18세 이하인 사람으로서 발에 기능장애가 있거나(발에 변형이 없는 사람은 제외) 다리 길이의 차이가 있어 맞춤형 교정용 신발이 필요한 경우 사용		250,000	1
아. 그 밖의 보장구	1) 수동휠체어	의지, 보조기, 지팡이 등 다른 보장구를 사용해도 실외 보행이 곤란한 경우 사용	일반형	480,000	5
		양팔 및 자세균형 제어기능이 양호하여 다른 사람의 도움 없이 휠체어를 안전하게 작동할 수 있는 경우 사용	활동형	1,000,000	5
		스스로 앉기가 어렵고, 독립적으로 앉은 자세를 유지하지 못하여 압박과 자세관리가 필요한 경우 사용	틸팅형, 리클라이닝형	800,000	5
	2) 지팡이	지체장애 및 뇌병변장애에 대한 보행 보조를 위한 보조기구		20,000	2
	3) 목발 (crutches)			15,000	2
	4) 의안 (artificial eye)	실명 시각장애인의 미관 개선을 위한 보조기구		620,000	5
	5) 저시력 보조안경	시각장애에 대한 시력개선이나 보행 보조를 위한 보조기구		100,000	5
	6) 콘택트렌즈			80,000	3
	7) 돋보기			100,000	4
	8) 망원경			100,000	4
	9) 흰지팡이			14,000	0.5
	10) 보청기 (hearing aid)	청각장애에 대한 청력 개선을 위한 보조기구		1,310,000	5
	11) 체외용 인공후두	언어장애에 대한 음성기능 개선을 위한 보조기구		500,000	5
	12) 전동휠체어	보행이 불가능한 사람으로서 팔기능이 약화되거나 완전히 상실되어 수동휠체어를 혼자서 조작할 수 없는 사람이 다른 사람의 도움 없이 전동휠체어를 안전하게 작동할 수 있는 경우 사용		2,090,000	6
	13) 전동스쿠터 (moped)	보행이 불가능한 사람으로서 팔 기능에 이상이 있거나, 이상이 없는 경우에도 수동휠체어를 완전하게 조작하기 어렵거나 불가능한 사람이 다른 사람의 도움 없이 전동스쿠터를 안전하게 작동할 수 있는 경우 사용		1,670,000	6
	14) 자세보조용구 - 앉기형 (adaptive seating device)	앉은 자세를 유지하기 위하여 척추, 골반 또는 고관절을 고정하는 데 사용	몸통 및 골반 지지대	880,000	3
		앉은 자세를 유지하기 위하여 가눌 수 없거나 흔들림이 심한 머리를 고정할 필요가 있는 경우에 사용	머리 및 목 지지대	210,000	3

<table>
<tr><th>분류</th><th colspan="2">유 형</th><th>용 도</th><th>구분</th><th>기준액(원)</th><th>내구연한(년)</th></tr>
<tr><td rowspan="9"></td><td colspan="2" rowspan="2"></td><td>앉은 자세를 유지하기 위하여 팔을 일정한 자세로 유지하거나 일정한 위치에 고정할 필요가 있는 경우에 사용</td><td>팔 지지대 및 랩트레이(lap tray)</td><td>170,000</td><td>3</td></tr>
<tr><td>앉은 자세를 유지하기 위하여 다리를 일정한 자세로 유지하거나 일정한 위치에 고정할 필요가 있는 경우에 사용</td><td>다리 및 발 지지대</td><td>240,000</td><td>3</td></tr>
<tr><td colspan="2">15) 욕창예방방석</td><td>휠체어 사용자가 신경손상, 근 약화 등의 사유로 스스로 체위변환을 할 수 없는 경우 욕창을 예방하기 위하여 사용하는 기구</td><td></td><td>250,000</td><td>3</td></tr>
<tr><td colspan="2">16) 욕창예방매트리스</td><td>신경손상, 근 약화 등의 사유로 스스로 체위변환을 할 수 없는 경우 욕창을 예방하기 위하여 사용하는 기구</td><td></td><td>400,000</td><td>3</td></tr>
<tr><td colspan="2" rowspan="2">17) 이동식전동리프트</td><td rowspan="2">신경손상, 근 약화 등의 사유로 스스로 체위변환 및 이동을 할 수 없어 타인에 의하여 이동을 하여야 하는 사람에게 사용하는 이동 보조 기구</td><td>본체</td><td>1,700,000</td><td>5</td></tr>
<tr><td>베이스</td><td>800,000</td><td>5</td></tr>
<tr><td rowspan="2">18) 보행보조차</td><td>전방</td><td>지체 및 뇌병변장애인 중 하지근력 저하 및 강직이 있으나 상지의 보조로 보행이 가능한 경우에 사용하는 보조기구</td><td></td><td>50,000</td><td>3</td></tr>
<tr><td>후방</td><td>뇌성마비로 인한 뇌병변장애인 중 상지의 보조로 보행이 가능한 경우에 사용하는 보행 보조기구</td><td></td><td>300,000</td><td>3</td></tr>
<tr><td colspan="6" style="display:none"></td></tr>
<tr><td>자. 소모품</td><td colspan="2">전동휠체어 및 전동스쿠터용 전지(2개 1세트)</td><td>전동휠체어 · 전동스쿠터의 전력 공급용 장치</td><td></td><td>160,000</td><td>1.5</td></tr>
</table>

3. 보장구에 대한 공단의 부담금액

구 분	공단 부담금액
전동휠체어, 전동스쿠터, 자세보조용구	가. 기준액, 고시금액 및 실구입금액 중 최저금액(이하 이 난에서 "지급기준금액"이라 한다)의 100분의 90에 해당하는 금액 나. 가목에도 불구하고 영 별표 2 제3호라목1)의 희귀난치성질환등을 가진 사람과 별표 2 제3호라목2)의 희귀난치성질환등 외의 질환으로 6개월 이상 치료를 받고 있거나 6개월 이상 치료가 필요한 사람 또는 18세 미만의 아동인 경우에는 지급기준금액에 해당하는 금액
그 밖의 보장구	가. 기준액 및 실구입금액 중 최저금액(이하 이 난에서 "지급기준금액"이라 한다)의 100분의 90에 해당하는 금액 나. 가목에도 불구하고 영 별표 2 제3호라목1)의 희귀난치성질환등을 가진 사람과 별표 2 제3호라목2)의 희귀난치성질환등 외의 질환으로 6개월 이상 치료를 받고 있거나 6개월 이상 치료가 필요한 사람 또는 18세 미만의 아동인 경우에는 지급기준금액에 해당하는 금액

4. 그 밖의 사항

가. 보장구의 제작 또는 장착 등을 위하여 요양기관에서 한 진찰 · 검사 · 처치 등은 법 제41조제3항에 따른 요양급여로 본다.

나. 보장구의 사용에 필요한 건전지 등 소모품의 구입비용과 수리비용은 공단이 부담하지 않는다. 다만, 제2호에 따른 보험급여 대상 보장구의 소모품은 제외한다.

다. 「의료급여법」 제3조에 따른 의료급여 수급권자였던 가입자 또는 피부양자에게 장애인보장구에 대한 보험급여를 하는 경우, 제2호의 내구연한을 산정할 때에는 「의료급여법」 제13조에 따라 지급받은 보장구의 급여내용과 연계하여 산정한다.

시행규칙 [별표 8] 개정 2018.3.6.

보증금 및 월세금액의 평가방법(제45조 관련)

1. 영 별표 4 제1호나목2)에 따른 임차주택에 대한 보증금 및 월세금액의 평가방법은 다음과 같다.
   [보증금+(월세금액을 1000분의 25로 나눈 금액)]×100분의 30
2. 삭제 <2018.3.6.>
3. 제1호에서 {보증금+(월세금액을 1000분의 25로 나눈 금액)}(이하 "기준액"이라 한다)이 임대차계약의 변경 또는 갱신으로 인상된 경우(임대차목적물이 변경되어 기준액이 인상된 경우는 제외한다) 그 변경되거나 갱신된 계약기간 동안에는 인상 후 기준액에서 다음 각 목의 금액을 순차적으로 뺀 금액을 기준액으로 보아 계산한다.
   가. 인상된 금액이 인상 전 기준액의 100분의 10을 초과한 경우에는 그 초과 금액
   나. 인상된 금액의 전부 또는 일부의 지급에 사용하기 위하여 금전을 차용한 경우로서 해당 지역가입자의 공제신청이 있는 경우에는 그 차용 금액. 다만, 차용 금액은 인상된 금액 및 인상 전 기준액의 100분의 10에 해당하는 금액 중 적은 금액을 한도로 인정한다.
4. 제3호나목에 따른 공제를 받으려면 차용금이 다음 각 목의 요건을 모두 충족하여야 한다.
   가. 다음의 어느 하나에 해당하는 채무일 것
      1) 「금융실명거래 및 비밀보장에 관한 법률」 제2조제1호에 따른 금융회사등의 대출금
      2) 국가, 지방자치단체 또는 「공공기관의 운영에 관한 법률」 제4조에 따른 공공기관의 대출금
      3) 법률에 따라 설립된 공제회의 대출금
      4) 확정판결(확정판결과 같은 효력을 가지는 중재판정이나 지급명령 등을 포함한다) 또는 재판상 화해(재판상 화해와 같은 효력을 가지는 조정이나 화해 권고 결정 또는 조정을 갈음하는 결정 등을 포함한다)에서 확인된 채무
   나. 채무가 임대차계약의 변경일 또는 갱신일 전 1개월부터 변경일 또는 갱신일 후 3개월 사이에 발생하였을 것
   다. 주채무자가 임차인이거나 임차인(賃借人)과 주민등록상 동일 세대를 구성하는 배우자, 직계존비속 또는 형제자매에 해당하는 사람일 것
5. 제3호나목에 따른 공제신청 방법 등에 관하여 필요한 사항은 공단이 정한다.

시행규칙 [별표 9] 개정 2018.12.31.

지역가입자가 될 수 있는 외국인의 체류자격(제61조의2제3항제2호나목 관련)

외국인의 체류자격(기호)
1. 문화예술(D-1), 유학(D-2), 산업연수(D-3), 일반연수(D-4), 취재(D-5), 종교(D-6), 주재(D-7), 기업투자(D-8), 무역경영(D-9), 구직(D-10)
2. 교수(E-1), 회화지도(E-2), 연구(E-3), 기술지도(E-4), 전문직업(E-5), 예술흥행(E-6), 특정활동(E-7), 비전문취업(E-9), 선원취업(E-10)
3. 방문동거(F-1), 거주(F-2), 동반(F-3), 재외동포(F-4), 영주(F-5), 결혼이민(F-6)
4. 기타(G-1)(「난민법」에 따라 인도적 체류 허가를 받은 사람과 공단이 정하는 사람으로 한정한다)
5. 관광취업(H-1), 방문취업(H-2)

시행규칙 [별표 10]

체류자격별 제출서류(제61조의2제3항제2호나목 관련)

체류자격(기호)	제출서류
문화예술(D-1)	○재직증명서
유학(D-2)	○입학증명서 또는 재학증명서
산업연수(D-3)	○연수계약서 ○소득명세서 등 소득수준을 증명할 수 있는 서류

체류자격(기호)	제출서류
일반연수(D-4)	ㅇ연수계약서 · 입학증명서 또는 재학증명서
취재(D-5)	ㅇ파견명령서 또는 재직증명서 ㅇ소득명세서 등 소득수준을 증명할 수 있는 서류
종교(D-6)	ㅇ파송명령서 ㅇ소득명세서 등 소득수준을 증명할 수 있는 서류
주재(D-7)	ㅇ파견명령서 또는 재직증명서 ㅇ소득명세서 등 소득수준을 증명할 수 있는 서류
기업투자(D-8)	ㅇ파견명령서 또는 재직증명서 ㅇ소득명세서 등 소득수준을 증명할 수 있는 서류
무역경영(D-9)	ㅇ등기사항증명서 또는 사업자등록증 사본 ㅇ소득명세서 등 소득수준을 증명할 수 있는 서류
구직(D-10)	ㅇ구직활동을 증명할 수 있는 서류
교수(E-1)	ㅇ고용계약서 또는 임용예정확인서 ㅇ임금명세서 등 임금수준을 증명할 수 있는 서류
회화지도(E-2)	ㅇ고용계약서 ㅇ임금명세서 등 임금수준을 증명할 수 있는 서류
연구(E-3)	ㅇ고용계약서 ㅇ임금명세서 등 임금수준을 증명할 수 있는 서류
기술지도(E-4)	ㅇ파견명령서 또는 재직증명서 ㅇ임금명세서 등 임금수준을 증명할 수 있는 서류
전문직업(E-5)	ㅇ고용계약서 ㅇ임금명세서 등 임금수준을 증명할 수 있는 서류
예술흥행(E-6)	ㅇ고용계약서 ㅇ임금명세서 등 임금수준을 증명할 수 있는 서류
특정활동(E-7)	ㅇ고용계약서 ㅇ임금명세서 등 임금수준을 증명할 수 있는 서류
비전문취업(E-9)	ㅇ임금명세서 등 임금수준을 증명할 수 있는 서류
선원취업(E-10)	ㅇ고용계약서 ㅇ임금명세서 등 임금수준을 증명할 수 있는 서류
방문동거(F-1)	ㅇ소득 및 재산의 정도를 확인할 수 있는 서류 등 보험료부과에 필요한 서류
거주(F-2)	ㅇ소득 및 재산의 정도를 확인할 수 있는 서류 등 보험료부과에 필요한 서류
동반(F-3)	ㅇ소득 및 재산의 정도를 확인할 수 있는 서류 등 보험료부과에 필요한 서류
재외동포(F-4)	ㅇ소득 및 재산의 정도를 확인할 수 있는 서류 등 보험료부과에 필요한 서류
영주(F-5)	ㅇ소득 및 재산의 정도를 확인할 수 있는 서류 등 보험료부과에 필요한 서류
결혼이민(F-6)	ㅇ소득 및 재산의 정도를 확인할 수 있는 서류 등 보험료부과에 필요한 서류
관광취업(H-1)	ㅇ임금명세서 등 임금수준을 증명할 수 있는 서류
방문취업(H-2)	ㅇ임금명세서 등 임금수준을 증명할 수 있는 서류

10 마약류 관리에 관한 법률

•학습목표

중분류	번호	소분류	국시원 출제 범위	직접 관련	간접 관련
총칙	1	마약류의 관리에 관한 법률 관련 용어를 정의한다.	○		○
	2	마약류취급자가 아닌 자의 취급금지를 설명한다.	○		○
마약류의 관리	3	사고마약류 사유와 처리방법을 설명한다.	○		○
	4	마약류 저장을 설명한다.	○		○
마약류 취급자	5	마약투약의 기록 및 보존 의무를 설명한다.	○		○
	6	마약류관리자를 설명한다.	○		○
마약류 중독자	7	마약중독자의 마약사용 금지를 설명한다.	○		○
	8	마약류중독자의 치료보호를 설명한다.	○		○

[2000. 1. 12. 법률 제6146호 제정]

마약류 관리에 관한 법률	일부개정 2018. 12. 11. 법률 제15939호 일부개정 2018. 3. 13. 법률 제15481호 일부개정 2017. 4. 18. 법률 제14834호

[2000. 7. 1. 대통령령 제16884호 제정]

마약류 관리에 관한 법률 시행령	일부개정 2019. 3. 12. 대통령령 제29620호 일부개정 2018. 9. 11. 대통령령 제29157호 일부개정 2018. 1. 16. 대통령령 제28589호

[2000. 7. 1. 보건복지부령 제160호 제정]

마약류 관리에 관한 법률 시행규칙	일부개정 2019. 3. 12. 총리령 제1528호 일부개정 2018. 10. 31. 총리령 제1496호 일부개정 2018. 2. 9. 총리령 제1441호

10 핵심정리 및 예상문제

❏ 제정 목적

1) 마약·향정신성의약품·대마 및 원료물질의 취급·관리를 적정하게 함.
2) 그 오용 또는 남용으로 인한 보건상의 위해를 방지함.
3) 국민보건 향상에 이바지함.

1. 용어정의

1) 마약류
   - 마약
   - 향정신성의약품
   - 대마

1)－1 마약

양귀비	양귀비과의 파파베르 솜니페룸 엘, 파파베르 세티게룸 디시 또는 파파베르 브락테아툼
아편	▪ 양귀비의 액즙이 응결된 것과 이를 가공한 것 ▪ 의약품으로 가공한 것은 제외
코카잎[엽]	코카 관목의 잎 ▪ 엑고닌·코카인 및 엑고닌 알칼로이드 성분이 모두 제거된 잎은 제외
양귀비, 아편 또는 코카 잎에서 추출되는 모든 알카로이드 및 그와 동일한 화학적 합성품으로서 대통령령으로 정하는 것	
화학적 합성품으로서 대통령령으로 정하는 것	
혼합물질 또는 혼합제제	

1. 마약류 관리에 관한 법률의 목적에서 제외되는 것은?

1) 국민보건향상에 이바지하기 위함이다.
2) 마약중독자의 치료를 적정히 하기 위함이다.
3) 마약류 원료물질의 취급·관리를 적정히 하기 위함이다.
4) 마약·향정신성의약품·대마의 취급·관리를 적정히 하기 위함이다.
5) 마약의 오용 또는 남용으로 인한 보건상의 위해를 방지하기 위함이다.

2. 마약류 관리에 관한 법률에서 규정하는 내용으로 옳은 것은?

1) 공무상 마약류를 수거하여 관리
2) 일반인의 향정신성 의약품의 수수
3) 불안을 감소시키기 위하여 대마초를 흡연
4) 의료기관의 간호사로서 디아세틸모르핀의 관리
5) 응급의료에 관한 법률 상 고시된 질병에 대한 마약의 사용

3. 마약류 관리에 관한 법률에서 규정한 마약류로 옳게 나열된 것은?

1) 마약, 한외마약
2) 마약, 대마, 한외마약
3) 마약, 향정신성의약품, 대마
4) 마약, 한외마약, 향정신성의약품
5) 마약, 한외마약, 대마, 향정신성의약품

ANSWER 1. 2) 2. 1) 3. 3)

1)－2 한외마약

<table>
<tr><td rowspan="9">한외마약</td><td>정의</td><td colspan="4">▪다시 제조하거나 제제할 수 없다.
▪신체적 또는 정신적 의존성을 일으키지 아니하는 것
▪보건복지부령으로 정하는 것</td></tr>
<tr><td rowspan="8">해당되는 마약제제 (주사제 제제 제외)</td><td rowspan="4">코데인, 디히드로 코데인</td><td colspan="3">▪100그램당 1그램 이하
▪100밀리리터당 100밀리그램 이하(수제)</td></tr>
<tr><td rowspan="2">1회 용량</td><td>코데인</td><td>20밀리그램 이하</td></tr>
<tr><td>디히드로 코데인 및 그 염료</td><td>10밀리그램 이하</td></tr>
<tr><td colspan="3">마약성분외의 유효성분이 3종 이상 배합된 제제</td></tr>
<tr><td>의료용 아편</td><td colspan="3">▪100밀리리터당/100그램당 100밀리그램 이하
▪동일한 양의 토근이 배합된 제제</td></tr>
<tr><td>디펜옥시레이트</td><td colspan="3">▪1회 용량 2.5밀리그램 이하
▪1퍼센트 이상 아트로핀설페이트를 함유하는 제제</td></tr>
<tr><td>디펜 옥신</td><td colspan="3">▪1회 용량 0.5밀리그램 이하
▪5퍼센트이상 아트로핀설페이트를 함유하는 제제</td></tr>
<tr><td colspan="4">마약류취급학술연구자가 학술연구목적에 사용하는 연구시험용 시약으로서 식품의약품안전청장이 인정한 제제</td></tr>
</table>

4. 다음 용어 정의 중 옳지 않은 것은?

1) 양귀비, 아편, 코카엽은 마약에 속한다.
2) 마약류라 함은 마약, 향정신성의약품, 대마를 말한다.
3) 대마라 함은 대마초의 종자, 뿌리 및 성숙한 대마초의 줄기이다.
4) 아편이라 함은 양귀비의 액즙이 응결된 것과 이를 가공한 것을 말한다.
5) 향정신성 의약품이라 함은 이를 오용 또는 남용할 경우 인체에 현저한 위해가 있다고 인정되는 것을 말한다.

5. 마약에 해당하지 않는 것은?

1) 코카 관목의 잎
2) 파파베르 솜니페룸 엘
3) 파파베르 세티게룸 디·시
4) 양귀비의 액즙이 응결된 것
5) 엑고닌 성분이 모두 제거된 잎

6. 한외마약을 설명한 것 중 가장 옳은 것은?

1) 아편 그 자체가 아니고 아편으로부터 추출한 알칼로이드 상태인 경우
2) 마약법 상 마약으로 구분되어 있어 의료용으로 일단 인정을 받은 경우
3) 신체적, 정신적 의존성이 있더라도 이로 인한 구체적 해독이 없는 경우
4) 마약 성분이 들어 있기는 하나 이보다 다른 약품이 더 많이 포함된 혼합약품의 경우
5) 마약 성분을 함유하지만 다른 약물이나 물질과 혼합되어 다시 제조 또는 제제할 수 없고, 이로부터 아편의 제제가 안 되고 신체적, 정신적 의존성이 없는 경우

ANSWER 4. 3) 5. 5) 6. 5)

2) 향정신성의약품

구분		내용
정의		▪ 인간의 중추신경계에 작용하는 것 ▪ 오용하거나 남용할 경우 인체에 심각한 위해가 있다고 인정되는 것 ▪ 대통령령으로 정하는 것
종류	가	▪ 오용하거나 남용할 우려가 심함 ▪ 의료용으로 쓰이지 아니하며 안전성이 결여되어 있는 것 ▪ 오남용 시 심한 신체적/정신적 의존성을 일으키는 약물/함유물질
	나	▪ 오용하거나 남용할 우려가 심함 ▪ 매우 제한된 의료용으로만 쓰이는 것 ▪ 오남용 시 심한 신체적/정신적 의존성을 일으키는 약물/함유물질
	다	▪ 가, 나보다 오용하거나 남용할 우려가 상대적으로 적다. ▪ 의료용으로 쓰이는 것 ▪ 오남용할 경우 그리 심하지 않은 신체적/정신적 의존성을 일으키는 약물/함유물질
	라	▪ 다보다 오용하거나 남용할 우려가 상대적으로 적다. ▪ 의료용으로 쓰이는 것 ▪ 오남용할 경우 그리 심하지 않은 신체적/정신적 의존성을 일으키는 약물/함유물질
	마	혼합물질 또는 혼합제제
	제외	▪ 다른 약물 또는 물질과 혼합되어 가부터 라까지에 열거된 것 ▪ 다시 제조하거나 제제할 수 없다. ▪ 신체적 또는 정신적 의존성을 일으키지 아니하는 것 ▪ 총리령으로 정하는 것
		▪ 다/라의 향정약이 복합제제의 주성분이 아닐 것, 향정약 성분이 2종 이상 함유한 것이 아닐 것 ▪ 복합제제에 함유되는 향정약 함량: 1일 복용량에 함유된 향정약 양이 허가용량의 2분의 1 이하로 치료효과를 기대할 수 있는 양일 것 ▪ 향정약에 신경계 작용약물이 함유된 복합제제: 함유된 성분 상호간에 상승작용을 야기하지 않을 것 ▪ 바비탈류 제제에 함유된 바비탈류 용량: 1일 복용량에 함유된 당해 성분의 함량이 각각 허가용량의 2분의 1 이하로서 치료효과를 기대할 수 있는 양일 것 ▪ 학술연구목적의 시약: 연구시험용으로 제조되고 단위당 함량이 1그램 이하

3) 대마

▪ 대마초(칸나비스 사티바 엘)와 그 수지, 이를 원료로 하여 제조된 모든 제품, 화학적 합성품, 혼합물질·혼합제제(대마초의 종자·뿌리 및 성숙한 대마초의 줄기와 그 제품은 제외)

4) 기타

구분		내용
마약류 취급자	마약류수출입업자	
	마약류제조업자(제제 및 소분 포함)	
	마약류원료사용자	
	대마재배자	
	마약류 도매업자	▪ 마약류소매업자, 마약류취급의료업자, 마약류관리자, 마약류취급학술연구자에게 마약/향정신성의약품을 판매
	마약류 소매업자	▪ 약국개설자: 마약류 취급업자의 처방전에 따라 마약/향정신성의약품을 조제하여 판매
	마약류 관리자	▪ 의료기관에 종사하는 약사 ▪ 의료기관의 마약/향정약을 조제·수수, 관리 책임 * 4명 이상 마약류취급의료업자가 의료에 종사하는 의료기관 * 향정약만을 취급하는 의료기관의 경우 예외
	마약류 취급 의료업자	▪ 의사·치과의사·한의사, 수의사 ▪ 마약/향정약 투약, 투약하기 위하여 제공, 처방전 발급
	마약류취급학술연구자	
군수용 마약류	국방부/직할 기관과 육군·해군·공군에서 관리하는 마약류	
치료보호	마약류 중독자의 마약류에 대한 정신적·신체적 의존성을 극복시키고 재발을 예방하여 건강한 사회인으로 복귀시키기 위한 입원 치료와 통원 치료	

7. 마약류취급 의료업자가 될 수 있는 자로 옳은 것은?

1) 의사, 수의사
2) 의사, 수의사, 약사
3) 의사, 치과의사, 한의사
4) 의사, 치과의사, 수의사
5) 의사, 치과의사, 한의사, 수의사

8. 대마에서 제외되는 것은?

1) 대마초
2) 대마초의 수지
3) 성숙한 대마초의 줄기
4) 대마초를 원료로 한 제품
5) 대마초의 수지를 원료로 하여 제조된 제품

9. 마약류관리자를 두어야 하는 의료기관은?

1) 마약류를 취급하는 의료기관
2) 향정신성의약품을 취급하는 의료기관
3) 의사·치과의사가 종사하는 의료기관
4) 의료법에 의한 병원급 이상의 의료기관
5) 4인 이상의 마약류취급의료업자가 의료에 종사하는 의료기관

10. 마약류 취급 의료업자가 될 수 없는 자는?

1) 의사
2) 한의사
3) 수의사
4) 간호사
5) 치과의사

11. 마약류취급 의료업자의 처방전에 의하여 조제한 마약을 판매하는 자는?

1) 마약류관리자
2) 마약류소매업자
3) 마약류취급약사
4) 마약류조제업자
5) 마약류판매업자

12. 의료기관에서 마약의 조제, 수수의 관리책임은 누구에게 있는가?

1) 마약류 관리자
2) 마약류 소매업자
3) 마약류 도매업자
4) 마약류 학술연구자
5) 마약류 취급 의료업자

13. 마약류취급의료업자인 의사가 할 수 있는 것은?

1) 처방전을 발급한다.
2) 전문의약품 보관 장소에 마약도 같이 보관한다.
3) 자신에게 마약류를 투여할 때에는 장부에 기록하지 않는다.
4) 향정신성의약품의 용기에 녹색으로 '향정신성의약품'이라고 기재한다.
5) 마약류를 화재로 상실하였을 때는 2주 이내에 보건소에 그 사유를 보고한다.

14. 10명의 전문의를 둔 300병상을 가진 병원에서 마약류 관련 투약사고 시 약물 관련 문서를 관리해야 하는 사람은?

1) 간호부장
2) 처방한 의사
3) 병동의 수간호사
4) 병원의 책임 약사
5) 병원의 마약관리자인 약사

ANSWER 7. 5) 8. 3) 9. 5) 10. 4) 11. 2) 12. 1) 13. 1) 14. 5)

2. 마약류취급자가 아닌 자의 마약류 취급 금지

마약류 취급자의 행위 범위	▪ 마약 또는 향정신성의약품을 소지, 소유, 사용, 운반, 관리, 수입, 수출, 제조, 조제, 투약, 수수, 매매, 매매의 알선 또는 제공하는 행위 ▪ 대마를 재배·소지·소유·수수·운반·보관 또는 사용하는 행위 ▪ 마약 또는 향정신성의약품을 기재한 처방전을 발급하는 행위 ▪ 한외마약을 제조하는 행위
마약류 취급자가 마약류를 취급할 수 있는 경우	▪ 마약 또는 향정약을 마약류취급의료업자로부터 투약받아 소지하는 경우 ▪ 마약 또는 향정약을 마약류소매업자로부터 구입하거나 양수하여 소지하는 경우 ▪ 마약류취급자를 위하여 마약류를 운반·보관·소지 또는 관리하는 경우(대마는 시·군·구청장에게 신고) ▪ 공무상 마약류를 압류·수거 또는 몰수하여 관리하는 경우 ▪ 마약류 취급 자격 상실자 등이 마약류취급자에게 그 마약류를 인계하기 전까지 소지하는 경우 ▪ 식약처장의 승인을 받은 경우

❑ 마약류 취급자의 허가, 지정

마약류취급자	허가 및 지정관청	허가/지정	재지정
수출입업자, 제조업자, 원료사용자, 학술연구자	식품의약품 안전처장		
마약류 도매업자	시·도지사	허가	2년 후
대마재배자	특별자치시장·시장·군수 또는 구청장		
마약류관리자	시·도지사	지정	1년 후
의료업자, 소매업자	×	×	

15. 마약류취급자가 아니면서 마약 또는 향정신성의약품을 취급할 수 있는 경우로 옳지 않은 것은?

1) 마약류취급자를 위하여 매매와 알선을 하는 경우
2) 마약류취급자를 위하여 보관 또는 운반하는 경우
3) 마약류취급의료업자로부터 투약 받아 소지한 경우
4) 마약류소매업자로부터 구입하거나 양수하여 소지하는 경우
5) 공무 상 마약류를 압류·수거 또는 몰수하여 관리하는 경우

16. 마약류취급자로서 별도의 허가나 지정을 받지 않는 자는?

1) 마약류관리자
2) 마약류도매업자
3) 마약류수출입업자
4) 마약류원료사용자
5) 마약류취급의료업자

17. 마약류취급자가 취급하는 마약에 관하여 기록한 장부는 몇 년간 보존해야 하는가?

1) 5년
2) 3년
3) 2년
4) 1년
5) 6개월

18. 의사로부터 마약성 진통제를 투약받아 복용하고 있다. 이에 따른 법적인 설명으로 옳은 것은?

1) 의사로부터 발급받은 마약사용허가서를 휴대하여야 한다.
2) 마약사용신고서를 관할 시장·군수·구청장에게 제출하여야 한다.
3) 장기간 사용해야 할 경우 식품의약품안정처장에게 신고를 해야 한다.
4) 마약류취급의료업자로부터 투약받은 경우 퇴원 후 집에서 마약사용이 가능하다.
5) 마약류취급자가 아닌 자는 마약소지가 불가능하므로 병원 내에만 사용할 수 있다.

19. 식품의약품안전처장의 허가를 받아야 하는 마약류 취급자에 해당하지 않는 자는?

1) 마약류 도매업자
2) 마약류 제조업자
3) 마약류 원료사용자
4) 마약류 수출입업자
5) 마약류 취급 학술연구자

ANSWER 15. 1) 16. 5) 17. 3) 18. 4) 19. 1)

20. 시장 · 군수 · 구청장의 허가가 필요한 마약류 취급자는?

1) 대마재배자
2) 마약류 관리자
3) 마약류 도매업자
4) 원료물질 수출입업자
5) 마약류 취급 의료업자

21. 마약류 관리자가 되기 위해 필요한 허가 또는 지정에 대한 설명으로 옳은 것은?

1) 시 · 도지사의 허가
2) 시 · 도지사의 지정
3) 보건복지부장관의 지정
4) 시장 · 군수 · 구청장의 허가
5) 식품의약품안전처장의 허가

22. 마약류취급자가 되고자 할 때 시 · 도지사의 허가를 받아야 할 자는?

1) 마약류수입업자
2) 마약류제조업자
3) 마약류도매업자
4) 마약류취급의료업자
5) 마약류취급학술연구자

23. 몰수 마약은 누구에게 인계하는가?

1) 경찰청장
2) 시 · 도지사
3) 보건복지부장관
4) 식품의약품안전처장
5) 시장 · 군수 · 구청장

24. 마약류 중독자에 대한 실태조사는 몇 년마다 하는가?

1) 1년
2) 2년
3) 3년
4) 5년
5) 10년

25. 임시마약류의 지정은 누가 하는가?

1) 경찰청장
2) 시 · 도지사
3) 보건복지부장관
4) 식품의약품안전처장
5) 시장 · 군수 · 구청장

26. 마약류를 판매하거나 수출 또는 양도할 때 마약 봉함을 하지 않는 사람은 누구인가?

1) 마약류수출입업자
2) 마약류제조업자
3) 마약류원료사용자
4) 마약류취급학술연구자
5) 마약류취급의료업자

ANSWER 20. 1) 21. 2) 22. 3) 23. 2) 24. 4) 25. 4) 26. 5)

3. 사고 마약류

사유	▪ 재해로 인한 상실 ▪ 분실 또는 도난 ▪ 변질·부패 또는 파손
처리 방법	▪ 마약류 취급자 → 허가관청(지방식약처, 시·도 또는 시군구)에 보고 → 식약처장에게 보고 ▪ 마약류취급의료업자 → 의료기관의 개설허가/신고관청에 보고 → 식약처장에게 보고 ▪ 마약류소매업자 → 약국 개설 등록관청에 보고 → 식약처장에게 보고
보고 시기	지체 없이(5일 이내)
폐기 사유	▪ 변질·부패 또는 파손에 해당하는 사유 ▪ 유효기한 또는 사용기한의 경과 ▪ 유효기한 또는 사용기한이 지나지 아니하였으나 재고관리 또는 보관을 하기에 곤란한 사유
폐기 절차	신청서를 해당 허가관청(지방식약청, 시·도 또는 시군구)에 제출 → 해당여부 등을 관계 공무원 입회 하에 확인 → 폐기처분 → 보고서를 지체없이 식품의약품안전처장에게 제출

27. 사고마약류에 해당하지 않는 경우는?

1) 분실 마약류
2) 도난 마약류
3) 변질한 마약류
4) 압류한 마약류
5) 재해로 인해 상실한 마약류

28. 사고마약에 해당하지 않는 것은?

1) 밀수된 마약
2) 변질된 마약
3) 분실 당한 마약
4) 도난 당한 마약
5) 재해로 인해 상실된 마약

29. 사고마약으로 해당 관청에 즉시 신고하지 않아도 되는 경우는?

1) 변질
2) 부패
3) 압류
4) 분실
5) 상실

30. 마약류취급자가 그 소지하는 마약류에 대해 상실 또는 분실하였을 시 누구에게 보고하여야 하는가?

1) 관할 보건소장에게 보고한다.
2) 식품의약품안전처장에게 보고한다.
3) 시·도지사에게 지체없이 보고한다.
4) 소속된 의료기관의 장에게 보고한다.
5) 당해 허가 관청에 지체없이 보고한다.

ANSWER 27. 4) 28. 1) 29. 3) 30. 5)

4. 마약류 저장

<table>
<tr><td>저장
기준</td><td colspan="3">▪ 다른 의약품과 구별하여 저장
▪ 잠금장치가 되어 있는 견고한 장소에 저장</td></tr>
<tr><td>저장
장소</td><td colspan="3">▪ 마약류취급자 또는 마약류를 취급하는 자의 업소 또는 사무소 안
▪ 대마의 저장장소를 제외</td></tr>
<tr><td rowspan="5">저장
시설</td><td colspan="3">일반인이 쉽게 발견할 수 없는 장소에 설치하되 이동할 수 없도록 설치</td></tr>
<tr><td>마약/
예고임시마약/
임시마약</td><td colspan="2">이중으로 잠금장치가 된 철제금고</td></tr>
<tr><td rowspan="2">향정약/
예고임시향정약/
임시향정약</td><td colspan="2">잠금장치가 설치된 장소</td></tr>
<tr><td>예
외</td><td>마약류소매업자·마약류취급의료업자 또는 마약류관리자가 원활한 조제를 목적으로 업무시간중 조제대에 비치하는 향정신성의약품 제외</td></tr>
<tr><td>대마</td><td colspan="2">대마를 반출·반입하는 경우를 제외하고는 잠금장치와 다른 사람의 출입제한 조치를 취할 것</td></tr>
</table>

❑ 마약류의 양도자와 양수자

양도(판매자)	수수대상	양수(구매자)
수출입업자	마약, 향정신	제조업자, 원료사용자, 도매업자
제조업자	마약	도매업자
	향정신	수출입업자, 도매업자, 소매업자, 의료업자
도매업자	마약	소매업자, 관리자, 의료업자, 학술연구자
	향정신	도매업자, 소매업자, 관리자, 의료업자, 학술연구자

31 마약류의 저장에 대한 것으로 옳은 것은?

1) 다른 의약품과 같이 저장한다.
2) 향정신성의약품은 잠금장치가 필요 없다.
3) 마약 저장시설은 이중으로 잠금장치가 된 철제금고이어야 한다.
4) 마약류 저장시설은 일반인이 쉽게 발견할 수 없고, 이동가능하도록 설치한다.
5) 대마저장시설은 잠금장치를 취하나 다른 사람의 출입제한 조치는 취하지 않아도 된다.

32. 마약류의 저장에 대한 설명으로 옳지 않은 것은?

1) 마약류취급자의 업소에 저장한다.
2) 마약 저장시설은 철제금고로 한다.
3) 마약은 이중으로 잠금장치를 하여야 한다.
4) 다른 의약품과 구별하여 저장하여야 한다.
5) 일반인이 쉽게 발견할 수 없는 장소에, 마약류 취급자가 필요시 이동할 수 있도록 저장한다.

33. 마약류제조업자는 제조한 마약을 누구에게 판매할 수 있는가?

1) 마약류소매업자 2) 마약류도매업자
3) 마약류원료사용자 4) 마약류취급의료업자
5) 마약류취급학술연구자

34. 마약류취급의료업자가 마약을 구입할 수 있는 마약취급자는?

1) 마약류관리자 2) 마약류제조업자
3) 마약류소매업자 4) 마약류도매업자
5) 마약류수출입업자

ANSWER 31. 3) 32. 5) 33. 2) 34. 4)

5. 마약 투약의 기록 및 보존

구분	내용
작성 · 비치 및 보존의무자	▪ 마약류취급의료업자 ▪ 마약류관리자(마약류관리자가 있는 의료기관)
기재사항	환자의 주소, 성명(동물인 경우 종류, 소유자의 주소 · 성명), 나이, 성별, 병명 및 투약(제공)한 마약의 품명 · 수량 및 연월일
작성 · 비치 및 보존방법	다른 의약품과 구별하여
보존기간	2년간

35. 마약 투약 기록 및 보관에 관한 설명으로 옳은 것은?

1) 마약 투약의 기록은 3년간 보존하여야 한다.
2) 마약류취급의료업자만 처방전을 발급할 수 있다.
3) 마약 투약의 기록은 다른 의약품과 함께 작성 · 비치한다.
4) 환자의 주소, 나이, 성별, 병명, 주요증상 및 교부 연월일만 기록한다.
5) 마약류 관리자가 있는 의료기관은 마약류 취급 의료업자와 마약류 관리자 중 1인이 기록을 작성 · 비치한다.

36. 마약류취급의료업자가 마약을 투약 또는 투약하기 위하여 교부할 때 기록사항으로 옳지 않은 것은?

1) 성별
2) 교부년월일
3) 환자의 직업
4) 마약의 품명, 수량
5) 환자의 성명 · 주소 · 연령

37 마약처방전의 기록은 몇 년 간 보존해야 하는가?

1) 1년
2) 2년
3) 3년
4) 4년
5) 5년

ANSWER 35. 2) 36. 3) 37. 2)

6. 마약류관리자

자격과 책임	▪ 의료기관에 종사하는 약사 ▪ 의료기관의 마약/향정약을 조제・수수, 관리 책임
지정	▪ 시・도지사의 지정을 받아야 함 ▪ 재지정은 1년 후
설치기준	▪ 4명 이상 마약류취급의료업자가 의료에 종사하는 의료기관 ▪ 향정약만을 취급하는 의료기관의 경우 예외
마약류의 양수	▪ 마약류 도매업자로부터 마약과 향정약을 양수하여야 함

38. 마약류 관리자에 관한 설명으로 옳은 것은?

1) 향정신성의약품만을 취급하는 의료기관의 경우도 마약류 관리자를 두어야 한다.
2) 마약류 관리자를 두어야 하는 책임은 의료기관 내의 마약류 취급 의료업자에게 있다.
3) 3인 이상의 마약류 취급 의료업자가 종사하는 의료기관에는 마약류 관리자를 두어야 한다.
4) 마약류 관리자는 약사이므로 따로 지정이나 허가를 받지 않는다.
5) 마약류 관리자가 없을 경우 관리 중인 마약류는 후임자가 결정될 때까지 당해 의료기관에 종사하는 마약류 취급 의료업자에게 인계하고 사유를 허가관청에 신고하여야 한다.

39. 마약류의 관리자가 될 수 있는 사람은?

1) 병원 내 의사
2) 병원 내 간호사
3) 동네 약국 약사
4) 병원 내 약사
5) 병원장

40. 종합병원에서 마약 투여 시 마약을 관리하고 투여한 마약에 대한 기록을 작성하는 자는 누구인가?

1) 보건소장
2) 병원장
3) 처방한 의사
4) 마약류관리자
5) 투약한 간호사

41. 마약장부의 기록 및 관리는 누가 하는가?

1) 마약관리자
2) 마약제조업자
3) 마약취급의료업자
4) 마약류수입업자
5) 마약류도매업자

ANSWER 38. 5) 39. 4) 40. 4) 41. 1)

7. 마약 사용의 금지

<table>
<tr><td>마약사용 금지자</td><td colspan="2">▪ 마약류취급의료업자</td></tr>
<tr><td>목적</td><td colspan="2">마약 중독자에게 그 중독 증상을 완화시키거나 치료하기 위하여</td></tr>
<tr><td rowspan="2">금지 행위</td><td colspan="2">▪ 마약을 투약하는 행위
▪ 마약을 투약하기 위하여 제공하는 행위
▪ 마약을 기재한 처방전을 발급하는 행위</td></tr>
<tr><td>예외</td><td>▪ 치료보호기관의 장이 중독자의 증상을 고려하여 특히 필요하다고 인정하는 경우로서
▪ 치료보호기관에서 보건복지부장관 또는 시·도지사의 허가를 받은 경우</td></tr>
</table>

42. 마약중독자에 대한 다음의 기술 중 옳지 않은 것은?

1) 마약중독자의 치료보호기간은 12월 이내로 한다.
2) 마약중독여부의 판별검사기간은 1월 이내로 한다.
3) 마약취급의료업자는 마약중독자를 치료하기 위하여 마약을 투약하지 못한다.
4) 시장·군수·구청장은 마약중독자를 보호하기 위하여 치료보호기관을 설치할 수 있다.
5) 마약중독 여부의 판별검사 및 마약중독자의 치료보호는 치료 보호심사위원회의 심사를 거쳐야 한다.

43. 마약중독자에 대하여 마약을 투약할 수 있는 경우로서 다음 중 옳은 것은?

1) 마약관리자가 마약중독자를 치료하기 위하여 마약을 투약하는 경우
2) 시·도지사의 허가를 받은 의료기관의 장이 특히 필요하다고 인정하는 경우
3) 마약취급의료업자가 마약중독자를 치료하기 위하여 기재한 처방전을 교부하는 경우
4) 마약취급의료업자가 마약중독자의 중독증상을 완화케 하기 위하여 투약하는 경우
5) 치료보호기관의 장이 특히 필요하다고 인정하여 보건복지부장관 또는 특별시장·광역시장·도지사 또는 특별자치도지사의 허가를 받은 경우

ANSWER 42. 4) 43. 5)

8. 마약류 중독자의 치료보호

<table>
<tr><td rowspan="4">치료
보호
기관</td><td>설치·운영/
지정권자</td><td colspan="2">보건복지부장관 또는 시·도지사</td></tr>
<tr><td>목적</td><td colspan="2">▪마약류 사용자의 마약류 중독 여부 판별
▪마약류 중독자로 판명된 사람을 치료 보호</td></tr>
<tr><td rowspan="2">기간</td><td>판별검사</td><td>1개월 이내</td></tr>
<tr><td>치료보호</td><td>12개월 이내</td></tr>
<tr><td rowspan="2">치료
보호
심사
위원회</td><td colspan="3">판별검사 또는 치료보호를 하려면 치료보호심사위원회의 심의를 거쳐야 한다.</td></tr>
<tr><td colspan="3">보건복지부, 특별시, 광역시, 특별자치시, 도 및 특별자치도에 둠</td></tr>
</table>

44. 치료보호기관을 설치·운영하거나 지정할 수 있는 자는?

1) 질병관리본부장
2) 보건복지부장관, 시·도지사
3) 식품의약품안전처장
4) 시장·군수·구청장
5) 지방식품의약품안전청장

45. 마약류 중독자의 판별검사 기간과 치료보호기간은?

1) 판별검사 기간 1월, 치료보호기간 6월
2) 판별검사 기간 1월, 치료보호기간 12월
3) 판별검사 기간 3월, 치료보호기간 12월
4) 판별검사 기간 3월, 치료보호기간 6월
5) 판별검사 기간 12월, 치료보호기간 1월

46. 마약중독자에게 시·도지사의 허가를 받은 경우 마약을 투여할 수 있는 사람은?

1) 마약관리자
2) 마약제조업자
3) 마약류수입업자
4) 마약류도매업자
5) 마약취급의료업자

ANSWER 44. 2) 45. 2) 46. 5)

10 마약류 관리에 관한 법률

시행령 · 시행규칙

제1장 총 칙

제1조[목 적] 이 법은 마약·향정신성의약품(向精神性醫藥品)·대마(大麻) 및 원료물질의 취급·관리를 적정하게 함으로써 그 오용 또는 남용으로 인한 보건상의 위해(危害)를 방지하여 국민보건 향상에 이바지함을 목적으로 한다.

제2조[정 의] 이 법에서 사용하는 용어의 뜻.은 다음과 같다.

1. "마약류"란 마약·향정신성의약품 및 대마를 말한다.
2. "마약"이란 다음 각 목의 어느 하나에 해당하는 것을 말한다.
   가. 양귀비: 양귀비과(科)의 파파베르 솜니페룸 엘(Papaver somniferum L.), 파파베르 세티게룸 디시(Papaver setigerum DC.) 또는 파파베르 브락테아툼(Papaver bracteatum) 개정 2017.4.18.
   나. 아편: 양귀비의 액즙(液汁)이 응결(凝結)된 것과 이를 가공한 것. 다만, 의약품으로 가공한 것은 제외한다.
   다. 코카 잎[엽]: 코카 관목[(灌木): 에리드록시론속(속)의 모든 식물을 말한다]의 잎. 다만, 엑고닌·코카인 및 엑고닌 알칼로이드 성분이 모두 제거된 잎은 제외한다.
   라. 양귀비, 아편 또는 코카 잎에서 추출되는 모든 알카로이드 및 그와 동일한 화학적 합성품으로서 대통령령으로 정하는 것
   마. 가목부터 라목까지에 규정된 것 외에 그와 동일하게 남용되거나 해독(害毒) 작용을 일으킬 우려가 있는 화학적 합성품으로서 대통령령으로 정하는 것
   바. 가목부터 마목까지에 열거된 것을 함유하는 혼합물질 또는 혼합제제. 다만, 다른 약물이나 물질과 혼합되어 가목부터 마목까지에 열거된 것으로 다시 제조하거나 제제(製劑)할 수 없고, 그것에 의하여 신체적 또는 정신적 의존성을 일으키지 아니하는 것으로서 총리령으로 정하는 것[이하 "한외마약"(限外麻藥)이라 한다]은 제외한다.
3. "향정신성의약품"이란 인간의 중추신경계에 작용하는 것으로서 이를 오용하거나 남용할 경우 인체에 심각한 위해가 있다고 인정되는 다음 각 목의 어느 하나에 해당하는 것으로서 대통령령으로 정하는 것을 말한다.
   가. 오용하거나 남용할 우려가 심하고 의료용으로 쓰이지 아니하며 안전성이 결여되어 있는 것으로서 이를 오용하거나 남용할 경우 심한 신체적 또는 정신적 의존성을 일으키는 약물 또는 이를 함유하는 물질
   나. 오용하거나 남용할 우려가 심하고 매우 제한된 의료용으로만 쓰이는 것으로서 이를 오용하거나 남용할 경우 심한 신체적 또는 정신적 의존성을 일으키는 약물 또는 이를 함유하는 물질
   다. 가목과 나목에 규정된 것보다 오용하거나 남용할 우려가 상대적으로 적고 의료용으로 쓰이는 것으로서 이를 오용하거나 남용할 경우 그리 심하지 아니한 신체적 의존성을 일으키거나 심한 정신적 의존성을 일으키는 약물 또는 이를 함유하는 물질
   라. 다목에 규정된 것보다 오용하거나 남용할 우려가 상대적으로 적고 의료용으로 쓰이는 것으로서 이를 오용하거나 남용할 경우 다목에 규정된 것보다 신체적 또는 정신적 의존성을 일으킬 우려가 적은 약물 또는 이를 함유하는 물질
   마. 가목부터 라목까지에 열거된 것을 함유하는 혼합물질 또는 혼합제제. 다만, 다른 약물 또는 물질과 혼합되어 가목부터 라목까지에 열거된 것으로 다시 제조하거나 제제할 수 없고, 그것에 의하여 신체적 또는 정신적 의존성을 일으키지 아니하는 것으로서 총리령으로 정하는 것은 제외한다.
4. "대마"란 다음 각 목의 어느 하나에 해당하는 것을 말한다. 다만, 대마초[칸나비스 사티바 엘(Cannabis sativa L)을 말한다. 이하 같다]의 종자(種子)·뿌리 및 성숙한 대마초의 줄기와 그 제품은 제외한다.
   가. 대마초와 그 수지(樹脂)

나. 대마초 또는 그 수지를 원료로 하여 제조된 모든 제품

다. 가목 또는 나목에 규정된 것과 동일한 화학적 합성품으로서 대통령령으로 정하는 것

라. 가목부터 다목까지에 규정된 것을 함유하는 혼합물질 또는 혼합제제

5. "마약류취급자"란 다음 가목부터 사목까지의 어느 하나에 해당하는 자로서 이 법에 따라 허가 또는 지정을 받은 자와 아목 및 자목에 해당하는 자를 말한다.

가. 마약류수출입업자: 마약 또는 향정신성의약품의 수출입을 업(業)으로 하는 자

나. 마약류제조업자: 마약 또는 향정신성의약품의 제조[제제 및 소분(小分)을 포함한다. 이하 같다]를 업으로 하는 자

다. 마약류원료사용자: 한외마약 또는 의약품을 제조할 때 마약 또는 향정신성의약품을 원료로 사용하는 자

라. 대마재배자: 섬유 또는 종자를 채취할 목적으로 대마초를 재배하는 자

마. 마약류도매업자: 마약류소매업자, 마약류취급의료업자, 마약류관리자 또는 마약류취급학술연구자에게 마약 또는 향정신성의약품을 판매하는 것을 업으로 하는 자

바. 마약류관리자: 「의료법」에 따른 의료기관(이하 "의료기관"이라 한다)에 종사하는 약사로서 그 의료기관에서 환자에게 투약하거나 투약하기 위하여 제공하는 마약 또는 향정신성의약품을 조제 · 수수(授受)하고 관리하는 책임을 진 자

사. 마약류취급학술연구자: 학술연구를 위하여 마약 또는 향정신성의약품을 사용하거나, 대마초를 재배하거나 대마를 수입하여 사용하는 자

아. 마약류소매업자: 「약사법」에 따라 등록한 약국개설자로서 마약류취급의료업자의 처방전에 따라 마약 또는 향정신성의약품을 조제하여 판매하는 것을 업으로 하는 자

자. 마약류취급의료업자: 의료기관에서 의료에 종사하는 의사 · 치과의사 · 한의사 또는 「수의사법」에 따라 동물 진료에 종사하는 수의사로서 의료나 동물 진료를 목적으로 마약 또는 향정신성의약품을 투약하거나 투약하기 위하여 제공하거나 마약 또는 향정신성의약품을 기재한 처방전을 발급하는 자

6. "원료물질"이란 마약류가 아닌 물질 중 마약 또는 향정신성의약품의 제조에 사용되는 물질로서 대통령령으로 정하는 것을 말한다.

7. "원료물질취급자"란 원료물질의 제조 · 수출입 · 매매에 종사하거나 이를 사용하는 자를 말한다.

8. "군수용마약류"란 국방부 및 그 직할 기관과 육군 · 해군 · 공군에서 관리하는 마약류를 말한다.

9. "치료보호"란 마약류 중독자의 마약류에 대한 정신적 · 신체적 의존성을 극복시키고 재발을 예방하여 건강한 사회인으로 복귀시키기 위한 입원 치료와 통원(通院) 치료를 말한다.

시행령

영제2조 (마약 등) ① 「마약류 관리에 관한 법률」(이하 "법"이라 한다) 제2조제2호라목에 따른 마약은 별표 1과 같다.

② 법 제2조제2호마목에 따른 마약은 별표 2와 같다.

③ 법 제2조제3호가목부터 마목까지의 규정에 따른 향정신성의약품은 각각 별표 3부터 별표 7까지와 같다.

④ 법 제2조제4호다목에 따른 대마는 별표 7의2와 같다.

⑤ 법 제2조제6호에 따른 원료물질은 별표 8과 같다.

시행규칙

칙제2조 (한외마약) 「마약류 관리에 관한 법률」(이하 "법"이라 한다) 제2조제2호바목 단서에 따른 한외마약은 다음 각호의 1에 해당하는 마약의 제제(주사제의 제제를 제외한다)로 한다.

1. 100그램당 코데인, 디히드로코데인 및 그 염류는 염기로서 1그램이하(수제인 경우에는 100밀리리터당 100밀리그램 이하)이고, 1회 용량이 코데인 및 그 염류는 염기로서 20밀리그램 이하, 디히드로코데인 및 그 염류는 염기로서 10밀리그램 이하이며, 마약성분외의 유효성분이 3종 이상 배합된 제제
2. 100밀리리터당 또는 100그램당 의료용 아편이 100밀리그램 이하이고, 동일한 양의 토근이 배합된 제제
3. 디펜옥시레이트가 염기로서 1회용량이 2.5밀리그램 이하이고, 당해 디펜옥시레이트 용량의 1퍼센트 이상에 해당하는 양의 아트로핀설페이트를 함유하는 제제
4. 디펜옥신 1회 용량이 0.5밀리그램 이하이고, 당해 디펜옥신 용량의 5퍼센트이상에 해당하는 양의 아트로핀설페이트를 함유하는 제제
5. 마약류취급학술연구자가 학술연구목적에 사용하는 연구시험용 시약으로서 식품의약품안전처장이 인정한 제제

칙제3조 (신체적 또는 정신적 의존성을 야기하지 아니하는 제제) ① 법 제2조제3호마목 단서에 따라 신체적 또는 정신적 의존성을 야기

하지 아니하는 제제로 인정하는 기준은 다음 각호와 같다. 다만, 법 제2조제3호나목에 해당하는 향정신성의약품을 함유한 제제는 제1호 내지 제3호의 요건에 해당하더라도 이를 신체적 또는 정신적의존성을 야기하는 제제로 본다.

1. 법 제2조제3호다목 또는 라목의 향정신성의약품이 복합제제의 주성분이 아니어야 하며, 향정신성의약품의 성분이 2종 이상 함유한 것이 아닐 것
2. 복합제제에 함유되는 향정신성의약품의 함량은 복합제제의 1일 복용량에 함유된 향정신성의약품의 양이 당해 향정신성의약품 제조품목허가시 허가된 1일 용량(이하 "허가용량"이라 한다)의 2분의 1 이하로 치료효과를 기대할 수 있는 양일 것
3. 향정신성의약품에 신경계 작용약물이 함유된 복합제제는 그 함유된 성분 상호간에 상승작용을 야기하지 아니할 것
4. 피라비탈, 알로피라비탈, 싸이크로피라비탈 등 바르비탈류의 분자화합물의 제제는 이에 함유된 바르비탈류의 용량을 계산하여 그 제제의 1일 복용량에 함유된 당해 성분의 함량이 각각 허가용량의 2분의 1 이하로서 치료효과를 기대할 수 있는 양일 것
5. 학술연구목적의 시약은 연구시험용으로 제조되고 단위당 함량이 1그램 이하일 것

② 제1항의 규정에 적합하여 신체적 또는 정신적 의존성을 야기하지 아니하는 제제로 인정받고자 하는 경우에는 당해 품목마다 별지 제1호서식에 의한 신청서(전자문서로 된 신청서를 포함한다)에 이를 입증하는 근거서류(전자문서를 포함한다)를 첨부하여 식품의약품안전처장에게 제출하여야 한다.

제2조의2 [국가 등의 책임] ① 국가와 지방자치단체는 국민이 마약류 등을 남용하는 것을 예방하고, 마약류 중독자에 대한 치료보호와 사회복귀 촉진을 위하여 연구·조사 등 필요한 조치를 하여야 한다.

② 국민은 마약류 중독자에 대하여 치료의 대상으로 인식하고 건강한 사회구성원으로 자립할 수 있도록 협조하여야 한다.

제2조의3 [마약퇴치의 날] ① 마약류 등의 오남용에 대한 사회적 경각심을 높이고 마약류에 관한 범죄를 예방하기 위하여 매년 6월 26일을 마약퇴치의 날로 정한다.

② 국가와 지방자치단체는 마약퇴치의 날 취지에 적합한 행사와 교육·홍보사업을 실시할 수 있다.

③ 제2항에 따른 마약퇴치의 날 행사 및 교육·홍보사업에 필요한 사항은 대통령령으로 정한다.

본조신설 2017.4.18.

시행령

영 **제2조의2 (마약퇴치의 날 행사 등)** ① 국가와 지방자치단체는 법 제2조의3제2항에 따른 마약퇴치의 날 기념행사를 주간이나 월간으로 정하여 실시할 수 있다.

② 국가와 지방자치단체는 법 제2조의3제2항에 따른 마약퇴치의 날 기념행사를 실시할 경우 마약퇴치에 이바지한 공이 매우 큰 개인이나 단체를 마약퇴치유공자로 선정하여 포상할 수 있다.

본조신설 2017.10.17.

제3조 [일반 행위의 금지] 누구든지 다음 각 호의 어느 하나에 해당하는 행위를 하여서는 아니 된다.

1. 이 법에 따르지 아니한 마약류의 사용
2. 마약의 원료가 되는 식물을 재배하거나 그 성분을 함유하는 원료·종자·종묘(種苗)를 소지, 소유, 관리, 수출입, 수수, 매매 또는 매매의 알선을 하거나 그 성분을 추출하는 행위. 다만, 대통령령으로 정하는 바에 따라 식품의약품안전처장의 승인을 받은 경우는 제외한다.
3. 헤로인, 그 염류(鹽類) 또는 이를 함유하는 것을 소지, 소유, 관리, 수입, 제조, 매매, 매매의 알선, 수수, 운반, 사용, 투약하거나 투약하기 위하여 제공하는 행위. 다만, 대통령령으로 정하는 바에 따라 식품의약품안전처장의 승인을 받은 경우는 제외한다.
4. 마약 또는 향정신성의약품을 제조할 목적으로 원료물질을 제조, 수출입, 매매, 매매의 알선, 수수, 소지, 소유 또는 사용하는 행위. 다만, 대통령령으로 정하는 바에 따라 식품의약품안전처장의 승인을 받은 경우는 제외한다.
5. 제2조제3호가목의 향정신성의약품 또는 이를 함유하는 향정신성의약품을 소지, 소유, 사용, 관리, 수출입, 제조, 매매, 매매의 알선 또는 수수하는 행위. 다만, 대통령령으로 정하는 바에 따라 식품의약품안전처장의 승인을 받은 경우는 제외한다.
6. 제2조제3호가목의 향정신성의약품의 원료가 되는 식물 또는 버섯류에서 그 성분을 추출하거나 그 식물 또는 버섯류를 수출입, 매매, 매매의 알선, 수수, 흡연 또는 섭취하거나 흡연 또는 섭취할 목적으로 그 식물 또는 버섯류를 소지·소유하는 행위. 다만, 대통령령으로 정하는 바에 따라 식품의약품안전처장의 승인을 받은 경우는 제외한다.
7. 대마를 수출입·제조·매매하거나 매매를 알선하는 행위. 다만, 공무, 학술연구 또는 의료 목적을 위하여 대통령령으

로 정하는 바에 따라 식품의약품안전처장의 승인을 받은 경우는 제외한다. 개정 2018.12.11.

8. 삭제
9. 삭제
10. 다음 각 목의 어느 하나에 해당하는 행위
    가. 대마 또는 대마초 종자의 껍질을 흡연 또는 섭취하는 행위(제7호 단서에 따라 의료 목적으로 섭취하는 행위는 제외한다) 개정 2018.12.11.
    나. 가목의 행위를 할 목적으로 대마, 대마초 종자 또는 대마초 종자의 껍질을 소지하는 행위
    다. 가목 또는 나목의 행위를 하려 한다는 정(情)을 알면서 대마초 종자나 대마초 종자의 껍질을 매매하거나 매매를 알선하는 행위
11. 제4조제1항 또는 제1호부터 제10호까지의 규정에서 금지한 행위를 하기 위한 장소 · 시설 · 장비 · 자금 또는 운반 수단을 타인에게 제공하는 행위
12. 다음 각 목의 어느 하나에 해당하는 규정에서 금지하는 행위에 관한 정보를 「표시 · 광고의 공정화에 관한 법률」 제2조제2호에서 정하는 방법으로 타인에게 널리 알리거나 제시하는 행위
    가. 제1호부터 제11호까지의 규정
    나. 제4조제1항 또는 제3항
    다. 제5조제1항 또는 제2항
    라. 제5조의2제5항 개정 2018.3.13.

시행령

영제3조 (일반 행위 금지의 예외) ① 법 제3조제2호 단서, 제3호 단서 또는 제4호 단서에 따라 식품의약품안전처장으로부터 마약 또는 원료물질 등의 취급에 관한 승인을 받을 수 있는 경우는 다음 각 호와 같다.

1. 마약류취급학술연구자가 학술연구를 위하여 필요한 양만 취급하려는 경우
2. 공무상 필요에 따라 취급하려는 경우
3. 마약류제조업자 또는 「약사법」에 따른 의약품제조업자가 향정신성의약품의 품목허가를 받기 위한 시제품을 제조하기 위하여 원료물질을 취급하려는 경우
4. 「대외무역법」 제2조제3호에 따른 무역거래자가 물품매도확약서를 발행하여 구매의 알선행위를 하는 경우
5. 제1호부터 제4호까지에 준하는 경우로서 마약 또는 원료물질 등을 취급할 필요가 있다고 식품의약품안전처장이 인정하는 경우

② 법 제3조제5호 단서 또는 제6호 단서에 따라 식품의약품안전처장으로부터 향정신성의약품 등의 취급에 관한 승인을 받을 수 있는 경우는 다음 각 호와 같다.

1. 마약류취급학술연구자가 학술연구를 위하여 필요한 양만 취급하려는 경우
2. 공무상 필요에 따라 취급하려는 경우
3. 마약류제조업자가 시험용으로 향정신성의약품을 필요로 하는 경우
4. 「대외무역법」 제2조제3호에 따른 무역거래자가 물품매도확약서를 발행하여 구매의 알선행위를 하는 경우
5. 제1호부터 제4호까지에 준하는 경우로서 향정신성의약품 등을 취급할 필요가 있다고 식품의약품안전처장이 인정하는 경우

③ 법 제3조제7호 단서에 따라 식품의약품안전처장으로부터 대마를 수출입 · 제조[제제(製劑) 및 소분(小分)을 포함한다. 이하 같다] · 매매하거나 매매를 알선하는 행위를 승인받을 수 있는 경우는 다음 각 호와 같다.

1. 공무상 마약류를 취급하는 공무원이 공무상 필요한 경우
2. 마약류취급학술연구자가 학술연구를 위하여 필요한 경우
3. 「약사법」 제91조에 따른 한국희귀 · 필수의약품센터(이하 이 조에서 "센터"라 한다)가 다음 각 목의 어느 하나에 해당하는 대마를 수입 · 매매하는 경우 신설 2019.3.12.
    가. 「약사법」 제91조제1항제3호에 따라 국민 보건상 긴급하게 도입할 필요가 있다고 식품의약품안전처장이 인정하는 의약품으로서의 대마
    나. 국내에 대체 가능한 의약품이 없어 환자가 센터에 수입하여 판매할 것을 요청하는 의약품으로서의 대마
4. 환자가 질병의 치료를 위하여 제3호에 따라 센터가 수입하는 의약품으로서의 대마가 필요한 경우 신설 2019.3.12.

④ 제1항부터 제3항까지의 규정에 따른 승인신청에 필요한 사항은 총리령으로 정한다.

제4조 [마약류취급자가 아닌 자의 마약류 취급 금지] ① 마약류취급자가 아니면 다음 각 호의 어느 하나에 해당하는 행위를 하여서는 아니 된다.

1. 마약 또는 향정신성의약품을 소지, 소유, 사용, 운반, 관리, 수입, 수출, 제조, 조제, 투약, 수수, 매매, 매매의 알선 또는

제공하는 행위

2. 대마를 재배·소지·소유·수수·운반·보관 또는 사용하는 행위
3. 마약 또는 향정신성의약품을 기재한 처방전을 발급하는 행위
4. 한외마약을 제조하는 행위

② 제1항에도 불구하고 다음 각 호의 어느 하나에 해당하는 경우에는 마약류취급자가 아닌 자도 마약류를 취급할 수 있다.

1. 이 법에 따라 마약 또는 향정신성의약품을 마약류취급의료업자로부터 투약받아 소지하는 경우
2. 이 법에 따라 마약 또는 향정신성의약품을 마약류소매업자로부터 구입하거나 양수(讓受)하여 소지하는 경우
3. 이 법에 따라 마약류취급자를 위하여 마약류를 운반·보관·소지 또는 관리하는 경우
4. 공무상(公務上) 마약류를 압류·수거 또는 몰수하여 관리하는 경우
5. 제13조에 따라 마약류 취급 자격 상실자 등이 마약류취급자에게 그 마약류를 인계하기 전까지 소지하는 경우
6. 제3조제7호 단서에 따라 의료 목적으로 사용하기 위하여 대마를 운반·보관 또는 소지하는 경우 신설 2018.12.11.
7. 그 밖에 총리령으로 정하는 바에 따라 식품의약품안전처장의 승인을 받은 경우 개정 2018.12.11.

③ 마약류취급자는 이 법에 따르지 아니하고는 마약류를 취급하여서는 아니 된다. 다만, 대통령령으로 정하는 바에 따라 식품의약품안전처장의 승인을 받은 경우에는 그러하지 아니하다.

④ 제2항제3호에 따라 대마를 운반·보관 또는 소지하려는 자는 특별자치시장·시장(「제주특별자치도 설치 및 국제자유도시 조성을 위한 특별법」에 따른 행정시장을 포함한다. 이하 같다)·군수 또는 구청장(자치구의 구청장을 말한다. 이하 같다)에게 신고하여야 한다. 이 경우 특별자치시장·시장·군수 또는 구청장은 그 신고 받은 내용을 검토하여 이 법에 적합하면 신고를 수리하여야 한다. 개정 2018.12.11.

⑤ 제4항 전단에 따른 신고 절차 및 대마의 운반·보관 또는 소지 방법에 관하여 필요한 사항은 총리령으로 정한다. 개정 2018.12.11.

시행령

영제4조 (마약류취급자의 예외적인 마약류 취급) ① 법 제4조제3항 단서에 따라 마약류취급자가 식품의약품안전처장으로부터 마약류 취급에 관한 승인을 받을 수 있는 경우는 다음 각 호와 같다.

1. 마약류수출입업자·마약류제조업자·마약류원료사용자 또는 마약류취급학술연구자가 마약류 품질관리를 목적으로 취급하려는 경우
2. 마약류수출입업자·마약류제조업자·마약류원료사용자 또는 마약류취급학술연구자가 마약·향정신성의약품 또는 한외마약(限外麻藥)의 품목허가를 받기 위한 임상연구나 시제품(試製品)을 제조하기 위하여 취급하려는 경우
3. 제1호 및 제2호에 준하는 경우로서 마약류를 취급할 필요가 있다고 식품의약품안전처장이 인정하는 경우

② 제1항에 따른 승인신청에 필요한 사항은 총리령으로 정한다.

시행규칙

칙제5조 (마약류취급자가 아닌 자의 마약류 취급) ① 법 제4조제2항제7호에 따라 마약류취급자가 아닌 자가 마약류를 취급할 수 있는 경우는 다음 각 호의 어느 하나와 같다. 개정 2019.3.12.

1. 의약품제조업자 등이 마약·향정신성의약품 또는 한외마약의 품목허가를 받기 위한 임상연구나 시제품을 제조하기 위하여 취급하는 경우

1의2. 법 제2조제3호마목 단서에 해당하는 제제가 포함된 의약품의 품목허가를 받거나 품목신고를 하기 위한 임상연구나 시제품을 제조하기 위하여 취급하는 경우

2. 의약품제조업자 등이 품질관리를 목적으로 취급하는 경우

2의2. 의약품을 분류·포장하는 기계·기구 등을 제작하는 자가 시제품을 제작하거나 제품의 성능을 시험하기 위하여 향정신성의약품을 취급하는 경우

3. 공무수행 또는 공무수행을 보조하기 위하여 부득이 마약류 취급을 필요로 하는 경우
4. 「대외무역법」에 의한 외국의 수출자의 위임을 받은 무역거래자가 물품매도확약서를 발행하여 마약류의 구매의 알선행위를 하는 경우
5. 도핑(doping) 검사 및 그 검사를 위한 시험을 목적으로 마약류 취급을 필요로 하는 경우
6. 자가치료를 목적으로 마약 또는 향정신성의약품을 휴대하고 출입국하는 경우

6의2. 국내에 대체치료수단이 없어 자가치료를 목적으로 한국희귀·필수의약품센터를 통하여 수입된 마약 또는 향정신성의약품을 취급하는 경우 신설 2018.10.31.

7. 의료봉사 단체 또는 의료기관 등이 해외 의료봉사·원조·지원을 위하여 취급하는 경우
8. 「항공안전법」에 따른 구급의료용품 탑재 등 식품의약품안전처장이 필요하다고 인정하여 공고하는 경우 개정 2018.2.9.

② 마약류취급자가 아닌 자가 제1항 각 호의 어느 하나에 해당되어 마약류 취급승인을 받으려는 경우에는 별지 제3호서식에 의한 신청서(전자문서로 된 신청서를 포함한다)에 다음 각 호의 구분에 따른 서류(전자문서를 포함한다)를 첨부하여 식품의약품안전처장에게 제출하여야 한다.

1. 제1항제1호, 제1호의2, 제2호, 제2호의2, 제3호부터 제5호까지 및 제8호에 해당하는 경우
 가. 해당 자격을 증명하는 서류 사본
 나. 취급계획서
2. 제1항제6호에 해당하는 경우
 가. 출입국을 증명하는 서류 사본(식품의약품안전처장이 「전자정부법」 제36조제1항에 따른 행정정보의 공동이용을 통하여 첨부서류에 대한 정보를 확인할 수 있는 경우에는 그 확인으로 첨부서류를 갈음하되, 신청인이 확인에 동의하지 않는 경우에는 이를 제출하여야 한다)
 나. 휴대약품명, 휴대약품의 수량, 체류기간, 출입국의 목적 등을 기재한 서류
 다. 국내외 의료기관의 의사가 발행한 진단서(의약품명, 1회 투약량, 1일 투약횟수, 총 투약일수, 용법 등이 명시된 것을 말한다. 이하 이 조에서 같다) 또는 입국자의 경우 반출하려는 국가의 정부에서 발행한 자가치료 목적의 마약 또는 향정신성의약품 반출승인서 [개정 2018.10.31.]

2의2. 제1항제6호의2에 해당하는 경우: 국내 의료기관의 해당 질환 전문의가 발행한 다음 각 목의 서류 [신설 2018.10.31.]
 가. 진단서
 나. 진료기록
 다. 국내 대체치료수단이 없다고 판단한 의학적 소견서
3. 제1항제7호에 해당하는 경우: 해외 의료봉사 · 원조 또는 지원 목적임을 증명하는 서류로서 취급하려는 마약 또는 향정신성의약품의 품명, 수량 등이 기재된 해당 국가의 정부 또는 그 밖에 권한이 있는 기관이 발행한 서류

㉾제6조 (마약류취급자의 예외적인 취급승인 신청) 법 제4조제3항 단서, 제5조의2제6항제2호, 같은 법 시행령 제4조 및 제5조의3에 따라 마약류, 예고임시마약류 또는 임시마약류의 취급승인을 받으려는 자는 별지 제3호서식에 의한 신청서(전자문서로 된 신청서를 포함한다)에 그 자격을 증명하는 서류 사본(전자문서를 포함한다) 및 취급계획서(전자문서를 포함한다)를 첨부하여 식품의약품안전처장에게 제출하여야 한다. [개정 2018.10.31.]

㉾제7조 (대마의 운반 · 보관 등) ① 법 제4조제4항 전단에 따라 대마를 운반 · 보관 또는 소지하는 것을 신고하려는 자는 별지 제4호서식의 대마 운반 · 보관 · 소지 신고서(전자문서로 된 신고서를 포함한다)를 관할 특별자치시장 · 시장(「제주특별자치도 설치 및 국제자유도시 조성을 위한 특별법」에 따른 행정시장을 포함한다. 이하 같다) · 군수 또는 구청장(자치구의 구청장을 말한다. 이하 같다)에게 제출하여야 한다. [개정 2019.3.12.]

② 제1항에 따라 신고를 한 자는 대마를 취급할 수 있는 자격이 있는 자에게 대마를 인계하기까지 신고서를 휴대하여야 하며, 관계공무원의 요구가 있는 때에는 이를 제시하여야 한다. [개정 2019.3.12.]

제5조 [마약류 취급의 제한] ① 마약류취급자는 그 업무 외의 목적을 위하여 제4조제1항 각 호에 규정된 행위를 하여서는 아니 된다.

② 이 법에 따라 마약류 또는 임시마약류를 소지 · 소유 · 운반 또는 관리하는 자는 다른 목적을 위하여 이를 사용하여서는 아니 된다. [개정 2018.3.13.]

③ 식품의약품안전처장은 공익을 위하여 필요하다고 인정하는 때에는 다음 각 호의 어느 하나에 해당하는 경우 마약류(대마는 제외한다) 또는 임시마약류의 수입 · 수출 · 제조 · 판매 또는 사용을 금지 또는 제한하거나 그 밖의 필요한 조치를 할 수 있다. [개정 2018.3.13.]

1. 국내의 수요량 및 보유량을 고려하여 마약 또는 향정신성의약품을 제조 · 수입 또는 수출할 필요가 없다고 인정하는 경우
2. 이미 제조 또는 수입된 품종 또는 품목의 마약 또는 향정신성의약품과 동일한 품종 또는 품목의 마약 또는 향정신성의약품을 국내의 수급여건 등을 고려하여 다른 제조업자 또는 수입업자가 제조 또는 수입할 필요가 없다고 인정하는 경우
3. 마약류 품목허가증에 기재된 용량 이상의 마약 또는 향정신성의약품을 남용하였다고 인정하는 경우
4. 마약 또는 향정신성의약품에 대한 신체적 · 정신적 의존성을 야기하게 할 염려가 있을 정도로 마약 또는 향정신성의약품을 장기 또는 계속 투약하거나 투약하기 위하여 제공하는 경우
5. 그 밖에 대통령령으로 정하는 경우

시행령

영제5조 (마약류 취급의 금지 및 제한) 식품의약품안전처장은 법 제5조제3항에 따른 금지 등의 조치를 하는 경우에는 그 사실을 서면

으로 알려야 한다.

제5조의2 [임시마약류 지정 등] ① 식품의약품안전처장은 마약류가 아닌 물질·약물·제제·제품 등(이하 이 조에서 "물질등"이라 한다) 중 오용 또는 남용으로 인한 보건상의 위해가 우려되어 긴급히 마약류에 준하여 취급·관리할 필요가 있다고 인정하는 물질등을 임시마약류로 지정할 수 있다. 이 경우 임시마약류는 다음 각 호에서 정하는 바와 같이 구분하여 지정한다. 개정 2018.3.13.

1. 1군 임시마약류: 중추신경계에 작용하거나 마약류와 구조적·효과적 유사성을 지닌 물질로서 의존성을 유발하는 등 신체적·정신적 위해를 끼칠 가능성이 높은 물질
2. 2군 임시마약류: 의존성을 유발하는 등 신체적·정신적 위해를 끼칠 가능성이 있는 물질

② 제1항에도 불구하고 다음 각 호의 어느 하나에 해당하는 의약품은 임시마약류의 지정 대상에서 제외한다. 신설 2018.3.13.

1. 「약사법」 제31조제2항 및 제3항에 따라 식품의약품안전처장으로부터 의약품 품목허가를 받거나 품목신고를 한 의약품
2. 「약사법」 제34조제1항에 따라 식품의약품안전처장으로부터 승인을 받은 임상시험용 의약품

③ 식품의약품안전처장이 임시마약류를 지정하려는 때에는 미리 대통령령으로 정하는 관계 기관과의 협의를 거쳐 다음 각 호의 사항을 1개월 이상 관보 및 인터넷 홈페이지에 예고하여야 하고, 임시마약류를 지정한 때에는 다음 제1호부터 제3호까지 및 제5호의 사항을 관보 및 인터넷 홈페이지에 공고하여야 한다. 개정 2018.3.13.

1. 임시마약류의 지정 사유
2. 임시마약류의 명칭
3. 1군 임시마약류 또는 2군 임시마약류의 구분 개정 2018.3.13.
4. 임시마약류 지정의 예고 기간 등 임시마약류의 지정 예고에 관한 사항
5. 임시마약류 지정 기간 등 임시마약류의 지정에 관한 사항

④ 누구든지 예고임시마약류 또는 임시마약류를 재배·소지·소유·사용·운반·관리·수입·수출·제조·조제·투약·매매·매매의 알선·수수·보관 또는 제공하거나, 이를 기재한 처방전을 발급하여서는 아니 된다. 다만, 다음 각 호의 어느 하나에 해당하는 경우에는 그러하지 아니하다.

1. 공무상 예고임시마약류 또는 임시마약류를 압류·수거 또는 몰수하여 관리하는 경우
2. 그 밖에 공무상 마약류를 취급하는 공무원 또는 마약류취급학술연구자가 대통령령으로 정하는 바에 따라 식품의약품안전처장의 승인을 받아 예고임시마약류 또는 임시마약류를 취급하는 경우

⑤ 누구든지 예고임시마약류 또는 임시마약류에 대하여 다음 각 호의 어느 하나에 해당하는 행위를 하여서는 아니 된다. 개정 2018.3.13.

1. 재배·추출·제조·수출입하거나 그러할 목적으로 소지·소유
2. 매매·매매의 알선·수수·제공하거나 그러할 목적으로 소지·소유
3. 소지·소유·사용·운반·관리·투약·보관
4. 1군 또는 2군 임시마약류와 관련된 금지행위를 하기 위한 장소·시설·장비·자금 또는 운반 수단을 타인에게 제공

⑥ 제5항에도 불구하고 다음 각 호의 어느 하나에 해당하는 경우에는 예고임시마약류 또는 임시마약류를 취급할 수 있다. 신설 2018.3.13.

1. 공무상 예고임시마약류 또는 임시마약류를 압류·수거 또는 몰수하여 관리하는 경우
2. 그 밖에 공무상 마약류를 취급하는 공무원 또는 마약류취급학술연구자가 대통령령으로 정하는 바에 따라 식품의약품안전처장의 승인을 받아 예고임시마약류 또는 임시마약류를 취급하는 경우

시행령

영 제5조의2 (임시마약류 지정 시 협의 기관) 법 제5조의2제3항 각 호 외의 부분에서 "대통령령으로 정하는 관계 기관"이란 교육부, 외교부, 법무부, 행정안전부, 보건복지부, 여성가족부 국가정보원, 관세청, 검찰청, 경찰청, 해양경찰청, 그 밖에 식품의약품안전처장이 임시마약류 지정과 관련하여 협의할 필요가 있다고 인정하는 관계 기관을 말한다. 개정 2017.7.26. 개정 2018.9.11.

영 제5조의3 (예고임시마약류 또는 임시마약류의 취급승인) 법 제5조의2제6항제2호에 따라 공무상 마약류를 취급하는 공무원 또는 마약류취급학술연구자가 예고임시마약류 또는 임시마약류를 취급하려는 경우에는 총리령으로 정하는 바에 따라 식품의약품안전처장의 승인을 받아야 한다. 개정 2018.9.11.

제2장 허가 등

제6조 [마약류취급자의 허가 등] ① 마약류취급자가 되려는 다음 각 호의 어느 하나에 해당하는 자로서 총리령으로 정하는 바에 따라 제1호 · 제2호 및 제4호에 해당하는 자는 식품의약품안전처장의 허가를 받아야 하고, 제3호에 해당하는 자는 특별시장 · 광역시장 · 특별자치시장 · 도지사 또는 특별자치도지사(이하 "시 · 도지사"라 한다)의 허가를 받아야 하며, 제5호에 해당하는 자는 특별자치시장 · 시장 · 군수 또는 구청장의 허가를 받아야 한다. 허가받은 사항을 변경할 때에도 또한 같다.

1. 마약류수출입업자: 「약사법」에 따른 수입자로서 식품의약품안전처장에게 의약품 품목허가를 받거나 품목신고를 한 자
2. 마약류제조업자 및 마약류원료사용자: 「약사법」에 따라 의약품제조업의 허가를 받은 자
3. 마약류도매업자: 「약사법」에 따라 등록된 약국개설자 또는 의약품 도매상의 허가를 받은 자
4. 마약류취급학술연구자: 연구기관 및 학술기관 등에서 학술연구를 위하여 마약류의 사용을 필요로 하는 자
5. 대마재배자: 「농업 · 농촌 및 식품산업 기본법」 제3조제2호에 따른 농업인으로서 섬유나 종자를 채취할 목적으로 대마초를 재배하려는 자

② 마약류관리자가 되려면 마약류취급의료업자가 있는 의료기관에 종사하는 약사로서 총리령으로 정하는 바에 따라 시 · 도지사의 지정을 받아야 한다. 지정받은 사항을 변경할 때에도 또한 같다.

③ 다음 각 호의 어느 하나에 해당하는 사람은 마약류수출입업자, 마약류취급학술연구자 또는 대마재배자로 허가를 받을 수 없다.

1. 피성년후견인, 피한정후견인 또는 미성년자
2. 「정신건강증진 및 정신질환자 복지서비스 지원에 관한 법률」 제3조제1호에 따른 정신질환자(정신건강의학과 전문의가 마약류에 관한 업무를 담당하는 것이 적합하다고 인정한 사람은 제외한다) 또는 마약류 중독자 [개정 2018.12.11.]
3. 「약사법」 · 「의료법」 · 「보건범죄 단속에 관한 특별조치법」 또는 그 밖에 마약류 관련 법률을 위반하거나 이 법을 위반하여 금고 이상의 형을 선고받고 그 집행이 끝나거나 받지 아니하기로 확정된 후 3년이 지나지 아니한 사람 [개정 2018.12.11.]

④ 제44조에 따라 마약류취급자의 허가 취소처분을 받고 2년이 지나지 아니한 자 또는 지정 취소처분을 받고 1년이 지나지 아니한 자에 대하여는 제1항이나 제2항에 따른 허가 또는 지정을 할 수 없다. 다만, 제3항제1호에 해당하여 허가 또는 지정이 취소된 경우는 제외한다. [개정 2018.12.11.]

시행규칙

칙제8조 (허가의 신청) ① 법 제6조제1항제1호 및 제2호에 따라 마약류수출입업자 · 마약류제조업자 또는 마약류원료사용자가 되려는 자는 별지 제5호서식의 허가신청서(전자문서로 된 신청서를 포함한다)를 식품의약품안전처장에게 제출하여야 한다. 이 경우 마약류수출입업자가 되려는 자는 법 제6조제3항제2호에 해당되지 아니함을 증명하는 의사의 진단서를 첨부하여야 한다.

② 제1항의 규정에 의하여 마약류수출입업자 · 마약류제조업자 또는 마약류원료사용자가 되고자 하는 자는 그 업종에 속하는 1개 이상의 품목별 허가나 신체적 또는 정신적 의존성을 야기하지 아니하는 제제로 인정받기 위한 신청을 제3조제2항, 제32조제1항 · 제2항에 따라 동시에 하여야 한다. 다만, 한국희귀 · 필수의약품센터가 환자의 자가치료를 목적으로 마약 또는 향정신성의약품을 수입하려는 경우에는 그러하지 아니하다. [개정 2018.10.31.]

③ 법 제6조제1항제3호의 규정에 의하여 마약류도매업자가 되고자 하는 자는 별지 제5호서식에 의한 허가신청서(전자문서로 된 신청서를 포함한다)에 약국개설등록증 사본 또는 의약품도매상허가증사본을 첨부하여 특별시장 · 광역시장 · 특별자치시장 · 도지사 · 특별자치도지사(이하 "시 · 도지사"라 한다)에게 제출하여야 한다. 다만, 「약사법」에 의한 약국개설등록신청 또는 의약품도매상허가신청과 동시에 당해 신청서에 마약류도매업자가 되고자 하는 뜻을 명기한 경우에는 마약류도매업자허가신청서를 제출한 것으로 본다. [개정 2018.2.9.]

④ 법 제6조제1항제4호에 따라 마약류취급학술연구자가 되려는 자나 법 제6조의2제1항 전단에 따라 원료물질수출입업자 또는 원료물질제조업자(이하 "원료물질수출입업자등"이라 한다)가 되려는 자는 별지 제5호서식의 허가신청서(전자문서로 된 신청서를 포함한다)에 다음 각 호의 서류(전자문서를 포함한다)를 첨부하여 지방식품의약품안전청장에게 제출하여야 한다.

1. 법 제6조제3항제2호에 해당되지 아니함을 증명하는 의사의 진단서
2. 마약류의 사용을 필요로 하는 학술연구계획서(마약류취급학술연구자가 되려는 자만 해당한다)
3. 학술연구자의 자격에 관한 서류(마약류취급학술연구자가 되려는 자만 해당한다)
4. 취급하는 원료물질의 종류를 기재한 서류(원료물질수출입업자등이 되려는 자만 해당한다)

⑤ 법 제6조제1항제5호에 따라 대마재배자가 되려는 자는 별지 제6호서식에 따른 허가신청서(전자문서로 된 신청서를 포함한다)에 법 제6조제3항제2호에 해당되지 아니함을 증명하는 의사의 진단서를 첨부하여 특별자치시장 · 시장 · 군수 또는 구청장에게 제출하여야 한다. [개정 2018.2.9.]

⑥ 제1항 및 제4항에 따라 신청서를 제출받은 식품의약품안전처장 또는 지방식품의약품안전청장은 다음 각 호의 구분에 따라 해당하는 서류를 확인하여야 한다.
1. 법인인 경우: 「전자정부법」 제36조제1항에 따른 행정정보의 공동이용을 통한 법인 등기사항증명서
2. 마약류수출입업자가 되려는 자: 「의약품 등의 안전에 관한 규칙」 제59조에 따른 허가대장 또는 신고수리대장을 통한 수입품목허가(신고)증
3. 마약류제조업자 또는 마약류원료사용자가 되려는 자: 「의약품 등의 안전에 관한 규칙」 제13조제1항에 따른 허가대장을 통한 의약품제조업허가증

⑦ 법 제6조제1항 각 호 외의 부분 후단에 따른 마약류취급자중 대마재배자의 허가사항의 변경허가는 재배지·재배면적·재배목적 또는 허가조건의 변경에 한한다.
⑧ 삭제
⑨ 제1항 또는 제4항에 따른 신청인이 외국인인 경우에는 법 제6조제3항 각 호에 해당하지 아니함을 확인할 수 있는 다음 각 호의 어느 하나에 해당하는 서류를 함께 제출하여야 한다.
1. 해당 국가의 정부 또는 그 밖에 권한이 있는 기관이 발행한 서류
2. 공증인이 공증한 신청인의 진술서로서 「재외공관 공증법」에 따라 해당 국가에 주재하는 대한민국 재외공관의 영사관이 확인한 서류. 다만, 「외국공문서에 대한 인증의 요구를 폐지하는 협약」을 체결한 국가의 경우에는 아포스티유(apostille)로 영사관의 확인을 대신할 수 있다.

㉦**제9조 (허가증 교부)** 제8조의 규정에 의하여 식품의약품안전처장, 시·도지사, 지방식품의약품안전청장 또는 시장·군수·구청장이 마약류취급자 또는 원료물질수출입업자등의 허가를 한 때에는 별지 제7호서식 또는 별지 제8호서식에 따른 허가증을 당해 신청인에게 교부하여야 한다.

㉦**제11조 (지정서 교부)** 제10조의 규정에 의하여 시·도지사는 마약류관리자의 지정을 한 때에는 별지 제9호서식에 따른 지정서를 당해 신청인에게 교부하여야한다.

㉦**제12조 (허가사항 또는 지정사항의 변경)** ① 법 제6조제1항 각 호 외의 부분 후단, 같은 조 제2항 후단 또는 제6조의2제1항 후단에 따라 허가사항 또는 지정사항의 변경허가(지정)를 받고자 하는 자는 별지 제10호서식에 따른 신청서(전자문서로 된 신청서를 포함한다)에 그 변경을 증명하는 서류(전자문서를 포함한다)와 허가증 또는 지정서를 첨부하여 변경이 있는 날부터 20일 이내에 당해 식품의약품안전처장, 시·도지사, 지방식품의약품안전청장 또는 시장·군수·구청장(이하 "허가관청"이라 한다)에게 제출하여야 한다.
② 삭제

㉦**제13조 (허가증 또는 지정서의 게시)** 허가관청은 마약류취급자 및 원료물질수출입업자등으로 하여금 그 허가증 또는 지정서를 당해 업소안의 다른 사람이 보기 쉬운 곳에 게시하도록 할 수 있다.

제6조의2 [원료물질의 수출입업 또는 제조업의 허가] ① 대통령령으로 정하는 원료물질의 수출입 또는 제조를 업으로 하려는 자는 총리령으로 정하는 바에 따라 식품의약품안전처장의 허가를 받아야 한다. 허가받은 사항을 변경할 때에도 또한 같다.
개정 2018.12.11.
② 제6조제3항 각 호의 어느 하나에 해당하는 사람은 원료물질의 수출입업자 또는 제조업자로 허가받을 수 없다.
개정 2018.12.11.
③ 원료물질수출입업자등의 허가 제한에 관하여는 제6조제4항을 준용한다.
제목개정 2018.12.11.

시행령

㉧**제6조 (원료물질의 수출입업 또는 제조업의 허가)** 법 제6조의2제1항 전단에서 "대통령령으로 정하는 원료물질"이란 별표 8 중 1군에 해당하는 원료물질을 말한다.
제목개정 2019.3.12.

제7조 [허가증 등의 발급과 등재] ① 제6조제1항·제2항이나 제6조의2제1항에 따라 허가 또는 지정을 하는 식품의약품안전처장, 시·도지사, 시장·군수 또는 구청장(이하 "허가관청"이라 한다)은 총리령으로 정하는 바에 따라 마약류취급자나 원료물질의 수출입업 또는 제조업 허가를 받은 자(이하 "원료물질수출입업자등"이라 한다) 명부(名簿)에 그 내용을 기록하고 허가증 또는 지정서를 발급하여야 한다. 허가 또는 지정한 사항을 변경할 때에도 또한 같다. 개정 2018.12.11.
② 제6조제1항·제2항이나 제6조의2제1항에 따라 허가 또는 지정받은 자가 그 허가증 또는 지정서를 잃어버렸거나 못쓰게 된 경우에는 총리령으로 정하는 바에 따라 재발급받아야 한다.

시행규칙

㉦**제14조 (명부등재사항)** 법 제7조제1항의 규정에 의하여 마약류취급자 또는 원료물질수출입업자등 명부에 등재하여야 하는 사항은

다음 각 호와 같다.

1. 허가의 경우
   가. 허가업소의 명칭 및 소재지
   나. 마약류취급자 또는 원료물질수출입업자등의 성명 및 주민등록번호(법인인 경우에는 그 대표자의 성명 및 주민등록번호)
   다. 허가종별 및 허가조건
   라. 허가번호 및 등재연월일
   마. 재배장소(대마재배자에 한한다)
2. 지정의 경우
   가. 의료기관의 명칭 및 소재지
   나. 의료기관개설자의 성명 및 주민등록번호(법인인 경우에는 그 대표자의 성명 및 주민등록번호)
   다. 마약류관리자의 성명 및 약사면허번호
   라. 지정조건
   마. 지정번호 및 등재연월일

칙제15조 (허가증 또는 지정서의 재교부 신청) ① 법 제7조제2항의 규정에 의하여 허가증 또는 지정서를 재교부 받고자 하는 자는 그 사유가 발생한 날부터 20일 이내에 별지 제11호서식에 따른 신청서(전자문서로 된 신청서를 포함한다)에 허가증 또는 지정서를 첨부(허가증 또는 지정서를 못쓰게 된 경우로 한정한다)하여 당해 허가관청에 제출하여야 한다.

② 제1항의 규정에 의하여 허가증 또는 지정서의 재교부를 받은 후 잃어버린 허가증 또는 지정서를 발견한 때에는 지체없이 이를 당해 허가관청에 반납하여야 한다.

③ 삭제

제8조 [허가증 등의 양도 금지와 폐업 등의 신고 등] ① 마약류취급자는 그 허가증 또는 지정서를 타인에게 빌려주거나 양도(讓渡)하여서는 아니 된다.

② 마약류취급자나 원료물질수출입업자등이 마약류의 취급 또는 원료물질의 수출입·제조에 관한 업무를 폐업 또는 휴업하거나 그 휴업한 업무를 다시 시작(이하 "폐업등"이라 한다)하려는 경우에는 총리령으로 정하는 바에 따라 해당 허가관청에 그 사실을 신고하여야 한다. 다만, 다음 각 호에 따라 폐업등을 신고한 경우에는 본문에 따라 폐업등을 신고한 것으로 본다. 〈개정 2018.12.11.〉

1. 의료기관 개설자인 마약류취급의료업자가 「의료법」 제40조에 따라 의료업의 폐업등을 신고한 경우
2. 마약류소매업자가 「약사법」 제22조에 따라 약국의 폐업등을 신고한 경우

③ 마약류취급자나 원료물질수출입업자등이 다음 각 호의 어느 하나에 해당하게 되었을 때에는 각 호의 구분에 따른 자는 총리령으로 정하는 바에 따라 해당 허가관청에 그 사실 및 소지 마약류 또는 원료물질의 품명, 수량 등 총리령으로 정하는 사항을 신고하여야 한다. 〈개정 2018.12.11.〉

1. 사망한 경우: 상속인(상속인이 분명하지 아니한 경우에는 그 상속재산의 관리인을 말한다. 이하 같다)
2. 피성년후견인 또는 피한정후견인이 된 경우: 후견인(後見人)
3. 법인이 해산한 경우: 청산인(淸算人)
4. 학술연구를 마친 경우: 마약류취급학술연구자

④ 허가관청의 장은 제2항 각 호 외의 부분 본문 또는 제3항에 따른 신고를 받은 경우에는 그 내용을 검토하여 이 법에 적합하면 신고를 수리하여야 한다. 〈신설 2018.12.11.〉

⑤ 제1항을 위반하였거나 제2항에 따른 폐업신고 또는 제3항에 따른 신고를 수리한 경우에는 해당 허가 또는 지정은 그 효력을 상실한다. 〈개정 2018.12.11.〉

⑥ 허가관청은 제5항에 따라 마약류취급자 또는 원료물질수출입업자등의 허가 또는 지정의 효력이 상실되었거나 제44조에 따라 마약류취급자 또는 원료물질수출입업자등의 허가 또는 지정의 취소처분을 하거나 업무의 정지처분을 하였을 때에는 총리령으로 정하는 바에 따라 마약류취급자 또는 원료물질수출입업자등 명부에 그 사항을 기록하여야 한다. 〈개정 2018.12.11.〉

시행규칙

칙제16조 (폐업 등의 신고) ① 법 제8조제2항의 규정에 따라 마약류취급자 또는 원료물질수출입업자등은 마약류 또는 원료물질의 취급에 관한 업무를 폐업 또는 휴업하거나 휴업한 업무를 재개한 때에는 그 사실이 발생한 날부터 20일 이내에 별지 제12호서식의 신고서(전자문서로 된 신고서를 포함한다)에 다음 각 호의 구분에 따른 서류를 첨부하여 허가관청에 제출하여야 한다.

1. 휴업 또는 업무 재개의 경우: 제9조에 따른 마약류취급자 또는 원료물질수출입업자등 허가증
2. 폐업의 경우
   가. 제9조에 따른 마약류취급자 또는 원료물질수출입업자등 허가증
   나. 제34조에 따른 수출입·제조 품목 허가증

② 법 제8조제3항의 규정에 따라 마약류취급자 또는 원료물질수출입업자등의 상속인(상속인이 분명하지 아니한 경우에는 그 상속재산의 관리인을 말한다), 후견인 또는 청산인은 마약류취급자 또는 원료물질수출입업자등이 사망 또는 제한능력자가 되거나 법인이 해산한 때에, 마약류취급학술연구자는 학술연구를 종료한 때에 그 사실이 발생한 날부터 20일 이내에 별지 제13호서식의 신고서(전자문서로 된 신고서를 포함한다)를 허가관청에 제출하여야 한다. 개정 2018.10.31.

칙 **제17조 (허가증 등의 반납 등)** ① 법 제8조제5항 및 법 제44조에 따라 마약류취급자 또는 원료물질수출입업자등이 허가 또는 지정의 효력 상실 또는 취소처분을 받았거나, 그 업무의 정지처분을 받은 때에는 그 효력이 상실되거나 그 처분을 받은 날부터 20일 이내에 마약류취급자 또는 원료물질수출입업자등의 허가증 또는 지정서를 해당 허가관청에 반납하여야 한다. 개정 2019.3.12.

② 법 제8조제6항에 따라 해당 허가관청은 마약류취급자 또는 원료물질수출입업자등의 허가 또는 지정의 효력이 상실되었거나 마약류취급자 또는 원료물질수출입업자등의 허가 또는 지정을 취소하거나 그 업무의 정지를 한 때에는 마약류취급자 또는 원료물질수출입업자등 명부에 해당 처분에 관한 사항을 적어 넣어야 한다. 개정 2019.3.12.

③ 허가관청은 법 제44조에 따라 취급업무의 정지를 한 때에는 마약류취급자 또는 원료물질수출입업자등의 허가증 또는 지정서의 이면에 처분의 요지와 업무정지기간을 적어 넣고 허가증 또는 지정서를 해당 마약류취급자 또는 원료물질수출입업자등에게 되돌려 주어야 한다. 개정 2019.3.12.

제 3 장 마약류의 관리

제9조 [수수 등의 제한] ① 마약류취급자 또는 마약류취급승인자(제3조제2호부터 제7호까지 또는 제4조제2항제7호에 따라 마약류 취급의 승인을 받은 자를 말한다. 이하 같다)는 마약류취급자 또는 마약류취급승인자가 아닌 자로부터 마약류를 양수할 수 없다. 다만, 제13조에 따라 허가관청의 승인을 받은 경우에는 그러하지 아니하다. 개정 2018.12.11.

② 마약류취급자 또는 마약류취급승인자는 이 법에서 정한 경우 외에는 마약류를 양도할 수 없다. 다만, 다음 각 호의 어느 하나에 해당하여 식품의약품안전처장의 승인을 받은 경우에는 그러하지 아니하다.

1. 품목허가가 취소되어 소지·소유 또는 관리하는 마약 및 향정신성의약품을 다른 마약류취급자에게 양도하려는 경우
2. 마약류취급학술연구자, 마약류취급승인자 또는 제4조제3항 단서에 따라 승인을 받은 마약류취급자에게 마약류를 양도하려는 경우
3. 소유 또는 관리하던 마약 및 향정신성의약품을 사용중단 등의 사유로 원소유자 등인 마약류취급자·마약류취급승인자 또는 외국의 원소유자 등에게 반품하려는 경우

③ 마약류제조업자, 마약류원료사용자 또는 마약류취급학술연구자가 다른 마약류제조업자, 마약류원료사용자 또는 마약류취급학술연구자에게 마약류(제제는 제외한다)를 양도하려면 총리령으로 정하는 바에 따라 식품의약품안전처장의 승인을 받아야 한다.

시행규칙

칙 **제18조 (마약류 양도승인의 신청)** 법 제9조제2항 단서 및 제3항의 규정에 따라 마약류의 양도승인을 얻고자 하는 자는 별지 제14호서식의 신청서(전자문서로 된 신청서를 포함한다)에 양도계약서를 첨부하여 지방식품의약품안전청장에게 제출하여야 한다.

제10조 삭제

제11조 [마약류 취급의 보고] ① 마약류취급자 또는 마약류취급승인자(자가치료를 목적으로 마약 또는 향정신성의약품을 휴대하고 출입국하기 위하여 승인을 받은 경우는 제외한다)는 수출입·제조·판매·양수·양도·구입·사용·폐기·조제·투약하거나 투약하기 위하여 제공 또는 학술연구를 위하여 사용한 마약 또는 향정신성의약품의 품명·수량·취급연월일·구입처·재고량·일련번호와 상대방(마약 또는 향정신성의약품의 조제 또는 투약의 대상이 동물인 경우에는 그 소유자를 말한다)의 성명 등에 관한 사항을 식품의약품안전처장에게 보고하여야 한다. 이 경우 마약류취급자 또는 마약류취급승인자가 마약류 취급의 상대방일 때에는 취급범위, 허가·승인번호 및 허가·취급승인일을 함께 보고하여야 한다.

② 마약류취급의료업자와 마약류소매업자는 제1항에서 정한 사항 외에 다음 각 호의 사항을 식품의약품안전처장에게 보고하여야 한다.

1. 마약 또는 향정신성의약품을 조제 또는 투약 받거나 투약하기 위하여 제공받은 환자의 주민등록번호 및 「통계법」 제22

조제1항 전단에 따라 작성 · 고시된 한국표준질병 · 사인분류에 따른 질병분류기호(마약 또는 향정신성의약품의 조제 또는 투약의 대상이 동물인 경우에는 그 종류, 질병명 및 소유자의 주민등록번호를 말하며, 환자 또는 소유자가 외국인인 경우에는 여권번호 또는 외국인등록번호를 말한다). 다만, 처방전에 질병분류기호 또는 질병명이 기재되지 아니한 경우 마약류소매업자는 해당 정보를 보고하지 아니할 수 있다.

2. 마약 또는 향정신성의약품을 투약하거나 투약하기 위하여 제공하거나 제32조제2항에 따라 이를 기재한 처방전을 발급한 자의 업소명칭, 성명 및 면허번호

③ 마약류관리자가 있는 의료기관의 경우 그 의료기관에서 마약류취급의료업자 또는 마약류관리자가 투약하거나 투약하기 위하여 제공하는 마약 또는 향정신성의약품에 대하여는 제1항과 제2항에도 불구하고 해당 마약류관리자가 식품의약품안전처장에게 보고하여야 한다.

④ 제1항부터 제3항까지의 규정에 따른 보고사항을 변경하고자 하는 때에는 변경보고를 하여야 한다.

⑤ 제1항부터 제3항까지의 규정에 따른 보고 대상 · 절차 · 시기 등 및 제4항에 따른 변경보고 등에 필요한 사항은 총리령으로 정한다.

시행령

영제12조 (기록의 인계) 법 제33조제2항에 따라 의료기관의 대표자는 관리 중인 마약류를 인계하는 경우에는 해당 마약류를 취급한 기록을 함께 인계하여야 한다.

시행규칙

칙제21조 (마약류 취급의 보고 등) ① 마약류취급자 또는 법 제9조제1항 본문에 따른 마약류취급승인자(법 제3조제2호부터 제7호까지 또는 법 제4조제2항제7호에 따라 마약류 취급의 승인을 받은 자를 말한다. 이하 같다)는 수출입 · 제조 · 판매 · 양수 · 양도 · 구입 · 사용 · 폐기 · 조제 · 투약하거나 투약하기 위하여 제공 또는 학술연구를 위하여 사용한 마약 또는 향정신성의약품에 관한 사항을 다음 각 호의 구분에 따라 제22조의2제1항제3호에 따른 마약류통합관리시스템을 통하여 식품의약품안전처장에게 보고하여야 한다. 보고사항을 변경할 때에도 또한 같다. 개정 2019.3.12.

1. 마약류취급자(마약류원료사용자 · 마약류취급학술연구자 및 법 제4조제3항 단서에 따른 승인을 받은 마약류취급자가 그 승인받은 마약 또는 향정신성의약품을 취급하는 경우는 제외한다)가 다음 각 목의 마약 또는 향정신성의약품을 취급한 경우에는 그 취급한 날부터 7일 이내(취급당일, 공휴일 및 토요일은 산입하지 아니한다. 이하 이 조에서 같다)에 보고할 것. 다만, 전산 장애 등 그 밖의 불가피한 사유가 있는 경우 그 사유가 해소된 날부터 3일 이내에 보고하여야 한다.
   가. 제32조제1항제1호에 따라 품목허가를 받은 마약
   나. 제32조제1항제1호에 따라 품목허가를 받은 향정신성의약품 중 식품의약품안전처장이 공고한 향정신성의약품
2. 마약류취급자(마약류원료사용자 · 마약류취급학술연구자 및 법 제4조제3항 단서에 따른 승인을 받은 마약류취급자가 그 승인받은 마약 또는 향정신성의약품을 취급하는 경우는 제외한다)가 다음 각 목의 마약 또는 향정신성의약품을 취급한 경우에는 그 취급한 달의 다음 달 10일까지(보고 기일이 토요일 또는 공휴일인 경우에는 다음 날을 기한으로 한다. 이하 같다) 보고할 것. 다만, 제조 · 수입 · 수출한 경우 그 취급한 날부터 10일 이내에 보고하여야 한다.
   가. 제32조제1항제1호에 따라 품목허가를 받은 향정신성의약품. 다만, 제1호나목에 따라 식품의약품안전처장이 공고한 향정신성의약품은 제외한다.
   나. 제32조제1항제2호에 따라 품목허가를 받은 마약 또는 향정신성의약품
   다. 제32조제1항에 따른 품목허가를 받지 아니한 마약 또는 향정신성의약품
3. 마약류원료사용자, 마약류취급학술연구자, 법 제4조제3항 단서에 따른 승인을 받은 마약류취급자(그 승인받은 마약 또는 향정신성의약품을 취급하는 경우만 해당한다) 및 마약류취급승인자가 마약 또는 향정신성의약품을 취급한 경우에는 그 취급한 달의 다음 달 10일까지 보고할 것. 다만, 다음 각 목에 따른 목적으로 사용되는 마약류에 대한 보고는 다음 각 목의 구분에 따라 규정된 달의 다음 달 10일까지 한꺼번에 보고할 수 있다.
   가. 해외봉사 · 원조 · 지원을 목적으로 마약 또는 향정신성의약품을 사용한 경우: 해당 해외봉사 · 원조 · 지원 등을 종료한 달 개정 2019.3.12.
   나. 품질관리를 목적으로 마약 또는 향정신성의약품을 사용하고 그 상세사용내역을 「의약품 등의 안전에 관한 규칙」 별표 1부터 별표 3까지에 따라 기록 · 보관한 경우: 그 마약 또는 향정신성의약품의 포장단위별로 사용이 종료된 달
   다. 도핑검사 및 그 검사를 위한 시험을 목적으로 마약 또는 향정신성의약품을 사용한 경우: 포장단위별로 사용이 종료된 달
4. 제1호부터 제3호까지의 규정에도 불구하고 마약류취급의료업자, 마약류관리자, 마약류취급학술연구자, 법 제4조제3항 단서에 따라 승인을 받은 마약류취급자 및 마약류취급승인자가 「약사법」 제2조제15호에 따른 임상시험을 목적으로 마약 또는 향정신성의약품을 사용한 경우에는 해당 임상시험을 종료한 달의 다음 달 10일까지 보고할 것 신설 2019.3.12.

② 법 제35조제2항 및 제3항에 따라 작성·보존하여야 하는 장부는 별지 제23호서식과 같다.
③ 영 제12조의2제2호에 따른 점검부는 별지 제24호서식과 같다.
④ 마약류취급학술연구자는 제2항에 따른 기록을 「전자서명법」에 따른 전자문서로 작성·보관할 수 있다.
⑤ 제1항에 따른 보고를 하려는 자는 다음 각 호의 구분에 따른 서식을 작성하여 식품의약품안전처장에게 제출해야 한다. 개정 2019.3.12.

1. 마약류수출입업자의 수출입 보고: 별지 제19호서식
2. 마약류제조업자의 제조 보고: 별지 제19호의2서식
3. 마약류 제조 위·수탁자 간 입출고 상황 보고: 별지 제19호의3서식
4. 마약류취급자·마약류취급승인자의 구입·판매·양도·양수 보고: 별지 제19호의4서식
5. 마약류원료사용자의 원료사용 보고: 별지 제19호의5서식
6. 마약류취급자(마약류도매업자·마약류소매업자는 제외한다)·마약류취급승인자의 마약류 사용 보고: 별지 제19호의6서식 개정 2019.3.12.
7. 마약류소매업자·마약류취급의료업자·마약류관리자의 조제 또는 투약 보고: 별지 제19호의7서식. 다만, 마약류관리자가 조제 보고를 하고 그 마약류 투약 기록을 확인할 수 있는 때에는 투약 보고를 한 것으로 본다.
8. 마약류취급자·마약류취급승인자의 폐기 보고: 별지 제19호의8서식

⑥ 제1항에 따라 보고한 사항에 변경이 있을 때에는 제1항 각 호에서 정한 보고기한 종료일부터 5일 이내에 별지 제19호의9서식에 따라 변경 보고를 하여야 한다. 개정 2018.10.31.
⑦ 제1항부터 제6항까지의 마약류 취급관련 정보는 실제로 취급하거나 소지하는 제품정보와 일치하여야 하며, 마약류취급자 및 마약류취급승인자는 일치여부 확인 등 필요한 조치를 하여야 한다.
전문개정 2018.2.9.

제11조의2 [마약류통합정보관리센터] ① 식품의약품안전처장은 제11조에 따라 보고받거나 제13조제2항에 따라 통지된 정보 등을 효과적으로 관리하기 위하여 대통령령으로 정하는 바에 따라 관계 전문기관을 마약류통합정보관리센터(이하 "통합정보센터"라 한다)로 지정하여 다음 각 호의 업무를 위탁할 수 있다.

1. 마약 또는 향정신성의약품 취급·관리에 관하여 보고된 정보의 수집·조사·이용 및 제공
2. 그 밖에 마약류의 통합정보 관리에 관하여 총리령으로 정하는 사항

② 통합정보센터의 장은 국가, 지방자치단체, 공공기관, 마약류취급자 및 마약류취급승인자 등을 대상으로 보고받은 정보의 진위 여부를 확인하는 등 제1항에 따른 업무를 수행하는 데 필요한 경우에 한하여 그 업무와 관련성이 있는 자료 또는 정보(「개인정보 보호법」 제2조제1호에 따른 개인정보를 포함한다)의 제공을 요청할 수 있다. 이 경우 요청을 받은 자는 정당한 사유가 없으면 이에 따라야 하며, 통합정보센터의 장에게 제공하는 자료에 대하여는 사용료 또는 수수료 등을 면제한다.
③ 식품의약품안전처장과 통합정보센터의 장은 제11조에 따라 보고된 정보나 제2항에 따라 제공받은 자료와 정보를 철저히 관리하여야 하며, 그 업무 목적 외의 용도로 이용하여서는 아니 된다.
④ 식품의약품안전처장은 통합정보센터의 장에게 마약 또는 향정신성의약품의 취급 및 관리 현황 등에 대하여 보고하게 할 수 있다.
⑤ 식품의약품안전처장은 통합정보센터의 운영 등에 사용되는 비용의 전부 또는 일부를 지원할 수 있다.
⑥ 그 밖에 통합정보센터의 운영 등에 필요한 사항은 대통령령으로 정한다.

시행령

영제8조 (마약류통합정보관리센터의 지정 등) ① 식품의약품안전처장은 법 제11조의2제1항에 따라 「약사법」 제68조의3제1항에 따른 한국의약품안전관리원을 마약류통합정보관리센터로 지정하고, 법 제11조의2제1항 각 호의 업무를 위탁한다.
② 마약류통합정보관리센터의 장은 매 회계연도 시작 전까지 다음 연도의 사업계획서와 다음 각 호의 서류를 첨부한 예산서를 이사회에서 의결한 후 식품의약품안전처장의 승인을 받아야 한다. 사업계획서와 예산서를 변경하는 경우에도 또한 같다.

1. 추정대차대조표
2. 추정손익계산서
3. 자금의 수입·지출 계획서

시행규칙

칙제22조의2 (마약류통합정보관리센터의 업무) ① 법 제11조의2제1항제2호에서 "총리령으로 정하는 사항"이란 다음 각 호의 업무에 관한 사항을 말한다.

1. 대마의 취급·관리에 관하여 보고된 정보의 수집·조사·이용 및 제공에 관한 사항

2. 마약류의 통합정보 관리를 위한 계획의 수립 및 시행에 관한 사항
3. 마약류의 통합정보 관리를 위한 정보화시스템(이하 "마약류통합관리시스템"이라 한다)의 구축 · 운영 · 관리 · 교육 및 그 밖에 정보화 관련 업무에 관한 사항 〈개정 2018.2.9.〉
4. 마약류 통합정보의 표준화에 관한 연구 · 교육 및 홍보에 관한 사항
5. 마약류통합관리시스템과의 연계 사용을 위한 외부 소프트웨어의 기능 검사 및 결과 공개 〈신설 2018.10.31.〉
6. 그 밖에 마약류의 통합정보 관리를 위하여 식품의약품안전처장이 필요하다고 인정하는 업무에 관한 사항

② 제1항제5호에 따른 외부 소프트웨어의 기능 검사에 필요한 구체적인 방법, 기준 등에 관한 사항은 식품의약품안전처장이 정하여 고시한다. 〈신설 2018.10.31.〉

제12조 [사고 마약류 등의 처리] ① 마약류취급자 또는 마약류취급승인자는 소지하고 있는 마약류에 대하여 다음 각 호의 어느 하나에 해당하는 사유가 발생하면 총리령으로 정하는 바에 따라 해당 허가관청(마약류취급의료업자의 경우에는 해당 의료기관의 개설허가나 신고관청을 말하며, 마약류소매업자의 경우에는 약국 개설 등록관청을 말한다. 이하 같다)에 지체 없이 그 사유를 보고하여야 한다.

1. 재해로 인한 상실(喪失)
2. 분실 또는 도난
3. 변질 · 부패 또는 파손

② 마약류취급자 또는 마약류취급승인자가 소지하고 있는 마약류를 다음 각 호의 어느 하나에 해당하는 사유로 폐기하려는 경우에는 총리령으로 정하는 바에 따라 폐기하여야 한다.

1. 제1항제3호에 해당하는 사유
2. 유효기한 또는 사용기한의 경과
3. 유효기한 또는 사용기한이 지나지 아니하였으나 재고관리 또는 보관을 하기에 곤란한 사유

시행규칙

칙 제23조 (사고마약류 등의 처리) ① 마약류취급자 또는 마약류취급승인자가 법 제12조제1항에 따라 사고마약류의 보고를 하고자 하는 경우에는 그 사유가 발생한 것을 안 날부터 5일 이내에 별지 제25호서식에 따른 보고서(전자문서로 된 보고서를 포함한다)에 그 사실을 증명하는 서류(전자문서를 포함한다)를 첨부하여 지방식품의약품안전청장, 시 · 도지사 또는 시장 · 군수 · 구청장에게 제출하여야 한다. 다만, 법 제12조제1항제3호의 사유가 발생하여 보고하는 경우에는 그 사실을 증명하는 서류를 첨부하지 아니한다.

② 제1항의 규정에 의하여 사고마약류의 보고를 받은 지방식품의약품안전청장, 시 · 도지사 또는 시장 · 군수 · 구청장은 이를 식품의약품안전처장에게 보고하여야 한다.

③ 제1항의 사실을 증명하는 서류(전자문서를 포함한다)는 다음 각 호의 기관에서 발급하는 서류에 한한다.

1. 법 제12조제1항제1호의 사유: 관할 시 · 도지사
2. 법 제12조제1항제2호의 사유: 수사기관

④ 마약류취급자 또는 마약류취급승인자는 법 제12조제2항 각 호에 해당하는 사고마약류 등을 폐기하려는 때에는 별지 제26호서식에 따른 신청서(전자문서로 된 신청서를 포함한다)를 지방식품의약품안전청장, 시 · 도지사 또는 시장 · 군수 · 구청장에게 제출하여야 한다.

⑤ 제4항에 따른 폐기신청을 받은 지방식품의약품안전청장, 시 · 도지사 또는 시장 · 군수 · 구청장은 당해 폐기처분대상 마약류가 법 제12조제2항 각 호에 해당하는지 여부 등을 관계 공무원 입회하에 확인한 후 이를 영 제21조 각 호의 어느 하나에 해당하는 폐기방법에 따라 폐기처분하여야 한다. 〈개정 2018.10.31.〉

⑥ 제5항에 따라 마약류를 폐기처분한 지방식품의약품안전청장, 시 · 도지사 또는 시장 · 군수 · 구청장은 별지 제27호서식에 따른 보고서(전자문서로 된 보고서를 포함한다)를 지체없이 식품의약품안전처장에게 제출하여야 한다.

제13조 [자격 상실자의 마약류 처분] ① 마약류취급자(마약류관리자는 제외한다)가 제8조 및 제44조에 따라 마약류취급자 자격을 상실한 경우에는 해당 마약류취급자 · 상속인 · 후견인 · 청산인 및 합병 후 존속하거나 신설된 법인은 보유하고 있는 마약류를 총리령으로 정하는 바에 따라 해당 허가관청의 승인을 받아 마약류취급자에게 양도하여야 한다. 다만, 그 상속인이나 법인이 마약류취급자인 경우에는 해당 허가관청의 승인을 받아 이를 양도하지 아니할 수 있으며, 대마재배자의 상속인이나 그 상속 재산의 관리인 · 후견인 또는 법인이 대마재배자가 되려고 신고하는 경우에는 해당 연도에 한정하여 제6조제1항제5호에 따른 허가를 받은 것으로 본다.

② 제1항에 따라 마약 또는 향정신성의약품의 양도 등을 승인한 허가관청은 승인에 관한 사항을 총리령으로 정하는 바에 따라 식품의약품안전처장에게 알려야 한다.

③ 특별자치시장 · 시장 · 군수 또는 구청장은 제1항 단서에 따른 신고를 받은 경우에는 그 내용을 검토하여 이 법에 적합하

면 신고를 수리하여야 한다. 신설 2018.12.11.

시행규칙

칙 **제24조 (자격상실자의 마약류처리)** ① 법 제13조제1항 본문에 따라 마약류취급자(마약류관리자를 제외한다)가 법 제8조 및 법 제44조의 규정에 의하여 마약류취급자의 자격을 상실한 때에 당해 마약류취급자·상속인·후견인·청산인 및 합병후 존속 또는 신설된 법인이 보유하고 있는 마약류의 양도에 관한 승인을 얻고자 하는 경우에는 별지 제14호서식에 따른 신청서(전자문서로 된 신청서를 포함한다)에 계약서를 첨부하여 해당 허가관청에 제출하여야 한다. 개정 2018.2.9.

② 법 제8조 및 제44조에 따라 자격을 상실한 마약류취급자(마약류관리자는 제외한다)의 상속인이나 합병 후 존속 또는 신설된 법인이 마약류취급자에 해당하여 법 제13조제1항 단서에 따라 보유하고 있는 마약류를 양도하지 아니하기 위해서는 별지 제14호의2서식에 따른 마약류 양도 제외 승인 신청서(전자문서를 포함한다)를 작성하여 해당 허가관청에 제출하여야 한다. 신설 2018.10.31.

③ 법 제13조제1항 단서에 따라 대마재배자의 상속인이나 그 상속재산의 관리인·후견인 또는 법인이 대마재배자가 되고자 하는 때에는 별지 제28호서식에 따른 신고서(전자문서로 된 신고서를 포함한다)를 관할 특별자치시장·시장·군수 또는 구청장에게 제출하여야 한다. 개정 2018.2.9.

④ 제1항부터 제3항까지의 규정에 따른 신청 또는 신고는 마약류취급자의 자격이 상실된 날부터 20일 이내에 하여야 한다. 개정 2018.10.31.

⑤ 법 제13조제2항에 따라 허가관청이 마약 또는 향정신성의약품의 양도 등의 승인에 관한 사항을 식품의약품안전처장에게 알리려는 경우에는 별지 제28호의2서식에 따른 보고서를 작성하여 식품의약품안전처장에게 제출하여야 한다. 보고 사항을 변경하고자 할 경우에는 별지 제28호의3서식에 따른 보고서를 작성하여 식품의약품안전처장에게 제출하여야 한다. 신설 2018.2.9.

제14조 [광 고] ① 제3조제12호에도 불구하고 마약류제조업자·마약류수출입업자에 한하여 제18조 또는 제21조에 따라 품목허가를 받은 마약 또는 향정신성의약품에 관한 정보를 타인에게 널리 알리거나 제시할 수 있다. 다만, 의학 또는 약학에 관한 사항을 전문적으로 취급하는 신문이나 잡지에 싣는 것 외의 방법으로 이를 하여서는 아니 된다.

② 제1항에 따라 마약 또는 향정신성의약품에 관한 정보를 널리 알리거나 제시하는 기준은 총리령으로 정한다.

시행규칙

칙 **제25조 (마약 및 향정신성의약품의 광고기준)** 법 제14조제2항의 규정에 의한 마약 및 향정신성의약품의 광고기준은 다음 각호와 같다.

1. 마약 및 향정신성의약품의 명칭, 제조방법, 효능이나 효과에 관하여 허가를 받은 사항 외의 광고를 하여서는 아니된다.
2. 마약 및 향정신성의약품의 효능이나 효과를 광고하는 때에는 다음 각목의 광고를 하여서는 아니된다.
   가. 우수한 치료효과를 나타낸다는 등으로 그 사용결과를 표시 또는 암시하는 광고
   나. 적응증상을 서술적 또는 위협적인 표현으로 표시 또는 암시하는 광고
   다. 마약 및 향정신성의약품의 사용을 직접 또는 간접적으로 강요하는 광고
3. 마약 및 향정신성의약품의 사용에 있어서 이를 오·남용하게 할 염려가 있는 표현의 광고를 하여서는 아니된다.
4. 마약 및 향정신성의약품에 관하여 의사·치과의사·수의사 또는 약사나 기타의 자가 이를 지정·공인·추천·지도 또는 신용하고 있다는 등의 광고를 하여서는 아니된다.
5. 의사·치과의사·수의사 또는 약사가 마약 및 향정신성의약품의 제조방법, 효능이나 효과 등에 관하여 연구 또는 발견한 사실에 대하여 의학 또는 약학상 공인된 사항 이외의 광고를 하여서는 아니된다.
6. 마약 및 향정신성의약품에 관하여 그 사용자의 감사장이나 체험기를 이용하거나 구입·주문쇄도 기타 이와 유사한 뜻을 표현하는 광고를 하여서는 아니된다.
7. 마약 및 향정신성의약품의 제조방법, 효능이나 효과 등에 관하여 광고에 문헌을 인용하는 경우에는 의학 또는 약학상 인정된 문헌에 한하여 인용하되, 인용문헌의 본뜻을 정확하게 전하여야 하며 연구자의 성명, 문헌명과 발표연월일을 명시하여야 한다.
8. 마약 및 향정신성의약품을 광고할 때에는 다른 의약품·마약 또는 향정신성의약품을 비방하거나 비난한다고 의심되는 광고 또는 외국제품과 유사하다거나 보다 우수하다는 내용 등의 모호한 표현의 광고를 하여서는 아니된다.
9. 마약 및 향정신성의약품의 부작용을 부정하는 표현 또는 부당하게 안전성을 강조하는 표현의 광고를 하여서는 아니된다.
10. 마약 및 향정신성의약품을 판매하는 때에는 사은품 또는 현상품을 제공하거나 마약 및 향정신성의약품을 상품으로 제공하는 방법에 의한 광고를 하여서는 아니된다.

제15조 [마약류의 저장] 마약류취급자, 마약류취급승인자 또는 제4조제2항제3호부터 제5호까지 및 제5조의2제5항 각 호에 따라 마약류나 예고임시마약류 또는 임시마약류를 취급하는 자는 그 보관·소지 또는 관리하는 마약류나 예고임시마약류 또는 임시마약류를 총리령으로 정하는 바에 따라 다른 의약품과 구별하여 저장하여야 한다. 이 경우 마약은 잠금장치가 되어

있는 견고한 장소에 저장하여야 한다. 개정 2018.3.13.

시행규칙

칙제26조 (마약류의 저장) 법 제15조에 따른 마약류, 예고임시마약류 또는 임시마약류의 저장기준은 다음 각 호와 같다. 개정 2019.3.12.

1. 마약류, 예고임시마약류 또는 임시마약류의 저장장소(대마의 저장장소를 제외한다)는 마약류취급자, 마약류취급승인자 또는 법 제4조제2항제3호부터 제5호까지 및 법 제5조의2제6항 각 호에 따라 마약류, 예고임시마약류 또는 임시마약류를 취급하는 자의 업소 또는 사무소(법 제57조 및 「약사법 시행규칙」 제37조제2항에 따라 마약류의 보관·배송 등의 업무를 위탁받은 마약류도매업자의 업소 또는 사무소를 포함한다)안에 있어야 하고, 마약류, 예고임시마약류 또는 임시마약류저장시설은 일반인이 쉽게 발견할 수 없는 장소에 설치하되 이동할 수 없도록 설치할 것 개정 2018.10.31. 개정 2019.3.12.
2. 마약은 이중으로 잠금장치가 설치된 철제금고에 저장할 것 개정 2019.3.12.
3. 향정신성의약품, 예고임시마약류 또는 임시마약류는 잠금장치가 설치된 장소에 저장할 것. 다만, 마약류소매업자·마약류취급의료업자 또는 마약류관리자가 원활한 조제를 목적으로 업무시간중 조제대에 비치하는 향정신성의약품은 제외한다. 개정 2019.3.12.
4. 대마의 저장장소에는 대마를 반출·반입하는 경우를 제외하고는 잠금장치를 설치하고 다른 사람의 출입을 제한하는 조치를 취할 것 개정 2019.3.12.

제16조 [봉 함] ① 다음 각 호의 어느 하나에 해당하는 자가 마약류를 판매하거나 수출 또는 양도할 때에는 그 용기나 포장을 봉함(封緘)하여야 한다. 이 경우 봉함은 그 봉함을 뜯지 아니하고서는 용기나 포장을 개봉할 수 없고, 개봉한 후에는 쉽게 원상으로 회복시킬 수 없도록 하여야 한다.

1. 마약류수출입업자
2. 마약류제조업자
3. 마약류원료사용자
4. 마약류취급학술연구자
5. 마약류취급승인자

② 마약류취급자·마약류취급승인자는 제1항에 따라 봉함을 하지 아니한 마약류를 수수하지 못한다. 다만, 다음 각 호의 어느 하나에 해당하는 경우에는 그러하지 아니하다.

1. 마약류취급자가 제9조제2항제3호에 따라 소유 또는 관리하던 마약 또는 향정신성의약품을 원소유자 등 마약류취급자에게 반품하려는 경우
2. 제13조에 따라 보유하고 있는 마약류를 마약류취급자에게 양도하는 경우 등 대통령령으로 정하는 사유로 식품의약품안전처장의 승인을 받은 경우

시행령

영제9조 (봉함하지 아니한 마약류의 수수) 법 제16조제2항제2호에서 "제13조에 따라 보유하고 있는 마약류를 마약류취급자에게 양도하는 경우 등 대통령령으로 정하는 사유"란 다음 각 호의 사유를 말한다.

1. 법 제13조제1항에 따라 허가관청의 승인을 받아 수수하는 경우
2. 마약류취급학술연구자가 학술연구를 위하여 수수하는 경우
3. 공무상 필요에 따라 연구 및 시험용으로 제품 또는 반제품(半製品)으로 수수하려는 경우

제목개정 2017.10.17.

시행규칙

칙제29조 (봉함하지 아니한 마약류의 수수 승인신청) 법 제16조제2항제2호 및 영 제9조에 따라 봉함하지 아니한 마약류를 수수하고자 하는 자는 별지 제33호서식에 따른 신청서(전자문서로 된 신청서를 포함한다)에 그 사유서(전자문서를 포함한다)를 첨부하여 식품의약품안전처장에게 제출하여야 한다. 다만, 마약류취급학술연구자가 봉함하지 아니한 마약류를 수수하려는 때에는 지방식품의약품안전청장에게 제출하여야 한다. 개정 2018.2.9.

제목개정 2018.2.9.

제17조 [용기 등의 기재사항] ① 마약, 향정신성의약품 및 한외마약의 용기·포장 또는 첨부 문서에는 총리령으로 정하는 사항을 기재하여야 한다.

② 마약 및 향정신성의약품의 용기·포장 및 첨부 문서에는 총리령으로 정하는 바에 따라 붉은색으로 표시된 "마약" 또는 "향정신성"이라는 문자를 다른 문자·기사·그림 또는 도안보다 쉽게 볼 수 있는 부분에 표시하여야 한다.

시행규칙

칙제30조 (용기 등의 기재사항) ① 법 제17조제1항에 따라 마약류수출입업자, 마약류제조업자 또는 마약류원료사용자가 제32조제1항에 따라 품목허가를 받은 마약·향정신성의약품 또는 한외마약의 용기·포장 또는 첨부문서에 기재하여야 하는 사항은 다음 각 호와 같다. 개정 2018.2.9. 개정 2018.10.31.

1. 마약류수출입업자·마약류제조업자 또는 마약류원료사용자의 상호 및 주소(위탁제조한 경우에는 수탁제조소의 명칭과 주소를 포함한다) 개정 2018.10.31.
2. 제품명 개정 2018.10.31.
3. 제조번호와 유효기한 또는 사용기한 개정 2018.10.31.
4. 중량, 용량 또는 개수 개정 2018.10.31.
5. 대한민국약전에서 용기·포장 및 첨부문서에 기재하도록 정한 사항 개정 2018.10.31.
6. 붉은색으로 표시된 "마약"·"향정신성" 또는 "한외마약"이라는 문자 개정 2018.10.31.
7. 저장방법 개정 2018.10.31.
8. 품목허가증에 기재된 모든 성분의 명칭, 유효성분의 분량(유효성분이 분명하지 아니한 것은 그 본질 및 그 제조방법의 요지를 말한다) 및 보존제의 분량. 다만, 다음 각 목의 성분은 기재를 생략할 수 있다. 개정 2018.10.31.
   가. 보존제를 제외한 소량 함유 성분
   나. 제34조에 따른 품목허가증에 기재된 성분 중 원료약품·원자재 및 그 분량에 기재된 원료명 이외의 성분으로서 별도 규격 등으로 정하는 성분
9. 성상(性狀) 개정 2018.10.31.
10. 효능·효과
11. 용법·용량 개정 2018.10.31.
12. "전문의약품"이라는 문자 신설 2018.10.31.
13. 그 밖에 사용 또는 취급 시 필요한 주의사항 신설 2018.10.31.

② 법 제17조제1항에 따라 마약류수출입업자 또는 마약류제조업자가 제32조제1항에 따른 품목허가를 받은 마약·향정신성의약품 및 자가치료 목적으로 수입하는 마약·향정신성의약품을 제외한 마약·향정신성의약품의 용기 또는 포장에 기재하여야 하는 사항은 다음 각 호와 같다. 신설 2018.2.9.

1. 영 별표 1부터 별표 7까지에 규정된 품명에 따른 유효성분의 명칭(그 염 및 이성체 또는 이성체의 염을 포함한다) 및 분량
2. 마약류수출입업자 또는 마약류제조업자의 상호
3. 제조번호와 유효기한 또는 사용기한
4. 중량, 용량 또는 개수
5. 저장방법
6. 붉은색으로 표시된 "마약" 또는 "향정신성"이라는 문자
7. 마약류통합관리시스템에서 부여한 품목코드

③ 법 제17조제2항 및 이 규칙 제30조제1항에 따라 표시하는 "마약" 또는 "향정신성"이라는 문자의 크기는 한국산업규격 KS A 0201 활자의 기준 치수에서 정하는 활자의 크기를 표시하는 단위(이하 "포인트"라 한다)로 12포인트 이상이어야 하고, 제품명·유효성분명과 중량이나 용량을 제외한 다른 문자보다 크게 기재하여야 한다. 신설 2018.2.9. 개정 2018.10.31.

④ 제3항에도 불구하고 마약 또는 향정신성의약품을 직접 담는 용기 또는 직접 포장의 면적이 좁아 그 외부의 용기나 포장에 제3항에 따른 표시를 한 경우에는 직접 담는 용기나 직접 포장에 표시하는 "마약" 또는 "향정신성"이라는 문자의 크기는 12포인트 미만으로 할 수 있다. 개정 2018.10.31.

칙제31조 (준 용) 제30조에 규정된 사항 외에 제32조제1항에 따라 품목허가를 받은 마약·향정신성의약품 또는 한외마약의 용기 등 기재사항에 관하여는 「의약품 등의 안전에 관한 규칙」 제69조부터 제71조까지를 준용한다. 이 경우 "의약품"은 "마약"·"향정신성의약품" 또는 "한외마약"으로 본다. 개정 2018.10.31.

제 4 장 마약류취급자

제18조 [마약류 수출입의 허가 등] ① 마약류수출입업자가 아니면 마약 또는 향정신성의약품을 수출입하지 못한다.

② 마약류수출입업자가 마약 또는 향정신성의약품을 수출입하려면 총리령으로 정하는 바에 따라 다음 각 호의 허가 또는 승인을 받아야 한다.

1. 품목마다 식품의약품안전처장의 허가를 받을 것. 허가받은 사항을 변경할 때에도 같다.
2. 수출입할 때마다 식품의약품안전처장의 승인을 받을 것. 승인받은 사항을 변경할 때에도 같다.

③ 식품의약품안전처장은 제2항에 따른 허가신청에 대하여 심사 결과 적합한 것으로 인정된 경우에는 이를 허가하여야 한다.

④ 제2항의 경우 제44조에 따라 품목 허가의 취소처분을 받고 1년이 지나지 아니한 자에 대하여는 해당 품목의 허가를 하지 못한다. 다만, 제6조제3항제1호에 해당하여 품목 허가가 취소된 경우는 제외한다. 〈개정 2018.12.11.〉

시행령

영제32조 (수출입 · 제조품목허가신청 등) ① 법 제18조제2항제1호, 법 제21조제2항 또는 법 제24조제2항에 따라 마약 · 향정신성의약품 또는 한외마약의 수입 또는 제조품목허가를 받으려는 자는 별지 제34호서식에 따른 신청서(전자문서로 된 신청서를 포함한다)에 다음 각 호의 구분에 따른 서류(전자문서로 된 서류를 포함한다)를 첨부하여 식품의약품안전처장에게 제출하여야 한다.

1. 사람에게 사용할 것을 목적으로 하는 경우: 「의약품 등의 안전에 관한 규칙」 제4조 및 제12조에 따른 서류. 다만, 「의약품 등의 안전에 관한 규칙」 제5조제1항 각 호의 어느 하나에 해당하는 경우에는 같은 규칙 제5조제2항 · 제3항 및 제12조에 따른 서류를 제출하여야 한다.
2. 동물용으로만 사용할 것을 목적으로 하는 경우: 「동물용 의약품등 취급규칙」 제5조제3항제1호 및 제16조제1항제1호에 따른 서류. 다만, 「동물용 의약품등 취급규칙」 제5조제2항 및 제16조제2항에 해당하는 경우에는 같은 규칙 제5조제4항제1호 또는 제16조제2항제1호에 따른 서류를 제출하여야 한다.

② 법 제18조제2항제1호에 따라 마약 또는 향정신성의약품의 수출품목허가를 받으려는 자는 별지 제34호서식에 따른 신청서(전자문서로 된 신청서를 포함한다)를 식품의약품안전처장에게 제출하여야 한다. 이 경우 식품의약품안전처장은 제34조에 따른 제조품목허가증을 확인하여야 한다.

영제33조 (품목허가사항 변경허가 신청) ① 법 제18조제2항제1호 후단, 법 제21조제2항 후단 또는 법 제24조제2항 후단에 따라 마약 · 향정신성의약품 또는 한외마약의 수입 또는 제조품목허가 사항에 대한 변경허가를 받으려는 자는 별지 제34호의2서식에 따른 신청서(전자문서로 된 신청서를 포함한다)에 그 허가증, 변경사유서 및 그 근거서류(제32조제1항 각 호의 서류를 말하며, 전자문서를 포함한다)를 첨부하여 식품의약품안전처장에게 제출하여야 한다.

② 법 제18조제2항제1호 후단에 따라 마약 또는 향정신성의약품의 수출품목허가를 변경하려는 자는 별지 제34호의2서식에 따른 신청서(전자문서로 된 신청서를 포함한다)에 그 허가증 및 변경사유서를 첨부하여 식품의약품안전처장에게 제출하여야 한다. 이 경우 식품의약품안전처장은 제34조에 따른 제조품목허가증 변경사항을 확인하여야 한다.

영제34조 (품목허가증 등) 제32조제1항 · 제2항 및 제33조제1항 · 제2항에 따라 식품의약품안전처장은 마약 · 향정신성의약품 또는 한외마약의 수입 · 수출 또는 제조품목허가(변경허가를 포함한다)를 하는 때에는 품목허가대장에 다음 사항을 적어 넣고 별지 제34호의3서식에 따른 품목허가증을 당해 신청인에게 교부하여야 한다.

1. 마약류취급자의 상호 · 종별 및 허가번호
2. 제품명
3. 품목허가번호 및 허가연월일
4. 품목변경사항 및 변경연월일(변경허가한 경우에 한한다)

영제34조의2 (마약류 수출입의 승인 등) ① 법 제18조제2항제2호에 따라 마약 또는 향정신성의약품의 수출 승인을 받으려는 자 또는 승인을 받은 사항에 대한 변경승인을 받으려는 자는 별지 제34호의4서식의 신청서(전자문서로 된 신청서를 포함한다)에 다음 각 호의 서류(전자문서로 된 서류를 포함한다)를 첨부하여 식품의약품안전처장에게 제출하여야 한다.

1. 물품매도확약서 또는 거래를 증명할 수 있는 서류
2. 수입국의 수입 승인을 증명할 수 있는 서류

② 법 제18조제2항제2호에 따라 마약 또는 향정신성의약품의 수입 승인을 받으려는 자 또는 승인을 받은 사항에 대한 변경승인을 받으려는 자는 별지 제34호의5서식의 신청서(전자문서로 된 신청서를 포함한다)에 물품매도확약서 또는 거래를 증명할 수 있는 서류(전자문서로 된 서류를 포함한다)를 첨부하여 식품의약품안전처장에게 제출하여야 한다.

③ 식품의약품안전처장은 제1항 또는 제2항에 따른 신청이 적합한 경우 별지 제34호의6서식에 따른 승인서를 발급하여야 하며, 변경승인을 하는 경우에는 승인서의 변경 및 처분사항란에 변경사항을 적어야 한다.

영제34조의3 (수입허가공인증명) ① 식품의약품안전처장은 마약류수출입업자 또는 원료물질수출입업자가 마약, 향정신성의약품 또는 원료물질의 수입을 위하여 요청하는 경우 수입허가공인증명서를 발급할 수 있다.

② 제1항에 따라 수입허가공인증명서를 발급받으려는 자는 별지 제35호서식의 신청서(전자문서로 된 신청서를 포함한다)를 식품의약품안전처장에게 제출하여야 한다. 이 경우 식품의약품안전처장은 제34조의2제3항 또는 제48조제3항에 따른 마약, 향정신성의약품 또는 원료물질 수입승인서를 확인하여야 한다.

제19조 삭제

제20조 [수입한 마약 등의 판매] 마약류수출입업자는 수입한 마약 또는 향정신성의약품을 마약류제조업자, 마약류원료사용

자 및 마약류도매업자 외의 자에게 판매하지 못한다.

제21조 [마약류 제조의 허가 등] ① 마약류제조업자가 아니면 마약 및 향정신성의약품을 제조하지 못한다.
② 마약류제조업자가 마약 또는 향정신성의약품을 제조하려면 총리령으로 정하는 바에 따라 품목마다 식품의약품안전처장의 허가를 받아야 한다. 허가받은 사항을 변경할 때에도 또한 같다.
③ 제2항의 경우에는 제18조제3항 및 제4항을 준용한다.

제22조 [제조한 마약 등의 판매] ① 마약류제조업자는 제조한 마약을 마약류도매업자 외의 자에게 판매하여서는 아니 된다.
② 마약류제조업자가 제조한 향정신성의약품은 마약류수출입업자, 마약류도매업자, 마약류소매업자 또는 마약류취급의료업자 외의 자에게 판매하여서는 아니 된다.

제23조 삭제

제24조 [마약류 원료 사용의 허가 등] ① 마약류원료사용자가 아니면 마약 또는 향정신성의약품을 원료로 사용한 한외마약 또는 의약품을 제조하지 못한다.
② 마약류원료사용자가 한외마약을 제조하려면 총리령으로 정하는 바에 따라 품목마다 식품의약품안전처장의 허가를 받아야 한다. 허가받은 사항을 변경할 때에도 또한 같다.
③ 제2항의 경우에는 제18조제3항 및 제4항을 준용한다.

제25조 삭제

제26조 [마약류의 도매] ① 마약류도매업자는 그 영업소가 있는 특별시·광역시·특별자치시·도 또는 특별자치도 내의 마약류소매업자, 마약류취급의료업자, 마약류관리자 또는 마약류취급학술연구자 외의 자에게 마약을 판매하여서는 아니 된다. 다만, 해당 허가관청의 승인을 받아 판매하는 경우에는 그러하지 아니하다.
② 마약류도매업자는 마약류취급학술연구자, 마약류도매업자, 마약류소매업자, 마약류취급의료업자 또는 마약류관리자 외의 자에게 향정신성의약품을 판매하여서는 아니 된다. 다만, 해당 허가관청의 승인을 받아 판매하는 경우에는 그러하지 아니하다.

제27조 삭제

제28조 [마약류의 소매] ① 마약류소매업자가 아니면 마약류취급의료업자가 발급한 마약 또는 향정신성의약품을 기재한 처방전에 따라 조제한 마약 또는 향정신성의약품을 판매하지 못한다. 다만, 마약류취급의료업자가 「약사법」에 따라 자신이 직접 조제할 수 있는 경우는 제외한다.
② 마약류소매업자는 그 조제한 처방전을 2년간 보존하여야 한다.
③ 마약류소매업자는 「전자거래기본법」 제2조제5호에 따른 전자거래를 통한 마약 또는 향정신성의약품의 판매를 하여서는 아니 된다.

제29조 삭제

제30조 [마약류 투약 등] 마약류취급의료업자가 아니면 의료나 동물 진료를 목적으로 마약 또는 향정신성의약품을 투약하거나 투약하기 위하여 제공하거나 마약 또는 향정신성의약품을 기재한 처방전을 발급하여서는 아니 된다.

시행령

영 제11조 (마약의 투약) 법 제30조에 따라 마약류취급의료업자는 의료나 동물 진료를 목적으로 마약을 투약하기 위하여 제공하려는 경우에는 마약을 조제하여 제공하여야 한다.

제31조 삭제

제32조 [처방전의 기재] ① 마약류취급의료업자는 처방전에 따르지 아니하고는 마약 또는 향정신성의약품을 투약하거나 투약하기 위하여 제공하여서는 아니 된다. 다만, 「약사법」에 따라 자신이 직접 조제할 수 있는 마약류취급의료업자가 진료기록

부에 그가 사용하려는 마약 또는 향정신성의약품의 품명과 수량을 적고 이를 직접 투약하거나 투약하기 위하여 제공하는 경우에는 그러하지 아니하다.

② 마약류취급의료업자가 마약을 기재한 처방전을 발급할 때에는 그 처방전에 발급자의 업소 소재지, 상호 또는 명칭 및 면허번호를 기입하여 서명 또는 날인하여야 한다.

③ 제1항과 제2항에 따른 처방전 또는 진료기록부(「전자서명법」에 따른 전자서명이 기재된 전자문서를 포함한다)는 2년간 보존하여야 한다.

제33조 [마약류관리자] ① 4명 이상의 마약류취급의료업자가 의료에 종사하는 의료기관의 대표자는 그 의료기관에 마약류관리자를 두어야 한다. 다만, 향정신성의약품만을 취급하는 의료기관의 경우에는 그러하지 아니하다.

② 제1항의 마약류관리자가 다음 각 호의 어느 하나에 해당하는 경우에는 해당 의료기관의 대표자는 다른 마약류관리자(다른 마약류관리자가 없는 경우에는 후임 마약류관리자가 결정될 때까지 그 의료기관에 종사하는 마약류취급의료업자)에게 관리 중인 마약류를 인계하게 하고 그 이유를 해당 허가관청에 신고하여야 한다.

1. 제8조제5항에 따라 마약류관리자 지정의 효력이 상실된 경우 〈개정 2018.12.11.〉
2. 제44조에 따라 마약류취급자의 지정이 취소되거나 업무정지처분을 받은 경우

시행령

영제12조 (기록의 인계) 법 제33조제2항에 따라 의료기관의 대표자는 관리 중인 마약류를 인계하는 경우에는 해당 마약류를 취급한 기록을 함께 인계하여야 한다.

제34조 [마약 등의 관리] 마약류관리자가 있는 의료기관이 마약 및 향정신성의약품을 관리할 때에는 그 마약류관리자가 해당 의료기관에서 투약하거나 투약하기 위하여 제공할 목적으로 구입 또는 관리하는 마약 및 향정신성의약품이 아니면 이를 투약하거나 투약하기 위하여 제공하지 못한다.

제35조 [마약류취급학술연구자] ① 마약류취급학술연구자가 아니면 마약류를 학술연구의 목적에 사용하지 못한다.

② 마약류취급학술연구자가 대마초를 재배하거나 대마를 수입하여 학술연구에 사용하였을 때에는 총리령으로 정하는 바에 따라 그 사용(대마초 재배 현황을 포함한다) 및 연구에 관한 장부를 작성하고, 그 내용을 식품의약품안전처장에게 보고하여야 한다.

③ 마약류취급학술연구자가 마약 또는 향정신성의약품을 학술연구에 사용하였을 때에는 총리령으로 정하는 바에 따라 그 연구에 관한 장부를 작성하여야 한다.

④ 마약류취급학술연구자는 제2항과 제3항에 따라 작성한 장부를 2년간 보존하여야 한다.

시행규칙

칙제37조 (마약류취급학술연구자의 보고 의무) 법 제35조제2항에 따라 대마를 취급하는 마약류취급학술연구자는 매 반기의 대마초의 사용(대마초 재배 현황을 포함한다) 및 연구에 대하여 매 반기가 종료된 다음 달 10일까지 별지 제43호서식에 따른 보고서(전자문서로 된 보고서를 포함한다)를 지방식품의약품안전청장에게 제출하여야 한다.
〈전문개정 2018.2.9.〉

제36조 [대마재배자의 보고] ① 대마재배자는 총리령으로 정하는 바에 따라 대마초의 재배 면적과 생산 현황 및 수량을 특별자치시장 · 시장 · 군수 또는 구청장에게 보고하여야 한다.

② 대마재배자는 그가 재배한 대마초 중 그 종자 · 뿌리 및 성숙한 줄기를 제외하고는 이를 소각(燒却) · 매몰하거나 그 밖에 그 유출을 방지할 수 있는 방법으로 폐기하고 그 결과를 총리령으로 정하는 바에 따라 특별자치시장 · 시장 · 군수 또는 구청장에게 보고하여야 한다.

시행규칙

칙제38조 (대마재배자의 보고) 법 제36조제1항의 규정에 의하여 대마초의 재배면적 · 생산현황 및 수량을 보고하고자 하는 대마재배자는 매년 2회(전반기에는 5월31일까지, 하반기에는 매년 11월 30일까지) 별지 제44호서식에 따른 보고서(전자문서로 된 보고서를 포함한다)를 특별자치시장 · 시장 · 군수 또는 구청장에게 제출하여야 한다. 〈개정 2018.2.9.〉

칙제39조 (대마의 폐기보고) 법 제36조제2항의 규정에 의하여 대마재배자는 그가 재배한 대마초중 종자 · 뿌리 및 성숙한 줄기를 제외하고는 이를 특별자치시장 · 시장 · 군수 또는 구청장이 지정하는 공무원의 입회하에 폐기하여야 하며, 입회자의 확인을 받아 그 폐기한 날부터 10일 이내에 별지 제45호서식에 따른 보고서(전자문서로 된 보고서를 포함한다)를 특별자치시장 · 시장 · 군수 또는 구청장에게 제출하여야 한다. 〈개정 2018.2.9.〉

제37조 [허가 등의 제한] 허가관청은 제6조, 제18조, 제21조 및 제24조에 따른 허가 또는 지정을 할 때에 마약류의 오용이나 남용으로 인하여 국민보건에 위해를 끼칠 우려가 있다고 인정하는 경우에는 특정 지역 또는 특정 품목을 한정하여 허가 또는 지정을 하지 아니할 수 있다. 이 경우 특정 지역 또는 특정 품목에 관한 사항은 미리 공고하여야 한다.

제38조 [마약류취급자의 관리의무] ① 마약류제조업자 또는 마약류원료사용자는 그 업무에 종사하는 종업원의 지도·감독과 품질관리, 그 밖에 마약·향정신성의약품 및 한외마약에 관한 업무에 대하여 총리령으로 정하는 사항을 준수하여야 한다.

② 마약류취급자는 변질·부패·오염 또는 파손되었거나 사용기간 또는 유효기간이 지난 마약류를 판매하거나 사용하여서는 아니 된다.

③ 마약류취급자가 그 업무에 종사할 때에는 의료용 마약류의 도난 및 유출을 방지하기 위하여 대통령령으로 정하는 사항을 준수하여야 한다.

시행령

영 제12조의2 (마약류취급자의 준수사항) 법 제38조제3항에 따라 마약류취급자는 다음 각 호의 사항을 준수하여야 한다.

1. 마약류취급자가 보관·소지 또는 관리하는 의료용 마약류의 입고·출고 및 사용에 대한 기록을 작성하고 2년간 보관할 것. 다만, 법 제11조에 따라 마약류취급자가 보관·소지 또는 관리하는 의료용 마약류의 입고·출고 및 사용에 대하여 식품의약품안전처장에게 보고한 경우는 제외한다.
2. 의료용 마약류의 저장시설에는 마약류취급자 또는 마약류취급자가 지정한 종업원 외의 사람을 출입시켜서는 아니 되며, 저장시설을 주 1회 이상 점검하여 점검부를 작성·비치하고 이를 2년간 보존할 것
3. 종업원에 대한 지도·감독을 철저히 하여 의료용 마약류의 도난사고가 발생하지 아니하도록 할 것

시행규칙

칙 제40조 (마약류제조업자 또는 마약류원료사용자의 준수사항) 법 제38조제1항의 규정에 의하여 마약류제조업자 또는 마약류원료사용자가 준수하여야 하는 사항은 다음 각호와 같다.

1. 보건위생상의 위해가 없도록 그 제조소 및 제조시설을 위생적으로 관리할 것
2. 종업원에 대한 지도·감독을 철저히 하여 보건위생상의 사고가 발생하지 아니하도록 할 것
3. 보건위생상의 위해가 발생할 염려가 있는 물건은 이를 제조소에 두지 아니할 것
4. 마약 또는 향정신성의약품의 원료와 그 제품에 대한 자가시험을 행하고 그 시험을 행한 기록을 작성·비치하여야 하며 그 기록을 2년간 보존할 것
5. 제조관리기준서·제품표준서 등에 의하여 유효성분의 함량 등을 정확하게 생산할 것
6. 마약 또는 향정신성의약품의 원료와 그 제품이 변질되거나 부패되지 아니하도록 안전하게 일반의약품과 별도로 분리하여 저장·관리할 것
7. 제조소의 제조업무에 관하여 필요한 기록을 작성·비치할 것
8. 삭제 <2018.2.9.>

제 5 장 마약류 중독자

제39조 [마약 사용의 금지] 마약류취급의료업자는 마약 중독자에게 그 중독 증상을 완화시키거나 치료하기 위하여 다음 각 호의 어느 하나에 해당하는 행위를 하여서는 아니 된다. 다만, 제40조에 따른 치료보호기관에서 보건복지부장관 또는 시·도지사의 허가를 받은 경우에는 그러하지 아니하다.

1. 마약을 투약하는 행위
2. 마약을 투약하기 위하여 제공하는 행위
3. 마약을 기재한 처방전을 발급하는 행위

시행령

영 제13조 (마약 중독자에 대한 마약 사용) 법 제39조 각 호 외의 부분 단서에 따른 마약의 투약은 법 제40조제1항에 따른 치료보호기관의 장이 중독자의 증상을 고려하여 특히 필요하다고 인정하는 경우로서 보건복지부령으로 정하는 바에 따라 보건복지부장관 또는 특별시장·광역시장·특별자치시장·도지사 또는 특별자치도지사(이하 "시·도지사"라 한다)의 허가를 받은 경우로 한정한다. 개정 2017.7.26.

제40조 [마약류 중독자의 치료보호] ① 보건복지부장관 또는 시·도지사는 마약류 사용자의 마약류 중독 여부를 판별하거나 마약류 중독자로 판명된 사람을 치료보호하기 위하여 치료보호기관을 설치·운영하거나 지정할 수 있다.

② 보건복지부장관 또는 시·도지사는 마약류 사용자에 대하여 제1항에 따른 치료보호기관에서 마약류 중독 여부의 판별검사를 받게 하거나 마약류 중독자로 판명된 사람에 대하여 치료보호를 받게 할 수 있다. 이 경우 판별검사 기간은 1개월 이내로 하고, 치료보호 기간은 12개월 이내로 한다.

③ 보건복지부장관 또는 시·도지사는 제2항에 따른 판별검사 또는 치료보호를 하려면 치료보호심사위원회의 심의를 거쳐야 한다.

④ 제3항에 따른 판별검사 및 치료보호에 관한 사항을 심의하기 위하여 보건복지부, 특별시, 광역시, 특별자치시, 도 및 특별자치도에 치료보호심사위원회를 둔다.

⑤ 제1항부터 제4항까지의 규정에 따른 치료보호기관의 설치·운영 및 지정, 판별검사 및 치료보호, 치료보호심사위원회의 구성·운영·직무 등에 관하여 필요한 사항은 대통령령으로 정한다.

제 6 장 감독과 단속

제41조 [출입·검사와 수거] ① 식품의약품안전처장, 시·도지사 또는 시장·군수·구청장은 마약류, 임시마약류 및 원료물질의 취급을 감시하고 단속할 필요가 있다고 인정하면 관계 공무원으로 하여금 마약류취급자, 마약류취급승인자, 제5조의2 제6항에 따라 임시마약류를 취급하는 자 및 원료물질취급자에 대하여 해당 업소나 공장·창고, 대마초 재배지, 약국, 조제 장소, 그 밖에 마약류, 임시마약류 및 원료물질에 관계 있는 장소에 출입하여 다음 각 호의 업무를 하게 할 수 있다. 〈개정 2018.3.13.〉

1. 해당 업소 등의 구조·설비·업무현황, 기록한 서류와 의약품, 그 밖의 물건에 대한 검사
2. 관계인에 대한 질문
3. 마약류·임시마약류·원료물질 및 이와 관계가 있다고 인정되는 약품과 물건을 총리령으로 정하는 바에 따른 수거. 이 경우 시험용으로 필요한 최소 분량으로 한정한다. 〈개정 2018.3.13.〉

② 식품의약품안전처장은 통합정보센터의 감독에 필요하다고 인정하는 경우에는 통합정보센터의 장에게 그 업무 및 재산에 관한 보고 또는 자료의 제출을 명하거나 소속 공무원으로 하여금 현장 출입 또는 서류검사를 하게 하는 등 필요한 조치를 할 수 있다.

③ 제1항 또는 제2항에 따라 출입·검사 또는 수거하는 공무원은 그 권한을 표시하는 증표를 지니고 이를 관계인에게 보여주어야 한다.

시행규칙

칙 **제42조 (수거증 등)** 법 제41조의 규정에 의하여 관계공무원이 마약류·원료물질 및 이와 관계가 있다고 인정되는 약품 및 물건을 수거하거나 법 제47조의 규정에 의하여 부정마약류를 압류하는 때에는 별지 제47호서식에 따른 수거증(압류증)을 피수거인 또는 피압류인에게 교부하여야 한다.

제42조 [폐기 명령 등] ① 식품의약품안전처장, 시·도지사 또는 시장·군수·구청장은 제12조에 따라 보고된 마약류나 제13조에 따른 승인을 받지 못한 마약류 및 제16조, 제17조, 제18조, 제21조 또는 제24조를 위반하여 제조·판매·저장 또는 수입한 향정신성의약품이나 불량한 향정신성의약품 등을 공중위생상의 위해의 발생을 방지할 수 있는 방법으로 폐기하거나 필요한 조치를 마약류취급자 및 마약류취급승인자에게 명할 수 있다.

② 식품의약품안전처장, 시·도지사 또는 시장·군수·구청장은 다음 각 호의 어느 하나에 해당하는 경우에는 관계 공무원으로 하여금 해당 물품을 폐기 또는 압류하거나 그 밖에 필요한 조치를 하게 할 수 있다.

1. 제1항에 따른 명령을 받은 자가 그 명령을 이행하지 아니한 경우
2. 대마재배자가 제36조제2항에 따른 폐기를 하지 아니한 경우
3. 제3조제4호를 위반하여 원료물질이 제조, 수출입, 매매, 매매의 알선, 수수, 소지, 소유 또는 사용되거나 그러한 목적으로 저장된 원료물질이 발견된 경우

시행령

영 **제14조 (행정처분 등)** 법 제42조제1항에 따른 폐기 등 필요한 조치의 명령과 법 제44조제1항에 따른 허가 등의 취소, 업무정지 또는 취급정지 등에 관한 명령은 서면으로 실시하고, 법 제47조에 따라 압류나 그 밖에 필요한 처분을 하는 경우에는 총리령으로 정하는 바에 따라 압류증 등의 서류를 발급하여야 한다. 〈개정 2017.7.26.〉

제43조 [업무 보고 등] 식품의약품안전처장, 시·도지사 또는 시장·군수·구청장은 마약류취급자, 마약류취급승인자 및 원료물질취급자에 대하여 그 업무에 관하여 필요한 사항을 보고하게 하거나, 관계 장부·서류나 그 밖의 물건을 제출할 것을 명할 수 있다.

제44조 [허가 등의 취소와 업무정지] ① 마약류취급자, 마약류취급승인자(자가치료를 목적으로 마약 및 향정신성의약품을 휴대하고 출입국하기 위하여 승인을 받은 경우는 제외한다) 또는 원료물질수출입업자등이 다음 각 호의 어느 하나에 해당하는 경우에는 해당 허가관청은 이 법에 따른 허가(품목허가를 포함한다), 지정 또는 승인을 취소하거나 1년의 범위에서 그 업무 또는 마약류 및 원료물질 취급의 전부 또는 일부의 정지를 명할 수 있다. 다만, 국민보건에 위해를 끼쳤거나 끼칠 우려가 있는 마약, 향정신성의약품 또는 한외마약의 경우에는 그 취급자에게 책임질 사유가 없고 그 약품의 성분·처방 등을 변경함으로써 그 허가 목적을 달성할 수 있다고 인정되는 경우에는 그 변경만을 명할 수 있다. 개정 2018.12.11.

1. 업무 또는 마약류 및 원료물질 취급의 전부 또는 일부의 정지를 명하는 경우
   가. 제5조제1항 및 제2항에 따른 마약류 취급 제한 규정을 위반한 경우
   나. 제5조제3항의 조치를 위반한 때
   다. 제6조제1항 각 호 외의 부분 후단 및 같은 조 제2항 후단에 따른 변경허가 또는 변경지정을 받지 아니한 경우
   라. 제6조의2제1항 후단에 따른 변경허가를 받지 아니한 경우
   마. 제7조제2항에 따른 허가증 또는 지정서를 재발급받지 아니한 경우
   바. 마약류취급자가 제6조제1항 또는 제2항에 따른 마약류취급자가 되기 위하여 필요한 약사 등의 자격을 상실하거나 「약사법」에 따른 의약품제조업, 의약품 도매상 등의 허가가 취소 등이 된 경우 신설 2018.12.11.
   사. 원료물질수출입업자등이 「부가가치세법」 제8조에 따라 관할 세무서장에게 폐업신고를 하거나 관할 세무서장이 사업자등록을 말소한 경우 신설 2018.12.11.
   아. 삭제
   자. 제11조를 위반하여 보고하지 아니하거나 거짓으로 보고한 경우
   차. 제12조를 위반하여 보고하지 아니하거나 사고 마약류 등을 폐기한 경우
   카. 제14조를 위반하여 마약류를 광고한 경우
   타. 제15조를 위반하여 마약류를 저장한 경우
   파. 제16조를 위반하여 마약류를 봉함하지 아니하거나 봉함하지 아니한 마약류를 수수한 경우
   하. 제17조를 위반하여 기재를 하지 아니하거나 거짓으로 기재한 경우
   거. 삭제
   너. 제20조·제22조 및 제26조를 위반하여 판매한 경우
   더. 제32조를 위반하여 처방전에 따르지 아니하고 투약 등을 하거나 처방전을 거짓으로 기재한 경우 및 처방전을 작성·비치·보존하지 아니한 경우
   러. 제33조를 위반하여 마약류관리자를 두지 아니한 경우
   머. 제35조제2항부터 제4항까지의 규정을 위반하여 기록·보존을 하지 아니하거나 거짓으로 기록한 경우
   버. 대마재배자가 정당한 사유 없이 2년간 계속하여 대마초를 재배하지 아니한 경우
   서. 제38조에 따른 마약류취급자의 관리의무를 위반한 경우
   어. 제41조에 따른 관계 공무원의 검사·질문·수거를 거부·방해하거나 기피한 경우
   저. 제50조를 위반하여 마약류취급자 또는 원료물질수출입업자등이 교육을 받지 아니한 경우
   처. 제51조제1항을 위반하여 원료물질의 수출입 승인을 받지 아니하고 수출입한 경우나 승인받은 내용과 다르게 수출입한 경우
   커. 제51조제2항을 위반하여 원료물질의 제조, 수출입, 수수 또는 매매에 대한 기록을 작성·보존하지 아니하거나 거짓으로 기록한 경우
   터. 제51조제2항에 따른 원료물질의 수출입, 수수 또는 매매에 대한 기록 작성의 의무를 회피할 목적으로 소량으로 나누어 원료물질을 거래한 경우
   퍼. 제51조제3항에 따른 신고를 하지 아니한 경우
   허. 제18조제2항제2호에 따른 수출입 승인 또는 변경승인을 받지 아니한 경우

2. 허가(품목허가를 포함한다) 또는 지정을 취소하는 경우
   가. 제6조제3항 각 호의 결격사유에 해당한 경우
   나. 제18조제2항제1호 · 제21조제2항 및 제24조제2항에 따른 허가 또는 변경허가를 받지 아니한 경우
   다. 제1호가목 · 파목 · 어목 또는 제9조제2항을 2회 이상 위반한 경우
   라. 제1호자목 · 차목 · 러목 · 허목 또는 제9조제3항을 3회 이상 위반한 경우
   마. 마약의 유효성분 함량이나 제제할 때 발생하는 마약의 손실률(損失率) 등에 대하여 총리령으로 정하는 기준을 3회 이상 위반한 경우

② 제1항에 따른 행정처분의 기준은 총리령으로 정한다.

③ 식품의약품안전처장은 제1항제2호사목의 사유로 허가를 취소하기 위하여 필요한 경우에는 관할 세무서장에게 원료물질 수출입업자등의 폐업 여부에 대한 정보의 제공을 요청할 수 있다. 이 경우 요청을 받은 관할 세무서장은 특별한 사유가 없으면 「전자정부법」 제36조제1항에 따라 영업자의 폐업 여부에 대한 정보를 제공하여야 한다. 신설 2018.12.11.

시행규칙

칙제43조 (행정처분기준) 법 제44조제2항의 규정에 의한 행정처분기준은 별표 2(시행규칙)와 같다.

제45조 [청 문] 허가관청은 제44조제1항에 따라 마약류취급자 또는 원료물질수출입업자등의 허가 또는 지정을 취소하려면 청문을 하여야 한다.

제46조 [과징금처분] ① 허가관청은 마약류취급자 또는 원료물질수출입업자등에 대하여 제44조제1항에 따른 업무정지처분을 하게 되는 경우에는 대통령령으로 정하는 바에 따라 업무정지처분을 갈음하여 2억원 이하의 과징금을 부과할 수 있다. 이 경우 과징금 부과는 업무정지처분으로 인하여 국민보건에 큰 위해를 가져오거나 가져올 우려가 있는 경우로 한정하며, 3회를 초과하여 부과할 수 없다. 신설 2018.12.11.

② 제1항에 따른 과징금을 부과하는 위반행위의 종류, 위반정도 등에 따른 과징금의 금액과 그 밖에 필요한 사항은 대통령령으로 정한다.

③ 허가관청은 제1항에 따른 과징금을 부과하기 위하여 필요한 경우에는 다음 각 호의 사항을 적은 문서로 관할 세무관서의 장에게 과세 정보의 제공을 요청할 수 있다.
   1. 납세자의 인적사항
   2. 과세 정보의 사용 목적
   3. 과징금 부과기준이 되는 매출금액

④ 허가관청은 제1항에 따른 과징금을 기한까지 내지 아니하면 대통령령으로 정하는 바에 따라 제1항에 따른 과징금 부과처분을 취소하고 제44조제1항에 따른 업무정지처분을 하거나 국세 체납처분의 예 또는 「지방세외수입금의 징수 등에 관한 법률」에 따라 징수한다. 다만, 폐업 등으로 제44조제1항에 따른 업무정지처분을 할 수 없는 경우에는 국세 체납처분의 예 또는 「지방세외수입금의 징수 등에 관한 법률」에 따라 징수한다.

⑤ 허가관청은 제4항에 따라 체납된 과징금의 징수를 위하여 필요한 경우에는 다음 각 호의 어느 하나에 해당하는 자료의 제공을 해당 각 호의 자에게 각각 요청할 수 있다. 이 경우 요청을 받은 자는 정당한 사유가 없으면 이에 따라야 한다.
   1. 「건축법」 제38조에 따른 건축물대장 등본: 국토교통부장관
   2. 「공간정보의 구축 및 관리 등에 관한 법률」 제71조에 따른 토지대장 등본: 국토교통부장관
   3. 「자동차관리법」 제7조에 따른 자동차등록원부 등본: 시 · 도지사

시행령

영제15조 (과징금의 산정기준) 법 제46조에 따른 과징금의 금액은 위반행위의 종류, 위반 정도 등을 고려하여 총리령으로 정하는 업무정지처분기준에 따라 별표 9의 기준을 적용하여 산정한다.

영제16조 (과징금의 부과 · 징수절차) ① 법 제46조에 따라 식품의약품안전처장, 시 · 도지사 또는 시장 · 군수 · 구청장이 과징금을 부과하려는 경우에는 그 위반행위의 종류와 해당 과징금의 금액 등을 구체적으로 적은 서면으로 과징금 부과 대상자에게 알려야 한다.

② 제1항에 따라 통지를 받은 자는 20일 이내에 해당 과징금을 식품의약품안전처장, 시 · 도지사 또는 시장 · 군수 · 구청장이정하는 수납기관에 내야 한다. 다만, 천재지변이나 그 밖의 부득이한 사유로 그 기간에 과징금을 낼 수 없는 경우에는 그 사유가 없어진 날부터 7일 이내에 내야 한다.

③ 제2항에 따라 과징금을 받은 수납기관은 과징금을 낸 자에게 영수증을 발급하여야 한다.

④ 제2항에 따라 과징금을 받은 수납기관은 지체 없이 그 사실을 식품의약품안전처장, 시・도지사 또는 시장・군수・구청장에게 통보하여야 한다.

⑤ 과징금은 분할하여 낼 수 없다.

영**제16조의2 (과징금 미납자에 대한 처분)** ① 식품의약품안전처장, 시・도지사 또는 시장・군수・구청장은 법 제46조제1항에 따라 과징금을 납부하여야 할 자가 납부기한까지 과징금을 내지 아니하면 같은 조 제4항 본문에 따라 납부기한이 지난 후 15일 이내에 독촉장을 발급하여야 한다. 이 경우 납부기한은 독촉장을 발급하는 날부터 10일 이내로 하여야 한다.

② 식품의약품안전처장, 시・도지사 또는 시장・군수・구청장은 과징금을 납부하여야 할 자가 제1항에 따른 독촉장을 받고도 그 납부기한까지 과징금을 내지 아니하면 법 제46조제4항 본문에 따라 과징금 부과처분을 취소하고 법 제44조제1항에 따른 업무정지 처분을 하거나 국세 체납처분의 예 또는 「지방세외수입금의 징수 등에 관한 법률」에 따라 징수하여야 한다.

③ 식품의약품안전처장, 시・도지사 또는 시장・군수・구청장은 법 제46조제4항 본문에 따라 과징금 부과처분을 취소하고 법 제44조제1항에 따른 업무정지 처분을 하는 경우에는 처분대상자에게 서면으로 그 내용을 통지하여야 한다. 이 경우 서면에는 처분의 변경사유와 업무정지 처분의 기간 등 업무정지 처분에 필요한 사항이 포함되어야 한다.

시행규칙

칙**제44조 (과징금 징수절차)** 영 제16조의 규정에 의한 과징금의 징수절차에 관하여는 「국고금관리법 시행규칙」을 준용한다. 이 경우 납입고지서에는 이의방법 및 이의기간 등을 함께 기재하여야 한다.

제47조 [부정 마약류의 처분] 식품의약품안전처장은 이 법이나 그 밖의 마약류에 관한 법령을 위반하여 소지, 소유, 사용, 관리, 재배, 수출입, 제조, 매매, 매매의 알선, 수수, 투약 또는 투약하기 위하여 제공하거나 조제 또는 연구에 사용하는 마약류, 예고임시마약류 및 임시마약류에 대하여는 압류나 그 밖에 필요한 처분을 할 수 있다. 〈개정 2018.3.13.〉

제48조 [마약류 감시원] ① 제41조제1항 및 제42조제2항에 따른 관계 공무원의 직무와 그 밖에 마약류와 원료물질에 관한 감시 업무를 하게 하기 위하여 식품의약품안전처와 그 소속 기관, 특별시・광역시・특별자치시・도・특별자치도 및 시・군・구(자치구만 해당한다. 이하 같다)에 마약류 감시원을 둔다.

② 마약류 감시원의 자격, 직무 범위, 그 밖에 필요한 사항은 대통령령으로 정한다.

시행령

영**제17조 (마약류 감시원)** ① 법 제48조에 따라 식품의약품안전처장, 시・도지사 또는 시장・군수・구청장(자치구의 구청장을 말한다. 이하 같다)은 다음 각 호의 어느 하나에 해당하는 소속 공무원을 마약류 감시원으로 임명한다.

1. 「고등교육법」 제2조에 따른 학교의 약학 관련 학과 또는 법학 관련 학과에서 학사 이상의 학위를 받은 사람이나 다른 법령에 따라 이와 같은 수준 이상의 학력이 있다고 인정되는 사람
2. 1년 이상 약무(藥務)에 관한 업무에 종사한 경력이 있는 사람
3. 보건행정관서에서 1년 이상 보건행정에 관한 업무에 종사한 경력이 있는 사람

② 법 제48조제2항에 따른 마약류 감시원의 직무 범위는 다음 각 호와 같다.

1. 마약류취급자, 마약류 취급의 승인을 받은 자 및 취급업소에 대한 감시・출입・검사 및 감독
2. 원료물질취급자 및 취급업소에 대한 감시・출입・검사 및 감독
3. 마약・향정신성의약품 또는 한외마약의 품질관리를 위한 마약・향정신성의약품・한외마약 또는 이와 관계있는 의약품의 수거
4. 마약류 중독자 치료보호의 지원

③ 제1항에 따라 식품의약품안전처장, 시・도지사 또는 시장・군수・구청장은 마약류 감시원을 임명하는 경우에는 이에 관한 사항을 임명에 관한 관리대장에 기록하고 마약류 감시원증을 발급하여야 한다.

시행규칙

칙**제45조 (마약류감시원증 교부)** 법 제48조 및 영 제17조의 규정에 의하여 식품의약품안전처장, 시・도지사 또는 시장・군수・구청장은 마약류감시원을 임명한 때에는 별지 제48호서식에 따른 마약류감시원증을 교부하여야 한다.

제49조 [마약류 명예지도원] ① 마약류의 오용・남용을 방지하고 홍보・계몽 등을 하기 위하여 식품의약품안전처, 특별시・광역시・특별자치시・도・특별자치도 및 시・군・구에 마약류 명예지도원을 둘 수 있다.

② 마약류 명예지도원의 자격, 업무 범위, 그 밖에 필요한 사항은 대통령령으로 정한다.

시행령

영**제18조 (마약류 명예지도원)** ① 법 제49조에 따라 식품의약품안전처장, 시・도지사 또는 시장・군수・구청장은 마약류 명예지도원을 두려는 경우에는 다음 각 호의 어느 하나에 해당하는 사람 중에서 위촉하여야 한다.

1. 「고등교육법」 제2조에 따른 학교에서 학사 이상의 학위를 받은 사람 또는 다른 법령에 따라 이와 같은 수준 이상의 학력이

있다고 인정되는 사람
2. 소비자 관련 단체, 청소년 관련 단체 또는 의약 관련 협회·단체(이하 이 조에서 "관련 단체"라 한다)의 회원 또는 직원으로서 해당 관련 단체의 장이 추천한 사람
3. 보건행정관서에서 1년 이상 보건행정에 관한 업무에 종사한 경력이 있는 사람
4. 마약류 관련 수사업무에 1년 이상 종사한 경력이 있는 사람

② 법 제49조제2항에 따른 마약류 명예지도원의 업무 범위는 다음 각 호와 같다.
1. 마약류의 오용·남용 방지를 위한 홍보 및 계몽
2. 법 위반행위에 대한 신고 및 자료 제공

③ 마약류 명예지도원의 임기는 2년으로 하며, 연임할 수 있다. 다만, 제1항제2호에 따라 위촉된 사람의 연임은 관련 단체의 장의 연임요청이 있어야 한다.

④ 식품의약품안전처장, 시·도지사 또는 시장·군수·구청장은 예산의 범위에서 마약류 명예지도원의 활동에 필요한 경비를 지원할 수 있다.

⑤ 식품의약품안전처장, 시·도지사 또는 시장·군수·구청장은 마약류 명예지도원이 다음 각 호의 어느 하나에 해당하는 경우에는 위촉을 해제하여야 한다.
1. 법 제3조를 위반한 경우
2. 관련 단체로부터 퇴직 또는 해임되거나 회원자격을 상실한 경우
3. 마약류 명예지도원의 업무와 관련하여 부정한 행위로 물의를 일으킨 경우
4. 질병·부상 등의 사유로 업무 수행이 곤란하게 된 경우

⑥ 이 영에서 규정한 사항 외에 마약류 명예지도원의 운영에 필요한 세부 사항은 식품의약품안전처장, 시·도지사 및 시장·군수·구청장이 따로 정한다.

시행규칙

칙 **제46조 (마약류명예지도원증 교부)** 법 제49조 및 영 제18조에 따라 지방식품의약품안전청장, 시·도지사 또는 시장·군수·구청장은 마약류명예지도원을 위촉한 때에는 별지 제49호서식에 따른 마약류명예지도원증을 교부하여야 한다.

제50조 [마약류취급자와 원료물질수출입업자등의 교육] ① 마약류취급자(대마재배자는 제외한다) 또는 원료물질수출입업자등은 식품의약품안전처장 또는 시·도지사가 하는 마약류 또는 원료물질 관리에 관한 교육을 받아야 한다.
② 제1항에 따른 마약류 또는 원료물질 관리에 관한 교육의 방법·횟수 및 내용 등에 필요한 사항은 총리령으로 정한다.

시행규칙

칙 **제47조 (마약류취급자와 원료물질수출입업자등의 교육)** ① 법 제50조에 따라 마약류수출입업자·마약류제조업자·마약류원료사용자·마약류취급학술연구자 및 원료물질수출입업자등은 지방식품의약품안전청장이, 마약류도매업자·마약류소매업자·마약류관리자 및 마약류취급의료업자(법 제6조제2항에 따른 마약류관리자를 둔 의료기관의 마약류취급의료업자를 제외한다. 이하 이 조에서 같다)는 시·도지사가 실시하는 마약류 또는 원료물질 관리에 관한 교육을 받아야 한다.

② 제1항에 따른 교육은 1회 2시간으로 하되, 그 교육을 받을 시기는 법 제2조제5호에 따른 마약류취급자(대마재배자를 제외한다. 이하 이 조에서 같다) 또는 원료물질수출입업자등으로 허가 또는 지정(교육을 이수한 지 1년이 지나지 아니한 자가 폐업 등의 사유로 다시 허가 또는 지정을 받은 경우는 제외한다)을 받은 후 1년 이내로 한다.

③ 지방식품의약품안전청장 또는 시·도지사는 마약류 또는 원료물질의 계속된 도난·분실로 인하여 주의를 촉구할 필요성이 있거나 마약류관련 법령의 개정 등으로 마약류 또는 원료물질 관리에 관한 교육이 필요하다고 인정되는 때에는 제2항에도 불구하고 1년에 1회에 한하여 추가로 교육을 실시할 수 있다.

④ 제1항에 따라 교육을 실시하는 지방식품의약품안전청장 및 시·도지사는 마약류취급자 또는 원료물질수출입업자등에 대한 교육계획을 전년도 말까지 수립하여 교육을 실시하되, 그 계획에는 교육대상자의 편의를 위하여 매년 2회 이상 교육을 실시하는 내용이 포함되어야 한다.

⑤ 마약류취급자에 대한 교육내용에 포함되어야 하는 사항은 다음 각호와 같다.
1. 마약류의 판매 및 봉함에 관한 사항, 사고의 처리 및 보고에 관한 사항, 마약류 보관·저장에 관한 사항 및 마약류통합관리시스템을 활용한 보고 방법에 관한 사항 〈개정 2018.10.31.〉
2. 마약 및 향정신성의약품의 원료 및 제품에 대한 자가시험 관련기록의 작성·비치에 관한 사항과 용기 등에의 기재에 관한 사항(마약류취급자 중 마약류수출입업자, 마약류제조업자 및 마약류원료사용자만 해당한다) 〈개정 2018.10.31.〉
3. 마약 및 향정신성의약품의 투약 및 처방전의 기록에 관한 사항(마약류취급자중 마약류취급의료업자에 한한다)
4. 마약류 사용·연구기록·기록보관에 관한 사항(마약류취급자 중 마약류취급학술연구자만 해당한다) 〈신설 2018.10.31.〉
5. 기타 마약류 관련법령의 준수에 관한 사항 등 식품의약품안전처장 또는 시·도지사가 따로 정하는 사항

⑥ 원료물질수출입업자등에 대한 교육내용에 포함되어야 하는 사항은 다음 각 호와 같다.
1. 원료물질의 수출입 승인에 관한 사항

2. 원료물질의 제조·수출입·수수 또는 매매에 대한 기록정비에 관한 사항
3. 그 밖에 마약류 관련 법령의 준수에 관한 사항 등 식품의약품안전처장이나 시·도지사가 따로 정하는 사항

⑦ 지방식품의약품안전청장 및 시·도지사는 마약류취급자 또는 원료물질수출입업자등에 대한 교육을 실시한 때에는 교육을 받은 자에게 수료증을 교부하여야 하며, 그 교부대장을 관리하여야 한다.

⑧ 시·도지사는 「약사법」 제15조에 따른 연수교육, 「의료법」 제30조제2항에 따른 보수교육 또는 「수의사법」 제34조제1항에 따른 연수교육을 실시하는 경우에는 제1항 또는 제3항에 따른 마약류 또는 원료물질 관리에 관한 교육을 공동으로 실시할 수 있다.

제51조 [원료물질의 관리] ① 원료물질을 수출입하는 자는 수출입할 때마다 식품의약품안전처장의 승인을 받아야 한다.

② 원료물질을 제조하거나 수출입·수수 또는 매매하는 자는 제조, 수출입·수수 또는 매매(이하 이 조에서 "거래"라 한다)에 대한 기록을 작성하고 이를 2년간 보존하여야 한다. 다만, 다음 각 호의 어느 하나에 해당하는 경우는 제외한다.
1. 「약사법」에 따라 제조·거래에 대한 기록을 작성·보존하고 있는 제조·거래의 경우
2. 「화학물질관리법」에 따라 제조·거래에 대한 기록을 작성·보존하고 있는 제조·거래의 경우
3. 원료물질 복합제를 제조·거래하는 경우
4. 통상적인 사업 수행을 위한 합법적인 거래로서 대통령령으로 정하는 거래의 경우
5. 대통령령으로 정하는 수량 이하로 거래하는 경우

③ 원료물질취급자는 다음 각 호의 어느 하나에 해당하는 경우에는 그 사실을 법무부장관이나 식품의약품안전처장에게 지체 없이 신고하여야 한다.
1. 원료물질의 구매 목적이 불확실하거나 마약 및 향정신성의약품의 불법 제조에 사용될 우려가 있는 거래의 경우
2. 대통령령으로 정하는 수량 이상의 원료물질의 도난 또는 소재불명, 그 밖의 사고가 발생한 경우

④ 제3항에 따라 법무부장관이나 식품의약품안전처장에게 신고한 원료물질취급자나 신고를 받은 공무원은 그 사항에 대하여 비밀을 유지하여야 한다.

⑤ 제1항의 승인을 받아야 할 원료물질의 종류와 승인절차에 관하여 필요한 사항은 대통령령으로 정한다.

⑥ 제2항과 제3항에 따른 제조·거래 기록의 작성·보존 및 신고에 필요한 사항은 총리령으로 정한다.

⑦ 원료물질수출입업자등은 국제협력에 필요한 경우 등 총리령으로 정하는 사유가 있어 식품의약품안전처장이 요구하는 경우에는 제조·거래에 관한 사항을 지체 없이 보고하여야 한다.

시행령

영 제19조 (원료물질 거래기록의 작성 및 보존이 면제되는 거래) ① 법 제51조제2항제4호에 따라 원료물질 거래기록의 작성 및 보존이 면제되는 거래는 다음 각 호의 거래로 한다.
1. 수입의 경우: 생산국 정부가 발행한 제조증명서 또는 판매증명서를 첨부하는 거래
2. 수출의 경우: 대한민국 정부가 발행한 수출증명서를 첨부하는 거래
3. 수수 및 매매의 경우: 국가 또는 지방자치단체를 상대방으로 하는 거래

② 법 제51조제2항제5호에 따라 원료물질 거래기록의 작성 및 보존이 면제되는 원료물질의 최대거래량은 별표 8과 같다.

영 제19조의2(도난 등 사고 발생 원료물질의 신고) 원료물질취급자는 법 제51조제3항제2호에 따라 다음 각 호의 구분에 따른 원료물질의 도난, 소재불명 또는 그 밖의 사고가 발생한 경우에는 법무부장관 또는 식품의약품안전처장에게 지체 없이 신고하여야 한다.
1. 별표 8에서 원료물질의 최대거래량을 정하고 있는 경우: 최대거래량 이상의 원료물질
2. 별표 8에서 원료물질의 최대거래량을 정하지 아니한 경우: 해당 원료물질

영 제20조 (승인을 받아야 할 원료물질의 종류와 승인절차 등) ① 법 제51조제5항에 따라 원료물질을 수출입하는 자가 수출입할 때마다 식품의약품안전처장의 승인을 받아야 할 원료물질의 종류는 별표 8 중 1군에 해당하는 원료물질로 한다. 다만, 「약사법」, 「식품위생법」, 그 밖의 다른 법률에 따라 수출입에 관한 허가 또는 승인을 받거나 등록 또는 신고 등을 하여야 하는 원료물질은 제외한다.

② 제1항 본문에 따른 승인을 받으려는 자는 원료물질 수출입 승인신청서에 총리령으로 정하는 서류를 첨부하여 식품의약품안전처장에게 제출하여야 한다.

③ 식품의약품안전처장은 제2항에 따른 신청에 대하여 승인을 한 경우에는 신청인에게 원료물질 수출입 승인서를 발급하여야 한다.

④ 제1항 단서에 따른 원료물질의 수출입에 관한 허가 또는 승인을 하였거나 등록 또는 신고 등을 받은 행정기관의 장은 식품의약품안전처장에게 원료물질취급자·수입국·수출국·수량 및 용도 등이 포함된 허가·승인·등록 또는 신고 내용을 통보하여야 한다.

시행규칙

칙 제48조 (원료물질거래 등의 신고 등) ① 법 제51조제2항에 따라 원료물질을 제조하는 자는 별지 제50호서식의 원료물질 제조대장을 작성하여야 하고, 원료물질을 영 제19조제2항에 따른 최대거래량을 초과하여 수출입·수수 또는 매매하는 자는 별지 제51호서식

의 원료물질 거래대장을 작성하여야 한다.

② 원료물질취급자는 법 제51조제3항 각 호의 어느 하나에 해당되는 경우 별지 제52호서식에 따른 신고서(전자문서로 된 신고서를 포함한다)에 관련서류(전자문서를 포함한다)를 첨부하여 법무부장관 또는 지방식품의약품안전청장에게 지체없이 제출하여야 한다.

③ 법 제51조제5항 및 영 제20조제2항의 규정에 따라 원료물질의 수입 승인을 얻고자 하는 자는 별지 제53호서식의 원료물질 수입승인신청서(전자문서로 된 신청서를 포함한다)에, 원료물질의 수출승인을 얻고자 하는 자는 별지 제54호서식의 원료물질 수출승인신청서(전자문서로 된 신청서를 포함한다)에 물품매도확약서 또는 거래를 증명할 수 있는 서류(전자문서를 포함한다)를 첨부하여 식품의약품안전처장에게 제출하여야 한다.

④ 법 제51조제7항에서 "총리령으로 정하는 사유"란 다음 각 호의 경우를 말한다.

1. 국제협력을 위하여 필요한 경우
2. 마약류 범죄에 대한 조사를 위하여 필요한 경우
3. 그 밖에 원료물질의 마약류 불법전용 차단을 위하여 필요한 경우

제7장 보 칙

제51조의2 [한국마약퇴치운동본부의 설립] ① 마약류에 대한 다음 각 호의 사업을 수행하기 위하여 한국마약퇴치운동본부를 둔다.

1. 마약류의 폐해(弊害)에 대한 대국민 홍보 · 계몽 및 교육 사업
2. 마약류 중독자의 사회복귀를 위한 사회복지 사업
3. 그 밖에 식품의약품안전처장이 필요하다고 인정하는 불법 마약류 및 약물 오용 · 남용 퇴치와 관련된 사업

② 한국마약퇴치운동본부는 법인으로 한다.

③ 한국마약퇴치운동본부에 관하여 이 법에서 규정한 것을 제외하고는 「민법」 중 재단법인에 관한 규정을 준용한다.

④ 식품의약품안전처장과 지방자치단체의 장은 예산의 범위에서 한국마약퇴치운동본부에 대하여 운영과 제1항에 따른 사업에 필요한 경비를 지원할 수 있다.

⑤ 한국마약퇴치운동본부의 운영 등에 필요한 사항은 대통령령으로 정한다.

시행령

영 제20조의2 (한국마약퇴치운동본부의 운영 등) ① 법 제51조의2제5항에 따라 한국마약퇴치운동본부의 장은 매 사업연도가 시작되기 60일 전까지 사업계획서 및 수입 · 지출예산서를 식품의약품안전처장에게 제출하여야 한다.

② 한국마약퇴치운동본부의 장은 제1항에 따른 사업계획서 및 수입 · 지출예산서의 내용을 변경하려는 경우에는 그 변경할 내용 및 사유를 구체적으로 적은 서류를 식품의약품안전처장에게 제출하여야 한다.

③ 식품의약품안전처장은 제1항에 따라 다음 연도의 사업계획서 및 수입 · 지출예산서를 받거나 제2항에 따라 변경 내용 및 사유를 적은 서류를 받은 경우 필요하면 한국마약퇴치운동본부의 장에게 다음 각 호의 사항에 관한 자료를 요청할 수 있다.

1. 법 제51조의2제1항 각 호의 사업에 관한 사항
2. 법 제51조의2제4항에 따라 지원된 재정의 사용 명세에 관한 사항

영 제20조의3 (유해성 평가 대상 물질) 법 제52조의2에서 "대통령령으로 정하는 물질"이란 다음 각 호의 어느 하나에 해당하는 물질을 말한다.

1. 마약류 또는 임시마약류와 구조적 · 효과적 유사성이 있는 물질로서 보건상 위해가 우려되는 물질
2. 오용 또는 남용으로 인한 신체적 · 정신적 위해를 끼칠 가능성이 있는 물질

본조신설 2019.3.12.

제51조의3 [실태조사] ① 보건복지부장관은 이 법의 적절한 시행을 위하여 마약류 중독자에 대한 실태조사를 5년마다 하여야 한다.

② 제1항에 따른 조사의 방법과 내용 등에 관한 사항은 보건복지부령으로 정한다.

제51조의4 [벌칙 적용에서 공무원 의제] 제51조의2제1항에 따른 한국마약퇴치운동본부 임직원 중 공무원이 아닌 사람은 「형법」 제127조 및 제129조부터 제132조까지의 규정을 적용할 때에는 공무원으로 본다.

제52조 [마약류 관계 자료의 수집] 보건복지부장관과 식품의약품안전처장은 정부 각 기관으로부터 이 법이나 그 밖의 마약류 관계 법령의 시행에 관한 사항을 수집하며, 마약류에 대하여 필요한 사항에 관하여 그 자료의 제출을 요구할 수 있다.

제52조의2 [유해성 평가] 식품의약품안전처장은 마약류의 적정한 지정을 위하여 임시마약류 및 그 밖에 이에 준하는 것으로서 대통령령으로 정하는 물질에 대하여 신체적 또는 정신적 의존성, 독성 등 유해성 평가를 하여야 한다.

본조신설 2018.12.11.

제52조의3 [국제협력] 식품의약품안전처장은 마약류·원료물질의 안전관리 및 오남용 예방을 위하여 국제기구 및 국외 관계기관 등과 정보교환 등 국제협력에 노력하여야 한다.

본조신설 2018.12.11.

제53조 [몰수 마약류의 처분방법 등] ① 이 법이나 그 밖의 법령에서 정하는 바에 따라 몰수된 마약류는 시·도지사에게 인계하여야 한다.

② 시·도지사는 제1항의 마약류를 인수하였을 때에는 이를 폐기하거나 그 밖에 필요한 처분을 하여야 한다.

③ 제2항의 처분에 필요한 사항은 대통령령으로 정한다.

시행령

영 제21조 (몰수 마약류의 폐기방법) 시·도지사는 법 제53조제2항에 따라 몰수 마약류를 폐기하는 경우에는 다음 각 호의 방법으로 하여야 한다.

1. 가연성이 있는 마약류는 보건위생상 위해(危害)가 발생할 우려가 없는 장소에서 태워버릴 것
2. 중화·가수분해·산화·환원·희석 또는 그 밖의 방법으로 마약류가 아닌 것으로 변화시킬 것
3. 제1호 또는 제2호의 방법으로 마약류를 폐기할 수 없는 경우에는 지하수를 오염시킬 우려가 없는 지하 1미터 이상의 땅속에 파묻거나, 해수면 위에 떠오를 우려가 없는 방법으로 바닷물 속에 가라앉히거나, 그 밖에 보건위생상 위해가 발생할 우려가 없는 방법으로 처리할 것

영 제22조 (몰수 마약류의 처분) ① 법 제53조제2항에 따른 "필요한 처분"은 다음 각 호의 어느 하나에 해당하는 경우로서 시·도지사가 몰수 마약류를 이에 제공할 필요가 있다고 인정하여 실시하는 처분으로 한다.

1. 마약류취급학술연구자가 연구용으로 필요한 양만 쓰려는 경우
2. 공무상 시험용으로 쓰려는 경우
3. 몰수 마약류를 법에 따라 제조 또는 수입 등이 된 마약류로 재활용하려는 경우

② 제1항제1호 및 제2호에 따라 마약류를 제공받으려는 자는 총리령으로 정하는 바에 따라 신청서를 시·도지사에게 제출하여야 한다.

③ 제1항제3호에 따라 마약류를 재활용하려는 시·도지사는 그 양수인을 지정하여야 한다.

④ 제3항에 따라 양수인으로 지정되어 몰수 마약류를 양수하려는 자는 시·도지사가 정하는 가액(價額)을 해당 지방자치단체의 수입증지로 내야 한다. 다만, 시·도지사는 정보통신망을 이용하여 전자화폐·전자결제 등의 방법으로 내게 할 수 있다.

시행규칙

칙 제49조 (몰수마약류의 인계) ① 법 제53조제1항의 규정에 의하여 몰수한 마약류를 시·도지사에게 인계하는 경우에 그 기관의 장은 별지 제55호서식에 따른 마약류인계서를 작성·첨부하여야 한다.

② 제1항의 규정에 의하여 시·도지사는 마약류를 인수한 때에는 별지 제56호서식에 따른 인수증을 인계한 기관의 장에게 교부하여야 하고 별지 제57호서식에 따른 인수대장을 작성·비치하여야 한다.

칙 제50조 (몰수마약류 공급신청서) 영 제22조제2항의 규정에 의한 몰수마약류를 공급받고자 하는 자는 별지 제58호서식에 따른 신청서(전자문서로 된 신청서를 포함한다)를 시·도지사에게 제출하여야한다.

제53조의2 [가정 내 의료용 마약류 수거·폐기 사업 실시 등] ① 식품의약품안전처장 또는 시·도지사는 가정 내 의료용 마약류의 오남용을 예방하기 위하여 가정에서 사용하고 남은 의료용 마약류의 수거·폐기를 위한 사업을 실시할 수 있다.

② 식품의약품안전처장은 제1항에 따른 사업에 참여하는 개인·기관·단체 또는 법인 등에 예산의 범위에서 사업 수행에 필요한 비용을 지원할 수 있다.

③ 제1항에 따른 사업에 참여하는 개인·기관·단체 또는 법인의 선정 기준·절차, 사업 수행 방법, 비용 지원 등에 관하여 필요한 사항은 대통령령으로 정한다.

본조신설 2018.12.11.

제54조 [보상금] 이 법이나 그 밖의 법령에서 규정하는 마약류에 관한 범죄가 발각되기 전에 그 범죄를 수사기관에 신고 또는 고발하거나 검거한 사람에게는 대통령령으로 정하는 바에 따라 보상금을 지급한다.

시행령

영제23조 (신고 · 고발) ① 법 제54조에 따른 마약류에 관한 범죄의 신고 또는 고발(이하 이 조에서 "신고 · 고발"이라 한다)은 익명 또는 가명으로 할 수 있다.

② 신고 · 고발이 말로 접수된 경우 이를 접수한 공무원은 신고조서 또는 고발조서를 작성하여야 한다.

③ 신고 · 고발에 관한 사무를 처리하는 사람은 그 신고인 또는 고발인에 대한 사항을 누설해서는 아니 된다.

영제24조 (보상금의 지급신청) 법 제54조에 따른 보상금을 받으려는 사람은 법무부령으로 정하는 바에 따라 보상금 지급신청서를 관할 지방검찰청 검사장(지청장을 포함한다. 이하 이 조에서 같다)을 거쳐 법무부장관에게 제출하여야 한다.

② 제1항에 따른 신청은 「민원 처리에 관한 법률 시행령」 제2조제1항제3호에도 불구하고 익명 또는 가명으로 할 수 있다. 이 경우 그 사유에 관한 범죄인지관서의 장의 확인을 받아야 한다.

③ 제1항에 따른 신청서를 접수한 관할 지방검찰청 검사장은 그 신청서에 법무부령으로 정하는 서류를 첨부하여 법무부장관에게 제출하여야 한다.

영제25조 (보상금의 지급) 법 제54조에 따른 보상금은 검사가 범인에 대하여 공소를 제기하거나 기소유예처분을 한 경우에 지급한다. 다만, 범인을 검거하지 못하고 마약류만 압수한 경우에는 법무부령으로 정하는 바에 따라 보상금을 지급할 수 있다.

② 법 제54조에 따른 보상금은 법무부령으로 정하는 바에 따라 추징금액과 몰수품의 국내 도매가격을 합산한 금액 또는 추징 예상금액과 압수물의 국내 도매가격을 합산한 금액을 한도로 예산의 범위에서 지급한다. 다만, 보상금 지급 대상자가 마약류범죄 수사업무에 종사하는 공무원인 경우 그 보상금은 벌금액과 추징금액 및 몰수품 또는 압수물의 국내 도매가격을 합산한 금액의 100분의 25를 초과할 수 없다.

영제26조 (보상금의 지급조서 및 대장) 법 제54조에 따라 법무부장관이 보상금을 지급하는 경우에는 법무부령으로 정하는 바에 따라 보상금 지급조서 및 보상금 지급대장을 작성 · 비치하여야 한다.

제55조 [수수료] 다음 각 호의 어느 하나에 해당하는 자는 총리령으로 정하는 바에 따라 수수료를 내야 한다.

1. 이 법에 따른 허가 또는 지정을 받으려는 자
2. 이 법에 따른 허가 또는 지정 사항을 변경하려는 자
3. 이 법에 따른 허가증 또는 지정서를 재발급받으려는 자

시행규칙

칙제51조 (수수료) ① 제8조제1항 · 제4항부터 제6항까지, 제10조제1항, 제12조제1항, 제15조제1항, 제32조제2항, 제33조제2항, 제34조의3에 따라 허가 또는 지정신청 등을 하려는 자, 허가 또는 지정사항을 변경신청하려는 자, 허가증 또는 지정서의 재교부를 받으려는 자는 법 제55조에 따라 별표 3에 따른 수수료를 해당 허가관청에 납부하여야 한다.

② 제1항의 수수료는 다음 각 호의 구분에 따른 방법으로 납부하여야 한다.

1. 식품의약품안전처장 또는 지방식품의약품안전청장의 소관 업무인 경우: 현금, 현금의 납입을 증명하는 증표 또는 정보통신망을 이용한 전자화폐 · 전자결제 등의 방법
2. 시 · 도지사 또는 시장 · 군수 · 구청장의 소관 업무인 경우: 수입증지 또는 정보통신망을 이용한 전자화폐 · 전자결제 등의 방법

③ 제32조제1항 또는 제33조제1항에 따라 허가 또는 변경허가를 신청하려는 자는 「의약품 등의 안전에 관한 규칙」 제4조제6항, 제5조제4항 및 제8조제7항에 따른 수수료를 해당 허가관청에 납부하여야 한다.

제56조 [권한의 위임] 이 법에 따른 식품의약품안전처장의 권한은 대통령령으로 정하는 바에 따라 그 일부를 소속 기관의 장 또는 시 · 도지사에게 위임할 수 있으며, 이 법에 따른 시 · 도지사의 권한은 대통령령으로 정하는 바에 따라 그 일부를 시장 · 군수 · 구청장에게 위임할 수 있다.

시행령

영제28조 (권한의 위임) ① 식품의약품안전처장은 법 제56조에 따라 법 제52조의2에 따른 임시마약류 등의 유해성 평가에 관한 권한을 식품의약품안전평가원장에게 위임한다. 신설 2019.3.12.

② 식품의약품안전처장은 법 제56조에 따라 다음 각 호의 권한을 지방식품의약품안전청장에게 위임한다.

1. 법 제6조제1항제4호에 따른 마약류취급학술연구자의 허가 및 변경허가

1의2. 법 제6조의2제1항에 따른 원료물질의 수출입업 또는 제조업의 허가 및 변경허가 개정 2019.3.12.

1의3. 법 제7조제1항 및 제2항에 따른 마약류취급학술연구자 및 원료물질수출입업자등의 명부(名簿) 기록 및 허가증 또는 지정서 발급 및 재발급

2. 법 제8조에 따른 마약류취급학술연구자 또는 원료물질수출입업자등의 마약류 또는 원료물질 취급에 관한 업무의 폐업 등의 신고의 수리(受理)

3. 법 제9조제2항 및 제3항에 따른 마약류 양도의 승인(제2항에 따라 시 · 도지사에게 위임된 경우는 제외한다)

4. 법 제12조에 따른 사고 마약류의 처리 및 이에 대한 보고의 접수
5. 법 제13조제1항에 따른 마약류취급학술연구자의 자격 상실 등에 따른 소지 중인 마약류의 처분 승인
6. 법 제16조제2항 단서에 따른 마약류취급학술연구자에 대한 무봉함(無封緘) 마약 및 향정신성의약품 수수의 승인
7. 법 제35조제2항에 따른 마약류취급학술연구자의 대마의 학술연구용 사용 보고와 대마초 재배 보고의 접수
8. 법 제41조에 따른 출입·검사와 수거에 관한 업무
9. 법 제42조에 따른 마약류의 폐기 명령 및 폐기 처분
10. 법 제43조에 따른 업무 보고 등 명령에 관한 업무
11. 법 제44조제1항에 따른 마약류취급학술연구자 또는 원료물질수출입업자등에 대한 허가의 취소와 그 업무 또는 마약류 사용의 전부나 일부의 정지명령 및 법 제46조에 따른 마약류취급학술연구자 또는 원료물질수출입업자등에 대한 과징금의 부과·징수
12. 법 제47조에 따른 부정 마약의 처분
13. 법 제49조 및 이 영 제18조에 따른 마약류 명예지도원의 위촉·위촉해제 및 그 운영
14. 법 제50조에 따른 마약류수출입업자·마약류제조업자·마약류원료사용자·마약류취급학술연구자 및 원료물질수출입업자등에 대한 교육 및 수료증 발급

14의2. 법 제51조제3항에 따른 신고의 접수

15. 법 제69조에 따른 마약류취급학술연구자 또는 원료물질수출입업자등에 대한 과태료의 부과·징수

③ 식품의약품안전처장은 법 제56조에 따라 법 제9조제2항제3호에 해당되어 마약류소매업자 또는 마약류취급의료업자가 마약 또는 향정신성의약품을 마약류도매업자에게 반품하려는 경우의 승인 권한을 시·도지사에게 위임한다.

④ 시·도지사는 제3항에 따른 승인을 한 경우에는 그 결과를 식품의약품안전처장에게 통보하여야 한다. 개정 2019.3.12.

영 제28조의2 (민감정보 및 고유식별정보의 처리) 보건복지부장관, 식품의약품안전처장(제8조제1항 또는 제28조에 따라 식품의약품안전처장의 업무를 위탁받거나 권한을 위임받은 자를 포함한다), 시·도지사 또는 시장·군수·구청장(해당 권한이 위임·위탁된 경우에는 그 권한을 위임·위탁받은 자를 포함한다) 또는 법 제40조제1항에 따른 치료보호기관(제9호 및 제10호의 사무만 해당한다)은 다음 각 호의 사무를 수행하기 위하여 불가피한 경우 「개인정보 보호법」 제23조에 따른 건강에 관한 정보, 같은 법 시행령 제18조제2호에 따른 범죄경력자료에 해당하는 정보, 같은 영 제19조제1호, 제2호 또는 제4호에 따른 주민등록번호, 여권번호 또는 외국인등록번호가 포함된 자료를 처리할 수 있다. 개정 2019.3.12.

1. 법 제4조에 따른 마약류취급자가 아닌 자의 마약류 취급 금지 등에 관한 사무
2. 법 제6조에 따른 마약류취급자의 허가 등에 관한 사무
3. 법 제6조의2에 따른 원료물질의 수출입업 또는 제조업의 허가 등에 관한 사무 개정 2019.3.12.
4. 법 제7조에 따른 허가증 등의 발급과 등재에 관한 사무
5. 법 제8조에 따른 폐업 등의 신고 등에 관한 사무
6. 법 제9조에 따른 마약류 양도·양수의 승인 등에 관한 사무

6의2. 법 제11조에 따른 마약류 취급의 보고에 관한 사무 신설 2019.3.12.

6의3. 법 제11조의2에 따른 정보의 수집·조사·이용 및 제공에 관한 사무 신설 2019.3.12.

7. 법 제12조에 따른 사고 마약류 등의 처리에 관한 사무
8. 법 제13조에 따른 자격 상실자의 마약류 처분에 관한 사무
9. 법 제39조 각 호 외의 부분 단서에 따른 마약 중독자에 대한 마약 사용의 허가에 관한 사무
10. 법 제40조에 따른 마약류 중독자의 치료보호에 관한 사무
11. 법 제41조에 따른 출입·검사와 수거 등에 관한 사무
12. 법 제42조에 따른 폐기 명령 등에 관한 사무
13. 법 제43조에 따른 업무 보고 등에 관한 사무
14. 법 제44조에 따른 허가 등의 취소처분 등에 관한 사무
15. 법 제46조에 따른 과징금의 부과·징수에 관한 사무
16. 법 제48조에 따른 마약류 감시원에 관한 사무
17. 법 제49조에 따른 마약류 명예지도원에 관한 사무
18. 법 제51조에 따른 원료물질의 관리에 관한 사무
19. 법 제52조에 따른 마약류 관계 자료의 수집 등에 관한 사무
20. 법 제53조에 따른 몰수 마약류의 처분 등에 관한 사무
21. 법 제54조에 따른 보상금의 지급에 관한 사무

영 제28조의3 (규제의 재검토) 식품의약품안전처장은 제29조 및 별표 10에 따른 과태료의 부과기준에 대하여 2014년 1월 1일을 기준으로 3년마다(매 3년이 되는 해의 1월 1일 전까지를 말한다) 그 타당성을 검토하여 개선 등의 조치를 하여야 한다.

제56조의2 [군수용 마약류의 취급에 관한 특례] ① 이 법의 규정에도 불구하고 군수용 마약류의 소지 · 관리, 조제 · 투약 · 수수, 학술연구를 위한 사용 또는 마약류를 기재한 처방전의 발급에 관하여는 이를 국방부장관 소관으로 한다.
② 제1항에 따른 군수용 마약류의 취급에 필요한 사항은 국방부령으로 정한다.

제57조 [다른 법률의 적용] 마약 및 향정신성의약품의 제조 · 관리 등에 관하여 이 법에 규정된 것을 제외하고는 「약사법」을 적용한다.

제8장 벌 칙

제58조 [벌 칙] ① 다음 각 호의 어느 하나에 해당하는 자는 무기 또는 5년 이상의 징역에 처한다.
1. 제3조제2호 · 제3호, 제4조제1항, 제18조제1항 또는 제21조제1항을 위반하여 마약을 수출입 · 제조 · 매매하거나 매매를 알선한 자 또는 그러할 목적으로 소지 · 소유한 자 (개정 2018.3.13.)
2. 제3조제4호를 위반하여 마약 또는 향정신성의약품을 제조할 목적으로 그 원료가 되는 물질을 제조 · 수출입하거나 그러할 목적으로 소지 · 소유한 자
3. 제3조제5호를 위반하여 제2조제3호가목에 해당하는 향정신성의약품 또는 그 물질을 함유하는 향정신성의약품을 제조 · 수출입 · 매매 · 매매의 알선 또는 수수하거나 그러할 목적으로 소지 · 소유한 자
4. 제3조제6호를 위반하여 제2조제3호가목에 해당하는 향정신성의약품의 원료가 되는 식물 또는 버섯류에서 그 성분을 추출한 자 또는 그 식물 또는 버섯류를 수출입하거나 수출입할 목적으로 소지 · 소유한 자
5. 제3조제7호를 위반하여 대마를 수입하거나 수출한 자 또는 그러할 목적으로 대마를 소지 · 소유한 자
6. 제4조제1항을 위반하여 제2조제3호나목에 해당하는 향정신성의약품 또는 그 물질을 함유하는 향정신성의약품을 제조 또는 수출입하거나 그러할 목적으로 소지 · 소유한 자
7. 제4조제1항 또는 제5조의2제5항을 위반하여 미성년자에게 마약을 수수 · 조제 · 투약 · 제공한 자 또는 향정신성의약품이나 임시마약류를 매매 · 수수 · 조제 · 투약 · 제공한 자 (개정 2018.3.13.)
8. 1군 임시마약류에 대하여 제5조의2제5항제1호 또는 제2호를 위반한 자 (신설 2018.3.13.)

② 영리를 목적으로 하거나 상습적으로 제1항의 행위를 한 자는 사형 · 무기 또는 10년 이상의 징역에 처한다.
③ 제1항과 제2항에 규정된 죄의 미수범은 처벌한다.
④ 제1항(제7호는 제외한다) 및 제2항에 규정된 죄를 범할 목적으로 예비(豫備) 또는 음모한 자는 10년 이하의 징역에 처한다.

제59조 [벌 칙] ① 다음 각 호의 어느 하나에 해당하는 자는 1년 이상의 유기징역에 처한다.
1. 제3조제2호를 위반하여 수출입 · 매매 또는 제조할 목적으로 마약의 원료가 되는 식물을 재배하거나 그 성분을 함유하는 원료 · 종자 · 종묘를 소지 · 소유한 자
2. 제3조제2호를 위반하여 마약의 성분을 함유하는 원료 · 종자 · 종묘를 관리 · 수수하거나 그 성분을 추출하는 행위를 한 자
3. 제3조제3호를 위반하여 헤로인이나 그 염류 또는 이를 함유하는 것을 소지 · 소유 · 관리 · 수수 · 운반 · 사용 또는 투약하거나 투약하기 위하여 제공하는 행위를 한 자
4. 제3조제4호를 위반하여 마약 또는 향정신성의약품을 제조할 목적으로 그 원료가 되는 물질을 매매하거나 매매를 알선하거나 수수한 자 또는 그러할 목적으로 소지 · 소유 또는 사용한 자
5. 제3조제5호를 위반하여 제2조제3호가목에 해당하는 향정신성의약품 또는 그 물질을 함유하는 향정신성의약품을 소지 · 소유 · 사용 · 관리한 자
6. 제3조제6호를 위반하여 제2조제3호가목에 해당하는 향정신성의약품의 원료가 되는 식물 또는 버섯류를 매매하거나 매매를 알선하거나 수수한 자 또는 그러할 목적으로 소지 · 소유한 자
7. 제3조제7호를 위반하여 대마를 제조하거나 매매 · 매매의 알선을 한 자 또는 그러할 목적으로 대마를 소지 · 소유한 자
8. 제3조제10호 또는 제4조제1항을 위반하여 미성년자에게 대마를 수수 · 제공하거나 대마 또는 대마초 종자의 껍질을 흡연 또는 섭취하게 한 자

9. 제4조제1항을 위반하여 마약을 소지·소유·관리 또는 수수하거나 제24조제1항을 위반하여 한외마약을 제조한 자 〈개정 2018.3.13.〉
10. 제4조제1항을 위반하여 제2조제3호다목에 해당하는 향정신성의약품 또는 그 물질을 함유하는 향정신성의약품을 제조 또는 수출입하거나 그러할 목적으로 소지·소유한 자
11. 제4조제1항을 위반하여 대마의 수출·매매 또는 제조할 목적으로 대마초를 재배한 자 〈개정 2018.3.13.〉
12. 제4조제3항을 위반하여 마약류(대마는 제외한다)를 취급한 자
13. 1군 임시마약류에 대하여 제5조의2제5항제3호를 위반한 자 〈신설 2018.3.13.〉
14. 제18조제1항·제21조제1항 또는 제24조제1항을 위반하여 향정신성의약품을 수출입 또는 제조하거나 의약품을 제조한 자 〈개정 2018.3.13.〉

② 상습적으로 제1항의 죄를 범한 자는 3년 이상의 유기징역에 처한다.
③ 제1항(제5호 및 제13호는 제외한다) 및 제2항에 규정된 죄의 미수범은 처벌한다. 〈개정 2018.3.13.〉
④ 제1항제7호의 죄를 범할 목적으로 예비 또는 음모한 자는 10년 이하의 징역에 처한다.

제60조 [벌 칙] ① 다음 각 호의 어느 하나에 해당하는 자는 10년 이하의 징역 또는 1억원 이하의 벌금에 처한다.

1. 제3조제1호를 위반하여 마약 또는 제2조제3호가목에 해당하는 향정신성의약품을 사용하거나 제3조제11호를 위반하여 마약 또는 제2조제3호가목에 해당하는 향정신성의약품과 관련된 금지된 행위를 하기 위한 장소·시설·장비·자금 또는 운반 수단을 타인에게 제공한 자
2. 제4조제1항을 위반하여 제2조제3호나목 및 다목에 해당하는 향정신성의약품 또는 그 물질을 함유하는 향정신성의약품을 매매, 매매의 알선, 수수, 소지, 소유, 사용, 관리, 조제, 투약, 제공한 자 또는 향정신성의약품을 기재한 처방전을 발급한 자
3. 제4조제1항을 위반하여 제2조제3호라목에 해당하는 향정신성의약품 또는 그 물질을 함유하는 향정신성의약품을 제조 또는 수출입하거나 그러할 목적으로 소지·소유한 자
4. 제5조제1항·제2항, 제9조제1항, 제28조제1항, 제30조, 제35조제1항 또는 제39조를 위반하여 마약을 취급하거나 그 처방전을 발급한 자 〈개정 2018.3.13.〉
5. 1군 임시마약류에 대하여 제5조의2제5항제4호를 위반한 자 〈신설 2018.3.13.〉
6. 2군 임시마약류에 대하여 제5조의2제5항제1호를 위반한 자 〈신설 2018.3.13.〉

② 상습적으로 제1항의 죄를 범한 자는 그 죄에 대하여 정하는 형의 2분의 1까지 가중(加重)한다.
③ 제1항과 제2항에 규정된 죄의 미수범은 처벌한다.

제61조 [벌 칙] ① 다음 각 호의 어느 하나에 해당하는 자는 5년 이하의 징역 또는 5천만원 이하의 벌금에 처한다.

1. 제3조제1호를 위반하여 향정신성의약품(제2조제3호가목에 해당하는 향정신성의약품은 제외한다) 또는 대마를 사용하거나 제3조제11호를 위반하여 향정신성의약품(제2조제3호가목에 해당하는 향정신성의약품은 제외한다) 및 대마와 관련된 금지된 행위를 하기 위한 장소·시설·장비·자금 또는 운반 수단을 타인에게 제공한 자
2. 제3조제2호를 위반하여 마약의 원료가 되는 식물을 재배하거나 그 성분을 함유하는 원료·종자·종묘를 소지·소유한 자
3. 제3조제6호를 위반하여 제2조제3호가목에 해당하는 향정신성의약품의 원료가 되는 식물 또는 버섯류를 흡연·섭취하거나 그러할 목적으로 소지·소유한 자 또는 다른 사람에게 흡연·섭취하게 할 목적으로 소지·소유한 자
4. 제3조제10호를 위반하여 다음 각 목의 어느 하나에 해당하는 행위를 한 자
   가. 대마 또는 대마초 종자의 껍질을 흡연하거나 섭취한 자
   나. 가목의 행위를 할 목적으로 대마, 대마초 종자 또는 대마초 종자의 껍질을 소지하고 있는 자
   다. 가목 또는 나목의 행위를 하려 한다는 정을 알면서 대마초 종자나 대마초 종자의 껍질을 매매하거나 매매를 알선한 자
5. 제4조제1항을 위반하여 제2조제3호라목에 해당하는 향정신성의약품 또는 그 물질을 함유하는 향정신성의약품을 매매, 매매의 알선, 수수, 소지, 소유, 사용, 관리, 조제, 투약, 제공한 자 또는 향정신성의약품을 기재한 처방전을 발급한 자
6. 제4조제1항을 위반하여 대마를 재배·소지·소유·수수·운반·보관하거나 이를 사용한 자 〈개정 2018.3.13.〉
7. 제5조제1항·제2항, 제9조제1항 또는 제35조제1항을 위반하여 향정신성의약품이나 대마를 취급한 자 〈개정 2018.3.13.〉

8. 2군 임시마약류에 대하여 제5조의2제5항제2호부터 제4호까지의 규정을 위반한 자 신설 2018.3.13.
9. 제6조의2를 위반하여 원료물질을 수출입하거나 제조한 자 개정 2018.3.13.
10. 제28조제1항 또는 제30조를 위반하여 향정신성의약품을 취급하거나 그 처방전을 발급한 자 개정 2018.3.13.
11. 제28조제3항을 위반하여 마약 또는 향정신성의약품을 전자거래를 통하여 판매한 자 개정 2018.3.13.

② 상습적으로 제1항의 죄를 범한 자는 그 죄에 대하여 정하는 형의 2분의 1까지 가중한다.

③ 제1항(제2호 · 제3호 및 제9호는 제외한다) 및 제2항(제1항제2호 · 제3호 및 제9호를 위반한 경우는 제외한다)에 규정된 죄의 미수범은 처벌한다. 개정 2018.3.13.

제62조 [벌 칙] ① 다음 각 호의 어느 하나에 해당하는 자는 3년 이하의 징역 또는 3천만원 이하의 벌금에 처한다.
1. 제8조제1항을 위반하여 마약의 취급에 관한 허가증 또는 지정서를 타인에게 빌려주거나 양도한 자 또는 제9조제2항 · 제3항, 제18조제2항, 제20조, 제21조제2항, 제22조제1항, 제24조제2항, 제26조제1항을 위반하여 마약을 취급한 자
2. 제9조제2항, 제20조, 제22조제1항, 제26조제1항의 위반행위의 상대방이 되어 마약을 취급한 자
3. 제3조제12호를 위반하여 금지되는 행위에 관한 정보를 타인에게 널리 알리거나 제시한 자(예고임시마약류에 대해서는 제외한다) 개정 2018.3.13.

② 상습적으로 제1항의 죄를 범한 자는 그 죄에 대하여 정하는 형의 2분의 1까지 가중한다.

③ 제1항과 제2항에 규정된 죄의 미수범은 처벌한다.

제63조 [벌 칙] ① 다음 각 호의 어느 하나에 해당하는 자는 2년 이하의 징역 또는 2천만원 이하의 벌금에 처한다.
1. 제6조의2제1항을 위반하여 허가를 받지 아니한 자 또는 제51조제1항부터 제4항까지의 규정을 위반한 자
2. 제8조제1항을 위반하여 향정신성의약품의 취급에 관한 허가증 또는 지정서를 타인에게 빌려주거나 양도한 자 또는 제9조제2항 · 제3항, 제20조 · 제22조제2항 또는 제28조제2항을 위반하여 향정신성의약품을 취급한 자
3. 제8조제1항을 위반하여 대마의 취급에 관한 허가증을 타인에게 빌려주거나 양도한 자 또는 제9조제2항 · 제3항을 위반하여 대마를 취급한 자
4. 제9조제2항, 제20조 및 제22조제2항의 위반행위의 상대방이 되어 향정신성의약품을 취급한 자
5. 제9조제2항의 위반행위의 상대방이 되어 대마를 취급한 자
6. 제11조제1항부터 제4항까지, 제16조, 제28조제2항, 제32조제1항 및 제2항, 제33조제1항, 제34조를 위반하여 마약을 취급한 자
7. 제11조제1항부터 제4항까지의 규정에 따른 보고 또는 변경보고를 거짓으로 하거나 제32조제2항에 따른 처방전에 거짓으로 기재하여 마약을 취급한 자
8. 제17조를 위반하여 기재하지 아니하거나 거짓으로 기재하여 마약을 취급한 자

8의2. 제43조에 따른 명령을 위반하여 보고하지 아니하거나 거짓된 보고를 하여 마약을 취급한 자

9. 제12조제1항을 위반하여 거짓으로 보고하여 마약을 취급하거나 제12조제2항을 위반하여 마약을 폐기한 자
10. 제13조제1항, 제33조제2항을 위반하여 마약을 취급한 자(제69조제1항제8호에 해당하는 자는 제외한다)
11. 제18조제2항 또는 제21조제2항을 위반하여 향정신성의약품을 취급한 자
12. 제40조제1항에 따른 치료보호기관을 정당한 이유 없이 이탈한 자 또는 이탈한 자를 은닉한 자
13. 제40조제2항에 따른 중독 판별검사 또는 치료보호를 정당한 이유 없이 거부 · 방해 또는 기피한 자
14. 마약을 취급하는 자로서 정당한 이유 없이 제41조제1항에 따른 출입, 검사, 수거 등을 거부 · 방해 또는 기피한 자 또는 제47조에 따른 처분을 거부 · 방해 또는 기피한 자 개정 2018.3.13.
15. 제44조에 따른 업무정지기간에 그 업무를 하여 마약을 취급한 자
16. 제51조제2항에 따른 기록작성의 의무를 회피할 목적으로 소량으로 나누어 원료물질을 거래한 자

② 상습적으로 제1항제2호부터 제5호까지, 제11호 · 제12호의 죄를 범한 자는 그 죄에 대하여 정하는 형의 2분의 1까지 가중한다.

③ 제1항제2호부터 제5호까지, 제11호 · 제12호와 제2항에 규정된 죄의 미수범은 처벌한다.

제64조 [벌 칙] 다음 각 호의 어느 하나에 해당하는 자는 1년 이하의 징역 또는 1천만원 이하의 벌금에 처한다.
1. 제8조제2항 · 제3항에 따른 신고를 거짓으로 한 자

2. 제11조제1항부터 제4항까지를 위반하여 보고 또는 변경보고를 하지 아니하거나 거짓으로 보고하여 향정신성의약품을 취급한 자
3. 제12조제1항을 위반하여 거짓으로 보고하여 향정신성의약품을 취급하거나 또는 제17조에 따른 기재를 하지 아니하거나 거짓으로 기재하여 향정신성의약품을 취급한 자
4. 제36조 또는 제43조에 따른 명령을 위반하거나 보고 또는 신고를 하지 아니한 자 또는 명령을 위반하거나 거짓된 보고 또는 신고를 하여 대마를 취급한 자
5. 제12조제2항을 위반하여 향정신성의약품을 폐기한 자
6. 제12조제2항을 위반하여 대마를 폐기한 자
7. 제13조제1항을 위반하여 대마를 취급한 자
8. 제13조제1항, 제16조, 제26조제2항, 제32조제1항, 제33조제2항 또는 제34조를 위반하여 향정신성의약품을 취급한 자
9. 제13조제1항, 제33조제2항을 위반하여 마약류취급자에게 향정신성의약품을 양도 또는 인계하지 아니한 자
10. 제14조를 위반한 자
11. 제15조를 위반하여 마약류(향정신성의약품은 제외한다)를 저장한 자
12. 제26조제2항의 위반행위의 상대방이 되어 향정신성의약품을 취급한 자
13. 제35조제2항 및 제3항을 위반하여 장부를 작성하지 아니하거나 거짓으로 작성하거나 보고한 자
14. 제36조제2항 또는 제42조제2항을 위반하여 대마를 폐기하지 아니하거나 처분을 거부·방해 또는 기피한 자
15. 제38조제2항을 위반하여 마약류를 판매하거나 사용한 자
16. 향정신성의약품, 예고임시마약류, 임시마약류를 취급하는 자 또는 원료물질취급자로서 정당한 이유 없이 제41조제1항, 제42조, 제43조 또는 제47조에 따른 명령을 위반하거나 거짓된 보고를 하거나 검사·수거·압류 또는 처분을 거부·방해 또는 기피한 자 개정 2018.3.13.
17. 대마를 취급하는 자로서 정당한 이유 없이 제41조제1항에 따른 출입·검사 또는 수거를 거부·방해 또는 기피한 자 개정 2018.3.13.
18. 제44조에 따른 업무정지기간에 그 업무를 하여 향정신성의약품을 취급한 자
19. 제44조에 따른 업무정지기간에 그 업무를 하여 대마를 취급한 자
20. 제51조제7항에 따른 보고를 거짓으로 한 자

제65조 삭제

제66조 [자격정지 또는 벌금의 병과] ① 제58조 및 제59조에서 정한 죄에 대하여는 10년 이하의 자격정지 또는 1억원 이하의 벌금을 병과(併科)할 수 있다.

② 제60조부터 제64조까지의 규정에서 정한 죄를 범한 자에 대하여는 5년 이하의 자격정지 또는 각 해당 조문의 벌금(징역에 처하는 경우만 해당한다)을 병과할 수 있다.

제67조 [몰 수] 이 법에 규정된 죄에 제공한 마약류·임시마약류 및 시설·장비·자금 또는 운반 수단과 그로 인한 수익금은 몰수한다. 다만, 이를 몰수할 수 없는 경우에는 그 가액(價額)을 추징한다.

제68조 [양벌규정] 법인의 대표자나 법인 또는 개인의 대리인, 사용인, 그 밖의 종업원이 그 법인 또는 개인의 마약류 업무에 관하여 이 법에 규정된 죄를 범하면 그 행위자를 벌하는 외에 그 법인 또는 개인에게도 1억원(대마의 경우에는 5천만원) 이하의 벌금형을 과(科)하되, 제61조부터 제64조까지의 어느 하나에 해당하는 위반행위를 하면 해당 조문의 벌금형을 과한다. 다만, 법인 또는 개인이 그 위반행위를 방지하기 위하여 해당 업무에 관하여 상당한 주의와 감독을 게을리하지 아니한 경우에는 그러하지 아니하다.

제69조 [과태료] ① 다음 각 호의 어느 하나에 해당하는 자에게는 500만원 이하의 과태료를 부과한다.

1. 제8조제2항 및 제3항에 따른 신고를 하지 아니한 자
2. 삭제
3. 제11조제1항부터 제4항까지를 위반하여 마약류취급의료업자, 마약류관리자, 마약류소매업자가 의료행위 또는 동물 진료나 조제를 목적으로 가지고 있는 향정신성의약품이 보고된 재고량과 차이가 있는 경우

4. 삭제
5. 제12조제1항, 제35조제2항 또는 제51조제7항에 따른 보고를 하지 아니한 자
6. 제15조를 위반하여 향정신성의약품을 저장한 자
7. 제32조제3항을 위반하여 기록을 보존하지 아니한 자
8. 제33조제2항을 위반하여 마약류 인계 후 그 이유를 해당 관청에 신고하지 아니한 자
9. 제35조제4항을 위반하여 장부를 보존하지 아니한 자
10. 예고임시마약류에 대하여 제5조의2제5항을 위반한 자 [신설 2018.3.13.]

② 제1항에 따른 과태료는 위반행위의 종류 및 그 정도 등을 고려하여 대통령령으로 정하는 바에 따라 식품의약품안전처장, 시·도지사, 시장·군수·구청장이 부과·징수한다.

시행령

영 제29조 (과태료의 부과 · 징수) 법 제69조제1항에 따른 과태료의 부과기준은 별표 10과 같다.

시행령 [별표 1]

법 제2조제2호라목에 해당하는 마약(제2조제1항 관련)

법 제2조제2호라목에 해당하는 마약은 다음의 것과 그 염류로 한다.

구분	품명	화학명 또는 구조식
1	아세토르핀(Acetorphine)	(5α,7α)-7-[(2R)-2-hydroxy-2-pentanyl]-6-methoxy-17-methyl-4,5-epoxy-6,14-ethenomorphinan-3-yl acetate
2	벤질모르핀(Benzylmorphine)	(5α,6α)-3-(benzyloxy)-17-methyl-7,8-didehydro-4,5-epoxymorphinan-6-ol
3	코카인(Cocaine)	methyl-(1R,2R,3S,5S)-3-(benzoyloxy)-8-methyl-8-azabicyclo[3.2.1]octane-2-carboxylate
4	코독심(Codoxime)	({(E)-[(5α,6E)-3-methoxy-17-methyl-4,5-epoxymorphinan-6-ylidene]amino}oxy)acetic acid
5	데소모르핀(Desomorphine)	(5α)-17-methyl-4,5-epoxymorphinan-3-ol
6	디히드로모르핀(Dihydromorphine)	(5α,6α)-17-methyl-4,5-epoxymorphinan-3,6-diol
7	엑고닌(Ecgonine) 및 그 유도체. 다만, 별표 1부터 별표 6까지에서 별도로 규정한 엑고닌 유도체는 제외한다.	Ecgonine: (1R,2R,3S,5S)-3-hydroxy-8-methyl-8-azabicyclo [3.2.1]octane-2-carboxylic acid 아래의 기본구조를 가지고, R 위치에 다음의 작용기를 가지는 물질 기본구조: 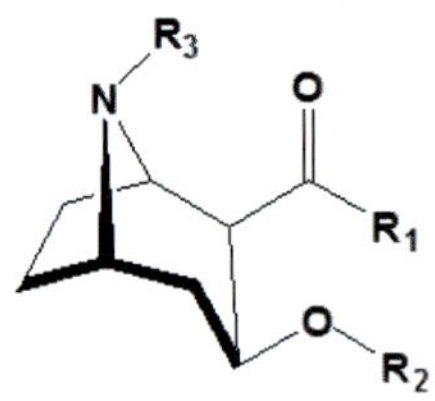 R: ◦ R1: 알킬옥시[a], OH, NH2, 알킬아민[a] ◦ R2: 수소, 알킬기[a], 아실기[a] ◦ R3: 수소, 알킬기[a] ※ a: R에 규정된 것에 결합 가능한 작용기를 포함
8	에토르핀(Etorphine)	(5α,6β,14β,18R)-18-[(2R)-2-hydroxy-2-pentanyl]-6-methoxy-17-methyl-7,8-didehydro-18,19-dihydro-4,5-epoxy-6,14-ethenomorphinan-3-ol
9	헤로인(Heroin)	(5α,6α)-17-methyl-7,8-didehydro-4,5-epoxymorphinan-3,6-diyl diacetate
10	히드로코돈(Hydrocodone)	(5α)-3-methoxy-17-methyl-4,5-epoxymorphinan-6-one
11	히드로모르피놀(Hydromorphinol)	(5α,6α)-17-methyl-4,5-epoxymorphinan-3,6,14-triol
12	히드로모르폰(Hydromorphone)	(5α)-3-hydroxy-17-methyl-4,5-epoxymorphinan-6-one
13	메틸데소르핀(Methyldesorphine)	(5α)-6,17-dimethyl-6,7-didehydro-4,5-epoxymorphinan-3-ol
14	메틸디히드로모르핀(Methyldihydromorphine)	(5α,6α)-6,17-dimethyl-4,5-epoxymorphinan-3,6-diol
15	메토폰(Metopon)	3-Hydroxy-5,17-dimethyl-4,5-epoxymorphinan-6-one
16	모르핀(Morphine)	(5α,6α)-17-methyl-7,8-didehydro-4,5-epoxymorphinan-3,6-diol
17	모르핀-엔-옥사이드(Morphine-N-Oxide)	(1S,4R,5R,13R,14S,17R)-4-methyl-12-oxa-4-azapentacyclo[9.6.1.$0^{1,13}$.$0^{5,17}$.$0^{7,18}$]octadeca-7(18),8,10,15-tetraene-10,14-diol 4-oxide
18	미로핀(Myrophine)	(5α,6α)-3-(benzyloxy)-17-methyl-7,8-didehydro-4,5-epoxymorphinan-6-yl myristate
19	니코디코딘(Nicodicodine)	3-methoxy-17-methyl-4,5-epoxymorphinan-6-yl nicotinate
20	니코모르핀(Nicomorphine)	(5α,6α)-17-methyl-7,8-didehydro-4,5-epoxymorphinan-3,6-diyl dinicotinate
21	노르모르핀(Normorphine)	(5α,6α)-7,8-didehydro-4,5-epoxymorphinan-3,6-diol
22	옥시코돈(Oxycodone)	(5α)-14-hydroxy-3-methoxy-17-methyl-4,5-epoxymorphinan-6-one

구분	품명	화학명 또는 구조식
23	옥시모르폰(Oxymorphone)	(5α)-3,14-dihydroxy-17-methyl-4,5-epoxymorphinan-6-one
24	테바콘(Thebacon)	(5α)-3-methoxy-17-methyl-6,7-didehydro-4,5-epoxymorphinan-6-yl acetate
25	테바인(Thebaine)	(5α)-3,6-dimethoxy-17-methyl-6,7,8,14-tetradehydro-4,5-epoxymorphinan
26	아세틸디히드로코데인 (Acetyldihydrocodeine)	(5α,6α)-3-methoxy-17-methyl-4,5-epoxymorphinan-6-yl acetate
27	코데인(Codeine)	(5α,6α)-3-methoxy-17-methyl-7,8-didehydro-4,5-epoxymorphinan-6-ol
28	디히드로코데인(Dihydrocodeine)	(5α,6α)-3-methoxy-17-methyl-4,5-epoxymorphinan-6-ol
29	에틸모르핀(Ethylmorphine)	(5α,6α)-3-ethoxy-17-methyl-7,8-didehydro-4,5-epoxymorphinan-6-ol
30	니코코딘(Nicocodine)	(5α,6α)-3-methoxy-17-methyl-7,8-didehydro-4,5-epoxymorphinan-6-yl nicotinate
31	노르코데인(Norcodeine)	(5α,6α)-3-methoxy-7,8-didehydro-4,5-epoxymorphinan-6-ol
32	폴코딘(Pholcodine)	(5α,6α)-17-methyl-3-[2-(4-morpholinyl)ethoxy]-7,8-didehydro-4,5-epoxymorphinan-6-ol
33	엔-옥사이드 또는 4급 암모늄 구조를 가지는 모르핀 유도체. 다만, 별표 1부터 별표 6까지에서 별도로 규정한 것은 제외한다.	아래의 기본구조를 가지고, R 위치에 다음의 작용기를 가지는 모르핀 유도체 기본구조: 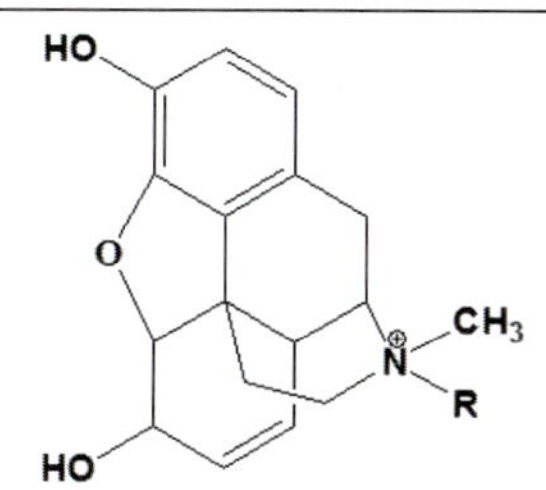 R: ◦O^- ◦메틸
34	디히드로에토르핀 (Dihydroetorphine)	(5α,6β,14β,18R)-18-[(2R)-2-hydroxy-2-pentanyl]-6-methoxy-17-methyl-18,19-dihydro-4,5-epoxy-6,14-ethenomorphinan-3-ol
35	오리파빈(Oripavine)	6,7,8,14-Tetradehydro-4,5α-epoxy-6-methoxy-17-methylmorphinan-3-ol

시행령 [별표 2] 개정 2018.1.16. 개정 2018.9.11.

법 제2조제2호마목에 해당하는 마약(제2조제2항 관련)

법 제2조제2호마목에 해당하는 마약은 다음의 것과 그 염류로 한다.

구분	품명	화학명
1	아세틸메타돌(Acetylmethadol)	6-(dimethylamino)-4,4-diphenyl-3-heptanyl acetate
2	알릴프로딘(Allylprodine)	3-allyl-1-methyl-4-phenyl-4-piperidinyl propionate
3	알파세틸메타돌(Alphacetylmethadol)	(3R,6R)-6-(dimethylamino)-4,4-diphenyl-3-heptanyl acetate
4	알파메프로딘(Alphameprodine)	(3R,4S)-3-ethyl-1-methyl-4-phenyl-4-piperidinyl propionate
5	알파메타돌(Alphamethadol)	(3R,6R)-6-(dimethylamino)-4,4-diphenyl-3-heptanol
6	알파프로딘(Alphaprodine)	(3R,4S)-1,3-dimethyl-4-phenyl-4-piperidinyl propionate
7	아닐레리딘(Anileridine)	ethyl 1-[2-(4-aminophenyl)ethyl]-4- phenylpiperidine-4-carboxylate
8	벤제티딘(Benzethidine)	ethyl 1-[2-(benzyloxy)ethyl]-4-phenyl -4-piperidinecarboxylate

구분	품명	화학명
9	베타세틸메타돌(Betacetylmethadol)	(3S,6R)-6-(dimethylamino)-4,4-diphenyl-3-heptanyl acetate
10	베타메프로딘(Betameprodine)	(3R,4R)-3-ethyl-1-methyl-4-phenyl-4-piperidinyl propionate
11	베타메타돌(Betamethadol)	(3S,6R)-6-(dimethylamino)-4,4-diphenyl-3-heptanol
12	베타프로딘(Betaprodine)	(3R,4R)-1,3-dimethyl-4-phenyl-4-piperidinyl propionate
13	베지트라미드(Bezitramide)	4-[4-(2-oxo-3-propionyl-2,3-dihydro-1H-benzimidazol-1-yl)-1-piperidinyl]-2,2-diphen ylbutanenitrile
14	클로니타젠(Clonitazene)	2-[2-(4-chlorobenzyl)-5-nitro-1H-benzimidazol-1-yl]-N,N-diethylethanamine
15	덱스트로모라미드(Dextromoramide)	(3S)-3-methyl-4-(4-morpholinyl)-2,2-diphenyl-1-(1-pyrrolidinyl)-1-butanone
16	디암프로미드(Diampromide)	N-{2-[methyl(2-phenylethyl)amino]propyl}-N-phenylpropanamide
17	디에틸티암부텐(Diethylthiambutene)	N,N-diethyl-4,4-di(2-thienyl)-3-buten-2-amine
18	디메녹사돌(Dimenoxadol)	2-(dimethylamino)ethylethoxy(diphenyl)acetate
19	디메펩타놀(Dimepheptanol)	6-(dimethylamino)-4,4-diphenyl-3-heptanol
20	디메틸티암부텐(Dimethylthiambutene)	N,N-dimethyl-4,4-di(2-thienyl)-3-buten-2-amine
21	디옥사페틸부티레이트 (Dioxaphetylbutyrate)	ethyl 4-(4-morpholinyl)-2,2-diphenylbutanoate
22	디페녹실레이트(Diphenoxylate)	ethyl 1-(3-cyano-3,3-diphenylpropyl) -4-phenyl-4-piperidinecarboxylate
23	디피파논(Dipipanone)	4,4-diphenyl-6-(1-piperidinyl)-3-heptanone
24	에틸메틸티암부텐 (Ethylmethylthiambutene)	N-ethyl-N-methyl-4,4-di(2-thienyl)-3-buten-2-amine
25	에토니타젠(Etonitazene)	2-[2-(4-ethoxybenzyl)-5-nitro-1H-benzimidazol-1-yl]-N,N-diethylethanamine
26	에톡세리딘(Etoxeridine)	ethyl 1-[2-(2-hydroxyethoxy)ethyl]-4-phenyl-4-piperidinecarboxylate
27	펜타닐(Fentanyl)	N-phenyl-N-[1-(2-phenylethyl)-4-piperidinyl]propanamide
28	푸레티딘(Furethidine)	ethyl 4-phenyl-1-[2-(tetrahydro-2-furanylmethoxy)ethyl]-4-piperidinecarboxylate
29	히드록시페티딘(Hydroxypethidine)	ethyl 4-(3-hydroxyphenyl)-1-methyl -4-piperidinecarboxylate
30	이소메타돈(Isomethadone)	6-(dimethylamino)-5-methyl-4,4-diphenyl-3-hexanone
31	케토베미돈(Ketobemidone)	1-[4-(3-hydroxyphenyl)-1-methyl-4-piperidinyl]-1-propanone
32	레보메토르판(Levomethorphan)	3-methoxy-17-methylmorphinan
33	레보모라미드(Levomoramide)	(3R)-3-methyl-4-(4-morpholinyl)-2,2-diphenyl-1-(1-pyrrolidinyl)-1-butanone
34	레보페나실모르판 (Levophenacylmorphan)	2-(3-hydroxymorphinan-17-yl)-1-phenylethanone
35	레보르파놀(Levorphanol)	17-methylmorphinan-3-ol
36	메타조신(Metazocine)	1,10,13-trimethyl-10-azatricyclo[7.3.1.02,7]trideca-2,4,6-trien-4-ol
37	메타돈(Methadone)	6-(dimethylamino)-4,4-diphenyl-3-heptanone
38	메타돈 제조중간체 (Methadone Intermediate)	4-(dimethylamino)-2,2-diphenylpentanenitrile
39	모라미드 제조중간체 (Moramide Intermediate)	3-methyl-4-(4-morpholinyl)-2,2-diphenylbutanoic acid
40	모르페리딘(Morpheridine)	ethyl 1-[2-(4-morpholinyl)ethyl]-4- phenyl-4-piperidinecarboxylate

구분	품명	화학명
41	노라시메타돌(Noracymethadol)	6-(methylamino)-4,4-diphenyl-3-heptanyl acetate
42	노르레보르파놀(Norlevorphanol)	morphinan-3-ol
43	노르메타돈(Normethadone)	6-(dimethylamino)-4,4-diphenyl-3-hexanone
44	노르피파논(Norpipanone)	4,4-diphenyl-6-(1-piperidinyl)-3-hexanone
45	페티딘(Pethidine)	ethyl 1-methyl-4-phenyl-4-piperidine carboxylate
46	페티딘 제조중간체 에이 (Pethidine Intermediate A)	1-methyl-4-phenyl-4-piperidinecarbonitrile
47	페티딘 제조중간체 비 (Pethidine Intermediate B)	ethyl 4-phenyl-4-piperidinecarboxylate
48	페티딘 제조중간체 시 (Pethidine Intermediate C)	1-methyl-4-phenyl-4-piperidinecarboxylic acid
49	페나독손(Phenadoxone)	6-(4-morpholinyl)-4,4-diphenyl-3-heptanone
50	페남프로미드(Phenampromide)	N-phenyl-N-[1-(1-piperidinyl)-2-propanyl]propanamide
51	페나조신(Phenazocine)	(1R,9R,13R)-1,13-dimethyl-10-(2-phenylethyl)-10-azatricyclo[7.3.1.02,7]trideca-2,4,6-trien-4-ol
52	페노모르판(Phenomorphan)	17-(2-phenylethyl)morphinan-3-ol
53	페노페리딘(Phenoperidine)	ethyl 1-(3-hydroxy-3-phenylpropyl)- 4-phenyl-4-piperidinecarboxylate
54	피미노딘(Piminodine)	ethyl 1-(3-anilinopropyl)-4-phenyl-4- piperidinecarboxylate
55	피리트라미드(Piritramide)	1'-(3-cyano-3,3-diphenylpropyl)-1,4'-bipiperidine-4'-carboxamide
56	프로헵타진(Proheptazine)	1,3-dimethyl-4-phenyl-4-azepanyl propionate
57	프로페리딘(Properidine)	isopropyl 1-methyl-4-phenyl-4- piperidinecarboxylate
58	라세메토르판(Racemethorphan)	(9α,13α,14α)-3-methoxy-17-methylmorphinan hydrobromide hydrate
59	라세모라미드(Racemoramide)	3-methyl-4-(4-morpholinyl)-2,2-diphenyl-1-(1-pyrrolidinyl)-1-butanone
60	라세모르판(Racemorphan)	17-methylmorphinan-3-ol
61	트리메페리딘(Trimeperidine)	1,2,5-trimethyl-4-phenyl-4-piperidinyl propionate
62	프로피람(Propiram)	N-[1-(1-piperidinyl)-2-propanyl]-N-(2-pyridinyl)propanamide
63	드로테바놀(Drotebanol)	3,4-dimethoxy-17-methylmorphinan-6,14-diol
64	디페녹신(Difenoxin)	1-(3-cyano-3,3-diphenylpropyl)-4-phenyl-4-piperidinecarboxylic acid
65	알펜타닐(Alfentanil)	N-{1-[2-(4-ethyl-5-oxo-4,5-dihydro-1H-tetrazol-1-yl)ethyl]-4-(methoxymethyl)-4-piperidinyl}-N-phenylpropanamide
66	틸리딘(Tilidine)	ethyl (1S,2R)-2-(dimethylamino)-1- phenyl-3-cyclohexene-1-carboxylate
67	프로폭시펜(Propoxyphene)	4-(dimethylamino)-3-methyl-1,2-diphenyl-2-butanyl propionate
68	아세틸-알파-메틸펜타닐 (Acetyl-alpha-methyl- fentanyl)	N-phenyl-N-[1-(1-phenyl-2-propanyl)-4-piperidinyl]acetamide
69	알파-메틸펜타닐 (Alpha-methylfentanyl)	N-phenyl-N-[1-(1-phenyl-2-propanyl)-4-piperidinyl]propanamide
70	3-메틸펜타닐(3-Methylfentanyl)	N-[3-methyl-1-(2-phenylethyl)-4-piperidinyl]-N-phenylpropanamide
71	수펜타닐(Sufentanil)	N-{4-(methoxymethyl)-1-[2-(2-thienyl)ethyl]-4-piperidinyl}-N-phenylpropanamide
72	피이피에이피(PEPAP)	4-phenyl-1-(2-phenylethyl)-4-piperidinyl acetate

구분	품명	화학명
73	엠피피피(MPPP)	1-(4-methylphenyl)-2-(1-pyrrolidinyl)-1-propanone
74	레미펜타닐(Remifentanil)	methyl 1-(3-methoxy-3-oxopropyl)-4-[phenyl(propionyl)amino]-4-piperidinecarboxylate
75	타펜타돌(Tapentadol)	3-[(2R,3R)-1-(dimethylamino)-2-methyl-3-pentanyl]phenol
76	티오펜타닐(Thiofentanyl)	N-phenyl-N-{1-[2-(2-thienyl)ethyl]-4-piperidinyl}propanamide
77	3-메틸티오펜타닐 (3-Methylthiofentanyl)	N-{3-methyl-1-[2-(2-thienyl)ethyl]-4-piperidinyl}-N-phenylpropanamide
78	알파-메틸티오펜타닐 (Alpha-methylthiofentanyl)	N-phenyl-N-{1-[1-(2-thienyl)-2-propanyl]-4-piperidinyl}propanamide
79	베타-히드록시-3메틸펜타닐 (Beta-hydroxy-3-methylfentanyl)	N-[1-(2-hydroxy-2-phenylethyl)-3-methyl-4-piperidinyl]-N-phenylpropanamide
80	베타-히드록시펜타닐 (Beta-hydroxyfentanyl)	N-[1-(2-hydroxy-2-phenylethyl)-4-piperidinyl]-N-phenylpropanamide
81	파라-플루오로펜타닐 (Para-fluorofentanyl)	N-(4-fluorophenyl)-N-[1-(2-phenylethyl)-4-piperidinyl]propanamide
82	아세틸펜타닐(Acetylfentanyl)	(N-(1-Phenethylpiperidin-4-yl)-N-phenylacetamide))
83	에이에이치-7921(AH-7921)	3,4-dichloro-N-((1-dimethylamino)cyclohexylmethyl)benzamide
84	부티르펜타닐(Butyrfentanyl)	N-phenyl-N-[1-(2-phenylethyl)-4-piperidinyl]butanamide
85	카르펜타닐(Carfentanil)	methyl 1-(2-phenylethyl)-4-[phenyl(propanoyl)amino]piperidine-4-carboxylate
86	푸라닐펜타닐(Furanylfentanyl)	N-phenyl-N-[1-(2-phenylethyl)piperidin-4-yl]furan-2-carboxamide
87	옥펜타닐(Ocfentanil)	N-(2-fluorophenyl)-2-methoxy-N-[1-(2-phenylethyl)piperidin-4-yl]acetamide
88	아크릴펜타닐(Acrylfentanyl)	N-phenyl-N-[1-(2-phenylethyl)piperidin-4-yl]prop-2-enamide
89	4-플루오로이소부티르펜타닐 (4-Fluoroisobutyrfentanyl, 4-FIBF)	N-(4-fluorophenyl)-2-methyl-N-[1-(2-phenylethyl)piperidin-4-yl]propanamide
90	테트라히드로푸라닐펜타닐 (Tetrahydrofuranylfentanyl, THF-F)	N-phenyl-N-[1-(2-phenylethyl)piperidin-4-yl]oxolane-2-carboxamide
91	유-47700(U-47700)	3,4-dichloro-N-(2-dimethylamino-cyclohexyl)-N-methyl-benzamide

시행령 [별표 3] 개정 2018.1.16. 개정 2018.9.11.

법 제2조제3호가목에 해당하는 향정신성의약품(제2조제3항 관련)

법 제2조제3호가목에 해당하는 향정신성의약품은 다음의 것과 그 염 및 이성체(異性體) 또는 이성체의 염으로 한다.

구분	품명	화학명 또는 구조식
1	디메톡시브로모암페타민 (Dimethoxybromoamphetamine)	1-(4-bromo-2,5-dimethoxyphenyl)-2-propanamine
2	2,5-디메톡시암페타민 (2,5-Dimethoxyamphetamine, 2,5-DMA)	1-(2,5-dimethoxyphenyl)-2-propanamine
3	4-메톡시암페타민 (4-Methoxyamphetamine, PMA)	1-(4-methoxyphenyl)-2-propanamine

구분	품명	화학명 또는 구조식
4	5-메톡시-3,4-메틸렌디옥시암페타민(5-Methoxy-3,4-methylenedioxyamphetamine, MMDA)	1-(7-methoxy-1,3-benzodioxol-5-yl)-2-propanamine
5	4-메틸-2,5-디메톡시암페타민(4-Methyl-2,5-dimethoxyamphetamine, STP, DOM)	1-(2,5-dimethoxy-4-methylphenyl)-2-propanamine
6	3,4-메틸렌디옥시암페타민(3,4-Methylenedioxyamphetamine, MDA)	1-(1,3-benzodioxol-5-yl)-2-propanamine
7	3,4,5-트리메톡시암페타민(3,4,5-trimethoxyamphetamine, TMA)	1-(3,4,5-trimethoxyphenyl)-2-propanamine
8	부포테닌(Bufotenine)	3-[2-(dimethylamino)ethyl]-1H-indol-5-ol
9	디에틸트립타민(Diethyltryptamine, DET)	N,N-diethyl-2-(1H-indol-3-yl)ethanamine
10	디메틸트립타민(Dimethyltryptamine, DMT)	2-(1H-indol-3-yl)-N,N-dimethylethanamine
11	디메틸헵틸피란(Dimethylheptylpyran, DMHP)	6,6,9-trimethyl-3-(3-methyl-2-octanyl)-7,8,9,10-tetrahydro-6H-benzo[c]chromen-1-ol
12	엔-에틸-3-피페리딜 벤질레이트(N-ethyl-3-piperidyl benzilate)	1-ethyl-3-piperidinyl hydroxy (diphenyl)acetate
13	이보게인(Ibogaine)	12-methoxyibogamine
14	리서직산 디에틸아마이드(Lisergic acid diethylamide, LSD, LSD-25)	(8β)-N,N-diethyl-6-methyl-9,10-didehydroergoline-8-carboxamide
15	메스칼린(Mescaline)	2-(3,4,5-trimethoxyphenyl)ethanamine
16	엔-메틸-3-피페리딜 벤질레이트(N-methyl-3-piperidyl benzilate)	1-methyl-3-piperidinyl hydroxy(diphenyl)acetate
17	파라헥실(Parahexyl)	3-hexyl-6,6,9-trimethyl-7,8,9,10-tetrahydro-6H-benzo[c]chromen-1-ol
18	페이오트(Peyote)	Lophophora williamsii
19	사일로시빈(Psilocybin)	3-[2-(dimethylamino)ethyl]-1H-indol-4-yl dihydrogen phosphate
20	사일로신(Psilocyn)	3-[2-(dimethylamino)ethyl]-1H-indol-4-ol
21	펜사이클리딘의 유사체[Phencyclidine analogues]	1-(1-phenylcyclohexyl)piperidine
22	메스케치논(Methcathinone) 및 그 유사체. 다만, 별표 1부터 별표 6까지에서 별도로 규정한 메스케치논 유사체 및 「약사법」 제31조 · 제42조에 따라 의약품으로 허가받거나 신고한 물질은 제외한다.	Methcathinone: 2-(methylamino)-1-phenyl-1-propanone 아래의 기본구조를 가지고, R 위치에 다음의 작용기를 가지는 물질 기본구조: 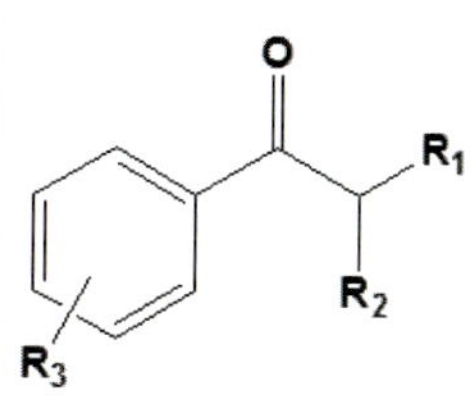 R: ○ R1: 1-피롤리디닐, 1-피페리디닐, N-알킬아미노, N-알킬-N'-알킬아미노, NH2 ○ R2: 수소 또는 알킬 ○ R3: 수소 또는 알킬, 알콕시, 메틸렌 디옥시 및 할로겐(각 작용기가 2곳 이상 도입된 것을 포함한다) ※ R에 규정된 알킬은 고리형을 포함
23	에트립타민(Etryptamine)	1-(1H-indol-3-yl)-2-butanamine
24	4-메틸티오암페타민(4-Methylthioamphetamine, 4-MTA)	1-[4-(methylsulfanyl)phenyl]-2-propanamine

<table>
<tr><th>구분</th><th>품명</th><th>화학명 또는 구조식</th></tr>
<tr><td>25</td><td>크라톰(Kratom)</td><td>Mitragyna speciosa</td></tr>
<tr><td>26</td><td>5-메톡시-디이소프로필트립타민(5-Methoxy-diisopropyltryptamine, 5-Meo-DiPT)</td><td>N-isopropyl-N-[2-(5-methoxy-1H-indol-3-yl)ethyl]-2-propanamine</td></tr>
<tr><td>27</td><td>5-메톡시-메틸이소프로필트립타민(5-Methoxy-methyliso propyltryptamine, 5-MeO-MiPT)</td><td>N-[2-(5-methoxy-1H-indol-3-yl)ethyl]-N-methyl-2-propanamine</td></tr>
<tr><td>28</td><td>5-메톡시디메틸트립타민
(5-Methoxydimethyltryptamine, 5-MeO-DMT)</td><td>2-(5-methoxy-1H-indol-3-yl)-N,N-dimethylethanamine</td></tr>
<tr><td>29</td><td>메틸이소프로필트립타민
(Methylisopropyltryptamine, MiPT)</td><td>N-[2-(1H-indol-3-yl)ethyl]-N-methyl-2-propanamine</td></tr>
<tr><td>30</td><td>5-메톡시-알파-메틸트립타민(5-Methoxy-α-methyltryptamine, 5-MeO-AMT)</td><td>1-(5-methoxy-1H-indol-3-yl)-2-propanamine</td></tr>
<tr><td>31</td><td>디이소프로필트립타민
(Diisopropyltryptamine, DiPT)</td><td>N-[2-(1H-indol-3-yl)ethyl]-N-isopropyl-2-propanamine</td></tr>
<tr><td>32</td><td>4-아세톡시-디이소프로필트립타민(4-Acetoxy-diisopropyltryptamine, 4-Acetoxy-DiPT)</td><td>3-[2-(diethylamino)ethyl]-1H-indol-4-yl acetate</td></tr>
<tr><td>33</td><td>제이더블유에이치(JWH)-018 및 그 유사체. 다만, 별표 1부터 별표 6까지에서 별도로 규정한 제이더블유에이치-018 유사체는 제외한다.</td><td>JWH-018:
1-naphthyl(1-pentyl-1H-indol-3-yl)methanone
아래의 기본구조를 가지고, R 또는 X 위치에 다음의 작용기를 가지는 물질
<table>
<tr><th>기본구조</th><th>R 또는 X</th></tr>
<tr><td>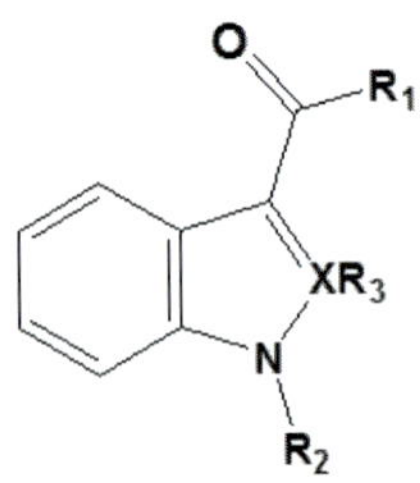</td><td>○ R1: (헤테로)방향족 고리[a], 테트라메틸사이클로프로필, 아다만틸, 아다만틸아민, 알킬[a](작용기가 에스테르 또는 아마이드 결합하는 것을 포함한다)
○ R2: 알킬a
○ X: 탄소 또는 질소
○ R3: 수소 또는 알킬[a]
※ a: R에 규정된 것에 결합 가능한 작용기를 포함</td></tr>
</table></td></tr>
<tr><td>34</td><td>제이더블유에이치-030 및 그 유사체. 다만, 별표 1부터 별표 6까지에서 별도로 규정한 제이더블유에이치-030 유사체는 제외한다.</td><td>JWH-030: 1-naphthyl(1-pentyl-1H-pyrrol-3-yl)methanone
아래의 기본구조를 가지고, R 또는 X 위치에 다음의 작용기를 가지는 물질
<table>
<tr><th>기본구조</th><th>R 또는 X</th></tr>
<tr><td>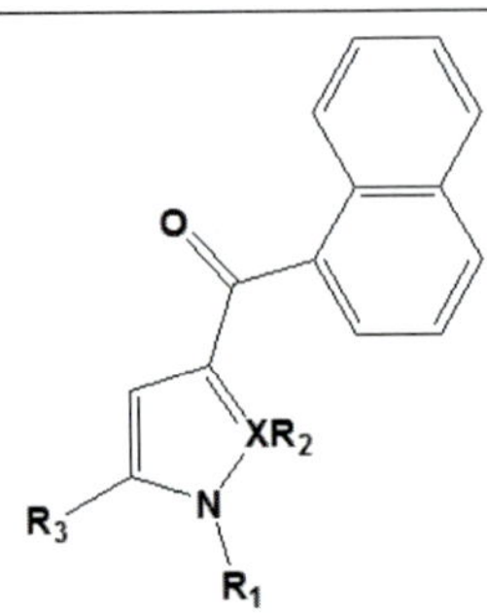</td><td>○ R1: 알킬[a]
○ X: 탄소 또는 질소
○ R2, R3: 수소 또는 알킬[a] 및 방향족 고리
※ a: R에 규정된 것에 결합 가능한 작용기를 포함</td></tr>
</table></td></tr>
</table>

구분	품명	화학명 또는 구조식
35	제이더블유에이치-175 및 그 유사체. 다만, 별표 1부터 별표 6까지에서 별도로 규정한 제이더블유에이치-175 유사체는 제외한다.	JWH-175: 3-(1-naphthylmethyl)-1-pentyl-1H-indole 아래의 기본구조를 가지고, R 또는 X 위치에 다음의 작용기를 가지는 물질 기본구조: 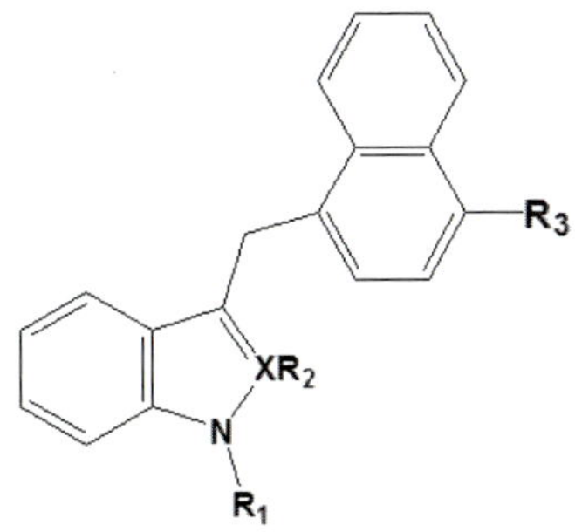 R 또는 X: ○ R1: 알킬[a] ○ X: 탄소 또는 질소 ○ R2: 수소 또는 알킬[a] ○ R3: 수소 또는 알킬[a] 및 알콕시 ※ a: R에 규정된 것에 결합 가능한 작용기를 포함
36	제이더블유에이치-176 및 그 유사체. 다만, 별표 1부터 별표 6까지에서 별도로 규정한 제이더블유에이치-176 유사체는 제외한다.	JWH-176: 1-[(Z)-(3-pentyl-1H-inden-1-ylidene)methyl]naphthalene 아래의 기본구조를 가지고, R 위치에 다음의 작용기를 가지는 물질 기본구조: 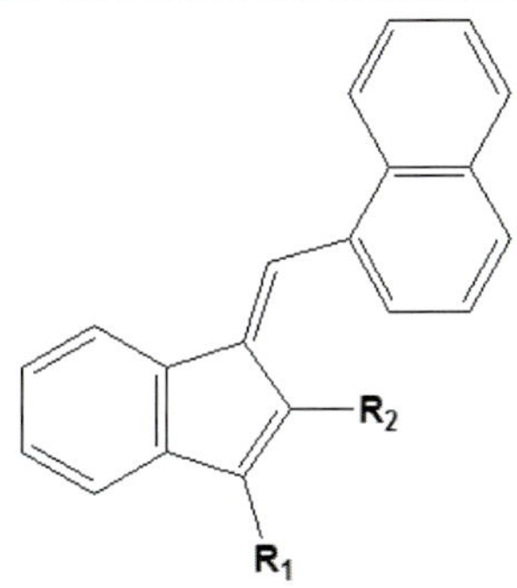 R: ○ R1: 알킬[a] ○ R2: 수소 또는 알킬[a] ※ a: R에 규정된 것에 결합 가능한 작용기를 포함
37	에이치유-210(HU-210)	9-(hydroxymethyl)-6,6-dimethyl-3-(2-methyl-2-octanyl)-6a,7,10,10a-tetrahydro-6H-benzo[c]chromen-1-ol
38	시피(CP)-47497 및 그 유사체. 다만, 별표 1부터 별표 6까지에서 별도로 규정한 시피-47497 유사체는 제외한다.	CP-47497: 2-[(1S,3R)-3-hydroxycyclohexyl]-5-(2-methyl-2-octanyl)phenol 아래의 기본구조를 가지고, R 위치에 다음의작용기를 가지는 물질 기본구조: 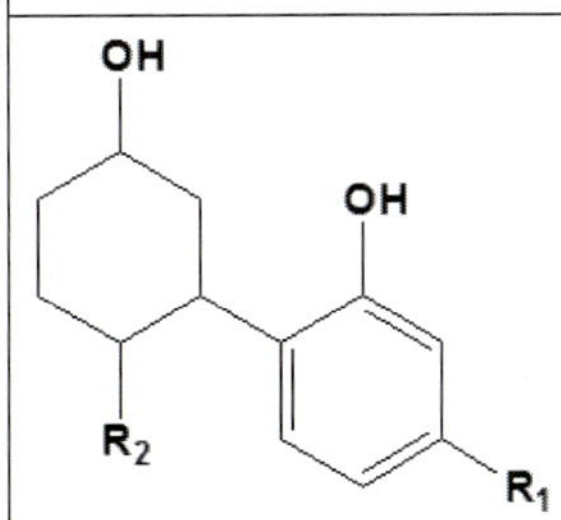 R: ○ R1: 알킬[a] ○ R2: 수소 또는 알킬[a] ※ a: R에 규정된 것에 결합 가능한 작용기를 포함
39	메틸렌디옥시피로발레론(Methylenedioxypyrovalerone, MDPV)	1-(1,3-benzodioxol-5-yl)-2-(1-pyrrolidinyl)-1-pentanone
40	4-플루오로암페타민(4-Fluoroamphetamine, 4-FA)	1-(4-fluorophenyl)-2-propanamine
41	4-메틸암페타민(4-Methylamphetamine, 4-MA)	1-(4-methylphenyl)-2-propanamine

구분	품명	화학명 또는 구조식
42	엔-히드록시 메틸렌디옥시암페타민 (N-hydroxy methylenedioxy amphetamine, N-hydroxy MDA)	1-(1,3-benzodioxol-5-yl)-N-hydroxy-2-propanamine
43	메틸렌디옥시에틸암페타민 (Methylenedioxyethylamphetamine, MDE)	1-(1,3-benzodioxol-5-yl)-N-ethyl-2-propanamine
44	4-메틸아미노렉스(4-Methylaminorex)	4-methyl-5-phenyl-4,5-dihydro-1,3-oxazol-2-amine
45	5-에이피비(5-APB)	5-(2-aminopropyl)benzofuran
46	피엠엠에이(PMMA, para-methoxymethamphetamine)	1-(4-methoxyphenyl)-N-methyl-propan-2-amine
47	엠엠디에이-2(MMDA-2)	1-(6-methoxy-1,3-benzodioxol-5-yl)propan-2-amine
48	메톡세타민(methoxetamine)	(RS)2-(3-methoxyphenyl)-2-(ethylamino)cyclohexanone
49	시비-13(CB-13)	Naphthalen-1-yl-(4-pentyloxynaphthalen-1-yl)methanone
50	5-메오-디에이엘티(5-MeO-DALT)	N-allyl-N-[2-(5-methoxy-1H-indol-3-yl)ethyl]prop-2-en-1-amine
51	메티오프로파민(methiopropamine)	1-(thiophen-2-yl)-2-methylaminopropane
52	5-에이피디비(5-APDB)	5-(2-aminopropyl)-2,3-dihydrobenzofuran
53	파라-클로로암페타민(p-chloroamphetamine)	1-(4-chlorophenyl)propan-2-amine
54	알파-피브이티(α-PVT)	2-(pyrrolidin-1-yl)-1-(thiophen-2-yl)pentan-1-one
55	알파-메틸트립타민(α-methyltryptamine)	2-(1H-indole-3-yl)-1-methyl-ethylamine
56	4-오에이치-디이티(4-OH-DET)	3-(2-diethylaminoethyl)-1H-indol-4-ol
57	데스옥시-디2피엠(Dexoxy-D2PM)	(RS)-2-(Diphenylmethyl)pyrrolidine
58	5-엠에이피비(5-MAPB)	1-(benzofuran-5-yl)-N-methylpropan-2-amine
59	엠디에이아이(MDAI)	6,7-dihydro-5H-cyclopenta[f][1,3]benzodioxol-6-amine
60	25시-엔비오엠이(25C-NBOMe)	2-(4-chloro-2,5-dimethoxyphenyl)-N-[(2-methoxyphenyl)methyl]ethanamine
61	3-플루오로메트암페타민 (3-fluoromethamphetamine, 3-FMA)	1-(3-fluorophenyl)-N-methylpropan-2-amine
62	5-에이피아이(5-API)	2-(1H-indol-5-yl)-1-methyl-ethylamine
63	5-아이에이아이(5-IAI)	5-iodo-2,3-dihydro-1H-inden-2-amine
64	디메톡시-메트암페타민 (Dimethoxy-methamphetamine, DMMA)	2-(3,4-dimethoxyphenyl)-N-methylpropylamine
65	에틸페니데이트(Ethylphenidate)	ethyl 2-phenyl-2-piperidin-2-ylacetate
66	엠티-45(MT-45)	1-cyclohexyl-4-(1,2-diphenylethyl)piperazine
67	5-엠이오-이피티(5-MeO-EPT)	5-methoxy-N-ethyl-N-propyltryptamine
68	디오시(DOC)	1-(4-chloro-2,5-dimethoxy-phenyl)propan-2-amine
69	25아이-엔비오엠이(25I-NBOMe)	2-(4-iodo-2,5-dimethoxyphenyl)-N-[(2-methoxyphenyl)methyl]ethanamine
70	2-벤즈히드릴피페리딘 (2-Benzhydrylpiperidine, 2-DPMP)	2-benzhydrylpiperidine
71	에이-836,339(A-836,339)	N-[3-(2-methoxyethyl)-4,5-dimethyl-1,3-thiazol-2-ylidene]-2,2,3,3-tetramethyl cyclopropane-1-carboxamide

구분	품명	화학명 또는 구조식
72	파라-클로로메트암페타민(p-Chloromethamphetamine, PCMA)	1-(4-chlorophenyl)-N-methylpropan-2-amine
73	파라-브로모암페타민(p-Bromoamphetamine, PBA)	1-(4-bromophenyl)propan-2-amine
74	25디-엔비오엠이(25D-NBOMe)	2-(2,5-dimethoxy-4-methylphenyl)-N-[(2-methoxyphenyl)methyl]ethanamine
75	5-이에이피비(5-EAPB)	1-(benzofuran-5-yl)-N-ethylpropan-2-amine
76	2시-시(2C-C)	2-(4-chloro-2,5-dimethoxyphenyl) ethanamine
77	2시-피(2C-P)	2-(2,5-dimethoxy-4-(n)-propylphenyl) ethanamine
78	엔-메틸-2-에이아이(N-Methyl-2-AI)	N-methyl-2,3-dihydro-1H-inden-2-amine
79	아르에이치-34(RH-34)	3-{2-[(2-methoxyphenyl)methylamino]ethyl}-1H-quinazoline-2,4-dione
80	엔-에틸노르케타민(N-Ethylnorketamine)	2-(2-chlorophenyl)-2-(ethylamino)cyclohexan-1-one
81	메피라핌(Mepirapim)	(4-methylpiperazin-1-yl)-(1-pentylindol-3-yl)methanone
82	25비-엔비오엠이(25B-NBOMe)	2-(4-bromo-2,5-dimethoxyphenyl)-N-(2-methoxybenzyl)ethanamine
83	4,4'-디엠에이아르(4,4'-DMAR)	para-methyl-4-methylaminorex

시행령 [별표 4] 개정 2018.1.16. 개정 2018.9.11.

법 제2조제3호나목에 해당하는 향정신성의약품(제2조제3항 관련)

법 제2조제3호나목에 해당하는 향정신성의약품은 다음의 것과 그 염 및 이성체 또는 이성체의 염으로 한다.

구분	품명	화학명 또는 구조식
1	암페타민(Amphetamine)	1-phenyl-2-propanamine
2	덱스암페타민(Dexamphetamine)	(2S)-1-phenyl-2-propanamine
3	레보암페타민(Levoamphetamine)	(2R)-1-phenyl-2-propanamine
4	메트암페타민(Methamphetamine)	N-methyl-1-phenyl-2-propanamine
5	히드록시암페타민(Hydoxyamphetamine)	4-(2-aminopropyl)phenol
6	메틸페니데이트(Methylphenidate)	methyl phenyl(2-piperidinyl)acetate
7	펜메트라진(Phenmetrazine)	3-methyl-2-phenylmorpholine
8	메클로쿠알론(Mecloqualone)	3-(2-chlorophenyl)-2-methyl-4(3H)-quinazolinone
9	메타쿠알론(Methaqualone)	2-methyl-3-(2-methylphenyl)-4(3H)-quinazolinone
10	펜사이클리딘(Phencyclidine)	1-(1-phenylcyclohexyl)piperidine
11	펜프로포렉스(Fenproporex)	3-[(1-phenyl-2-propanyl)amino]propanenitrile
12	2,5-디메톡시-4-에틸-암페타민(2,5-Dimethoxy-4-ethylamphetamine, DOET)	1-(4-ethyl-2,5-dimethoxyphenyl)-2-propanamine
13	3,4-메틸렌디옥시-엔-메틸암페타민(3,4-Methylenedioxy-N-methylamphetamine, MDMA)	1-(1,3-benzodioxol-5-yl)-N-methyl-2-propanamine
14	페네틸린(Fenetylline)	1,3-dimethyl-7-{2-[(1-phenyl-2-propanyl)amino]ethyl}-3,7-dihydro-1H-purine-2,6-dione
15	엔-에틸-암페타민(N-ethylamphetamine)	N-ethyl-1-phenyl-2-propanamine

구분	품명	화학명 또는 구조식
16	펜캄파민(Fencamfamine)	N-ethyl-3-phenylbicyclo[2.2.1]heptan-2-amine
17	벤즈페타민(Benzphetamine)	(2S)-N-benzyl-N-methyl-1-phenyl-2-propanamine
18	세코바르비탈(Secobarbital)	5-allyl-5-(2-pentanyl)-2,4,6(1H,3H,5H)-pyrimidinetrione
19	지페프롤(Zipeprol)	1-methoxy-3-[4-(2-methoxy-2-phenylethyl)-1-piperazinyl]-1-phenyl-2-propanol
20	2시-비(2C-B)	2-(4-bromo-2,5-dimethoxyphenyl)ethanamine
21	아민엡틴(Amineptine)	7-(10,11-dihydro-5H-dibenzo[a,d][7]annulen-5-ylamino)heptanoic acid
22	살비아 디비노럼(Salvia Divinorum)	Salvia divinorum
23	살비노린 에이(Salvinorin A)	methyl(2S,4aR,6aR,7R,9S,10aS,10bR)-9-acetoxy-2-(3-furyl)-6a,10b-dimethyl-4,10-dioxododecahydro-2H-benzo[f]isochromene-7-carboxylate
24	케타민(Ketamine)	2-(2-chlorophenyl)-2-(methylamino)cyclohexanone
25	디메틸암페타민 (Dimethylamphetamine)	N,N-dimethyl-1-phenyl-2-propanamine
26	2시-아이(2C-I)	2-(4-iodo-2,5-dimethoxyphenyl)ethanamine
27	벤질피페라진(Benzylpiperazine)	1-benzylpiperazine
28	메타-클로로페닐피페라진 (meta-Chlorophenylpiperazine, mCPP)	1-(3-chlorophenyl)piperazine
29	트리플루오로메틸페닐피페라진 (Trifluoromethylphenylpiperazine, TFMPP)	1-[3-(trifluoromethyl)phenyl]piperazine
30	파라-메톡시페닐피페라진 (para-Methoxyphenylpiperazine, MeOPP)	1-(4-methoxyphenyl)piperazine
31	메틸렌디옥시벤질피페라진(Methylenedioxybenzylpiperazine, MDBZP)	1-(benzo[1,3]dioxol-5-ylmethyl)piperazine
32	2시-디(2C-D)	2-(2,5-dimethoxy-4-methylphenyl)ethanamine
33	2시-이(2C-E)	2-(4-ethyl-2,5-dimethoxyphenyl)ethanamine
34	2시-티-2(2C-T-2)	2-[4-(ethylsulfanyl)-2,5-dimethoxyphenyl]ethanamine
35	2시-티-7(2C-T-7)	2-[2,5-dimethoxy-4-(propylsulfanyl)phenyl]ethanamine
36	1,3-벤조이디옥소일-엔-메틸부탄아민 (1,3-Benzodioxlyl-N-methylbutanamine, MBDB)	1-(1,3-benzodioxol-5-yl)-N-methyl-2-butanamine
37	메틸렌디옥시디메틸암페타민(Methylenedioxydimethylamphetamine, MDDMA)	(2-benzo[1,3]dioxol-5-yl-1-methyl-ethyl)-dimethylamine
38	부틸론(Butylone, bk-MBDB)	1-(1,3-benzodioxol-5-yl)-2-(methylamino)-1-butanone
39	메틸벤질피페라진 (Methylbenzylpiperazine, MBZP)	1-benzyl-4-methylpiperazine
40	파라플루오로페닐피페라진 (p-fluorophenyl piperazine, pFPP)	1-(4-fluorophenyl)piperazine
41	틸레타민(Tiletamine)	2-(Ethylamino)-2-(2-thienyl)cyclohexanone
42	졸라제팜(Zolazepam)	4-(2-Fluorophenyl)-6,8-dihydro-1,3,8-trimethylpyrazolo[3,4-e][1,4]diazepin-7(1H)-one
43	리스덱스암페타민(Lisdexamphetamine)	(2S)-2,6-diamino-N-[(2S)-1-phenylpropan-2-yl]hexanamide

시행령 [별표 5] 개정 2018.9.11.

법 제2조제3호다목에 해당하는 향정신성의약품(제2조제3항 관련)

법 제2조제3호다목에 해당하는 향정신성의약품은 다음의 것과 그 염 및 이성체 또는 이성체의 염으로 한다.

구분	품명	화학명 또는 구조식
1	알로바르비탈(Allobarbital)	5,5-diallyl-2,4,6(1H,3H,5H)-pyrimidinetrione
2	알페날(Alphenal)	5-allyl-4,6-dihydroxy-5-phenyl-2(5H)-pyrimidinone
3	아모바르비탈(Amobarbital)	5-ethyl-5-(3-methylbutyl)-2,4,6(1H,3H,5H)-pyrimidinetrione
4	아프로바르비탈(Aprobarbital)	5-allyl-4,6-dihydroxy-5-isopropyl-2(5H)-pyrimidinone
5	바르비탈(Barbital)	5,5-diethyl-2,4,6(1H,3H,5H)-pyrimidinetrione
6	브랄로바르비탈(Brallobarbital)	5-allyl-5-(2-bromo-2-propen-1-yl)-2,4,6(1H,3H,5H)-pyrimidinetrione
7	섹부타바르비탈(Secbutabarbital)	5-sec-butyl-5-ethyl-2,4,6(1H,3H,5H)-pyrimidinetrione
8	부탈비탈(Butalbital)	5-allyl-4,6-dihydroxy-5-isobutyl-2(5H)-pyrimidinone
9	부탈리로날(Butallylonal)	5-(2-bromo-2-propen-1-yl)-5-sec-butyl-2,4,6(1H,3H,5H)-pyrimidinetrione
10	부토바르비탈(Butobarbital)	5-butyl-5-ethyl-4,6-dihydroxy-2(5H)-pyrimidinone
11	시클로바르비탈(Cyclobarbital)	5-(1-cyclohexen-1-yl)-5-ethyl-2,4,6(1H,3H,5H)-pyrimidinetrione
12	시클로펜토바르비탈(Cyclopentobarbital)	5-allyl-5-(2-cyclopenten-1-yl)-2,4,6(1H,3H,5H)-pyrimidinetrione
13	엔알릴프로피말(Enallylpropymal)	5-allyl-5-isopropyl-1-methyl-2,4,6(1H,3H,5H)-pyrimidinetrione
14	에트알로바르비탈(Ethallobarbital)	5-allyl-5-ethyl-2,4,6(1H,3H,5H)-pyrimidinetrione
15	헵타바르비탈(Heptabarbital)	5-(1-cyclohepten-1-yl)-5-ethyl-2,4,6(1H,3H,5H)-pyrimidinetrione
16	헵토바르비탈(Heptobarbital)	4,6-dihydroxy-5-methyl-5-phenyl-2(5H)-pyrimidinone
17	헥세탈(Hexethal)	5-ethyl-5-hexyl-2,4,6(1H,3H,5H)-pyrimidinetrione
18	헥소바르비탈(Hexobarbital)	5-(1-cyclohexen-1-yl)-1,5-dimethyl-2,4,6(1H,3H,5H)-pyrimidinetrione
19	메타아르비탈(Metharbital)	5,5-diethyl-1-methyl-2,4,6(1H,3H,5H)-pyrimidinetrione
20	메토헥시탈(Methohexital)	5-allyl-5-(3-hexyn-2-yl)-1-methyl-2,4,6(1H,3H,5H)-pyrimidinetrione
21	메틸페노바르비탈(Methylphenobarbital)	5-ethyl-1-methyl-5-phenyl-2,4,6(1H,3H,5H)-pyrimidinetrione
22	나르코바르비탈(Narcobarbital)	5-(2-bromo-2-propen-1-yl)-5-isopropyl-1-methyl-2,4,6(1H,3H,5H)-pyrimidinetrione
23	네알바르비탈(Nealbarbital)	5-allyl-5-(2,2-dimethylpropyl)-2,4,6(1H,3H,5H)-pyrimidinetrione
24	펜토바르비탈(Pentobarbital)	5-ethyl-5-(2-pentanyl)-2,4,6(1H,3H,5H)-pyrimidinetrione
25	페노바르비탈(Phenobarbital)	5-ethyl-5-phenyl-2,4,6(1H,3H,5H)-pyrimidinetrione
26	페타르비탈(Phetharbital)	5,5-diethyl-1-phenyl-2,4,6(1H,3H,5H)-pyrimidinetrione
27	프로바르비탈(Probarbital)	5-ethyl-4,6-dihydroxy-5-isopropyl-2(5H)-pyrimidinone
28	프로팔리로날(Propallylonal)	5-(2-bromo-2-propen-1-yl)-5-isopropyl-2,4,6(1H,3H,5H)-pyrimidinetrione
29	프로필바르비탈(Propylbarbital)	5,5-dipropyl-2,4,6(1H,3H,5H)-pyrimidinetrione
30	스피로티오바르비탈(Spirothiobarbital)	1-ethyl-2,4-dimethyl-8-thioxo-7,9-diazaspiro[4.5]decane-6,10-dione
31	테트라바르비탈(Tetrabarbital)	5-ethyl-5-(3-hexanyl)-2,4,6(1H,3H,5H)-pyrimidinetrione
32	티오펜탈(Thiopental)	5-ethyl-5-(2-pentanyl)-2-thioxodihydro-4,6(1H,5H)-pyrimidinedione
33	빈바르비탈(Vinbarbital)	5-ethyl-5-[(2E)-2-penten-2-yl]-2,4,6(1H,3H,5H)-pyrimidinetrione
34	바로탈룸(Barotalum)	5-[(2E)-2-buten-1-yl]-5-ethyl-2,4,6(1H,3H,5H)-pyrimidinetrione

구분	품명	화학명 또는 구조식
35	디베랄(Diberal)	5-ethyl-5-(4-methyl-2-pentanyl)-2,4,6(1H,3H,5H)-pyrimidinetrione
36	도르모비트(Dormovit)	5-(2-furylmethyl)-5-isopropyl-2,4,6(1H,3H,5H)-pyrimidinetrione
37	이도부탈(Idobutal)	5-allyl-5-butyl-2,4,6(1H,3H,5H)-pyrimidinetrione
38	레포살(Reposal)	5-(bicyclo[3.2.1]oct-2-en-3-yl)-5-ethyl-2,4,6(1H,3H,5H)-pyrimidinetrione
39	비닐비탈(Vinylbital)	5-(2-pentanyl)-5-vinyl-2,4,6(1H,3H,5H)-pyrimidinetrione
40	카르부바르비탈(Carbubarbital)	2-(5-butyl-2,4,6-trioxohexahydro-5-pyrimidinyl)ethyl carbamate
41	시그모달(Sigmodal)	5-(2-bromo-2-propen-1-yl)-5-(2-pentanyl)-2,4,6(1H,3H,5H)-pyrimidinetrione
42	엘도랄(Eldoral)	5-ethyl-5-(1-piperidinyl)-2,4,6(1H,3H,5H)-pyrimidinetrione
43	티아미랄(Thiamylal)	5-allyl-5-(2-pentanyl)-2-thioxodihydro-4,6(1H,5H)-pyrimidinedione
44	클로르헥사돌(Chlorhexadol)	2-methyl-4-(2,2,2-trichloro-1-hydroxyethoxy)-2-pentanol
45	글루테티미드(Glutethimide)	3-ethyl-3-phenyl-2,6-piperidinedione
46	리저직산(Lysergic acid)	(8β)-6-methyl-9,10-didehydroergoline-8-carboxylic acid
47	리저직산 아미드(Lysergic acid amide)	(8β)-6-methyl-9,10-didehydroergoline-8-carboxamide
48	메프로바메이트(Meprobamate)	2-[(carbamoyloxy)methyl]-2-methylpentyl carbamate
49	메티프릴론(Methyprylon)	3,3-diethyl-5-methyl-2,4-piperidinedione
50	설폰디에틸메탄(Sulfondiethylmethane)	3,3-bis(ethylsulfonyl)pentane
51	설폰에틸메탄(Sulfonethylmethane)	2,2-bis(ethylsulfonyl)butane
52	설폰메탄(Sulfonmethane)	2,2-bis(ethylsulfonyl)propane
53	펜타조신(Pentazocine)	(1R,9R,13R)-1,13-dimethyl-10-(3-methyl-2-buten-1-yl)-10-azatricyclo[7.3.1.02,7]trideca-2,4,6-trien-4-ol
54	알릴이소프로필아세틸우레아 (Allylisopropylacetylurea, apronalide)	N-carbamoyl-2-isopropyl-4-pentenamide
55	브롬디에틸아세틸우레아 (Bromdiethylacetylurea, carbromal)	(1Z)-2-bromo-2-ethyl-N-[hydroxy(imino)methyl]butanimidic acid
56	브롬바레릴우레아 (Bromvalerylurea, bromisoval)	2-bromo-N-carbamoyl-3-methylbutanamide
57	부프레노르핀(Buprenorphine)	(5α,6β,14β,18R)-17-(cyclopropylmethyl)-18-[(2S)-2-hydroxy-3,3-dimethyl-2-butanyl]-6-methoxy-18,19-dihydro-4,5-epoxy-6,14-ethenomorphinan-3-ol
58	에프타조신(Eptazocine)	1,11-dimethyl-11-azatricyclo[7.4.1.02,7]tetradeca-2,4,6-trien-4-ol
59	플루니트라제팜(Flunitrazepam)	5-(2-fluorophenyl)-1-methyl-7-nitro-1,3-dihydro-2H-1,4-benzodiazepin-2-one
60	5, 5`- 바르비탈산 유도체. 다만, 별표 1부터 별표 6까지에서 별도로 규정한 것은 제외한다.	Barbituric acid: 2,4,6(1H,3H,5H)-pyrimidinetrione 아래의 기본구조를 가지고, R 위치에 다음의 작용기를 가지는 물질 기본구조: 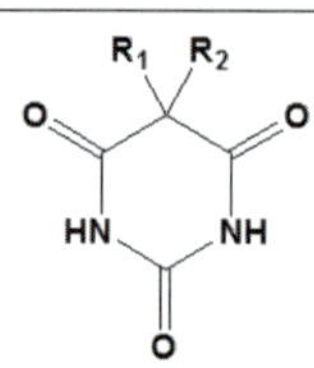 R: ◦ R1, R2: 결합 가능한 작용기(H 제외)

구분	품명	화학명 또는 구조식
61	5, 5`- 티오바르비탈산 유도체. 다만, 별표 3부터 별표 6까지에서 별도로 규정한 것은 제외한다.	Thiobarbituric acid: 2-thioxodihydro-4,6(1H,5H)-pyrimidinedione 아래의 기본구조를 가지고, R 위치에 다음의 작용기를 가지는 물질 기본구조: 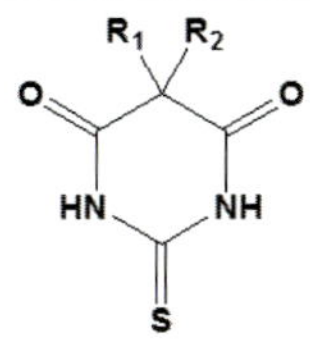 R: ◦ R1, R2: 결합 가능한 작용기(H 제외)

시행령 [별표 6]

법 제2조제3호라목에 해당하는 향정신성의약품(제2조제3항 관련)

법 제2조제3호라목에 해당하는 향정신성의약품은 다음의 것과 그 염 및 이성체 또는 이성체의 염으로 한다.

구분	품명	화학명 또는 구조식
1	알프라졸람(Alprazolam)	8-chloro-1-methyl-6-phenyl-4H-[1,2,4]triazolo[4,3-a][1,4]benzodiazepine
2	암페프라몬(Amfepramone)	2-(diethylamino)-1-phenyl-1-propanone
3	브로마제팜(Bromazepam)	7-bromo-5-(2-pyridinyl)-1,3-dihydro-2H-1,4-benzodiazepin-2-one
4	브로티졸람(Brotizolam)	2-bromo-4-(2-chlorophenyl)-9-methyl-6H-thieno[3,2-f][1,2,4]triazolo[4,3-a][1,4]diazepine
5	부토르파놀(Butorphanol)	17-(cyclobutylmethyl)morphinan-3,14-diol
6	카마제팜(Camazepam)	7-chloro-1-methyl-2-oxo-5-phenyl-2,3-dihydro-1H-1,4-benzodiazepin-3-yl dimethylcarbamate
7	카틴(Cathine)	(1S,2S)-2-amino-1-phenyl-1-propanol
8	클로랄베타인(Chloral betaine)	(trimethylammonio)acetate - 2,2,2-trichloro-1,1-ethanediol (1:1)
9	클로랄히드레이트 (Chloral hydrate)	2,2,2-trichloro-1,1-ethanediol
10	클로르디아제폭시드 (Chlordiazepoxide)	(2Z)-7-chloro-N-methyl-5-phenyl-1,3-dihydro-2H-1,4-benzodiazepin-2-imine 4-oxide
11	클로바잠(Clobazam)	7-chloro-1-methyl-5-phenyl-1H-1,5-benzodiazepine-2,4(3H,5H)-dione
12	클로나제팜(Clonazepam)	5-(2-chlorophenyl)-7-nitro-1,3-dihydro-2H-1,4-benzodiazepin-2-one
13	클로라제페이트(Clorazepate)	7-chloro-2-oxo-5-phenyl-2,3-dihydro-1H-1,4-benzodiazepine-3-carboxylic acid
14	클로티아제팜(Clotiazepam)	5-(2-chlorophenyl)-7-ethyl-1-methyl-1,3-dihydro-2H-thieno[2,3-e][1,4]diazepin-2-one
15	클록사졸람(Cloxazolam)	10-chloro-11b-(2-chlorophenyl)-2,3,7,11b-tetrahydro[1,3]oxazolo[3,2-d][1,4]benzodiazepin-6(5H)-one
16	델로라제팜(Delorazepam)	7-chloro-5-(2-chlorophenyl)-1,3-dihydro-2H-1,4-benzodiazepin-2-one
17	디아제팜(Diazepam)	7-chloro-1-methyl-5-phenyl-1,3-dihydro-2H-1,4-benzodiazepin-2-one
18	에스타졸람(Estazolam)	8-chloro-6-phenyl-4H-[1,2,4]triazolo[4,3-a][1,4]benzodiazepine
19	에트클로르비놀 (Ethchlorvinol)	(1E)-1-chloro-3-ethyl-1-penten-4-yn-3-ol
20	에티나메이트(Ethinamate)	1-ethynylcyclohexyl carbamate

구분	품명	화학명 또는 구조식
21	에틸로플라제페이트 (Ethyl Loflazepate)	ethyl 7-chloro-5-(2-fluorophenyl)-2-oxo-2,3-dihydro-1H-1,4-benzodiazepine-3-carboxylate
22	에티졸람(Etizolam)	4-(2-chlorophenyl)-2-ethyl-9-methyl-6H-thieno[3,2-f][1,2,4]triazolo[4,3-a][1,4]diazepine
23	펜플루라민(Fenfluramine)	N-ethyl-1-[3-(trifluoromethyl)phenyl]-2-propanamine
24	플루디아제팜(Fludiazepam)	7-chloro-5-(2-fluorophenyl)-1-methyl-1,3-dihydro-2H-1,4-benzodiazepin-2-one
25	플루라제팜(Flurazepam)	7-chloro-1-[2-(diethylamino)ethyl]-5-(2-fluorophenyl)-1,3-dihydro-2H-1,4-benzodiazepin-2-one
26	할라제팜(Halazepam)	7-chloro-5-phenyl-1-(2,2,2-trifluoroethyl)-1,3-dihydro-2H-1,4-benzodiazepin-2-one
27	할록사졸람(Haloxazolam)	10-bromo-11b-(2-fluorophenyl)-2,3,7,11b-tetrahydro[1,3]oxazolo[3,2-d][1,4]benzodiazepin-6(5H)-one
28	케타졸람(Ketazolam)	11-chloro-2,8-dimethyl-12b-phenyl-8,12b-dihydro-4H-[1,3]oxazino[3,2-d][1,4]benzodiazepine-4,7(6H)-dione
29	레페타민(Lefetamine)	(1R)-N,N-dimethyl-1,2-diphenylethanamine
30	로프라졸람(Loprazolam)	(2Z)-6-(2-chlorophenyl)-2-[(4-methyl-1-piperazinyl)methylene]-8-nitro-2,4-dihydro-1H-imidazo[1,2-a][1,4]benzodiazepin-1-one
31	로라제팜(Lorazepam)	7-chloro-5-(2-chlorophenyl)-3-hydroxy-1,3-dihydro-2H-1,4-benzodiazepin-2-one
32	로르메타제팜(Lormetazepam)	7-chloro-5-(2-chlorophenyl)-3-hydroxy-1-methyl-1,3-dihydro-2H-1,4-benzodiazepin-2-one
33	마진돌(Mazindol)	5-(4-chlorophenyl)-2,5-dihydro-3H-imidazo[2,1-a]isoindol-5-ol
34	메다제팜(Medazepam)	7-chloro-1-methyl-5-phenyl-2,3-dihydro-1H-1,4-benzodiazepine
35	메페노렉스(Mefenorex)	3-chloro-N-(1-phenyl-2-propanyl)-1-propanamine
36	미다졸람(Midazolam)	8-chloro-6-(2-fluorophenyl)-1-methyl-4H-imidazo[1,5-a][1,4]benzodiazepine
37	니메타제팜(Nimetazepam)	1-methyl-7-nitro-5-phenyl-1,3-dihydro-2H-1,4-benzodiazepin-2-one
38	니트라제팜(Nitrazepam)	7-nitro-5-phenyl-1,3-dihydro-2H-1,4-benzodiazepin-2-one
39	노르다제팜(Nordazepam)	7-chloro-5-phenyl-1,3-dihydro-2H-1,4-benzodiazepin-2-one
40	옥사제팜(Oxazepam)	7-chloro-3-hydroxy-5-phenyl-1,3-dihydro-2H-1,4-benzodiazepin-2-one
41	옥사졸람(Oxazolam)	10-chloro-2-methyl-11b-phenyl-2,3,7,11b-tetrahydro[1,3]oxazolo[3,2-d][1,4]benzodiazepin-6(5H)-one
42	옥시페르틴(Oxypertine)	5,6-dimethoxy-2-methyl-3-[2-(4-phenyl-1-piperazinyl)ethyl]-1H-indole
43	파라알데히드(Paraldehyde)	2,4,6-trimethyl-1,3,5-trioxane
44	페몰린(Pemoline)	2-amino-5-phenyl-1,3-oxazol-4(5H)-one
45	페트리클로랄(Petrichloral)	2,2,2-trichloro-1-{3-(2,2,2-trichloro-1-hydroxyethoxy)-2,2-bis[(2,2,2-trichloro-1-hydroxyethoxy)methyl]propoxy}ethanol
46	펜디메트라진(Phendimetrazine)	3,4-dimethyl-2-phenylmorpholine
47	펜터민(Phentermine)	2-methyl-1-phenyl-2-propanamine
48	피나제팜(Pinazepam)	7-chloro-5-phenyl-1-(2-propyn-1-yl)-1,3-dihydro-2H-1,4-benzodiazepin-2-one
49	피프라드롤(알파 또는 감마) [Pipradrol(α,γ)]	diphenyl(2-piperidinyl)methanol
50	프라제팜(Prazepam)	7-chloro-1-(cyclopropylmethyl)-5-phenyl-1,3-dihydro-2H-1,4-benzodiazepin-2-one
51	프로필헥세드린 (Propylhexedrine)	1-cyclohexyl-N-methyl-2-propanamine
52	피리틸디온(Pyrithyldione)	3,3-diethyl-2,4(1H,3H)-pyridinedione

구분	품명	화학명 또는 구조식
53	피로발레론(Pyrovalerone)	1-(4-methylphenyl)-2-(1-pyrrolidinyl)-1-pentanone
54	테마제팜(Temazepam)	7-chloro-3-hydroxy-1-methyl-5-phenyl-1,3-dihydro-2H-1,4-benzodiazepin-2-one
55	테트라제팜(Tetrazepam)	7-chloro-5-(1-cyclohexen-1-yl)-1-methyl-1,3-dihydro-2H-1,4-benzodiazepin-2-one
56	트리아졸람(Triazolam)	8-chloro-6-(2-chlorophenyl)-1-methyl-4H-[1,2,4]triazolo[4,3-a][1,4]benzodiazepine
57	조피클론(Zopiclone)	6-(5-chloro-2-pyridinyl)-7-oxo-6,7-dihydro-5H-pyrrolo[3,4-b]pyrazin-5-yl 4-methyl-1-piperazinecarboxylate
58	플루토프라제팜(Flutoprazepam)	7-chloro-1-(cyclopropylmethyl)-5-(2-fluorophenyl)-1,3-dihydro-2H-1,4-benzodiazepin-2-one
59	멕사졸람(Mexazolam)	10-chloro-11b-(2-chlorophenyl)-3-methyl-2,3,7,11b-tetrahydro[1,3]oxazolo[3,2-d][1,4]benzodiazepin-6(5H)-one
60	졸피뎀(Zolpidem)	N,N-dimethyl-2-[6-methyl-2-(4-methylphenyl)imidazo[1,2-a]pyridin-3-yl]acetamide
61	아미노렉스(Aminorex)	5-phenyl-4,5-dihydro-1,3-oxazol-2-amine
62	메소카브(Mesocarb)	5-[(phenylcarbamoyl)imino]-3-(1-phenyl-2-propanyl)-5H-1,2,3-oxadiazol-3-ium-2-ide
63	날부핀(Nalbuphine)	(5α,6α)-17-(cyclobutylmethyl) -4,5-epoxymorphinan-3,6,14-triol
64	지에이치비(GHB)	4-hydroxybutanoic acid
65	덱스트로메토르판(Dextromethorphan)	(9α,13α,14α)-3-methoxy-17 -methylmorphinan
66	카리소프로돌(Carisoprodol)	2-[(carbamoyloxy)methyl]-2-methylpentyl isopropylcarbamate
67	쿠아제팜(Quazepam)	7-chloro-5-(2-fluorophenyl)-1-(2,2,2-trifluoroethyl)-1,3-dihydro-2H-1,4-benzodiazepine-2-thione
68	프로포폴(Propofol)	2,6-diisopropylphenol
69	로카세린(Lorcaserin)	(1R)-8-chloro-1-methyl-2,3,4,5-tetrahydro-1H-3-benzazepine
70	페나제팜(Phenazepam)	7-Bromo-5-(2-chlorophenyl)-1,3-dihydro-2H-1,4-benzodiazepin-2-one

시행령 [별표 7]

법 제2조제3호마목에 해당하는 향정신성의약품(제2조제3항 관련)

별표 3부터 별표 6까지에서 열거한 것을 함유하는 혼합물질 또는 혼합제제. 다만, 법 제2조제3호마목 단서에 따라 총리령으로 정하는 것은 제외한다.

시행령 [별표 7의2]

법 제2조제4호다목에 해당하는 화학적합성품(제2조제4항 관련)

법 제2조제4호다목에 따른 대마초와 그 수지 또는 이를 원료로 하여 제조된 모든 제품과 동일한 화학적 합성품은 다음의 것과 그 염 및 이성체 또는 이성체의 염으로 한다.

구분	품명	화학명 또는 구조식
1	칸나비놀(Cannabinol)	6,6,9-Trimethyl-3-pentyl-benzo[c]chromen-1-ol
2	테트라히드로칸나비놀(Δ9-Tetrahydrocannabinol)	(-)-(6aR,10aR)-6,6,9-Trimethyl-3-pentyl-6a,7,8,10a-tetrahydro-6H-benzo[c]chromen-1-ol
3	칸나비디올(Cannabidiol)	2-[(1R,6R)-6-isopropenyl-3-methylcyclohex-2-en-1-yl]-5-pentylbenzene-1,3-diol

시행령 [별표 8] 〈개정 2018.1.16.〉 〈개정 2018.9.11.〉

원료물질 및 최대거래량(제2조제5항, 제6조, 제19조제2항 및 제20조제1항 관련)

1. 원료물질은 다음의 것과 그 염류로 한다.

(1군)

구분	품명	최대거래량
1	에페드린(Ephedrine)	1킬로그램
2	에르고메트린(Ergometrine)	10킬로그램
3	에르고타민(Ergotamine)	20킬로그램
4	리서직산(Lysergic acid)	
5	1-페닐-2-프로파논(1-phenyl-2-propanone)	
6	슈도에페드린(Pseudoephedrine)	1킬로그램
7	엔-아세틸안트라닐산(N-acetyl-anthranilic acid)	40킬로그램
8	이소사프롤(Isosafrole)	
9	3,4-메틸렌디옥시페닐-2-프로파논(3,4- Methylenedioxy-phenyl-2-propanone)	20킬로그램
10	피페로날(Piperonal)	
11	사프롤(Safrole)	
12	노르에페드린(Norephedrine)	
13	무수초산(Acetic anhydride)	1,000킬로그램(3,800리터)
14	아세톤(Acetone)	1,500킬로그램(5,700리터)
15	과망간산칼륨(Potassium Permanganate)	500킬로그램(1,900리터)
16	감마부티롤락톤(gamma-butyrolactone)	
17	1,4-부탄디올(1,4-Butanediol)	
18	디히드로리서직산메틸에스테르(Dihydrolysergic acid methyl ester)	
19	페닐초산(Phenylacetic acid)	1킬로그램
20	벤질시아니드(Benzyl cyanide)	1킬로그램
21	벤즈알데히드(Benzaldehyde)	4킬로그램
22	메틸아민(Methylamine)	1킬로그램
23	에틸아민(Ethylamine)	1킬로그램
24	에이피에이에이엔(APAAN)	
25	엔피피(NPP)	
26	에이엔피피(ANPP)	

(2군)

구분	품명	최대거래량
1	안트라닐산(Anthranilic acid)	30킬로그램
2	에틸에테르(Ethyl ether)	1,400킬로그램(5,320리터)
3	피페리딘(Piperidine)	500그램
4	염산(염류 제외)(Hydrochloric acid)	

구분	품명	최대거래량
5	메틸에틸케톤(Methyl ethyl Ketone, 2-Butanone)	1,460킬로그램(5,500리터)
6	황산(염류 제외)(Sulphuric acid)	
7	톨루엔(Toluene)	1,600킬로그램(6,000리터)

2. 제1호의 물질 중 최대거래량이 설정되지 않은 물질은 거래를 할 때마다 거래량에 관한 기록을 작성 · 보존하여야 한다.

시행령 [별표 9]

과징금의 산정기준(제15조 관련)

1. 업무정지 1일에 해당하는 과징금의 금액

가. 마약류수출입업자, 마약류제조업자, 마약류원료사용자 및 원료물질수출입업자등의 경우

(단위: 만원)

업무정지 1일에 해당하는 과징금의 금액	전년도 총생산금액 또는 총수출입금액
1.5	2,000 미만
5.3	2,000 이상 ~ 5,000 미만
9	5,000 이상 ~ 7,000 미만
13	7,000 이상 ~ 10,000 미만
23	10,000 이상 ~ 20,000 미만
36	20,000 이상 ~ 30,000 미만
42	30,000 이상 ~ 40,000 미만
48	40,000 이상 ~ 50,000 미만
54	50,000 이상 ~ 60,000 미만
60	60,000 이상 ~ 70,000 미만
66	70,000 이상 ~ 80,000 미만
72	80,000 이상 ~ 100,000 미만
78	100,000 이상 ~ 150,000 미만
95.5	150,000 이상 ~ 200,000 미만
109	200,000 이상

나. 마약류도매업자의 경우
- ○ 업무정지 1일에 해당하는 과징금의 금액: 5만원

다. 마약류취급의료업자, 마약류관리자, 마약류소매업자 및 마약류취급학술연구자의 경우
- ○ 업무정지 1일에 해당하는 과징금의 금액: 3만원

2. 과징금의 산정방법

가. 업무정지 1개월은 30일을 기준으로 한다.

나. 마약류수출입업자 · 마약류제조업자 및 마약류원료사용자에 대한 과징금의 산정기준은 다음과 같다.

1) 업무정지처분을 갈음하여 과징금처분을 하는 경우에는 해당 업소의 처분에 대한 처분일이 속한 연도의 전년도 전품목의 1년간 총생산금액 또는 총수출입금액을 기준으로 한다.

2) 품목제조업무(품목수입업무)의 정지처분을 갈음하여 과징금처분을 하는 경우에는 해당 업소의 처분에 대한 처분일이 속한 연도의 전년도 해당 품목의 1년간 총생산금액 또는 총수출입금액을 기준으로 한다.

3) 1) 및 2)의 경우 신규로 품목을 제조 또는 수입하거나 휴업 등으로 인하여 1년간의 총생산금액 또는 총수출입금액을 기준으로 과징금을 산정하는 것이 불합리하다고 인정되는 경우에는 분기별 또는 월별 생산금액(수출입금액)을 기준으로 과징금을 산정한다.

다. 원료물질수출입업자등에 대한 과징금 산정기준은 다음과 같다.

1) 업무정지처분을 갈음하여 과징금처분을 하는 경우에는 해당 업소의 처분에 대한 처분일이 속한 연도의 전년도 1년간 총생산금액 또는 총수출입금액을 기준으로 한다.

2) 1)의 경우 휴업 등으로 인하여 1년간의 총생산금액 또는 총수출입금액을 기준으로 과징금을 산정하는 것이 불합리하다고 인정되는 경우에는 분기별 또는 월별 생산금액(수출입금액)을 기준으로 과징금을 산정한다.

시행령 [별표 10] 개정 2018.9.11. 개정 2019.3.12.

과태료의 부과기준(제29조 관련)

1. 일반기준

가. 위반행위의 횟수에 따른 과태료의 부과기준은 최근 2년간 같은 위반행위로 과태료 부과처분을 받은 경우에 적용한다. 이 경우 위반행위에 대하여 과태료 부과처분을 한 날과 그 처분 후에 다시 같은 위반행위를 적발한 날을 기준으로 하여 위반횟수를 계산한다.

나. 가목에 따라 부과처분을 하는 경우 부과처분의 적용 차수는 그 위반행위 전 부과처분 차수(가목에 따른 기간 내에 과태료 부과처분이 둘 이상 있었던 경우에는 높은 차수를 말한다)의 다음 차수로 한다.

다. 부과권자는 다음의 사항을 고려하여 해당 과태료 금액의 2분의 1의 범위에서 그 금액을 줄일 수 있다.

1) 위반행위가 고의나 중대한 과실이 아닌 사소한 부주의나 오류로 인한 경우

2) 위반의 내용·정도가 경미하다고 인정되는 경우

3) 법 위반상태를 시정하거나 해소하기 위한 노력이 인정되는 경우

라. 부과권자는 다음의 어느 하나에 해당하는 경우에는 제2호에 따른 과태료 금액의 2분의 1의 범위에서 그 금액을 늘일 수 있다. 다만, 과태료의 총액은 법 제69조제1항에 따른 과태료 금액의 상한을 넘을 수 없다.

1) 위반의 내용·정도가 중대하여 이해관계인 등에게 미치는 피해가 크다고 인정되는 경우

2) 그 밖에 법 위반상태의 기간, 위반행위의 정도, 위반행위의 동기와 그 결과 등을 고려하여 가중할 필요가 있다고 인정되는 경우

2. 개별기준

위반행위	근거 법조문	과태료 금액		
		1차 위반	2차 위반	3차 이상 위반
가. 예고임시마약류에 대하여 법 제5조의2제5항을 위반한 경우	법 제69조 제1항제10호	300만원		
나. 법 제8조제2항 및 제3항에 따른 신고를 하지 않은 경우	법 제69조 제1항제1호	300만원		
다. 법 제11조제1항, 제3항 또는 제4항을 위반하여 마약류취급의료업자, 마약류관리자, 마약류소매업자가 의료행위 또는 동물 진료나 조제를 목적으로 가지고 있는 향정신성의약품이 보고된 재고량과 차이가 있는 경우	법 제69조 제1항제3호	300만원. 다만, 이 목의 위반행위로 업무정지 또는 허가·지정 취소의 처분을 받지 않게 된 경우에는 과태료를 부과하지 않는다.		
라. 마약에 대하여 법 제12조제1항에 따른 보고를 하지 않은 경우	법 제69조 제1항제5호	500만원		
마. 향정신성의약품과 대마 및 원료물질에 대하여 법 제12조제1항 또는 제51조제7항에 따른 보고를 하지 않은 경우	법 제69조 제1항제5호	300만원		
바. 법 제15조를 위반하여 향정신성의약품을 저장한 경우	법 제69조 제1항제6호	300만원		
사. 법 제32조제3항을 위반하여 마약에 관한 기록을 보존하지 않은 경우	법 제69조 제1항제7호	500만원		

위반행위	근거 법조문	과태료 금액		
		1차 위반	2차 위반	3차 이상 위반
아. 법 제32조제3항을 위반하여 향정신성의약품에 관한 기록을 보존하지 않은 경우	법 제69조 제1항제7호	300만원		
자. 법 제33조제2항을 위반하여 마약을 인계 후 그 이유를 해당 관청에 신고하지 않은 경우	법 제69조 제1항제8호	500만원		
차. 법 제33조제2항을 위반하여 향정신성의약품과 대마를 인계 후 그 이유를 해당 관청에 신고하지 않은 경우	법 제69조 제1항제8호	150만원	225만원	300만원
카. 대마에 대해서 법 제35조제2항에 따른 보고를 하지 않은 경우	법 제69조 제1항제5호	150만원	225만원	300만원
타. 법 제35조제4항을 위반하여 장부를 보존하지 않은 경우	법 제69조 제1항제9호	300만원		

시행규칙 [별표 1] 삭제 〈2018.2.9.〉

시행규칙 [별표 2] 개정 2018.2.9. 개정 2018.10.31. 개정 2019.3.12.

행정처분의 기준(제43조 관련)

Ⅰ. 일반기준

1. 위반행위가 둘 이상이면 그 중 무거운 처분기준에 따르되, 둘 이상의 처분기준이 업무정지인 경우에는 무거운 처분기준에 나머지 각각의 처분기준의 2분의 1까지를 가중하여 처분할 수 있다.
2. 위반행위의 횟수에 따른 행정처분의 기준은 최근 2년간 같은 위반행위로 처분을 받은 경우에 적용한다. 이 경우 위반횟수별 부과기준의 적용일은 위반행위에 대하여 부과처분을 한 날과 다시 동일한 위반행위를 적발한 날로 한다.
3. 연간 위반행위의 횟수가 3차 이상인 경우에는 과징금의 부과대상에서 제외한다.
4. 1년 이내에 3회 이상 업무정지처분을 받은 경우에는 그 허가·지정 또는 승인을 취소한다.
5. 2년 이내에 6회 이상 경고처분을 받은 경우에는 그 허가·지정 또는 승인을 취소한다.
6. 제2호에도 불구하고 3개월 이상 6개월 이하의 업무정지처분을 받은 날부터 1년 이내에 3개월 이상 6개월 이하의 업무정지처분을 받은 경우에는 그 허가·지정 또는 승인을 취소한다.
7. 업무정지처분의 기간 중 정지된 업무를 실시한 경우에는 그 허가·지정 또는 승인을 취소하되, 마약류취급의료업자 및 마약류소매업자의 경우에는 마약류 취급 업무를 1년간 정지한다.
8. 다음 각 목의 어느 하나에 해당하는 경우에는 그 처분을 감면할 수 있다.
   가. 국민보건, 수요공급 그 밖에 공익상 필요하다고 인정되는 경우
   나. 수입 또는 제제(제조를 포함한다)만 하고 유통시키지 않은 경우
   다. 마약류제조업자, 마약류수출입업자 또는 마약류원료사용자가 법 제57조, 「약사법」 제39조, 「의약품 등 안전에 관한 규칙」 제50조, 제89조 및 제90조에 따라 자진 회수 계획을 통보하고 그에 따라 위해마약류를 회수한 후 결과를 보고한 경우
   라. 마약류통합관리시스템과의 연계 사용을 위한 외부 소프트웨어의 오류 등 전산 장애로 인하여 법 제11조에 따른 보고(변경보고를 포함한다) 내용의 일부 또는 전부가 누락되었음이 입증된 경우
9. 마약류취급자 중 마약류도매업자, 마약류소매업자, 마약류취급의료업자, 마약류관리자의 위반행위가 Ⅱ. 개별기준 제9호다목 또는 라목에 해당하는 것으로서 그 건수가 최근 3개월간 월평균 보고 건수의 3퍼센트 미만인 경우에는 그 처분(업무정지처분만 해당한다)을 2분의 1의 범위에서 감경할 수 있고, 위반 사실을 인지한 다음 날까지 사후조치를 완료한 경우에는 경고처분으로 감경할 수 있다.
10. 행정처분의 기준을 따로 정하지 않은 경우에는 「약사법」상의 행정처분 기준에 따른다.

II. 개별기준

위반행위	근거 법조문	과태료 금액			
		1차 위반	2차 위반	3차 위반	4차 이상 위반
1. 마약류취급자가 다음 각 목에 해당하는 행위를 한 경우					
가. 법 제5조제1항 및 제2항에 따른 마약류 취급 제한 규정을 위반한 경우	법 제44조제1항 제1호가목 및 같은 항 제2호다목	업무정지 6개월	허가·지정 취소		
나. 법 제5조제3항의 조치를 위반한 경우	법 제44조제1항 제1호나목	업무정지 1개월	업무정지 3개월	업무정지 6개월	업무정지 12개월
2. 마약류취급자 또는 원료물질수출입업자등이 법 제6조제1항 각 호 외의 부분 후단, 같은 조 제2항 후단 및 제6조의2제1항 후단에 따른 변경허가 또는 변경지정을 받지 않은 경우	법 제44조제1항 제1호다목 및 라목	경고	업무정지 1개월	업무정지 2개월	업무정지 3개월
2의2. 마약류취급자가 법 제6조제1항 또는 제2항에 따른 마약류취급자가 되기 위하여 필요한 약사 등의 자격을 상실하거나 「약사법」에 따른 의약품제저업, 의약품 도매상 등의 허가가 취소 등이 된 경우	법 제44조제1항 제2호바목	허가·지정 취소			
3. 마약류수출입업자, 마약류취급학술연구자, 대마재배자 또는 원료물질수출입업자등이 법 제6조제3항 각 호의 결격사유에 해당한 경우	법 제44조제1항 제2호가목	허가취소			
4. 마약류취급자 또는 원료물질수출입업자등이 법 제7조제2항에 따른 허가증 또는 지정서를 재발급받지 않은 경우	법 제44조제1항 제1호마목	경고	업무정지 1개월	업무정지 2개월	업무정지 3개월
5. 마약류취급자 또는 마약류취급승인자가 법 제9조제2항을 위반하여 마약류를 양도한 경우	법 제44조제1항 제1호바목 및 같은 항 제2호다목	업무정지 6개월	허가·지정 취소		
6. 마약류제조업자, 마약류원료사용자 또는 마약류취급학술연구자가 법 제9조제3항을 위반하여 마약류(제제는 제외한다)를 지방식품의약품안전청장의 승인을 받지 않고 양도한 경우	법 제44조제1항 제1호바목 및 같은 항 제2호라목	업무정지 3개월	업무정지 6개월	허가취소	
7. 삭제 <2018.2.9.>					
8. 삭제 <2018.2.9.>					
9. 마약류취급자 또는 마약류취급승인자가 법 제11조제1항을 위반하여 다음 각 목의 어느 하나에 해당하는 행위를 한 경우	법 제44조제1항 제1호자목 및 같은 항 제2호라목				
가. 마약류 취급에 관한 내용을 거짓으로 보고한 경우		업무정지 3개월	업무정지 6개월	허가·지정·승인 취소	
나. 마약류 취급에 관한 내용을 보고하지 않은 경우		업무정지 15일	업무정지 1개월	업무정지 2개월 또는 허가·지정·승인 취소	허가·지정·승인 취소
다. 마약류 취급에 관한 내용 중 일부 항목을 보고하지 않거나 변경보고하지 않은 경우		업무정지 7일	업무정지 15일	업무정지 1개월 또는 허가·지정·승인 취소	허가·지정·승인 취소

라. 마약류 취급에 관한 내용을 보고기한 내에 보고하지 않거나 변경보고하지 않은 경우		업무정지 3일	업무정지 7일	업무정지 15일 또는 허가 · 지정 · 승인 취소	허가 · 지정 · 승인 취소
마. 제21조제7항에 따라 소지한 마약의 재고량과 보고 또는 확인한 재고량 사이에 차이가 생긴 경우		업무정지 3개월	업무정지 6개월	허가 · 지정 · 승인 취소	
바. 제21조제7항에 따라 소지한 향정신성의약품의 재고량과 보고 또는 확인한 재고량 사이에 다음의 차이가 생긴 경우					
1) 품목별 최근 3개월 월평균 사용량의 3퍼센트 미만		경고	업무정지 7일	업무정지 15일 또는 허가 · 지정 · 승인 취소	허가 · 지정 · 승인 취소
2) 품목별 최근 3개월 월평균 사용량의 3퍼센트 이상		업무정지 1개월	업무정지 2개월	업무정지 3개월 또는 허가 · 지정 · 승인 취소	허가 · 지정 · 승인 취소
10. 마약류취급자 또는 마약류취급승인자가 법 제12조를 위반하여 보고하지 않거나 사고 마약류 등을 폐기한 경우	법 제44조제1항 제1호차목 및 같은 항 제2호라목	업무정지 1개월	업무정지 3개월	업무정지 6개월 또는 허가 · 지정 취소	허가 · 지정 취소
11. 마약류취급자가 법 제14조 및 이 규칙 제25조를 위반하여 마약류를 광고한 경우	법 제44조제1항 제1호카목	업무정지 1개월	업무정지 3개월	업무정지 6개월	업무정지 12개월
12. 마약류취급자 또는 마약류취급승인자가 법 제15조 및 이 규칙 제26조를 위반하여 다음 각 목에 어느 하나에 해당하는 행위를 한 경우	법 제44조제1항 제1호타목				
가. 마약을 저장한 경우		업무정지 1개월	업무정지 2개월	업무정지 3개월	업무정지 6개월
나. 다음의 어느 해당하는 향정신성의약품이나 임시마약류를 저장한 경우					
1) 법 제2조제3호가목부터 다목까지의 규정에 따른 향정신성의약품 또는 1군 임시마약류		업무정지 15일	업무정지 1개월	업무정지 2개월	업무정지 3개월
2) 법 제2조제3호라목 및 마목에 따른 향정신성의약품 또는 2군 임시마약류		경고	업무정지 15일	업무정지 1개월	업무정지 2개월
13. 법 제16조를 위반하여, 마약류수출입업자, 마약류제조업자, 마약류원료사용자, 마약류취급학술연구자 또는 마약류취급승인자가 마약류를 봉함하지 않거나, 마약류취급자가 봉함하지 않은 마약 및 향정신성의약품을 수수한 경우	법 제44조제1항 제1호파목 및 같은 항 제2호다목	업무정지 6개월	허가취소		
14. 마약류수출입업자, 마약류제조업자 또는 마약류원료사용자가 법 제17조 및 이 규칙 제30조제1항, 제3항 또는 제4항에 따라 기재하지 않거나 거짓으로 기재한 경우	법 제44조제1항 제1호하목	업무정지 1개월	업무정지 3개월	업무정지 6개월	업무정지 12개월
14의2. 마약류수출입업자 또는 마약류제조업자가 법 제17조 및 이 규칙 제30조제2항에 따라 기재하지 않거나 거짓으로 기재한 경우	법 제44조제1항 제1호하목	경고	업무정지 15일	업무정지 1개월	업무정지 2개월

15. 마약류수출입업자, 마약류제조업자 또는 마약류원료사용자가 법 제18조제2항제1호, 제21조제2항 또는 제24조제2항에 따른 허가 또는 변경허가를 받지 않은 경우	법 제44조제1항 제2호나목	허가취소			
15의2. 마약류수출입업자가 법 제18조제2항제2호에 따른 수출입 승인 또는 변경승인을 받지 않은 경우	법 제44조제1항 제1호허목	업무정지 3개월	업무정지 6개월	허가취소	
16. 삭제 <2018.2.9.>					
17. 마약류수출입업자, 마약류제조업자 또는 마약류도매업자가 법 제20조, 제22조 또는 제26조를 위반하여 판매한 경우	법 제44조제1항 제1호너목	업무정지 1개월	업무정지 3개월	업무정지 6개월	업무정지 12개월
18. 마약류취급의료업자가 법 제32조를 위반하여 처방전에 따르지 않고 투약 등을 하거나 처방전을 거짓으로 기재한 경우 및 처방전을 작성·비치·보존하지 않은 경우	법 제44조제1항 제1호더목	업무정지 1개월	업무정지 3개월	업무정지 6개월	업무정지 12개월
19. 4명 이상의 마약류취급의료업자가 의료에 종사하는 의료기관(향정신성의약품만을 취급하는 의료기관은 제외한다)의 대표자가 법 제33조를 위반하여 마약류관리자를 두지 않은 경우	법 제44조제1항 제1호러목 및 같은 항 제2호라목	업무정지 3개월	업무정지 6개월	허가취소	
20. 마약류취급학술연구자가 법 제35조제2항부터 제4항까지의 규정을 위반하여 기록·보존을 하지 않거나 거짓으로 기록한 경우	법 제44조제1항 제1호머목	업무정지 1개월	업무정지 3개월	업무정지 6개월	업무정지 12개월
21. 마약류취급자가 법 제38조에 따른 관리의무를 위반하여 다음 각 목에 해당하는 행위를 한 경우	법 제44조제1항 제1호서목 및 같은 항 제2호마목				
가. 마약류제조업자 또는 마약류원료사용자가 법 제38조제1항 및 이 규칙 제40조제1호를 위반하여 제조소 및 제조시설을 위생적으로 관리하지 않은 경우		경고	업무정지 1개월	업무정지 3개월	업무정지 6개월
나. 마약류제조업자 또는 마약류원료사용자가 법 제38조제1항 및 이 규칙 제40조제3호를 위반하여 보건위생상 위해가 발생할 우려가 있는 물건을 제조소 안에 둔 경우		경고	업무정지 1개월	업무정지 3개월	업무정지 6개월
다. 마약류제조업자 또는 마약류원료사용자가 법 제38조제1항 및 이 규칙 제40조제4호를 위반하여 기록을 보존하지 않은 경우		업무정지 1개월	업무정지 3개월	업무정지 6개월	업무정지 12개월
라. 마약류제조업자 또는 마약류원료사용자가 법 제38조제1항 및 이 규칙 제40조제5호를 위반하여 다음에 해당하게 된 경우					
1) 마약 외의 유효성분의 함량이 기준치보다 10% 이상 20% 미만 과부족		업무정지 1개월	업무정지 2개월	업무정지 3개월	업무정지 6개월
2) 마약 외의 유효성분의 함량이 기준치보다 10% 미만 과부족		업무정지 15일	업무정지 1개월	업무정지 2개월	업무정지 3개월
3) 마약의 유효성분의 함량이 기준치보다 10% 이상 과부족		업무정지 3개월	업무정지 6개월	허가취소	
4) 마약의 유효성분의 함량이 기준치보다 10% 미만 과부족		업무정지 1개월	업무정지 2개월	업무정지 3개월	업무정지 6개월

마. 마약류제조업자 또는 마약류원료사용자가 법 제38조제1항 및 이 규칙 제40조제6호를 위반하여 일반의약품과 별도로 분리하여 저장·관리하지 않은 경우		업무정지 1개월	업무정지 3개월	업무정지 6개월	업무정지 12개월
바. 삭제 <2018.2.9.>					
사. 마약류취급자가 법 제38조제2항을 위반하여 변질·부패·오염 또는 파손되었거나 사용기간 또는 유효기간이 지난 마약류를 판매하거나 사용한 경우		업무정지 1개월	업무정지 2개월	업무정지 3개월	업무정지 6개월
아. 마약류취급자가 법 제38조제3항 및 영 제12조의2제2호를 위반하여 마약류 점검시설 점검부를 작성·비치하고 2년간 보관하지 않은 경우		경고	업무정지 1개월	업무정지 2개월	업무정지 3개월
22. 마약류취급자, 마약류취급승인자 또는 원료물질취급자가 법 제41조에 따른 관계 공무원의 검사·질문·수거를 거부·방해하거나 기피한 경우	법 제44조제1항제1호어목 및 같은 항 제2호다목	업무정지 3개월	허가·지정 취소		
23. 마약류취급자 또는 원료물질수출입업자등이 법 제50조 및 이 규칙 제47조를 위반하여 교육을 받지 않은 경우	법 제44조제1항제1호저목	경고	업무정지 1개월	업무정지 2개월	업무정지 3개월
24. 원료물질을 수출입하는 자가 법 제51조제1항을 위반하여 원료물질의 수출입 승인을 받지 아니하고 수출입한 경우나 승인받은 내용과 다르게 수출입한 경우	법 제44조제1항제1호처목	업무정지 3개월	업무정지 6개월	업무정지 9개월	업무정지 12개월
25. 원료물질수출입업자등이 법 제51조제2항을 위반하여 다음 각 목에 해당하게 된 경우	법 제44조제1항제1호커목				
가. 제조, 수출입, 수수 또는 매매에 대한 기록을 작성하지 아니하거나 거짓으로 기록한 경우(나목의 경우는 제외한다)		업무정지 3개월	업무정지 6개월	업무정지 9개월	업무정지 12개월
나. 제조, 수출입, 수수 또는 매매에 대한 기록을 일부 작성하지 않은 경우		업무정지 1개월	업무정지 2개월	업무정지 3개월	업무정지 12개월
다. 제조, 수출입, 수수 또는 매매에 대한 기록을 2년간 보존하지 않은 경우		업무정지 1개월	업무정지 2개월	업무정지 3개월	업무정지 12개월
26. 원료물질수출입업자등이 법 제51조제2항에 따른 원료물질의 수출입, 수수 또는 매매에 대한 기록 작성의 의무를 회피할 목적으로 소량으로 나누어 원료물질을 거래한 경우	법 제44조제1항제1호터목	업무정지 3개월	업무정지 6개월	업무정지 9개월	업무정지 12개월
27. 원료물질수출입업자등이 법 제51조제3항에 따른 신고를 하지 아니한 경우	법 제44조제1항제1호퍼목	업무정지 1개월	업무정지 3개월	업무정지 6개월	업무정지 12개월
27의2. 원료물질수출입업자등이 「부가가치세법」 제8조에 따라 관할 세무서장에게 폐업신고를 하거나 관할 세무서장이 사업자등록을 말소한 경우	법 제44조제1항제2호사목	허가취소			
28. 그 밖에 마약류취급자가 법 제44조제1항제1호 각 목의 사유에 해당하는 경우	법 제44조제1항제1호	업무정지 15일	업무정지 1개월	업무정지 3개월	업무정지 6개월

시행규칙 [별표 3]

수수료(제51조제1항 관련)

구 분	수수료	
	전자민원의 경우	방문 · 우편 등의 경우
1. 마약류취급자 및 원료물질수출입업자등 허가		
가. 마약류제조업자 · 마약류원료사용자 · 마약류수출입업자 · 원료물질제조업자 · 원료물질수출입업자	81,000원	90,000원
나. 마약류취급학술연구자	31,000원	35,000원
다. 마약류도매업자 · 대마재배자	31,000원	35,000원
2. 마약류관리자 지정	12,000원	14,000원
3. 마약류취급자 및 원료물질수출입업자등 변경허가		
가. 마약류제조업자 · 마약류원료사용자 · 마약류수출입업자 · 원료물질제조업자 · 원료물질수출입업자	40,000원	45,000원
나. 마약류취급학술연구자	13,000원	15,000원
다. 마약류도매업자 · 대마재배자	13,000원	15,000원
4. 마약류관리자 변경지정	12,000원	14,000원
5. 마약류취급자 및 원료물질수출입업자등 허가증 재발급	25,000원	28,000원
6. 마약류관리자 지정서 재발급	10,000원	12,000원
7. 마약류의 수출품목 허가	108,000원	120,000원
8. 마약류의 수출품목 변경허가	27,000원	30,000원
9. 마약류 · 원료물질 수입허가 공인증명	25,000원	28,000원

11 보건의료기본법

•학습목표

중분류	번호	소분류	국시원 출제 범위	직접 관련	간접 관련
총칙	1	보건의료인의 책임을 설명한다.		○	
	2	보건의료인의 권리를 설명한다.		○	
국민의 권리와 의무	3	건강권 등을 설명한다.	○		○
	4	보건의료에 관한 알 권리를 설명한다.	○		○
	5	보건의료서비스에 관한 자기결정권을 설명한다.	○		○
	6	보건의료서비스에 관한 비밀 보장을 설명한다.	○		○
	7	보건의료에 관한 국민의 의무를 설명한다.	○		○
보건의료발전계획	8	보건의료발전계획의 수립 등을 설명한다.			○
보건의료의 제공과 이용	9	보건의료의 제공 및 이용체계를 설명한다.	○		○
	10	평생국민건강관리체계를 설명한다.	○		○
	11	주요질병관리체계를 설명한다.	○		○

[2000. 1. 12. 법률 제6150호 제정]

보건의료기본법	일부개정 2018. 12. 11. 법률 제15883호 일부개정 2017. 2. 8. 법률 제14558호 일부개정 2016. 5. 29. 법률 제14216호

[2000. 7. 27. 대통령령 제16925호 제정]

보건의료기본법 시행령	일부개정 2017. 8. 9. 대통령령 제28237호 타법개정 2017. 7. 26. 대통령령 제28211호 일부개정 2016. 8. 2. 대통령령 제27432호

11 핵심정리 및 예상문제

❑ 제정 목적 및 기본이념

1) 제정 목적

- 보건의료에 관한 국민의 권리 · 의무를 정함
- 국가 및 지방자치단체의 책임을 정함
- 보건의료의 수요 및 공급에 관한 기본적인 사항을 규정 → 보건의료의 발전과 국민의 보건 및 복지의 증진에 이바지함

2) 기본이념

- 인간으로서의 존엄과 가치를 가지며 행복을 추구할 수 있도록 함
- 개개인이 건강한 삶을 영위할 수 있도록 제도와 여건을 조성
- 보건의료의 형평과 효율의 조화를 이룸
- 국민의 삶의 질 향상

❑ 용어 정의

보건의료	국민의 건강을 보호 · 증진하기 위하여 국가 · 지방자치단체 · 보건의료기관 · 보건의료인 등이 행하는 모든 활동
보건의료서비스	국민의 건강을 보호 · 증진하기 위하여 보건의료인이 행하는 모든 활동
보건의료인	보건의료관계 법령이 정하는 바에 의하여 자격 · 면허 등을 취득하거나 보건의료서비스에 종사가 허용된 자
보건의료기관	보건의료인이 공중/특정 다수인을 위하여 보건의료서비스를 행하는 보건기관 · 의료기관 · 약국, 기타 대통령령이 정하는 기관
공공보건의료기관	국가 · 지방자치단체, 기타 공공단체가 설립 · 운영하는 보건의료기관
보건의료정보	보건의료관련 지식 · 부호 · 숫자 · 문자 · 음성 · 음향 · 영상 등으로 표현된 모든 종류의 자료

❑ 국가와 지방자치단체의 책임

- 국민건강의 보호 · 증진을 위한 법적 · 제도적 장치를 마련하고, 재원 확보에 노력
- 보건의료 수요를 형평성 있게 충족시킬 수 있도록 노력
- 건강관련 물품이나 활동에서 발생할 수 있는 위해방지, 각종 위해요인으로부터 국민의 건강을 보호하기 위한 시책 강구
- 민간보건의료에 대하여 필요시 행정적 · 재정적 지원
  → 보건의료정책과 사회보장정책과의 연계

1. 보건의료기본법의 기본이념에 관한 사항으로 옳지 않은 것은?

1) 국민의 삶의 질을 향상시킨다.
2) 보건의료의 형평과 효율의 조화를 기한다
3) 전문의료의 발전과 국민의 보건 및 복지의 증진에 이바지한다.
4) 인간으로서의 존엄과 가치를 가지고 행복을 추구할 수 있게 한다.
5) 개개인이 건강한 삶을 영위할 수 있도록 하기 위하여 제도와 여건을 조성한다.

2. 자격 · 면허 등을 취득하거나 보건의료서비스에 종사하는 것이 허용된 자는?

1) 의료요원 2) 보건요원
3) 보건의료인 4) 한지의료인
5) 의료유사업자

3. 보건의료기관에 해당하지 않는 것은?

1) 약국 2) 보건소
3) 산후조리원 4) 보건진료소
5) 사립대학병원

4. 국민의 건강을 보호 · 증진하기 위하여 국가 · 지방자치단체, 보건의료기관 또는 보건의료인 등이 행하는 활동은?

1) 공공보건 2) 보건의료
3) 의료서비스 4) 일차보건의료
5) 보건의료서비스

5. 보건의료정책과 관련되어 연계성을 확보하도록 규정하고 있는 것은?

1) 예산정책 2) 환경정책
3) 사회보장정책 4) 교육문화정책
5) 산업보건정책

ANSWER 1. 3) 2. 3) 3. 3) 4. 2) 5. 3)

1~2. 보건의료인의 책임과 권리

1) 책임

- 양질의 적정한 보건의료서비스 제공
- 보건의료서비스의 제공을 요구받은 때 정당한 이유 없이 거부하지 못함
- 필요 시 보건의료서비스 받는 자를 다른 보건의료기관에 소개, 그에 관한 자료를 제공
- 국가나 지방자치단체가 관리하여야 할 질병에 걸렸거나 걸린 것으로 의심되는 대상자 발견 시 관계기관에 신고·보고·통지하는 등 필요한 조치

2) 권리

- 양심에 따른 적절한 보건의료기술과 치료재료 등을 선택할 권리

6. 보건의료인이 보건의료서비스를 제공할 때 가장 우선시 되는 권리는?

① 기관의 이익　② 의료기관 정책
③ 대상자의 요구　④ 소속기관의 지시
⑤ 보건의료인의 양심

7. 보건의료인의 책임이 <u>아닌</u> 것은?

1) 국민건강의 보호·증진을 위하여 필요한 법적·제도적 장치를 마련한다.
2) 양질의 적정한 보건의료 서비스를 제공하도록 노력한다.
3) 국가가 관리하여야 할 질병에 걸린 대상자 발견 시 관계기관에 신고한다.
4) 보건의료서비스의 제공을 요구받은 때에는 정당한 이유없이 거부하지 못한다.
5) 필요시 보건의료서비스 받는 자를 다른 보건의료기관에 소개한다.

ANSWER 6. 5) 7. 1)

❑ 보건의료정책 수립과 국민참여

- 국가와 지방자치단체는 국민의 권리·의무 등 국민생활에 중대한 영향을 미치는 보건의료정책을 수립·시행하려면 이해관계인 등 국민의 의견을 수렴하여야 함

3~7. 국민의 권리와 의무

구분	항목	내용
권리	건강권 등	▪ 자신과 가족의 건강에 관하여 국가의 보호를 받을 권리 ▪ 성별·연령·종교·사회적 신분·경제적 사정 등을 이유로 건강권리를 침해받지 않을 권리
	알권리	▪ 보건의료시책에 관한 내용 공개를 청구할 권리 ▪ 보건의료인·보건의료기관에 자신의 보건의료 관련기록 등의 열람이나 사본 교부를 요청할 수 있음
	자기 결정권	보건의료인으로부터 자신의 질병에 대한 치료방법, 의학적 연구대상 여부, 장기이식 여부 등에 관하여 충분한 설명을 들은 후 동의 여부를 결정할 권리
	비밀 보장	보건의료와 관련하여 자신의 신체·건강 및 사생활의 비밀을 침해받지 않을 권리
의무		▪ 자신과 가족의 건강을 보호·증진하기 위하여 노력, 필요한 비용을 부담 ▪ 건강에 위해한 정보를 유포·광고하거나, 기구·물품을 판매·제공하는 등 타인의 건강을 저해하거나 저해할 우려가 있는 행위를 하여서는 안 됨 ▪ 보건의료인의 정당한 보건의료서비스와 지도에 대하여 협조

8. 자신과 가족의 건강에 관한 권리를 침해받지 않음을 의미하는 용어는?

1) 건강권 등
2) 자기결정권
3) 사생활 보호권
4) 의무기록열람권
5) 개인정보 보호권

9. 보건의료기관에 대하여 보건의료와 관련된 기록 등의 열람을 요청할 수 <u>없는</u> 사람은?

1) 형제
2) 자녀
3) 배우자
4) 조부모
5) 본인이 지정한 대리인

10. 보건의료와 관련한 사본교부를 위해 본인을 대신해서 요청할 수 있는 사람으로 옳지 않은 것은?

1) 자녀
2) 남편
3) 시부모
4) 친언니
5) 대리인으로 지정한 친구

11. 보건의료에 관한 기록열람을 위해 본인이 요청할 수 없을 경우, 요청권을 대신 행사할 수 있는 사람으로 옳지 <u>않은</u> 자는?

1) 배우자
2) 직계존속
3) 직계비속
4) 배우자 직계존속
5) 배우자가 지정한 대리인

12. 모든 국민은 보건의료인으로부터 자신의 질병과 관련된 치료방법, 장기이식 여부 등에 관하여 충분한 설명을 들은 후, 이에 관한 동의 여부를 결정할 권리를 가진다. 이러한 국민의 권리는?

1) 건강권
2) 알권리
3) 정보동의권
4) 자기결정권
5) 비밀보장권

13. 보건의료에 관한 국민의 의무가 <u>아닌</u> 것은?

1) 타인의 건강을 저해해서는 안 된다.
2) 건강에 위해한 정보를 유포해서는 안 된다.
3) 보건의료서비스에 대하여 홍보할 수 있다.
4) 보건의료인의 정당한 보건의료서비스에 대하여 협조한다.
5) 관계법령이 정하는 바에 의하여 건강의 보호·증진에 필요한 비용을 부담하여야 한다.

ANSWER 8. 1) 9. 1) 10. 4) 11. 5) 12. 4) 13. 3)

8. 보건의료발전계획

구분	항목	내용
보건의료 발전계획	시행자	보건복지부장관
	절차	▪ 관계 중앙행정기관장과의 협의와 보건의료정책심의위원회의 심의를 거쳐 5년마다 수립 ▪ 국무회의의 심의를 거쳐 확정 ▪ 매년 보건의료발전계획의 주요 내용, 주요 시책의 추진방안 및 전년도 추진실적을 확정한 후 지체 없이 국회 소관 상임위원회에 보고
	포함되어야 할 사항	▪ 보건의료발전의 기본목표 및 그 추진방향 ▪ 주요 보건의료사업계획 및 그 추진방법 ▪ 보건의료자원의 조달 및 관리방안 ▪ 지역별 병상 총량의 관리에 관한 시책 ▪ 보건의료의 제공 및 이용체계 등 보건의료의 효율화에 관한 시책 ▪ 중앙행정기관간의 보건의료 관련업무의 종합·조정 ▪ 노인·장애인 등 보건의료 취약계층에 대한 보건의료사업계획 ▪ 보건의료통계 및 그 정보의 관리방안 ▪ 기타 보건의료발전을 위하여 특히 필요하다고 인정되는 사항
주요시책 추진방안	시행자	보건복지부장관과 관계 중앙행정기관의 장
	통보	보건복지부장관 → 관계 중앙행정기관의 장 및 시·도지사 → 시장·군수·구청장
	시기	보건의료발전계획이 확정되면 매년
	수립 시행	관계 중앙행정기관의 장은 해당 연도 소관 주요시책의 추진방안과 전년도 소관 추진결과를 매년 2월말까지 보건복지부장관에게 제출
지역보건 의료계획	시행자	시·도지사와 시장·군수·구청장
	시기	보건의료발전계획이 확정되면

14. 보건의료발전계획에 포함되어야 할 사항으로 옳지 않은 것은?

1) 보건의료자원의 조달 및 관리 방안
2) 보건의료 통계 및 정보의 관리 방안
3) 주요 보건의료사업계획 및 추진 방법
4) 여성 및 아동에 대한 보육·의료사업계획
5) 보건의료 발전의 기본 목표 및 추진 방향

15. 보건의료발전계획은 몇 년마다 수립하는가?

1) 1년　　2) 2년
3) 3년　　4) 4년
5) 5년

16. 보건의료발전계획 수립에 대한 설명으로 옳지 않은 것은?

1) 국회의 의결을 거쳐 시행한다.
2) 국무회의의 심의를 거쳐서 확정한다.
3) 보건의료발전계획은 5년마다 수립한다.
4) 보건의료정책심의위원회의 심의를 거친다.
5) 보건복지부장관이 관계 중앙행정기관의 장과 협의한다.

17. 지역보건의료계획을 수립·시행하는 자가 아닌 자는?

1) 특별시장　　2) 광역시장
3) 도지사　　4) 보건소장
5) 구청장

18. 보건의료발전계획의 수립은 누가 하는가?

1) 보건복지부장관　　2) 지방자치단체장
3) 국무총리　　4) 보건소장
5) 시장·군수·구청장

ANSWER 14. 4) 15. 5) 16. 1) 17. 4) 18. 1)

❑ 보건의료자원(인력 · 시설 · 물자 · 지식 · 기술 등)의 관리에 관한 기본원칙

국가/지자체	보건의료자원을 개발 · 확보하기 위하여 종합적 · 체계적인 시책 강구
	보건의료자원의 장 · 단기 수요를 예측하여 공급이 적정화되도록 관리
	우수한 보건의료인력의 양성 및 자질향상을 위하여 교육 등 필요한 시책 강구
	보건의료의 지식과 발전을 위하여 필요한 시책을 수립 · 시행
	역할분담 등 ▪ 공공보건의료기관과 민간보건의료기관 간의 역할분담/상호협력체계 마련 ▪ 공공보건의료기관을 설립 · 운영 ▪ 필요한 시책을 수립 · 시행
보건의료인	▪ 국민에게 양질의 보건의료서비스 제공 ▪ 국민의 보건향상에 이바지하기 위해 전문분야별/전문분야 간 상호협력
보건복지부장관	새로운 보건의료기술의 평가 등 필요한 조치 강구

19. 국가 및 지방자치단체가 보건의료자원을 관리하기 위해 수행하는 활동으로 옳은 것은?

1) 효율적인 보건의료자원의 관리를 위하여 전문기구를 설치하여야 한다.
2) 보건의료인력의 부족을 해소하기 위하여 전문단체에 인력양성계획을 의뢰한다.
3) 우수한 보건의료인력의 양성을 위한 교육은 관계 전문단체에 위탁하여야 한다.
4) 기본적인 보건의료수요를 충족하기 위하여 필요한 경우는 공공보건의료기관을 설립 · 운영할 수 있다.
5) 보건의료에 관한 인력 · 시설 · 물자 · 지식 · 기술 등 보건의료자원의 개발은 민간수준에서, 보건의료자원의 확보는 국가차원에서 책임을 가진다.

9. 보건의료의 제공 및 이용체계

제공 및 이용체계	▪ 보건의료에 관한 인력, 시설, 물자 등 보건의료자원이 지역적으로 고루 분포되어 보건의료서비스의 공급이 균형 있게 이루어지도록 노력 ▪ 양질의 보건의료서비스를 효율적으로 제공하기 위한 보건의료의 제공 및 이용체계를 마련하도록 노력 ▪ 보건의료의 제공 및 이용체계를 구축하기 위하여 필요한 행정상 · 재정상의 조치와 그 밖에 필요한 지원
응급의료체계	모든 국민이 응급 상황에서 신속하고 적절한 응급의료서비스를 받을 수 있도록 응급의료체계를 마련

20. 국가 및 지방자치단체에 의한 보건의료의 제공과 이용체계 및 응급의료체계에 대한 설명으로 옳지 않은 것은?

1) 보건의료서비스 공급이 균형있게 이루어지도록 노력하여야 한다.
2) 효율적인 보건의료의 제공과 이용체계를 마련하도록 노력해야 한다.
3) 보건의료에 관한 인력, 시설, 물자 등이 지역적으로 고루 분포되도록 노력해야 한다.
4) 공공보건의료기관과 민간보건의료기관이 협력하여 동일한 역할을 수행할 수 있도록 체제를 수립한다.
5) 모든 국민이 응급상황에서 신속하고 적절한 응급의료서비스를 제공받을 수 있도록 응급의료체계를 마련하여야 한다.

ANSWER 19. 4) 20. 4)

10. 평생국민건강관리체계

- 생애주기별 건강상 특성/주요 건강위험요인을 고려한 평생국민건강관리를 위한 사업시행
- 공공보건의료기관이 중심 역할을 할 수 있도록 필요한 시책 강구
- 건강지도・보건교육 등을 담당할 전문인력을 양성, 건강관리정보체계구축 등 시책 강구

사업분야	주체	사업내용
여성과 어린이의 건강증진	국가와 지자체	건강한 자녀를 출산하고 양육하도록 지원하는 등 여성과 어린이의 건강을 보호・증진하기 위하여 필요한 시책 강구(연령별 특성이 반영되도록)
노인의 건강증진		노인의 질환을 조기에 발견하고 예방하며, 질병 상태에 따라 적절한 치료와 요양이 이루어질 수 있도록 하는 등 노인의 건강을 보호・증진하기 위하여 필요한 시책 강구
장애인의 건강증진		선천적・후천적 장애가 발생하는 것을 예방하고 장애인의 치료와 재활이 이루어질 수 있도록 하는 등 장애인의 건강을 보호・증진하기 위하여 필요한 시책 강구
학교보건의료		학생의 건전한 발육을 돕고 건강을 보호・증진하며 건강한 성인으로 성장하기 위하여 요구되는 생활습관・정서 등을 함양하기 위하여 필요한 시책 강구
산업보건의료	국가	근로자의 건강을 보호・증진하기 위하여 필요한 시책 강구
환경보건의료	국가와 지자체	국민의 건강을 보호・증진하기 위하여 쾌적한 환경의 유지와 환경오염으로 인한 건강상의 위해 방지 등에 필요한 시책 강구
기후변화에 따른 국민건강 영향평가	보건복지부장관	▪국민의 건강을 보호・증진하기 위하여 지구온난화 등 기후변화가 국민건강에 미치는 영향을 5년마다 조사・평가(기후보건영향평가)하여 그 결과를 공표하고 정책수립의 기초자료로 활용하여야 함 ▪기후보건영향평가에 필요한 기초자료 확보 및 통계의 작성을 위하여 실태조사를 실시할 수 있음 ▪관계 중앙행정기관의 장, 지방자치단체의 장 및 보건의료 관련기관이나 단체의 장에게 기후보건영향평가에 필요한 자료의 제공, 실태조사의 협조를 요청할 수 있음
식품위생・영양	국가와 지자체	국민의 건강을 보호・증진하기 위하여 식품으로 인한 건강상의 위해 방지와 국민의 영양 상태의 향상 등에 필요한 시책 강구

21. 「보건의료기본법」에서 정하고 있는 평생국민건강관리사업으로 옳지 않은 것은?

1) 환경 보건의료
2) 국민 건강보험
3) 산업 보건의료
4) 노인의 건강증진
5) 장애인의 건강증진

22. 국가와 지방자치단체가 시행해야 하는 평생국민건강관리사업의 내용은?

1) 정신보건의료, 학교보건의료
2) 구강보건의료, 학교보건의료
3) 장애인의 건강증진, 식품위생・영양
4) 만성질환의 예방 및 관리, 환경보건의료
5) 노인의 건강증진, 감염병의 예방 및 관리

ANSWER 21. 2) 22. 3)

11. 주요 질병관리체계

보건복지부장관은 국민건강을 크게 위협하는 질병 중에서 국가가 특별히 관리하여야 할 필요가 있다고 인정되는 질병을 선정하고, 이를 관리하기 위하여 필요한 시책을 수립·시행

감염병의 예방 및 관리	감염병의 발생과 유행을 방지하고 감염병환자에 대하여 적절한 보건의료를 제공하고 관리하기 위하여 필요한 시책을 수립·시행
만성질환의 예방과 관리	암·고혈압 등 주요 만성질환의 발생과 증가를 예방하고 말기질환자를 포함한 만성질환자에 대하여 적절한 보건의료의 제공과 관리를 위하여 필요한 시책을 수립·시행
정신보건의료	정신질환의 예방과 정신질환자의 치료 및 사회복귀 등 국민의 정신건강 증진을 위하여 필요한 시책을 수립·시행
구강보건의료	구강질환의 예방 및 치료와 구강건강에 관한 관리 등 국민의 구강건강 증진을 위하여 필요한 시책을 수립·시행

23. 주요 질병관리를 위해 필요로 하는 국가와 지방자치단체의 시책에 해당되지 않는 것은?

1) 감염병 예방
2) 만성질환예방
3) 정신보건의료
4) 산업보건의료
5) 구강보건의료

24. 보건복지부장관은 국민건강에 위해가 큰 질병 중에서 국가가 특별히 관리하여야 할 질병을 선정하여 주요질병관리체계를 수립하여야 한다. 이에 해당하지 않는 것은?

1) 구강보건의료
2) 정신보건의료
3) 감염병의 예방 및 관리
4) 급성질환의 예방 및 관리
5) 만성질환의 예방 및 관리

ANSWER 23. 4) 24. 4)

❑ 보건의료 육성 및 발전방안

국가/지방자치단체	보건의료 시범사업	▪ 새로운 보건의료제도를 시행하기 위해 필요한 경우 시범사업 ▪ 시범사업 결과를 평가하여 새로 시행될 보건의료제도에 반영
	취약계층 등에 대한 보건의료 서비스 제공	▪ 노인·장애인 등 보건의료 취약계층에 대한 적절한 보건의료서비스 제공을 위한 시책의 수립·시행 ▪ 농·어업인 등의 건강을 보호·증진하기 위한 시책의 수립·시행
	분쟁조정 등	▪ 보건의료서비스로 인하여 분쟁이 발생하면 그 분쟁이 신속하고 공정하게 해결되도록 하기 위하여 필요한 시책 강구 ▪ 보건의료서비스로 인한 피해를 원활하게 구제하기 위해 필요한 시책강구
	건강위해 원인자 비용부담	국민건강에 위해를 일으키거나 일으킬 우려가 있는 물품 등을 생산·판매하는 자 등에 대하여 국민건강 보호·증진에 소요되는 비용을 부담
	보건의료 관련 산업진흥	보건의료기술의 연구개발과 지원 등 보건의료 관련산업의 진흥을 위한 시책 강구
	한방의료 육성발전	한방의료를 육성·발전시키도록 노력
	국제협력 등	외국정부 및 국제기구 등과의 협력을 통하여 보건의료정보, 보건의료에 관한 기술교류, 전문인력을 양성하며, 보건의료의 발전을 위한 국제적인 노력에 적극 참여
	보건의료 사업평가	매년 주요 보건의료사업의 성과를 평가하여 보건의료시책에 반영
보건복지부장관	보건의료 서비스 평가	보건의료서비스의 질적 향상을 위하여 평가 실시

❑ 보건의료 통계·정보 관리

국가/지방자치단체	보건의료 통계·정보 관리시책	보건의료에 관한 통계와 정보를 수집·관리하여 이를 보건의료정책에 활용할 수 있도록 필요한 시책을 수립·시행
	보건의료 정보화의 촉진	보건의료 정보화를 촉진하기 위하여 필요한 시책 강구
보건복지부장관	보건의료 실태조사	국민의 보건의료 수요 및 이용 행태, 보건의료에 관한 인력·시설 및 물자 등 보건의료 실태에 관한 전국적인 조사 실시(5년 마다)
	보건의료 정보의 보급·확대	보건의료기관, 관련기관·단체 등이 보유하고 있는 보건의료정보를 널리 보급·확대하기 위하여 필요한 시책 강구
	보건의료 정보의 표준화 추진	보건의료정보의 효율적 운영과 호환성 확보 등을 위하여 보건의료정보의 표준화를 위한 시책 강구

25. 국가와 지방자치단체가 보건의료의 육성 및 발전을 위해 수립해야 할 시책과 거리가 먼 것은?

1) 한방의료를 육성하고 발전시키도록 노력
2) 농·어업인 등의 건강을 보호하기 위한 시책
3) 외국정부, 국제기구 등과 협력하여 보건의료정보 교류
4) 민간의료기관 활성화를 위한 의료자원 개발
5) 보건의료서비스로 인하여 발생한 분쟁을 신속하게 해결되도록 하는 시책

26. 국가·지방자치단체가 보건의료의 육성·발전을 위하여 수립해야 하는 시책으로 옳지 않은 것은?

1) 한방의료를 육성·발전시키도록 노력하여야 한다.
2) 국가는 보건의료서비스로 인하여 분쟁이 발생한 경우 분쟁당사자가 해결하도록 한다.
3) 국가는 농·어업인 등의 건강을 보호·증진하기 위하여 필요한 시책을 강구하여야 한다.
4) 시범사업을 실시한 때에는 그 결과를 평가하여 새로이 시행될 보건의료제도에 반영하여야 한다.
5) 국민건강에 위해를 일으키는 물품을 생산하는 자에 대하여 국민건강의 보호·증진 비용을 부담하게 할 수 있다.

ANSWER 25. 4) 26. 2)

11 보건의료기본법

시행령

제1장 총 칙

제1조 [목 적] 이 법은 보건의료에 관한 국민의 권리·의무와 국가 및 지방자치단체의 책임을 정하고 보건의료의 수요와 공급에 관한 기본적인 사항을 규정함으로써 보건의료의 발전과 국민의 보건 및 복지의 증진에 이바지하는 것을 목적으로 한다.

제2조 [기본 이념] 이 법은 보건의료를 통하여 모든 국민이 인간으로서의 존엄과 가치를 가지며 행복을 추구할 수 있도록 하고 국민 개개인이 건강한 삶을 영위할 수 있도록 제도와 여건을 조성하며, 보건의료의 형평과 효율이 조화를 이룰 수 있도록 함으로써 국민의 삶의 질을 향상시키는 것을 기본 이념으로 한다.

제3조 [정 의] 이 법에서 사용하는 용어의 뜻은 다음과 같다.

1. "보건의료"란 국민의 건강을 보호·증진하기 위하여 국가·지방자치단체·보건의료기관 또는 보건의료인 등이 행하는 모든 활동을 말한다.
2. "보건의료서비스"란 국민의 건강을 보호·증진하기 위하여 보건의료인이 행하는 모든 활동을 말한다.
3. "보건의료인"이란 보건의료 관계 법령에서 정하는 바에 따라 자격·면허 등을 취득하거나 보건의료서비스에 종사하는 것이 허용된 자를 말한다.
4. "보건의료기관"이란 보건의료인이 공중(公衆) 또는 특정 다수인을 위하여 보건의료서비스를 행하는 보건기관, 의료기관, 약국, 그 밖에 대통령령으로 정하는 기관을 말한다.
5. "공공보건의료기관"이란 국가·지방자치단체, 그 밖의 공공단체가 설립·운영하는 보건의료기관을 말한다.
6. "보건의료정보"란 보건의료와 관련한 지식 또는 부호·숫자·문자·음성·음향·영상 등으로 표현된 모든 종류의 자료를 말한다.

제4조 [국가와 지방자치단체의 책임] ① 국가와 지방자치단체는 국민건강의 보호·증진을 위하여 필요한 법적·제도적 장치를 마련하고 이에 필요한 재원(財源)을 확보하도록 노력하여야 한다.

② 국가와 지방자치단체는 모든 국민의 기본적인 보건의료 수요를 형평에 맞게 충족시킬 수 있도록 노력하여야 한다.

③ 국가와 지방자치단체는 식품, 의약품, 의료기기 및 화장품 등 건강 관련 물품이나 건강 관련 활동으로부터 발생할 수 있는 위해(危害)를 방지하고, 각종 국민건강 위해 요인으로부터 국민의 건강을 보호하기 위한 시책을 강구하도록 노력하여야 한다.

④ 국가와 지방자치단체는 민간이 행하는 보건의료에 대하여 보건의료 시책상 필요하다고 인정하면 행정적·재정적 지원을 할 수 있다.

제5조 [보건의료인의 책임] ① 보건의료인은 자신의 학식과 경험, 양심에 따라 환자에게 양질의 적정한 보건의료서비스를 제공하기 위하여 노력하여야 한다.

② 보건의료인은 보건의료서비스의 제공을 요구받으면 정당한 이유 없이 이를 거부하지 못한다.

③ 보건의료인은 적절한 보건의료서비스를 제공하기 위하여 필요하면 보건의료서비스를 받는 자를 다른 보건의료기관에 소개하고 그에 관한 보건의료 자료를 다른 보건의료기관에 제공하도록 노력하여야 한다.

④ 보건의료인은 국가나 지방자치단체가 관리하여야 할 질병에 걸렸거나 걸린 것으로 의심되는 대상자를 발견한 때에는 그 사실을 관계 기관에 신고·보고 또는 통지하는 등 필요한 조치를 하여야 한다.

제6조 [환자 및 보건의료인의 권리] ① 모든 환자는 자신의 건강보호와 증진을 위하여 적절한 보건의료서비스를 받을 권리를

가진다.

② 보건의료인은 보건의료서비스를 제공할 때에 학식과 경험, 양심에 따라 환자의 건강보호를 위하여 적절한 보건의료기술과 치료재료 등을 선택할 권리를 가진다. 다만, 이 법 또는 다른 법률에 특별한 규정이 있는 경우에는 그러하지 아니하다.

제7조 [보건의료정책과 사회보장정책과의 연계] 국가와 지방자치단체는 보건의료정책과 관련되는 사회보장정책이 연계되도록 하여야 한다.

제8조 [국민의 참여] 국가와 지방자치단체는 국민의 권리·의무 등 국민생활에 중대한 영향을 미치는 보건의료정책을 수립·시행하려면 이해관계인 등 국민의 의견을 수렴하여야 한다.

제9조 [다른 법률과의 관계] 보건의료에 관한 법률을 제정하거나 개정할 때에는 이 법에 부합되도록 하여야 한다.

제 2 장 보건의료에 관한 국민의 권리와 의무

제10조 [건강권 등] ① 모든 국민은 이 법 또는 다른 법률에서 정하는 바에 따라 자신과 가족의 건강에 관하여 국가의 보호를 받을 권리를 가진다.

② 모든 국민은 성별, 나이, 종교, 사회적 신분 또는 경제적 사정 등을 이유로 자신과 가족의 건강에 관한 권리를 침해받지 아니한다.

제11조 [보건의료에 관한 알 권리] ① 모든 국민은 관계 법령에서 정하는 바에 따라 국가와 지방자치단체의 보건의료시책에 관한 내용의 공개를 청구할 권리를 가진다.

② 모든 국민은 관계 법령에서 정하는 바에 따라 보건의료인이나 보건의료기관에 대하여 자신의 보건의료와 관련한 기록 등의 열람이나 사본의 교부를 요청할 수 있다. 다만, 본인이 요청할 수 없는 경우에는 그 배우자·직계존비속 또는 배우자의 직계존속이, 그 배우자·직계존비속 및 배우자의 직계존속이 없거나 질병이나 그 밖에 직접 요청을 할 수 없는 부득이한 사유가 있는 경우에는 본인이 지정하는 대리인이 기록의 열람 등을 요청할 수 있다.

제12조 [보건의료서비스에 관한 자기결정권] 모든 국민은 보건의료인으로부터 자신의 질병에 대한 치료 방법, 의학적 연구대상 여부, 장기이식(臟器移植) 여부 등에 관하여 충분한 설명을 들은 후 이에 관한 동의 여부를 결정할 권리를 가진다.

제13조 [비밀 보장] 모든 국민은 보건의료와 관련하여 자신의 신체상·건강상의 비밀과 사생활의 비밀을 침해받지 아니한다.

제14조 [보건의료에 관한 국민의 의무] ① 모든 국민은 자신과 가족의 건강을 보호·증진하기 위하여 노력하여야 하며, 관계 법령에서 정하는 바에 따라 건강을 보호·증진하는 데에 필요한 비용을 부담하여야 한다.

② 누구든지 건강에 위해한 정보를 유포·광고하거나 건강에 위해한 기구·물품을 판매·제공하는 등 다른 사람의 건강을 해치거나 해칠 우려가 있는 행위를 하여서는 아니 된다.

③ 모든 국민은 보건의료인의 정당한 보건의료서비스와 지도에 협조한다.

제 3 장 보건의료발전계획의 수립·시행

제15조 [보건의료발전계획의 수립 등] ① 보건복지부장관은 관계 중앙행정기관의 장과의 협의와 제20조에 따른 보건의료정책심의위원회의 심의를 거쳐 보건의료발전계획을 5년마다 수립하여야 한다.

② 보건의료발전계획에 포함되어야 할 사항은 다음 각 호와 같다.

1. 보건의료 발전의 기본 목표 및 그 추진 방향
2. 주요 보건의료사업계획 및 그 추진 방법
3. 보건의료자원의 조달 및 관리 방안
4. 지역별 병상 총량의 관리에 관한 시책
5. 보건의료의 제공 및 이용체계 등 보건의료의 효율화에 관한 시책

6. 중앙행정기관 간의 보건의료 관련 업무의 종합 · 조정
7. 노인 · 장애인 등 보건의료 취약계층에 대한 보건의료사업계획
8. 보건의료 통계 및 그 정보의 관리 방안
9. 그 밖에 보건의료 발전을 위하여 특히 필요하다고 인정되는 사항

③ 보건의료발전계획은 국무회의의 심의를 거쳐 확정한다.

시행령

영제2조 (보건의료발전계획의 통보) ① 보건복지부장관은 「보건의료기본법」(이하 "법"이라 한다) 제15조제3항에 따라 보건의료발전계획이 확정되면 지체 없이 관계 중앙행정기관의 장 및 특별시장 · 광역시장 · 도지사 · 특별자치도지사(이하 "시 · 도지사"라 한다)에게 통보하여야 한다.

② 제1항에 따라 통보를 받은 시 · 도지사는 지체 없이 이를 시장 · 군수 · 구청장(자치구의 구청장을 말한다. 이하 같다)에게 통보하여야 한다.

제16조 [주요 시책 추진방안의 수립 · 시행] 보건복지부장관과 관계 중앙행정기관의 장은 보건의료발전계획이 확정되면 이를 기초로 하여 보건의료와 관련된 소관 주요 시책의 추진방안을 매년 수립 · 시행하여야 한다.

시행령

영제3조 (주요 시책 추진방안의 수립 · 시행) 관계 중앙행정기관의 장은 법 제16조에 따라 수립한 보건의료와 관련된 해당 연도 소관 주요 시책의 추진방안과 전년도 소관 주요 시책의 추진결과를 매년 2월말까지 보건복지부장관에게 제출하여야 한다.

제17조 [지역보건의료계획의 수립 · 시행] 특별시장 · 광역시장 · 도지사 · 특별자치도지사(이하 "시 · 도지사"라 한다) 및 시장 · 군수 · 구청장(자치구의 구청장을 말한다. 이하 같다)은 보건의료발전계획이 확정되면 관계 법령에서 정하는 바에 따라 지방자치단체의 실정을 감안하여 지역보건의료계획을 수립 · 시행하여야 한다.

제18조 [계획 수립의 협조] ① 보건복지부장관, 관계 중앙행정기관의 장, 시 · 도지사 및 시장 · 군수 · 구청장은 보건의료발전계획과 소관 주요 시책 추진방안 및 지역보건의료계획의 수립 · 시행을 위하여 필요하면 관계 기관 · 단체 등에 대하여 자료 제공 등의 협조를 요청할 수 있다.

② 제1항에 따른 협조 요청을 받은 관계 기관 · 단체 등은 특별한 사유가 없으면 협조 요청에 따라야 한다.

제18조의2 [국회에 대한 보고] 보건복지부장관은 매년 보건의료발전계획의 주요 내용, 제16조에 따른 해당 연도 주요 시책의 추진방안 및 전년도 추진실적을 확정한 후 지체 없이 국회 소관 상임위원회에 보고하여야 한다.

제19조 [비용의 보조] 국가는 예산의 범위에서 지역보건의료계획의 시행에 필요한 비용의 전부 또는 일부를 지방자치단체에 보조할 수 있다.

제20조 [보건의료정책심의위원회] 보건의료에 관한 주요 시책을 심의하기 위하여 보건복지부장관 소속으로 보건의료정책심의위원회(이하 "위원회"라 한다)를 둔다.

시행령

영제5조 (위원의 임기) 법 제20조에 따른 보건의료정책심의위원회(이하 "위원회"라 한다)의 위원(법 제21조제3항제1호의 경우는 제외한다)의 임기는 2년으로 하며, 연임할 수 있다.

제21조 [위원회의 구성] ① 위원회는 위원장 1명을 포함한 20명 이내의 위원으로 구성하되, 공무원이 아닌 위원이 전체 위원의 과반수가 되도록 하여야 한다. 개정 2018.12.11.

② 위원장은 보건복지부장관으로 한다.

③ 위원은 다음 각 호의 사람 중에서 보건복지부장관이 임명 또는 위촉한다.

1. 대통령령으로 정하는 관계 중앙행정기관 소속 공무원
2. 보건의료 수요자를 대표하는 사람
3. 보건의료 공급자를 대표하는 사람
4. 보건의료에 관한 학식과 경험이 풍부한 사람

④ 위원회의 회의를 효율적으로 운영하기 위하여 위원회에 실무위원회를 두고, 위원회의 심의사항을 보다 전문적으로 검토

하기 위하여 분야별로 분과위원회를 둘 수 있다.

⑤ 이 법에서 규정한 것 외에 위원회·실무위원회 및 분과위원회의 구성·운영과 그 밖에 필요한 사항은 대통령령으로 정한다.

시행령

영제4조 (보건의료정책심의위원회의 구성) 법 제21조제3항제1호에서 "대통령령으로 정하는 관계 중앙행정기관 소속 공무원"이란 다음 각 호의 사람을 말한다. 이 경우 복수차관이 있는 기관은 해당 기관의 장이 지정하는 차관으로 한다.

1. 기획재정부차관
2. 교육부차관
3. 과학기술정보통신부차관 개정 2017.7.26.
4. 행정안전부차관 개정 2017.7.26.
5. 환경부차관
6. 고용노동부차관
7. 삭제 <2017.8.9.>
8. 삭제 <2017.8.9.>
9. 식품의약품안전처장

영제5조 (위원의 임기) 법 제20조에 따른 보건의료정책심의위원회(이하 "위원회"라 한다)의 위원(법 제21조제3항제1호의 경우는 제외한다)의 임기는 2년으로 하며, 연임할 수 있다.

영제5조의2 (위원의 해촉) 보건복지부장관은 위원회의 위원(법 제21조제3항제1호의 경우는 제외한다)이 다음 각 호의 어느 하나에 해당하는 경우에는 해당 위원을 해촉(解囑)할 수 있다.

1. 심신장애로 인하여 직무를 수행할 수 없게 된 경우
2. 직무와 관련된 비위사실이 있는 경우
3. 직무태만, 품위손상, 그 밖의 사유로 인하여 위원으로 적합하지 아니하다고 인정되는 경우
4. 위원 스스로 직무를 수행하는 것이 곤란하다고 의사를 밝히는 경우

영제6조 (위원장의 직무 등) ① 위원회의 위원장은 위원회를 대표하며, 위원회의 사무를 총괄한다.

② 위원회의 위원장이 부득이한 사유로 직무를 수행할 수 없는 경우에는 위원장이 지명하는 위원이 그 직무를 대행한다.

영제7조 (회의 및 의사) ① 위원회의 회의는 위원회의 위원장이 소집한다.

② 위원회의 회의는 재적위원 과반수의 출석으로 개의(開議)하고, 출석위원 과반수의 찬성으로 의결한다.

영제8조 (의견청취) 위원회는 그 업무수행에 필요할 때에는 관계 공무원이나 관계 전문가를 위원회에 출석하게 하여 의견을 들을 수 있다.

영제9조 (수당 및 여비) 위원회의 회의에 출석한 위원, 관계 공무원 또는 관계 전문가에게는 예산의 범위에서 수당과 여비, 그 밖에 필요한 경비를 지급할 수 있다. 다만, 공무원인 위원이나 관계 공무원이 소관업무와 직접 관련하여 출석하는 경우에는 그러하지 아니하다.

영제10조 (간 사) ① 위원회에 위원회의 사무를 처리할 간사 1명을 둔다.

② 간사는 보건복지부 소속 고위공무원단에 속하는 공무원 중에서 보건복지부장관이 지명한다.

영제11조 (위원회의 운영세칙) 이 영에서 규정한 사항 외에 위원회의 운영에 필요한 사항은 위원회의 의결을 거쳐 위원회의 위원장이 정한다.

영제12조 (실무위원회의 구성 등) ① 법 제21조제4항에 따른 실무위원회는 위원장 1명을 포함한 25명 이내의 위원으로 구성한다.

② 실무위원회의 위원장은 보건복지부 소속 고위공무원단에 속하는 공무원 중에서 보건복지부장관이 지명하고, 위원은 제4조에 따른 관계 중앙행정기관 및 보건복지부의 3급 또는 4급 공무원과 보건의료분야에 관한 학식과 경험이 풍부한 사람 중에서 보건복지부장관이 위촉한다.

③ 실무위원회는 다음 각 호의 사항을 심의한다.

1. 위원회의 심의에 앞서 관계 중앙행정기관의 협의 등 사전검토가 필요한 사항
2. 위원회로부터 심의 요청을 받은 사항
3. 그 밖에 위원회의 위원장이 심의에 부치는 사항

④ 실무위원회의 위원장이 부득이한 사유로 직무를 수행할 수 없는 경우에는 보건복지부 소속 공무원인 위원이 직무를 대행한다.

⑤ 실무위원회에는 보건복지부 소속 공무원 중에서 보건복지부장관이 지명하는 간사 1명을 둔다.

⑥ 실무위원회의 회의 및 그 위원의 임기·해촉·직무 등에 관하여는 제5조, 제5조의2, 제6조제1항, 제7조부터 제9조까지 및 제11조를 준용한다.

영제13조 (분과위원회의 구성 등) 법 제21조제5항에 따른 분야별 분과위원회 구성과 분과위원회 위원장의 임명은 위원회의 위원장이 정하는 바에 따르며, 분과위원회의 회의 및 그 위원의 임기·해촉·직무 등에 관하여는 제5조, 제5조의2, 제6조제1항, 제7조부터 제9조까지 및 제11조를 준용한다.

제22조 [위원회의 기능] 위원회는 다음 각 호의 사항을 심의한다.

1. 보건의료발전계획
2. 주요 보건의료제도의 개선
3. 주요 보건의료정책
4. 보건의료와 관련되는 국가 및 지방자치단체의 역할
5. 그 밖에 위원장이 심의에 부치는 사항

제23조 [관계 행정기관의 협조] ① 위원회는 관계 행정기관에 대하여 보건의료에 관한 자료의 제출과 위원회의 업무에 관하여 필요한 협조를 요청할 수 있다.
② 제1항에 따른 요청을 받은 관계 행정기관은 특별한 사유가 없으면 요청에 따라야 한다.

제 4 장 보건의료자원의 관리 등

제24조 [보건의료자원의 관리 등] ① 국가와 지방자치단체는 보건의료에 관한 인력, 시설, 물자, 지식 및 기술 등 보건의료자원을 개발·확보하기 위하여 종합적이고 체계적인 시책을 강구하여야 한다.
② 국가와 지방자치단체는 보건의료자원의 장·단기 수요를 예측하여 보건의료자원이 적절히 공급될 수 있도록 보건의료자원을 관리하여야 한다.

제25조 [보건의료인력의 양성 등] 국가와 지방자치단체는 우수한 보건의료인력의 양성과 보건의료인력의 자질 향상을 위하여 교육 등 필요한 시책을 강구하여야 한다.

제26조 [보건의료인 간의 협력] 보건의료인은 국민에게 양질의 보건의료서비스를 제공하고 국민의 보건 향상에 이바지하기 위하여 보건의료서비스를 제공할 때에 그 전문 분야별로 또는 전문 분야 간에 상호 협력하도록 노력하여야 한다.

제27조 [공공·민간 보건의료기관의 역할 분담 등] ① 국가와 지방자치단체는 공공보건의료기관과 민간보건의료기관 간의 역할 분담과 상호협력 체계를 마련하여야 한다.
② 국가와 지방자치단체는 제4조제2항에 따른 기본적인 보건의료 수요를 충족시키기 위하여 필요하면 공공보건의료기관을 설립·운영할 수 있으며, 이에 드는 비용의 전부 또는 일부를 지원할 수 있다.
③ 국가와 지방자치단체는 공공보건의료를 효율적으로 운영하고 관리하기 위하여 필요한 시책을 수립·시행하여야 한다.
④ 공공보건의료기관의 설립·운영 등 공공보건의료에 관한 기본적인 사항은 따로 법률로 정한다.

제28조 [보건의료 지식 및 기술] ① 국가와 지방자치단체는 보건의료 지식과 보건의료 기술의 발전을 위하여 필요한 시책을 수립·시행하여야 한다.
② 보건복지부장관은 효율적인 보건의료서비스를 제공하기 위하여 새로운 보건의료 기술의 평가 등 필요한 조치를 강구하여야 한다.

제 5 장 보건의료의 제공과 이용

제1절 보건의료의 제공 및 이용체계

제29조 [보건의료의 제공 및 이용체계] ① 국가와 지방자치단체는 보건의료에 관한 인력, 시설, 물자 등 보건의료자원이 지역적으로 고루 분포되어 보건의료서비스의 공급이 균형 있게 이루어지도록 노력하여야 하며, 양질의 보건의료서비스를 효율적으로 제공하기 위한 보건의료의 제공 및 이용체계를 마련하도록 노력하여야 한다.
② 국가와 지방자치단체는 보건의료의 제공 및 이용체계를 구축하기 위하여 필요한 행정상·재정상의 조치와 그 밖에 필요한 지원을 할 수 있다.

제30조 [응급의료체계] 국가와 지방자치단체는 모든 국민(국내에 체류하고 있는 외국인을 포함한다)이 응급 상황에서 신속하고 적절한 응급의료서비스를 받을 수 있도록 응급의료체계를 마련하여야 한다.

제2절 평생국민건강관리체계

제31조 [평생국민건강관리사업] ① 국가와 지방자치단체는 생애주기(生涯週期)별 건강상 특성과 주요 건강위험요인을 고려한 평생국민건강관리를 위한 사업을 시행하여야 한다.

② 국가와 지방자치단체는 공공보건의료기관이 평생국민건강관리사업에서 중심 역할을 할 수 있도록 필요한 시책을 강구하여야 한다.

③ 국가와 지방자치단체는 평생국민건강관리사업을 원활하게 수행하기 위하여 건강지도·보건교육 등을 담당할 전문인력을 양성하고 건강관리정보체계를 구축하는 등 필요한 시책을 강구하여야 한다.

제32조 [여성과 어린이의 건강 증진] 국가와 지방자치단체는 여성과 어린이의 건강을 보호·증진하기 위하여 필요한 시책을 강구하여야 한다. 이 경우 여성의 건강증진시책에 연령별 특성이 반영되도록 하여야 한다.

제33조 [노인의 건강 증진] 국가와 지방자치단체는 노인의 질환을 조기에 발견하고 예방하며, 질병 상태에 따라 적절한 치료와 요양(療養)이 이루어질 수 있도록 하는 등 노인의 건강을 보호·증진하기 위하여 필요한 시책을 강구하여야 한다.

제34조 [장애인의 건강 증진] 국가와 지방자치단체는 선천적·후천적 장애가 발생하는 것을 예방하고 장애인의 치료와 재활이 이루어질 수 있도록 하는 등 장애인의 건강을 보호·증진하기 위하여 필요한 시책을 강구하여야 한다.

제35조 [학교 보건의료] 국가와 지방자치단체는 학생의 건전한 발육을 돕고 건강을 보호·증진하며 건강한 성인으로 성장하기 위하여 요구되는 생활습관·정서 등을 함양하기 위하여 필요한 시책을 강구하여야 한다.

제36조 [산업 보건의료] 국가는 근로자의 건강을 보호·증진하기 위하여 필요한 시책을 강구하여야 한다.

제37조 [환경 보건의료] 국가와 지방자치단체는 국민의 건강을 보호·증진하기 위하여 쾌적한 환경의 유지와 환경오염으로 인한 건강상의 위해 방지 등에 필요한 시책을 강구하여야 한다.

제37조의2 [기후변화에 따른 국민건강영향평가 등] ① 보건복지부장관은 국민의 건강을 보호·증진하기 위하여 지구온난화 등 기후변화가 국민건강에 미치는 영향을 5년마다 조사·평가(이하 "기후보건영향평가"라 한다)하여 그 결과를 공표하고 정책수립의 기초자료로 활용하여야 한다.

② 보건복지부장관은 기후보건영향평가에 필요한 기초자료 확보 및 통계의 작성을 위하여 실태조사를 실시할 수 있다.

③ 보건복지부장관은 관계 중앙행정기관의 장, 지방자치단체의 장 및 보건의료 관련 기관이나 단체의 장에게 기후보건영향평가에 필요한 자료의 제공 또는 제2항에 따른 실태조사의 협조를 요청할 수 있다. 이 경우 자료제공 또는 실태조사 협조를 요청받은 관계 중앙행정기관의 장 등은 정당한 사유가 없으면 이에 따라야 한다.

④ 기후보건영향평가와 실태조사의 구체적인 내용 및 방법 등에 필요한 사항은 대통령령으로 정한다.

본조신설 2017.2.8.

시행령

영 제13조의2 (기후보건영향평가의 내용 및 방법 등) ① 법 제37조의2제1항에 따른 기후보건영향평가(이하 "기후보건영향평가"라 한다)의 내용은 다음 각 호와 같다.

1. 국민건강에 영향을 미치는 기후변화의 유형, 내용 및 특성 등에 관한 사항
2. 기후변화와 관련이 있는 질병·질환 등의 임상적 증상, 발생 추이 및 진료경과 등에 관한 사항
3. 기후변화와 관련이 있는 질병·질환 등의 성별·연령별·지역별 분포 및 특성 등에 관한 사항
4. 기후변화가 노인·장애인·임산부·어린이 등 보건의료 취약계층의 건강 및 생활 등에 미치는 영향
5. 그 밖에 제1호부터 제4호까지의 내용에 준하는 것으로서 기후변화가 국민건강에 미치는 영향을 고려하여 보건복지부장관이 특히 필요하다고 인정하는 사항

② 보건복지부장관은 기후보건영향평가에 대한 전문적 검토가 필요하다고 인정하는 경우에는 법 제37조의2제1항에 따라 기후보건영향평가의 결과를 공표하기 전에 위원회의 심의를 거치게 할 수 있다.
③ 보건복지부장관은 국민건강의 보호·증진을 위하여 필요하다고 인정하는 경우에는 기후보건영향평가의 결과를 관계 중앙행정기관의 장, 시·도지사 및 시장·군수·구청장에게 알려야 한다.
④ 보건복지부장관은 법 제37조의2제1항에 따라 기후보건영향평가의 결과를 공표하는 경우에는 보건복지부장관이 지정하는 인터넷 홈페이지에 게재하여야 한다.
⑤ 제1항부터 제4항까지에서 규정한 사항 외에 기후보건영향평가의 내용·방법 및 절차 등에 필요한 세부 사항은 보건복지부장관이 정한다.
본조신설 2017.8.9.

영제13조의3 (실태조사의 내용 및 방법 등) ① 법 제37조의2제2항에 따른 실태조사(이하 "실태조사"라 한다)의 내용은 다음 각 호와 같다.
1. 기후변화에 따른 질병·질환 등의 발생 경로, 발생 현황 및 임상정보 등에 관한 사항
2. 기후변화에 따른 질병·질환 등의 진단·검사·처방 등 진료정보에 관한 사항
3. 기후변화에 따른 질병·질환 등의 분석·연구와 관련된 각종 문헌 및 자료 등의 조사에 관한 사항
4. 기후변화에 따른 질병·질환 등과 관련하여 노인·장애인·임산부·어린이 등 보건의료 취약계층의 진료경과에 관한 사항
5. 그 밖에 제1호부터 제4호까지의 내용에 준하는 것으로서 보건복지부장관이 실태조사를 위하여 특히 필요하다고 인정하는 사항

② 보건복지부장관은 실태조사의 실시를 위하여 필요하다고 인정하는 경우에는 보건복지부장관이 정하는 바에 따라 실태조사반을 구성·운영할 수 있다.
③ 보건복지부장관은 실태조사의 효율적 추진을 위하여 필요하다고 인정하는 경우에는 보건의료 관계 연구기관·단체 또는 전문가 등에게 실태조사를 의뢰하여 실시할 수 있다.
④ 보건복지부장관은 기후변화에 따른 국민건강의 보호 및 관리를 위하여 필요하다고 인정하는 경우에는 실태조사 결과를 공개할 수 있다.
⑤ 제1항부터 제4항까지에서 규정한 사항 외에 실태조사의 내용·방법 및 절차 등에 필요한 세부 사항은 보건복지부장관이 정한다.
본조신설 2017.8.9.

제38조 [식품위생·영양] 국가와 지방자치단체는 국민의 건강을 보호·증진하기 위하여 식품으로 인한 건강상의 위해 방지와 국민의 영양 상태의 향상 등에 필요한 시책을 강구하여야 한다.

제3절 주요질병관리체계

제39조 [주요질병관리체계의 확립] 보건복지부장관은 국민건강을 크게 위협하는 질병 중에서 국가가 특별히 관리하여야 할 필요가 있다고 인정되는 질병을 선정하고, 이를 관리하기 위하여 필요한 시책을 수립·시행하여야 한다.

제40조 [감염병의 예방 및 관리] 국가와 지방자치단체는 감염병의 발생과 유행을 방지하고 감염병환자에 대하여 적절한 보건의료를 제공하고 관리하기 위하여 필요한 시책을 수립·시행하여야 한다.

제41조 [만성질환의 예방 및 관리] 국가와 지방자치단체는 암·고혈압 등 주요 만성질환(慢性疾患)의 발생과 증가를 예방하고 말기질환자를 포함한 만성질환자에 대하여 적절한 보건의료의 제공과 관리를 위하여 필요한 시책을 수립·시행하여야 한다.

시행령

영제13조의4 (만성질환 장기 역학조사) ① 보건복지부장관은 법 제41조에 따른 만성질환의 예방 및 관리 등을 위하여 만성질환의 발생원인과 위험요인을 규명하는 만성질환 장기 역학조사를 실시한다.
② 보건복지부장관은 제1항에 따른 역학조사를 실시할 때 필요하면 관계 중앙행정기관의 장, 시·도지사, 시장·군수·구청장 및 「공공기관의 운영에 관한 법률」 제4조에 따른 공공기관의 장에게 협조를 요청할 수 있다.

영제15조 (민감정보 및 고유식별정보의 처리) 보건복지부장관은 법 제41조에 따른 사무(제13조의4제1항에 따른 만성질환 장기 역학조사에 관한 사무만 해당한다)를 수행하기 위하여 불가피한 경우 「개인정보 보호법」 제23조에 따른 건강에 관한 정보, 같은 법 시행령 제19조제1호 또는 제4호에 따른 주민등록번호 또는 외국인등록번호가 포함된 자료를 처리할 수 있다. 개정 2017.8.9.

제42조 [정신 보건의료] 국가와 지방자치단체는 정신질환의 예방과 정신질환자의 치료 및 사회복귀 등 국민의 정신건강 증진을 위하여 필요한 시책을 수립·시행하여야 한다.

제43조 [구강 보건의료] 국가와 지방자치단체는 구강질환(口腔疾患)의 예방 및 치료와 구강건강에 관한 관리 등 국민의 구강건강 증진을 위하여 필요한 시책을 수립·시행하여야 한다.

제 6 장 보건의료의 육성·발전 등

제44조 [보건의료 시범사업] ① 국가와 지방자치단체는 새로운 보건의료제도를 시행하기 위하여 필요하면 시범사업을 실시할 수 있다.

② 국가와 지방자치단체는 제1항에 따른 시범사업을 실시한 경우에는 그 결과를 평가하여 새로 시행될 보건의료제도에 반영하여야 한다.

제45조 [취약계층 등에 대한 보건의료서비스 제공] ① 국가와 지방자치단체는 노인·장애인 등 보건의료 취약계층에 대하여 적절한 보건의료서비스를 제공하기 위하여 필요한 시책을 수립·시행하여야 한다.

② 국가와 지방자치단체는 농·어업인 등의 건강을 보호·증진하기 위하여 필요한 시책을 수립·시행하여야 한다.

제46조 [분쟁 조정 등] ① 국가와 지방자치단체는 보건의료서비스로 인하여 분쟁이 발생하면 그 분쟁이 신속하고 공정하게 해결되도록 하기 위하여 필요한 시책을 강구하여야 한다.

② 국가와 지방자치단체는 보건의료서비스로 인한 피해를 원활하게 구제(救濟)하기 위하여 필요한 시책을 강구하여야 한다.

제47조 [건강위해원인자의 비용 부담] 국가와 지방자치단체는 국민건강에 위해를 일으키거나 일으킬 우려가 있는 물품 등을 생산·판매하는 자 등에 대하여는 관계 법령에서 정하는 바에 따라 국민건강의 보호·증진에 드는 비용을 부담하게 할 수 있다.

제48조 [보건의료 관련 산업의 진흥] 국가와 지방자치단체는 보건의료 기술의 연구개발과 지원 등 보건의료 관련 산업의 진흥을 위하여 필요한 시책을 강구하여야 한다.

제49조 [한방의료의 육성·발전] 국가와 지방자치단체는 한방의료(韓方醫療)를 육성·발전시키도록 노력하여야 한다.

제50조 [국제협력 등] 국가와 지방자치단체는 외국정부 및 국제기구 등과의 협력을 통하여 보건의료정보와 보건의료에 관한 기술을 교류하고 전문인력을 양성하며, 보건의료의 발전을 위한 국제적인 노력에 적극 참여하여야 한다.

제51조 [보건의료사업의 평가] 국가와 지방자치단체는 매년 주요 보건의료사업의 성과를 평가하여 이를 보건의료시책에 반영하도록 하여야 한다.

제52조 [보건의료서비스의 평가] 보건복지부장관은 보건의료서비스의 질적 향상을 위하여 관계 법령에서 정하는 바에 따라 보건의료서비스에 대한 평가를 실시하여야 한다.

제 7 장 보건의료 통계·정보 관리

제53조 [보건의료 통계·정보 관리시책] 국가와 지방자치단체는 보건의료에 관한 통계와 정보를 수집·관리하여 이를 보건의료정책에 활용할 수 있도록 필요한 시책을 수립·시행하여야 한다.

제54조 [보건의료 정보화의 촉진] 국가와 지방자치단체는 보건의료 정보화를 촉진하기 위하여 필요한 시책을 강구하여야 한다.

제55조 [보건의료 실태조사] 보건복지부장관은 국민의 보건의료 수요 및 이용 행태, 보건의료에 관한 인력·시설 및 물자 등 보건의료 실태에 관한 전국적인 조사를 실시하여야 한다.

시행령

영제14조 (보건의료 실태조사) ① 보건복지부장관은 법 제55조에 따른 보건의료 실태조사를 5년마다 하되, 관계 중앙행정기관의 장과 협의를 거쳐 조사의 범위·내용·일시 등을 포함한 보건의료 실태조사 계획을 수립하여야 한다.
② 보건복지부장관은 필요하면 임시 보건의료 실태조사를 할 수 있다.
③ 보건복지부장관은 제1항 및 제2항에 따른 조사를 실시할 때 필요하면 관계 중앙행정기관의 장, 시·도지사 및 시장·군수·구청장에게 협조를 요청할 수 있다.

제56조 [보건의료정보의 보급·확대] 보건복지부장관은 보건의료기관, 관련 기관·단체 등이 보유하고 있는 보건의료정보를 널리 보급·확대하기 위하여 필요한 시책을 강구하여야 한다.

제57조 [보건의료정보의 표준화 추진] 보건복지부장관은 보건의료정보의 효율적 운영과 호환성(互換性)확보 등을 위하여 보건의료정보의 표준화를 위한 시책을 강구하여야 한다.

저자와의
협의로
인지생략

| 2019 보건의약관계법규 |

발 행 일 2001년 8월 15일 1판 발행
2019년 7월 25일 19판 발행

편 저 자 강공언 · 한유정 · 강경숙 · 고 영 · 김정희 · 김희걸
남지란 · 박미경 · 안혜란 · 유미진 · 이관희 · 장미영
장희정 · 정귀남 · 형희경 · 홍희정 · 황지원

발 행 인 김재민

발 행 처 J M K(제이엠케이)
서울특별시 마포구 백범로 104, 봉화빌딩 4층

출판등록 2011년 1월 19일 제313-2011-35호

전 화 02)713-0421~3

팩 스 02)704-6265

전자우편 jmk@jmkp.co.kr

홈페이지 www.jungmunkag.co.kr

정 가 **32,000원**

ISBN 979-11-6260-057-3 93510

도서출판 JMK는 정문각 출판사의 자회사입니다.